Wie Laien und Fachleute über Medizinisches sprechen

Christoph Weilbach

Wie Laien und Fachleute über Medizinisches sprechen

Ein Vergleich medizinischer Äußerungen in Briefen und Fachtexten aus der Zeit der späten römischen Republik bis in die frühe Kaiserzeit

Propylaeum
FACHINFORMATIONSDIENST
ALTERTUMSWISSENSCHAFTEN

Bibliografische Information der Deutschen Nationalbibliothek
Die Deutsche Nationalbibliothek verzeichnet diese Publikation in der Deutschen Nationalbibliografie; detaillierte bibliografische Daten sind im Internet über http://dnb.dnb.de abrufbar.

Propylaeum
FACHINFORMATIONSDIENST
ALTERTUMSWISSENSCHAFTEN

Publiziert bei Propylaeum,
Universitätsbibliothek Heidelberg 2020.

Diese Publikation ist auf https://www.propylaeum.de dauerhaft frei verfügbar (Open Access).
urn: urn:nbn:de:bsz:16-propylaeum-ebook-505-0
doi: https://doi.org/10.11588/propylaeum.505

ISBN 978-3-947450-75-6 (Softcover)
ISBN 978-3-947450-48-0 (PDF)

Inhalt

Vorwort

Der vorliegende Text ist die überarbeitete Fassung meiner Dissertation, die ich im Februar 2018 an der philologischen Fakultät der Universität Leipzig eingereicht und im Oktober desselben Jahres verteidigt habe.

Der Charakter dieser Untersuchung ist vor allem philologischer Natur. Der forschende Blick richtete sich also insbesondere auf Wörter und Wortverbindungen. Zudem entspringen ihre Erkenntnisse im Wesentlichen allein aus dem Studium der Schriften, die ihr als primäre Quellen zugrundeliegen sowie der Berücksichtigung der weiteren überlieferten lateinischen Literatur (bis ca. 200 n. Chr.) und griechischen Literatur (bis ca. 600 n. Chr.) – d. h. nicht also aus weiteren zeitgenössischen Quellen. Ich bin mir bewusst – und das sei mit dem Hinweis auf den philologischen Ansatz ausgedrückt –, dass die vorliegende Untersuchung damit auch einen nicht geringen Mangel aufweist, insofern sie die Totalität erfassen zu wollen damit bereits a priori verneint. In diesem Sinne hoffe ich jedoch, mit meiner Arbeit einen Beitrag zur Erforschung der Antike vorzulegen, der einen Anteil zur Erkenntnis und zum Verständnis ihrer (und damit auch unserer, der gegenwärtigen wie zukünftigen) Totalität leistet – sei es, dass sie bereits Erkanntes sinnvoll ergänzt, sei es, dass sie noch Unerkanntes zu erkennen anregt oder unterstützt – als Grundlage oder Ergänzung.

Ich möchte an dieser Stelle Prof. Marcus Deufert und Prof. Jan-Felix Gaertner für die zugewandte Unterstützung und Begleitung dieses Promotionsprojekts meinen herzlichen Dank aussprechen. Ihren kritischen und konstruktiven Ratschlägen, Hinweisen, Korrekturen und Kommentaren hat die vorliegende Arbeit Vieles zu verdanken. Ebenfalls herzlich danke ich Eckart Sauer, René Dietzsch, AC Schulz, Tina Klatte, Mario Liebergesell, Sören Giesow, Frank Ursin, Heidemarie Rudolf, meinen Eltern für sprachliche und inhaltliche Hinweise, Anregungen und Ratschläge sowie für die Begleitung und den Rückhalt während der langen Zeit, die dieses Projekt in Anspruch genommen hat.

Leipzig, im August 2019.

Lesehinweise

Corpus. Bei den lateinischen Texten, die in dieser Untersuchung im Allgemeinen berücksichtigt werden, handelt es sich um das über die Internetseite des Packhard Humanities Institute abrufbare lateinische Corpus, nachfolgend als PHI-Corpus bezeichnet.[1]

Abkürzungen. Die Abkürzungen der römischen Autoren und Werke richten sich nach dem Abkürzungsverzeichnis in Der neue Pauly. Lateinische Autoren und Werke, die dort nicht verzeichnet sind, werden nach dem Indexband des TLL zitiert. Griechische Autoren und Werke zitiere ich nach dem Abkürzungsverzeichnis von LSJ.

Häufigkeitsangaben. Die Anzahl der Belege eines Wortes oder Ausdrucks betrifft im Falle der *naturalis historia* von Plinius d. Ä. nur die „medizinischen" Bücher 20–32. Der dem Werk vorangestellte Index bleibt unberücksichtigt. Auch im Fall der *compositiones* des Scribonius Largus umfasst die Häufigkeitsangabe nur den Haupttext; Belege medizinischer Wörter im Index sowie in den Titeln einzelner Kapitel dieses Werkes wurden nicht mitgezählt, da Index und Überschriften in den meisten Fällen den Haupttext lediglich wortgetreu vorwegnehmen und daher gewissermaßen eine Wiederholung darstellen.

Werden die für das betreffende Lemma angegebenen Belege mit „z. B.", „usw." oder „etc." angeführt, so handelt es sich um eine Auswahl der Stellen. In diesen Fällen richtet sich die Anzahl der angeführten Belege nach folgender, frei gewählter Festlegung:

Cicero *Att./fam./ad Q. fr./ad Brut.*:	3 Belege je Briefbuch
Seneca d. J. *epist.*:	1 Beleg je Brief
Plinius d. J. *epist.*:	3 Belege je Briefbuch
Celsus *de medicina*:	3 Belege je Buch
Plinius d. Ä. *nat.* 20–32:	3 Belege je Buch
Scribonius Largus *compositiones*:	5 Belege

Wenn dabei mehrere Belege in demselben Passus vorliegen, wird dies in Klammern vermerkt und der Passus zählt als eine Belegstelle, z. B. Cels. 1,2,3 (2mal); 1,3,4; 1,4,5.

Um die angegebenen Häufigkeiten der untersuchten Wörter einschätzen zu können, gebe ich in der folgenden Übersicht den jeweiligen Umfang der der Untersuchung zugrunde gelegten Werke in „Teubner-Seiten" an:

1 Das Corpus der lateinischen Texte ist abrufbar unter http://latin.packhum.org; es beinhaltet die überlieferten Texte von den Anfängen der lateinischen Literatur bis ca. 200 n. Chr. sowie einige spätere Texte, vgl. http://latin.packhum.org/about. Eine vollständige Autoren- und Werkübersicht findet sich unter http://latin.packhum.org/canon.

Cicero *Att.* (689 S.), *fam.* (607 S.), *ad Q. fr.* (92 S.), *ad Brut.* (45 S.):	1433 Seiten
Seneca d. J. *epist.*:	615 Seiten
Plinius d. J. *epist.*:	362 Seiten
Celsus *de medicina*:	393 Seiten
Plinius d. Ä. *nat.* 20–32:	825 Seiten
Scribonius Largus *compositiones*:	117 Seiten

Wenn ein medizinisches Wort also beispielsweise 20mal in Plinius' d. Ä. *naturalis historia* attestiert ist und ebenso 20mal bei Scribonius Largus, so ist es für die *naturalis historia* ein verhältnismäßig seltenes, für die *compositiones* dagegen kein seltenes Wort.

Indizes. In Verbindung mit den Häufigkeitsangaben sowie mit der Angabe der Belegstellen sind häufig hochgestellte Kürzel vorzufinden, die zur inhaltlichen Unterscheidung der Belegstellen eines Wortes oder Ausdrucks dienen, d. h. ob ein Ausdruck im eigentlichen Sinne die Medizin betrifft, ob im übertragenen Sinne oder ob er sie nicht betrifft:

(ohne Index)	= Ausdruck/Formulierung wird medizinisch gebraucht
verbum^{M}	= Ausdruck/Formulierung wird metaphorisch gebraucht (Kriterium dafür ist, dass im Zusammenhang der Äußerung mindestens ein weiteres medizinisches Wort steht)
verbum^{NR}	= Ausdruck/Formulierung ist nicht relevant, d. h. er wird nicht mit Bezug auf (physische) Gesundheit und Krankheit sowie nicht im übertragenen Sinne gebraucht und daher nicht in die Untersuchung einbezogen

Für eine ausführliche Darstellung der Vorgehensweise bei der Auswahl und Einordnung medizinischer Ausdrücke möchte ich auf Kap. I. D. (b) verweisen.

Verweise innerhalb der Arbeit. Punktiert unterstrichene lateinische oder griechische Wörter verweisen auf ein Lemma in Kapitel II. und sind mit einer Seitenangabe versehen, z. B. belle se habere (S. 43).

Die Bezeichnungen von Personen und Personengruppen in der gesamten Arbeit beziehen sich auf alle Geschlechter.

I. Einführung

A. Zur Thematik der Untersuchung

Medizin wird definiert als „Wissenschaft vom gesunden und kranken Organismus des Menschen, von seinen Krankheiten, ihrer Verhütung und Heilung.“[1] Als Sachgebiet und Tätigkeitsfeld nimmt sie eine Sonderrolle im Leben der Menschen ein:

> Kein Mensch kann sich ihr entziehen. Auch der gesündeste Mensch kann nicht umhin, sich zumindest mit Fragen der Erhaltung der Gesundheit auseinanderzusetzen. Mit zunehmendem Alter beanspruchen medizinische Probleme einen immer größeren Teil unserer Aufmerksamkeit. Bei manchen Kranken werden sie gewissermaßen zum Lebensinhalt.[2]

Untrennbar mit seiner Existenz verknüpft ist die Medizin zu allen Zeiten von großer Bedeutung für den Menschen gewesen.[3] Medizinische Sachverhalte sind daher aus unterschiedlichen Perspektiven und auf verschiedene Arten und Weisen thematisiert worden. Antike Texte, die medizinische Sachverhalte zum Inhalt haben, umfassen ein breites Spektrum von Gattungen und Textsorten, das sich von persönlichen Dokumenten über Fachtexte bis hin zu künstlerischen („literarischen“) Texten erstreckt. Für die die römische Antike lässt sich Folgendes konstatieren: Medizinische Fachtexte im engeren Sinne liegen zwar erst ab dem 1. Jh. n. Chr. vor,[4] jedoch belegen medizinische Äußerungen in anderen Texten spätestens ab dem 2. Jh. v. Chr. – z. B. in der Komödie,[5] der Satire,[6] der Elegie,[7] der Geschichtsschreibung[8] oder in Reden[9] –, welche Bedeutung die Medizin im Alltag der Menschen in Rom spielte. Da Medizinisches also in ganz unterschiedlichen – fachlichen und nicht-fachlichen – Textsorten thematisiert wurde, unterscheiden sich die medizinischen Äußerungen in diesen Texten im Hinblick auf Inhalt, Darstellung und Sprache.

Die vorliegende Arbeit möchte einen Beitrag zur Erforschung dieser Zusammenhänge leisten. Dabei soll das Verhältnis von fachlicher und nicht-fachlicher Sprache in Äußerungen über medizinische Phänomene und Sachverhalte daraufhin untersucht wer-

---

1 Duden, s. v. Medizin (Bd. 5: Leg–Pow), 2227.

2 Lippert (1998), 1966. Kühtz (2007), 30 spricht von „medizinischem Weltwissen“.

3 Als sehr frühes Zeugnis medizinischer Betätigung gilt beispielsweise der „Papyrus Ebers“ aus dem 16. Jh. v. Chr. Er erlaubt Einblicke in die altägyptische Heilkunde.

4 Gemeint sind Celsus’ *de medicina* und Scribonius Largus’ *compositiones*. Für die Zeit davor ist vor allem an die medizinischen Abschnitte in Catos *de agricultura* (vgl. Kap. 165–6) sowie an die medizinischen Bücher aus Varros fragmentarisch überlieferten *disciplinarum libri IX* zu denken, vgl. Langslow (2000a), 61–2; Önnerfors (1993), 230–1; Jocelyn (1985), 304. Plinius d. Ä. zufolge unterscheidet sich Varros Schrift von den medizinischen Passagen in Catos Werken dadurch, dass die Medizin für Cato und seine Zeitgenossen eine (notwendige) Angelegenheit (*res*) sei, für Varro dagegen Wissenschaft (*ars*), vgl. Plin. *nat.* 29,16 *non rem antiqui damnabant, sed artem*, vgl. Wöhrle (1992), 121–2.

5 Vgl. z. B. Pl. *Men.* 889–91, vgl. Langslow (1999), 202–4.

6 Vgl. z. B. Lucil. 3,106.

7 Vgl. z. B. Catull. 76,25; Prop. 3,24,18, vgl. Langslow (1999), 207.

8 Vgl. z. B. Sall. *Catil.* 59,4, vgl. auch Baldin (2010), 80–2.

9 Vgl. z. B. Cic. *Catil.* 1,31.

den, wie einerseits Laien auf dem Gebiet der Medizin und andererseits medizinische Fachleute über Gesundheit und Krankheit sprechen. Auf diese Weise soll herausgearbeitet werden, welche sprachlichen Gemeinsamkeiten und Unterschiede in Bezug auf Lexik, Semantik, Syntax und Pragmatik in Texten von Nicht-Fachleuten und von Fachleuten bestehen. Ziel der Untersuchung ist es herauszufinden, ob und inwiefern die Nicht-Fachleute Mittel der fachlichen Kommunikation gebrauchen, wenn sie über Medizinisches sprechen.

Als Textgrundlage für nicht-fachliche Texte werden Briefe herangezogen; das Briefcorpus setzt sich zusammen aus Ciceros Korrespondenz (*ad Atticum, ad familiares, ad Quintum fratrem, ad Brutum*), den *epistulae morales ad Lucilium* des jüngeren Seneca sowie der Korrespondenz von Plinius dem Jüngeren (*epistulae*). Diese drei Briefsammlungen entstammen dem Zeitraum von ca. 70 v. Chr. bis ca. 115 n. Chr. Als fachliches Vergleichscorpus werden diesen Texten Celsus' *de medicina*, Scribonius Largus' *compositiones* sowie die „medizinischen" Bücher 20–32 der *naturalis historia* Plinius' d. Ä. gegenübergestellt, die im 1. Jh. n. Chr. verfasst worden sind und den genannten Briefsammlungen somit zeitlich nahestehen.

Einführend sollen die Grundlagen der Untersuchung in drei Abschnitten gelegt werden: Ein Überblick über die bisherige Forschung begründet die Fragestellung und ordnet das Thema in das Spektrum der Forschung ein (Kap. I. B.). Im Anschluss werden die historische und die sprachliche Situation der Medizin in Rom im Zeitraum vom 1. Jh. v. Chr. bis ins 1. Jh. n. Chr. umrissen (Kap. I. C. (a)). Daraufhin soll näher auf die der Untersuchung zugrunde gelegten literarischen Quellen – Briefe einerseits, medizinische Fachtexte andererseits – eingegangen werden (Kap. I. C. (b) und (c)). Dabei geht es vor allem um gattungs- und textspezifische Merkmale, die in Bezug auf die Fragestellung, aber auch für das Verständnis der Untersuchungsergebnisse von Bedeutung sind. Am Ende des Kapitels I werden vorbereitende methodische Überlegungen angestellt: Welche Ergebnisse bringt der Vergleich der medizinischen Äußerungen in den Briefen und in der Fachliteratur hervor? Wie und unter Berücksichtigung welcher Aspekte sind diese zu beurteilen? In welchem Zusammenhang stehen diese Ergebnisse mit der Beantwortung der Ausgangsfragen? (Kap. I. D. (a)). Ausgehend von der Frage „Was ist medizinisch?" werden schließlich die Auswahl der Stellen erläutert und Probleme diskutiert, die in diesem Zusammenhang auftreten (Kap. I. D. (b)).

Kapitel II bildet den Hauptteil der vorliegenden Arbeit. Alphabetisch und nach inhaltlichen Gesichtspunkten geordnet werden die medizinischen Ausdrücke und Begriffe der Briefautoren vorgestellt, ihr Gebrauch analysiert sowie vergleichend dazu untersucht, ob und wie die medizinischen Fachautoren diese Ausdrücke verwenden. In Kap. II. A. werden eher allgemeine medizinische Ausdrücke besprochen, in Kap. II. B. finden sich Bezeichnungen und Beschreibungen von Krankheiten und Krankheitssymptomen sowie weitere damit in Verbindung stehende Begriffe und Formulierungen, Kap. II. C. behandelt schließlich therapeutische und pharmazeutische Ausdrücke und Formulierungen. Auf statistischen Beobachtungen beruhende Auswertungen am Ende jedes Unterkapitels (II. A., B. und C.), hier als Synopseis bezeichnet, sollen eine Makroperspektive auf die jeweils behandelten Lemmata eröffnen und dadurch weitere Zusammenhänge sichtbar machen. Den Abschluss von Kapitel II. bildet eine Gesamtsynopsis.

Kapitel III wendet sich den sprachlichen Merkmalen der Fachkommunikation zu, die in den Briefen zu beobachten sind. Dabei werden die im lexikalischen Teil (Kap. II.) vergleichend untersuchten Lemmata anhand der sprachlichen Kategorien Lexik, Semantik, Morphologie und Syntax daraufhin in den Blick genommen, ob und inwiefern sie Merkmale fachlicher Kommunikation aufweisen. Den Abschluss dieses Kapitels bildet ein Anhang zum sprachlichen Auftreten Senecas d. J. in zwei ausgewählten Stellen seiner Luciliusbriefe. Im Sinne eines paradigmatischen Beispiels soll dieser Exkurs die einzelnen Ausführungen der Kapitel II. und III. ergänzen, illustrieren und die Arbeit dadurch abrunden.

Abschließend (Kap. IV.) werden die Ausgangsfragen mithilfe der Ergebnisse und Erkenntnisse der Untersuchung beantwortet und mögliche weiterführende Forschungsfragen angedeutet.

B. Zum Stand der Forschung

(a) Moderne Fachsprachen

Die linguistische Forschung auf dem Gebiet der modernen medizinischen Fachsprache setzte in den 1960er Jahren ein.[10] Seitdem ist in der allgemeinen modernen Fachsprachenforschung die Tendenz zu beobachten, Fachtermini, die bislang im Mittelpunkt der Forschung standen, nicht mehr isoliert, sondern verstärkt in ihrem jeweiligen Kontext zu betrachten und Fachsprache ganzheitlich als „Kommunikationsmittel" zu begreifen.[11] Damit rückten auch syntaktische, soziolinguistische und weitere nicht-lexikalische Eigenschaften von Fachsprache in den Blickpunkt der Forschung. Die Aufmerksamkeit richtete sich dabei zunehmend auf die Situationen und Bedingungen, in bzw. unter denen fachsprachliche Kommunikation stattfindet.[12]

Hoffmann (1998a) zufolge weist fachliche Kommunikation zwei grundlegende Prinzipien auf: Selektion und Funktionswandel. Dies bedeutet einerseits die „Auswahl bestimmter Konstruktionen und Formen aus einer größeren Menge im System angelegter Möglichkeiten" als quantitatives und andererseits die „Änderung der (grammatischen) Bedeutung" dieser ausgewählten Konstruktionen und Formen als qualitatives Prinzip.[13] Fachkommunikation basiert daher auf den sprachlichen bzw. grammatischen Mitteln und Möglichkeiten der sie „umgebenden" Sprache (Deutsch, Englisch usw.);[14] folglich müssen „Fachsprachen als Teilsysteme der Gemeinsprache" verstanden werden.[15] Daraus ergibt sich eine zentrale Frage der Fachsprachenforschung: Wie verhalten

10 Vgl. Kühtz (2007), 18 mit weiteren Literaturhinweisen zur Fachsprachenforschung auf dem Gebiet der Medizin.

11 Vgl. Kühtz (2007), 18. Der Begriff „Kommunikationsmittel" (dem Titel von Hoffmann (1976) entnommen) macht deutlich, dass (fachliche) Kommunikation ohne grammatische Strukturen nicht möglich ist; Fachsprache konstituiert sich also nicht allein durch einen fachlichen Wortschatz. Als „Mittel" wird die Sprache als Ganzes begriffen. Folglich erfordert die Kenntnis einer Sondersprache auch die Kenntnis ihrer nicht-lexikalischen Eigenschaften, vgl. Kühtz (2007), 20 und unten, S. 18.

12 Vgl. Kühtz (2007), 18.

13 Vgl. Hoffmann (1998a), 416 und siehe ebd. über den engen Zusammenhang zwischen beiden Phänomenen. Welche grammatischen Kategorien die moderne Fachkommunikation bestimmen, zeigt die Zusammenstellung Langslows (vgl. Langslow (2005), 291). Als syntaktische Merkmale nennt er Indikativsätze, Hypotaxe (Bedingungs-, Final-, Relativsätze), verschiedenartige attributive Elemente, Phrasen mit Hilfsverben, Präpositionalausdrücke, lange und komplexe Sätze, Nominalstil; zu den morphologischen Merkmalen zählt er überdies Komposita, Elemente von Komposita, Ableitungen durch Suffigierung, Abkürzungen, Umwandlungen der Wortart, Verbformen in der dritten Person, Gebrauch des Präsens, passive und reflexive Satzkonstruktionen, adnominaler Genitiv anstatt des Gebrauchs des Akkusativs und Dativs, besondere Pluralformen.

14 Vgl. Fluck (1996), 93; Kühtz (2007), 20, 23. Gemeinsprache oder Standardsprache wird verstanden als „gemeinschaftliches und unspezifisch gebrauchtes Kommunikationsmittel" (ebd., 21). Nicht unumstritten ist dabei der Begriff und der damit implizierte Sachverhalt (Sprache der Allgemeinheit). Für eine Darstellung der grundlegenden Kritik dazu siehe ebd.

15 Kühtz (2007), 23, vgl. dazu auch Stolz-Schmalz, 23–7.

sich Fachsprache und Gemeinsprache zueinander?[16] Aus wissenschaftstheoretischer Perspektive erscheinen dabei die hier verwendeten Begriffe „Gemeinsprache“ und „Fachsprache“ zunächst als problematisch, da sie suggerieren, dass es sprachliche Bereiche gäbe, die sich klar voneinander abgrenzen ließen; jedoch ist dies eine stark vereinfachte Vorstellung, die das Verständnis der Zusammenhänge erschwert.[17] Dagegen dürfte es angemessener und hilfreicher sein, eine Betrachtungsweise heranzuziehen, die fließende Übergänge annimmt, denn eine authentische Kommunikationssituation kann grundsätzlich allgemeine wie spezielle Themen umfassen und sich fließend zwischen verschiedenen sprachlichen Registern bewegen.[18] Anstatt von „Gemeinsprache“ und „Fachsprache“ als jeweils etwas Ganzem daher von einzelnen „Merkmalen der Alltagskommunikation“ und „Merkmalen der Fachkommunikation“ zu sprechen, würde diesen Überlegungen Rechnung tragen und zugleich den situativen Aspekt von sprachlichem Austausch einbeziehen.[19] Damit ist auch bereits auf die weiteren Schwierigkeiten hingewiesen, die sich aus methodischer, aber auch sachlicher Perspektive ergeben: Da medizinische Themen aufgrund ihres existentiellen Charakters auf verschiedene Weisen in allen gesellschaftlichen Schichten sprachlich formuliert werden, ist es sehr anspruchsvoll, die Mittel der medizinischen Fachkommunikation in der nicht-fachlichen Kommunikation zu identifizieren.[20] Um diese Beziehungen zu untersuchen, richtet die zeitgenössische Forschung auf dem Gebiet der medizinischen Fachkommunikation ihren Blick u. a. auf die Kommunikation zwischen Experten und Laien, indem z. B. Gespräche zwischen Arzt und Patient analysiert werden.[21] Zu den aktuellen Forschungsschwerpunkten der allgemeinen Fachsprachenforschung zählen die semantischen und grammatischen Eigenschaften von Fachsprache, Charakteristika von Fachtexten und anderen Medien zur Wissensvermittlung, fachliche Pragmatik und Kommunikation, fachsprachliche Normierung, kulturelle Rahmenbedingungen von Fachsprache.[22]

---

16 Für Hoffmann (1976), 48 ist dies die „Frage der Fragen in der Fachsprachenforschung“.

17 Vgl. dazu Hoffmann (1998b), 158–62.

18 Kommunikation ließe sich mithin aufgrund einzelner sprachlicher Merkmale beschreiben, deren Charakteristika mit der Kommunikation bestimmter sozialer Gruppen (z. B. Lehrer, Ärztinnen, Facharbeiter, Studierende) in Verbindung gebracht werden können. Dies kann daraufhin die Grundlage bilden, auf der sprachliche Interaktion z. B. als informelle, alltägliche Sprechsituation, innerfachlicher Austausch oder Gespräch zwischen Nicht-Fachleuten und Fachleuten qualifiziert werden kann.
Im Zusammenhang mit der Frage, was fachlich sei, spricht Hoffmann (1998b), 163 von einer Skala, auf der die Fachlichkeit von Handlungen abgebildet werden soll, beispielsweise von „‚(extrem) merkmalreich‘ bis ‚(extrem) merkmalarm‘“; dies macht aber, wie ebd. mit Bezug auf Kalverkämper auch deutlich wird, eine Hierarchie der sprachlichen Merkmale und Elemente fachlicher Kommunikation erforderlich. Auf die Möglichkeiten, fachliche Äußerungen nach verschiedenen Gesichtspunkten weiter zu untergliedern, geht auch Roelcke (2014) ein.

19 Zur Auflösung des Begriffs „Gemeinsprache“ vgl. Hoffmann (1998b), 162–4; zu seiner Rehabilitierung vgl. ebd., 164–5.

20 Vgl. Kühtz (2007), 28–32 mit weiteren Ausführungen zur Problematik und mit Ansätzen, sich ihr zu nähern.

21 Vgl. Kühtz (2007), 18; Hoffmann (1998b), 165; Fluck (1996), 97.

22 Vgl. Roelcke (2010), 205.

(b) Antike Fachsprachen, römische medizinische Fachsprache; Motivation dieser Untersuchung

Insbesondere seit den 1980er Jahren beschäftigt sich die Forschung auf dem Gebiet der griechischen und lateinischen Fachsprachen u. a. mit der Form und Funktion von Fachliteratur oder mit ihrer Abgrenzung von nicht-fachlicher Literatur.[23] Ebenso bilden Fachsprache und Fachterminologie Schwerpunkte der Forschung,[24] wobei immer wieder die Übertragung griechischer Termini ins Lateinische untersucht wurde.[25]

Mit Blick auf Form und Funktion von Fachliteratur konnte u. a. gezeigt werden, dass sich die antiken Autoren selbst der vielfältigen sprachlichen Aspekte fachlicher Kommunikation – vor allem der Lexik und der Pragmatik, aber auch der Stilistik sowie morphologisch-syntaktischer Gesichtspunkte – bewusst sind, denn sie bringen dies immer wieder zur Sprache.[26] Als grundlegende, übergreifende Forderungen an die sprachliche Gestaltung fachlicher Texte werden in diesen „metasprachlichen Reflexionen" (Fögen) der Autoren die Verständlichkeit und Klarheit (*perspicuitas* gegenüber *obscuritas*) der Ausführungen (vgl. Fögen (2009), 27–8, 32–4) genannt. Dazu gehören ein schlichter Stil (*genus subtile*, vgl. Fögen (2009), 26–7, 31–2) sowie die bewusste Gliederung und Anordnung des Stoffes (vgl. Fögen (2009), 27–8). Weiterhin ist auch das Streben nach Kürze hier hinzuzurechnen (vgl. Fögen (2009), 30). Im Speziellen betonen die antiken Autoren die Lexik als ein besonderes und notwendiges Merkmal von Fachsprache (vgl. Fögen (2009), 34–5, 38) und äußern terminologische Beobachtungen bezüglich verschiedener Fachbereiche wie z. B. Militärwesen, Philosophie, Mathematik, Rechtswesen, Medizin, Landwirtschaft (vgl. Fögen (2004), 35–8). Weiterhin finden sich Überlegungen, die das Verhältnis von fachlicher und nicht-fachlicher Lexik,[27] die begriffliche Fixierung und Einheitlichkeit von Fachbegriffen als terminologische Charakteristika[28] sowie einige weitere Aspekte betreffen.[29] Morphologisch-syntaktische Ge-

---

23 Siehe z. B. Fögen (2009); Asper (2007); Langslow (2007); Fögen (2005a); Fögen (2003); Fögen (2001); Kullmann, Althoff, Asper (1998); Fuhrmann (1960).

24 Vgl. z. B. Langslow (2005); *de* Meo (2005); Sconocchia (2000); Langslow (1999); Wenskus (1998); Sconocchia (1993a); André (1986); Benveniste (1965).

25 Siehe z. B. Fögen (2005b); Fögen (2004); Fögen (2002); Langslow (2000a), 76–139.

26 Einen Überblick darüber gibt Wenskus (1998); die einzelnen Aspekte hat Fögen (2009) näher beleuchtet, dazu im Folgenden.

27 Dies äußert sich z. B. darin, dass Termini häufig als solche markiert werden (z. B. durch *quod x vocatur*), vgl. Fögen (2009), 39. Diese Markierungen können als Hinweise auf spezielle Begriffe dienen, die dem Sprachempfinden des jeweiligen Autors zufolge nicht allgemein bekannt waren. Weiterhin weisen die nicht-fachliche und die fachliche Kommunikation verschiedene Lexeme für dieselbe Sache auf, was die Fachautoren bisweilen z. B. durch *vulgo* kennzeichnen; außerdem existieren unterschiedliche Bedeutungen desselben Wortes in den unterschiedlichen Kommunikationszusammenhängen, vgl. ebd., 40–1.

28 Dabei bringen sie dialektale Unterschiede (vgl. Fögen (2009), 42–3), die Konkurrenz verschiedener Begriffe (vgl. ebd., 43), Bedeutungswandel bei Termini (vgl. ebd., 44), den Ersatz von Fachbegriffen (vgl. ebd., 45), morphologische Veränderungen eines Begriffs (vgl. ebd.) sowie den ungenauen Umgang mit Termini (vgl. ebd., 45–6) zur Sprache.

29 So äußern sie sich auch über die Wortbildung mittels Metaphern und Metonymien (vgl. Fögen (2009), 46–7; Langslow (2000a), 130–9) sowie über den Mangel von Termini im Allgemeinen

sichtspunkte thematisieren antike Autoren – außer im Rahmen der bereits angesprochenen Prinzipien wie das des schlichten Sprachstils – dagegen seltener als lexikalische.[30] Diese „Reflexionen“ weisen auf das Bewusstsein der antiken (Fach-)Autoren über und ihre Sensibilität für die Kommunikationssituation hin, in die sie sich als Schriftsteller hineinbegaben und die ihre Werke sprachlich bestimmen (vgl. dazu auch unten, S. 29).

Über die antike Medizin, sowohl in Griechenland als auch in Rom, wird schon lange und unter verschiedenen Gesichtspunkten – historischen,[31] medizinhistorischen,[32] philologischen[33] – geforscht. Die philologische Erforschung der Medizin in Rom widmet sich sowohl übergreifenden Darstellungen der Sprache und Terminologie[34] als auch einzelnen sprachlichen Aspekten wie der Lexik oder der Syntax;[35] dabei werden bisweilen auch einzelne Werke in den Blick genommen, vgl. z. B. die Arbeiten über die Syntax in Celsus' *de medicina*[36] oder die Wortbildungsmuster in Plinius' d. Ä. *naturalis historia*.[37] Einzelne Autoren bzw. Werke sind auch Gegenstand literaturwissenschaftlicher Untersuchungen auf dem Gebiet der medizinischen Fachliteratur, vgl. z. B. die Arbeiten zur Leserschaft des älteren Plinius[38] oder zu Scribonius Largus' Proömium.[39]

Einen selektiven Gebrauch bestimmter sprachlicher Kategorien, wie ihn Hoffmann der modernen Fachkommunikation attestiert (vgl. oben, S. 14), hat auch die Erforschung der antiken Fachliteratur bereits an verschiedenen Stellen konstatiert. So trägt

---

und von lateinischen Äquivalenten griechischer Termini im Speziellen, vgl. Fögen (2009), 48.

30 Vgl. Fögen (2009), 49–53; demzufolge seien tradierte und traditionelle Fachausdrücke (mit Formelcharakter) schwer verständlich, nicht nur hinsichtlich ihrer archaischen Lexik, sondern auch aufgrund der Morphologie (Inf. auf *-ier* etc.) und der Syntax (auffälliger Gebrauch pluralischer Formen).

31 Vgl. z. B. Nutton (2004); Nutton (1993); Scarborough (1993); Grmek (1991a); André (1987); Kudlien (1986).

32 Siehe z. B. Sconocchia (1998); Deuse (1993); Ilberg (1971); Deichgräber (1950); Baumann (1930). Eine Darstellung der antiken medizinischen Literatur, ihrer Autoren und Lehren bietet z. B. Mazzini (1997).

33 Vgl. einführend Kollesch (1998).

34 Siehe z. B. Langslow (2000a); Langslow (2000b); Önnerfors (1993); Langslow (1992); Mazzini (1991); Langslow (1989); Mazzini (1978); André (1963); Wölfflin (1933a).

35 Vgl. z. B. García González (2002); André (1991); Boscherini (1991); Sabbah (1991); Gourevitch (1976); Anke (1873a); Anke (1873b).

36 Siehe hierzu z. B. Englund (1935) und die Kritik an Englunds Arbeit in Önnerfors (1993), 245–7 sowie Pinkster (1992). Weitere sprachwissenschaftliche Untersuchungen zu Celsus sind Sconocchia (1993a); Toninato (1993); Sabbah, Mudry (1994). Eine Bibliographie zu Celsus bietet Mudry (1993).

37 Vgl. Flammini (1993). Önnerfors (1956) hat die *naturalis historia* des älteren Plinius einer umfassenden sprachlichen Untersuchung unterzogen. Der Aufsatz von Pinkster (2005) ist ebenso sprachlicher Natur; zudem geht er auf die Absichten des Autors und auf die Umstände der Entstehung des Werks ein. Die Befunde werden in Bezug zu den Eigenschaften von Fachtexten gesetzt. Eine Studie der Sprache des älteren Plinius liegt auch mit Healys Arbeit (1987) vor.

38 Vgl. Morello (2011); Nikitinski (1998).

39 Vgl. Sconocchia (2006); Mudry (2006a); Deichgräber (1950); umfassender zu Scribonius Largus sowie zur medizinischen Literatur seiner Zeit ist die Arbeit Sconocchias (1993b). Literaturwissenschaftliche und historische Aspekte zu Celsus' *de medicina* behandeln z. B. Deuse (1993); Ilberg (1971); Schulze (1999); von Staden (1999).

Langslow in einem Aufsatz von 2005 eine Reihe von semantischen, syntaktischen und morphologischen Phänomenen zusammen, darunter auch solche, die die Sprache der Medizin betreffen. Dazu zählen z. B. der Gebrauch von *ex* in der Bedeutung ,eingelegt in' (Langslow (2005), 295, Anm. 25), ein futurischer Imperativ am Ende der Phrase (Langslow (2005), 295, Anm. 25), asyndetisch angefügt die Ankündigung der Heilung (Langslow (2005), 295, Anm. 25), das „end of recipe-*enim*" (Langslow (2005), 297) und vergleichbar damit *nam* (vgl. Langslow (2000b), 550–3, vgl. 545–6), *utique* i. S. v. ,besonders' (Langslow (2005), 297–8), die Auslassung des Subjekts (Langslow (2005), 298 mit Anm. 41), der exzessive Gebrauch von anaphorischen Demonstrativa, besonders *is* (Langslow (2005), 298 mit Anm. 42), Nominalstil (Langslow (2005), 301) – greifbar z. B. durch deadjektivische Nominalisierungen wie *nimietas* + Gen. (,Überschuss an' anstatt *nimius* + Subst.; Langslow (2005), 300 mit Anm. 54) oder deverbale Nominalisierungen wie *detractio sanguinis* (,Blutlassung' anstatt *sanguinem detrahere*, Langslow (2005), 300 mit Anm. 55) –, Wörter auf *-dor* wie *frigdor* (Langslow (2005), 300 mit Anm. 51) oder der persönliche Gebrauch von *expedio* (besonders bei einer empfohlenen Behandlungsform; Langslow (2005), 300).[40]

Diese Beobachtungen zeigen also nicht nur, dass sich eine fachliche medizinische Kommunikationsweise in Rom spätestens seit dem 1. Jh. v. Chr. zu etablieren begonnen hatte, sondern auch, dass diese Kategorien nicht allein lexikalischer, sondern auch morphologischer oder syntaktischer Natur sind.[41] Ein dieser Erkenntnis Rechnung tragender Wandel in der Erforschung medizinischer Fachkommunikation setzte jedoch erst gegen Ende des 20. Jh. ein;[42] welchen Nutzen die Erforschung von weiteren sprachlichen Aspekten außer der Lexik bzw. Terminologie mit sich brächte, wurde seitdem mehrfach in Aussicht gestellt.[43] Mittlerweile liegen mehrere Aufsätze dazu vor;[44] eine umfassende und vollständige Darstellung der bisherigen Erkenntnisse dazu gibt es indes noch nicht. Dass es aufwändig ist, nicht-lexikalische Eigenschaften von Fachsprache zu untersuchen, thematisiert Langslow (2005), 295 mit Bezug auf parodistische medizinische Äu-

40 Vgl. auch Pinkster (2005), bes. 243-256 für diese und andere grammatische Beobachtungen zu Plinius d. Ä.

41 Vgl. Langslow (2000a), 377–430, 433–4; Jocelyn (1985), 312–4. Siehe auch Langslow (2005), 209: „Even if (what I believe is not the case (…)), in grammatical terms, Latin technical languages indeed amounted to no more than sets of technical terms, in socio-linguistic terms they show such a striking diversity as regards register and genre that it would be remarkable if they yielded as linguistic peculiarities only items of vocabulary."

42 Vgl. Fögen (2009), 1–3; Langslow (2005), 287, 290; Pinkster (2005); Langslow (2000a), 1–3; bezüglich griechischer Fachtexte siehe van der Eijk (1997), 77–80. Die Ursachen für diesen Wandel liegen u. a. darin, dass die Bewertung fachlicher Texte und Sprache sich geändert hat. Der früheren Ansicht, der zufolge Fachtexte keine literarischen Texte seien, wird mittlerweile kritisch begegnet. Zudem werden neben den genannten rein sprachlichen Aspekten auch soziolinguistische Fragen an die Texte gestellt, vgl. z. B. Fögen (2009), 3–4; van der Eijk (1997), 81–6.

43 Vgl. Langslow (2005), 292, 295–6, 301–2; Langslow (2000a), 3–5.

44 Vgl. z. B. Langslow (2000a); Sconocchia (1994); Pinkster (1992).

ßerungen bei Plautus: „Such non-lexical features have to be dug for and painstakingly sieved.“[45]

Medizinische Äußerungen in nicht-fachlichen Texten sind bisher vor allem in Bezug auf inhaltliche Aspekte untersucht worden. So wurden insbesondere Bezeichnungen und Beschreibungen von körperlichen Zuständen, Krankheiten und Symptomen identifiziert und zusammengestellt. Indem z. B. vergleichbare Äußerungen in medizinischen Texten herangezogen wurden, sind dabei auch sprachliche Merkmale berücksichtigt worden; eine tiefer gehende, systematische sprachliche Beschäftigung, die über lexikalische Aspekte hinausgeht, erfolgte bisher jedoch kaum.[46] So stellt Baldin (2010) Ausdrücke zusammen, die von nicht-fachlichen Autoren (Plautus, Sallust, Juvenal) gebraucht werden und Parallelen u. a. bei Verfassern medizinischer Schriften (Celsus, Plinius d. Ä., Marcellus, Caelius Aurelianus etc.) aufweisen. Er knüpft Ausführungen zur Semantik der Formulierungen an und interpretiert die Passagen; auf eine weitergehende sprachliche Analyse wird in dem sonst interessanten und aufschlussreichen Aufsatz jedoch verzichtet. Weitere Arbeiten zur Fragestellung beschäftigen sich vor allem mit medizinischen Äußerungen in Plautus' Komödien.[47] Darüber hinaus liegen Arbeiten zu den Autoren Lukrez, Lucilius, Catull,[48] Horaz[49] oder Martial[50] vor. Dass Fachliches in nichtfachlichen Texten noch ausführlicher zu untersuchen ist, hat Langslow inzwischen mehrfach geäußert, und – indem er wiederholt zeigte, wie z. B. Plautus mit sprachlichen Mitteln auf Medizinisches oder medizinische Fachsprache anspielt – auch bereits Untersuchungsansätze vorgeschlagen.[51] Wie u. a. der Beitrag zur Arztszene in Plautus' Komödie *Menaechmi* von Wessels (2012) vor Augen führt, bieten medizinische Äußerungen in nicht-fachlichen Texten wichtige Einblicke in die Pragmatik. Darin analysiert die Verfasserin anhand der Kommunikation zwischen dem Arzt und dem (vermeintlichen) Kranken sowie der Dramaturgie der Szene, wie medizinisches Wissen vermittelt wird und wie sich dies auf den Verlauf der Handlung auswirkt. Ein weiteres Beispiel dafür, dass Fachliches in nicht-fachlichem Kontext inzwischen in das Blickfeld von Altertumswissenschaftlern gerückt ist, stellt ein Aufsatz von Mazzini (2014) dar, der sich Verweisen auf medizinische Fachautoren in nicht-medizinischen Texten widmet.

Eine eingehende sprachliche Untersuchung der medizinischen Äußerungen fehlt insbesondere für die im Rahmen dieser Arbeit untersuchten Briefe Ciceros, Senecas d. J. und Plinius' d. J. So sind die medizinischen Äußerungen in Ciceros Werk bisher vor allem im Hinblick auf inhaltliche und medizingeschichtliche Gesichtspunkte untersucht

45 Anregungen und viele Beispiele dazu finden sich bei Langslow (2005); Pinkster (2005); Fögen (2003); Langslow (2000b) und Langslow (1999).

46 Zu diesem Befund gelangt auch Mazzini (1998), 16.

47 Vgl. Baldin (2010), 71–80; Migliorini (1992).

48 Vgl. Mazzini (1998); Mazzini (1988) (nur zu Lukrez).

49 Vgl. Mazzini (1998); Mazzini (1991); Mazzini (1988).

50 Vgl. Peyer (1928); Peyer bezieht bisweilen auch Juvenal in seine Ausführungen ein. Jedoch konzentriert sich auch dieser Beitrag vor allem auf eine thematisch geordnete Zusammenstellung der medizinischen Äußerungen; sprachliche Betrachtungen erfolgen dabei kaum.

51 Vgl. Langslow (1999), 203–4; Langslow (2000a), 31; Langslow (2005), 295.

worden; aufschlussreich sind diesbezüglich insbesondere die Beiträge von Wöhrle (2010) und Gourevitch (1984), 439–58. Von den älteren Arbeiten sei an dieser Stelle nur „Cicero und die Medizin“ (Orth (1925)) erwähnt; Orth trägt in seiner Monographie die Passagen aus Ciceros Werk zusammen, in denen dieser über Medizin und Medizinisches spricht, und zeichnet aus den sich daraus ergebenden Informationen ein Bild des jeweiligen Sachverhalts, z. B. der Tätigkeiten eines Arztes (S. 18–22), des Wesens der Medizin (S. 23–5) oder einzelner Krankheiten und Symptome wie Fieber (S. 62–7) oder „Darmleiden“ (S. 88–9). Hilfreich ist vor allem die klare inhaltliche Zuordnung der Textpassagen; wie die zuvor genannten bietet jedoch auch diese Arbeit keine weiterführende, systematische sprachliche Untersuchung des erwähnten bzw. zusammengetragenen Materials.[52]

Medizinische Äußerungen in den Werken Senecas d. J. hat vor allem Migliorini zum Untersuchungsgegenstand gemacht, vgl. Migliorini (1988) und Migliorini (1997). In der späteren Arbeit betrachtet sie medizinische Theorien und Fachsprache nicht nur in den Schriften Senecas d. J., sondern auch Lucans, Persius’ und Petrons. Dabei ordnet sie die bei den Autoren vorgefundenen Ansichten und Thesen den verschiedenen medizinischen Schulen (z. B. Methodikern, Pneumatikern) bzw. Modellen (z. B. Humoraltheorie) zu. Sprachliche Aspekte bleiben zwar keineswegs unbeachtet, jedoch ist das Hauptanliegen der Autorin hinsichtlich der Sprache, die Lexik in bestimmte Kategorien einzuordnen: allgemein gebräuchliche medizinische Wörter; Wörter, die sonst nur von medizinischen Fachautoren gebraucht werden; nicht-fachliche Begriffe, die bei medizinischen Fachautoren belegt sind. Hinweise zu Semantik und Syntax finden sich nicht für alle angesprochenen Ausdrücke. Besonders hilfreich und erhellend sind ihre Ausführungen zur Pragmatik der untersuchten Passagen. So schließt sie immer wieder von den sprachlichen Befunden auf die möglichen Intentionen und Gründe, warum Seneca sich auf die jeweilige Art und Weise ausdrückt. Nicht unerwähnt bleiben darf an dieser Stelle die umfassende Untersuchung Courtils über die Bedeutung des physischen Schmerzes in Senecas philosophischen Schriften, vgl. Courtil (2015). Um die Rolle des Schmerzes in Senecas Denken erfassen zu können, widmet sich der Autor im Lauf seiner Studie nicht nur den persönlichen, gesellschaftlichen politischen und anthropologischen Rahmenbedingungen, in denen Seneca d. J. zu verorten ist (vgl. den ersten Hauptteil der Arbeit), sondern geht im zweiten Hauptteil auch ausführlich auf die lexikalischen Aspekte der medizinischen Sprache in Senecas philosophischem Œuvre und auf Senecas Gebrauch der medizinischen Sprache (Kapitel 2) sowie auf die zugrundeliegenden medizinischen Theorien und deren mögliche Quellen (Kapitel 3) ein. Im drit-

52 Vgl. noch die Arbeit Menières (1862), „Cicéron médecin“, mit der Kritik Orths (1925), 3–4: u. a. fehlende Gliederung und Unvollständigkeit des Materials, Ausführungen, die die Medizin nicht betreffen). Außerdem wurden einzelne Aspekte zum Gegenstand der Forschung gemacht, vgl. z. B. den Aufsatz Essers (1930) über Ciceros Augenkrankheit sowie den Beitrag Hoffers (2007) über Ciceros metaphorischen Gebrauch des Wortes *stomachus*. Weitere Arbeiten konzentrieren sich auf den oft von Cicero und auch Seneca d. J. thematisierten Zusammenhang von Philosophie/Ethik und Medizin. Für Cicero siehe z. B. umfassend Koch (2006) und Wöhrle (2010), 173–80, für Seneca d. J. vgl. z. B. Lampe (2008) und Schönegg (1999).

ten Hauptteil schließlich stellt Courtil die Bedeutung physischen Leidens vor dem Hintergrund der herausgearbeiteten Rahmenbedingungen und im Kontext der stoischen Philosophie dar. Dabei kommt Courtil u. a. zu dem Ergebnis, dass die (Er-)Kenntnis der eigenen Physis es Seneca zufolge ermögliche, Freiheit im Inneren zu erlangen in einer Zeit, in der es um äußere, politische Freiheit schlecht steht, vgl. Courtil (2015), 490–1. Zu erwähnen ist auch der Anhang IV, der eine lexikalische Übersicht über medizinische Begriffe bei Seneca d. J., Celsus und Scribonius Largus (Courtil (2015), 504–60) bietet. Zwar blickt Courtil in seiner Untersuchung dezidiert auf die Medizin und ihre Sprache, konzentriert sich hierbei jedoch auf die Lexik. Semantische Aspekte werden zwar anhand der Ausführungen über die medizinischen Theorien deutlich, erscheinen damit jedoch losgelöst von der Lexik – wobei hier betont werden muss, dass diese Darstellung dem Aufbau der Arbeit auf sinnvolle Weise folgt und damit nicht als Kritikpunkt zu verstehen ist.

Auch über Medizinisches in den Briefen des jüngeren Plinius hat Migliorini gearbeitet, vgl. Migliorini (1992). Dabei geht sie sowohl auf lexikalische und inhaltliche als auch auf semantische, syntaktische und pragmatische Aspekte der medizinischen Äußerungen in den Briefen des jüngeren Plinius ein. Indem sie diese Äußerungen mit denen der medizinischen Fachautoren – vor allem Celsus', aber ebenso Plinius' d. Ä., Scribonius Largus' und späterer Autoren wie Caelius Aurelianus' – vergleicht, behandelt sie sowohl lexikalische (passim) und semantische (z. B. zur therapeutischen Wirkung des Sprechens bei Magenproblemen, S. 120–2) als auch inhaltliche (z. B. zu „kritischen Tage" im Verlauf einer Krankheit, S. 118), syntaktische sowie pragmatische Aspekte (S. 124–8). Sie kommt zu dem Schluss, dass Plinius über gute medizinische Kenntnisse verfüge – sachlich und sprachlich –, dass er es aber aus stilistischen Gründen vermeide, Fachtermini zu gebrauchen. An deren Stelle greife er zu Umschreibungen der Krankheit bzw. des Symptoms. Dabei neige er dazu, allgemeine oder philosophische und poetische Begriffe zu verwenden und darin auch zu variieren, wodurch die Äußerung aus Sicht eines Mediziners ungenau und nicht eindeutig sei, aus literarisch-stilistischer Sicht jedoch angemessen (vgl. S. 132–3). Der von Migliorini gewährte Einblick in die medizinischen Äußerungen der Pliniusbriefe sowie die Anordnung und die Auswahl des Materials richten sich nach dem Gang der Argumentation. Wünschenswert wäre jedoch eine systematische und vollständige Übersicht über medizinische Ausdrücke und Formulierungen in den Briefen. Ferner hat auch Sconocchia Medizinisches bei Plinius d. J. thematisiert, vgl. Sconocchia (1988). Die Arbeit ist jedoch sehr allgemein und lediglich inhaltlicher Natur; eine sprachliche Betrachtung fehlt gänzlich: Nachdem der Verfasser eingangs den Charakter der medizinischen Äußerungen in den Briefen erläutert und die darin zum Ausdruck kommenden Themen genannt hat (S. 53–4), stellt er anschließend die Äußerungen im Einzelnen buchweise vor, geht jedoch nur auf deren Inhalte näher ein (S. 55–69).[53]

53 An den Beitrag A. Spallicis, La medicina in Plinio il Giovane, Milano 1942, zu kommen, war mir leider nicht möglich.

Vor allem im Hinblick auf die Sprache der medizinischen Äußerungen soll die vorliegende Arbeit an die bisherige Forschung anknüpfen. Ihre beiden Ausgangsfragen lauten: Wie äußern sich Cicero, Plinius d. J. und Seneca d. J. (als Nicht-Fachleute) in ihren Briefen über medizinische Themen? Wie äußern sich, im Vergleich dazu, Celsus, Plinius d. Ä. und Scribonius Largus als Autoren medizinischer Schriften über die von den Briefautoren angesprochenen Themen? Auf diese Weise sollen die bisherigen, bisweilen eher inhaltlichen Arbeiten über Medizinisches in den Briefen Ciceros, Senecas d. J. und Plinius' d. J. nicht nur um eine dezidiert sprachliche Untersuchung ergänzt werden; indem der Vergleich auf die Frage folgt – und diese zu beantworten sucht –, ob und inwiefern Äußerungen der Briefautoren über Medizinisches Merkmale der fachlichen Kommunikation aufweisen, soll die Arbeit auch zur Erforschung der lateinischen medizinischen Fachkommunikation der Zeit vom 1. Jh. v. Chr. bis ins 1. Jh. n. Chr. beitragen.[54]

54 Zur Fragestellung und Methodik vgl. auch Kap. I. D.

C. Historische und literarische Ausgangspunkte der Untersuchung

Im folgenden Abschnitt soll zunächst auf die historischen und wissenschaftlichen Rahmenbedingungen eingegangen werden, unter denen sich die Medizin in Rom als Fach herausbildete. Daraufhin werden die zugrunde gelegten Textcorpora im Hinblick auf ihre für die Untersuchung wesentlichen Charakteristika vorgestellt; dabei gehen jedem Abschnitt grundlegende, die jeweilige Gattung betreffende Überlegungen voraus.

(a) Die Medizin im antiken Rom: Fach und Fachsprache

Der Begriff „Fach" wird in der modernen Fachsprachenforschung als ein identifizierbarer und institutionalisierter Wissens- und Handlungsbereich verstanden.[55] An diesen Kriterien gemessen war die Medizin in Rom im Zeitraum zwischen dem 1. Jh. v. Chr. und dem 1. Jh. n. Chr. als Fach identifizierbar.[56] Dies bezeugt die Entstehung wissenschaftlicher – also für fachliche Kommunikation und Wissensvermittlung bestimmter – Schriften auf dem Gebiet der Medizin.[57] Zeugnisse eines Diskurses zwischen Fachleuten sind oftmals auch die Proömien der Fachtexte, in denen die Positionen anderer Vertreter des Fachs referiert und bewertet werden.[58] Als institutionalisiert kann die Medizin in Rom im genannten Zeitraum dagegen nicht bezeichnet werden: Erste Zeichen von Institutionalisierung lassen sich zwar schon früh erkennen – zu denken wäre an die öffentliche Anstellung des griechischen Arztes Archagathus in der zweiten Hälfte des 3. Jh. v. Chr.[59] oder das Bestreben Caesars, griechische Mediziner nach Rom zu holen, indem er ihnen das Bürgerrecht in Aussicht stellte –;[60] dennoch gab es keine offiziellen regulierenden Institutionen, die zuständig für die medizinische Ausbildung und die Überwachung der praktizierenden Mediziner gewesen wären.[61] In Bezug auf die antike

55 Kühtz (2007), 19. Zur Problematik des Begriffs „Fach" siehe Kalverkämper (1998), 8. „Fach ist, was (a) als solches *institutionalisiert* ist, (b) von der (sozialen und sachlichen) Bedarfslage her sich als *ganzheitlicher* Komplex motiviert und (c) als identifizierbares Arbeitsfeld *mit Effizienz funktioniert* und (d) durch soziale Konvention (von welchen Gruppen auch immer) *akzeptiert ist.*" (Hervorhebungen im Original).

56 Vgl. Kühtz (2007), 19.

57 Vgl. Langslow (2000a), 26–30.

58 Vgl. dazu grundlegend Wenskus (1998), 297–300 und siehe oben, S. 16. Darüber hinaus finden sich in der Fachliteratur beispielsweise auch häufig dann Bezüge zu anderen Medizinern, wenn die Fachautoren über Behandlungsmittel und -methoden sprechen, vgl. z. B. Scrib. Larg. 210 *emplastrum nigrum Tryphonis*.

59 Vgl. Plin. *nat.* 29,12, vgl. dazu Nutton (1993), 59, 63.

60 Vgl. Jackson (1993), 81. Die Kaiser Augustus, Vespasian und Hadrian griffen zu vergleichbaren Maßnahmen. Später, unter Severus Alexander (Regierungszeit: 222–235 n. Chr.), wurde die medizinische Ausbildung finanziell durch den Staat unterstützt. Erst ab 368 n. Chr. gab es städtische Ärzte in Rom, vgl. ebd., 81–2 sowie Steger (2004), 48–9. Möglicherweise wirkten darüber hinaus auch ethisch-moralische Grundsätze regulierend, wie sie z. B. Scribonius Largus im Proöm seiner *compositiones* schriftlich formulierte, vgl. dazu Deichgräber (1950), 857, 860–7; Mudry (2006a).

61 Vgl. Steger (2004), 49; Jackson (1993), 81–2; Mudry (1985), 331.

Medizin in Rom um die Jahrtausendwende beschränkt sich die Definition des Begriffs „Fach“ also auf einen identifizierbaren Wissens- und Handlungsbereich.

Die Medizin in Rom im Zeitraum zwischen dem 1. Jh. v. Chr. und dem Anfang des 2. Jh. n. Chr. ist geprägt von dem Aufeinandertreffen der altrömischen Medizin – einer von religiösen Bräuchen und Empirie geprägten häuslichen Heilkunde – mit einer „neuen“, „wissenschaftlichen“ Medizin – einer von Griechen in Rom eingeführten theoretisch-philosophisch-empirischen medizinischen Lehre.[62] Im Hinblick auf die Sprache der Medizin lässt sich dabei Folgendes konstatieren: Wie die Forschung zeigen konnte, hatte sich im besagten Zeitraum eine medizinische Fachsprache in Rom entwickelt (vgl. Anm. 41, S. 18). Hinsichtlich der erwähnten römischen Hausmedizin konnten spezifische sprachliche Merkmale identifiziert werden: Beispielsweise wird die Präposition *ex* mehrfach in der Bedeutung ‚eingetaucht in etw.‘ in medizinischen Rezepten gebraucht, vgl. z. B. Cato, *agr.* 156,1 *esto crudam* (sc. *brassicam*) *quantum voles ex aceto* oder Pl. *Merc.* 139 *resinam ex melle Aegyptiam vorato*.[63] Beide Stellen weisen zudem Imperative auf *-to* auf, die aufgrund ihres Anweisungscharakters als ein Merkmal medizinischer Ausdrucksweise betrachtet werden.[64] Diese sprachlichen Beobachtungen deuten darauf hin, dass auch in früher Zeit die Medizin in Rom im Sinne eines Faches identifizierbar war – so hatte auch die griechische Medizin schon früh Elemente einer Fachsprache entwickelt.[65] Die Leistung der römischen medizinischen Fachschriftsteller wird für gewöhnlich darin gesehen, dass sie die griechische Medizin in Rom verbreitet und ihre Sprache ins Lateinische übertragen haben.[66] Dabei scheinen sich trotz des großen Einflusses der griechischen „Medizin-Wissenschaft“ Elemente der genuin römischen Medizin erhalten zu haben.[67] Bescheinigt man der römischen Medizin eine Fachsprache, so ist beim Gebrauch dieses Begriffs zu berücksichtigen, dass diese nicht die modernen Kriterien dafür erfüllt; beispielsweise kann kaum von einer sprachlichen Normierung der Fachbegriffe gesprochen werden und daher auch nicht von einer verbindlichen Terminologie.[68] Ein Grund hierfür dürfte die oben bereits erwähnte Tatsache sein, dass die Medizinerausbildung und die ärztliche Praxis nicht institutionalisiert waren und somit auch keiner staatlichen Überwachung unterstanden. Dennoch lässt sich ein systematischer Umgang mit fachbezogenen Ausdrücken bei den römischen medizinischen Autoren beobachten.[69]

---

62 Vgl. Scarborough (1993), 8, 13–9. Siehe auch von Staden (1999), 253–6 über Celsus’ Darstellung der frühgriechischen Medizin und ihre Entwicklung zu einer Wissenschaft.

63 Vgl. Langslow (1999), 214; Adams (1995), 438–42.

64 Siehe dazu oben, S. 18 und vgl. Langslow (2005), 295, Anm. 25; Langslow (1999), 214; Gibson (2004), 180–1; Adams (1995), 460–8.

65 Vgl. z. B. Kollesch (1998), 2272.

66 Vgl. Kollesch (1998), 2275; Mudry (2006b), 143 vergleicht Celsus’ sprachliche Leistung auf dem Gebiet der Medizin mit der Ciceros auf dem Gebiet der Philosophie.

67 Vgl. Scarborough (1993), 20: „In spite of heavy influx of Greek medical theory, later Roman medical works indicate the tenacious survival of a ‚popular medicine‘, quite in keeping with the farm lore explicated by Cato and Pliny.“

68 Vgl. dazu auch oben, Anm. 28, S. 16.

69 Vgl. Langslow (2000a), 371–6.

(b) Das Briefcorpus

(α) Vorüberlegungen zum „Brief" sowie zur Wahl von Briefen als Textgrundlage

Die Untersuchung stützt sich einerseits auf die Briefe Ciceros und seiner Korrespondenzpartner[70] sowie Senecas d. J.[71] und Plinius' d. J.[72] Ist die Rede von „Brief", so ist zunächst zu beachten, dass der Begriff keineswegs eine homogene Textsorte bezeichnet, sondern sowohl für offizielle, amtliche Briefe, als auch für private Briefe zwischen Einzelpersonen steht und dass damit gleichermaßen Texte bezeichnet wurden, die für eine Publikation bestimmt waren, als auch solche, die ohne Zutun oder das Wissen ihrer Verfasser veröffentlicht worden sind.[73]

Briefe als Textgrundlage in den Blick zu nehmen, folgte dem Gedanken, dass dies Texte sind, denen der Charakter des privaten, von gegenseitiger Vertrautheit geprägten Austauschs innewohnt und die demnach einen Rahmen geben, in dem einerseits persönliche Themen wie Gesundheit und Krankheit angesprochen werden, andererseits eine alltägliche, nicht-formelle Sprache zu beobachten ist. Diese Charakterisierung verweist auf den Freundschaftsbrief, der nach antiker Darstellung ein verschriftlichtes Gespräch zwischen Abwesenden war, deren Distanz also überbrücken sollte.[74] Dabei „fließen Persönliches und Stilisierung, Briefpraxis und Rhetorik zusammen".[75] Im folgenden Abschnitt soll in knapper Form gezeigt werden, ob und inwiefern diese Merkmale auf die zugrunde gelegten Briefsammlungen zutreffen und welche weiteren Kriterien es nahelegen, sie in die Untersuchung einzubeziehen.

---

70 Es handelt sich dabei um das mit mehr als 875 Briefen sehr umfangreiche Corpus der Briefe *ad Atticum, ad familiares, ad Quintum fratrem, ad Brutum* aus dem 1. Jh. v. Chr.

71 Gemeint ist die Sammlung von 124 erhaltenen *epistulae morales ad Lucilium* aus der ersten Hälfte des 1. Jh. n. Chr.

72 Seine mehr als 368 *epistulae* sind in 10 Büchern überliefert worden und stammen aus dem 1. Jh. n. Chr.
Ferner wurden die von P. Cugusi herausgegebenen lateinischen Brieffragmente (Corpus epistularum Latinarum, 3 Bände, Firenze 1992) sowie die Briefe des Kaisers Augustus eingesehen, die K. Bringmann und D. Wiegandt zusammengestellt haben (Augustus: Schriften, Reden und Aussprüche, Darmstadt 2008); allerdings fand sich in diesen Texten kein Material, das relevant und aufschlussreich für die Untersuchung gewesen wäre.

73 Vgl. dazu die einführenden Beiträge von Schmidt (1997), 771–5; Görgemanns, Zelzer (1997), 1161–6; Görgemanns (1997), 1166–9 sowie Sykutris (1931), 186–220 sowie Gibson, Morrison (2007). Weiterführende Erläuterungen zur bisherigen Forschung auf dem Feld der Epistolographie und damit einhergehend zur Thematik der Gattungsfrage sowie zur Unterscheidung verschiedener Arten antiker Briefe bietet u. a. Thraede (1970), 1–8 (mit weiterer Literatur). Die überlieferten antiken Privatbriefe wurden in der zeitgenössischen Gattungstheorie nicht als Literatur begriffen, vgl. Schmidt (1997), 771. Dies wird u. a. dadurch bestätigt, dass die Epistolographie erst in der Spätantike Einzug in die Schule hielt, vgl. ebd., 21.

74 Die Forschung beruft sich dabei auf die rhetorische Schrift περὶ ἑρμηνείας (3.–1. Jh. v. Chr.), als deren Autor Ps.-Demetrios genannt wird, vgl. Fornaro (1997), 441; zur Datierung der Schrift vgl. Thraede (1970), 19–21.

75 Thraede (1970), 23.

(β) Die Briefe Ciceros, Senecas d. J. und Plinius' d. J.

Aus der Sammlung der Cicerobriefe sind vor allem die Episteln an Atticus, an Tiro (*fam.* 16), an Ciceros Frau Terentia und seine Kinder Tullia und Marcus (*fam.* 14), an Quintus, an Brutus sowie an einige weitere *familiares*[76] von Bedeutung für die Untersuchung, da sie typische Merkmale und Motive des Freundschaftsbriefes enthalten.[77] Wichtige Funktionen des ciceronianischen Freundschaftsbriefes sind das Übermitteln von Nachrichten (*certiorem facere, narrare*), das Plaudern (*colloqui*) sowie das Scherzen (*iocari*).[78] *colloqui* und *iocari* gehen bisweilen ineinander über, repräsentieren die freundschaftliche Verbundenheit und stellen eine Nähe zwischen den Briefpartnern her, die deren räumliche Distanz zu überwinden scheint. Dieses „philophronetische Anliegen" ist charakteristisch für den antiken Freundschaftsbrief, wie er hier vor allem unter den Cicerobriefen zu finden ist.[79] Ausdruck findet die freundschaftliche Verbundenheit der Korrespondierenden u. a. im Codewechsel; so changiert Cicero im brieflichen Austausch mit bestimmten Menschen, vor allem mit Atticus und Quintus, immer wieder zwischen Lateinischem und Griechischem.[80] Weiterhin sind die Cicerobriefe gekennzeichnet durch einen bewussten Umgang mit der Form.[81] Auf diese Weise gestattet der Freundschaftsbrief je nach Adressat und Situation sowohl thematisch und sprachlich anspruchsvolle Inhalte als auch eine von den Konventionen der Form losgelöste Übermittlung.[82]

Senecas d. J. *epistulae morales ad Lucilium* unterscheiden sich in einigen wesentlichen Aspekten von den Cicerobriefen:[83] Einerseits handelt es sich bei den Luciliusbriefen al-

76 Dazu zählen weitere engere Freunde wie z. B. L. Papirius Paetus (*fam.* 9,18–26), L. Munatius Plancus (vgl. der Briefwechsel zwischen beiden in *fam.* 10,1–7, 9–24) oder M. Fabius Gallus (*fam.* 7,22–26).

77 Zudem stellen diese Briefe die frühesten Belege freundschaftlicher Brieftopik dar. Zwar sind entsprechende theoretische Ausführungen von Briefstellern überliefert worden, jedoch existieren keine griechischen und lateinischen Exempla, die älter als Ciceros Briefe sind, vgl. Thraede (1970), 21. Zu den verschiedenen Briefarten in Ciceros Korrespondenz siehe auch von Albrecht (2003), 67–71 und Oksala (1953), 91–3.

78 Vgl. Thraede (1970), 30–1, 34.

79 Vgl. Thraede (1970), 34–5, 37, 45.

80 Vgl. dazu Rollinger (2015). Innerhalb der Korrespondenz stellt der Codewechsel „ein subtiles und fein nuancierbares Kommunikationsinstrument dar, das an den jeweiligen Rezipienten, dessen Interessen und Ansichten, aber auch dessen Umfeld angepasst werden konnte, um geistige Nähe und kulturelle Solidarität herzustellen." (ebd., 150). In dieser Form erscheint der Codewechsel als Teilaspekt der Kommunikation zwischen Menschen, und darin spiegelt sich das Wesen ihrer Beziehungen wider und wird zugleich gestaltet, vgl. auch ebd., 143.

81 Vgl. Thraede (1970), 30: „Gewiß, es wäre nicht Cicero, der schreibt, wenn nicht auch hier Eleganz und Herzlichkeit gebührend zum Ausdruck kämen, aber im ganzen sind diese Briefe doch recht formstreng abgefaßt."

82 Vgl. Thraede (1970), 30.

83 Vgl. die Kritik Senecas am ciceronianischen Freundschaftsbrief in *epist.* 118,1–3 (Sen. bezieht sich darin auf Cic. *Att.* 1,12,4); dazu siehe auch Thraede (1970), 67–8.

lem Anschein nach um fiktive Briefe;[84] andererseits sind es Lehrbriefe, worauf auch schon ihr Titel *epistulae morales* hinweist.[85] Während Ciceros Briefe also Freundschaftsbriefe sind, verfolgen die Senecabriefe ein pädagogisches oder didaktisches Anliegen. Zwar ermöglicht der Brief bei Seneca wie bei Cicero das Gespräch zwischen abwesenden Personen – der entsprechende Topos Anwesenheit-Abwesenheit ist erkennbar –,[86] im Unterschied zu Cicero jedoch, dessen Freundschaftsbrief die räumliche Trennung zu überbrücken sucht, scheint diese für den senecanischen Lehrbrief sogar von Vorteil zu sein: „Die Epistel, von ἀπουσία hervorgerufen, ermöglicht einen gar noch reineren Kontakt als das wirkliche συζῆν."[87] Zwischen den Korrespondenzpartnern besteht kein freundschaftliches Verhältnis, sondern ein Lehrer-Schüler-Verhältnis.[88] Die für den Freundschaftsbrief spezifischen Elemente sind in den Luciliusbriefen in der Regel nur in rahmenden Passagen zu finden. Die Hauptteile werden inhaltlich von philosophischen Abhandlungen bestimmt.[89] Die Briefform unterstützt dabei das pädagogische Anliegen, da durch persönliche Ansprache dem Adressaten eine familiär-freundschaftliche Vertrautheit suggeriert wird. Darüber hinaus macht sie die Schriften für einen größeren Leserkreis attraktiv.[90]

Auch wenn die *epistulae morales* keine Freundschaftsbriefe sind, sprechen einige Gründe dafür, sie in die Untersuchung einzubeziehen: Die Texte sind bewusst in Briefform veröffentlicht worden und weisen dementsprechend briefspezifische Merkmale auf. Ferner bleibt in ihnen der Charakter des *sermo* i. S. v. ‚Gespräch' erhalten;[91] dazu sagt Seneca *epist.* 38,1 selbst: *plurimum proficit sermo, quia minutatim inrepit animo: disputationes praeparatae et effusae audiente populo plus habent strepitus, minus familiaritatis.*

Die Korrespondenz von Plinius d. J. nimmt eine mittlere Position zwischen den Cicero- und den Senecabriefen ein: Sie beinhaltet sowohl alltägliche Mitteilungen als auch philosophische Betrachtungen, Alltägliches jedoch nicht so umfänglich und ausführlich wie in Ciceros Korrespondenz und Philosophisches nicht in dem Maße pädagogisch

---

84 Vgl. Hachmann (1995), 117–21. Er ist der Ansicht, dass die durch innere Verweise erlangte Homogenität sowie die Stringenz in der Gedankenführung gegen die Annahme spricht, es handle sich um echte Briefe. Eine Interaktion mit einem reellen Adressaten hätte hier vermutlich störend gewirkt. Ferner liege eine „verdeckte Systematik" in der Art und Weise des Aufbaus und der Darstellung, die pädagogische und didaktische Prinzipien erkennen lasse.

85 Vgl. z. B. Sen. *epist.* 8,3 *rectum iter* (…) *aliis monstro*. Siehe dazu Baier (2005).

86 Vgl. Thraede (1970), 70 und 68 (Literatur).

87 Vgl. Thraede (1970), 70–1 (das Zitat ist auf S. 70 zu finden).

88 Dies ist u. a. daran erkennbar, dass Seneca die für den Freundschaftsbrief wesentlichen Merkmale *iocari* und *colloqui* kritisiert, vgl. *epist.* 118,1–3. Zur Inszenierung der Lehrer-Schüler-Situation trägt bei, dass der Schüler jünger als der Lehrer ist. So erscheint auch Lucilius in den Briefen Senecas jünger als der historische Freund des Philosophen, vgl. Thraede (1970), 71, Sykutris (1931), 202–4.

89 Vgl. Thraede (1970), 71–3.

90 Vgl. Sykutris (1931), 202 und Görgemanns, Zelzer (1997), 1164–5 (Abschnitt G.).

91 Vgl. Thraede (1970), 72; Inwood (2007), 147–8. Die Verbindung von philosophischen Inhalten und dem Gespräch als Kommunikationsform ist seit Platon populär, vgl. ebd., 147–8.

oder belehrend wie in Senecas Briefen.[92] Plinius' *epistulae* „sind sowohl wirklicher Brief als auch Literatur“:[93] Da die politischen Umstände wenig Stoff für briefliche Mitteilungen (*narrare*) bieten,[94] findet das öffentliche politische Geschehen seltener Erwähnung als in Ciceros Briefen;[95] gemeinsam sind ihnen jedoch der philophronetische Charakter.[96] Das *narrare* beschränkt sich bei Plinius auf Ereignisse aus seinem persönlichen Umfeld.[97] Der Übermittlung „journalistischer“ Neuigkeiten, z. B. darüber, wer gesundheitlich angeschlagen[98] oder wer gestorben ist,[99] schließen sich weiterführende Gedanken an, die die für Plinius wichtigen Themen berühren oder zu diesen überleiten wie z. B. vorbildhafte Charaktereigenschaften oder herausragende Leistungen und Verdienste bestimmter Menschen.[100] Davon ausgehend entwickelt Plinius mehrfach ethisch-moralische und philosophische Gedanken, die wie bei Seneca auch eine pädagogische Absicht, zumindest jedoch die Betonung bestimmter ethischer Werte erkennen lassen.[101] Auf diese Weise formt Plinius d. J. das Bild von sich und seinem Freundeskreis.[102]

Zwar weisen nicht alle hier zu untersuchenden Briefe die oben dargestellten gesuchten Charakteristika auf und bilden auch bezüglich ihrer weiteren Eigenschaften ein heterogenes Corpus, dennoch sprechen mehrere Gründe dafür, sie im Rahmen der Untersu-

92 Vgl. Gibson, Morello (2012), 78; Zelzer (1964), 148. Zum Verhältnis der Briefe des jüngeren Plinius zu denen aus Ciceros Korrespondenz siehe Weische (1993).

93 Thraede (1970), 74. Der plinianische Brief kann demzufolge zum „kultivierten Freundschaftsbrief“ gezählt werden, der, wie Thraede schreibt, seit augusteischer Zeit in den Kreisen der Gebildeten entstand und den „weder ‚rein‘ literarische Form, noch ‚rein‘ sprudelnde Natürlichkeit, sondern persönlich gefärbte Konvention und gesellschaftlich stilisierte Individualität“ auszeichnete, vgl. ebd., 3 und Weische (1993), 383–4. Für einen Überblick über die Positionen in der Forschung zum Wesen der Pliniusbriefe beachte auch Zelzer (1964), 144–6. Zum Aspekt der Briefform siehe Fitzgerald (2007).

94 Vgl. Plin. *epist.* 3,20,10 *haec tibi scripsi, primum ut aliquid novi scriberem, deinde ut non numquam de re publica loquerer, cuius materiae nobis quanto rarior quam veteribus occasio, tanto minus omittenda est.*

95 Der briefliche Aspekt des Berichtens hat dadurch einen anderen Stellenwert, vgl. Thraede (1970), 76; zur Rolle des Mitteilens (*narrare*) im Freundschaftsbrief bei Cicero siehe oben, S. 26 (mit ebd., 33–4).

96 Dies zeigt sich im φιλία-Motiv, das zwar als Topos nicht allzu häufig vertreten ist, jedoch durch die Tatsache, dass die bloße briefliche Verbindung die Absicht des Briefschreibens sein kann (vgl. Plin. *epist.* 1,11), bekräftigt wird, vgl. Thraede (1970), 74–5. Siehe ferner Zelzer (1964), 149.

97 Dies begünstigt den literarischen Charakter der Briefe. Eingebunden in ein Netzwerk von Menschen mit gleichen Interessen – Literatur, Philosophie, Rhetorik – und vergleichbaren gesellschaftlichen Kreisen entstammend, legt Plinius Wert auf sprachlich ausgearbeitete Briefe, vgl. Zelzer (1964), 147, 149.

98 Vgl. z. B. Plin. *epist.* 1,22; 2,8,7–8; 3,16,3; 7,19.

99 Vgl. z. B. Plin. *epist.* 1,12; 3,16,3; 3,21; 4,21.

100 Vgl. z. B. die bereits erwähnten Briefe über den erkrankten Titius Aristo (*epist.* 1,22) oder über den verstorbenen Corellius Rufus (*epist.* 1,12) und siehe zu dieser Thematik umfassend Pausch (2004), 51–141.

101 Vgl. Bütler (1970), 71–2, 77 mit Bezug auf die Schilderungen von Krankheitsfällen; wiederholt werden die *abstinentia*, *temperantia* und *patientia* der Kranken dargestellt.

102 Vgl. Weische (1993), 386.

chung zu berücksichtigen. So sind sie nicht nur explizit als Briefe verfasst und lassen sich daher – seien sie auch fingiert – in Funktion und Form mit dem (idealen) Freundschaftsbrief in Beziehung setzen; auch ermöglicht die Heterogenität der Briefe vergleichende Perspektiven innerhalb ihrer Gattung.

(c) Das Corpus der medizinischen Fachschriften

(α) Zum Gattungsbegriff „Fachliteratur" für antike wissenschaftliche Texte

Bereits die frühe griechische Fachliteratur des 5. und 4. Jh. v. Chr. brachte eine Vielfalt an Formen hervor;[103] unter anderem aus diesem Grund lassen sich Texte nicht ausschließlich nach formalen Kriterien beurteilen.[104] Die Heterogenität antiker Fachtexte in Bezug sowohl auf Form und Sprache als auch auf inhaltliche Aspekte erschwert es also, moderne Kriterien für deren Einordnung heranzuziehen: „Von einer einheitlichen Textsorte oder Gattung ‚Fachtext' zu sprechen, scheint damit für die Antike nahezu unmöglich zu sein."[105] Ursachen dafür sind z. B. unterschiedliche Darstellungsabsichten oder je nach Themengebiet variierende Adressaten.[106]

Ansätze für eine Unterscheidung antiker Texte aufgrund valider Eigenschaften bietet z. B. Markus Asper. Er weist auf die Funktion einer Textgattung als primäres Merkmal hin, dem sich die Form als sekundäres Merkmal unterordnet; Entscheidungen über formale Aspekte werden bewusst getroffen.[107] Die Funktion eines Werks wird demnach durch ihren Zweck sowie durch die „intendierte Rezeptionssituation des Textes" bestimmt.[108] Zweck wissenschaftlicher Texte ist es, Wissen zu vermitteln.[109] Bei der Ab-

---

103 Zu diesen Textarten zählen z. B. εἰσαγωγή (Einführung), ἐγχειρίδιον (Handbuch), τέχνη (Lehrbuch), λόγος (Vortrag, Diskurs), πραγματεία (Abhandlung, Traktat), σύνοψις (Auszug, Inhaltsangabe), vgl. Fögen (2009), 19; van der Eijk (1997), 89–90.

104 Zum Literaturbegriff vgl. Rüpke (1999), 266–7 und Suerbaum (2002), HLL 1 §102, 9–10, §154a, 343–4, §188, 524–5.

105 Fögen (2009), 22, vgl. ebd., 19–24. Ein Bewusstsein für literarische Gattungen und Gattungszugehörigkeit hat es bereits in früher Zeit in Griechenland gegeben. Dabei spielten formale (z. B. das Versmaß), aber auch andere Eigenschaften (z. B. der Anlass) der Texte ein Rolle. Da die Produktion von und die Beschäftigung mit Literatur seitdem nie abriss, gehörten Gattungsfragen stets zu den Themen der Gelehrten und Schriftsteller in Griechenland (Platon, Aristoteles, alexandrinische Gelehrte etc.) wie in Rom (z. B. Accius, Horaz, Quintilian). Hier bewirkte der Rückgriff auf die griechische Literatur und der Vergleich mit den literarischen Vorgängern, dass z. B. charakteristische Merkmale deutlich erkennbar sind, vgl. Hunter, Hardie (1999), 260–6.

106 Vgl. Fögen (2009), 20–1. Als Beispiel wird hier Galen angeführt (Proömium von *De libris propriis*, XIX, S. 10–1 (Kühn)), der in dieser Passage auf die Heterogenität der Leserschaft Bezug nimmt. Zur Adressierung in der Fachliteratur und den damit einhergehenden Problemen sowie Chancen siehe auch van der Eijk (1997), 86–9.

107 Vgl. Asper (2007), 19, ähnlich: Suerbaum (2002), HLL §188, 524.

108 Vgl. Asper (2007), 19, siehe auch van der Eijk (1997), 82 sowie den neueren Aufsatz von Asper (2016) zur „Systematizität" in altgriechischen fachlichen Texten.

109 Vgl. Asper (2007), 11–2. Die „didaktische Intention", d. h. die erkennbare Absicht eines Textes, Wissen zu vermitteln, macht ihn folglich zum wissenschaftlichen Text. Sie äußere sich im „Versuch direkter Einflußnahme des Autors auf das Denken und Handeln des Rezipienten", vgl.

fassung nicht-fachlicher Schriften stehen dagegen andere Motive im Mittelpunkt, z. B. ein „künstlerisch-ästhetisches, sprachlich innovatives“ (Fögen (2009), 9).

(β) Die Schriften des Celsus, Scribonius Largus und Plinius d. Ä.

De medicina des Aulus Cornelius Celsus stellt das erste schriftlich greifbare Zeugnis einer umfassenden fachlichen Abhandlung über die Heilkunde in lateinischer Sprache dar.[110] Die überlieferten acht Bücher über die Heilkunde (*de medicina*) bildeten einen Teil eines enzyklopädischen Werks (*artes*), zu dessen weiteren inhaltlichen Bereichen u. a. Landwirtschaft, Rechtsprechung, Rhetorik und Philosophie zählten und mit dem Celsus sich in der Tradition von Verfassern enzyklopädischer Schriften befand, die sich auf Cato und Varro zurückführen lässt.[111] Die Entstehung des Werks wird auf die Amtszeit des Kaisers Tiberius (14–37 n. Chr.) datiert. Die bereits zu Beginn des Proöms wiedergegebene traditionelle Einteilung der Medizin in Diätetik, Pharmazie und Chirurgie[112] bildet auch die inhaltliche und strukturelle Grundlage für *de medicina*.[113] Dass diese drei Bereiche im Werk je vom Allgemeinen ausgehen (vgl. z. B. „Verhaltensmaßregeln für Gesunde“) und sich bis hin zum Speziellen (z. B. „Über das Krebsigwerden der Geschwürsfläche nach dem Blasenschnitt“) erstrecken,[114] macht *de medicina* zu einer umfassenden und tiefgehenden fachlichen Schrift. Schwer zu beantworten ist daher auch die Frage, an wen Celsus den medizinischen Teil seiner Enzyklopädie richtete. Die Pro-

---

Effe (1977), 10–2. Um Funktion und Intention eines Fachtextes einzuschätzen, prüft Manfred Fuhrmann, ob eine Systematik in Darstellung und Gliederung erkennbar ist. Er hat festgestellt, dass wesentliche formale Aspekte innerhalb der Gattung Lehrbuch über Jahrhunderte hinweg gleich blieben, vgl. Fuhrmann (1960), 7, 122. Zu Systematik als Konstituent wissenschaftlicher Kommunikation siehe nun auch Asper (2016) (am Beispiel griechischer Wissenschaftstexte). Siehe dazu auch oben, S. 16.

110 Hinweise auf medizinische Tätigkeiten im Rom der republikanischen Zeit existieren zwar – vgl. z. B. die parodistischen Szenen in Plautus’ Komödie *Menaechmi* (z. B. 889–91, vgl. dazu Önnerfors (1993), 232) oder Kapitel 156 von Catos Schrift *de agricultura* –, jedoch deuten sie nicht auf eine mit Celsus vergleichbare Systematik und Ausführlichkeit in der Beschäftigung mit der Heilkunde hin. Zur Medizin in Rom siehe z. B. Nutton (1993) und Scarborough (1993).

111 Vgl. Önnerfors (1993), 230–1, Sallmann (1997), 1051–2 und speziell zur Thematisierung von Medizin in römischen Enzyklopädien Boscherini (1993).

112 Vgl. Cels. 1 pr. 9. Im Proömium (1 pr. 1–75) geht Celsus zunächst auf die Herausbildung der Medizin bei den Griechen ein (1–11); im Anschluss führt er in die Positionen der großen medizinischen Schulen in Griechenland – der Theoretiker (13–26), der Empiriker (27–44) und der Methodiker (54–73) – ein, dann nimmt er Stellung dazu und legt eigene Ansichten dar, vgl. dazu Deuse (1993) (mit weiterer Literatur), Fuhrmann (1960), 86–8 (zum Aufbau des Proöms und damit verbundenen Problemen) und von Staden (1999) (kritische und ausführliche Auseinandersetzung mit der medizingeschichtlichen Darstellung des Proöms).

113 Für eine grobe Übersicht über die Inhalte von *de medicina* vgl. Ilberg (1971), 325–48 sowie Wellmann (1900), 1275. In der Behandlung des menschlichen Körpers nach dem Schema *a capite ad calcem* (‚vom Scheitel bis zur Ferse‘) liegt ein weiteres Gliederungsprinzip des Stoffes vor, von dem Celsus in den Büchern 4 und 6 Gebrauch macht, vgl. Önnerfors (1993), 251 und Cels. 4,2,1; 6,1,1; dieses Prinzip findet sich auch bei Scribonius Largus, vgl. Anm. 120, S. 31.

114 Die Überschriften beziehen sich auf Cels. 1,1 und 7,27 und sind Scheller (S. 34, 423) entnommen.

blematik zeigt sich unter anderem darin, dass Celsus bisweilen anspruchsvolle Operationen beschreibt und dabei ein Wissen vermitteln will, das sowohl für medizinisch interessierte Laien als auch für den Rahmen, den ein medizinisches Handbuch bietet, zu tiefgehend ist.[115] Celsus war vermutlich kein praktizierender Arzt, jedoch war er medizinisch außerordentlich kundig und belesen und galt bereits in der Antike als Autorität auf dem Gebiet der Medizin.[116] Da er sich als Autor einer Enzyklopädie aber nicht nur mit der Medizin, sondern auch mit anderen Wissensgebieten befasste, ist zu vermuten, dass er sein medizinisches Wissen eher dem Studium der ihm zugänglichen (griechischen) Literatur als einer Praxis als (und Ausbildung zum) Mediziner verdankte; demnach stellte er *de medicina* auf der Grundlage seiner Studien zusammen.[117]

Mit Scribonius Largus' *compositiones* liegt eine Sammlung medizinischer Rezepte eines Zeitgenossen von Celsus vor.[118] Er verkehrte in den Jahren 43 bis 48 am Hof des Kaisers Claudius, dessen Sekretär C. Iulius Callistus er medizinisch behandelte und dem er seine Schrift widmete.[119] Während Celsus in *de medicina* alle medizinischen Bereiche (Diätetik, Pharmazie, Chirurgie) thematisiert, vermittelt Scribonius – dem Titel *compositiones* (‚Zusammensetzungen' (von Heilmitteln)) entsprechend – hauptsächlich pharmazeutisches Wissen: Die Sammlung enthält 271 Rezepte. Diese ordnet er zum größten Teil nach dem Prinzip *a capite ad calcem* (‚vom Scheitel bis zur Ferse') an;[120] darauf folgen weitere Rezepte für Mittel gegen Vergiftungen, für den Einsatz bei chirurgischen Eingriffen sowie Rezepte für weitere, z. B. lindernde, Medikamente.[121] Ein den

115 Vgl. zu dieser Frage die Darstellung der Diskussion bei Schulze (1999), 104–42. Ihm zufolge widersprechen die inhaltlichen und formalen Eigenschaften von *de medicina* der Ansicht, es handle sich bei Celsus' Werk im Wesentlichen um eine am Bildungsideal der ἐγκύκλιος παιδεία (*artes liberales*) orientierte Schrift. Es seien vor allem didaktische Aspekte, die mit der unterstellten Funktion im Widerstreit stünden: „Die Detailfülle der Darstellung ist nicht auf die Bedürfnisse der supponierten Leserschaft abgestimmt." (ebd., 108) Betrachte man die Schrift dennoch als Einführung, so müsse man es als „didaktische Katastrophe" bezeichnen, da „ein krasses Mißverhältnis zwischen Gebotenem und Benötigtem besteht." (ebd., 109) Das Problem offenbart sich darin, dass das Werk aus unserer heutigen Sicht nicht „zugleich Teil eines allgemeinbildenden, nur Grundlagen vermittelnden, nicht-professionellen Lehrkanons und andererseits Fachliteratur für Fachleute vom Fachmann sein" kann, vgl. ebd., 107.

116 Vgl. Scarborough (1993), 31; Jocelyn (1985), 303–4, 318–9.

117 Vgl. auch Wellmann (1913), 1–9. Er vertritt die Auffassung, Celsus sei nicht der eigentliche Verfasser der Schrift, sondern habe eine griechische Vorlage übersetzt und diese in seine Enzyklopädie eingearbeitet. Er sei daher auch kein praktizierender Arzt gewesen; sein Verdienst bestünde in der sprachlichen Leistung. Zu dieser Frage siehe auch Önnerfors (1993), 235–6 und Schulze (1999), passim.

118 Vgl. Touwaide (2001), 304–5.

119 Vgl. Touwaide (2001), 304–5, Önnerfors (1993), 251 und Scrib. Larg. ep. 1,1. Zu Überlieferung und Textkritik siehe ebd., 252–3 und Sconocchia (1993b), 877–82.

120 Vgl. Touwaide (2001), 304–5, Önnerfors (1993), 251. Das Gliederungsprinzip *a capite ad calcem* findet sich schon bei Aristoteles und wird über Jahrhunderte hinweg immer wieder herangezogen, z. B. auch von Celsus (Bücher 4 und 6) und von Plinius d. Ä. (*nat.* 25,132 bis 26,106), vgl. ebd.

121 Vgl. Touwaide (2001), 304.

Rezepten vorangestellter Index erlaubt einen Überblick über den Inhalt.[122] Beachtenswert ist auch der Widmungsbrief an Callistus,[123] ein „Kapitel der Geistesgeschichte", das nicht nur „zur Entwicklung der medizinischen Pflichtenlehre (…), sondern auch zur Geschichte der kaiserzeitlichen römischen Kultur" beigetragen hat.[124] Die im Widmungsbrief angesprochenen Gedanken deuten darauf hin, dass die *compositiones* an einen Laien gerichtet sind.[125] Über die Absicht ihrer Abfassung schreibt der Autor ep. 11:

> *magnum enim et supra hominis naturam duximus posse aliquem tueri et recuperare suam et unius cuiusque bonam valetudinem. itaque ut ceteris partibus disciplinae, ita huic quoque, quae per medicamenta virtutem suam exhibet, curiose institimus.*

In den sogenannten „medizinischen" Büchern 20 bis 32 seines enzyklopädischen, insgesamt 37 Bücher umfassenden Werks *naturalis historia*[126] befasst sich Gaius Plinius Secundus („Plinius der Ältere", 23–79 n. Chr.) mit pflanzlichen (Bücher 20–27), menschlichen (28) und tierischen (29–32) Substanzen und Stoffen, die zur Heilung und Wahrung der Gesundheit des Menschen beitragen sollen.[127] Dass Plinius d. Ä. selbst Arzt war, ist nicht belegt;[128] vermutlich sammelte er während seiner jahrelangen Offiziers- und Beamtentätigkeiten in verschiedenen Teilen des römischen Reichs (u. a. in Germanien, Judäa, Syrien, Ägypten, Gallien) Erfahrungen auf dem Gebiet der Heilkunde.[129] Wie Scribonius Largus hat auch Plinius seinem Werk sowohl einen Widmungs-

122 Über diesen schreibt Scribonius selbst, er solle helfen, das Gesuchte leichter zu finden: *primum ergo (…), subiecimus et numeris notavimus, quo facilius quod quaeretur inveniatur* (ep. 15).

123 Darin betont Scribonius nicht nur immer wieder den Wert der Pharmazie – er argumentiert beispielsweise, *medicina* leite sich nicht von *mederi* sondern von *medicamentum* ab (ep. 2) –, sondern äußert auch seine Vorstellungen über pflichtbewusstes und verantwortungsvolles Handeln, das zu den Grundsätzen eines Arztes gehören sollte. Die zentralen Begriffe sind dabei *humanitas* und *misericordia* (ep. 3–5).

124 Vgl. Deichgräber (1950), 870.

125 Vgl. Deichgräber (1950), 859.

126 Zum Titel vgl. Plinius selbst, pr. 26 (mit den vorangehenden beiden Kapiteln) sowie Kroll (1961), 299.

127 Zu den weiteren Themenkomplexen zählen Astronomie (Buch 2), Geographie (3–6), Anthropologie (7), Zoologie (8–11), Botanik (12–19) und Mineralogie (33–37), vgl. Kroll (1961), 300, 341–2 und Sallmann (2000), 1138. Über die Funktion und Anordnung des medizinischen Wissens in der *naturalis historia* schreibt Önnerfors (1993), 259: „Die medizinischen Ausführungen erscheinen aber eher als Anhängsel an die naturwissenschaftlichen Beobachtungen denn als Hauptgegenstand der Darstellung." In der Tat sind die drei Themengebiete über den Menschen, über Tiere und über Pflanzen in den vorangehenden Büchern bereits behandelt. Daraufhin werden sie jedoch aus anderer Perspektive erneut aufgegriffen. Dass sich an diese „medizinischen Bücher" noch die Ausführungen über die Mineralien anschließen, die sich gut in die Reihe der bisherigen Themen (Astronomie, Geographie etc.) einfügen, bestätigt den Eindruck, dass es sich bei den „medizinischen" Büchern eher um Unterkapitel der vorangehenden Bücher über Menschen, Tiere und Pflanzen handelt, vgl. dazu Kroll (1961), 343.

128 Vgl. Kroll (1961), 272–3.

129 Vgl. Önnerfors (1993), 258–9. Wie die sich häufenden Notizen über Pferde und Maultiere zeigen – vgl. z. B. *nat.* 8,171–5 über Kreuzungen von Pferden und Eseln –, war Plinius auch be-

brief als auch eine Inhaltsübersicht vorangestellt. Im Proöm wendet er sich zunächst an Kaiser Titus (Regierungszeit: 79–81 n. Chr.), dem er die *libri naturalis historiae* widmet.[130] Darauf gibt er einen Ausblick auf das, was seine Leserschaft erwartet (pr. 13):

> *rerum natura, hoc est vita, narratur, et haec sordidissima sui parte a<c> plurimarum rerum aut rusticis vocabulis aut externis, immo barbaris etiam, cum honoris praefatione ponendis.*

Plinius richtete seine Enzyklopädie vermutlich an Bauern und Handwerker sowie „Dilettanten“ (*studiorum otiosi*), nicht jedoch an Gelehrte.[131] Je nach Sachgebiet muss dabei jedoch noch differenziert werden.[132] Die „gewaltige[n] Stildifferenzen“ (Nikitinski (1998), 351) zwischen den Abschnitten kennzeichnen das Wesen seiner Enzyklopädie: Sie will die Leserschaft nicht nur bilden, sondern dabei auch unterhalten. Dem wichtigen Anspruch an eine Enzyklopädie, eine gesuchte Information auch zu finden, kommt der Index nach.[133] Ferner sprechen die Anordnung des Stoffes sowie die z. B. in Verweisen und Ausblicken erkennbare Leserorientierung für den praktischen Nutzen der Schrift als Nachschlagewerk.[134]

Wie die Briefe so bilden also auch die hier vorgestellten medizinischen Fachtexte keine homogene Gruppe: Während *de medicina* eine umfassende Heilkunde ist, stellen die *compositiones* und die „medizinischen“ Bücher der *naturalis historia* vor allem Rezeptsammlungen dar, decken also insbesondere die Pharmazie und teilweise die Diätetik ab, enthalten aber weniger chirurgische Ausführungen.[135] Gemeinsam ist diesen Texten jedoch ein didaktisches, fachliches Anliegen; so lassen u. a. die Organisation des Stoffes sowie Sprache und Stil die Absicht erkennen, Wissen zu vermitteln.

---

wandert in Pferdeheilkunde, was er vielleicht ebenso seiner Offizierstätigkeit verdankte, vgl. ebd., 259. Vgl. auch Healy (1987), 4–5, der den Autor der *naturalis historia* kurzgefasst porträtiert.

130 Im Proöm richtet Plinius d. Ä. eine von forschem und geistreichem Witz durchzogene Gedankenfolge an Kaiser Titus, vgl. Plin. *nat.* 1–11 mit Morello (2011). Ein pointierter Ton durchzieht das ganze Proömium und scheint darüber hinaus auch ein Merkmal von Plinius’ Sprache zu sein, vgl. Kroll (1961), 436.

131 Vgl. Plin. *nat.* praef. 6 *humili vulgo scripta sunt, agricolarum, opificum turbae, denique studiorum otiosis*. Die Übersetzung von *studiorum otiosis* als ‚Dilettanten‘ entstammt Nikitinski (1998), 346. Dass Plinius d. Ä. sich nicht in erster Linie an Gelehrte wendet, geht aus praef. 7 hervor: *praeterea est quaedam publica etiam eruditorum reiectio*, vgl. ebd. sowie Capitani (1972), 140.

132 Vgl. Nikitinski (1998), 347–8. Zum Aspekt der Mündlichkeit bzw. des mündlichen Charakters siehe ebd., 349–50.

133 Vgl. Nikitinski (1998), 351.

134 Vgl. Nikitinski (1998), 351–4; Pinkster (2005), 240.

135 Vereinzelt finden sich Notizen zur menschlichen Anatomie und Physiologie in Plinius’ *naturalis historia*, vgl. dazu Capponi (1998). Zum Umgang der Fachautoren mit griechischen Termini siehe Langslow (2000a), 76–139 (u. a. zu Celsus und Scribonius Largus), Healy (1999), 86–90 und Healy (1987), 5–7 zu Plinius d. Ä. sowie Sconocchia (1991), 320–34 (zu Scribonius Largus).

D. Methodische Vorüberlegungen

Im Folgenden soll zunächst die Vorgehensweise dieser Untersuchung skizziert werden, wobei es darum geht, eine gedankliche Linie von den Ausgangsfragen über die Zwischenergebnisse und deren Beurteilung bis hin zur Beantwortung der Ausgangsfragen zu ziehen. Mit Bezug auf die Auswahl der zu untersuchenden Wörter und Ausdrücke werden daraufhin methodische Überlegungen zur Frage angestellt, welche Äußerungen der Briefautoren als medizinisch eingeordnet werden können und welche nicht.

(a) Einige grundlegende Gedanken zur Vorgehensweise

Die Ausgangsfragen dieser Arbeit sind oben (Kap. I. A., S. 11 und Kap. I. B. (b), S. 22) so formuliert worden: Wie äußern sich Cicero, Plinius d. J. und Seneca d. J. in ihren Briefen über medizinische Themen? Wie äußern sich Celsus, Plinius d. Ä. und Scribonius Largus in ihren medizinischen Schriften über diese Themen?

Um diese Fragen zu beantworten, richtet die Untersuchung ihren Blick zunächst auf grammatische – d. h. lexikalische (z. B. Lexeme und Junkturen), semantische (z. B. Bedeutungen, Bezugspunkte) und syntaktische (z. B. Konstruktionen, Funktionen der grammatischen Kategorien) – Aspekte der medizinischen Äußerungen in den Briefen und stellt diese den vergleichbaren Merkmalen der Fachliteratur gegenüber (vgl. Kap. II.). Dabei werden Gemeinsamkeiten und Unterschiede zwischen beiden Autorengruppen sichtbar, deren Gründe in den Kontexten der jeweiligen Äußerungen liegen. Daran wird die Bedeutung der Pragmatik – der „Bedeutungsaspekte, die nur aufgrund des Kontexts zustandekommen“[136] – für die Bewertung der Untersuchungsergebnisse deutlich. Während sich grundlegende pragmatische Merkmale der untersuchten Texte an der Textgattung bzw. -form ablesen lassen (vgl. dazu Kap. I. C.) und Manches auch die Autoren selbst in Proömien offenbaren, müssen weitere und konkretere pragmatische Charakteristika mithilfe der Grammatik induziert werden, um beispielsweise beantworten zu können, warum die Briefautoren einen Begriff (nicht) gebrauchen oder warum die Fachautoren einen Ausdruck auf eine bestimmte Weise konstruieren. Derartige Überlegungen lassen auf die mutmaßlichen Intentionen eines Autors schließen, die er mit dem Abfassen (und Veröffentlichen) einer Schrift verfolgte, und gestatten es, die Kommunikationssituation rekonstruieren, an die die Kommunikationsintention gebunden ist. Schließlich lässt sich ohne Berücksichtigung des jeweiligen Kontexts nicht nur nicht beurteilen, was der angestrebte Vergleich (Kap. II.) im Einzelnen aufzeigt, d. h. im Allgemeinen, wie Übereinstimmungen und Abweichungen beider Autorengruppen zu erklären und zu interpretieren sind, und im Speziellen, ob und inwiefern die Briefautoren sich auf fachliche Weise äußern – ob Merkmale[137] der fachlichen Kommunikation in den Briefen vorliegen –, wenn sie über die Medizin sprechen (vgl. Kap. III.). Auch kön-

136 Meibauer (2008), 4. Vgl. auch Horster (1988), 37: „Der illokutive Satzteil ist das entscheidende Moment eines Sprechaktes, das (…) die Beziehung Sprecher/Hörer hervorbringt und den Verwendungssinn des Inhalts festlegt (…)“.

nen die Ausgangsfragen erst auf der Grundlage der pragmatischen Befunde hinreichend beantwortet werden (vgl. Kap. IV.).

(b) Was ist „medizinisch"?

Der eingangs gegebenen Definition von Medizin folgend sind Ausdrücke, Begriffe und Äußerungen medizinisch, wenn sie sowohl vom gesunden als auch vom kranken Menschen handeln und – in Bezug auf letzteren – von dessen Krankheiten und deren Symptomen sowie von deren „Verhütung und Heilung". Damit ist zunächst eine Antwort auf die Frage gegeben, was medizinisch sei.[138] Dennoch ist es in der Praxis oft schwierig, medizinische von nicht-medizinischen Äußerungen zu scheiden.

Schwierigkeiten treten zunächst im Zusammenhang mit allgemeinen, nicht ausschließlich medizinischen Ausdrücken auf, die aber dennoch in medizinischen Kontexten gebraucht werden. So bezeichnet beispielsweise *vulnus* zwar u. a. eine physische Wunde, ist deswegen jedoch nicht zwingend medizinisch; erst dann, wenn es im Zusammenhang mit dem Heilungsprozess oder einem anderen medizinischen Aspekt steht, kann es der Definition folgend als medizinisch verstanden werden. In vergleichbarer Weise beschreibt z. B. *imbecillus* sowohl einen aufgrund mangelnder Kraft schwachen Menschen als auch einen gesundheitlich Schwachen, also Kranken. *iacēre* bedeutet ‚liegen' und beschreibt u. a. auch, dass jemand krank darniederliegt. *dolor* bezeichnet nicht nur physischen, sondern – wie sehr häufig in Ciceros Korrespondenz – auch psychischen Schmerz usw. Die Belege für die in Frage kommenden Wörter und Ausdrücke müssen mithin einzeln daraufhin geprüft werden, ob sie in oben gegebener Weise die Medizin betreffen oder nicht.

Weiterhin bereiten medizinische Äußerungen Schwierigkeiten, die in veranschaulichenden Wendungen vorkommen; dazu zählen a) Beweise, b) Vergleiche und c) Metaphern.

a) Beweise. Im Gegensatz zu den Briefen Ciceros und seinen Briefpartnern sowie Plinius' d. J., in denen oft die eigene Gesundheit oder die von Bekannten den Anlass liefert, um medizinische Themen anzusprechen, dient Seneca d. J. Medizinisches immer wie-

---

137 Meines Erachtens ist es besser, hier von „Merkmalen" zu sprechen und nicht beispielsweise von „(Kommunikations-)Mitteln", da „Merkmal" die Intentionen der Sprechenden offen lässt und das Beobachtete zunächst wertfrei als Gegebenes annimmt, während „Mittel" nahelegt, die Äußerung als Ausdruck einer bestimmten Intention zu betrachten. Zugleich wird dieser situationsbezogene oder pragmatische Aspekt nicht ausgeblendet, wenn von sprachlichen „Merkmalen" einer Äußerung die Rede ist.

138 Maßgeblich für die Auswahl der in dieser Arbeit untersuchten medizinischen Ausdrücke war, dass sie in den Briefen Ciceros, Senecas d. J. und Plinius' d. J. vorkommen. Begriffe und Formulierungen der medizinischen Fachautoren werden also nicht bzw. nicht in eigenständigen Lemmata beachtet, wenn sie nicht von den Briefautoren gebraucht werden. So ist beispielsweise *exulceratio* (‚Vereiterung') nicht als Lemma aufgeführt, denn es ist nur in den medizinischen Fachschriften belegt; weil Seneca d. J. aber das korrespondierende Verb *exulcerare* in medizinischem Sinne gebraucht, ist es berücksichtigt worden, vgl. *exulcerare* (S. 176).

der zur Veranschaulichung seiner Gedanken und zum Beweis von deren Richtigkeit. Dies geschieht häufig in Form von beispielhaften Analogien. Dabei schließt Seneca oft kurze, prägnante Äußerungen, die die Medizin betreffen, an einen längeren, meist ethisch-philosophischen Gedanken an, um dessen Gültigkeit zu belegen. Charakteristisch für diese Äußerungen ist, dass sie ohne Überleitung auf das vorher Gesagte folgen und ihrerseits nicht weiter erklärt werden, vgl. z. B.:

> Sen. *epist.* 40,5 *lenienda sunt quae me exterrent, conpescenda quae inritant, discutienda quae fallunt, inhibenda luxuria, corripienda avaritia: quid horum raptim potest fieri? quis medicus aegros in transitu curat?*

Probleme bei der Einordnung der jeweiligen Äußerungen ergeben sich durch den plötzlichen Themenwechsel, hier von ethischen Fragen zu einem medizinischen Sachverhalt (durch unterschiedliche Unterstreichungen gekennzeichnet). In diesem und ähnlichen Fällen ist zu fragen, ob die medizinische Aussage im eigentlichen oder im übertragenen (metaphorischen) Sinne medizinisch ist. In der zitierten Seneca-Passage figuriert die rhetorische Frage am Schluss (*quis medicus aegros in transitu curat?*) im Sinne eines Analogons als ein veranschaulichendes Beispiel, das die Richtigkeit des zuvor Gesagten bestätigen soll, indem der Kerngedanke (*quid horum raptim potest fieri?*) abstrahiert und auf ein anderes Themengebiet übertragen wird.[139] Im Unterschied zur Metapher (dazu im Folgenden) wird das Abstrahieren, zumindest vordergründig, nicht vom Rezipienten gefordert; stattdessen fungiert das Beispiel selbst als abstraktes Pendant zum ursprünglichen Gedanken.[140] Beide Themengebiete bilden hier je eine Ebene für sich; ihre Aussagen vermitteln jeweils einen abgeschlossenen Gedanken: Die von Seneca eingeforderten Handlungs- und Verhaltensweisen stellen sich nicht von heute auf morgen ein – ein Arzt vermag ja auch nicht, den Patienten im Vorbeigehen zu behandeln und zu heilen.[141] Medizinische Wörter wie *medicus, curare* und *aeger* werden nicht in übertragener Weise verwendet.

Für die Einordnung dieser und ähnlicher Äußerungen ergibt sich daher, dass sie nicht metaphorisch, sondern im eigentlichen Sinne zu verstehen sind.

139 Darin folgt Seneca d. J. der traditionellen philosophischen Denkfigur der *medicans philosophia*. vgl. z. B. Migliorini (1997), 21–3 und siehe Kap. III. Anhang.

140 Natürlich lässt sich Beweisen und Vergleichen eine metaphorische Wirkung nicht absprechen. Diese setzt jedoch später ein: Sie erfolgt erst dann, wenn der Rezipient das bildlich Dargestellte mit dessen realen Pendants gegenübergestellt hat, sich der Charakteristika der Elemente beider Seiten des Vergleichs bewusst geworden ist und diese in Beziehung gesetzt hat, vgl. dazu auch Lausberg, §§559–64, S. 286–91.

141 Auch bei Cicero finden sich einige vergleichbare Stellen, z. B. *Att.* 16,15,5 *sed me, mi Attice, non sane hoc quidem tempore movet res publica, non quo aut sit mihi quicquam carius aut esse debeat, sed desperatis etiam Hippocrates vetat adhibere medicinam*. Analog zum Beispiel oben liegen auch hier eine Ebene, die den Kontext bildet (unterbrochen unterstrichen), und eine kontextfremde Ebene (gewellt unterstrichen) vor, deren Letztere die Medizin betrifft.

b) Vergleiche. Eine weitere Form der Veranschaulichung ist der Vergleich. Im Unterschied zum Beweis wird der Vergleich mittels Signalwörtern wie *tamquam, quemadmodum, ut* eingeleitet, vgl. z. B.:

> Plin. *epist.* 4,22,7 *nam Viennensium vitia intra ipsos residunt, nostra late vagantur, utque in corporibus sic in imperio gravissimus est morbus, qui a capite diffunditur.*

Wie beim Beweis sind die Aussagen beider Ebenen – im zitierten Pliniusbrief sind es Politik und Medizin (je unterschiedlich unterstrichen) – nicht miteinander vermischt oder verschränkt; die Vergleichspartikel fungiert gewissermaßen als trennendes Element. Das zum Vergleich herangezogene Bild verkörpert die Abstrahierung des ursprünglichen Gedankens.[142] Jede Aussage kann für sich betrachtet und verstanden werden. So repräsentiert die „medizinische Aussage“ im Beispiel oben einen abgeschlossenen Gedanken: ‚In den Körpern ist die Krankheit am schlimmsten, die sich vom Kopf aus ausbreitet.‘[143] Dabei bezeichnet beispielsweise *morbus* ‚Krankheit‘ im eigentlichen, medizinischen Sinne.

Entsprechende „medizinische“ Aussagen in Vergleichen sind daher im eigentlichen Sinne zu verstehen und nicht als Metaphern zu betrachten.[144]

c) Metaphern. Anders verhält es sich mit Äußerungen, die sich metaphorisch auf die Medizin beziehen. Dabei werden die thematischen Ebenen miteinander vermischt und sind nicht mehr zu trennen, vgl. z. B.

> Cic. *Att.* 9,5,2 *et omitto causam rei publicae, quam ego amissam puto cum vulneribus suis tum medicamentis iis quae parantur.*

Im Beispiel sind die Themengebiete Politik und Medizin Teile desselben Gedankens; für sich betrachtet wären beide unvollständig und unverständlich. In der Verschränkung beider Themen bzw. Ebenen liegt die metaphorische Wirkung einer solchen Aussage.[145]

---

142 Beim Vergleich wird mittels bestimmter Ausdrücke des bildspendenden Bereichs ein reelles Bild, z. B. eine mögliche Situation, erschaffen und dabei die Analogie zwischen Realität und Bild beschrieben, vgl. Quint. 8,6,8 *eoque distat* (sc. *similitudo ab metaphora*), *quod illa comparatur rei quam volumus exprimere, haec pro ipsa re dicitur.* Als Beispiel gibt Quintilian den Satz *ut leonem* (‚<jemand ist/handelt> *wie* ein Löwe‘), vgl. dazu Anm. 145.

143 Vgl. als weiteres Beispiel für einen Vergleich z. B. Sen. *epist.* 115,6 *sed si, quemadmodum visus oculorum quibusdam medicamentis acui solet et repurgari, sic nos aciem animi liberare inpedimentis voluerimus, poterimus perspicere virtutem etiam obrutam corpore, etiam paupertate opposita, etiam humilitate et infamia obiacentibus; cernemus, inquam, pulchritudinem illam quamvis sordido obtectam*.

144 Zur metaphorischen Wirkung des Vergleichs siehe Anm. 140.

145 Daher beschreiben Cicero und Quintilian die Metapher als einen verkürzten Vergleich: Cic. *de orat.* 3,157 *<translatio> similitudinis est ad verbum unum contracta brevitas*; Quint. 8,6,8 *metaphora brevior est similitudo*. Vgl. Lausberg §§558–64, S. 285–91. Beardsley (1996), 120 gebraucht in diesem Zusammenhang die Begriffe „impliziter Vergleich“ und „elliptisches Gleichnis“. Cicero und Quintilian zufolge wird bei einer Metapher eine Sache mit einem Ausdruck aus dem bildspendenden Bereich bezeichnet, der der Sache selbst jedoch fremd ist und sie dadurch in einen fremden Kontext stellt, vgl. Cic. *de orat.* 3,157 *quod verbum* (sc. *unum*) *alieno loco*

Im zitierten Beispiel wird der Staat (*res publica*) als Lebewesen begriffen, das sich Verletzungen (*vulnera*) zugezogen hat, die wiederum mit Medikamenten (*medicamenta*) behandelt werden. Wenn Cicero hier von *vulnus rei publicae* spricht, muss jedoch keine strikte Analogie zwischen den „Wunden" des Staates (z. B. durch kriegerische Niederlagen, politische Missstände, Bürgerkrieg) und den Wunden eines Lebewesens vorliegen; ferner muss der Staat in seinen Eigenschaften nicht als unmittelbar vergleichbar mit einem Lebewesen gedacht werden.[146] Da das Wesen der Metapher gerade in der Kürze und in der Form (etwas *ist* etwas) liegt, ist es Sache der Rezipienten, die nicht erklärten, impliziten Bezüge der Aussage sich zu vergegenwärtigen, um die Metapher zu „verstehen".

Es liegt daher nahe, medizinische Ausdrücke in Metaphern von solchen in Beweisen und Vergleichen zu unterscheiden. In der vorliegenden Arbeit werden deshalb medizinische Ausdrücke in Beweisen und Vergleichen als im eigentlichen Sinne medizinisch behandelt; wie die übrigen „wörtlichen" medizinischen Ausdrücke sind sie nicht mit einem Index gekennzeichnet worden. Dagegen wurden medizinische Ausdrücke, die die Briefautoren im metaphorischen Sinne verwenden, mithilfe des Indexes [M] als metaphorisch kenntlich gemacht und finden gesonderte Erwähnung in den Abschnitten des lexikalischen Teils (Kap. II.).

Weiterhin die Metaphorizität betreffend ergeben sich Schwierigkeiten auch in der Frage, ob einzelne Wörter und Ausdrücke metaphorisch gebraucht werden oder ob deren metaphorische Substanz für die Sprecher bereits verblasst ist. Beispielsweise verwendet Cicero *mederi* einige Male im übertragenem Sinne, vgl. z. B.

> Cic. *Att.* 1,19,9 *de tuo autem negotio saepe ad me scribis; cui mederi nunc non possumus; est enim illud senatus consultum summa pedariorum voluntate nullius nostrum auctoritate factum.*

Das Verb steht hier nicht in einem medizinischen Zusammenhang (*mederi negotio*). Dass es häufiger übertragen gebraucht wird, ist auch für weitere Texte zu beobachten.[147] In seiner ursprünglichen Bedeutung (‚heilen') ist das Verb bei Cato (Anfang 2. Jh. v.

---

tamquam ut in suo positum und Quint. 8,6,6 *transfertur ergo nomen aut verbum ex eo loco in quo proprium est in eum in quo aut proprium deest aut tralatum proprio melius est*. Als Beispiel bringt Quintilian hier den Satz *est leo* (‚<jemand> *ist* ein Löwe'), vgl. dazu Anm. 142.

146 Vgl. dazu auch Wöhrle (1991), 6: „Erstens verwenden auch wir die langläufigste und allgemein bekannteste Bezeichnung der Krankheit, wenn wir damit ein bestimmtes Phänomen kennzeichnen wollen. Wir sprechen so etwa vom Krebsgeschwür und nicht vom Karzinom, wenn ein gesellschaftlicher Defekt gekennzeichnet werden soll. Und zweitens ist sich ja auch der Laie, um dessen Sprachgebrauch geht es schließlich, zumeist nicht über die Einzelheiten der Krankheit, ihre Entstehung, Ursachen, genaues Aussehen usw. im klaren, sondern es sind nur bestimmte Merkmale oder sogar nur ein typisches Merkmal, die den eigentlichen Vergleichspunkt bilden." Als weiteres Beispiel einer Metapher vgl. z. B. Sen. *epist.* 108,28 *ideo optimum quemque primum esse diem quia subeunt morbi, quia senectus premit et adhuc adulescentiam cogitantibus supra caput est, sed ait Vergilium semper una ponere morbos et senectutem – non mehercules inmerito; senectus enim insanabilis morbus est.*

147 Vgl. TLL s. v. *medeor*, 522,44–523,66.

Chr.) belegt, vgl. *agr.* 127,1 *ad dyspepsiam et stranguriam mederi*. Im übertragenen Sinne gebraucht findet es sich zuerst bei Terenz, ca. 25 Jahre nach Catos *de agricultura*, vgl. *Phorm.* 822 *quas* (sc. *cupiditates*), *quom res advorsae sient, paullo mederi possis!*[148] Ob *mederi* in Ciceros Brief an Atticus eine metaphorische Wirkung für Sender und Rezipienten hatte, lässt sich heute nicht mehr mit Gewissheit beurteilen. Falls das Wort bereits zu Terenz' Lebzeiten (1. Hälfte des 2. Jh. v. Chr.) in übertragener Bedeutung (‚helfen, Abhilfe schaffen', vgl. TLL s. v. *medeor* 522,45–524,8: *auxilia affere*) etabliert war, wurde es möglicherweise nicht mehr als Metapher wahrgenommen, da es dann bereits eine Bedeutungserweiterung erfahren hatte (konventionalisierte Metapher).[149] So verwendet Cicero *mederi* in seiner zweiten Rede gegen Verres (70 v. Chr.) ebenso im übertragenen Sinne, vgl.

> Cic. *Verr.* 2,1,12 *quaerat non solum quem ad modum nostro crimini, verum etiam quo pacto suae confessioni possit mederi.*[150]

Wann und wie dieser Prozess ablief, ist jedoch mithilfe der uns vorliegenden Quellen nicht nachzuvollziehen.[151] Zudem lassen sich offensichtlich keine eindeutigen Kriterien formulieren, mit denen ein Wort als metaphorisch gebraucht identifiziert werden könnte: Zahlreiche Ansätze der Metaphernforschung, allgemeingültige Kriterien für die Metaphorizität eines Ausdrucks zu formulieren – z. B. dass ein logischer Widerspruch zu spüren sein müsse, wenn man den metaphorischen Ausdruck wörtlich nimmt (vgl. Beardsley (1996), 129) –, bleiben umstritten.[152] Eine scheinbar gefestigte Theorie wird allein durch die Betrachtung desselben Problems aus einer anderen Perspektive oder theoretischen Position widerlegt, wie es z. B. Beardsley (1996), 120–1 einleitend vorführt. Da das „Verstehen" einer Metapher von mehreren individuellen Faktoren wie u. a. dem

148 Für *cupiditati mederi* vgl. weiterhin Cic. *Tusc.* 2,11 und *fam.* 16,11,2 sowie *Tusc.* 4,24 *medicina, quae sanaret eam cupiditatem*.

149 Bei einer konventionalisierten Metapher existiert die übertragene Bedeutung neben der ursprünglichen; beide sind Teil des allgemein üblichen Wortschatzes. Um die ursprünglich metaphorische Bedeutung zu verstehen, sind die üblichen „Verstehensprozesse" nicht mehr nötig, vgl. Bertau (1996), 211 mit Kronfeld (1980), 17, 18. Dagegen bezeichnet eine „tote Metapher" einen Ausdruck, dessen ursprüngliche Metaphorizität den Sprechern nicht mehr als solche geläufig ist. Ein beliebtes Beispiel dafür ist das Wort „Zweck", das ursprünglich einen ‚Pflock' bezeichnete, wie heute noch die „Reißzwecke"; eingeschlagen in eine Zielscheibe markierte der Zweck ihren Mittelpunkt. Darin lässt sich schon die heutige Bedeutung ‚Ziel' erkennen, vgl. Skirl, Schwarz-Friesel (2013), 28. Einführend zu diesen und weiteren Metaphernarten („neue", „innovative", „lexikalisierte" Metapher) siehe ebd., 28–33.

150 Vgl. z. B. auch Caes. *Gall.* 5,24,6 (Mitte 1. Jh. v. Chr.) *ad hunc modum distributis legionibus facillime inopiae frumentariae sese mederi posse existimavit*

151 Zwar geben uns die überlieferten Komödien, Satiren, ferner Petrons Roman *satyrica* sowie epigraphische Zeugnisse Einblicke in unterschiedliche Formen des Sprechens; da wir jedoch vergleichsweise wenige Einblicke in den Sprachgebrauch in z. B. alltäglichen Sprechsituationen haben, bleiben Fragen wie die nach der Metaphorizität bestimmter Ausdrücke vermutlich unbeantwortet.

152 Vgl. die Kritik Max Blacks (1996), 402–3 an Beardsleys Aussage: Die den Worten *homo homini lupus* zugrunde liegende verneinte Aussage „Der Mensch ist kein Wolf." sei wörtlich genommen nicht unlogisch – dennoch liege ihr metaphorischer Gehalt implizit noch vor.

Interesse an Sprache oder dem Vermögen über Sprache und Sprachgebrauch zu reflektieren abhängig ist, dürfte es sogar „ein wichtiger methodischer Fehler“ (Black (1996), 403, vgl. auch 388) sein, objektive Kriterien zur Identifizierung von Metaphern formulieren zu wollen.[153]

Um die in Betracht gezogenen Textstellen dennoch begründet und nachvollziehbar auswählen und einordnen zu können, wurde wie folgt vorgegangen: Eine Äußerung ist erst dann als metaphorisch eingeschätzt worden, wenn mindestens ein weiterer Ausdruck das jeweils vermutete sprachliche Bild ergänzt bzw. bestätigt. So bestätigt sich im eingangs erwähnten Beispiel (Cic. *Att.* 9,5,2; S. 37) die Annahme, Cicero habe, indem er die Rückschläge für die Republik als *vulnera* bezeichnete, eine Metapher gebraucht, dadurch, dass im parallel gestellten Kolon das Wort *medicamentum* steht, vgl. *quam* (sc. *rem publicam*) *ego amissam puto cum vulneribus suis tum medicamentis iis quae parantur*. Dementsprechend geht die an zweiter Stelle betrachtete Passage (Cic. *Att.* 1,19,9; S. 38) nicht in die Auswahl ein, da ein die Metapher bestätigendes Element fehlt, vgl. *cui* (sc. *negotio*) *mederi nunc non possumus; est enim illud senatus consultum summa pedariorum voluntate nullius nostrum auctoritate factum*. Die so aussortierten Passagen sind wie alle anderen Ausdrücke, für die der Bezug zur Medizin nicht erkennbar ist, als „nicht relevant“ (NR) gekennzeichnet worden.

Dementsprechend werden auch Ausdrücke, die die Psyche betreffen und Bezüge zur Medizin aufweisen, nur dann berücksichtigt, wenn sie als Metaphern den hier gesetzten Kriterien entsprechen, da psychische Krankheiten mit Ausnahme von Celsus’ Ausführungen zur *insania* in Buch 3,18 in der Regel nicht in der medizinischen Fachliteratur thematisiert werden.

Das folgende Schaubild (Abbildung 1) soll die Methodik der Stellenauswahl und -einordnung noch einmal veranschaulichen:

153 Ein weiterer, besonders für die Beschäftigung mit Metaphern in Fremdsprachen relevanter Aspekt ist darin zu sehen, dass das „Verstehen“ einer Metapher ein semantisches Verständnis der Wörter voraussetzt und diese Stufe von Nicht-Muttersprachlern nur nach langjähriger Sprachpraxis bzw. Beschäftigung mit der Sprache erlangt werden kann, vgl. dazu Kronfeld (1980), 22: „(…) non-native speakers or children might actively construe as (living) metaphors expressions whose metaphorical potential is long dead for the adult native speaker.“

Abbildung 1: zur Auswahl medizinischer Ausdrücke in den Briefen

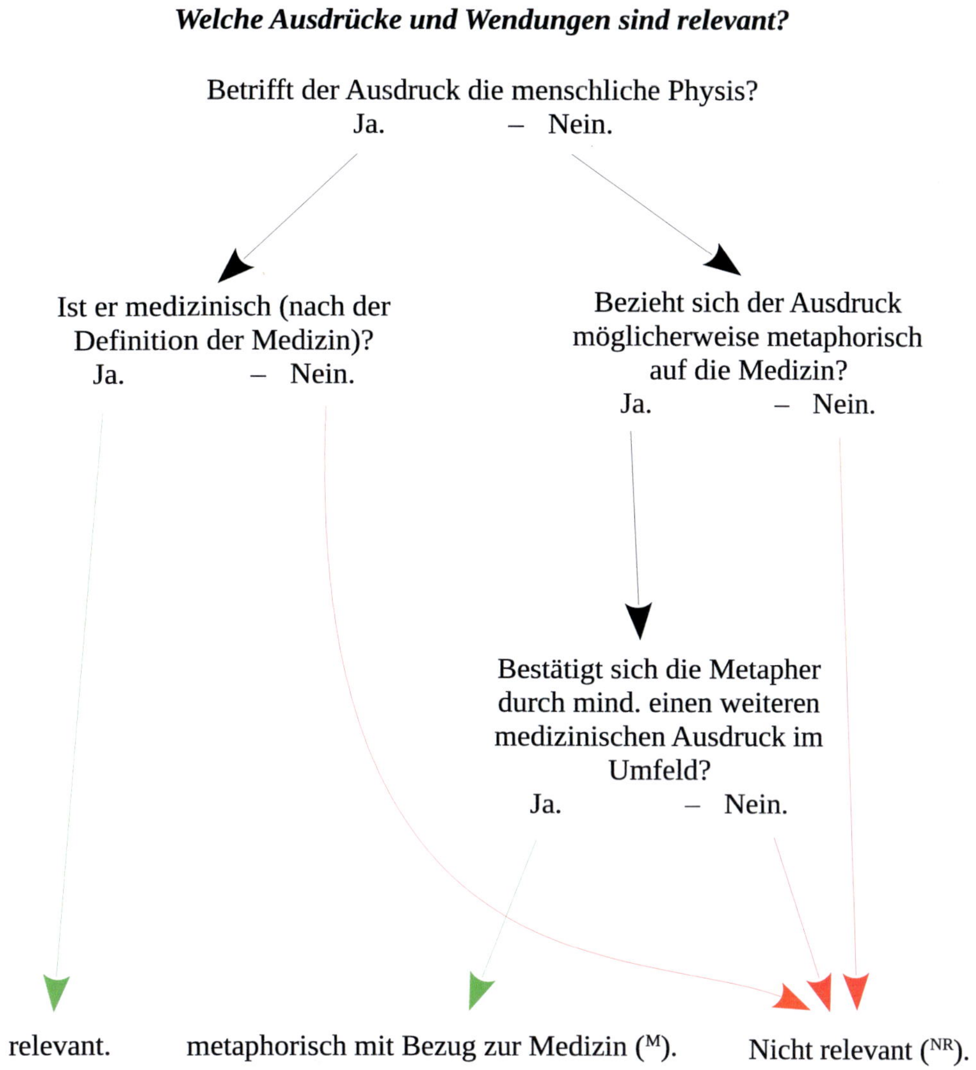

II. Medizinische Ausdrücke und Formulierungen

Die medizinischen Ausdrücke und Formulierungen Ciceros, Senecas d. J. und Plinius' d. J. werden hier unterteilt in allgemeine Ausdrücke zur Beschreibung des Gesundheitszustands (Kap. II. A.), Krankheits- und Symptombezeichnungen (Kap. II. B.) und Ausdrücke, die die Therapie sowie die Pharmazie betreffen (Kap. II. C.). Innerhalb dieser Kapitel sind die medizinischen Ausdrücke und Formulierungen aufgrund inhaltlicher Gesichtspunkte einzelnen Abschnitten zugeordnet (z. B. Ausdrücke für ‚Krankheit', Bezeichnungen für ‚Fieber' oder chirurgische Begriffe) und darin schließlich alphabetisch sortiert worden.

A. Beschreibung des Gesundheitszustands

Gesund, gesund sein, wohlauf sein, eine stabile Gesundheit haben

Dass jemand gesund ist, wird in den Briefen in der Regel mit den Wörtern *sanus, -a, -um* und *valere* ausgedrückt; weiterhin verwenden die Briefautoren dazu einige Male die Adjektive *firmus, -a, -um, integer, -gra, -grum* und *validus, -a, -um*; in Ciceros Korrespondenz finden sich dafür schließlich die Formulierungen *belle se habere, belle esse, bellus, -a, -um* und *recte esse*.[1]

***belle se habere*. *belle esse*. *bellus, -a, -um*.** Mit diesen Formulierungen beschreiben Cicero und seine Briefpartner einige Male das gesundheitliche Befinden einer Person (*belle se habere* 5mal, *belle esse* und *bellus* je 1mal).[2] Sie sind i. S. v. ‚sich gut befinden' (*belle se habere*) und ‚wohlauf sein' (*belle esse, bellus*) zu verstehen und beziehen sich jeweils auf den Menschen im Ganzen, vgl. z. B. *Att.* 12,37,1 *accepique ab Aegypta liberto eodem die Piliam et Atticam plane belle se habere*; 14,16,4 *de Attica pergratum mihi fecisti quod curasti ut ante scirem recte esse quam non belle fuisse* und *fam.* 16,18,1 *ea quid postulet* (sc. *valetudo*) *non ignoras:* πέψιν, ἀκοπίαν, περίπατον σύμμετρον, τρῖψιν, εὐλυσίαν κοιλίας. *fac bellus revertare*. Dabei spielt Cicero in *fam.* 16,18,1 möglicherweise mit *bellus*, denn das Wort klingt hier einerseits an den Gebrauch von *belle* in den anderen beiden Formulierungen an und weist durch den vorangehenden Satz zudem einen klaren Bezug zur Medizin auf, entbehrt aber andererseits auch nicht eines gewissen scherzhaften, vielleicht auch erotischen Untertons: ‚Sieh' zu, dass du schön, wohlauf – oder: hübsch – zurückkehrst.'[3] Bei den übrigen Briefautoren

---

1 Die korrespondierenden substantivischen Ausdrücke für ‚Gesundheit' etc. werden unten, S. 59ff. behandelt.

2 Für *belle se habere* vgl. Cic. *Att.* 5,11,7; 12,37,1; *fam.* 9,9,1 (Dolabella an Cicero); *fam.* 16,15,1; *ad Q. fr.* 3,6,2; für *belle esse* vgl. Cic. *Att.* 14,16,4; für *bellus* vgl. Cic. *fam.* 16,18,1. Die übrigen Belege dieser Ausdrücke figurieren nicht in medizinischen Kontexten, vgl. für *belle esse*: *Att.* 1,1,5; 5,10,2 (*belle adhuc* sc. *est*); 6,1,22 sowie für *bellus*: *Att.* 1,1,4; 5,17,3; 6,4,3; 13,20,2; 14,3,1; 15,1,4; 15,11,4; 16,4,4; *fam.* 7,16,2; 7,24,2; 14,7,3.

3 Vgl. dazu Gunderson (2007), 27–42.

ist von diesen Formulierungen nur *bellus* attestiert, jedoch figuriert es dort i. S. v. ‚schön, hübsch' ohne einen erkennbaren Bezug zur Medizin.[4]

Die medizinischen Fachautoren gebrauchen diese Ausdrücke überhaupt nicht. Die Ursache dafür liegt vermutlich in derem lockeren, eher umgangssprachlichen Charakter. Ein solcher lässt sich vor allem denjenigen Formulierungen zuschreiben, in denen *esse* mit Adverbien verbunden wird;[5] Wendungen dieser Art sind mehrfach im Corpus der Cicerobriefe zu lesen, vgl. weiterhin beispielsweise *melius(cule) est alicui* (S. 56) oder *recte esse* (S. 47). Zudem handelt es sich bei diesen Formulierungen um unspezifische Ausdrücke, die sich kaum dafür eignen, konkrete medizinische Sachverhalte in fachlicher Weise zu thematisieren.

firmus, -a, -um. Bezugnehmend auf die Gesundheit des Menschen gebrauchen die Briefautoren auch das Adjektiv *firmus* (Cic. 9mal, Sen. d. J. 2mal, Plin. d. J. 2mal), vgl. z. B. Cic. *fam.* 6,18,5 *sed cum ea* (sc. *Tullia*) (…) *satis firma sit, teneor tamen dum a Dolabellae procuratoribus exigam primam pensionem*; Sen. *epist.* 95,15 *nec est mirum tunc illam* (sc. *medicinam*) *minus negotii habuisse firmis adhuc solidisque corporibus et facili cibo nec per artem voluptatemque corrupto* oder Plin. *epist.* 2,1,4 *annum tertium et octogensimum excessit in altissima tranquillitate, pari veneratione. usus est firma valetudine, nisi quod solebant ei manus tremere, citra dolorem tamen*.[6] In diesem Zusammenhang bedeutet *firmus* ‚stabil (von der gesundheitlichen Verfassung), gesund'.

firmus ist auch in der medizinischen Fachliteratur belegt: 24mal bei Celsus und 7mal (dav. 2mal[NR]) bei Plinius d. Ä. (*nat.* 20–32).[7] Die Fachautoren beschreiben damit ebenfalls die gesundheitliche Verfassung des Menschen.[8] Wie die Briefautoren beziehen auch sie *firmus* sowohl auf den Menschen im Ganzen – vgl. z. B. Cic. *fam.* 6,18,5 mit

4 Vgl. Sen. *epist.* 69,6[NR]; Plin. *epist.* 4,25,3[NR].

5 Vgl. Hofmann, LU 70, 143, 166, H.-S. 171. *belle se habere* ist nur in Ciceros Briefen, nicht aber in seinen anderen Schriften und ebenso wenig in der verbleibenden lateinischen Literatur (PHI-Corpus) belegt.

6 Vgl. weiterhin Cic. *fam.* 11,27,1; 16,2,1; 16,5,1; 16,8,1 (Q. Cicero an Tiro); 16,8,2 (Q. Cicero an Tiro); 16,10,1; 16,11,1; 16,20,1; Sen. *epist.* 28,6 und Plin. *epist.* 1,12,12.
In den übrigen Stellen im Briefcorpus weist das Adjektiv keinen Bezug zur Medizin auf, vgl. Cic. z. B. *Att.* 1,1,2; 1,19,6; 1,19,8; 2,19,4; 2,22,4; 2,25,2; 3,15,1; 3,15,2; 3,15,5; 5,21,5; 7,7,5; 7,12,2; 7,16,2; 8,3,7 (2mal); 8,11,1; 8,11b,1; 9,7,5 (2mal); 10,11,1; 10,12a,3; 10,14,3; 11,2,3; 11,10,2; 11,11,1; 12,19,4; 13,12,1; 14,14,6; 14,22,2; 16,5,2; 16,9,1; 16,14,1; *fam.* 2,17,3; 3,3,1; 6,5,4; 6,12,3; 7,18,1; 8,14,3; 8,17,2; 9,16,6; 10,9,3; 10,15,2; 10,18,4; 11,1,4; 11,4,1; 11,9,1; 12,4,2; 12,5,2 (3mal); 12,9,2; 13,4,2; 13,8,2; 13,10,2; 14,2,2; 14,2,4; 15,1,3; 15,1,6; 15,2,3; 16,21,2; 16,27,2; *ad Q. fr.* 1,3,6; 3,3,3; 3,6,1; 3,7,8; *ad Brut.* 4,4; 18,5 (2mal); Sen. *epist.* 31,2; 75,14; 76,13; 82,7; 82,8; 91,3; 98,1; 98,10; Plin. *epist.* 2,11,19; 4,22,3; 5,7,1; 6,31,15; 7,32,2; 10,39,2.

7 Vgl. Cels. 1,1,5; 1,8,2; 2,8,8; 2,10,3; 2,15,5; 2,17,2; 2,18,4 (2mal); 2,18,5; 2,18,6 (2mal); 2,18,10; 2,18,11 (3mal); 2,18,13; 3,6,10; 3,22,8; 5,28,12b; 6,6,1f; 6,11,6; 7,3,2; 8,1,2; 8,10,1d; Plin. *nat.* 21,116; 22,59; 22,112; 27,123; 31,131. In den „medizinischen" Büchern gebraucht Plinius d. Ä. das Adjektiv auch ohne Bezug zur Medizin, vgl. *nat.* 26,12[NR] (*firma antiquitas*); 28,60[NR] (*firma consuetudo*).

8 Für Celsus ist *firmus* ein Synonym zu *bene valere* (vgl. *valere* (S. 49) mit Anm. 39) und antonymisch zu *imbecillus, -a, -um* (S. 76), vgl. Mudry (2006c), 197.

Cels. 1,1,5 *haec* (gemeint sind die zuvor genannten Hinweise) *firmis servanda sunt, cavendumque ne in secunda valetudine adversae praesidia consumantur*. –,[9] als auch auf den menschlichen Körper, vgl. z. B. Sen. *epist.* 95,15 mit Cels. 6,6,1f *si tamen res urget, etiam primo sanguis mittendus est, utique, si in fronte venae tument, si firmo corpore materia superest.*[10] Außerdem verwenden beide Autorengruppen *firmus* auch substantivisch, um den gesunden Menschen zu bezeichnen (vgl. Plin. *epist.* 1,12,12; Cels. 1,1,5). Schließlich beschreiben sie es mittels Adverbien näher, vgl. *bene firmus* (Cic. *fam.* 16,8,1 (Q. Cicero an Tiro)) und *mediocriter firmus* (Cels. 2,18,13).[11]

Anders als die Fachautoren beziehen die Briefautoren *firmus* auch auf die Gesundheit des Menschen, vgl. *firma valetudo* (Sen. *epist.* 28,6; Plin. *epist.* 2,1,4). Die Fachautoren äußern sich dagegen spezifischer und beschreiben einzelne Organe und Körperteile mit dem Adjektiv, vgl. z. B. *firmum caput* (Cels. 8,1,2), *firmus nervus* (Cels. 8,10,1d), *stomachus* (Cels. 1,8,2; 3,6,10).[12]

integer, -gra, -grum. Die gesundheitliche Verfassung des Menschen beschreiben die Briefautoren einige Male auch mit *integer* (Cic. 1mal, Sen. d. J. 4mal, Plin. d. J. 2mal), vgl. z. B. Cic. *ad. Q. fr.* 2,6,2 *a. d. vi Id. Apr. veni ad Quintum eumque vidi plane integrum, multumque is mecum sermonem habuit et perhumanum de discordiis mulierum nostrarum* und z. B. Sen. *epist.* 66,23 *ergo tuam quoque virtutem non magis laudabis si corpus illi tuum integrum fortuna praestiterit quam si ex aliqua parte mutilatum* oder Plin. *epist.* 6,16,20 *ubi dies redditus (…), corpus inventum integrum inlaesum opertumque ut fuerat indutus: habitus corporis quiescenti quam defuncto similior*.[13] Während es

9 Vgl. überdies Cic. *fam.* 16,2,1; 16,5,1; 16,8,1; 16,8,2; 16,10,1; 16,11,1; 16,20,1; Plin. *epist.* 1,12,12; Cels. 2,10,3; 2,15,5; 2,18,13; 6,11,6.

10 Vgl. noch Cic. *fam.* 11,27,1 und Cels. 5,28,12b.

11 Im Briefcorpus und in der Fachliteratur ist *bene* gleichermaßen häufig (250mal/142mal) und *mediocriter* gleichermaßen selten (22mal/11mal) belegt. Während die Briefautoren *mediocriter* häufiger verneint auf Verbalhandlungen beziehen (vgl. z. B. Cic. *fam.* 8,3,1 *non mediocriter desidero* oder Plin. *epist.* 6,7,1 *scribis te (…) non mediocriter adfici*), figuriert das Adverb bei den Fachautoren häufiger ohne Verneinung (vgl. z. B. Scrib. Larg. 135 *quae alvum mediocriter molliunt*) sowie bezogen auf Adjektive (vgl. z. B. Cels. 2,18,13 *mediocriter firmos media materia optime sustinet*). Dass die Briefautoren das Adverb damit häufiger zur Relativierung der Verbalhandlung heranziehen, verweist auf einen eher umgänglichen, lockeren Sprachgebrauch. Dagegen qualifiziert *mediocriter* das jeweilige Verb oder Adjektiv insbesondere um der Präzisierung der Aussage willen. Zu *bene* vgl. Anm. 20, S. 46.

12 Außerdem verwenden die Fachautoren *firmus* auch, um die Qualität von Lebensmitteln und Substanzen als ‚fest', ‚kräftig, stark' und ‚nahrhaft' zu beschreiben, vgl. z. B. *aqua mulsa* (Plin. *nat.* 22,112), *brassica* (Cels. 2,18,5), *frumentum* (Cels. 2,18,11), *frux* (Cels. 2,18,6), *sucus* (Plin. *nat.* 22,59), *triticus* (Cels. 2,18,4), *vinum* (Cels. 2,17,2).

13 Vgl. weiterhin Sen. *epist.* 9,4; 66,25; 70,18; Plin. *epist.* 3,1,10. In den übrigen Passagen im Briefcorpus steht *integer* nicht in medizinischen Zusammenhängen, vgl. Cic. z. B. *Att.* 3,13,2; 4,2,6; 4,16,9; 4,17,3; 5,18,3; 5,21,13; 7,26,2; 8,12,2; 9,2a,1; 9,10,8; 10,7,1; 10,8a,2; 10,8b,1; 11,6,5; 11,15,4; 12,5c,1; 12,41,4; 13,27,1; 13,35,2; 13,51,2; 15,23,1; 15,26,1; 16,2,4; *fam.* 1,5b,1; 1,7,10; 1,9,10; 2,3,1; 3,3,2; 5,2,8; 5,20,7; 7,3,3; 8,6,5; 8,9,2; 9,20,1; 10,8,7; 10,17,1; 10,21,6; 11,7,3; 11,21,5; 12,30,2; 13,4,2; 13,4,3; 13,7,3; 15,16,3; *ad Brut.* 24,8; 26,6; Sen. *epist.* z. B. 10,4; 19,3; 41,6; 48,11; 58,33; 66,53; 72,8; 84,7; 85,7; 92,17; 94,56; 98,3 (2mal); 104,15;

bei Cicero eher i. S. v. ‚gesund' (gegenüber *commotus*, vgl. commovere (S. 83)) zu verstehen ist, bedeutet es bei Seneca d. J. und Plinius d. J. ‚unverletzt, unversehrt', wie sich einerseits in den Gegenüberstellungen mit Wörtern zeigt, die Verletztsein oder körperliche Beeinträchtigung bezeichnen – vgl. Sen. *epist.* 9,4 *inminutum et amputatum corpus* und 66,23 *mutilatum corpus* –, und andererseits durch die Parallelstellung zu *inlaesum* (Plin. *epist.* 6,16,20) zu erkennen ist. Schließlich gebraucht Plinius das Adjektiv auch i. S. v. ‚unbeeinträchtigt' mit Bezug auf die Sehkraft, vgl. *epist.* 3,1,10 *vigor oculorum integer*.

Auch die medizinischen Fachautoren verwenden *integer* (Cels. 76mal, dav. 1mal^{NR}, Plin. *nat.* 20–32 2mal).[14] Wie die Briefautoren beziehen sie das Adjektiv auf den Menschen im Ganzen (‚gesund', ‚unversehrt'),[15] auf den menschlichen Körper (‚unverletzt, unversehrt')[16] sowie auf körperliche Fähigkeiten bzw. Kraft (‚unbeeinträchtigt').[17] Außerdem sind einige syntaktische Gemeinsamkeiten zwischen beiden Autorengruppen zu erkennen: Beide gebrauchen *integer* nicht nur adjektivisch, sondern auch substantivisch und bezeichnen so den gesunden, unversehrten Menschen bzw. Patienten.[18] Überdies wird *integer* sowohl im Briefcorpus als auch in der Fachliteratur durch Adverbien näher bestimmt, vgl. *plane integer* bei Cicero (*ad Q. fr.* 2,6,2) und z. B. *bene integer* bei Celsus (6,2,1).[19] Die dabei zugrundeliegenden Unterschiede sind pragmatischer Natur.[20]

Gleichzeitig weichen die Brief- und die Fachautoren in einigen Punkten voneinander ab: Letztere beziehen *integer* häufig auf Körperteile und Organe wie *caput* (Cels.

108,21; 118,5; 124,7; Plin. *epist.* 3,4,2; 3,9,35; 4,9,7; 6,13,4; 6,30,2; 7,6,14; 7,9,6; 7,31,3; 8,14,16; 10,2,3; 10,56,2; 10,56,4.

14 Vgl. Cels. z. B. 1 pr. 26; 1 pr. 41; 1,2,4; 2,3,3; 2,4,6; 2,7,11; 3,2,4; 3,3,1; 3,3,2; 4,3,3; 4,27,1d (fr. 2) (2mal); 5,17,2a; 5,26,6; 5,26,23a; 6,2,1; 6,18,3a; 6,18,3b; 7,5,4a; 7,7,3; 7,13,2; 8,2,1; 8,2,2 (2mal); 8,2,3; Plin. *nat.* 30,23; 31,127. Überdies figuriert das Adjektiv in der Fachliteratur auch 2mal außerhalb eines medizinischen Zusammenhangs, vgl. Cels. 3,3,2 (*dies integer*); Scrib. Larg. ind. 177 bzw. 138t (*globuli integri*).

15 Vgl. Cic. *ad Q. fr.* 2,6,2; Sen. *epist.* 66,25; Cels. 1,10,1; 3,4,17 (2mal); 5,26,6.

16 Vgl. Sen. *epist.* 9,4; 66,23; Plin. *epist.* 6,16,20; Cels. 1 pr. 41; 1,2,4; 2,3,3; 2,4,6; 2,7,11; 2,10,5; 2,10,10; 2,17,5; 3,4,16 (2mal); 3,4,17; 3,5,2; 3,5,3; 3,5,8 (3mal); 7,13,2; 7,14,8.

17 Vgl. Plin. *epist.* 3,1,10 (*vigor oculorum integer*); Cels. 3,2,4 (*integris viribus vivere*).

18 Vgl. Sen. *epist.* 66,25; Cels. 3,4,17 (2mal); 3,24,4; 5,26,6.

19 Vgl. ferner Cels. 2,17,5 *iamque corpus tam integrum est, quam maxime esse in eo genere valetudinis solet*.

20 Während *bene* sowohl im Briefcorpus (250mal) als auch in der Fachliteratur (142mal) relativ häufig vorkommt, ist *plane* dort kaum (4mal), bei den Briefautoren hingegen vergleichsweise oft (211mal) attestiert. *bene* dient in beiden Textcorpora u. a. zur (eher sachlichen) Beschreibung der Qualität eines Vorgangs oder Zustands, vgl. z. B. Cels. 1,2,2 *ex his igitur qui bene concoxit, mane tuto surget* und Sen. *epist.* 61,2 *ante senectutem curavi ut bene viverem, in senectute ut bene moriar; bene autem mori est libenter mori*. *plane* erscheint dagegen im Briefcorpus – hauptsächlich in der lockeren, alltäglichen Sprache der Cicerobriefe, in denen das Wort am häufigsten belegt ist (192mal gegenüber 2mal in Senecas und 17mal in Plinius' Briefen) – als steigernde Partikel; oft kommt darin eine wertende und/oder affektische Gemütsbewegung zum Ausdruck, vgl. z. B. *Att.* 3,12,2 *id, si putas me posse sanari, cures velim; sin plane perii, minus laboro* und siehe H.-S. 171; Hofmann, LU 73; TLL s. v. *planus* 2341,24–2342,75.

6,2,1), *dens* (Plin. *nat.* 30,23) oder *musculi* (Cels. 5,26,34a)[21] sowie körperliche Substanzen wie *materia* (Cels. 2,10,5) oder *sanguis* (Cels. 2,10,17).[22] Während Seneca d. J. *integer* mit einem Ablativus limitationis konstruiert, um die gesunde, unversehrte Körperstelle anzugeben (vgl. *epist.* 66,25 *integer omnibus membris*), hat diese Konstruktion keine Parallele in der Fachliteratur; denn die Fachautoren verbinden *integer* in der Regel direkt mit den Bezeichnungen der Körperteile und Organe (vgl. z. B. Cels. 7,18,6 *integra membrana*). Dementsprechend bezeichnet substantivisch gebrauchtes *integer* in der Fachliteratur nicht nur den Patienten, sondern vereinzelt auch das ‚Unversehrte' (am oder im Körper), vgl. z. B. Cels. 6,18,13a *tum quicquid corruptum est excidendum, sic ut ex integro quoque paulum dematur.*[23]

recte esse. Von allen untersuchten Autoren beschreibt nur Cicero mit diesem Ausdruck das gesundheitliche Befinden des Menschen (2mal), vgl. *Att.* 12,23,3 *de Attica molestum, sed quoniam leviter, recte esse confido* und 14,16,4 *de Attica pergratum mihi fecisti quod curasti ut ante scirem recte esse quam non belle fuisse.*[24] Er bedeutet ‚wohlauf sein' und wird auf den Menschen im Ganzen bezogen.

Dass *recte esse* in der medizinischen Fachliteratur nicht belegt ist, dürfte einerseits in der lockeren und alltäglichen Natur dieser Formulierung liegen, andererseits daran, dass sie zu unspezifisch ist, um fachliche medizinische Anliegen zur Sprache zu bringen.[25]

sanus, -a, -um. In einem medizinischen Zusammenhang ist das Adjektiv (‚gesund') bei Seneca d. J. (15mal, dav. 2mal^{M}) und Plinius d. J. (3mal) belegt.[26] Beide Autoren bezie-

---

21 Vgl. außerdem *cutis* (Cels. 2,11,3; 5,17,2a; 5,26,35a; 7,17,1a; 8,6,2; 8,8,2b; 8,10,7i), *intestina* (Cels. 7,16,1), *oris partes* (Cels. 4,3,3), *vesica* (Cels. 4,27,1f (fr. 2) (2mal)).

22 Vgl. noch *caro* (Cels. 5,26,23a; 5,28,12n; 7,5,4a; 7,14,2).

23 Vgl. noch Cels. 6,18,3b *si medicamenta vincuntur, hic quoque scalpello quicquid corruptum est, sic ut aliquid etiam integri trahat, praecidi debet.*

24 Vgl. auch belle esse (S. 43). *recte esse* scheint in beiden Fällen unpersönlich konstruiert zu sein, da kein Pronomen eindeutig auf Attica als Subjekt des jeweiligen Satzes hinweist. Zwar könnte dies aufgrund der Kürze des Ausdrucks auch ausgefallen sein (vgl. *Att.* 12,23,3), aber Cicero konstruiert den Ausdruck auch in anderen Stellen unpersönlich, vgl. z. B. *Att.* 1,7,1 (im Folgenden zitiert); 10,6,1; 10,13,3; 11,13,3; *fam.* 9,9,1; 16,4,3.
Die übrigen Belege für *recte esse* betreffen nicht die Gesundheit, sondern beispielsweise ganz allgemein den Stand der Dinge, vgl. z. B. *Att.* 1,7,1 *apud matrem recte est eaque nobis curae est.* Weitere nicht-medizinische Belege sind *Att.* 4,16,1; 7,17,1; 10,6,1; 10,12a,3; 10,13,3; 11,13,3; *fam.* 9,9,1; 16,4,3; 10,20,3; 16,14,2; 16,15,6; *ad Q. fr.* 3,1,1; 3,2,3; 3,7,2.

25 Vgl. Hofmann, LU 166 und H.-S. 171.

26 Vgl. Sen. *epist.* 8,5; 13,7; 66,26; 70,18; 72,6; 78,24; 85,4; 94,5 (2mal); 94,22 (2mal); 94,74^{M}; 101,3; 108,4^{M}; 123,7; Plin. *epist.* 7,1,3; 7,26,4; 8,18,8. Die übrigen Belege des Adjektivs im Briefcorpus beziehen sich nicht auf medizinische Sachverhalte, vgl. Cic. *Att.* 2,2,3; 9,7,3; 9,15,5; 15,5,1; *fam.* 10,27,1; 12,23,3; *ad Brut.* 2,3; Sen. *epist.* 9,13; 17,4; 40,10; 66,6; 69,2; 72,7; 74,32; 88,29; 94,62; 104,15; 114,3; 114,22; 114,27; Plin. *epist.* 6,15,4 (2mal); 9,26,1.
Überdies ist *sanus* im Briefcorpus in weiteren Bedeutungen wie z. B. ‚gescheit, vernünftig, bei Trost' (vgl. z. B. Cic. *Att.* 2,2,2–3; *ad Brut.* 2,3; Sen. *epist.* 72,7), ‚bei klarem Verstand' (vgl. z. B. Cic. *fam.* 10,27,1; Plin. *epist.* 6,15,4), ‚in guter Beschaffenheit' (vgl. Cic. *fam.* 12,23,3) oder

hen es vor allem auf den Menschen im Ganzen, vgl. z. B. *epist.* 85,4 *quid si sanum voces leviter febricitantem? non est bona valetudo mediocritas morbi* oder Plin. *epist.* 7,26,4 *possum (…) ipse breviter tibi mihique praecipere, ut tales esse sani perseveremus, quales nos futuros profitemur infirmi.*[27] Außerdem gebraucht Seneca das Wort in Verbindung mit dem menschlichen Körper – vgl. *sanum corpus* (*epist.* 13,7; 70,18) – und im Speziellen mit dem Gesicht, vgl. *sana facies* (*epist.* 123,7).

In der medizinischen Fachliteratur ist *sanus* ebenfalls attestiert (Cels. 50mal, Plin. *nat.* 20–32 2mal, Scrib. Larg. 2mal) und steht auch hier in der Bedeutung ‚gesund'.[28] Wie die Briefautoren beziehen auch die Fachautoren das Adjektiv auf den Menschen im Ganzen (vgl. z. B. *sanus homo*),[29] auf den menschlichen Körper (*sanum corpus*)[30] sowie auf einzelne Partien des Körpers, vgl. z. B. *sanus locus* (sc. *oris*, Cels. 6,15,2).[31] Weiterhin wird *sanus* sowohl im Briefcorpus als auch in der Fachliteratur substantivisch und prädikativ gebraucht und bezeichnet in diesen Fällen den ‚gesunden Menschen' (vgl. Anm. 27 und 29). Als gemeinsame Junktur ist *sanum corpus* zu nennen, vgl. Sen. *epist.* 13,7; 70,18 und Cels. (s. Anm. 30).[32]

Im Unterschied zu den Briefautoren verwenden die Fachautoren *sanus* spezifischer und auf weitere Weisen. So benennen sie beispielsweise die betreffenden Körperpartien und Organe in der Regel genau, vgl. *sana cutis* (Cels. 5,26,36c) oder *sana caro* (Cels. 5,28,13c; 7,33,2 (2mal); Scrib. Larg. 174).[33] Auch die Formulierung *sana pars* in

‚rechtschaffen' (vgl. Plin. *epist.* 9,26,1) attestiert.

27 Dies belegen vor allem die Stellen, in denen das Adjektiv substantivisch (vgl. weiterhin Sen. *epist.* 72,6; 78,24; 94,5 (2mal); 94,22 (2mal); 101,3; Plin. *epist.* 8,18,8) oder prädikativ (vgl. noch Sen. *epist.* 108,4^{M}; Plin. *epist.* 7,1,3; 7,26,4) verwendet wird.

28 Vgl. Cels. z. B. 1 pr. 1; 1 pr. 75; 1,1,1; 2,1,10; 2,3,1; 2,3,5; 3,3,1; 3,6,2; 3,6,5; 4,2,4; 4,5,5; 4,12,3; 5,26,26a; 5,26,28b; 5,26,28c; 6,15,2; 7,2,5; 7,14,4; 7,33,1 (2mal); 8,3,10; Plin. *nat.* 29,15; 31,128; Scrib. Larg. 174; 228. Zur Bedeutung vgl. Mudry (2006c), 195–7.

29 Vgl. Cels. 1 pr. 70; 1,1,1; 2,3,5; 2,7,22; 2,15,5; 4,2,4 sowie die Stellen, in denen *sanus* substantivisch (Cels. z. B. 1 pr. 71; 2,3,1; 2,6,5; 2,9,1; 2,13,2; 3,3,1; 3,6,2; 3,6,7; 4,5,5; 5,26,28b; 5,26,28c) sowie prädikativ (Cels. 2,8,25; 4,12,3; Plin. *nat.* 29,15) gebraucht wird.

30 Vgl. Cels. 1 pr. 1; 2,1,10; 2,8,27; 2,16,1; 3,6,5; 5,26,34b; 5,26,36a.

31 Vgl. weiterhin *sana pars* (sc. *quaeque viscerum*, Cels. 1 pr. 25); 2,7,34 (sc. *pulmonis*); 7,33,1 (sc. *quae non est vitiata gangrena*, 2mal); 8,3,10 (sc. *ossis*); Plin. *nat.* 31,128 (sc. *corporis*)).

32 Zwar finden sich sowohl bei Seneca d. J. als auch in der Fachliteratur zwei weitere Verbindungen mit *sanus* (vgl. *homo sanus* und *sanus* in Verbindung mit *siccus*), jedoch figuriert das Adjektiv hier nicht in einem medizinischen Kontext, so dass sich semantische Unterschiede zu den Passagen in der Fachliteratur ergeben. So gebraucht Seneca *homo sanus* i. S. v. ‚gescheiter Mensch' (*epist.* 17,4^{NR}; 94,62^{NR}), die Fachautoren dagegen in der Bedeutung ‚gesunder Menschen' (vgl. Cels. 1 pr. 70; 1,1,1; 2,3,5; 2,7,22; 2,15,5; 4,2,4). Während weiterhin *sanus* und *siccus* bei Celsus in einem Passus vorkommen, in dem er von eitrigem Ausfluss aufgrund von *nigrities* (‚Nekrose') spricht – vgl. Cels. 5,26,33c *si ne haec quidem evincunt, aduri locus debet, donec ex eo nullus umor feratur: nam quod sanum est, siccum est, cum aduritur* –, bezieht Seneca das Wortpaar auf den mentalen Zustand des Menschen, vgl. *epist.* 66,6^{NR} *animus (…) sanus ac siccus* und *epist.* 114,3^{NR} *si ille* (sc. *animus*) *sanus est, si compositus, gravis, temperans, ingenium quoque siccum ac sobrium est.*

33 Zudem gebraucht Celsus *sanus* auch in Bezug auf äußerliche körperliche Eigenschaften oder Merkmale; so beschreibt er mit *color sanus* den Zustand bzw. die äußerliche Erscheinung gesunder Haut, vgl. Cels. 5,28,19b *ac si quid ei vitio (sc. vitiligine) demptum est, tamen non ex*

der Fachliteratur (s. Anm. 31) ist nur scheinbar unpräzise, denn stets erschließt sich aus dem Kontext, worauf sie sich im Speziellen bezieht. Außerdem benutzen die Fachautoren das Adjektiv auch mit Bezug auf Krankheiten sowie auf Verletzungen, um auszudrücken, dass sie heilen, vgl. Scrib. Larg. 228 *sanae enim ita fiunt* (sc. *strumae*) und Cels. 5,26,26a *scire licet mature vulnus sanum fore*. Schließlich figuriert das Wort in der Fachliteratur auch substantivisch im Neutrum Plural und bezeichnet gesundes Gewebe oder körperliche Materie, vgl. Cels. 7,14,4 *sana excidi debet idque vulnus lin<a>mentis curari*.[34]

valere. Mit *valere* i. S. v. ‚gesund sein, wohlauf sein' beschreiben die Briefautoren mehrfach den Gesundheitszustand des Menschen (Cic. 43mal, dav. 2mal[M], Sen. d. J. 6mal, dav. 1mal[M], Plin. d. J. 1mal), vgl. z. B. Cic. *Att.* 5,17,1 *accepi Roma sine epistula tua fasciculum litterarum; in quo, si modo valuisti et Romae fuisti, Philotimi duco esse culpam, non tuam*; Sen. *epist.* 114,22[M] *illo* (sc. *animo*) *sano ac valente oratio quoque robusta, fortis, virilis est* oder Plin. *epist.* 5,6,45–6 *ibi animo, ibi corpore maxime valeo. (46) nam studiis animum, venatu corpus exerceo*.[35] In den übrigen Stellen wird *valere* entweder nicht in Bezug auf die Physis,[36] nicht in der Bedeutung ‚gesund sein' o. Ä.[37] oder lediglich als Briefformel gebraucht.[38]

---

toto sanus color redditur.

34 Vgl. weiterhin Cels. 7,2,5 *nam maiores sinus latius interdum etiam duabus aut tribus lineis incidendi sunt, dandaque opera, ut imus sinus exitum habeat, ne quis umor intus subsidat, qui proxima et adhuc sana <e>rodendo sinuet*. In vergleichbarer Weise gebrauchen die Fachautoren auch *integer* (S. 45).

35 Vgl. weiterhin Cic. *Att.* 4,14,1 (2mal); 6,3,4; 6,9,1; 7,2,3; 7,2,6; 7,5,2; 7,7,3; 9,6,6; 9,7,5; 11,23,1; 13,27,2; 15,1a,1 (*valens*); 16,15,5[M]; *fam.* 6,20,3; 7,4,1; 7,26,1; 9,3,2[M]; 11,23,1 (D. Brutus an Cicero, 2mal); 11,24,1; 16,1,2; 16,1,3 (*valens*); 16,3,2 (2mal, dav. 1mal *valens*); 16,4,1; 16,4,4; 16,5,2 (*valens*); 16,6,2; 16,8,2 (*valens*, Q. Cicero an Tiro); 16,9,2 (*valens*); 16,11,1; 16,12,6; 16,13,1 (*valens*); 16,14,2; 16,22,1; *ad Q. fr.* 2,2,4; 2,15,3; 3,3,1; 3,1,15; 3,7,8; *ad Brut.* 12,4; Sen. *epist.* 15,1; 15,2; 80,3; 101,3 (*valens*); 117,8.

36 Das Verb steht dort in Bezug z. B. auf die Seele (vgl. Cic. *fam.* 7,1,1; 16,14,2 (Körper und Seele); Plin. *epist.* 5,6,46 (Körper und Seele)) oder übertragen auf andere, nicht-medizinische Sachverhalte, vgl. z. B. Cic. *Att.* 4,5,1; Sen. *epist.* 20,1 *epist.* 52,2; 96,1; Plin. *epist.* 3,17,3.

37 Dazu zählen u. a. ‚kräftig, stark sein' (vgl. z. B. Cic. *Att.* 7,3,4; *fam.* 5,21,2; 7,1,3; Sen. *epist.* 13,5; 27,8; 74,20 oder Plin. *epist.* 8,24,6), ‚imstande sein, etwas zu tun; etwas vermögen' (vgl. z. B. Sen. *epist.* 24,12; 40,5; 63,10; Plin. *epist.* 1,17,2; 2,9,5; 3,3,6) oder ‚Geltung, Einfluss haben' (vgl. z. B. Cic. *Att.* 5,11,3; *fam.* 12,1,2; 13,12,2; Plin. *epist.* 4,10,3; 8,14,17).

38 Vgl. *si vales, bene est* und dergleichen (z. B. Cic. *fam.* 5,1,1; 5,2,1), *cura ut valeas* (Cic. *Att.* 1,5,8; 2,2,3; 2,7,5; *fam.* 6,20,3; 7,4,1; 7,5,3 etc.), *fac ut valeas* (Cic. *fam.* 16,2,1; 16,10,2; *ad Q. fr.* 2,6,4 etc.), *fac valeas* (Cic. *Att.* 9,7b,3; *fam.* 10,4,4; 10,7,2; 10,11,3 etc.), *da operam ut valeas* (Cic. *Att.* 7,5,1; 16,16a,5; *fam.* 11,29,3; 12,1,2 etc.), *vale/valete* (Cic. *Att.* 1,18,8; 4,8,2; 9,7,5; *fam.* 3,11,5; 4,1,2; 4,2,4 etc. Sen. *epist.* 1,5; 2,6; 3,6 etc. Plin. *epist.* 1,1,2; 1,2,6; 1,3,5 etc.). Den Gebrauch der Formel *si vales bene est* thematisieren Seneca d. J. und Plinius d. J., vgl. Sen. *epist.* 15,1; Plin. *epist.* 1,11,1; siehe auch 3,20,11.
Bisweilen klingt die ursprüngliche Bedeutung von *valere* (‚gesund sein') noch in den Grußformeln Ciceros und seiner Korrespondenzpartner am Briefende an. Dies gilt vor allem für die Briefe, in denen sich diese Formeln häufen (z. B. *cura/fac/da operam ut valeas + vale*) und die Gesundheit des Adressaten zur Sprache kommt, vgl. z. B. die Briefe an Terentia und die Kinder

In der Bedeutung ‚gesund, wohlauf sein' ist *valere* ebenfalls in der medizinischen Fachliteratur belegt (15mal bei Cels., 1mal bei Plin. *nat.* 20–32, 1mal bei Scrib. Larg.).[39] Wie die Briefautoren beziehen die Fachautoren *valere* auf den Menschen im Ganzen[40] und auf den menschlichen Körper.[41] Sie verwenden das Verb also in vergleichbar allgemeiner Weise wie die Briefautoren, denn während sie die medizinischen Ausdrücke sonst üblicherweise spezifischer gebrauchen – indem sie sie beispielsweise auf Körperteile und Organe beziehen –, lässt sich dies im Falle von *valere* nur ein einziges Mal beobachten, vgl. Cels. 2,10,9 *donec valens cicatricula sit*. Dabei erscheint das Partizip *valens* als Synonym zu *validus, -a, -um* (S. 52), vgl. Cels. 8,4,22 *donec iam valida cicatrix* <*sit*>. Schließlich ist zu beobachten, dass sowohl die Brief- als auch die Fachautoren *valere* mit Adverbien modifizieren; gemeinsam sind beiden Autorengruppen die Ausdrücke *bene valere*[42] und *parum valere*.[43]

Unterschiede zwischen den beiden Autorengruppen ergeben sich bei der Konstruktion des Verbs, wenn es den Körper betrifft (vgl. Anm. 41): Während Cicero und Plinius d. J. das Bezugswort im Ablativ zum Verb stellen (*corpore valere*) und als Subjekt des Satzes eine Person fungiert,[44] bildet *corpus* in den Belegstellen in der Fachliteratur – aber auch bei Seneca d. J. – das Subjekt zum Verb *valere* (*corpus valet*). Die Verwendung von *valere* mit Adverbien zeigt weitere Unterschiede zwischen den Brief- und den Fachautoren auf: In Ciceros Korrespondenz finden sich die Junkturen *plane valere* (Cic. *Att.* 13,27,2; *fam.* 16,4,1) und *recte valere* (*fam.* 11,23,1; 11,24,1), allein bei

---

(*fam.* 14,5; 14,7; 14,8; 14,9; 14,10; 14,11; 14,15; 14,16; 14,17; 14,22; 14,23; 14,24) sowie die Briefe an Tiro (*fam.* 16,4; 16,5; 16,6; 16,7; 16,8; 16,9; 16,10; 16,11; 16,12; 16,15; 16,18; 16,20; 16,22) und siehe Gunderson (2007); von Albrecht (2003), 63; Weinstock (1955), 264,67–265,19 sowie Laidlaw (1939).

39 Vgl. Cels. 1,1,1; 1,2,9; 1,3,21; 2,1,17; 2,10,2; 2,10,3 (*valens*); 2,10,19 (*valens*); 3,15,3; 3,18,17; 4,14,2; 5,26,6 (*valens*); 5,28,11e; 7,26,5a (*valens*); 7,26,5f (*valens*); 7,29,8 (*valens*). Plinius d. Ä. und Scribonius Largus verwenden das Verb nur jeweils 1mal in dieser Bedeutung, wobei es als substantiviertes Partizip (*valens*) figuriert und ‚den Gesunden' bezeichnet, vgl. Plin. *nat.* 23,115, Scrib. Larg. 154.
Zur Semantik von *valere* bei Celsus vgl. Mudry (2006c), 196–8: Der semantische Unterschied zwischen *bene valere* und *sanus* sei nicht substantiell, sondern mache nur eine Nuance aus; analog verhalten sich *parum valere* und *imbecillus*. Der Gebrauch der synonymischen Ausdrücke ergebe sich aus dem rhetorischen Anspruch der *variatio*; vgl. auch *firmus, -a, -um* (S. 44) mit Anm. 8.

40 Vgl. Cic. *Att.* 4,14,1 (2mal); 5,17,1; 6,3,4; 6,9,1; 7,2,3; 7,2,6; 7,5,2; 7,7,3; 9,6,6; 9,7,5; 11,23,1; 13,27,2; 15,1a,1; *fam.* 6,20,3; 7,4,1; 7,26,1; 11,23,1 (D. Brutus an Cicero, 2mal); 11,24,1; 16,1,2; 16,1,3; 16,3,2 (2mal); 16,4,1; 16,4,4; 16,5,2; 16,6,2; 16,8,2 (Q. Cicero an Tiro); 16,9,2; 16,11,1; 16,12,6; 16,13,1; 16,22,1; *ad Q. fr.* 2,2,4; 2,15,3; 3,3,1; 3,1,15; 3,7,8; *ad Brut.* 12,4; Sen. *epist.* 15,1; 15,2; 117,8; Cels. 1,1,1; 1,2,9; 1,3,21; 2,1,17; 2,10,2; 2,10,3; 3,15,3; 3,18,17; 4,14,2; 5,26,6; 5,27,8; 7,26,5f; 7,29,8; Plin. *nat.* 23,115 (*valens*); Scrib. Larg. 154 (*valens*).

41 Vgl. Cic. *fam.* 16,14,2; Sen. *epist.* 80,3; Plin. *epist.* 5,6,45; Cels. 2,10,5 (*valens*); 5,28,11e; 7,26,5a (*valens*).

42 Vgl. Cic. *Att.* 4,14,1 (*melius*); 15,1a,1 (*bene*); *fam.* 11,23,1 (*melius*); Sen. *epist.* 15,2; 102,10; 117,8 (je *bene*); Cels. 1,1,1 (*bene*); 2,1,17 (*optime*).

43 Vgl. Cic. *Att.* 4,14,1 (*minus*); Cels. 1,2,9; 2,10,2; 4,14,2 (je *parum*).

44 Vgl. ferner z. B. Cic. *fam.* 7,1,1[NR] *venire tamen noluisti, utrumque laetor, et sine dolore corporis te fuisse et animo valuisse.*

Celsus sind *magis valere* (Cels. 3,18,17) und *satis valere* (Cels. 4,14,2) belegt. Die Fachautoren vermeiden die Adverbien *plane, recte, tarde* und *commode* jedoch nicht generell, ebenso wenig verzichtet Cicero gänzlich auf den Gebrauch von *satis* und *magis*. Die unterschiedliche Wortwahl hat daher andere Gründe. *magis valere* (‚sich besser fühlen') und *satis valere* (‚ausreichend bei Kräften sein') stehen bei Celsus stets in Konditionalsätzen und bezeichnen eine Bedingung für die im Hauptsatz genannte Behandlungsmethode, vgl. z. B. Cels. 3,18,17 *si magis valet, frequens etiam exercitatio*.[45] Auf diese Weise gebrauchen Cicero oder seine Korrespondenzpartner die beiden Adverbien nicht. Die in den Cicerobriefen attestierten Wendungen *plane valere* (‚ganz und gar gesund sein') und *recte valere* (‚richtig gesund sein') dienen oft zur Steigerung der Aussage und haben dadurch einen alltagssprachlichen Charakter; in dieser Weise gebrauchen wiederum die Fachautoren die Adverbien nicht.[46]

Für den Gebrauch des Partizips *valens* lassen sich sowohl Gemeinsamkeiten als auch Unterschiede, auch innerhalb beider Autorengruppen, beobachten: Cicero gebraucht es fast ausschließlich adjektivisch als Prädikatsadjunkt, vgl. z. B. *Att.* 15,1a,1 *ibi bene valentem videram Piliam*;[47] in derselben Weise benutzt auch Celsus die Form, vgl. z. B. Cels. 2,10,3 *at firmus puer et robustus senex et gravida mulier valens tuto curatur*.[48] Dagegen gebrauchen Seneca d. J. einerseits und Plinius d. Ä. sowie Scribonius Largus andererseits *valens* substantivisch i. S. v. ‚der Gesunde', vgl. z. B. Sen. *epist.* 101,3 *intra paucissimas ergo horas quam omnibus erat sani ac valentis officiis functus decessit* oder Scrib. Larg. 154 *valentibus tota datur compositio, imbecillioribus dimidia autem*.[49] Die sich hier abzeichnende Tendenz, dass Senecas medizinische Äußerungen bisweilen syntaktische Parallelen zu vergleichbaren Äußerungen in der Fachliteratur aufweisen, lässt sich vor allem mit dem Charakter der Luciliusbriefe begründen: Anders als in den Briefen Ciceros und Plinius' beziehen sich die in den Luciliusbriefen geschilderten medizinischen Sachverhalte seltener auf konkrete Personen, da Seneca Medizinisches oftmals beispielhaft in fingierten Situationen, Vergleichen und Metaphern zur Sprache bringt, um seine Gedanken zu veranschaulichen. In dieser „anonymen" Art und Weise sprechen auch die Fachautoren von den Kranken bzw. Patienten.

---

45 Oft wird im folgenden Kolon auch der umgekehrte Fall erwähnt und gesagt, was dann zu tun sei, vgl. z. B. Cels. 4,14,2 *tum si satis valet, gestando aegrum digerere; si parum, intra domum tamen dimovere*.

46 Der hier beschriebene Gebrauch findet sich häufig in umgangssprachlichen Äußerungen und hat, im Falle von *plane*, Belege bei Plautus (z. B. *Epid.* 491; 510 und öfter), in Ciceros Korrespondenz (ca. 50 % der Belege des Wortes in Ciceros Werk befinden sich hier) oder bei Petron (z. B. 52,1; 87,10), vgl. Hofmann, LU 73 (zu *plane*) und 74–5 (zu *recte*) sowie TLL s. v. *planus*, 2341,24–2342,75.

47 Vgl. weiterhin Cic. *fam.* 16,3,2; 16,5,2; 16,8,2; 16,9,2; 16,13,1. Eine Ausnahme stellt *valens* in *fam.* 16,1,3 *amor ut valentem videamus hortatur* dar: Es steht hier zwar ohne Bezugswort und wird daher substantivisch verwendet, jedoch ist klar, dass Cicero *valentem* auf Tiro bezieht, an den er sich mit diesem Brief auch wendet. Die anderen Autoren, bei denen *valens* substantivisch verwendet wird (dazu im Folgenden), benutzen es dagegen verallgemeinernd.

48 Vgl. weiterhin Cels. 2,10,19; 5,26,6; 7,26,5f; 7,29,8.

49 Vgl. außerdem Plin. *nat.* 23,1,15.

validus, -a, -um. Wenige Male beschreiben die Briefautoren die gesundheitliche Verfassung des Menschen auch mit *validus* (Cic. 1mal, Sen. d. J. 3mal), vgl. Cic. *fam.* 16,4,3 *innumerabilia tua sunt in me officia (…), in re privata, in publica, in studiis, in litteris nostris: omnia viceris si, ut spero, te validum videro* und z. B. Sen. *epist.* 15,2 *sine hoc aeger est animus; corpus quoque, etiam si magnas habet vires, non aliter quam furiosi aut frenetici validum est.*[50] Das Adjektiv bedeutet hier ‚gesund, kräftig (von der Gesundheit)' und wird auf den Menschen im Ganzen (vgl. Cic. *fam.* 16,4,3; Sen. *epist.* 91,5) sowie auf den menschlichen Körper bezogen (vgl. Sen. *epist.* 15,2; 66,22).

validus ist auch in der medizinischen Fachliteratur belegt (Cels. 29mal, Plin. *nat.* 20–32 8mal), vgl. z. B. Plin. *nat.* 29,26 *illa, quae sani patimur, (…) valitudinis causa instituta, balineae ardentes, quibus persuasere in corporibus cibos coqui, ut nemo non minus validus exiret, oboedientissimi vero efferrentur.*[51]

Im Gegensatz zu den Briefautoren beziehen die Fachautoren das Adjektiv jedoch nur selten auf den Menschen als Ganzen (vgl. Plin. *nat.* 23,46; 29,26) und nie auf den menschlichen Körper. Vielmehr beschreiben sie damit Körperteile und Organe wie *membrana* (Cels. 4,1,4) oder *musculus* (Cels. 8,1,16; 8,11,7),[52] Nahrung wie *cibus*[53] sowie therapeutische Mittel und Maßnahmen wie z. B. *fomentum* (Cels. 3,12,4; 4,21,1) oder *frictio* (Cels. 4,10,2).[54] Dementsprechend unterscheiden sich auch die Bedeutungen von *validus* in der Fachliteratur von denen im Briefcorpus. So bedeutet es in der Fachliteratur ‚stark, kräftig', wenn es Organe und Körperteile beschreibt, ‚reich, nahrhaft, kräftig, stark' im Zusammenhang mit Nahrung sowie ‚wirksam' bei Behandlungsmitteln und -maßnahmen.[55] Schließlich ist noch auf eine Stelle in *de medicina* hinzuweisen, wo sich *validus* i. S. v. ‚kräftig', da ‚verheilt' auf *cicatrix* bezieht, vgl. Cels. 8,4,22 *illa utique capite fracto servanda sunt, ut, donec iam valida cicatrix <sit,> vitentur sol, ven<t>us, frequens balineum, maior vini modus.*[56]

Mit Ausnahme der lexikalischen Übereinstimmung besteht die einzige weitere Gemeinsamkeit zwischen den Brief- und den Fachautoren darin, dass sie *validus* substantivisch zur Bezeichnung des Menschen benutzen, vgl. Sen. *epist.* 91,5 *invadit tem-*

---

50 Vgl. ferner Sen. *epist.* 66,22; 91,5. Darüber hinaus beschreibt *validus* auch die körperliche Stärke, vgl. z. B. Sen. *epist.* 58,30[NR] *erat* (sc. *Platoni*) *quidem corpus validum (…), sed navigationes ac pericula multum detraxerant viribus* und weiterhin *epist.* 90,5[NR]; Plin. *epist.* 4,17,6[NR]. Die übrigen Belege für das Adjektiv beziehen sich ebenfalls nicht auf die Medizin, vgl. Sen. *epist.* 76,17; 93,5; 94,49.
Abschließend sei noch auf den Ausdruck *invalidus stomachus* bei Plin. *epist.* 6,16,19 hingewiesen; *invalidus* hat hier seinen einzigen Beleg im gesamten Briefcorpus, vgl. dazu stomachus clausus (S. 145).

51 Cels. z. B. 1 pr. 53; 2,18,13; 3,12,4; 3,15,4; 3,15,6; 4,1,4; 4,10,2; 4,14,1; 5,5,1; 5,5,2; 5,28,3d; 6,7,2c; 8,1,16; 8,4,22; 8,11,3; Plin. *nat.* 20,42; 20,71; 20,80; 23,45; 23,46; 23,67; 29,4; 29,26.

52 Vgl. weiterhin *validus nervus* (Cels. 1 pr. 53; 8,11,3; 8,19,1; 8,25,1).

53 Vgl. *validus cibus* (Cels. 3,15,4; 3,19,6; 3,24,4; 3,27,4b; 4,20,4) sowie *valida faex* (Plin. *nat.* 23,67) oder *materia* (Cels. 2,18,11).

54 Vgl. ferner *validum auxilium* (Cels. 3,22,12; 3,24,3), *medicamentum* (Cels. 5,28,12i; 6,7,2c), *remedium* (Cels. 5,28,3d).

55 Vgl. dazu Mudry (2006c), 198.

56 Vgl. dazu Cels. 2,10,19 *donec valens cicatricula sit.*

perantissimos morbus, validissimos pthisis, innocentissimos poena, secretissimos tumultus und z. B. Plin. *nat.* 23,45 *marmore enim et gypso aut calce condita* (sc. *vina*) *quis non et validus expaverit?* (‚Wer, sei er auch noch so gesund, würde nicht vor Weinen zurückschrecken, die mit Marmor, Gips oder Kalk versetzt worden sind?‘)[57]

Mit Ausnahme der alltagssprachlichen Formulierungen *belle se habere, belle esse, bellus* und *recte esse* sind alle hier behandelten Ausdrücke auch in der medizinischen Fachliteratur belegt (vgl. Tabelle 1).

Tabelle 1: Häufigkeiten der hier besprochenen Ausdrücke bei den einzelnen Autoren

Ausdruck	Cicero	Sen. d. J.	Plin. d. J.	Celsus	Plin. d. Ä.	Scrib. Larg.
belle se habere	5	-	-	-	-	-
belle esse	1 + 3^{NR}	-	-	-	-	-
bellus, -a, -um	1 +11^{NR}	1^{NR}	1^{NR}	-	-	-
firmus, -a, -um	9 + 85^{NR}	2 + 8^{NR}	2 + 6^{NR}	24	5 + 2^{NR}	-
integer, -gra, -grum	1 + 51^{NR}	4 + 20^{NR}	2 + 15^{NR}	75 + 1^{NR}	2	2^{NR}
recte esse	2 + 15^{NR}	-	-	-	-	-
sanus, -a, -um	7^{NR}	15, dav. 2^{M} + 13^{NR}	3 + 3^{NR}	50	2	2
valere	43, dav. 2^{M} + 344^{NR}	6, dav. 1^{M} + 154^{NR}	1 + 262^{NR}	15	1	1
validus, -a, -um	1	3 + 5^{NR}	4^{NR}	29	8	-

Weiterhin gebrauchen die Fachautoren diese Ausdrücke – *validus* ausgenommen – in denselben Bedeutungen wie die Briefautoren. Oft ist beiden Autorengruppen ferner gemeinsam, dass sie die besprochenen Formulierungen auf den Menschen oder den menschlichen Körper beziehen (*firmus, integer, sanus, valere* und *validus*) und dass sie sie substantiviert zur Bezeichnung des gesunden Menschen (bzw. Patienten) gebrauchen (*firmus, integer, sanus, validus*). Schließlich sind einige Junkturen der Briefautoren auch in der Fachliteratur attestiert, z. B. *sanum corpus, bene valere* oder *parum valere*.

57 Vgl. weiterhin Cels. 3,15,6; Plin. *nat.* 29,26.

Unterschiede bestehen vor allem darin, dass die Fachautoren diese Ausdrücke spezifischer gebrauchen als die Briefautoren, denn sie beziehen sie in mehreren Fällen u. a. auch auf Organe und Körperteile (*firmus, integer, sanus, validus*). Weiterhin unterscheiden sich die Brief- und die Fachautoren bisweilen auch durch die Konstruktion der Ausdrücke (*integer, valere*).

Gesund werden, genesen, verheilen und Vergleichbares

Mit den Ausdrücken bzw. Formulierungen *consanescere, convalescere, melior fieri* und *melius esse alicui* bzw. *meliuscule esse alicui, se reficere* und *refectio* drücken die Briefautoren aus, dass jemand gesund wird und dass Krankes verheilt.

consanescere. Das Verb ist im Briefcorpus nur bei Cicero (1mal) belegt, vgl. *fam.* 4,6,2^{M} *nunc autem hoc tam gravi vulnere etiam illa quae consanuisse videbantur recrudescunt. non enim, ut tum me a re publica maestum domus excipiebat quae levaret, sic nunc domo maerens ad rem publicam confugere possum ut in eius bonis acquiescam.*[58] Dieser Brief vom April 45 v. Chr. ist unter dem Eindruck von Ciceros Verlust seiner Tochter Tullia entstanden.[59] Wie *vulnus* bezeichnet also auch *illa quae consanuisse videbantur* Verletzungen oder Verwundungen im Sinne seelisch-mentaler Rückschläge. *consanescere* bedeutet daher ‚verheilen, gesunden'.[60] Worauf genau es sich in Verbindung mit *illa* bezieht, wird nicht explizit gesagt, sondern bleibt durch die Metapher offen; mit *recrudescere* (‚wieder aufbrechen') ist jedoch an eine bereits verheilte Wunde zu denken.

In der medizinischen Fachliteratur ist *consanescere* ebenfalls nur 1mal belegt, vgl. Cels. 7,12,4 *reliqua curatio vulneris in prioribus posita est. et plerique quidem ubi consanuerunt, locuntur: ego autem cognovi, qui succisa lingua cum abunde super dentes eam promeret, non tamen loquendi facultatem consecutus est.* In Übereinstimmung mit Cicero verwendet Celsus das Verb i. S. v. ‚verheilen'; weiterhin bezieht er es auf Wunden, worin ebenfalls eine Gemeinsamkeit mit der oben vorgeschlagenen Interpretation der Cicerostelle gesehen werden kann. Erwartungsgemäß thematisiert Celsus jedoch physische Wunden, namentlich solche, die bei dem von ihm geschilderten chirurgischen Eingriff an der Zunge zurückbleiben.

convalescere. Im Kontext medizinischer Sachverhalte ist das Verb bei allen drei Briefautoren belegt (Cic. 8mal, Sen. d. J. 4mal, dav. 3mal^{M}, Plin. d. J. 2mal), vgl. z. B. Cic.

58 Auch darüber hinaus ist *consanescere* mit insgesamt vier Belegen in der lateinischen Literatur (PHI-Corpus) nur selten attestiert: Es steht je 1mal bei Cicero und Celsus (dazu im Folgenden) sowie 2mal bei Columella, der es auf Pflanzen (Wein: 4,27,3) und Tiere (Hahn: 8,2,4) bezieht.

59 Tullia starb zwei Monate zuvor, im Februar 45. Mit diesem Brief antwortet Cicero dem Freund Servius Sulpicius Rufus, der sich vordem mit einem Trostbrief (*fam.* 4,5) an ihn wandte, vgl. Fuhrmann (2011), 218–9.

60 Zur Morphologie und Semantik von mit *con-* präfigierten Inchoativa vgl. Haverling (2000), 251–2 und siehe Kap. III. B. (c), S. 438ff.

fam. 12,22,2 *Hirtius noster tardius convalescit*, Sen. *epist.* 78,6 *morieris, non quia aegrotas, sed quia vivis. ista te res et sanatum manet; cum convalueris, non mortem sed valetudinem effugeris* oder Plin. *epist.* 7,16,2 *ego in villas eius* (sc. *Calestrii Tironis*) *saepe secessi, ille in domo mea saepe convaluit*.[61] Dabei bedeutet *convalescere* ‚gesund werden, genesen' und wird mit Ausnahme zweier Stellen (Sen. *epist.* 2,3^{M} *planta*; 28,6^{M} *mens*) stets auf den Menschen als Ganzen bezogen.[62]

In der medizinischen Fachliteratur ist *convalescere* ebenfalls belegt (Cels. 6mal, Plin. *nat.* 20–32 10mal).[63] Auch hier wird es i. S. v. ‚gesund werden' gebraucht und wie von den Briefautoren in der Regel auf den Menschen als Ganzen bezogen, vgl. z. B. Cels. 3,21,17 *ubi convaluit aliquis, diu tamen alienus ei veneris usus est* oder Plin. *nat.* 28,231 *phtisicum convaluisse certus auctor adfirmat*.[64] Weiterhin beschreiben beide Autorengruppen *convalescere* mithilfe von Adverbien näher, vgl. *tardius convalescere* (Cic. *fam.* 12,22,2), *commodissime convalescere* (Cic. *fam.* 16,11,1) und *optime convalescere* (Plin. *nat.* 28,153);[65] gemeinsame Junkturen befinden sich jedoch nicht darunter.

Im Unterschied zu den Briefautoren verwenden die Fachautoren einige Male auch das präsentische Partizip von *convalescere* in substantivierter Form (*convalescens*) und bezeichnen damit auf kurze und präzise Weise den Patienten, der sich auf dem Weg der Besserung befindet, vgl. z. B. Plin. *nat.* 20,34 *praeterea cordi convenire convalescentium aut post multas vomitiones perquam utile* (sc. *siser*).[66]

melior fieri. Von den Briefautoren gebraucht nur Cicero diese Formulierung (‚(wörtl.) besser werden; genesen'; 1mal) in Bezug auf die Medizin, vgl. *fam.* 9,18,3 *sequitur illud: ipse melior fio, primum valetudine, quam intermissis exercitationibus amiseram*.[67] Dabei konkretisiert er den allgemeinen Ausdruck, indem er *valetudo* als Ergänzung im Ablativ hinzu stellt und es dadurch also auf die Gesundheit bezieht.

In der medizinischen Fachliteratur ist *melior fieri* ebenfalls attestiert, wird aber mit je einem Beleg bei Celsus und Plinius d. Ä. (*nat.* 20–32) vergleichsweise selten ge-

---

61 Vgl. weiterhin Cic. *Att.* 12,4,2; *fam.* 9,9,1 (Dolabella an Cicero); 13,29,4; 14,21,1; 16,1,2; 16,9,3; 16,11,1; Sen. *epist.* 2,3^{M}; 28,6^{M}; 78,3^{M}; Plin. *epist.* 8,11,2.
Die übrigen Belegstellen des Verbs im Briefcorpus lassen keinen Bezug zur Medizin erkennen. Hier figuriert das Verb u. a. mit Bezug auf politischen Einfluss i. S. v. ‚erstarken', vgl. z. B. Cic. *Att.* 7,3,4^{NR} *his ille rebus ita convaluit* (sc. Caesar) *ut nunc in uno civi spes ad resistendum sit*. Vgl. weiterhin Cic. *fam.* 10,17,1 (Plancus an Cicero); 11,9,1 (D. Brutus an Cicero); Sen. *epist.* 14,11; 38,2; 91,14; 113,27; 121,15.

62 Zu Form und Bedeutung vgl. auch Haverling (2000), 251–2, 258.

63 Vgl. Cels. 2,6,13; 2,8,30; 3,21,17; 3,21,17; 4,32,2; 6,11,3; Plin. *nat.* 20,34; 20,35; 21,60; 23,54; 27,69; 28,153; 28,231; 30,86; 31,102.

64 Eine Ausnahme davon stellt eine Stelle in Plinius' *naturalis historia* dar, wo *convalescere* eine Pflanze betrifft, vgl. *nat.* 21,60 *alsiosa enim admodum sunt, <u>t sole tamen nimio laedantur. sed ubi convaluere, rutae vice fruticant.*

65 Bisweilen gebrauchen die Fachautoren dabei auch weitere modale Ausdrücke, vgl. z. B. Plin. *nat.* 27,69 *vix credibili celeritate* (sc. *convalescere*).

66 Vgl. weiterhin Plin. *nat.* 20,35; 23,54; 31,102.

67 Die übrigen Belege dafür stehen nicht in medizinischen Zusammenhängen, vgl. Cic. *Att.* 14,20,4; Sen. *epist.* 31,1; 59,2.

braucht, vgl. Cels. 3,20,2 *nam si expergiscitur* (sc. *aeger*), *adhibere †eum sopito supervacuum est: neque enim vigilando melior fit, sed per se, si melior est, vigilat* und Plin. *nat.* 22,153 *quin et universo corpori, si quis cotidie ieiunus biberit, meliorem fieri colorem existumant.*[68] Wie bei Cicero figuriert *melior fieri* auch bei den Fachautoren i. S. v. ‚genesen'.

Anders als Cicero bezieht Celsus den Ausdruck nicht wie jener auf die Gesundheit, sondern auf den Menschen im Ganzen (*aeger*) und Plinius d. Ä. verwendet ihn spezifischer, indem er ihn auf die Hautfarbe des Patienten bezieht. Auch hinsichtlich der Syntax unterscheiden sich die Fachautoren von Cicero: Während die Ergänzung bei Cicero im Ablativus (*valetudine*) hinzutritt, fungiert das entsprechende Satzglied bei Plinius d. Ä. als Subjekt bzw. Prädikatsnomen (*color*). Weiterhin im Unterschied zu Cicero, der *melior fieri* durch den Zusatz *valetudine* näher bestimmt, spezifiziert Celsus den Bereich (der Medizin) nicht, auf den sich der Ausdruck bezieht, denn dieser ist durch die Thematik seiner Schrift gegeben. Dass die Fachautoren *melior fieri* schließlich so selten verwenden, dürfte seine Ursache darin haben, dass der Ausdruck semantisch (wörtl. ‚besser werden') unspezifisch ist; vermutlich handelt es sich um eine alltagssprachliche Formulierung.

melius(cule) est alicui. Neben melior fieri (s. o.) gebraucht Cicero auch die Formulierung ***melius est alicui*** (‚es geht jemandem besser', 3mal) bzw. ***meliuscule est alicui*** (‚es geht jemandem ein kleines bisschen besser', 2mal), wenn er vom Gesundheitszustand eines Menschen spricht, vgl. z. B. *fam.* 16,22,1 *spero ex tuis litteris tibi melius esse, cupio certe* oder *Att.* 4,6,2 *casu enim trinas ante legeram quibus meliuscule Lentulo esse scriptum erat.*[69] Dabei bezieht er diese Formulierungen stets auf den Menschen als Ganzen.

Die medizinischen Fachautoren gebrauchen die Ausdrücke nicht in dieser Form; Ursache dafür dürfte sein, dass sie einen eher lockeren, alltagssprachlichen Charakter haben[70] und zudem zu allgemein sind, um konkrete medizinische Sachverhalte angemessen darzulegen.

Dagegen ist der ähnliche Ausdruck *meliusculus esse* 1mal bei Celsus attestiert, vgl. 3,22,14 *qui meliusculus esse coepit, adicere debet exercitationes, frictiones, cibos* (…). Zwar gebraucht er ihn wie Cicero i. S. v. ‚ein kleines bisschen besser sein' mit Bezug auf den Menschen als Ganzen, der Unterschied zwischen beiden Autoren liegt jedoch in der Syntax: Anders als Cicero konstruiert Celsus den Ausdruck persönlich (*qui* = der Kranke bzw. Patient) und anstatt wie Cicero als Adverb verwendet er *meliuscul-*

---

68 Vgl. noch die korrespondierende transitive Ausdrucksweise *meliorem facere* (‚(wörtl.) besser machen, heilen') in Plin. *nat.* 23,120 *iuvenum vires augent, senibus meliorem valetudinem faciunt* (sc. *fici*).

69 Vgl. weiterhin Cic. *Att.* 6,7,2 (*melius est* (sc. *alicui*)); 12,34,1 (*melius est alicui*) und *fam.* 16,5,1 (*meliuscule est alicui*). Vgl. noch *Att.* 14,5,2 *spero tibi iam esse ut volumus*. Ohne erkennbaren Bezug zur Medizin figuriert *melius esse* in *Att.* 11,21,3.

70 Vgl. Hofmann, LU 166; H.-S. 171; von Albrecht (2003), 52–3. Zum u. a. affektischen Charakter von Deminutiva vgl. H.-S. 772–3.

als Adjektiv. Zwar ist auch Celsus' Variante dieser Formulierung allgemeiner Natur, d. h. aus fachlicher Sicht unpräzise, jedoch dürfte sie weniger alltagssprachlich gewirkt haben als Ciceros Formulierung, bei der sich *esse* mit einem Adverb verbindet (vgl. Anm. 70). Überdies dürfte Celsus hier durchaus einen eher unspezifischen Ausdruck gesucht haben, denn es geht ihm nicht um einzelne Körperteile oder Organe, sondern um das Befinden des Patienten im Allgemeinen.

refectio. Das Substantiv gebraucht von den Briefautoren nur Seneca d. J. (1mal) im Kontext medizinischer Sachverhalte, vgl. *epist.* 78,18 *utrum vis longum esse morbum an concitatum et brevem? si longus est, habet intercapedinem, dat refectioni locum, multum temporis donat, necesse est, ut exsurgat, et desinat: brevis morbus ac praeceps alterutrum faciet, aut extinguetur aut extinguet.* Es bedeutet hier ‚Genesung, Erholung' und bezieht sich auf den kranken Menschen.

In der medizinischen Fachliteratur ist *refectio* ebenfalls belegt (Cels. 4mal, Plin. *nat.* 20–32 1mal), vgl. z. B. Cels. 3,22,2 *quod fere fit, quom longo morbo vitiata corpora, etiamsi illo vacant, refectionem tamen non accipiunt* oder Plin. *nat.* 23,80 *lassitudinum et perfrictionum refectio est* (sc. *oenanthinum*; ‚Öl aus wilden Trauben (wörtl.:) ist Erholung von Müdigkeit und Erkältung.').[71] Die Fachautoren verwenden das Wort auch i. S. v. ‚Genesung, Erholung' und beziehen es wie Seneca d. J. zumeist auf den Menschen.[72]

Grundsätzlich unterscheiden sich die Fachautoren von Seneca jedoch dadurch, dass sie *refectio* im Zusammenhang mit konkreten Krankheiten und Krankheitssymptomen erwähnen, vgl. *febris* (Cels. 3,15,2), *tabes* (Cels. 3,22,2), *dolores laterum* (Cels. 4,13,1), *morbus, quem peripleumoniacon Graeci vocant* (Cels. 4,14,1)[73] und *lassitudines et perfrictiones* (Plin. *nat.* 23,80); Seneca spricht hingegen beispielhaft von einer langen Krankheit, ohne dass es dabei darauf ankäme, einen konkreten *morbus* zu nennen.

se reficere. Mit Bezug zur Medizin ist der Ausdruck im Briefcorpus nur bei Cicero (2mal) attestiert, vgl. *fam.* 7,26,2 *ego hic cogito commorari quoad me reficiam. nam et viris et corpus amisi; sed si morbum depulero, facile, ut spero, illa revocabo* und *ad Q. fr.* 3,1,1 *ego ex magnis caloribus (non enim meminimus maiores) in Arpinati summa*

---

71 Vgl. weiterhin Cels. 3,15,3; 4,13,6 und 4,14,4. Zu Bildungen auf *-tio* in medizinischer Literatur vgl. Kap. III. B. (a), S. 428ff.

72 Vgl. Cels. 3,15,3; 4,13,6; 4,14,4; Plin. *nat.* 23,80. In 3,22,2 jedoch bezieht Celsus *refectio* auf den menschlichen Körper.

73 Gemeint ist vermutlich eine Lungenentzündung, vgl. die in dem Passus folgende Symptombeschreibung: *eius haec condicio est: pulmo totus adficitur; hunc casum eius subsequitur tussis bilem vel pus trahens* (...). Die Hs. J überliefert περιπνευματικόν, vgl. den App. crit. ad loc., S. 168 (Marx).

cum amoenitate fluminis me refeci ludorum diebus, Philotimo tribulibus commendatis.[74] *se reficere* steht dabei in der Bedeutung ‚sich erholen'.

In der medizinischen Fachliteratur ist *se reficere* sehr selten belegt (Cels. 2mal, Plin. *nat.* 20–32 1mal), vgl. z. B. Cels. 4,18,5 *ubi is constitit, dormire oportet; postero die utique a potione abstinere, die tertio in balneum ire; paulatim se cibo reficere* und Plin. *nat.* 26,109 *alterum genus* (sc. *geranii*) *foliis anemones, divisuris longioribus, radice mali modo rotunda, dulci, reficientibus se ab imbecillitate utilissima, et fere talis vera est.*[75] Wie Cicero gebrauchen die Fachautoren *se reficere* i. S. v. ‚sich erholen' mit Bezug auf den Menschen im Ganzen. Daran wird deutlich, dass es sich um einen eher allgemeinen Ausdruck handelt, der entsprechend grundlegende Aussagen über den Gesundheitszustand gestattet, sich jedoch weniger für ausführlichere und präzise Äußerungen über medizinische Sachverhalte eignet. Vermutlich aus diesem Grund gebrauchen die Fachautoren ihn fast gar nicht.

Im Unterschied zu Cicero verwenden die Fachautoren das Partizip des Verbs in substantivischer Weise (*se reficientes*) und bezeichnen damit den sich erholenden Kranken bzw. Patienten, vgl. Plin. *nat.* 26,109. So können sie in knapper Form u. a. bestimmte Bedingungen oder Umstände mitteilen, für die ein Mittel, eine Behandlung o. Ä. angewendet werden kann.

Mit Ausnahme von *melius*(*cule*) *esse alicui* werden alle hier besprochenen Formulierungen der Briefautoren auch von den medizinischen Fachautoren gebraucht, wenngleich verhältnismäßig selten bis sehr selten (vgl. Tabelle 2).

Die Ursache dafür liegt darin, dass viele der hier besprochenen Ausdrücke einer eher lockeren, umgänglichen Sprache zuzurechnen und aus diesem Grund eher dafür

74 Weiterhin ist eine Stelle bei Plinius d. J. in Betracht zu ziehen, vgl. *epist.* 8,11,2 *iam hilaris, iam sibi iam mihi reddita incipit refici, transmissumque discrimen convalescendo metiri*. Zu fragen ist dabei, ob *refici* als passive (‚geheilt werden') oder als mediale Form gelesen und damit ebenso i. S. v. ‚sich erholen' verstanden werden kann, die H.-S. (288–9) zufolge „vor allem bei den Verben der Körperpflege, -bekleidung, -bewegung und Ernährung" auftrete. Für diese Interpretation spricht der andernfalls unvermittelte Wechsel der Diathese von Aktiv (*incipit*) zu Passiv (*refici*), der die Aussage zudem in Hinsicht auf Ausdruck und Inhalt (‚sie beginnt, geheilt zu werden') sperrig, zeugmatisch wirken ließe. Es ist dagegenzuhalten, dass Plinius *reficere* sonst immer aktivisch transitiv gebraucht und dass das Verb in medialer Diathese insgesamt selten belegt ist, vgl. z. B. Colum. 4,26,4 *religatam vitem requiescere ac refici par erit*. Daher wird die Stelle zu den weiteren Belegen für das transitiv und nicht-reflexiv gebrauchte *reficere* (S. 294) gezählt. Dieselbe Interpretation ließe sich für *refici* in Sen. *epist.* 7,1[M] *hoc accidit nobis quorum animi ex longo morbo reficiuntur* annehmen, jedoch wirkt die Aussage ‚die Seelen werden geheilt' (im Gegensatz zu ‚die Seelen heilen sich') durch die einfachere Konstruktion weniger sperrig als bei Plinius d. J.; siehe dazu ebenfalls *reficere* (S. 294). Zum Gebrauch von Transitiva als Intransitiva vgl. H.-S. 295–6.

75 ‚Für diejenigen, die sich von einer Krankheit erholen, ist die andere Gattung des Storchschnabels (*geranion* oder *myrrhis* bzw. *myrtis*) sehr zuträglich.' Vgl. noch Cels. 4,12,3 *illud quoque in omnibus stomachi vitiis praecipiendum est, [ut] quo modo se quisque aeger refecerit, eo ut sanus utatur*.

geeignet sind, den jeweiligen Sachverhalt auf einer lediglich allgemeinen und oberflächlichen Weise zu thematisieren.

Tabelle 2: Häufigkeiten der hier besprochenen Ausdrücke bei den einzelnen Autoren

Ausdruck	Cicero	Sen. d. J.	Plin. d. J.	Celsus	Plin. d. Ä.	Scrib. Larg.
consanescere	1^{M}	-	-	1	-	-
convalescere	$8 + 3^{NR}$	4, dav. $3^{M} + 5^{NR}$	2	6	10	-
melior fieri	$1 + 1^{NR}$	2^{NR}	-	1	1	-
melius esse alicui	$3 + 1^{NR}$	-	-	-	-	-
meliuscule esse alicui	2	-	-	-	-	-
meliusculus esse	-	-	-	1	-	-
refectio	-	1	-	4	1	-
reficere se	2	-	-	2	1	-

Weiterhin stimmen die Brief- und die Fachautoren vor allem in semantischen Merkmalen überein; dabei verwenden sie die Ausdrücke nicht nur in denselben Bedeutungen (*consanescere* (von Cic. jedoch metaphorisch gebraucht), *convalescere, melior fieri, refectio* und *se reficere*), sondern beziehen sie auch auf dieselben Sachverhalte: auf den Menschen bzw. Patienten (*consanescere, convalescere, melior fieri, refectio, se reficere*) sowie auf Krankheiten (*refectio*).

Unterschiede zeigen sich anhand der charakteristischen Merkmale der fachlichen Sprache: Im Gegensatz zu den Briefautoren gebrauchen die Fachautoren einige der hier behandelten Ausdrücke auf konkretere und präzisere Weise (*melior fieri* bezogen auf die Hautfarbe, *refectio* bezogen auf konkrete Krankheiten) und verwenden bisweilen substantivierte Partizipien, um den Patienten zu bezeichnen (*convalescens, se reficiens*).

Gesundheit, gesundheitliche Stabilität

Um ‚Gesundheit' zu bezeichnen, gebrauchen die Briefautoren die Ausdrücke *firmitas, integritas, sanitas* und *valetudo*.

firmitas. Im gesamten Briefcorpus ist *firmitas* nur 1mal in einem medizinischen Kontext attestiert, vgl. Sen. *epist.* 92,19 *veneranda enim sunt iustitia, pietas, fides, fortitu-*

do, prudentia: e contrario vilia sunt quae saepe contingunt pleniora vilissimis, crus solidum et lacertus et dentes et horum sanitas firmitasque.[76] Dabei kann das Wortpaar *sanitas firmitasque* im Sinne eines Hendiadyoin mit ‚kräftige Gesundheit' wiedergegeben werden. Es bezieht sich auf den Zustand von Körperteilen (*crus, lacertus, dentes*).

firmitas ist auch in der medizinischen Fachliteratur nur sehr selten belegt (Plin. d. Ä. *nat.* 20–32 5mal, dav. 1mal[NR]), vgl. z. B. *nat.* 20,42 *Asclepiadis schola ad colorem quoque validum profici hoc cibo et, si ieiuni cotidie edant* (sc. *cepas*), *firmitatem valetudinis custodiri, stomacho utiles esse.*[77] Hier tritt der Bezug zur Gesundheit besonders deutlich hervor (*firmitas valetudinis*), er lässt sich aber auch in den übrigen Passagen erkennen. Wie bei Seneca d. J. bezeichnet das Wort also die ‚(wörtl.) Festigkeit' oder ‚Stabilität' (bezogen auf die gesundheitliche Verfassung) und damit auch ‚Gesundsein'. Weiterhin stimmen beide Autoren darin überein, dass sie *firmitas* auf einzelne Körperteile wie z. B. die Zähne beziehen, vgl. *firmitas dentium* (Plin. *nat.* 23,77) bzw. *horum* (sc. *dentium*) *firmitas* (Sen. *epist.* 92,19). Außerdem bezieht Plinius d. Ä. *firmitas* noch auf die Augen, vgl. *nat.* 28,66 *salpe fovet illa cum * * **[78] *oculos firmitatis causa.*

Um deutlich zu machen, dass *firmitas* einen medizinischen Sachverhalt betrifft, bestimmen beide Autoren das Wort mehrfach mittels Genitivattributen genauer.[79] Wie auch der Befund, dass *firmitas* insgesamt selten in der Fachliteratur verwendet wird, deutet auch diese Beobachtung darauf hin, dass es im 1. Jh. n. Chr. kein dezidiert fachliches medizinisches Wort ist.[80] Vielmehr zählt das Wort zum grundlegenden Wortschatz, mit dem sich medizinisches Wissen vermitteln lässt.

integritas. Mit Bezug auf die Gesundheit des Menschen findet das Wort nur 1mal Verwendung im Briefcorpus, vgl. Sen. *epist.* 92, 14 *ita miser quidem esse qui virtutem habet non potest, beatissimus autem non est qui naturalibus bonis destituitur, ut valetudine, ut membrorum integritate.*[81] *integritas* steht dabei in der Bedeutung ‚Unversehrtheit, Unverletztheit; Vollständigkeit' und bezieht sich auf die Glieder des menschlichen Körpers. Senecas Gebrauch des damit verwandten Adjektivs integer (S. 45) steht im Einklang mit dieser Beobachtung, denn er verbindet *integer* in den medizinischen Äuße-

76 Die übrigen Belegstellen im Briefcorpus weisen keinen Bezug auf die Medizin auf, vgl. Cic. *Att.* 12,38a,1; 12,40,3; *fam.* 9,11,1; 10,24,3; 11,12,1; *ad Brut.* 24,11; Plin. *epist.* 7,31,3.

77 Vgl. weiterhin Plin. *nat.* 20,42; 23,77; 28,66; 30,27. In *nat.* 29,46[NR] wird dagegen die Festigkeit einer Schale (*putamen*) mit *firmitas* beschrieben. Zu Bildungen auf *-tas* in medizinischer Fachliteratur vgl. Kap. III. B. (a), S. 428ff.

78 Mayhoff zufolge hat hier der Name eines Medikaments gestanden, vgl. den apparatus criticus seiner Ausgabe, Bd. 4,298.

79 Ausnahmen dazu sind Plin. *nat.* 28,66 und 30,27; hier geht jedoch aus dem Kontext hervor, dass *firmitas* nicht im allgemeinen Sinne, sondern in Bezug auf die Medizin gebraucht wird.

80 Vgl. dazu auch infirmitas (S. 94), von dem die modernen romanischen Sprachen ihre Bezeichnungen für ‚Krankheit' ableiten.

81 In den übrigen Belegstellen wird *integritas* nicht im medizinischen Sinne verwendet, vgl. Cic. *Att.* 1,17,5; 1,18,7; 5,20,6; 6,2,8; 7,2,5; 7,2,7; 7,3,8; *fam.* 2,12,3; 2,18,1; 13,55,2; 13,65,1; 15,1,3; *ad Q. fr.* 1,1,8; 1,1,12; 1,1,18; 1,1,20; 1,1,37; 1,1,45; 1,3,5; Plin. *epist.* 6,22,5; 7,31,2; 10,12,2; 10,26,2.

rungen ebenso mit *membrum* (*epist.* 66,25) und häufiger noch mit *corpus* (*epist.* 9,4; 66,23; 70,18).

In der medizinischen Fachliteratur ist *integritas* zwar ebenfalls attestiert, mit nur sechs Belegen bei Celsus wird es jedoch auch dort nur vergleichsweise selten gebraucht.[82] Es figuriert stets im Kontext von Fieber und bezeichnet dabei den Zustand, frei vom Fieber, also gesund zu sein, vgl. z. B. Cels. 3,3,3 *rursus aliae* (sc. *cottidianae*) *sic desinunt, ut ex toto sequatur integritas* oder 3,4,17 *quo loco vero integritas est, eodem est remissio, quae maxime in febre continua potest esse*. Dies impliziert, dass *integritas* auf den Menschen im Ganzen bezogen wird.

Anders als Seneca d. J. gebraucht Celsus das Wort also speziell im Kontext von Krankheiten, während Seneca damit die andauernde, eher äußerliche Beschaffenheit des Körpers bzw. seiner Gliedmaßen beschreibt. Um dies anzuzeigen, verbindet er das Substantiv zudem mit einem Genitivattribut (*membrorum*), während *integritas* in der Fachliteratur nicht in dieser Weise näher bestimmt wird.

Die Beleglage in den untersuchten Corpora deutet darauf hin, dass *integritas* für die Sprache der Medizin kaum eine Rolle spielte. Dass Celsus es nur im Kontext von Fieber verwendet, könnte ein Hinweis auf den Einfluss einer Vorlage sein.[83]

sanitas. Das Wort figuriert im Briefcorpus nur bei Seneca d. J. in einem medizinischen Kontext (11mal, dav. 2mal[M]), vgl. z. B. *epist.* 56,10 *omnia enim vitia in aperto leniora sunt; morbi quoque tunc ad sanitatem inclinant cum ex abdito erumpunt ac vim sui proferunt* oder *epist.* 50,4[M] *intra nos est* (sc. *malum nostrum*), *in visceribus ipsis sedet, et ideo difficulter ad sanitatem pervenimus quia nos aegrotare nescimus*.[84] Es bezeichnet vor allem die ‚Gesundheit' des Menschen; außerdem scheint es in einigen Passagen auch i. S. v. ‚Heilung' gebraucht zu werden, vgl. z. B. *epist.* 2,3 *non prodest cibus nec corpori accedit qui statim sumptus emittitur; nihil aeque sanitatem inpedit quam remediorum crebra mutatio*.[85]

---

82 Vgl. Cels. 3,3,3; 3,3,4; 3,4,17; 3,5,2 (2mal); 3,5,3. Zu Bildungen auf *-tas* in medizinischer Fachliteratur vgl. Kap. III. B. (a), S. 428ff.

83 Ein Hinweis, wenngleich nicht auf eine konkrete Vorlage, so doch auf Wissen, auf das Celsus sich bezieht, kann diesbezüglich in Cels. 2,3,3 gesehen werden, wo Celsus den griechischen Begriff εἰλικρινές (‚unvermischt', ‚rein') mit *integrum* wiedergibt, vgl. *ut corpus integrum, quod* ΕΙΛΙΚΡΙΝΕΣ *Graeci vocant, fieret* gesehen werden. Mit den Quellen für Celsus' *de medicina* hat sich Wellmann (1913), 224 beschäftigt.

84 Vgl. ferner Sen. *epist.* 2,3; 29,8; 50,9[M]; 72,6; 92,13; 92,19; 94,22; 117,26; 120,5. Die übrigen Belegstellen für *sanitas* im Briefcorpus stehen nicht in Zusammenhang mit medizinischen Sachverhalten. Beispielsweise gebraucht Cicero das Wort in *fam.* 12,10,1 mit Bezug auf einen „gesunden", d. h. rehabilitierten und daher „normalen" politischen Zustand bzw. persönlichen Status (*potestas redeundi ad sanitatem*). Vgl. weiterhin: Sen. *epist.* 18,15; 53,8; 56,10; 83,26; 94,36; 94,60; 94,69; Plin. *epist.* 6,15,3.

85 Vgl. noch *epist.* 29,8 *non est hoc ipsum fastidiendum, quoniam quidem graviter adfectis sanitatis loco est bona remissio* und *epist.* 50,9[M] *deinde non est acerba medicina* (sc. *inbecillae mentis atque aegrae*)*; protinus enim delectat, dum sanat. aliorum remediorum post sanitatem voluptas est, philosophia pariter et salutaris et dulcis est.*

In der medizinischen Fachliteratur ist *sanitas* ebenfalls belegt (Cels. 48mal, dav. 1mal[NR], Plin. *nat.* 20–23 4mal).[86] Wie Seneca d. J. verwenden es auch die Fachautoren sowohl i. S. v. ‚Gesundheit' als auch in der Bedeutung ‚Heilung', wobei beide Bedeutungen hier weniger klar voneinander abgegrenzt werden können, vgl. z. B. Cels. 1 pr. 1 *ut alimenta sanis corporibus agricultura, sic sanitatem aegris medicina promittit* oder 3,1,2 *quidam* (sc. *morbi*) *enim breves utique sunt* (…)*; quidam longi, sub quibus neque sanitas in propinquo neque exitium est.*[87] Überdies stimmen Seneca d. J. und die Fachautoren darin überein, dass *sanitas* in ihren Ausführungen nicht nur die körperliche, sondern auch die seelische Gesundheit (bzw. Heilung) betreffen kann.[88] Darüber hinaus wird das Wort in beiden Vergleichscorpora auf den Menschen im Ganzen,[89] den menschlichen Körper – vgl. *corporis sanitas* (Sen. *epist.* 120,5) und *corpora perveniunt ad sanitatem* (Cels. 5 pr. 2) – sowie auf einzelne Körperteile bezogen, vgl. *crus, lacertus, dentes* (Sen. *epist.* 92,19) und z. B. *musculus* (Cels. 5,26,22) oder *os* (Cels. 8,8,2b).[90] Dabei sind zudem einige Junkturen mit *sanitas* zu nennen, die sowohl Seneca d. J. als auch die Fachautoren verwenden, vgl. z. B. *inclinare ad sanitatem* (Sen. *epist.* 56,10; Cels. 1 pr. 57), *pervenire ad sanitatem* (Sen. *epist.* 50,4[M]; Cels. 2,5,2; 3,27,1a; 5 pr. 2; 5,26,3a; 7,7,15b; 7,27,4) oder *reddere sanitatem* (Sen. *epist.* 94,36; Cels. 2,8,20; 5,26,34d; 7 pr. 2; 8,2,6).[91] Diese Formulierungen werden bisweilen von Seneca, öfter jedoch von den Fachautoren anhand adverbieller, adjektivischer und präpositionaler Zusätze näher beschrieben, vgl. *difficulter ad sanitatem pervenire* (Sen. epist. 50,4[M]) und z. B. *vix ad sanitatem pervenire* (Cels. 5,26,3a), *ad sanitatem raro perducere* (Cels. 2,8,26), *difficilis sanitas* (Cels. 2,8,37) oder *sine medicamentis ad sanitatem pervenire* (Cels. 5 pr. 2). Die Fachautoren gehen also ausführlich darauf ein, ob und wie Krankheiten und Krankheitssymptome geheilt werden können, vgl. hierfür z. B. Cels. 2,8,26 *at aqua inter cutem* (…) *ad sanitatem raro perducitur* oder 5,26,33d *ubi eae* (sc. *escha-*

86 Vgl. Cels. z. B. 1 pr. 1; 1 pr. 29; 1 pr. 32; 1,3,17[NR] (hier im Titel von Asklepiades' Schrift „*de tuenda sanitate*"); 2,5,2; 2,8,20; 2,8,26; 3,1,2; 3,2,4, 3,18,3; 4,18,2; 5 pr. 2; 5,26,3a; 5,26,20b; 6,6,8f; 6,15,4; 7 pr. 2; 7,3,2; 7,7,2; 8,2,6; 8,3,3; 8,3,9; Plin. *nat.* 20,51; 20,56; 27,45; 28,5. Zu Bildungen auf *-tas* in medizinischer Fachliteratur vgl. Kap. III. B. (a), S. 428ff.

87 Vgl. weiterhin z. B. Cels. 2,8,37, vgl. *et cum in isdem abscessibus auxilium sit, eo difficilior sanitas est, quo minus saepe sub his malis illi subsecuntur.* Mudry (2006c), 199–200 zufolge drückt *sanitas* die Bewegung von der Krankheit hin zur Gesundheit aus, vgl. S. 199: „*Sanitas* infatti, designa essenzialmente un movimento, il processo che porta dalla malattia alla salute. (…) Si tratte solitamente di verbi che implicano precisamente questa idea di movimento: *ad sanitatem pervenire, sanitatem perducere, sanitatem moliri, sanitatem reddere, ad sanitatem inclinatus* ecc."

88 So bezieht Seneca das Wort oft auf die Psyche (vgl. *epist.* 53,8; 56,10; 94,36; 94,60; 94,69) und Celsus bezeichnet die psychische Gesundheit im Abschnitt über die *insania* (vgl. 3,18,3) mit *sanitas.*

89 Vgl. Sen. *epist.* 29,8; 50,4[M]; 72,6; 94,22; 117,26; Cels. z. B. 2,5,2; 2,8,20; 3,27,1a; 3,27,1b (2mal); 5,26,3a.

90 Vgl. weiterhin z. B. Cels. 3,2,4 (*sanitas aegrae partis corporis*) oder 7,7,2 (*palpebra*).

91 Weitere gemeinsame Verbindungen sind *pars sanitatis* (Sen. *epist.* 94,69; Cels. 4,18,2) und *restituere sanitatem* (Sen. *epist.* 94,22; Cels. 3,27,1b; 6,6,8f; Plin. *nat.* 20,56; vgl. *nat.* 20,51 *Hippocrates* (…) *capitis ulcera manantia sanitati restituens*).

rae) exciderunt, purgandum ulcus maxime melle et resina est (...); eodemque modo ad sanitatem perducendum est.[92]

valetudo wird häufig von den Briefautoren gebraucht (Cic. 69mal, Sen. d. J. 46mal, dav. 1mal[NR], Plin. d. J. 26mal).[93] In der medizinischen Fachliteratur ist das Wort ebenfalls häufig belegt (Cels. 57mal, Plin. *nat.* 20–32 10mal, Scrib. Larg. 4mal).[94] Der Ausdruck bezeichnet in beiden Corpora sowohl a) ‚Gesundheit'[95] als auch b) ‚Gesundheitszustand'[96] sowie c) ‚Krankheit'.[97] Oft ist eine klare Unterscheidung jedoch nicht möglich, da mehrere dieser Bedeutungen zutreffen können, vgl. z. B. Cic. *Att.* 7,2,2 *valetudo tua me valde conturbat; significant enim tuae litterae te prorsus laborare* (Bedeutung a) oder b)?) oder Cels. 2,8,6 *alvus in hac valetudine ea tuta est, quae cotidie, quae coacta, quae convenientia iis, quae adsumuntur, reddit* (Bedeutung b) oder c)?).[98] Es ist jedoch zu beobachten, dass bei den einzelnen Autoren bestimmte Bedeutungen überwiegen; so steht *valetudo* bei Cicero häufiger i. S. v. ‚Gesundheit', bei Seneca häufiger i. S. v. ‚Gesundheitszustand' und bei Plinius d. J. häufiger in der Bedeutung

92 Vgl. weiterhin z. B. Cels. 1 pr. 57 (*morbus*); 5,26,20a (*pus*); 5,27,2a (*ulcus*); 5,28,4e (*ulcus*); 7,30,3d (*ulcus*).

93 Vgl. Cic. z. B. *Att.* 4,16,3; 5,8,1; 7,2,2; 7,5,1; 7,7,3; 9,5,3; 10,17,2; 11,23,1; 12,33,2; 14,17a,1 (= *fam.* 9,14,1); *fam.* 4,1,1; 5,13,5; 5,15,5; 5,21,5 (2mal); 6,2,1; 7,1,1 (2mal); 7,1,5; 9,15,1; 9,15,2; 9,18,3; 10,17,2 (Plancus an Cicero); 11,27,1; 12,2,3; 13,20,1; 14,1,2; 14,2,3 (2mal); 14,3,2; 16,1,2 (2mal); 16,4,2; 16,4,3; *ad Q. fr.* 1,1,46; 2,9,1; 2,9,4; *ad Brut.* 25,7; Sen. z. B. *epist.* 8,5; 10,4; 14,15 (2mal); 15,2; 28,6; 54,1; 65,1; 66,38; 68,3; 72,6; 74,23; 76,12; 78,1; 82,14; 84,1 (2mal); 85,4; 87,35; 88,41; 92,11; 94,8; 94,17[NR] (bezogen auf die Psyche: *animi mala valetudo*); 95,18; 99,11; 101,3; 104,2; 105,1; 106,5; 107,7; 108,18; 117,8; Plin. z. B. *epist.* 1,12,4; 1,12,9; 1,12,11; 2,1,4; 2,1,9; 2,20,7; 3,7,2; 4,24,3; 5,16,3; 5,16,5; 5,19,9; 6,4,1; 7,1,1; 7,1,3; 7,1,5; 8,1,1; 8,24,5; 9,22,1; 10,5,1; 10,8,3.

94 Vgl. Cels. z. B. 1 pr. 4; 1,1,5; 1,3,21; 2 pr. 1; 2,1,4; 2,1,16; 3,2,5; 3,6,12; 3,16,2; 4,7,4; 4,11,3; 4,12,3; 6,9,7; 6,16,1 (2mal); 7 pr. 1; 7,25,3; 8,1,2; Plin. *nat.* 20,43; 20,75; 20,199; 26,9; 28,53; 28,56; 28,60; 28,68; 29,93; 31,5; Scrib. Larg. ep. 6; ep. 11; 113; 255.

95 Vgl. z. B. Cic. *Att.* 4,16,3; 7,7,3; 7,8,2; *fam.* 5,13,5; 5,21,5 (2mal); 7,1,1; *ad Q. fr.* 1,1,46; 2,9,4; Sen. *epist.* 28,6; 66,40; 76,12; Plin. *epist.* 2,1,4; Cels. 2,1,4; 2,11,4; 2,17,2; 3,16,2; 4,11,3; 4,26,1; Plin. *nat.* 20,43; 28,56; 28,60; 31,5.

96 Vgl. z. B. Cic. *Att.* 5,8,1; 12,33,2; Sen. *epist.* 68,3; 78,1; 78,6; Plin. *epist.* 1,12,4; 4,24,3; 7,1,3; 8,1,1; 8,24,5; 10,5,1; Cels. 1 pr. 4; 1 pr. 46; 1 pr. 53; 1,1,5; 2 pr. 1; 2 pr. 2; 2,1,16; 2,2,1; 3,2,5; 3,21,8; 4,7,4; 4,12,3; 4,22,4; 6,16,1 (2mal); 7 pr. 1; Plin. *nat.* 28,53; Scrib. Larg. ep. 6; ep. 11; 113.

97 Vgl. z. B. Cic. *Att.* 11,23,1; *fam.* 5,15,5; 6,2,1; 10,17,2 (Plancus an Cicero); Sen. *epist.* 8,5; 10,4; 14,15 (2mal); Plin. *epist.* 1,12,9; 1,12,11; 1,22,1; 2,1,9; 2,20,7; 3,7,1; 5,16,3; 5,19,9; 7,1,1; 7,1,5; 7,19,1; 9,22,1; 10,8,3; Cels. 2,12,1c; 2,14,5; 2,17,5; 3,6,12; 3,11,3; 3,15,5; 4,5,9; 4,13,6; 6,6,1b; 6,6,27a; 6,6,27b; Plin. *nat.* 20,75; 20,199; 26,9; 29,93; Scrib. Larg. 255.
Zur Bedeutung von *valetudo* vgl. Courtil (2015), 177–8, 184, zu Substantivbildungen auf *-tudo* vgl. Kap. III. B. (a), S. 428ff.; speziell zu *valetudo* siehe Langslow (2000a), 311.

98 Vgl. weiterhin z. B. Cic. 7,5,1 (a) od. b)); 14,17a,1 (= *fam.* 9,14,1) (a) od. c)); *fam.* 4,1,1 (b) od. c)); 7,1,1 (a) od. b)); 14,1,2 (a) od. b)); *ad Q. fr.* 2,9,1 (a), b) od. c)); *ad Brut.* 25,7 (b) od. c)); Sen. *epist.* 78,5 (a) od. b)); 104,6 (a) od. b)); 117,8 (a) od. b)); 117,32 (b) oder c)); Plin. *epist.* 6,4,1 (b) od. c)); Cels. 2,3,2 (a) od. b)); 7,25,3 (a) od. b)); Plin. *nat.* 28,68 (a), b), od. c)).

‚Krankheit'.[99] In der Fachliteratur überwiegt, wie bei Seneca, die Bedeutung ‚Gesundheitszustand'.

Weiterhin beziehen sowohl die Brief- als auch die Fachautoren *valetudo* in den Bedeutungen ‚Gesundheit', ‚Gesundheitszustand' und ‚Krankheit' auf den Menschen im Ganzen; dagegen wird *valetudo* nur dann, wenn es i. S. v. ‚Krankheit' gebraucht wird, auch auf den menschlichen Körper[100] und auf Körperteile oder Organe bezogen, vgl. *oculorum valetudo* (Cic. *fam.* 14,4,6; Cels. 6,6,27b) und *capitis valetudo* (Cels. 8,1,2). Dies kommt jedoch vergleichsweise selten vor, vermutlich weil *valetudo* ein eher allgemeines Wort ist. Insofern passt es gut zum Anliegen der Briefautoren, die medizinische Sachverhalte in der Regel nur mitteilen, ohne jedoch näher auf die Ursachen und Einzelheiten einzugehen. Die Fachautoren gebrauchen ihrerseits öfter spezifischere Ausdrücke wie z. B. morbus (S. 95, in Verbindung mit konkretisierenden Ergänzungen) oder konkrete Krankheitsbezeichnungen, wenn sie über Krankheiten sprechen.

Weitere Gemeinsamkeiten betreffen die Junkturen, in denen *valetudo* in den untersuchten Texten figuriert. Neben dem bereits erwähnten Ausdruck *oculorum valetudo* sind weitere Verbindungen mit Adjektiven (*adversa, bona, longa, perpetua*),[101] Substantiven (*corporis valetudo, genus valetudinis* und *ratio valetudinis*)[102] sowie mit Verben (*confirmare valetudinem, impedire valetudinem, tueri valetudinem*)[103] bei beiden Autorengruppen belegt;[104] hierin bestätigt sich, dass das Substantiv ein allgemein gebräuchliches Wort war und kein medizinischer Terminus. Warum es bei beiden Autorengruppen häufig Verwendung findet, lässt sich mit Blick auf die Pragmatik nachvollziehen. So verweisen sachliche und deskriptive Ausdrücke wie z. B. *adversa/secunda* oder *longa valetudo* (vgl. Anm. 101), *initium valetudinis* (Cels. 2,17,2; 4,22,4), *signum valetudinis* (Cels. 2 pr. 1; 2,8,25) oder *ratio valetudinis* (vgl. Anm. 102) auf eine fachliche Ausdrucksweise. Jedoch verbinden auch Seneca d. J. und Plinius d. J. *valetudo* u. a. mit *adversa,* auch sie beziehen also sich auf diese (sachliche) Weise auf Krankheiten; zudem beweisen diese Übereinstimmungen deren Vertrautheit mit der fachlichen medizinischen Sprache ihrer Zeit. Vor allem im Falle Senecas sind bisweilen konkrete Gründe

99 Mit *valetudo* bezeichnet Plinius d. J. oft schwerere Krankheiten, vgl. Migliorini (1992), 124.

100 Vgl. Sen. *epist.* 15,2; 72,6; 78,20; Plin. *nat.* 28,56; Scrib. Larg. 255.

101 Vgl. Sen. *epist.* 66,38; Plin. *epist.* 7,1,3; 8,1,1; 8,24,5; Cels. 1 pr. 4; 1 pr. 14 (2mal); 1 pr. 53; 1,8,2; 2 pr. 1; 2 pr. 2; 2,2,1; 2,7,1; 2,9,1; 2,10,10; 2,12,1b; 2,12,2c; 2,14,7; 3,2,5; 6,16,1; Scrib. Larg. ep. 6 (*adversa valetudo*); Sen. *epist.* 8,5; 10,4; 14,15 (2mal); 54,3; 72,6; 74,23; 78,4; 85,5; 87,35; 92,11; 92,15; 94,8; 105,1; 108,18; Cels. 2,8,25; 2,14,6; 4,7,4; 4,12,3; 6,9,7; Scrib. Larg. ep. 11 (*bona valetudo*); Plin. *epist.* 1,22,1; Cels. 2,14,5; 6,6,1b (*longa valetudo*) sowie Plin. *epist.* 1,12,11; Cels. 4,31,1 (*perpetua valetudo*)

102 Vgl. Sen. *epist.* 10,4; Plin. *nat.* 28,56; Scrib. Larg. 255t (*corporis valetudo*); Cic. *Att.* 11,23,1; Sen. *epist.* 78,1; 101,3; Cels. 2 pr. 2; 2,12,1c; 2,17,5; 3,11,3; 4,5,9; 4,13,6; 6,6,27a; 6,6,27b (*genus valetudinis*) sowie Cic. *fam.* 16,6,1; 16,12,6; Cels. 2,17,7 (*ratio valetudinis*).

103 Vgl. Cic. *Att.* 10,17,2; Cels. 2,11,3 (*confirmare valetudinem*); Cic. *fam.* 16,12,5; Cels. 3,16,1 (*impedire valetudinem*; vgl. dazu auch *impediri valetudine* bei Cic. *fam.* 12,2,3; 14,4,6 und Plin. *epist.* 7,30,1); Sen. *epist.* 105,1; Scrib. Larg. ep. 11 (*tueri valetduinem*; vgl. noch Cic. *fam.* 7,1,5 *tueri imbecillitatem valetudinis*).

104 Dabei beschränken sich diese Übereinstimmungen nicht auf eine bestimmte Bedeutung von *valetudo,* sondern betreffen alle drei Bedeutungen des Wortes.

für die Wahl fachlicher oder fachlich wirkender Formulierungen erkennbar.[105] Dagegen zeigen einige der nur bei Cicero und Plinius d. J. belegten Junkturen, dass deren Briefe in höherem Maße philophronetischen Charakters sind, da sie Raum und Gelegenheit bieten, Emotionen mitzuteilen, vgl. z. B. *incommoda valetudo* (Cic. *Att.* 5,8,1), *gravissima valetudo* (Plin. *epist.* 10,5,1), *iniqua valetudo* (Plin. *epist.* 1,12,4), *perturbat valetudo* (Plin. *epist.* 1,22,1) oder *vexat valetudo* (Plin. *epist.* 10,5,1; Cic. *fam.* 14,2,3).[106]

Schließlich lassen sich noch weitere Unterschiede zwischen beiden Autorengruppen im Gebrauch von *valetudo* konstatieren: Im Gegensatz zu den Fachautoren bezieht Seneca d. J. *valetudo* auch auf die Psyche (*animus, epist.* 15,2; 94,17). Mit Blick auf die Syntax fällt auf, dass Cicero dazu neigt, *valetudo* als Genitivattribut zu Substantiven zu stellen; diese Konstruktion zieht er bisweilen einer adjektivischen und/oder verbalen Ausdrucksweise vor, vgl. z. B. *infirmitas valetudinis* (*fam.* 7,1,1; 14,3,2) oder *incommodum valetudinis* (*Att.* 7,7,3; 7,8,2) anstatt *infirma valetudo* (vgl. Anm. 106) oder *incommoda valetudo* (*Att.* 5,8,1).[107] Diese Ausdrucksweise verleiht dem Gesagten eine pathetische Schwere, die Sachlichkeit der Aussage rückt in den Hintergrund. Zwar ist diese Erscheinung auch vereinzelt bei den Fachautoren zu beobachten – vgl. *difficultas valetudinis* (Scrib. Larg. ep. 6), *firmitas valetudinis* (Plin. *nat.* 20,43) –, dennoch lässt sie sich vor allem einer eher emotionalen und affektischen Sprache zuschreiben, wie sie charakteristisch für den Freundschaftsbrief ist.

Alle hier besprochenen Ausdrücke werden auch von den medizinischen Fachautoren verwendet (vgl. Tabelle 3).

Es gibt jedoch einige Unterschiede innerhalb der Gruppe der Briefautoren: Während von den hier in den Blick genommenen Wörtern nur valetudo bei allen drei Briefautoren die körperliche Gesundheit des Menschen bezeichnet, werden *firmitas, integritas* und *sanitas* nur von Seneca d. J. in diesem Sinne gebraucht; zwar verwenden auch Cicero (und seine Briefpartner) und Plinius d. J. diese Wörter in ihren Briefen, jedoch betreffen sie dort nicht die Medizin.

Gemeinsamkeiten zwischen den Brief- und den Fachautoren bestehen vor allem hinsichtlich der Bedeutungen, in denen sie diese Ausdrücke verwenden, sowie der jeweiligen Bezugspunkte; eine Ausnahme davon stellt nur *integritas* dar. Für *sanitas* und *valetudo* ist zudem zu beobachten, dass sich die Brief- und die Fachautoren derselben Junkturen bedienen.

---

105 Vgl. dazu die Überlegungen zur Pragmatik in den Synopseis zu Kap. II. A., S. 134ff., B., S. 262f., und C., S. 385f. sowie Kap. III. Anhang.

106 Weitere Verbindungen mit *valetudo* sind nur im Briefcorpus attestiert, vgl. *firma* (Sen. *epist.* 28,6; Plin. *epist.* 2,1,4) und *infirma valetudo* (Cic. *fam.* 5,21,5; 14,2,3; 16,8,2), *novissima valetudo* (Plin. *epist.* 2,1,9; 2,20,7; 5,16,3; 7,24,1) sowie *curare valetudinem* (Cic. *fam.* 14,7,3; 14,8,1; 14,9,1; 14,10,1; 14,11,1; 14,15,1; 14,17,1; 14,22,1; 14,23,1; 14,24,1; Sen. *epist.* 15,2).

107 Vgl. dazu H.-S. 152. Weitere vergleichbare Formulierungen sind: *commodum valetudinis* (*fam.* 14,5,1; 16,1,2), *imbecillitas valetudinis* (*fam.* 7,1,5) oder *perturbatio valetudinis* (*fam.* 9,15,2).

Tabelle 3: Häufigkeiten der hier besprochenen Ausdrücke bei den einzelnen Autoren

Ausdruck	Cicero	Sen. d. J.	Plin. d. J.	Celsus	Plin. d. Ä.	Scrib. Larg.
firmitas	3^{NR}	$1 + 11^{NR}$	1^{NR}	-	$4 + 1^{NR}$	-
integritas	19^{NR}	1	4^{NR}	6	-	-
sanitas	1^{NR}	11, dav. $2^{M} + 7^{NR}$	1^{NR}	48	4	-
valetudo	69	$45 + 1^{NR}$	26	57	10	4

Die Unterschiede im Umgang mit diesen Ausdrücken sind vor allem pragmatischer Natur (vgl. zu *integritas, sanitas* und vor allem zu *valetudo*). Vereinzelt weichen beide Autorengruppen auch in weiteren Aspekten voneinander ab: Da *integritas* unterschiedliche Bedeutungen aufweist, wird es auch je auf andere Sachverhalte bezogen. Einige syntaktische Unterschiede zeigen sich schließlich im Falle von *valetudo*.

Krank, krank sein

Wenn die Briefautoren mitteilen, dass jemand krank ist, gebrauchen sie die Ausdrücke *aeger, -gra, -grum, aegrotus, -a, -um, aegrotare, habere se graviter, iacēre, imbecillus, -a, -um, infirmus, -a, -um, laborare, morbidus, -a, -um* und *vitiosus, -a, -um*.[108]

aeger, -gra, -grum. Das Adjektiv (‚krank‘) wird von allen drei Briefautoren verwendet (Cic. 12mal, Sen. d. J. 41mal, dav. 2mal^{M}, Plin. d. J. 4mal).[109] Dabei beziehen sie es auf den Menschen im Ganzen,[110] den menschlichen Körper (Sen. *epist.* 85,12; Plin. *epist.* 9,22,3) sowie auf Körperteile und Organe, vgl. *oculis aeger* (Sen. *epist.* 94,19) und *pedibus aeger* (Sen. *epist.* 95,20).

108 Die korrespondierenden substantivischen Ausdrücke für ‚Gesundheit‘ etc. werden unten, S. 89ff. behandelt. Zu den Formulierungen für ‚krank sein‘ (bei Seneca d. J.) siehe Courtil (2015), 186–7.

109 Vgl. Cic. *Att.* 6,1,23; 6,7,2; 7,2,3; 12,10,1; 13,47a,1; 16,8,1; *fam.* 12,15,7 (P. Lentulus an die Konsuln, Prätoren, Volkstribunen, den Senat und das gesamte römische Volk); 13,29,4; 14,4,3; 16,11,1; 16,12,6; *ad Q. fr.* 2,3,5; Sen. *epist.* 6,1 (2mal); 7,1; 9,8 (2mal, dav. ein Zitat Epikurs (Frgm. 175)); 17,12; 25,2; 27,1; 27,8; 28,3; 40,5; 48,8; 52,9; 53,9; 65,1; 66,26; 68,9; 70,10; 74,2; 75,6; 78,4; 78,20; 78,21; 78,22; 78,23; 78,24 (2mal); 85,12; 85,29; 94,19; 94,22 (2mal); 94,74^{M} (*aegrae fortunae sana consilia*); 95,9; 95,20; 95,43; 97,11; 104,18; 114,11^{M} (*aegra civitas*); 117,26; 123,17; Plin. *epist.* 2,8,2; 2,20,2; 8,23,8; 9,22,3.
Die übrigen Belege für *aeger* im Briefcorpus betreffen nicht die Medizin, vgl. Sen. *epist.* 2,1; 15,1; 17,12; 50,9; 74,34; 94,13; 104,14; Plin. *epist.* 7,5,1.

110 Vgl. alle Belege bei Cic. (s. Anm. 109), Sen. *epist.* 6,1 (2mal); 7,1; 9,8 (2mal); 17,12; 25,2; 27,1; 27,8; 28,3; 40,5; 48,8; 52,9; 53,9; 65,1; 66,26; 68,9; 70,10; 74,2; 75,6; 78,4; 78,20; 78,21; 78,22; 78,23 (2mal); 78,24; 85,29; 94,22 (2mal); 95,9; 95,43; 97,11; 104,18; 117,26; 123,17; Plin. *epist.* 2,8,2; 2,20,2; 8,23,8.

In der medizinischen Fachliteratur ist *aeger* ebenfalls attestiert (Cels. 115mal, Plin. *nat.* 20–32 34mal, dav. 1mal[NR], Scrib. Larg. 4mal).[111] Wie die Briefautoren beziehen auch die Fachautoren *aeger* vor allem auf den Menschen als Ganzen[112] und gebrauchen es substantivisch i. S. v. ‚der Kranke' bzw. ‚der Patient'.[113] Darüber hinaus haben einige im Briefcorpus belegte Junkturen mit *aeger* Parallelen in der Fachliteratur, vgl. z. B. *corpus aegrum* (Sen. *epist.* 85,12; Cels. 2,16,1; 5,18,12c), *adiuvare aegrum* (Sen. *epist.* 78,4; Cels. 4,7,3),[114] *adsidere aegro* (Sen. *epist.* 9,8 (2mal); 95,43; Cels. 3,4,8; 3,4,10), *deficit aeger* (Sen. *epist.* 95,9; Cels. 3,6,5), *negare aegro* (Sen. *epist.* 78,22; Plin. *nat.* 23,115; Scrib. Larg. ep. 6; ep. 7) sowie *sanare aegrum* (Sen. *epist.* 25,2; Cels. 3,9,2; Plin. *nat.* 29,134 (*ursi aegri sanari*)).[115]

Im Unterschied zu den Briefautoren beziehen die Fachautoren *aeger* sehr selten auf den Körper (Cels. 2,16,2; 5,28,12c) und gar nicht auf Körperteile oder Organe.[116] Darüber hinaus sind weitere Unterschiede zwischen beiden Autorengruppen zu beobachten: So verwenden die Briefautoren mit Ausnahme von Seneca d. J. *aeger* zumeist adjektivisch – vgl. z. B. *mulier aegra* (Cic. *Att.* 14,4,3) oder *aeger amicus* (Sen. *epist.* 85,29; 95,43) –[117] oder als Prädikatsadjunkt, vgl. z. B. *Att.* 12,10,1 *Alexim vero curemus* (…) *quem aegrum Romam remisi*.[118] Erklären lässt sich das damit, dass sie in der Regel von Personen schreiben, die ihnen bekannt sind, und diese namentlich nennen. Dagegen sprechen die Fachautoren vom anonymen Kranken bzw. Patienten und gebrauchen *aeger* wie auch viele weitere Wörter (z. B. *infirmus* oder *laborans*) vor allem substantivisch – hier ist nun auch Seneca d. J. anzuführen, der sehr oft in ebendieser allgemeinen

111 Vgl. Cels. z. B. 1 pr. 1; 1 pr. 29; 1 pr. 33; 2,1,4; 2,4,1; 2,5,2; 3,1,4 (2mal); 3,1,5; 3,1,6; 4,5,5; 4,6,4; 4,6,5; 5,27,2c; 5,27,2d; 7,2,6; 7,33,2; Plin. *nat.* z. B. 20,35; 20,155; 21,176; 22,61; 22,139; 23,10; 23,48; 23,97; 24,170; 26,14; 26,16; 28,83; 28,107; 28,108; 29,10; 29,11; 29,22; 29,133[NR] (*ursus aeger*); 30,64 (2mal); 30,83; 30,96; 30,100; 31,69; 31,131; 32,40 (2mal); 32,113 (3mal); 32,115; Scrib. Larg. ep. 1; ep. 2; ep. 6; ep. 7.

112 Vgl. z. B. Cels. 1 pr. 17; 1 pr. 53; 1 pr. 55; 2,6,5; 2,6,18; 2,8,2; 3,2,3; 3,4,2 (2mal); 3,4,3; 4,7,1; 4,7,3; 4,8,1; 4,12,3; 5,27,2c; 5,27,2d; 7,2,6; Plin. *nat.* 20,35; 20,155; 21,176; 22,61; 22,139; 23,10; 23,48; 23,115; 24,170; 26,14; 26,16; 28,83; 28,107; 28,201; 29,10; 29,11; 29,22; 30,83; 30,96; 30,100; 31,69; 31,131; 32,40 (2mal); 32,113 (3mal); 32,115; Scrib. Larg. ep. 1; ep. 2; ep. 6; ep. 7.

113 Vgl. Cic. *fam.* 12,15,7; Sen. z. B. *epist.* 6,1 (2mal); 7,1; 9,8 (2mal); 17,12; 25,2; 28,3[M]; 94,22 (2mal); 95,9; Plin. *epist.* 2,8,2; 2,20,2; Cels. z. B. 1 pr. 53; 1 pr. 55; 1 pr. 71; 2,14,11; 2,16,1; 2,16,2; 3,22,13; 3,24,1; 3,24,2; 4,14,4; 4,23,1; 4,23,2; 5,27,2c; 5,27,2d; 7,2,6; Plin. *nat.* 20,35; 20,155; 21,176; 22,38; 22,61; 22,139; 23,48; 23,97; 23,115; 24,170; 26,14; 26,16; 28,107; 28,108; 28,201; 29,10; 29,11; 29,22; 30,83; 30,96; 30,100; 31,69; 31,131; 32,40 (2mal); 32,113 (3mal); 32,115; Scrib. Larg. ep. 1; ep. 2; ep. 6; ep. 7.

114 Vgl. dazu den Ausdruck *adiuvare laborantem* bei Celsus (2,16,2).

115 Vgl. schließlich *reficere aegrum* bei Seneca (*epist.* 78,4) mit *aeger se reficit* bei Celsus (4,12,3) sowie *curare aegrum* bei Cicero (*Att.* 6,1,23) und Seneca (*epist.* 40,5) mit *curari id, quod aegrum est* bei Celsus (1 pr. 25).

116 Vgl. diesbezüglich lediglich Cels. 1 pr. 25 *quod aegrum est* und 7,33,1 *potius ex sana parte aliquid excidatur quam ex aegra relinquatur*.

117 Vgl. ferner Sen. *epist.* 27,8 (*homo aeger*); 85,12 (*aeger corpus*); 94,74[M] (*aegra fortuna*); 114,11[M] (*aegra civitas*).

118 Vgl. weiterhin Cic. *Att.* 6,1,23; 6,7,2; 7,2,3; *fam.* 13,29,4; 16,11,1; 16,12,6.

Weise vom Kranken spricht[119] –; dass *aeger* dagegen adjektivisch verwendet wird, ist in der Fachliteratur eher die Ausnahme, vgl. *corpus aegrum* (Cels. 2,16,1; 5,18,12c), *pars aegra* (Cels. 7,33,1), *ursus aeger* (Plin. *nat.* 29,133[NR]).

Die von den Briefautoren benutzte Konstruktion *aeger* + Abl. limitationis – vgl. *oculis aeger* (Sen. *epist.* 94,19), *pedibus aeger* (Sen. *epist.* 95,20) oder *corpore aeger* (Plin. *epist.* 9,22,3) – ist bis auf eine Ausnahme nicht in der Fachliteratur attestiert, vgl. *stomacho aeger* (Plin. *nat.* 23,10).[120] Eine für das fachliche Anliegen angemessene entsprechende Ausdrucksweise oder Konstruktion mit *aeger* bleibt aus, da die Fachautoren damit einerseits vor allem den Kranken bezeichnen und das Adjektiv andererseits allgemeiner Natur ist. Die Fachautoren äußern sich präziser und spezifischer, indem sie beispielsweise auf die kranken Organe oder Körperteile eingehen, wobei sie diese dabei oft zum Subjekt der Aussage machen, vgl. z. B. Cels. 2,7,4 *ubi pedes turgent, longae deiectiones sunt* oder 3,6,7 *si oculi graves et aut persicci aut subumidi sunt*. Dass *aeger* den Fachautoren zu unspezifisch ist, zeigt sich auch anhand der verbalen Junkturen mit *aeger* im Briefcorpus: Anstelle des allgemeinen *aeger* – vgl. *evenire aegro* (Sen. *epist.* 7,1), *praecipere aegro* (Sen. *epist.* 94,22), *prodesse aegro* (Sen. *epist.* 117,26) – tritt in der Fachliteratur häufiger das betroffene Organ, der Körperteil oder der medizinische Sachverhalt zu diesen Verben, vgl. Cels. 7,2,6 *si circa articulos maiores id evenerit* bzw. 4,11,3 *ac saepe quidem evenit, uti sanguinem pus sequatur* und 4,12,3 *in stomachii vitiis praecipiendum est*. Zwar verwenden die Fachautoren in allgemeineren Aussagen auch Junkturen wie *prodest aegro* (Cels. 2,13,3), die auch Seneca d. J. benutzt, häufiger verbinden sie jedoch auch dieses Verb mit den konkreten Krankheiten oder Symptomen, vgl. Plin. *nat.* 22,100 *radix prodest arteriis exasperatis*.

Anders als Cicero verwenden die Fachautoren keine modifizierenden Adverbien wie *graviter* in Verbindung mit *aeger*, vgl. Cic. *Att.* 6,1,23 *Pinarium (…) diligentissime Deiotarus curat graviter aegrum*; 6,7,2 *eum* (sc. *Tironem*) *graviter aegrum reliquisse*. Dieser Ausdrucksweise liegt das Mitempfinden für die kranken Freunde zugrunde; so zeigt sich: Während für Cicero der Freundschaftsbrief einen Raum eröffnet, in dem u. a. Gefühle geschildert oder geweckt werden können, bieten die Fachtexte dafür freilich weder Anlass noch Gelegenheit. Die Unterschiede im Gebrauch des Adjektivs zwischen alltäglicher und in fachlicher Kommunikation sind mithin pragmatischer Natur.

aegrotare. Das Verb wird von allen drei Briefautoren verwendet (Cic. 4mal, Sen. d. J. 12mal, Plin. d. J. 2mal).[121] Auch die medizinischen Fachautoren gebrauchen *aegrotare*, jedoch ist es in ihren Schriften vergleichsweise selten belegt (Cels. 6mal, Plin. *nat.* 20–

119 Vgl. Sen. *epist.* 6,1; 7,1; 17,12; 25,2; 28,3[M]; 40,5; 48,8; 52,9; 65,1; 68,9; 74,2; 75,6; 78,4; 78,20; 78,21; 78,22; 78,23; 78,24 (2mal); 94,19; 94,22 (2mal); 95,9; 97,11; 104,18; 123,17; siehe dazu die zusammenfassenden Ausführungen zur Pragmatik am Ende von Kap. II. A., S. 134ff.

120 Vgl. die Konstruktion *aeger ex* + Abl. in Plin. *nat.* 30,64 *ex ore aeger*.

121 Vgl. Cic. *Att.* 4,17,4; 8,2,3; *fam.* 12,30,2i; 16,10,1; Sen. *epist.* 24,17; 50,4; 54,2; 67,3; 67,4 (2mal); 71,5; 78,6; 85,10; 91,18; 95,19; 107,7; Plin. *epist.* 3,16,3 (2mal).

32 4mal);[122] vermutlich empfanden sie es aus sprachlicher Sicht als unpassend (dazu ausführlich im Folgenden).

Die Bedeutung von *aegrotare* wird in den Lexika mit ‚krank sein' angegeben;[123] in der Fachliteratur scheint jedoch mehrfach die Bedeutung ‚krank werden, erkranken' treffender zu sein, vgl. z. B. Cels. 1,1,3 *et ea corpora, quae more eorum* (sc. *athleticorum*) *repleta sunt, celerrime et senescunt et aegrotant*. Im Beispiel ist *aegrotare* parallel zum Inchoativum *senescere* gestellt; mit Blick auf den Inhalt der Aussage legt dies nahe, auch *aegrotare* ingressiv zu lesen: ‚(…) die Körper altern sehr schnell und *werden* krank.'[124] Zudem gibt es weitere Hinweise darauf, dass *aegrotare* bei Celsus und Plinius d. Ä. noch eine andere Bedeutung als ‚krank sein' haben kann: So gebrauchen die Fachautoren das vom Verb gebildete Partizip *aegrotans* einige Male substantivisch (Cels. 1 pr. 35; Plin. *nat.* 22,110; 23,12; 23,48). Geht man nun davon aus, dass *aegrotare* ‚krank sein' bedeutet, ist *aegrotans* i. S. v. ‚krank seiend', ‚krank' bzw. substantivisch als ‚der Kranke, der Patient' zu verstehen und stellt ein Synonym zu *aeger* dar. Dann stellt sich die Frage, warum die Fachautoren in den angegebenen Stellen *aegrotans* seinem Synonym *aeger* vorzogen, obwohl sie *aegrotare* anscheinend zu vermeiden suchen. Die Absicht, sprachlich zu variieren, kann dabei nicht als Erklärung dienen angesichts der wenigen Belege für *aegrotans* i. S. v. ‚Patient' (4mal) gegenüber dem ungleich häufigeren *aeger* in derselben Funktion (> 100mal).[125] Möglicherweise empfand Celsus synonymische Formulierungen wie *aeger esse* (3mal in den Cicerobriefen, vgl. Anm. 127) oder *parum valere* (3mal mit Bezug auf das körperliche Wohlbefinden, vgl. Cels. 1,2,9; 2,10,2; 4,14,2) als umständlich und schwerfällig. Ausdrücke wie *morbo affici* passen dagegen inhaltlich nicht immer zum Kontext, da ein vergleichsweise leichtes Unwohlsein wohl kaum als *morbus* bezeichnet wurde.[126]

Ob *aegrotare* auch im Briefcorpus i. S. v. ‚krank werden' gebraucht wird, zeigen die Belege dort nicht auf so deutliche Weise wie diejenigen in der Fachliteratur. Es fällt jedoch auf, dass Cicero in vergleichbaren Äußerungen bald *aeger esse*, bald *aegrotare* schreibt, vgl. *Att.* 13,47a,1 *Balbus est aeger* (vergleichbar: *Att.* 16,8,1; *ad. Q. fr.* 2,35)

---

122 Vgl. Cels. 1 pr. 35; 1,1,3; 2 pr. 2; 3,2,7; 3,5,5; 3,5,11; Plin. *nat.* 20,112 (bezogen auf Tiere (*piscis*)); 22,110; 23,12; 23,48 sowie einige weitere Belege in den „nicht-medizinischen" Büchern von Plinius' *naturalis historia*: 9,156; 17,226; 17,228; 18,157.

123 Vgl. Georges s. v. Bd. 1,176; OLD s. v. 1; TLL s. v. 954,24–82 und 955,4–17.

124 Vgl. auch TLL s. v. 954,29–30. Weitere Stellen, in denen *aegrotare* i. S. v. ‚erkranken' verstanden werden kann, sind Cels. 2 pr. 2 *non quo non (…) homines per omnia genera morborum et aegrotent et moriantur*; 3,2,7 *neque dubium est, quin vix quisquam, qui non dissimulavit sed per haec mature morbo occurrit, aegrotet* sowie einige Passus außerhalb der „medizinischen" Bücher von Plinius' *naturalis historia* (*nat.* 17,226; 17,228; 18,157).

125 Vgl. Mudry (2006c), 193–4 in Bezug auf *sanus, imbecillus* und andere Ausdrücke bei Celsus.

126 Zwar gebraucht auch Plinius d. Ä. *aeger* viel häufiger als *aegrotare* (34mal : 4mal), jedoch lässt sich bei ihm beobachten, dass er *aegrotare* ausschließlich als substantiviertes Partizip i. S. v. ‚Kranker' bzw. ‚Patient' (*nat.* 22,110; 23,12; 23,48) verwendet, wenn er über Menschen spricht. Dagegen gebraucht er nur finite Verbformen, wenn er über Tiere (*nat.* 9,156; 20,112) oder Pflanzen (*nat.* 17,226; 17,228; 18,157) schreibt. *aegrotare* bzw. *aegrotans* (mit Bezug auf den Menschen) dienen ihm also anscheinend als eine Alternative zum substantivischen Gebrauch von *aeger*.

und *Att.* 4,17,4 *nam Cato aegrotat*. Indem er das Verb *aegrotare* wählt, betont Cicero möglicherweise den Vorgang des Krankseins im Gegensatz zum Zustand (*aeger*). Diese Annahme wird dadurch bekräftigt, dass *aegrotare* in den weiteren Stellen mit Adverbien verbunden ist (dazu im Folgenden).[127] Wie Celsus stellt auch Seneca d. J. *aegrotare* neben *senescere*, vgl. *epist.* 91,18 *et doleas oportet et sitias et esurias et senescas (si tibi longior contigerit inter homines mora) et aegrotes et perdas aliquid et pereas*. Jedoch sind die weiteren parallel gestellten Verben *dolere, sitire, esurire, perire* durativen Charakters, widersprechen also der ingressiven Interpretation von *aegrotare* als ‚krank werden'. Auch die übrigen Belege des Verbs bei Seneca sind eher i. S. v. ‚krank sein' zu verstehen. Möglicherweise ebenso als die Dauer der Handlung bezeichnend kann *aegrotare* bei Plinius d. J. gelesen werden, vgl. *epist.* 3,16,3 *aegrotabat Caecina Paetus maritus eius, aegrotabat et filius, uterque mortifere, ut videbatur*.[128]

Die Frage, ob *aegrotare* bei beiden Autorengruppen nicht nur in der Bedeutung ‚krank sein', sondern auch i. S. v. ‚krank werden' verwendet wird, ist also nicht mit Gewissheit zu beantworten.[129] Mit Sicherheit kann jedoch festgestellt werden, dass beide Autorengruppen das Verb auf den Menschen als Ganzen beziehen.[130]

Gleichzeitig ergeben sich Unterschiede im Gebrauch des Verbs: Anders als die Briefautoren gebrauchen die Fachautoren das Partizip des Verbs (*aegrotans*) auch als Substantiv, um den Kranken zu bezeichnen, vgl. Anm. 126. Weiterhin beziehen sie *aegrotare* nicht nur auf den Menschen im Ganzen, sondern auch auf den menschlichen Körper, vgl. *corpora aegrotant* (Cels. 1,1,3). Schließlich bestimmen nur die Briefautoren *aegrotare* mit Adverbien wie *gravius* (Cic. *fam.* 12,30,2i), *periculose* (Cic. *Att.* 8,2,3), *patienter* (Sen. *epist.* 67,3) oder *mortifere* (Plin. *epist.* 3,16,3) näher.[131]

Dass *aegrotare* – ebenso wie das davon abgeleitete Adjektiv *aegrotus, -a, -um* (S. 73) – selten in der Fachliteratur belegt ist, liegt möglicherweise daran, dass das Wort als

127 Deutlich zeigt sich das in Cic. *fam.* 12,30,2 *ut enim gravius aegrotant ii qui, cum levati morbo videntur, in eum de integro inciderunt, sic vehementius nos laboramus, qui profligato bello ac paene sublato renovatum bellum gerere conamur*: Der Kern der Aussage liegt im Vorgang des *aegrotare* und parallel dazu im Vorgang des *laborare*, wie die je zu Beginn des Kolons positionierten Adverbien *gravius* und *vehementius* verdeutlichen, die sich auf die Verben beziehen. Zudem scheint es gerade für diese Stelle aus inhaltlicher Sicht plausibler zu sein, *aegrotare* als ‚krank werden' zu verstehen, da das Verb mit dem folgenden Ausdruck *in morbum incidere* expliziert bzw. ergänzt wird, der ebenso das Krankwerden bezeichnet. Diese Beobachtung lässt sich jedoch nicht auf alle Stellen übertragen.

128 Vgl. H.-S. 315–6; beachte jedoch auch den Zusatz (b) zur ingressiven Bedeutung des lateinischen Imperfekts.

129 Vgl. die Belege bei Seneca d. J. (Anm. 121) sowie z. B. Cels. 3,5,5 und 3,5,11.

130 Für das Briefcorpus trifft dieser Befund auf alle Stellen zu (siehe Anm. 121), für die Fachliteratur vgl. Cels. 1 pr. 35; 2 pr. 2; 3,2,7; 3,5,5; 3,5,11; Plin. *nat.* 22,110; 23,12; 23,48.

131 Vgl. ferner *gravissime aegrotare* (Cic. *fam.* 16,10,1). Entgegen den von Seneca d. J. und Plinius d. J. gebrauchten, eher sachlich wirkenden Adverbien *patienter* und *mortifere* bezeugen die von Cicero verwendeten Adverbien *gravius, gravissime* und *periculose* eine emotionale Ebene in seiner Korrespondenz und darin eine Gemütsbewegung, die mit der Vertrautheit der Briefpartner einhergeht, vgl. dazu z. B. die Überlegungen zur Pragmatik in der Synopsis zu Kap. II. A., S. 134ff. Dass die Adverbien zum Teil noch gesteigert wurden, stützt diese Annahme.

einem bestimmten Soziolekt zugehörig empfunden wurde. Diese Vermutung ergibt sich zunächst aus dem Vergleich der Verhältnisse, in denen die beiden Wörter zu *aeger* in Texten unterschiedlicher sprachlicher Register stehen. Das folgende Diagramm (Abbildung 2) zeigt die prozentuale Verteilung von *aegrotare*, *aegrotus* und *aeger* in verschiedenen Textgattungen:

Abbildung 2: Häufigkeiten von aegrotare, aegrotus *und* aeger *in verschiedenen Textgattungen*

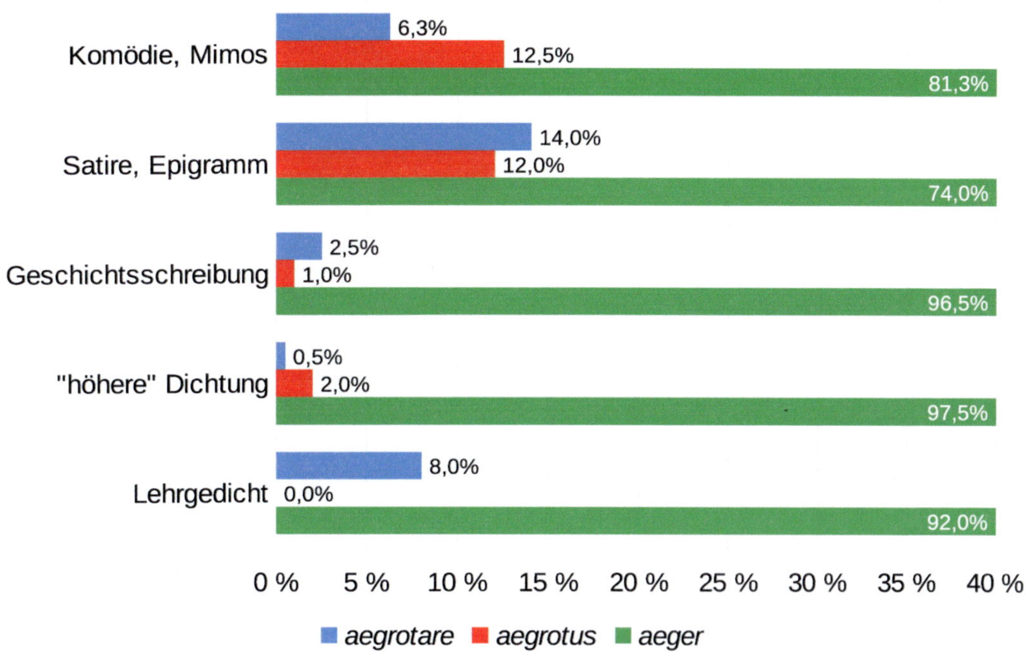

Am größten ist der Anteil von *aegrotare* und *aegrotus* gegenüber *aeger* in Komödie und Mimos[132] (5 : 10 : 65) sowie Satire und Epigramm (6 : 5 : 31). Anders sind die Verhältnisse in Gattungen, denen eine gehobenere oder sachliche Sprache zugeschrieben wird, wie der Geschichtsschreibung (8 : 3 : 309), der „höheren" Dichtung (Epos, Tragödie, Elegie, Lyrik; 1 : 5 : 212) und dem Lehrgedicht (4 : 0 : 47).

Darüber hinaus stützt auch der Blick auf die Etymologie von *aegrotare* die geäußerte Vermutung. Die Bildung des Verbs ist allerdings umstritten, da das lange /o/ im Stammauslaut schwer zu erklären ist; ein lateinisches Suffix *-ōtare* gibt es nicht. Dies legt die Vermutung nahe, *aegrotare* sei eine hybride Bildung aus lateinischen und griechischen Wortbestandteilen, denn mit dem griechischen Suffix -ώσσειν / -ώττειν existiert ein produktives Suffix mit langem /o/, das bei der Übertragung ins Lateinische

132 Gemeint sind damit die fragmentarisch überlieferten Texte von L. D. Laberius und Publilius Syrus aus dem 1. Jh. v. Chr.

-ōtare ergeben würde. Wie Leumann andeutet, geht dieses Suffix tatsächlich zunächst von Verben aus, die einen Zusammenhang zur Medizin erkennen lassen, vgl. Schwyzer, 733: ἀμβλυώττειν (-ώσσειν) ‚kurzsichtig sein, schlecht sehen'; davon abgeleitet entstanden weitere Verben, die andere Leiden bezeichneten, wie z. B. καρδιώττειν (-ώσσειν) ‚Sodbrennen haben'. So lässt sich mit Leumanns Erklärungen gut vorstellen, dass die griechischen Ärzte in Rom mehrere solche Bildungen gebrauchten und ihre römischen Patienten sich davon inspiriert fühlten, das griechische Suffix an einen lateinischen Verbstamm anzufügen.[133] Hierbei ließe sich auch an Lukrez und Plinius d. J. denken, die vom „Gemurmel" der Ärzte sprechen.[134] Wie Leumann ebenso gezeigt hat, ist das Adjektiv *aegrotus* erst durch Rückbildung aus *aegrotare* entstanden. Leider kann sich diese Hypothese nur auf diesen einen Fall (*aegrotare*) stützen; weitere vergleichbare Bildungen mag es zwar gegeben haben, jedoch finden sich keine Hinweise darauf in den überlieferten Texten. Problematisch ist zudem, dass Bildungen auf -ώττειν attisch sind. Typisch für die Sprache der Medizin ist allerdings die ionische Form -ώσσειν, die überdies auch im späteren Koine-Griechisch üblich ist und deswegen eher zu erwarten wäre. Formal ergäbe sich daher also *αἰγρώσσειν und schließlich **aegro*(*s*)*sare* anstatt *aegrotare*.[135] Eine andere etymologische Erklärung für das lange /o/, die nicht von einer hybriden Bildung ausgeht, bietet Brent Vine (2002), bes. 214-5. Seiner Meinung nach ist *aegrōtus* aus dem Substantiv *aegrum* („distress") gebildet worden: Der Instrumental sg., *aegrō* („being with distress"), habe durch Suffigierung mit *-to-* die erweiterte Form *aegrōtus* hervorgebracht, vgl. ebd. 214–5. Zwar kann der lange Stammauslaut damit aus theoretischer Sicht richtig erklärt werden. Voraussetzung für einen solchen Prozess ist jedoch, dass *aegrō* eine häufig gebrauchte Form war; andernfalls hätte es keinen Anlass zu dieser Bildung gegeben, vgl. z. B. gr. ἠέριος aus ἦρι (‚früh'). Vine übergeht diesen

133 Vgl. zu dieser Problematik grundlegend Leumann (1959), 177–8, sowie den Artikel von Szemerényi (1993), der die bisherige Forschung hierzu nachzeichnet und diskutiert. Auf Hybridbildungen geht auch Adams ein, vgl. Adams (2016), 563–6.
Ein Zwischenschritt über eine ins Griechische entlehnte Form von lat. *aeger*, also αἶγρος (aus dem *αἰγρώττειν zu bilden wäre), wie Langslow (2000a), 38 mit Anm. 106 vorbringt, ist denkbar, birgt aber einige Probleme: αἶγρος müsste ein Alleinstellungsmerkmal gegenüber den griechischen Entsprechungen zu lat. *aeger* besitzen, das seinen Gebrauch plausibel macht. Mit Verweis auf die Krankenlisten, die die ägyptischen Ostraka von Mons Claudianus überliefern (vgl. αἶγροι in O.Claud. II [= Bingen, Bülow-Jacobsen, Cockle, Cuvigny, Kayser, van Rengen (1997)] 191; 192; IV 697; 698; 699; 721), sieht Langslow dieses zwar gegeben („army medical Latin": αἶγροι bezeichnet hier die Männer, die dienstunfähig sind), jedoch werden diese einzigen Zeugnisse für gr. αἶγρος verhältnismäßig spät datiert, frühestens 98 n. Chr. (O.Claud. IV [= Bülow-Jacobsen (2009)] 697–9). Dagegen sind *aegrotare* und *aegrotus* schon zu Beginn des 2. Jh. v. Chr. bei Calpurnius Piso, Cato und Plautus belegt. Während im römischen Ägypten (ca. 30 v. Chr. bis 284 n. Chr.) lateinische Wörter in griechischer Schreibung keine Seltenheit sind, dürfte sich dies im Rom des 2. Jh. v. Chr. anders verhalten haben.

134 Vgl. Lucr. 6,1179 *mussabat tacito medicina timore* und Plin. *epist.* 7,1,5 *cum* (…) *mussantesque medicos repente vidissem, causam requisivi* mit Migliorini (1992), 117.

135 Zwar merkt Schwyzer, 318 an, dass der Unterschied zwischen -σσ- und -ττ- wohl nur graphischer Natur und die Aussprache sekundär gewesen sei, aufgrund der mangelnden Beweise bleibt diese Annahme jedoch ohnehin hypothetisch.

praktischen und pragmatischen Aspekt leider ganz und erläutert nicht, warum *aegrō* (‚mit Not, Mühe') ein gebräuchlicher und verbreiteter Ausdruck gewesen sein sollte.[136]

Die „Andersartigkeit" von *aegrotare* und dem davon abgeleiteten *aegrotus*, auf die diese Beobachtungen hindeuten, könnte ein Hinweis dafür sein, dass beide Wörter vornehmlich nur von einer bestimmten Gruppe von Sprechern benutzt wurde und sie deshalb als soziolektal bezeichnet werden können.[137] Mithin erschienen *aegrotare* und *aegrotus* den Sprechern in einigen Fällen vermutlich angemessen, in anderen unangemessen und wurden daher vermieden oder überhaupt nicht gebraucht.[138]

Die eingangs vorgebrachte Annahme, dass das Verb in der Fachliteratur neben ‚krank sein' eine weitere Bedeutung oder Bedeutungsnuance hat (vermutlich ‚krank werden'), könnte zur Erklärung der Tatsache beitragen, dass die Fachautoren es verwenden, obwohl sie es aus sprachlicher Sicht als unangemessen empfanden: Da die lateinische Sprache kein anderes Verb für ‚krank sein' kennt, gebrauchten sie *aegrotare* vermutlich aus rein pragmatischen Gründen. Dagegen ließ sich anstelle des vom selben Stamm abgeleiteten Adjektivs *aegrotus* (‚krank', s. u.) das bedeutungsgleiche, aber sprachlich weniger „problematische" *aeger* verwenden.

aegrotus, -a, -um (‚krank') gebraucht von den Briefautoren nur Cicero (6mal).[139] Dabei figuriert das Adjektiv in eher allgemeinen Aussagen wie z. B. in Vergleichen als Substantiv i. S. v. ‚der Kranke', vgl. z. B. *Att.* 9,10,3 *ut aegroto, dum anima est, spes esse dicitur, sic ego, quoad Pompeius in Italia fuit, sperare non destiti*;[140] in den übrigen Stellen beschreibt es eine bestimmte Person und steht prädikativ, vgl. z. B. *fam.* 9,20,3 (Paeto) *sed cura, si me amas, ut valeas, ne ego te iacente bona tua comedim; statui enim tibi ne aegroto quidem parcere*.[141] Stets bezieht Cicero *aegrotus* dabei auf den Menschen als Ganzen.

---

136 Ich verdanke diese Ausführungen zur Etymologie von *aegrotare* und *aegrotus* zu wesentlichen Teilen den aufschlussreichen Gesprächen mit und den Hinweisen von Dr. Carlos Búa.

137 So rechnet auch Adams die kleine Auswahl der von ihm besprochenen hybriden Bildungen (*tubisculum, triticinus, ebriacus*) einem niedrigen sprachlichen Register zu, vgl. Adams (2016), 266.

138 So lässt sich z. B. bei Plinius d. J. beobachten, dass er medizinische Fachbegriffe zu vermeiden scheint, da er sie als unpassend für den Charakter seiner Briefe empfand, vgl. Migliorini (1992), 125; ähnliches hat Langslow (1999), 196 für die Dichtung festgestellt.

139 Vgl. Cic. *Att.* 6,1,2; 8,16,1; 9,10,3; 12,21,5; 14,17a,3 (= *fam.* 9,14,3); *fam.* 9,20,3.

140 Weitere Belege dafür sind *Att.* 6,1,2 und 12,21,5.

141 Vgl. weiterhin *Att.* 8,16,1; 14,17a,3 (= *fam.* 9,14,3).

In der medizinischen Fachliteratur ist *aegrotus* nicht belegt.[142] Abgeleitet von dem vermutlich aus einer hybriden Bildung hervorgegangenen *aegrotare* (s. o.) haftete anscheinend auch *aegrotus* ein besonderer (semantischer) Charakter an, der vielleicht im Sinne einer soziolektalen Färbung verstanden werden kann. So zeigt die Anzahl der Belege des Adjektivs in verschiedenen Textgattungen, dass es häufiger in Gattungen belegt ist, deren Sprache der Umgangssprache näher steht wie der Komödie oder der Satire, dagegen seltener in der Kunstprosa oder der „höheren" Dichtung vorkommt, vgl. dazu *aegrotare*. Zu den Ursachen dafür, dass die Fachautoren *aegrotus* nicht gebrauchen, zählen also offenbar sprachlich-stilistische Gründe; außerdem können sie auf das gleichbedeutende Adjektiv *aeger* (S. 66) zurückgreifen.

Auf dieselbe Weise dürfte auch zu erklären sein, warum *aegrotus* auch in den Briefen Senecas d. J. und Plinius' d. J. nicht belegt ist. Anders als Cicero, der sich in seiner Korrespondenz häufiger alltäglicher Sprache bedient, zeichnen sich die Briefe Senecas und Plinius' durch eine gehobenere, in höherem Maße stilisierte Sprache aus.[143] Im Gegensatz zu Cicero beabsichtigten beide Autoren, ihre *epistulae* zu publizieren, und konzipierten sie als literarisches Werk (Seneca) bzw. redigierten sie vor der Veröffentlichung (Plinius).[144] Offensichtlich daher ist eine alltägliche Sprache im Allgemeinen selten und *aegrotus* im Speziellen gar nicht in ihren Briefen belegt.

graviter se habere. Diese Wendung ist im Briefcorpus nur bei Cicero (2mal) attestiert, vgl. *Att.* 7,2,3 *videbatur* (sc. *Tiro*) *se non graviter habere* und *fam.* 10,17,2 (Caelius an Cicero) *fratrem meum adsiduis laboribus concursationibusque confectum graviter se habuisse antea tibi scripsi*; darüber hinaus hat sie keinen weiteren Beleg in der lateinischen Literatur (PHI-Corpus). *graviter se habere* bedeutet ‚sich in einer schlechten Verfassung befinden' und bezieht sich auf den Gesundheitszustand des Menschen. Wie die analog gebildete Wendung *belle se habere* (S. 43), die ebenfalls nur in Ciceros Korrespondenz belegt ist, hat auch *graviter se habere* einen lockeren, umgangssprachlichen Charakter.[145] Um auf sachliche und spezifische Weise medizinisches Fachwissen zu thematisieren, ist *graviter se habere* dagegen weniger geeignet.

142 Vgl. Langslow (1999), 205 mit Anm. 62. Zwar ist *aegrotus* 3mal bei Plinius d. Ä. belegt, jedoch finden sich diese Belege außerhalb der „medizinischen" Bücher der *naturalis historia*, vgl. *nat.* 7,84; 7,90; 7,147. Hier, im 7. Buch, schildert der Autor das Leben römischer Staatsmänner. Mit *aegrotus* bezeichnet er dabei bestimmte Personen, die erkrankt sind. Unter den 15 Belegen für *aeger* außerhalb der „medizinischen" Bücher befindet sich nur einer, der diesem Gebrauch von *aegrotus* gleicht, vgl. *nat.* 8,144 *item Caelium senatorem aegrum Placentiae ab armatis oppressum, nec prius ille vulneratus est quam cane interempto*. Plinius scheint es also vorgezogen zu haben, konkrete erkrankte Personen mit *aegrotus* und nicht mit *aeger* zu bezeichnen.

143 Vgl. z. B. die Ausdrücke *belle se habere* (S. 43), *graviter se habere* (S. 74) oder *recte esse* (S. 47), die nur in Ciceros Briefen, aber nicht bei Seneca d. J. und Plinius d. J. belegt sind.

144 Vgl. Gibson, Morello (2012), 78–9; Pausch (2004), 51–3.

145 Vgl. Hofmann, LU 76. Diese Beobachtung bestätigt auch die Verteilung des Adverbs *graviter* in den hier untersuchten Corpora: Im Briefcorpus ist es insgesamt 59mal belegt – wobei 42 Belege auf Ciceros, 2 auf Senecas d. J. und 15 auf Plinius' d. J. Briefe fallen –, in der Fachliteratur dagegen nur 6mal (Cels. 3mal, Plin. *nat.* 20–32 1mal, Scrib. Larg. 2mal).

iacēre. Das Verb wird im Briefcorpus bisweilen i. S. v. ‚krank darniederliegen' gebraucht (1mal von Cicero und je 3mal von Seneca d. J. und Plinius d. J.), vgl. z. B. Cic. *fam.* 9,20,3 *sed cura (…) ut valeas, ne ego te iacente bona tua comedim*; Sen. *epist.* 101,3 *hic homo (…), cum per totum diem amico graviter adfecto et sine spe iacenti usque in noctem adsedisset, (…) angina* (sc. *arreptus*), *vix conpressum artatis faucibus spiritum traxit in lucem*; Plin. *epist.* 2,20,2 *Verania Pisonis graviter iacebat* (sc. *aegra*).[146] Darüber hinaus ist das Verb häufiger in anderen, nicht-medizinischen Zusammenhängen belegt.[147]

In der medizinischen Fachliteratur ist *iacēre* ebenfalls einige Male attestiert (Cels. 13mal, Plin. *nat.* 20–32 10mal, Scrib. Larg. 4mal).[148] Wie die Briefautoren, i. S. v. ‚krank (im Bett) liegen', gebrauchen die Fachautoren das Verb jedoch bis auf eine Ausnahme nicht, vgl. Cels. 3,19,1 *tertium auxilium est inbecillitati iacentis cibo vinoque succurrere.*

Dagegen wird *iacēre* in der Fachliteratur öfter in spezifischen Bedeutungen verwendet, beispielsweise in der Beschreibung des Symptoms *uva iacens* (‚das herabgefallene Gaumenzäpfchen'), vgl. Plin. *nat.* 23,156 *item et in remedio uvae iacentis quadrantem pondo bacarum foliorumve decoqui.*[149] Außerdem verwenden die Fachautoren *iacēre* in Behandlungsanweisungen – vgl. z. B. Plin. *nat.* 23,5 *dant (…) ad lienis remedia (…) ita, ut bini cyathi in tepida aqua bibantur utque qui biberit in lienem iaceat* –,[150] wenn sie beschreiben, wie ein Mittel zubereitet wird – vgl. Cels. 5,18,33 *quae* (sc. *iris) in aceto quam acerrimo iacere per XX dies debet* –, oder wenn sich anhand der Art und Weise, wie ein Kranker liegt, Rückschlüsse auf dessen Gesundheitszustand ziehen

146 Vgl. weiterhin Sen. *epist.* 27,1; 68,8; Plin. *epist.* 1,12,6; 5,21,2.

147 Dazu zählen z. B. ‚liegen' (ohne krank zu sein, vgl. Plin. *epist.* 9,36,3), i. S. v. ‚sich befinden' (vgl. z. B. Cic. *fam.* 11,13,2; Sen. *epist.* 71,37), in der Bedeutung ‚brach am Boden liegen' (z. B. Cic. *fam.* 4,4,2; 4,5,4 (2mal)) oder i. S. v. ‚besiegt sein' (z. B. Cic. *Att.* 10,7,3; *fam.* 5,7,1; Sen. *epist.* 71,25), siehe hierfür z. B. noch Gaertner (2005), 226–7, 390. Weitere Belege für *iacēre* im Briefcorpus ohne Bezug zur Medizin sind Cic. *Att.* 2,6,2; 2,17,2; 3,12,3; 3,18,2; 4,17,3; 6,1,18; 7,18,1; 7,21,1; 7,23,3; 9,9,4; 10,4,6; 10,7,3; 11,6,2; 11,9,2; 12,12,1; 12,23,2; 12,40,2; 14,12,2; *fam.* 1,5a,3; 2,16,1; 4,4,2; 4,5,4 (Servius an Cicero, 2mal); 5,7,1; 5,17,1; 6,10b,2; 6,14,2; 8,6,4 (Caelius an Cicero, 2mal); 11,13,2 (D. Brutus an Cicero); 12,1,1; 14,2,2; *ad Q. fr.* 2,6,2; 3,2,3; Sen. *epist.* z. B. 2,6; 8,8; 9,8; 24,25; 33,6; 36,9; 39,3; 44,4; 49,3; 51,1; 56,8; 58,34; 59,9; 65,2; 66,18 (2mal); 67,14; 71,5; 77,9; 78,24; 82,2; 83,16; 86,1; 87,2; 89,21; 90,12; 92,17; 94,29; 95,16; 99,9; 102,21; 105,2; 113,29; 115,6; 118,6; 120,21; Plin. *epist.* 1,1,2; 3,5,10; 3,6,3; 3,7,4; 5,5,5; 5,6,23; 6,10,3; 6,16,5; 7,27,12; 8,6,2; 8,20,4; 9,7,4; 9,36,3; 9,36,5; 10,54,1.

148 Vgl. Cels. 2,3,1; 2,4,1; 3,19,3; 4,27,1b (2mal); 5,18,33; 7,18,4; 7,27,2; 7,27,7; 7,29,3; 8,4,1; 8,25,4; Plin. *nat.* 22,61; 23,5; 23,156; 24,138; 25,144; 27,99; 27,110; 28,60; 28,62; 31,27; Scrib. Larg. ind. 90; 13, 71 (2mal), 230.
Dabei gebrauchen auch die Fachautoren das Verb bisweilen ohne medizinische Bedeutung im engeren Sinne, vgl. ‚liegen' i. S. v. ‚sich befinden' in Cels. 8,5,2 oder in Bezug auf Pflanzen, die bzw. deren Teile am Boden liegen, vgl. Plin. *nat.* 24,138; 25,144; 27,99; 27,110.

149 Vgl. noch Plin. *nat.* 28,60; Scrib. Larg. ind. 90; 71 (2mal); 230.

150 Vgl. weiterhin Cels. 7,27,2; 7,27,7; 8,25,4; Plin. *nat.* 22,61.

lassen, vgl. z. B. Cels. 2,4,1 *contra gravis morbi periculum est, ubi supinus aeger iacet porrectis manibus et cruribus.*[151]

Wie in vielen Fällen gebrauchen die Fachautoren auch das von *iacēre* gebildete Partizip (*iacens*) substantivisch zur Bezeichnung des Kranken, vgl. Cels. 3,19,1. Im Briefcorpus ist diese Verwendung von *iacens* nicht belegt.

(per)imbecillus, -a, -um. Vereinzelt gebrauchen Cicero (2mal) und Seneca d. J. (1mal) das Adjektiv *imbecillus,* wenn sie über die gesundheitliche Konstitution eines Menschen sprechen, vgl. Cic. *fam.* 16,5,2 *malo te paulo post valentem quam statim imbecillum videre*; *ad Q. fr.* 2,9,4 *Marius et valetudine est et natura imbecillior* und Sen. *epist.* 94,20 ‚*non est*' *inquit* ‚*quod protinus inbecillam aciem committas inprobo lumini; a tenebris primum ad umbrosa procede, deinde plus aude et paulatim claram lucem pati adsuesce*'. Bei Cicero ist außerdem noch die präfigierte Form *perimbecillus* (1mal) attestiert (dazu im Folgenden), vgl. *Att.* 10,18,1 *Tullia mea peperit xiiii Kal. Iun. puerum* ἑπταμηνιαῖον. *quod* εὐτόκησεν *gaudeam; quod quidem est natum perimbecillum est.*[152] (*per*)*imbecillus* bedeutet ‚(sehr) schwach' und wird auf den Menschen als Ganzen (vgl. Cic. *Att.* 10,18,1; *fam.* 16,5,2), auf dessen Gesundheit (vgl. Cic. *ad Q. fr.* 2,9,4 *valetudine imbecillior*) sowie auf die Sehkraft bezogen, die krankheitsbedingt beeinträchtigt ist (vgl. Sen. *epist.* 94,20); in vergleichbarer Weise verwenden die Briefautoren auch das korrespondierende Substantiv *imbecillitas* (S. 91).

In der medizinischen Fachliteratur ist *imbecillus* ebenfalls belegt (Cels. 26mal, Scrib. Larg. 2mal);[153] *perimbecillus* gebrauchen die Fachautoren dagegen nicht. Gleichwohl finden sich auch in ihren Schriften Bildungen mit *per-* wie z. B. *percurare, perungere, perliquidus* oder *permixtus.*[154] Der Unterschied liegt in der Motivation dieser Modifizierung: Während es sich bei der bei Cicero dokumentierten Bildung eher um eine affektische Steigerung handelt und damit um ein Merkmal alltäglicher Kommunikation,[155] dürfte mit den von den Fachautoren verwendeten Formen eher eine intensivierte Handlung bzw. ein daraus resultierender Zustand ausgedrückt werden.[156]

151 Vgl. ferner Cels. 2,3,1; 4,27,1b (2mal); 7,18,4; 7,29,3; 8,4,1; Plin. *nat.* 28,62.

152 Die übrigen Belege des Adjektivs im Briefcorpus beziehen sich nicht auf die Medizin, vgl. Cic. *Att.* 7,7,6; 7,9,3; 10,14,2; *fam.* 5,16,6; 6,6,2; 7,1,3; 8,17,2 (Caelius an Cicero); 9,16,6; 12,30,3; 15,1,5; 15,4,14; *ad Q. fr.* 2,5,4; Sen. *epist.* 42,3; 50,9; 58,27; 58,36; 59,12; 66,23; 71,23; 75,17; 80,2; 85,4; 94,4; 94,50; 95,12; 95,37; 114,26; 116,3; 117,24; Plin. *epist.* 1,12,12; 3,19,6; 4,7,4; 4,17,6.

153 Vgl. Cels. 1,2,1; 1,2,6; 1,2,9; 1,3,13; 1,3,19; 1,4,1; 2,1,14; 2,7,16; 2,10,2; 2,10,10; 2,15,3; 2,17,5; 2,18,3; 2,18,10 (2mal); 2,18,11; 2,18,13; 3,3,4; 3,4,10; 3,6,5; 3,19,1; 3,24,3; 4,20,4; 6,7,7c; 6,18,9a; 7,26,5a; 8,15,2; Scrib. Larg. 92; 154.

154 Für *percurare* vgl. Plin. *nat.* z. B. 24,140 und siehe *percurare* (S. 271); für *perungere* vgl. z. B. Plin. *nat.* 20,171; Scrib. Larg. 30; für *perliquidus* vgl. Cels. 2,4,9 und für *permixtus* vgl. z. B. Cels. 2,33,6; Plin. *nat.* 20,53; Scrib. Larg. 207).

155 Vgl. H.-S. 164, Leumann (1959), 50–1; Wölfflin (1933b), 147. Das Phänomen lässt sich mehrfach u. a. in den Briefen Ciceros beobachten, vgl. z. B. *peracer* (*fam.* 9,16,4) oder *perhonorifice et peramice* (*Att.* 14,12,1).

156 Für die Adjektive auf *per-* vgl. Langslow (2000a), 338, für Verben und Adjektive s. Pariente (1979), 136, 141, 144, 145; vgl. dazu auch Kap. III. B. (c), S. 436ff.

Übereinstimmend mit den Briefautoren gebrauchen die Fachautoren *imbecillus* i. S. v. ‚schwach'[157] und beziehen es wie Cicero auf den Menschen im Ganzen, vgl. z. B. Cels. 2,10,2 *ergo si iuvenis inbecillus est, aut si mulier, quae gravida non est, parum valet, male sanguis emittitur*.[158]

Anders als die Briefautoren beziehen die Fachautoren *imbecillus* weiterhin auch auf den menschlichen Körper (*corpus* in Cels. 1,2,6; 2,10,10; 3,3,5), auf Körperteile und Organe (z. B. *intestina* in Cels. 4,20,4)[159] sowie auf Medikamente (*auxilia* in Cels. 3,24,3) und Nahrungsmittel (z. B. *panis* in Cels. 2,18,10).[160]

Der Blick auf die Syntax offenbart weitere Unterschiede. So verwenden die Fachautoren im Gegensatz zu den Briefautoren *imbecillus* auch substantivisch, um den schwachen Patienten zu bezeichnen.[161] Darüber hinaus hat die Konstruktion *imbecillus* + Abl. (vgl. Cic. *ad Q. fr.* 2,9,4 *imbecillus valetudine*) in der Fachliteratur keine Parallelen. Erklären lässt sich dieser Befund auf zweifache Weise: Einerseits muss bei einem allgemeinen Wort wie *imbecillus* angezeigt werden, in welchem semantischen Feld es verwendet wird; dies erübrigt sich jedoch im Falle der medizinischen Fachliteratur, da dies durch Thema und Textsorte ohnehin eindeutig ist. Dass die Fachautoren das Wort andererseits spezifischer verwenden, äußert sich im Hinblick auf die Syntax darin, dass sie es in der Regel adjektivisch mit dem jeweiligen Bezugswort verbinden, vgl. z. B. *imbecillus stomachus* (s. Anm. 159). Hier zeigen sich wiederum Übereinstimmungen mit Senecas d. J. Gebrauch des Adjektivs, vgl. *epist.* 94,20 *imbecilla acies*.

infirmus, -a, -um. Mit Bezug auf Medizinisches ist das Adjektiv einige Male in den Briefen Ciceros (3mal), Senecas d. J. (1mal) und Plinius' d. J. (5mal) belegt, vgl. z. B. Cic. *fam.* 14,2,3 *et valetudinem istam infirmam, si me amas, noli vexare*; Sen. *epist.* 74,33 *in corporibus infirmis languorem signa praecurrunt* und Plin. *epist.* 7,26,1 *nuper me cuiusdam amici languor admonuit, optimos esse nos dum infirmi sumus. quem enim infirmum aut avaritia aut libido sollicitat?*[162] *infirmus* bedeutet in diesen Stellen

---

157 Vgl. zur Bedeutung Mudry (2006c), 197 (siehe auch Anm. 8, S. 44).

158 Vgl. weiterhin Cels. 1,2,1; 2,15,3; 2,17,5; 2,18,13; 3,4,10; 3,6,5; 6,18,9a; 7,26,5a; Scrib. Larg. 154. Wie Cicero *perimbecillus* (*Att.* 10,18,1) sagt dabei auch Celsus *imbecillus* (1mal) von Neugeborenen, vgl. Cels. 2,1,14 *eae* (sc. *feminae gravidae*) *vero, quae gignunt, inbecillos vixque vitales edunt*.

159 Vgl. weiterhin *pars corporis* (Cels. 1,3,14; 1,4,1) und *stomachus* (Cels. 1,2,9; 1,3,19; 3,6,5; Scrib. Larg. 92); schließlich bezieht Celsus *imbecillus* auch auf den Pulsschlag, vgl. 3,19,1 *imbecillus pulsus*.

160 Vgl. *aqua* (Cels. 2,18,11). Ferner beschreibt *imbecillus* in Verbindung mit *materia* Nahrhaftigkeit von Lebensmitteln, vgl. Cels. 2,18,3 (zu *caulis*); 2,18,10 (zu *ovum*); 6,7,7c (*cibus ex imbecillissima materia*).

161 Vgl. Cels. 1,2,1; 2,1,14; 6,18,9a; 7,26,5a; Scrib. Larg. 154.

162 Vgl. weiterhin Cic. *fam.* 5,21,5; 16,8,2 (Q. Cicero an Tiro); Plin. *epist.* 2,22,2; 7,26,4; 9,13,22. Darüber hinaus figuriert *infirmus* im Briefcorpus ohne Bezug zu medizinischen Sachverhalten, vgl. Cic. *Att.* 1,16,2; 1,17,8; 1,17,10; 3,9,2; 3,10,2; 5,2,2; 6,5,3; 7,8,5; 8,12c,3; 11,9,1; 15,20,3; *fam.* 5,21,3; 7,18,1; 10,30,4 (Galba an Cicero); 10,31,5 (C. Asinius Pollio an Cicero); 13,10,4; *ad Q. fr.* 1,1,37; 2,9,2; Sen. *epist.* 5,6; 30,1; 68,7; 74,33; 90,5; 90,40; 98,10; 112,2; 116,5; Plin. *epist.* 1,12,13; 3,7,9; 3,9,11; 6,6,4; 10,77,1; 10,78,2; 10,108,2.

‚schwach, krank'. Cicero bezieht das Wort stets auf die Gesundheit (*valetudo*) des Menschen, während Seneca es mit dem Körper (*corpus*) verbindet; Plinius qualifiziert damit schließlich stets den ganzen Menschen als krank. In ähnlicher Weise gebrauchen die Briefautoren auch das Substantiv *infirmitas* (S. 94).

Das Adjektiv ist einige Male auch in der medizinischen Fachliteratur attestiert (Cels. 31mal, Plin. *nat.* 20–32 6mal).[163] Wie bei den Briefautoren figuriert es hier i. S. v. ‚schwach, krank' und wird auf den Menschen als Ganzen – vgl. z. B. Cels. 3,4,4 *in luce habendus aeger, nisi infirmus, interdiu est* –[164] sowie auf dessen Körper bezogen, wobei die Fachautoren wie Seneca d. J. den Ausdruck *infirmum corpus* verwenden, vgl. z. B. Cels. 3,5,9 *sed cum sit aptissimum tertio quoque die cibum dare, tamen si corpus infirmum est, cotidie dandus est.*[165]

Anders als die Briefautoren äußern sich die Fachautoren präziser, indem sie *infirmus* auch auf Körperteile und Organe beziehen, vgl. *infirmum caput* (Cels. 1,4,1; 1,4,3), *infirmus nervus* (Cels. 1 pr. 53; 8,11,7; Plin. *nat.* 23,59), *infirmus stomachus* (Cels. 1,3,23; 1,8,2; 3,6,5). Weiterhin gebrauchen nur die Fachautoren *infirmus* substantivisch, um den Kranken zu bezeichnen.[166]

Schließlich bestimmt Cicero, anders als die Fachautoren, *infirmus* bisweilen mittels Adverbien näher, vgl. *fam.* 5,21,5 *tu ita fac cupidus mei videndi sis ut istinc te ne moveas tam infirma valetudine*. Diese affektische Form der Steigerung ist ein Merkmal alltäglicher Sprache und als solches häufig in Ciceros Briefen anzutreffen;[167] affektische Steigerungen weist die Fachliteratur in der Regel jedoch nicht auf.

laborare. In Bezug auf die Medizin, i. S. v. ‚leiden, krank sein', gebrauchen die Briefautoren auch einige Male das Verb *laborare* (Cicero 7mal, dav. 1mal^{M}, Seneca d. J. 3mal, dav. 1mal^{M}), vgl. z. B. Cic. *Att.* 7,2,2 *valetudo tua me valde conturbat; significant enim tuae litterae te prorsus laborare* oder Sen. *epist.* 78,5 *medicus tibi praecipiet ut legas clarius et spiritum, cuius iter ac receptaculum laborat, exerceas*.[168]

---

163 Vgl. Cels. z. B. 1 pr. 53; 1,3,23; 1,4,1; 2,1,5; 2,10,5; 2,12,2c; 3,4,4; 3,5,9; 3,6,5; 5,26,6; 5,272d; 7,26,2n; 7,26,5f; 8,11,7; Plin. *nat.* 23,30; 23,59; 24,52; 25,103; 27,27; 30,92.

164 Vgl. ferner Cels. 2,14,7; 2,15,4; 2,17,2; 3,22,5; 3,23,6; 5,26,6; Plin. *nat.* 27,27; 30,92.

165 Vgl. Cels. 2,1,5; 2,10,5; 2,12,2c; 2,14,2; 5,27,2d.

166 Vgl. Cels. 2,15,4; 2,17,2; 2,18,11; 3,4,4; Plin. *nat.* 27,27; 30,92.

167 Vgl. Hofmann, LU 198 zum Ersatz des Elativs durch *tam* mit dem Positiv des Adjektivs.

168 Vgl. Cic. *Att.* 5,8,1; 7,2,2; *fam.* 7,26,1; 9,23,1; 12,30,2; 16,14,2; *ad Brut.* 18,1^{M} (s. Anm. 174); Sen. *epist.* 78,5; 94,17^{M} (s. Anm. 172); 95,20. Darüber hinaus figuriert *laborare* nicht in medizinischer Weise im Briefcorpus, vgl. Cic. z. B. *Att.* 1,5,6; 2,1,5; 2,3,2; 4,1,3; 4,2,7; 4,15,4; 5,2,2; 5,13,3; 5,19,3; 6,1,3; 6,3,5; 7,17,3; 7,18,4; 10,9,2; 10,11,2; 10,15,4; 11,7,3; 11,9,2; 11,12,3; 12,18,3; 12,38a,2; 13,32,1; 13,46,2; 13,49,1; 15,1,4 (2mal); 15,2,4; 15,17,2; *fam.* 1,1,3; 1,1,4; 1,9,17; 2,4,2; 2,6,4; 3,7,6 (2mal); 3,10,1; 3,12,3; 4,3,1; 4,9,1; 4,9,3; 5,2,10; 5,12,7; 6,7,6; 7,24,1; 7,25,1; 7,32,3; 8,6,3; 8,10,4; 8,11,2; 9,3,1; 9,13,2; 9,24,1; 10,5,1; 11,8,1; 11,19,1; 11,28,1; 13,1,4 (2mal); 13,7,1; 13,7,4; 14,3,3; 15,5,3; *ad Q. fr.* 1,1,10 (2mal); 1,1,43; 2,9,4; 3,1,14; *ad Brut.* 14,3; Sen. z. B. *epist.* 9,22; 13,4; 15,11; 22,17; 39,2; 50,5; 51,9; 53,6; 56,1 (2mal); 57,2; 58,34; 64,7; 65,6; 66,27; 76,6; 84,11; 90,16; 94,6; 96,5; 108,27; 109,4; 113,32; 114,2; 118,2; 120,10; 124,1. Plin. *epist.* 1,4,4; 1,10,2 (2mal); 2,5,9; 4,17,10.

In der medizinischen Fachliteratur ist *laborare* ebenfalls belegt und wird dort fast ausschließlich im medizinischen Sinne (‚leiden, krank sein') gebraucht (Cels. 28mal, Plin. *nat.* 20–32 13mal + 3mal[NR], Scrib. Larg. 10mal).[169] Weiterhin beziehen die Brief- und die Fachautoren das Verb übereinstimmend sowohl auf den Menschen als Ganzen[170] als auch auf den betroffenen Körperteil oder das Organ, vgl. z. B. *ex intestinis laborare* (Cic. *fam.* 7,26,1) und *pedes laborant* (Sen. *epist.* 95,20) mit *renibus, vesicā laborare* (Scrib. Larg. 93), *iecur laborat* (Cels. 4,15,4) oder *os laborat* (Plin. *nat.* 25,174).[171] Außerdem beziehen Cicero und Celsus das Verb auch auf den *animus*.[172]

Weitere Übereinstimmungen zwischen beiden Autorengruppen betreffen die Syntax: Sowohl in den Briefen als auch in der Fachliteratur tritt der betroffene Körperteil bzw. das Organ bisweilen als Subjekt der Handlung auf, vgl. z. B. *iter* (sc. *spiritūs*) *et receptaculum laborat* (Sen. *epist.* 78,5), *aures laborant* (Cels. 6,7,9b), *maxilla laborat* (Cels. 7,7,14f).[173] Die Ursache des Leidens geben die Brief- und die Fachautoren mittels eines Ablativus causae oder limitationis an, vgl. z. B. *morbo laborare* (Sen. *epist.* 94,17[M]), *cholerā laborare* (Cels. 2,13,1) oder *rheumatismo laborare* (Plin. *nat.* 25,174);[174] gleichzeitig gebrauchen Cicero und vereinzelt auch die Fachautoren dafür ebenso die Konstruktion *ex* + Ablativ, vgl. *ex eo laborare* (Cic. *fam.* 16,14,2, vgl. Anm. 172), *laborare ex partu* (Cels. 5,25,14) und *ex occulta causa laborare* (Scrib. Larg. 101); zum Unterschied zwischen beiden Konstruktionen siehe den folgenden Absatz. Schließlich wird das Verb in beiden Corpora mittels Adverbien näher bestimmt, vgl. *prorsus* (Cic. *Att.* 7,2,2), *graviter* (Cic. *fam.* 7,26,1), *vehementius* (Cic. *fam.* 12,30,2), *minus* (Cels. 1,3,2), *maxime* (Cels. 1,3,14), *modice magis laborare* (Cels. 1,3,3). Dabei

169 Vgl. Cels. 1 pr. 21; 1 pr. 56; 1 pr. 67; 1,2,5; 1,3,3 (2mal); 1,3,14; 1,8,1; 2,4,1; 2,7,3; 2,8,16; 2,10,7; 2,13,1; 2,16,2; 3,5,11; 3,7,1b; 3,22,4; 4,2,1; 4,15,4; 5,20,4; 5,25,14; 5,26,28d; 5,28,16c; 6,6,38; 6,7,3b; 6,7,9b; 7,7,14f; 7,7,15d; Plin. *nat.* 20,228; 21,140; 22,115; 23,2[NR]; 23,23; 24,24; 24,78; 25,174; 27,67; 28,2[NR]; 28,110; 28,246; 31,103; 31,70[NR]; 31,127; 32,133; Scrib. Larg. ep. 5; ep. 6; 16; 93; 101; 159; 170; 197 (2mal); 198.

170 Bei Cicero betrifft dies alle Belege; für Seneca d. J. vgl. *epist.* 95,20 *feminis pedes laborant*; für die Fachliteratur vgl. Cels. z. B. 1 pr. 21; 1,2,5; 1,3,3 (2mal); 1,8,1; 2,4,1; 2,7,3; 2,8,16; 2,10,7; 2,13,1; 2,16,2; 3,5,11; 3,7,1b; 4,15,4; 5,25,14; 5,28,16c; 6,6,38; 6,7,3b; Plin. *nat.* z. B. 20,228; 21,140; 22,115; 23,23; 24,24; 24,78; 28,110; 28,246; 31,70; 31,103; 31,127; Scrib. Larg. ep. 6; 16; 93; 101; 159; 170; 197 (2mal); 198.

171 Vgl. weiterhin z. B. *ex pedibus laborare* (Cic. *fam.* 9,23,1), *iter* (sc. *spiritūs*; ‚Luftröhre') *et receptaculum* (‚Lunge') *laborat* (Sen. *epist.* 78,5), *stomacho laborare* (Cels. 1,8,1) oder *femur, cruris, pes laborat* (Cels. 5,26,28d).

172 Vgl. Cic. *fam.* 16,14,2 *audio te animo angi et medicum dicere ex eo te laborare*; Cels. 3,5,11 *ut corpore tantum, non etiam animo laborent* (sc. *aegri*). Seelisches Leiden thematisiert auch Seneca d. J. und spricht dabei von der *insania*, vgl. *epist.* 94,17[M] *inter insaniam publicam et hanc quae medicis traditur nihil interest nisi quod haec morbo laborat, illa opinionibus falsis; altera causas furoris traxit ex valetudine, altera animi mala valetudo est.*

173 Vgl. ferner *pedes laborant* (Sen. *epist.* 95,20), *pars laborans* (Cels. 1,3,14; 4,2,1), *laborantia* (gemeint sind kranke Geschlechtsteile, vgl. Scheller, S. 244; Cels. 5,20,4) sowie *femur, cruris, pes laborat* (Cels. 5,26,28d).

174 Vgl. weiterhin Cic. *ad Brut.* 18,1[M] *ingravescit enim in dies intestinum malum nec externis magis quam domesticis hostibus laboramus* sowie bei den Fachautoren *torminibus laborare* (Cels. 1 pr. 67; Plin. *nat.* 20,228; 24,78).

werden die pragmatischen Unterschiede zwischen Cicero und Celsus sichtbar: Während Adverbien wie *graviter* oder *vehementius* in Ciceros Briefen oft von Gefühlen und Stimmungen ausgehen, sind die von Celsus verwendeten Adverbien vor allem deskriptiven und daher sachlichen Charakters.

Im Gebrauch von *laborare* zeigen sich noch weitere Unterschiede zwischen den Brief- und den Fachautoren: Nur letztere beziehen *laborare* auch auf den Körper – vgl. Cels. 1 pr. 56 *si profluvio laborat* (sc. *corpus*), *continendum* – und führen schlechte, unpassende bzw. vergiftete Nahrung oder Substanzen als Ursachen des Leidens an, vgl. *fungis venenatis laborare* (Scrib. Larg. 198), *ab* (sc. *lacte*) *laborare* (Scrib. Larg. 197). Auch der Blick auf die Syntax zeigt Unterschiede zwischen beiden Autorengruppen auf: So gibt Cicero das Organ oder den Körperteil, von dem die Beschwerden ausgehen, mehrere Male anhand der Formulierung *laborare ex* + Ablativ an, vgl. *fam.* 9,23,1 *ex pedibus laborare* (S. 169) oder *ex intestinis laborare* (S. 156).[175] Die medizinischen Fachautoren gebrauchen die Präposition dagegen selten und verbinden *laborare* in der Regel direkt mit dem Ablativ, vgl. z. B. *capite aut visceribus aut alvo laborare* (Cels. 2,7,3), *vulvā laborare* (Plin. *nat.* 28,110; 28,246) oder *vesicā renibusque laborare* (Scrib. Larg. 93).[176] Cicero scheint mit der Präposition deutlicher als die Fachautoren den Ursprung bzw. den Ort (Abl. loci)[177] oder die Ursache (Abl. causae) – und damit den inhaltlichen wie syntaktischen Zusammenhang – zu markieren; ein Grund für diesen Unterschied dürfte sein, dass die Fachautoren anders als Cicero *laborare* gewöhnlich im medizinischen Sinne verwenden und dass der syntaktische Zusammenhang mit adnominalen Attributen aus dem daher gewohnten inhaltlichen Kontext hinreichend verständlich wird; vgl. auch die Verbindungen von *laborare* mit Krankheiten und Krankheitssymptomen wie *morbo regio laborare* (Plin. *nat.* 31,103), *cholera laborare* (Cels. 2,13,1), *cancro laborare* (Cels. 5,20,4), *vomica laborare* (Cels. 4,15,4), *tussi, faucibus, pectoris vitiis, vulvae praeclusae duritieve laborare* (Plin. *nat.* 24,24). Anders als die Briefautoren gebrauchen die Fachautoren schließlich das Partizip *laborans* sowohl substantivisch i. S. v. ‚der Leidende'[178] als auch adjektivisch, vgl. *laborans pars* (Cels. 1,3,14; 4,2,1) und *laborantes homines* (Cels. 5,28,16c).

175 Diese Konstruktion ist mit Bezug auf die Physis auch außerhalb seiner Briefe bei Cicero attestiert, vgl. z. B. *Tusc.* 2,60 *laborare ex renibus*; weiterhin findet sie sich auch dann, wenn Cicero seelische Leiden thematisiert, vgl. z. B. *fam.* 16,11,7 (*ex desiderio*); *fam.* 16,14,2 (*ex eo* i. e. *animo angi*); *ad Q. fr.* 2,16,1 (*ex hoc* i. e. *rebus difficilibus* etc.).

176 Vgl. weiterhin *stomacho laborare* (Cels. 1,8,1) und *pede laborare* (Cels. 5,26,28d). In der Fachliteratur ist die präpositionale Konstruktion *laborare ex* + Abl. nur 2mal attestiert, vgl. Cels. 5,25,14; Scrib. Larg. 101. Ebenso selten geben sie die Ursache des *laborare* mittels *a* + Ablativ an, vgl. *a frigore laborantes* (Plin. *nat.* 32,133) und *ab eo* (sc. *lacte poto*) *laborant* (Scrib. Larg. 197); vgl. auch TLL s. v. 806,53–81; 807,2–17; 29–37.

177 Im Gegensatz zu den Autoren nach ihm (Sall., Liv., Cels., Plin. *nat.*, Tac. und anderen) gebrauchte Cicero den Abl. causae seltener und differenzierter, vgl. H.-S. 132, 266 sowie Englund (1935), 126, 129.

178 Vgl. Cels. 1 pr. 21; 2,4,1; 2,16,2; 5,21,14; 5,28,16c; 6,6,38; 6,7,3b; 7,7,15d; Plin. *nat.* 20,228; 21,140; 22,115; 23,23; 24,24; 24,78; 28,110; 28,246; 31,103; 31,127; 32,133; Scrib. Larg. ep. 5; ep. 6; 93; 170.

morbidus, -a, -um. Das Adjektiv ist im Briefcorpus nur bei Seneca d. J. (2mal) attestiert, vgl. *epist.* 66,22 *aeque laudabilis virtus est in corpore valido ac libero posita quam in morbido ac vincto*; 78,25 *sed omnia ista facile perferemus, sorbitionem, aquam calidam, et quidquid aliud intolerabile videtur delicatis et luxu fluentibus magisque animo quam corpore morbidis*. Seneca gebraucht es im Sinne von ‚krank' und bezieht es auf den Körper.

In der medizinischen Fachliteratur ist *morbidus* nicht belegt. Das Wort wurde in der Zeit vom 1. Jh. v. Chr. bis ins 1. Jh. n. Chr. vor allem in naturwissenschaftlichen und philosophischen Zusammenhängen gebraucht.[179] Auch in Senecas Luciliusbriefen figuriert *morbidus* in ethisch-moralischen Äußerungen.[180] Nur in wenigen dieser Stellen geht es dabei um die Gesundheit des Menschen. Im Kontext medizinischer Sachverhalte ist es daher vermutlich als fremd, ungewohnt oder gar unpassend empfunden worden und hat daher keinen Eingang in die medizinische Fachliteratur gefunden.

vitiosus, -a, -um. Mit Bezug auf die Medizin gebraucht das Adjektiv nur Cicero (1mal^{M}), vgl. *Att.* 2,1,7^{M} *quin etiam si mihi nemo invideret, si omnes, ut erat aequum, faverent, tamen non minus esset probanda medicina quae sanaret vitiosas partis rei publicae quam quae exsecaret.*[181] Teile des Staates sind der Darstellung zufolge mit *vitia* behaftet (*vitiosae partes*) und können mit einem Heilmittel (*medicina*) geheilt werden. *vitiosus* wird dabei also i. S. v. ‚krank' gebraucht. Da es hier erstmals in dieser Bedeutung belegt ist, deutet sich in der Äußerung die Bedeutungsentwicklung von *vitium* (S. 101) von ursprünglich ‚Fehler, Makel' hin zu u. a. ‚Krankheit, Leiden' (ab ca. dem 1. Jh. n. Chr.) an. Interessanterweise gebraucht Cicero in seinen Briefen *vitium* selbst nicht in einem medizinischen Zusammenhang.

Auch in der medizinischen Fachliteratur ist *vitiosus* einige Male attestiert (Cels. 13mal, Plin. *nat.* 20–32 3mal).[182] Wie bei Cicero figuriert es hier i. S. v. ‚krank', wenngleich sich die Fachautoren dabei erwartungsgemäß nicht metaphorisch äußern. Sie beziehen es auf einzelne Teile und Organe des menschlichen Körpers, und darin ergibt sich eine Gemeinsamkeit mit Ciceros Äußerung, denn wie jener qualifizieren auch die

179 Das Adjektiv ist zuerst in Lukrez' Lehrgedicht *de rerum natura* belegt; hier steht es in Verbindung mit *aer* (6,1095), *vis* (6,955; 6,1092; 6,1152; 6,1224) und *pars* (6,1261) und wird i. S. v. ‚Krankheit bringend, krankhaft' gebraucht, vgl. z. B. 6,1090–3 *nunc ratio quae sit morbis aut unde repente / mortiferam possit cladem conflare coorta / morbida vis hominum generi pecudumque catervis, / expediam* und 6,1093–7 *primum multarum semina rerum / esse supra docui quae sint vitalia nobis, / et contra quae sint morbo mortique necessest / multa volare; ea cum casu sunt forte coorta / et perturbarunt caelum, fit morbidus aer.* Später gebrauchen Columella (6,51), Plinius d. Ä. (*nat.* 8,96), Ps.-Quintilian (*decl. mai.* 12,7) und schließlich Seneca d. J. (*dial.* 3,15,2; 6,11,4 sowie die oben zitierten Stellen) das Adjektiv: Columella bezieht es auf den Menschen (gegenüber *sanus*), Plinius d. Ä. auf das Flusspferd, Ps.-Quintilian auf Laub und Seneca in den *dialogi* auf Vieh (3,15,2) sowie auf den Körper des Menschen (6,11,4).

180 Vgl. TLL s. v. 1477,41–44.

181 Die übrigen Belegstellen im Briefcorpus weisen keinen Bezug zur Medizin auf, vgl. Cic. *Att.* 1,14,6; *ad Q. fr.* 1,1,7; Sen. *epist.* 94,31 und 114,12.

182 Vgl. Cels. 1,9,2; 2,4,8; 2,10,17; 4,12,5; 5,26,34c; 5,28,1d; 6,13,4; 6,19,3; 7,13,2; 7,14,3; 7,19,3; 8,3,4; 8,3,6; Plin. *nat.* 26,50; 28,69; 31,40.

Fachautoren einen Teil eines Organismus als *vitiosus*: Cicero einen Teil des Staates, die Fachautoren einen Teil des menschlichen Körpers, vgl. z. B. *crus* (Plin. *nat.* 26,50), *sinus* (Cels. 7,13,2) oder *unguis* (Cels. 6,19,3). Dabei gebrauchen sie einmal sogar dieselbe Junktur wie Cicero, vgl. *vitiosa pars* (Cels. 1,9,2).

Dass sich die Fachautoren konkreter und spezifischer äußern, zeigt sich anhand der weiteren Verbindungen. So beziehen sie *vitiosus* nicht nur auf den Körper als Ganzen (vgl. Cels. 5,26,34c *corpus vitiosum*), sondern auch auf einzelne Organe wie *stomachus* (Cels. 4,12,5) sowie schließlich auch auf körperliche Materie und Substanzen, vgl. *caro* (Cels. 5,28,1d; 7,14,3), *os* (Cels. 8,3,6) und *sanguis* (Cels. 2,10,17).[183]

Von den hier besprochenen Ausdrücken der Briefautoren sind nur *aegrotus, habere se graviter, perimbecillus* und *morbidus* nicht in der medizinischen Fachliteratur belegt (vgl. Tabelle 4).

Dies hat verschiedene Gründe: Während *aegrotus* (ebenso wie das von den Fachautoren gemiedene *aegrotare*) und *habere se graviter* anscheinend als alltags-, umgangssprachlich oder soziolektal empfunden wurden und daher unpassend waren, figurierte *morbidus* zur Schaffenszeit der Fachautoren weder in der alltäglichen noch in der medizinischen Kommunikation in dezidiert medizinischen Zusammenhängen.

Hinsichtlich der gemeinsam gebrauchten Ausdrücke stimmen die Brief- und die Fachautoren vor allem darin überein, dass sie diese in derselben Bedeutung verwenden (*aeger, aegrotare, infirmus, laborare, vitiosus*) und gleichermaßen auf den Menschen als Ganzen beziehen (*aeger, aegrotare, infirmus, laborare*); lediglich *iacēre* verwenden die Fachautoren zumeist in anderen Bedeutungen als die Briefautoren. Einige Ausdrücke beziehen die Briefautoren schließlich ebenso wie die Fachautoren auch auf den Körper (*aeger, infirmus*) oder auf Körperteile oder Organe (*laborare*).

Wiederkehrende Unterschiede zwischen beiden Autorengruppen sind vor allem syntaktischer Natur: Die Fachautoren gebrauchen viele dieser Ausdrücke in substantivierter Form zur Bezeichnung des Kranken (*aegrotans, iacens, imbecillus, infirmus, laborans*); lediglich *aeger* wird auch von Cicero, Seneca d. J. und Plinius d. J. so verwendet. Ferner modifizieren die Briefautoren, vor allem Cicero, die Ausdrücke für ‚krank (sein)' öfter als die Fachautoren mittels Adverbien (*aeger, aegrotare, infirmus*; anders *laborare*). Unterschiede wurden überdies auch bei der Konstruktion der hier behandelten Ausdrücke sichtbar (*aeger, imbecillus*; vgl. auch die Bemerkungen zu *laborare*).

Anhand dieser Beobachtungen zeigt sich, dass die Fachautoren sich im Hinblick auf die Semantik (Bedeutungen, Bezugspunkte) spezifischer und mit Blick auf Syntax und Junkturen präziser und sachlicher als die Briefautoren über die auch von diesen thematisierten Sachverhalte äußern.

183 Weiterhin wird *vitiosus* einige Male auf andere Substanzen bezogen, vgl. *sanies* (Cels. 8,3,4) und *aqua* (Plin. *nat.* 31,40).

Tabelle 4: Häufigkeiten der hier besprochenen Ausdrücke bei den einzelnen Autoren

Ausdruck	Cicero	Sen. d. J.	Plin. d. J.	Celsus	Plin. d. Ä.	Scrib. Larg.
aeger, -gra, -grum	12	41, dav. 2^{M} + 7^{NR}	4 + 1^{NR}	115	33 + 1^{NR}	4
aegrotare	4	12	2	6	4	-
aegrotus, -a, -um	6	-	-	-	-	-
habere se graviter	2	-	-	-	-	-
iacēre	1 + 34^{NR}	3 + 54^{NR}	3 + 15^{NR}	13	10	4
imbecillus, -a, -um	2 + 12^{NR}	1 + 17^{NR}	4^{NR}	26	-	2
perimbecillus, -a, -um	1	-	-	-	-	-
infirmus, -a, -um	3 + 18^{NR}	1 + 9^{NR}	5 + 7^{NR}	31	6	-
laborare	7, dav. 1^{M} + 80^{NR}	3, dav. 1^{M} + 34^{NR}	5^{NR}	28	13 + 3^{NR}	10
morbidus, -a, -um	-	2	-	-	-	-
vitiosus, -a, -um	1^{M} + 2^{NR}	2^{NR}	-	13	3	-

Krank werden

Mit den Verben *commovere, gravare* und *temptare* beschreiben die Briefautoren, dass der gesundheitliche Zustand eines Menschen erschüttert, beschwert oder angegriffen wird. Sinngemäß drücken diese Wörter also aus, dass ein Mensch krank wird.[184]

commovere. In Ciceros Korrespondenz ist das Verb 3mal in der Bedeutung ‚ergreifen, erschüttern' mit Bezug auf die gesundheitliche Verfassung belegt, vgl. z. B. *Att.* 7,7,3 *tua* λῆψις *quem in diem incurrat nescio, sed prorsus te commoveri incommodo valetudinis tuae nolo.*[185] Dabei steht *commovere* immer im Passiv (‚ergriffen, erschüttert wer-

184 Im Sinne von ‚krank werden' ist bisweilen auch *aegrotare* (S. 68) zu verstehen.

185 Vgl. weiterhin *Att.* 14,5,1; *ad Q. fr.* 2,6,2. Diese Verwendung des Verbs erinnert an Ciceros Gebrauch von *temptare* (S. 85). Zahlreich sind darüber hinaus die Belegstellen im Briefcorpus, in denen *commovere* keinen Bezug zur Medizin aufweist, vgl. Cic. z. B. *Att.* 1,4,1; 1,11,1; 1,12,2; 2,1,8; 2,3,4; 2,7,2; 3,8,4; 3,13,1; 3,14,2; 4,16,6; 5,1,4; 5,14,1; 6,1,14; 6,1,20; 6,2,3; 8,11d,2;

den) und bezieht sich auf den Menschen als Ganzen. Aufschluss auf die Frage nach dem sprachlichen Charakter dieser Ausdrucksweise kann *ad Q. fr.* 2,6,2 geben, vgl. *convivio puer optimus, Quintus tuus meusque, quod perleviter commotus fuerat, defuit.* Das verschobene Plusquamperfekt (*commotus fuerat*) gilt als Merkmal einer alltäglichen Sprache;[186] das heißt zwar nicht, dass *commovere* grundsätzlich umgangssprachlich ist – Cicero verwendet es u. a. auch in seinen Reden –, jedoch scheint es in der hier beschriebenen Gebrauchsweise der Alltagssprache zugerechnet werden zu können.

In der medizinischen Fachliteratur ist *commovere* mit insgesamt vier Belegen bei Plinius d. Ä. (*nat.* 20–32), von denen eine Stelle die Medizin gar nicht betrifft, sehr selten belegt, vgl. z. B. *nat.* 20,127 *alterum* (sc. *nasturtium*) (…) *commotas mentes sedat ex aceto sumptum* (…).[187] In der Bedeutung ‚beunruhigen' bezieht Plinius d. Ä. das Verb auf die Seele (*mens* in *nat.* 20,127; 23,23) und i. S. v. ‚anregen, verursachen' auf Übelkeit (*vomitio* in *nat.* 31,63).

Da, wo Plinius d. Ä. das Verb auf die Seele bezieht, kommt er Ciceros Gebrauch hinsichtlich der Semantik recht nahe, vgl. ‚erschüttern' bei Cic. mit ‚beunruhigen' bei Plin. d. Ä.; anders als Cicero verwendet Plinius *commovere* jedoch spezifischer, insofern er es nicht vom Menschen als Ganzen sagt.

Mit Blick auf die Syntax lässt sich zwar beobachten, dass beide Autoren *commovere* im Passiv gebrauchen, im Gegensatz zu Cicero verwendet Plinius jedoch stets die Partizipialform (*commotus*) und gebraucht es sowohl substantivisch, um die Patienten zu bezeichnen – vgl. *nat.* 23,23 *mente conmoti* – als auch adjektivisch, um das Krankheitssymptom näher zu beschreiben, vgl. *nat.* 31,63 *vomitiones ipsae instabili volutatione commotae.*

Ciceros Gebrauch von *commovere* kann also insofern als alltagssprachlich bezeichnet werden, als er – anders als Plinius d. Ä. – das Verb mit Blick auf Medizinisches unspezifisch verwendet.

gravare. Das Verb wird im Briefcorpus nur 1mal in einem medizinischen Zusammenhang gebraucht, vgl. Sen. *epist.* 72,6 *hoc, inquam, interest inter consummatae sapientiae virum et alium procedentis quod inter sanum et ex morbo gravi ac diutino emergentem, cui sanitatis loco est levior accessio: hic nisi adtendit, subinde gravatur et in eadem revolvitur, sapiens recidere non potest, ne incidere quidem amplius.*[188] *gravare* figuriert hier passivisch oder medial und intransitiv und bedeutet wörtlich ‚belastet wer-

8,12c2; 8,12d,1; 10,8a,1; 10,9,2; 10,9a,4; 10,9a,5; 11,16,2; 11,21,2; 11,24,2; 12,13,1; 12,20,1 (2mal); 13,13(+14),1; 13,38,1; 13,52,1; 14,17,6; 15,8,1; 15,13a,1; 15,15,4; 16,7,8; 16,13a(b),2; 16,15,4; *fam.* 1,9,7; 2,17,3; 2,17,6; 3,10,1; 3,12,4; 4,5,2; 4,5,4; 5,2,9; 5,6,2; 5,6,3; 6,20,3; 7,3,1; 7,16,1; 7,17,1; 8,1,4; 8,10,1; 8,16,4; 9,5,2; 9,13,1; 9,16,1; 10,32,3; 12,19,2; 13,7,4, 13,22,1; 14,4,6; 15,4,4; 15,4,5; 16,18,2; 16,23,2; *ad Q. fr.* 1,1,9; 1,1,38; 1,2,12; 2,11,3; 3,1,4; 3,5,2; 3,5,4; *ad Brut.* 4,5; 9,2; 16,2; 23,7; Sen. *epist.* 35,4; 52,14; 99,15; 114,20; 116,5; Plin. *epist.* 2,3,8; 2,14,6; 3,7,6; 5,4,3; 5,9,5; 7,17,8; 8,22,3.

186 Vgl. H.-S. 320–1.

187 Vgl. weiterhin Plin. *nat.* 23,23; 31,63; 31,108[NR] (*aquilones* (…) *validius commovent limum*).

188 Die weiteren Belegstellen für das Verb im Briefcorpus sind nicht medizinisch, vgl. Cic. *Att.* 11,7,3; *fam.* 7,14,1; Plin. *epist.* 1,8,2; 3,1,4; 3,6,6; 3,18,6; 8,18,11.

den‘ bzw. ‚schwer werden‘ und kann im Kontext der Äußerung i. S. v. ‚erkranken‘ verstanden werden; es bezieht sich dabei auf den Menschen als Ganzen.[189]

In der medizinischen Fachliteratur ist *gravare* zwar ebenfalls attestiert, hat dort jedoch sehr wenige Belege (Cels. 2mal, Plin. nat. 20–32 2mal), vgl. z. B. Cels. 7,18,6 *vel inter tunicas <is>* (sc. *umor*) *increscit vel in membranis, quae ibi circa venas et arteria<s> sunt, ubi eae gravatae occal<l>uerunt* oder Plin. *nat.* 21,128 *narcissi duo genera in usum medici recipiunt, purpureo flore et alterum herbaceum, hunc stomacho inutilem* (…) *caput gravantem* (…).[190] Dabei scheint für einen Teil der Belegstellen eher die Grundbedeutung ‚schwer machen‘ bzw. passivisch ‚schwer werden‘ vorherrschend zu sein (Cels. 7,18,6; Plin. *nat.* 21,128), für den anderen Teil ist aber auch die übertragene Bedeutung ‚krank sein oder erkranken‘ passend, vgl. Cels. 2,10,13 *neque ignoro quosdam dicere quam longissime sanguinem inde, ubi laedit, esse mittendum: sic enim averti materiae cursum: at illo modo in id ipsum, quod gravat, evocari* und Plin. *nat.* 26,6 *carbunculo gravatos in triduo aufert*. Wie Seneca d. J. gebraucht Plinius d. Ä. das Verb einmal mit Bezug auf den Menschen (*nat.* 26,6); ebenfalls wie dieser konstruiert Celsus es passivisch oder medial und intransitiv (7,18,6).

Zugleich bestehen jedoch auch Unterschiede im Gebrauch des Verbs zwischen Seneca d. J. und den Fachautoren: Anders als dieser beziehen sie *gravare* auf Körperteile (Cels. 2,10,13 *id quod gravat*; Plin. *nat.* 21,128 *caput*) und Organe (Cels. 7,18,6 *membrana*). Weiterhin konstruieren sie es anders: aktivisch und intransitiv (Cels. 2,10,13), aktivisch und transitiv (Plin. *nat.* 21,128) sowie passivisch und transitiv (Plin. *nat.* 26,6). Schließlich verwendet Plinius d. Ä. das Partizip des Verbs (*gravatus*) substantivisch, um den von einer Krankheit oder ihren Symptomen Betroffenen zu bezeichnen (*nat.* 26,6).

temptare. Um auszudrücken, dass jemand krank wird, gebrauchen Cicero und Seneca d. J. bisweilen das Verb *temptare* (wörtl. ‚angreifen oder befallen‘)[191] in ihren Briefen (Cic. 1mal, Sen. 3mal), vgl. Cic. *Att.* 11,23,1 *scripseras enim te quodam valetudinis genere temptari*; Sen. *epist.* 28,6 *loca gravia* (…) *firmissimam valetudinem temptant*; 107,7 *intemperies caeli valetudinem temptat* sowie 120,16 *nunc de capite, nunc de ventre, nunc de pectore ac faucibus querimur; alias nervi nos, alias pedes vexant, nunc deiectio, nunc destillatio; aliquando superest sanguis, aliquando deest: hinc atque illinc temptamur et expellimur*.[192] Als Objekt bzw. Betroffene erscheinen dabei der

189 Die Briefautoren verwenden außerdem noch das von *gravare* abgeleitete Verb *ingravescere* (S. 118). Insofern sie es i. S. v. ‚sich verschlimmern‘ gebrauchen, unterscheidet es sich von *gravare* darin, dass es nicht den Vorgang des Krankwerdens, sondern den der Verschlechterung eines bereits vorhandenen Krankseins bezeichnet.

190 Vgl. weiterhin Cels. 2,10,13 und Plin. *nat.* 26,6. In einem medizinischen Kontext verwendet zuerst Celsus das Verb; von den Autoren des 1. Jh. n. Chr. folgen ihm darin nur Seneca d. J. und Plinius d. Ä.

191 Vgl. OLD s. v. 9 und 10.

192 Die weiteren Belegstellen für *temptare* beziehen sich nicht auf die Medizin, vgl. Cic. *Att.* 9,7c,1; 9,9,1; 10,10,3; 10,16,4; 11,17,1; 12,18,1; *fam.* 8,12,1; 12,25,4; 15,16,3; *ad Brut.* 24,9; Sen. z. B. *epist.* 2,3; 4,10; 18,5; 19,8; 22,6 (2mal); 29,2; 33,4, 37,2; 42,5; 45,8; 47,16; 65,1;

Mensch als Ganzes (Cic. *Att.* 11,23,1; Sen. *epist.* 120,16) sowie dessen Gesundheit (Sen. *epist.* 28,6; 107,7); gleichzeitig figuriert die Krankheit als „Angreifer“, d. h. als Subjekt (Cic. *Att.* 11,23,1).

Auch in der medizinischen Fachliteratur ist das Verb in dieser Verwendungsweise belegt (Cels. 6mal, Plin. *nat.* 20–32 14mal, Scrib. Larg. 6mal).[193] Wie Cicero und Seneca d. J. nennen die Fachautoren dabei den Menschen als Betroffenen[194] sowie die Krankheit und Krankheitssymptome als „Angreifer“, vgl. (zu ergänzen ist jeweils *temptat* bzw. *temptant*) *valetudinis genus* (Cic. *Att.* 11,23,1) und *deiectio, destillatio* etc. (Sen. *epist.* 120,16) mit z. B. *morbus* (Cels. 3,21,4; Plin. *nat.* 22,135 (*morbus pedum*); 24,174; 28,66), *cancer* (Scrib. Larg. 235; 237), *vitia articulorum* (Cels. 2,8,10) oder *dolor ventris* (Plin. *nat.* 28,199).[195] Hinsichtlich der Syntax ist zu beobachten, dass die Brief- und die Fachautoren *temptare* in dieser Bedeutung gleichermaßen sowohl aktivisch als auch passivisch konstruieren.[196]

Im Unterschied zu den Fachautoren (und teilweise zu Cicero) macht Seneca d. J. allgemein die Gesundheit (*valetudo*) zum Objekt der Handlung (*epist.* 28,6; 107,7) und nennt als Ursachen nicht Krankheiten, sondern äußere, orts- und wetterabhängige Faktoren, vgl. *loca gravia* (*epist.* 28,6) und *intemperies caeli* (*epist.* 107,7). Dagegen werden in der Fachliteratur (anders als im Briefcorpus) auch der menschliche Körper (Cels. 5,28,4b), Körperteile (*caput* in Plin. *nat.* 23,11; 23,35; 23,39; 23,47; 24,60) und der Ver-

---

66,50; 67,14; 75,7; 76,6; 81,2 (2mal); 82,8; 83,27; 85,32; 94,31; 95,37; 98,3; 104,26; 111,1; 112,2; 114,5; 121,8; Plin. *epist.* 1,2,2; 1,5,16; 1,12,9; 3,4,3; 4,14,3; 4,18,1; 7,4,8; 9,13,20; 9,37,4; 10,37,2.

In der Bedeutung von ‚angreifen‘ (im feindlichen Sinne) figuriert das Verb zunächst in den Staatsreden Ciceros (*S. Rosc.* 148 (80 v. Chr.); *Rab. perd.* 13 (63 v. Chr.), *Catil.* 1,27 (63 v. Chr.), *har. resp.* 55 (57 v. Chr.), *Rab. post.* 13 (ca. 53 v. Chr.) etc.), später dann in den Kriegsberichten des *Corpus Caesarianum* (Caes. *Gall.* 7,73,1 (ca. 52/51 v. Chr.), Caes. *civ.* 3,2,3 (ca. 48/47 v. Chr.), *Bell. Afr.* 29,3 (ca. 49–45) etc.). Das Bild der angreifenden Krankheit erscheint zuerst in einem Brief Ciceros an Atticus, der als Datum das Jahr 49 v. Chr. trägt (*Att.* 10,17,1); weitere Belege stammen aus den Jahren 47 (*Att.* 11,23,1) und 45 (*Tusc.* 4,31 *illud animorum corporumque dissimile, quod animi valentes morbo temptari non possunt, corpora possunt*). Später wird dieses Bild auch von den medizinischen Fachautoren wieder aufgegriffen, dazu im Folgenden; vgl. auch temptatio (S. 252).

193 Vgl. Cels. 2,8,10; 3,21,4; 4,12,6; 4,21,2; 4,31,1; 5,28,4b; Plin. *nat.* 20,68; 22,135; 23,11; 23,15; 23,35; 23,39; 23,47; 24,60; 24,174; 25,37; 26,38; 28,66; 28,199; 31,71; Scrib. Larg. ind. 319; 89; 101; 161; 171; 235; 237. Weitere Belegstellen in der Fachliteratur sind dagegen nicht medizinisch, vgl. Cels. z. B. 1 pr. 4; 1 pr. 37; 1 pr. 50; 2,12,2a; 2,17,2; 2,17,4; 3,11,2; 3,12,2; 3,14,2; 4,5,7; 5,18,13; 5,28,2d; 5,28,2f; 6,8,1a; 6,17,1; 7,7,6c; 7,8,1; 7,9,4; 8,11,6; 8,20,5; Plin. *nat.* 21,57; 25,4; 25,17; 28,15; 28,104; 30,91; Scrib. Larg. ep. 2; ep. 6; 227.

194 Vgl. Cic. *Att.* 11,23,1; Sen. *epist.* 120,16; Cels. 3,21,4; 4,12,6; 4,21,2; 4,31,1; Plin. *nat.* 22,135; 24,174; 28,66; 28,156; 28,199; 30,91.

195 Vgl. weiterhin (sc. *temptat*) *phthisis* (Plin. *nat.* 26,38; Scrib. Larg. 89), *podagra* (Scrib. Larg. 161), *sideratio* (Scrib. Larg. 101).

196 Für die aktivische Konstruktion vgl. Sen. *epist.* 28,6; 107,7; Cels. 2,8,10; 4,31,1; Plin. *nat.* 20,68; 23,11; 23,15; 23,35; 23,39; 24,60; 25,37; 26,38; 31,71; Scrib. Larg. 235; 237; passivisch wird das Verb konstruiert in Cic. *Att.* 11,23,1; Sen. *epist.* 120,16; Cels. 3,21,4; 4,12,6; 4,21,2; 5,28,4b; Plin. *nat.* 22,135; 23,47; 24,174; 28,66; 28,104; 28,199; Scrib. Larg. ind. 319; 89; 101; 161; 171.

stand (*mens* in Plin. *nat.* 25,37) als Betroffene bzw. Angegriffene und damit als grammatische Objekte sowie zusätzlich noch Nahrungsmittel und andere Substanzen als Ursachen des Krankseins und damit als Subjekte genannt, vgl. *uva* (Plin. *nat.* 23,15), *vinum* (Plin. *nat.* 23,35; 23,39; 24,60), *oleum* (Plin. *nat.* 25,37), *aqua* (Plin. *nat.* 20,68).

Auch bezüglich der Syntax zeigen sich Unterschiede: Anders als die Briefautoren gebrauchen die Fachautoren das Partizip des Verbs (*temptatus*) auch substantivisch, um den betroffenen Patienten zu bezeichnen, vgl. Scrib. Larg. 89 *aliud catapotium ad tussim veterem, suspirium et phthisi temptatos;*[197] zudem verwendet Plinius d. Ä. das aktive Partizip *temptans* als Attribut i. S. v. ‚schädlich, ungesund', vgl. Plin. *nat.* 20,68 *aquae temptantes non nocere lactucam edentibus*. Beide Verwendungsweisen des Verbs ermöglichen es, prägnante und präzise Aussagen über die angesprochenen Sachverhalte zu treffen und sind daher häufig in der Fachliteratur attestiert.

An dieser Stelle sei noch auf die Formulierung πειράζεσθαι παραλύσει eingegangen, die Cicero in einem Brief an Atticus bemüht und die möglicherweise auf den lateinischen Ausdruck *temptari* <*morbo*> zurückgeht, vgl. *Att.* 16,7,8 *Piliam* πειράζεσθαι παραλύσει *te scripsisse aiebat* (sc. *Brutus*). πειράζειν ist eine Nebenform zu πειρᾶν und entspricht dem lateinischen *temptare* im Hinblick auf die Semantik.[198] Cicero gebraucht die Junktur παραλύσει πειράζεσθαι hier syntaktisch genau so, wie er an anderer Stelle die Wendung *temptari* <*morbo*> gebraucht, vgl. *Att.* 11,23,1 (zitiert auf S. 85) und *Tusc.* 4,31 *illud animorum corporumque dissimile, quod animi valentes morbo temptari non possunt, corpora possunt*. Im Zusammenhang mit einer Krankheit oder einem Krankheitssymptom ist πειράζεσθαι erstmals bei Strabon (16,4,24) belegt, einem jüngeren Zeitgenossen Ciceros.[199] Weitere Belege bieten z. B. die vermutlich im 1. oder 2. Jh. n. Chr. entstandenen Kyraniden (1,5; 1,24) und Alexander von Aphrodisias (*Pr.* 2,54 (3. Jh. n. Chr.)). Diese Texte sind jedoch keine medizinischen Schriften. Ob Ciceros Ausdruck auf eine verbreitete griechische medizinische Formulierung zurückgeht, lässt sich nicht sagen. Möglicherweise hat er eine alltagssprachliche griechische Wendung aufgegriffen, die nicht weiter belegt ist. Es könnte sich aber auch um eine Ad-hoc-Bildung handeln, die auf die humorvolle Alliteration *Piliam* πειράζεσθαι παραλύσει abzielte. Das ließe sich wie folgt vorstellen: Cicero wollte einen medizinischen Sachverhalt (hier „Lähmung") – typisch für seine Korrespondenz mit Atticus – auf Griechisch ausdrücken. Der Wechsel in die andere Sprache „wirkte" sich noch auf das folgende Verb „aus", wobei Cicero den Ausdruck entsprechend der lateinischen Junktur *temptari* <*morbo*> konstruierte.[200]

197 Vgl. ferner Scrib. Larg. 101 *quamobrem facit et ad tremulos et ad sideratione temptatos utralibet.*

198 Vgl. LSJ s. v. πειράζω.

199 Strabon lebte von ungefähr 62 v. Chr. bis 23-5 n. Chr., vgl. Radt (1997), 1021.

200 Vgl. von Albrecht (2003), 60 zu „Syntactic Graecisms" in Ciceros Briefen. Zum Codewechsel in Ciceros Briefen siehe Rollinger (2015).

Die hier besprochenen Ausdrücke der Briefautoren werden verhältnismäßig selten von den medizinischen Fachautoren verwendet (vgl. Tabelle 5).

Tabelle 5: Häufigkeiten der hier besprochenen Ausdrücke bei den einzelnen Autoren

Ausdruck	Cicero	Sen. d. J.	Plin. d. J.	Celsus	Plin. d. Ä.	Scrib. Larg.
commovere	3 + 88^{NR}	5^{NR}	7^{NR}	-	3 +1^{NR}	-
gravare	2^{NR}	1 + 1^{NR}	5^{NR}	2	2	-
temptare	1 + 10^{NR}	3 + 33^{NR}	10^{NR}	6 + 25^{NR}	14 + 7^{NR}	6 + 3^{NR}

Im Einzelnen gebrauchen beide Autorengruppen diese Ausdrücke in denselben Bedeutungen (*gravare, temptare*) und konstruieren sie auf vergleichbare Weise (*commovere, gravare*).

Jedoch sind auch dabei noch Unterschiede zu beobachten, denn während Seneca d. J. *gravare* auf den Menschen als Ganzen bezieht, verbinden es die Fachautoren in der Regel mit Körperteilen und Organen. Außerdem gebrauchen die Fachautoren anders als die Briefautoren Partizipialformen aller drei Verben substantivisch, um den Menschen zu bezeichnen, der im Begriff ist, krank zu werden.

Der Grund dafür, dass die hier behandelten Verben nur selten von den Fachautoren gebraucht werden, liegt nicht nur wie im Falle von *commovere* bei Cicero im Sprachregister, sondern auch darin, dass sie die Sachverhalte in der Regel aus einer anderen Perspektive thematisieren als die Briefautoren: Während diese Medizinisches häufig anhand ihnen persönlich bekannter Menschen ansprechen, beschreiben die Fachautoren die medizinischen Vorgänge und Sachverhalte meist aus Sicht der Krankheit oder der betroffenen Körperteile und Organe, vgl. z. B. Scrib. Larg. 112 *sin autem gravior morbus insedit* oder Cels. 4,14,1 *pulmo totus adficitur*.[201]

Das Beispiel *temptare* weist zudem darauf hin, dass insbesondere die Fachautoren bei der Beschreibung von Krankheitsverläufen Ausdrücke heranziehen, die sonst im Zusammenhang mit Gewalt und kriegerischen Auseinandersetzungen gebraucht werden, vgl. beispielsweise weitere Ausdrücke für ‚krank werden' wie *incidit morbus, excitare morbum* oder *infestari morbo*.[202]

201 Vgl. dazu morbus (S. 95) (am Ende).

202 Für *incidit morbus* vgl. Cels. 1 pr. 17; 1 pr. 49; 2,1,4; 2,1,20; 3,14,3; für *excitare morbum* vgl. Cels. 1 pr. 46 und für *infestari morbo* vgl. Cels. 2,7,7; Plin. *nat.* 22,56; vgl. auch Junkturen mit mit konkreten Krankheits- oder Symptombezeichnungen (anstatt *morbus*) wie z. B. *incidit deiectio* (Cels. 1,8,4), *excitare lippitudinem* (Cels. 7,7,15a) oder *temptat phthisis* (Plin. *nat.* 26,38). Zur Kriegsmetaphorik in der Sprache der Mediziner vgl. Langslow (1999), 200, Anm. 49; Healy (1987), 16–7.

Krankheit

Erkrankung, Krankheit und Gesundheitsbeschwerden bezeichnen Cicero, Seneca d. J. und Plinius d. J. – je nach Art und Schwere – mit einer Vielzahl von Ausdrücken: *aegrotatio, (com)motiuncula, incommodum, imbecillitas, infirmitas, morbus, pestilentia, pestis, valetudo, vitium.*

aegrotatio. Das Wort ist im Briefcorpus nur 1mal belegt, vgl. Sen. *epist.* 95,22 *antiqui medici nesciebant dare cibum saepius et vino fulcire venas cadentis, nesciebant sanguinem mittere et diutinam aegrotationem balneo sudoribusque laxare, nesciebant crurum vinculo brachiorumque latentem vim et in medio sedentem ad extrema revocare.*

aegrotatio entspringt vermutlich Ciceros philosophischen Betrachtungen in den Tuskulanischen Gesprächen; zudem ist es mit 23 von insgesamt 27 Belegen in der lateinischen Literatur (PHI-Corpus) hier am häufigsten belegt. Ebenfalls in philosophischen Schriften gebraucht es Seneca d. J. (je 1mal in *dial.*, *epist.*). Darüber hinaus ist das Wort nur noch bei Plinius d. Ä. (1mal, vgl. Anm. 208) und Aulus Gellius (1mal, vgl. Anm. 205) attestiert. Als Begriff weist *aegrotatio* mithin eine philosophische Färbung auf. Cicero zufolge bezieht es sich auf die Physis, vgl. *Tusc.* 3,23 *ut aegrotatio in corpore, sic aegritudo in animo nomen habet.*[203] An anderer Stelle erläutert er, worin der Unterschied zwischen *morbus* und *aegrotatio* besteht, vgl. *Tusc.* 4,28 *morbum appellant totius corporis corruptionem, aegrotationem morbum cum imbecillitate*. Vermutlich bedeutet *aegrotatio* also ‚Kranksein' im Allgemeinen, während *morbus* (eine bestimmte) Krankheit bezeichnet.[204] In diesem Sinne lässt es sich auch in Senecas Dialogen verstehen, vgl. *dial.* 9,8,1 *transeamus ad patrimonia* (…); *nam si omnia alia quibus angimur compares, mortes aegrotationes metus desideria dolorum laborumque patientiam,* (…) *haec pars multum praegravabit*. Hier figuriert *aegrotatio* als Oberbegriff für körperliche Krankheiten neben weiteren Ursachen für Angstgefühle (Tod, Furcht, Sehnsucht od. Begehrlichkeiten etc.).[205] Als philosophisch geprägter Begriff kann *aegrotatio* leicht auch auf die Psyche übertragen werden, vgl. z. B. Cic. *Tusc.* 3,4 *utrum quod minus noceant animi aegrotationes quam corporis, an quod corpora curari possint, animorum medicina nulla sit?*[206] In *epist.* 95,22 verwendet Seneca d. J. das Wort eindeutig in einem medizinischen Sinne, denn er erwähnt therapeutische Maßnahmen (*balneo sudoribusque laxare*) als Behandlungsmethode.[207]

203 Vgl. auch Cic. *Tusc.* 4,29 *itaque illa duo, morbus et aegrotatio, ex totius valetudinis corporis conquassatione et perturbatione gignuntur* sowie TLL s. v. 953,69–77.

204 Vgl. García González (2002), 102–3, 105–6: „Según esto [die Autorin bezieht sich damit auf TLL s. v.], aegrotatio describía un estado enfermizo, una indisposición que solía estar acompañada *de* debilidad (…)."

205 Auch Gellius verwendet *aegrotatio* in diesem Sinne, vgl. 20,26 *an tu forte morbum appellari hic putas aegrotationem gravem cum febri rapida* (…)?

206 Vgl. ferner Formulierungen wie z. B. *mentis aegrotatio* (Cic. *Tusc.* 3,8); *aegrotatio in corpore* (*Tusc.* 3,23); *aegrotatio animi* (*Tusc.* 4,25); *corporis aegrotatio* (*Tusc.* 4,28).

207 Vgl. noch Courtil (2015), 183 zu *aegrotatio* und *aegritudo* bei Seneca d. J.

Diese Charakteristika des Wortes zeigen, warum die medizinischen Fachautoren *aegrotatio* nicht gebrauchen.[208] Überdies könnten sich Vorbehalte, das Wort zu gebrauchen, auch aus der etymologischen Verwandtschaft mit *aegrotare* (S. 68) und *aegrotus* (S. 73) ergeben haben, die vermutlich aus soziolektalen Gründen von den Fachautoren gemieden wurden.

(com)motiuncula. Im Briefcorpus ist *commotiuncula* nur 1mal belegt, vgl. Cic. *Att.* 12,11,1 *obsignata epistula accepi tuas. Atticae hilaritatem libenter audio. commotiunculis* συμπάσχω. Dabei denkt Cicero allem Anschein nach an ein Fieber, an dem Attica über einen längeren Zeitraum litt, wie aus anderen Briefen derselben Zeit (November 46 v. Chr.) hervorgeht.[209] *commotiuncula* ist im Sinne eines ‚Anzeichens von Krankheit' oder eines ‚Wehwehchens' zu verstehen.[210] Seneca d. J. gebraucht 1mal das damit verwandte Wort *motiuncula*, vgl. *epist.* 53,6 *levis aliquem motiuncula decipit; sed cum crevit et vera febris exarsit, etiam duro et perpessicio confessionem exprimit.* Auch *motiuncula* bedeutet ‚Anzeichen von Krankheit' und kann hier im Speziellen als Vorbote eines Fiebers verstanden werden.

In der medizinischen Fachliteratur ist *(com)motiuncula* nicht attestiert, jedoch findet sich dort ein Beleg für *motio*, von dem sich die von den Briefautoren gebrauchten Deminutivformen *commotiuncula* und *motiuncula* ableiten, vgl. Cels. 3,5,8 *sed paene plurimum interest, quantae qualesque inter eas remissiones sint: nam si post alteram febrem motio manet, post alteram integrum corpus est, integro corpore cibo tempus aptius est.* Wie bei den Briefautoren *(com)motiuncula* so betrifft bei Celsus *motio* anscheinend auch den Menschen im Ganzen, zumindest konkretisiert er nicht, wen oder was *motio* betrifft. Weiterhin vergleichbar mit den von den Briefautoren verwendeten Wörtern bedeutet *motio* bei Celsus ‚Regung der Krankheit' oder gar ‚Krankheit'. Eine Differenzierung scheint sich jedoch darin abzuzeichnen, dass Celsus nicht wie die Briefautoren das Fieber selbst als *motio* (bzw. *(com)motiuncula*) bezeichnet, sondern vielmehr die Krankheit, als deren Symptom das Fieber auftritt. Mit Blick auf die Syntax ist

208 Bei den Fachautoren liegt nur ein Beleg des Wortes vor, jedoch außerhalb von Plinius' d. Ä. „medizinischen Büchern", vgl. *nat.* 17,231 *sunt et culicum genera aliquis molesta, ut glandibus, fico; qui videntur ex umore nasci, tum dulci subdito corticibus. et aegrotatio quidem fere in his est.* Auch in späteren medizinischen Schriften, z. B. bei Caelius Aurelianus (vermutl. 5. Jh.), ist *aegrotatio* nicht attestiert.

209 Vgl. *Att.* 12,6a,4 (*interc. priore 46* = erster Tag des eingeschalteten Monats im Jahr 46; im November 46, vgl. Sh. B. Bd. 5,304) *Atticam doleo tam diu; sed quoniam iam sine horrore est, spero esse ut volumus; Att.* 12,1,2 (*viii Kal. Dec. 46* = 24. November) *†noctuabundus† ad me venit cum epistula tua tabellarius; qua lecta de Atticae febricula scilicet valde dolui*. Vermutlich bezieht sich *Att.* 12,8,1 (*ex interc. priore 46*) ebenso auf diese Krankheit, vgl. *nam et Piliae satis faciendum est et utique Atticae.*

210 Die Bedeutung ergibt sich vermutlich aus der Übertragung von seelischem Bewegtwerden (vgl. *commoveri animo* (z. B. Cic. *div. in Caec.* 41; *Verr.* 2,4,110) auf körperliches Bewegtwerden als Krankheitssymptom. Zum Gebrauch von Deminutiva in Ciceros Briefen siehe von Albrecht (2003), 52–3.

schließlich noch zu beobachten, dass sowohl *motiuncula* bei Seneca als auch *motio* bei Celsus als Subjekte der Verbalhandlung fungieren.

Dass *commotiuncula* nur bei Cicero zu lesen ist, passt zum Gebrauch des Verbs *commoveri* i. S. v. ‚bewegt/erschüttert werden (von einer Krankheit)', der ebenfalls nur bei Cicero vorliegt, vgl. commovere (S. 83). Wie das Verb figuriert auch das Substantiv *commotiuncula* hier in lockeren, alltagssprachlichen Mitteilungen über den Gesundheitszustand von Menschen.

In derselben Weise lässt sich Celsus' Gebrauch von *motio* als Variation zu verbalen Äußerungen mit *movere* betrachten.[211] Anders jedoch als Cicero, der *commovere* im Passiv gebraucht, benutzen die Fachautoren *movere* aktivisch und beziehen es nicht wie Cicero allgemein auf den Menschen im Ganzen, sondern auf einzelne Krankheiten oder Krankheitssymptome, vgl. z. B. *inflammationem movere* (Cels. 5,26,23c; 7,7,8d; 7,19,4 etc.), *febrem movere* (Cels. 5,28,7a), *dolorem movere* (Cels. 2,1,11; 7,12,1a etc.) oder *vomitiones movere* (Plin. *nat.* 22,153; 23,153 etc.); dazu vgl. noch *bilem movere* bei Seneca d. J. (*epist.* 53,3).[212]

imbecillitas. Mit Bezug zur Medizin gebrauchen Cicero (2mal) und Seneca d. J. (1mal) das Wort, vgl. Cic. *Att.* 11,6,4 *Tulliae meae morbus et imbecillitas corporis me exanimat*; *fam.* 7,1,5 *tu modo istam imbecillitatem valetudinis tuae sustenta et tuere* und Sen. *epist.* 7,1 *quod aegris evenit quos longa inbecillitas usque eo adfecit ut nusquam sine offensa proferantur (…).*[213] *imbecillitas* bezeichnet hier eine krankheitsbedingte ‚gesundheitliche Schwäche' und kann als Synonym zu infirmitas (S. 94) betrachtet werden.[214] Da *imbecillitas* ein Ausdruck der Gemeinsprache ist und in weiteren Kontexten verwendet wird,[215] spezifiziert Cicero das Wort mittels eines Genitivattributs (*imbecillitas corporis/valetudinis*), um anzuzeigen, dass es sich auf den Gesundheitszustand bezieht;[216] in Senecas Äußerung ist der Bezug zur Medizin aus dem Kontext ersichtlich (*quod aegris evenit*).

---

211 Jedoch hat sich das von *movere* abgeleitete *motio* mit insgesamt 19 Belegen in der lateinischen Literatur (PHI-Corpus) nicht etabliert (Cic. 7mal, Cels. 1mal, Vitr. 10mal, *digesta Iustiniani* 1mal).

212 Zwar gebraucht Cicero die Formulierung *bilem commovere* (*Att.* 2,7,2), jedoch äußert er es im übertragenen Sinne von ‚für Ärger, Aufregung, Zorn sorgen' (vgl. dazu auch Anm. 687, S. 210).

213 In den weiteren Belegstellen im Briefcorpus figuriert *imbecillitas* nicht in medizinischen Zusammenhängen, vgl. Cic. *Att.* 5,13,1; 7,16,2; 9,2a,2; 9,13,4; 12,26,2; *fam.* 1,4,3; 1,7,7; 7,18,1; *ad Brut.* 18,4; 24,3; Sen. *epist.* 7,1; 13,6; 30,2; 47,20; 53,12; 59,6; 68,3; 82,23; 91,6; 92,25; 113,27; 116,5; Plin. *epist.* 1,20,21; 4,18,1.

214 Vgl. Mudry (2006c), 199; García González (2002), 103.

215 So verwendet Cicero es beispielsweise auch in politischen und militärischen Zusammenhängen, vgl. *copiarum imbecillitas* (*Att.* 7,16,2), *municipiorum imbecillitas* (*Att.* 9,2a,2), *virorum bonorum imbecillitas* (*Att.* 9,13,4), *imbecillitas magistratuum* (*fam.* 1,4,3).

216 Cicero scheint *imbecillitas* als Erster auf den Gesundheitszustand des Menschen zu beziehen, vgl. TLL s. v. 414,66–415,26. Auch darin läge demnach begründet, warum er das Wort näher bestimmt.

In der medizinischen Fachliteratur ist *imbecillitas* ebenfalls belegt (Cels. 31mal, Plin. *nat.* 20–23 3mal, Scrib. Larg. 1mal).[217] Wie die Briefautoren verwenden auch die Fachautoren das Wort in der Bedeutung ‚gesundheitliche Schwäche' und beziehen es wie Seneca d. J. auf den Menschen im Ganzen[218] und wie Cicero auf den menschlichen Körper; wie Cicero zeigt auch Celsus dies anhand des Zusatzes *corporis* (sc. *imbecillitas*) an.[219] Eine weitere gemeinsame Junktur ist *longa imbecillitas* (Sen. *epist.* 7,1; Cels. 4,2,3).

Gleichzeitig sind auch Unterschiede zwischen den Brief- und den Fachautoren zu beobachten: Cicero verbindet *imbecillitas* mit der Gesundheit (*imbecillitas valetudinis* in *fam.* 7,1,5),[220] die Fachautoren äußern sich dagegen konkreter und beziehen es auch auf Körperteile und Organe, vgl. *imbecillitas crurum* (Cels. 3,27,1c), *imbecillitas oculorum* (Cels. 6,6,38; Plin. *nat.* 23,110), *imbecillitas stomachi* (Scrib. Larg. 121)[221] sowie auf körperliche Merkmale wie die Fähigkeit zu sehen (‚Sehschwäche').[222] Schließlich ist zu beobachten, dass die Fachautoren *imbecillitas* mehrfach auch ohne einen spezifizierenden Zusatz in Form eines Genitivattributs, Adjektivs oder präpositionalen Ausdrucks verwenden.[223] Hier weisen die Thematik dieser Schriften im Allgemeinen und der Kontext der jeweiligen Stelle im Speziellen auf die medizinische Bedeutung des Wortes hin.

incommodum. In Bezug auf die Medizin wird das Wort von Cicero (6mal, dav. 3mal[M]) und Seneca d. J. (7mal) gebraucht, vgl. z. B. Cic. *Att.* 7,7,3 *tua* λῆψις *quem in diem incurrat nescio, sed prorsus te commoveri incommodo valetudinis tuae nolo*; *ad Q. fr.* 1,1,31[M] *id autem erit eius modi ut consulas omnibus, ut medeare incommodis hominum, provideas saluti, ut te parentem Asiae et dici et haberi velis*; Sen. *epist.* 72,5 *ita dico, extrinsecus aliqua sunt incommoda, velut in corpore interdum robusto solidoque eruptiones quaedam pustularum et ulcuscula, nullum in alto malum est* oder 120,15–6 *non videmus quam multa nos incommoda exagitent* (…) (16) *nunc de capite, nunc de ventre, nunc de pectore ac faucibus querimur; alias nervi nos, alias pedes vexant, nunc*

217 Vgl. Cels. 1,5,1; 2,1,18; 2,6,4; 2,6,18; 2,14,7; 2,14,10; 3,4,3; 3,4,8 (2mal); 3,14,3; 3,15,6; 3,16,1; 3,18,9; 3,18,16; 3,19,1; 3,19,3; 3,22,8; 3,27,1c; 4,2,3; 4,2,4; 4,12,3; 5,26,25b; 5,26,34c; 6,6,32; 6,6,34a; 6,6,37a; 6,6,38; 7,2,3; 7,12,1a; 7,26,5e; 8,14,3; Plin. *nat.* 23,110; 26,109; 28,129; Scrib. Larg. 121. Zu Bildungen auf *-tas* in medizinischer Fachliteratur vgl. Kap. III. B. (a), S. 428ff.

218 Vgl. Sen. *epist.* 7,1; Cels. 2,1,18; 2,6,4; 2,6,18; 3,4,4; 3,4,8 (2mal); 3,14,3; 3,15,6; 3,18,9; 3,18,16; 3,19,3; 3,22,8; 4,12,3; 5,2634c; 7,2,3; 7,26,5e.

219 Vgl. Cic. *Att.* 11,6,4; Cels. 2,14,10; 3,19,3.

220 Vgl. dazu, wie sich *inbecillitas* und *valetudo* bei Celsus zueinander verhalten: Cels. 4,12,3 *illud quoque in omnibus stomachi vitiis praecipiendum est, [ut] quo modo se quisque aeger refecerit, eo ut sanus utatur: nam redit huic inbecillitas sua, nisi eisdem defenditur bona valetudo, quibus reddita est.*

221 Weitere Ausdrücke sind *imbecillitas capitis* (Cels. 1,5,1; vgl. Cels. 4,2,3 *imbecillitas in capite*), *imbecillitas membri* (Cels. 2,14,7), *imbecillitas nervorum* (Cels. 8,14,3) und *partis* (Cels. 4,2,4).

222 Vgl. Cels. 6,6,32; 6,6,34a; 6,6,37a.

223 Vgl. Cels. 2,1,18; 2,6,4; 3,4,4; 3,4,8 (2mal); 3,14,3; 3,15,6; 3,16,1; 3,18,9; 3,22,8; 4,2,4; 4,12,3; 5,26,25b; 5,26,34c; 6,6,32; 6,6,34a; Plin. *nat.* 26,109; 28,129.

deiectio, nunc destillatio; aliquando superest sanguis, aliquando deest.[224] *incommodum* bezeichnet dabei eine ‚gesundheitliche Beschwerde'.

In der medizinischen Fachliteratur ist *incommodum* ebenfalls attestiert, mit insgesamt sechs Belegstellen (Cels. 1mal, Plin. *nat.* 20–32 5mal) kommt es dort jedoch verhältnismäßig selten vor, vgl. z. B. Cels. 4,5,9 *post quae* (gemeint sind mehrere therapeutische Maßnahmen) *vix fieri potest, ut idem incommodum* (sc. *gravedo*) *maneat* oder Plin. *nat.* 22,121 *paleam quoque tritici vel hordei calidam inponi ramicum incommodis experti iubent, quaque decoctae sint aqua fovere.*[225] Wie die Briefautoren verwenden auch die Fachautoren das Wort i. S. v. ‚Gesundheitsbeschwerde'. Ferner beziehen beide Autorengruppen *incommodum* auf den Körper – vgl. z. B. *corporis quies ab omni incommodo libera* (Sen. *epist.* 66,47) mit *corporum incommoda* (Plin. *nat.* 24,162) –,[226] auf Körperteile und Organe – vgl. *caput, venter, pectus, fauces etc.* (Sen. *epist.* 120,6 (eingangs zitiert)) mit *pulmonum* (Plin. *nat.* 28,75) und *vesicae incommoda* (Plin. *nat.* 27,126) – sowie auf Krankheiten und Krankheitssymptome, vgl. z. B. *deiectio, destillatio; sanguis, qui superest vel deest* (Sen. *epist.* 120,16) mit *gravedo* (Cels. 4,5,9), oder *ramex* (Plin. *nat.* 22,121).[227] Als einzige gemeinsame Junktur findet sich dabei *incommodum corporis* (Sen. *epist.* 54,2; 95,20; Plin. *nat.* 24,162).

Im Unterschied zu den Fachautoren bezieht Cicero *incommodum* auch allgemein auf die Gesundheit (*incommodum valetudinis* in *Att.* 7,7,3; 7,8,2). Anders dagegen als die Briefautoren verwendet Plinius d. Ä. das Wort bisweilen offenbar synonymisch zu morbus (S. 95) und vitium (S. 101), wenn er *incommodum* in denselben Junkturen wie diese Wörter verwendet, vgl. z. B. *nat.* 24,162 *hanc* (sc. *theombrotium*) *a regibus Persarum bibi contra omnia corporum incommoda* mit *bibere contra morbum* und *bibere contra vitium*[228], *nat.* 28,75 *pulmonum quoque incommoda lacte mulieris sanantur* mit *sanare morbum* und *sanare vitium*[229] oder *pulmonum incommoda* (Plin. *nat.* 28,75) mit

224 Vgl. weiterhin Cic. *Att.* 6,9,1; 7,8,2; 9,19,2^{M}; *fam.* 5,12,4^{M}; *ad Q. fr.* 1,1,31^{M}; Sen. *epist.* 54,2; 66,47; 78,7; 95,20; 96,4. Die weiteren Belegstellen des Wortes im Briefcorpus stehen in keinem medizinischen Zusammenhang, vgl. Cic. *Att.* 1,17,3; 1,17,4; 1,19,4; 3,24,2; 10,2,2; 11,3,2; 12,46,2; 14,9,1; *fam.* 2,16,4; 2,17,2; 4,5,2; 5,16,5; 5,17,1; 5,18,1; 6,13,4; 7,3,3; 13,50,2; *ad Q. fr.* 1,2,11; 2,5,4; Sen. z. B. *epist.* 9,3; 14,3; 15,3; 26,3; 30,5; 36,9 (2mal); 42,6; 45,9; 48,6; 55,7; 57,2; 66,17; 67,4 (2mal); 71,5; 72,5; 74,9; 78,14; 87,30 (2mal); 92,16 (4mal); 99,13; 103,3; 104,17; 105,5; Plin. *epist.* 6,2,10.

225 Vgl. zudem Cels. 4,5,9; Plin. *nat.* 20,215; 22,121; 24,162; 27,126; 28,75.

226 Vgl. weiterhin Sen. *epist.* 54,2; 95,20; 120,15.

227 Vgl. ferner aufseiten der Briefautoren: Cic. *Att.* 6,9,1 *ille* (sc. *Acastus*) (…) *se domi ex tuis audisse ut nihil esset incommodi;* (…) *febriculam tum te habentem scripsisse;* Sen. *epist.* 72,5 (eingangs zitiert); 78,7 *ad illud nunc proprium incommodum revertamur: magnos cruciatus habet morbus;* 96,3 *vesicae te dolor inquietavit* (Seneca bezeichnet dies als Alterserscheinung) (…) *‚sed volebam vivere, carere tamen incommodis omnibus.'*

228 Vgl. Plin. *nat.* 20,174; 28,109 (*bibere contra morbum*) und *nat.* 21,169; 26,151 (*bibere contra vitium*).

229 Vgl. Plin. *nat.* 20,56; 23,146; 24,94 (2mal); 26,22; 27,86; 28,34; ebenso Cels. 2,8,40 (*sanare morbum*) und Plin. *nat.* 20,49; 20,61; 20,92; 20,153; 20,232; 20,248; 21,144; 23,72; 24,16; 24,63; 26,32; 26,90; 27,59; 27,126; 27,130; 28,140; 28,222; 30,62; 32,102; ebenso Scrib. Larg. 18 (*sanare vitium*).

pulmonis morbus[230] und *pulmonis vitium*.[231] Bei den Briefautoren ist die Gleichsetzung von *incommodum* mit z. B. *morbus* dagegen nicht vorzufinden. Schließlich gebraucht Plinius d. Ä. *incommodum* auch metonymisch und bezeichnet damit die äußerlich sichtbaren Auswirkungen einer Krankheit bzw. Verletzung, vgl. *paleam inponere ramicum incommodis* (*nat.* 22,121).

infirmitas. In medizinischem Sinne gebrauchen von den Briefautoren Cicero und Plinius d. J. das Wort einige Male (Cic. 3mal, Plin. d. J. 7mal), vgl. z. B. Cic. *Att.* 11,4a,1 *me conficit sollicitudo, ex qua etiam summa infirmitas corporis* oder Plin. *epist.* 10,11,1 *proxima infirmitas mea, domine, obligavit me Postumio Marino medico*.[232] Während *infirmitas* bei Cicero noch stets mit einem Genitivattribut steht, das den Bezug zur Gesundheit (*infirmitas valetudinis* in *fam.* 7,1,1; 14,3,2) oder zum Körper (*infirmitas corporis* in *Att.* 11,4a,1) anzeigt, scheint diese Konkretisierung in späterer Zeit nicht mehr nötig zu sein, denn Plinius d. J. bestimmt *infirmitas* nur dann näher, wenn es einzelne Organe betrifft, vgl. *infirmitas oculorum* (*epist.* 7,21,1).[233] Bei Cicero bezeichnet *infirmitas* also lediglich ‚Schwäche', bei Plinius d. J. ist es dagegen konkreter, i. S. v. ‚gesundheitliche Schwäche', ‚Angeschlagenheit', ‚Kränklichkeit' oder ‚Krankheit' zu verstehen.[234]

In der medizinischen Fachliteratur ist *infirmitas* vergleichsweise selten attestiert (Cels. 8mal, Plin. nat. 20–32 6mal), vgl. z. B. Cels. 1,3,26 *sed purgationes quoque, ut interdum necessariae sunt, sic, ubi frequentes sunt, periculum adferunt: adsuescit enim non ali corpus, cum omnibus morbis obnoxia maxime infirmitas sit* oder Plin. *nat.* 23,56 *vesicae nocet* (sc. *acetum*) *nervorumque infirmitatibus*.[235] Wie auch bei Plinius d. J. bezeichnet *infirmitas* hier stets ‚gesundheitliche oder körperliche Schwäche'. Beide Autorengruppen beziehen das Wort nicht nur auf den Menschen als Ganzen,[236] sondern auch

230 Vgl. Cels. 2,8,2; 2,8,22; 2,8,23.

231 Vgl. Cels. 2,7,28; Plin. *nat.* 20,44; 20,49; 20,136; 20,149; 20,157; 21,148; 24,145; 26,35; 26,38; 32,96. Weiterhin findet sich auch eine mit *vesicae incommoda* (Plin. *nat.* 27,126) vergleichbare Äußerung, bei der Celsus *morbus* verwendet, vgl. Cels. 4,27,1d (fr. 2) *vesica autem variis et interdum acutis, interdum longis morbis obnoxia est*. Vergleichbar damit ist schließlich auch die Junktur *vitium vesicae*, vgl. Cels. 4,27,1d (fr. 1); Plin. *nat.* 20,66; 20,253; 21,167; 23,99; 23,160; 25,168; 26,79; 26,80; 27,126; 27,135; 32,102; Scrib. Larg. 146.

232 Vgl. ferner Cic. *fam.* 7,1,1; 14,3,2; Plin. *epist.* 5,19,2; 5,19,6; 6,4,4; 7,21,1; 8,16,1; 8,19,1. Die übrigen Belegstellen des Wortes im Briefcorpus beziehen sich nicht auf die Medizin, vgl. Cic. *Att.* 1,19,6; 1,19,8; 5,18,1; 16,5,2; *fam.* 6,7,3; Plin. *epist.* 6,29,6; Sen. *epist.* 11,5; 70,7; 71,22; 98,8.

233 Vgl. auch *infirmitas vocis* (*epist.* 6,29,6[NR]); anders als in *epist.* 7,21,1 thematisiert Plinius d. J. hier jedoch keine krankheitsbedingte „Schwäche", sondern spricht von der von Natur aus schwachen Stimme des attischen Redners Demosthenes.

234 Vgl. García González (2002), 103; Langslow (2000a), 148; Migliorini (1992), 124 und Wölfflin (1933b), 198.

235 Vgl. weiterhin Cels. 1 pr. 58; 1 pr. 71; 2,6,7; 2,10,7; 3,5,10; 3,19,6; 4,18,4; Plin. *nat.* 22,115; 23,47; 23,105; 23,142; 27,123. Zu Bildungen auf *-tas* in medizinischer Fachliteratur vgl. Langslow (2000a), 304–9.

236 Vgl. Plin. *epist.* 5,19,2; 5,19,6; 6,4,4; 8,16,1; 8,19,1; 10,11,1; Cels. 1 pr. 71; 1,3,26; 3,19,3; 4,18,4.

auf den menschlichen Körper[237] sowie auf Organe oder Körperteile, vgl. *oculorum infirmitas* (Plin. *epist.* 7,21,1), *nervorum infirmitas* (Plin. *nat.* 22,115; 23,47; 23,56), *stomachi infirmitas* (Plin. *nat.* 23,105). Eine gemeinsame Junktur ist dabei *infirmitas corporis* (vgl. Anm. 237).

Anders als die Fachautoren verbindet Cicero *infirmitas* mit der Gesundheit (*valetudo*), um den Bezug zur Medizin anzuzeigen. Für die Fachliteratur ergibt sich dieser Bezug dagegen bereits durch die Thematik. Plinius d. J. gebraucht *infirmitas* bisweilen zwar ähnlich konkret wie die Fachautoren, indem er es z. B. auch auf Organe bezieht; im Unterschied zu Plinius verwenden die Fachautoren das Wort jedoch nicht einfach i. S. v. ‚Krankheit', sondern sie differenzieren zwischen dieser und ‚gesundheitlicher Schwäche'.[238] Während bei Plinius d. J. hier also stilistische Überlegungen die Wortwahl auf Kosten der Sachlichkeit beeinflusst haben dürften, unterscheiden die Fachautoren semantisch ähnliche Begriffe zugunsten von Sachlichkeit und Verständlichkeit, vgl. z. B. Plin. *nat.* 22,115 *solebat* (sc. *melitites*) *tamen inveteratum alvi causa dari in febre, item articulario morbo et nervorum infirmitate laborantibus et mulieribus vini abstem<i>is*. Vgl. dagegen incommodum (s. o.) und vitium (S. 101).

morbus. Dieses Wort (‚Krankheit') ist bei allen drei Briefautoren häufig belegt (Cic. 24mal, dav. 3mal^{M}, Sen. d. J. 77mal, dav. 15mal^{M} + 4mal^{NR}, Plin. d. J. 26mal),[239] vgl. z. B. Cic. *Att.* 11,6,4 *Tulliae meae morbus et imbecillitas corporis me exanimat*; *fam.* 9,3,2^{M} *quamvis enim sint haec misera* (...), *tamen artes nostrae nescio quo modo nunc uberiores fructus ferre videntur quam olim ferebant,* (...) *quod gravitas morbi facit ut medicinae egeamus*; Sen. *epist.* 56,10 *morbi quoque tunc ad sanitatem inclinant cum ex abdito erumpunt ac vim sui proferunt*; 53,7^{M} *contra evenit in his morbis quibus adficiuntur animi: quo quis peius se habet, minus sentit* oder Plin. *epist.* 1,12,2 *nam utcumque in illis qui morbo finiuntur, magnum ex ipsa necessitate solacium est.*[240] In metaphorischen Äußerungen beziehen die Briefautoren *morbus* beispielsweise auf persönliche Rückschläge und/oder die sich daraus ergebenden Situationen (Cic. *Att.* 10,14,1^{M};

---

237 Vgl. Cic. *Att.* 11,4a,1; Cels. 1 pr. 58; 2,6,7; 2,10,7; 3,5,10.

238 Vgl. dazu Mudry (2006c), 198–9; García González (2002), 105.

239 Seit dem Altlatein figuriert *morbus* in allen literarischen Gattungen. Ab dem 1. Jh. n. Chr. treten andere Wörter wie vitium (S. 101), infirmitas (S. 94) oder imbecillitas (S. 91) in Konkurrenz dazu, bis es ab dem 5. Jh. n. Chr. nur noch in festen Krankheitsbezeichnungen wie *morbus regius* zu lesen ist, vgl. Wölfflin (1933a), 196–200; Langslow (2000a), 148; García González (2002), 101–2, 105–6.

240 Vgl. weiterhin Cic. *Att.* 1,1,1; 2,20,3^{M}; 7,5,1; 10,14,1^{M}; 10,16,6; 10,17,2; 12,13,2 (2mal); 15,1,1; 15,2,4; *fam.* 1,9,24; 4,5,5 (Servius an Cicero); 7,26,1 (4mal); 7,26,2; 12,30,2; 13,29,4; 16,10,1; 16,11,1; 16,15,2; Sen. *epist.* 7,1^{M}; 9,4; 14,3; 14,4; 17,12; 29,1; 30,4; 40,13; 50,4; 53,6; 53,9^{M}; 54,1; 58,36; 64,8; 66,5; 66,36; 66,37; 66,40; 68,8; 70,15; 71,5; 72,6; 75,7; 75,10^{M}; 75,11^{M} (3mal); 75,12^{M} (2mal); 77,5; 78,1; 78,5; 78,6 (2mal); 78,7; 78,12; 78,17 (2mal); 78,20 (2mal); 78,21; 78,22; 79,4; 82,10; 83,20; 83,26; 85,4; 85,10^{M}; 85,12; 85,27; 91,5; 91,8; 94,17^{M}; 94,24; 95,18 (2mal); 95,19; 95,21; 95,23; 95,29; 104,1; 106,6^{M}; 108,28 (2mal); 109,7; 114,25; 116,1; 122,4; Plin. *epist.* 1,12,4; 4,22,7; 5,21,2; 6,24,3; 7,1,3; 7,19,2; 7,27,3; 7,27,6; 8,18,8; 9,13,24; 9,37,4. In Senecas Briefen kommt *morbus* einige Male in Zitaten vor, vgl. *epist.* 107,3; 108,24; 108,29 (2mal); diese Stellen sind hier nicht berücksichtigt worden.

fam. 9,3,2^{M}), auf die Psyche (so alle metaphorischen Stellen bei Sen.) oder auf den Staat (Cic. *Att.* 2,20,3^{M}).

In der medizinischen Fachliteratur ist *morbus* sehr oft attestiert (Cels. 302mal, Plin. *nat.* 20–32 201mal, Scrib. Larg. 12mal).[241] Sowohl die Brief- als auch die Fachautoren beziehen *morbus* nicht nur allgemein auf den Menschen als Ganzen – vgl. z. B. Cic. *Att.* 15,2,4 *inciderat* (sc. *Alexius*) *in tam gravem morbum* und Cels. 2,1,23 *obesi plerumque acutis morbis* (…) *strangulantur* –,[242] sondern auch spezieller auf den menschlichen Körper – vgl. z. B. Plin. *epist.* 4,22,7 *in corporibus* (…) *gravissimus est morbus, qui a capite diffunditur* und Plin. *nat.* 25,132 *singulis corporum morbis remedia subtexemus orsi a capite* –[243] sowie auf Organe und Körperteile bzw. -partien, vgl. *morbus praecordia urens* (Sen. *epist.* 66,37) und *per morbum lacerationes membrorum* (sc. *describe*; *epist.* 85,27) mit z. B. *intestini tenuioris morbus* (Cels. 2,1,8; 2,8,17; 2,8,35; 4,20,1), *pulmonis morbus* (Cels. 2,8,2; 2,8,22; 2,8,23), *ventris morbus* (Cels. 4,22,2; Plin. *nat.* 22,56), *articularius morbus* (Plin. *nat.* 20,9; 20,81; 20,195; 21,150; 21,157 (2mal); 22,34 etc.), *aurium morbus* (Plin. *nat.* 22,90), *capitis morbus* (Plin. *nat.* 23,10).[244]

Dabei verbinden beide Autorengruppen *morbus* bisweilen mit denselben Adjektiven – vgl. *morbus gravis*,[245] *longus*,[246] oder *vetus*[247] –,[248] Substantiven – vgl. *genus mor-*

241 Vgl. Cels. z. B. 1 pr. 1; 1 pr. 3; 1,3,26; 2 pr. 2; 2,1,4; 2,1,5; 3,1,1; 3,1,4 (2mal); 3,1,5; 4,1,1 (2mal); 4,2,2; 4,3,1; 5 pr. 1; 5,27,2c; 5,27,2d; 6,1,1; 6,6,16a; 6,6,36; 7 pr. 1; 7,2,6; 7,3,2; Plin. *nat.* z. B. 20,9 (2mal); 20,15; 20,37; 21,93; 21,134; 21,145; 22,15; 22,34; 22,38; 23,3; 23,10; 23,16; 24,25; 24,26; 24,30; 25,15; 25,22; 25,23; 26,1; 26,3; 26,4 (2mal); 27,20; 27,43; 27,49; 28,1; 28,4; 28,5; 29,4; 29,56; 29,63; 30,43; 30,62; 30,64 (2mal); 31,4; 31,63; 31,64; 32,33; 32,35; 32,39; Scrib. Larg. ind. 13; ind. 128; ind. 139; 6; 12t; 12; 13; 15; 16; 98; 101 (2mal); 107; 110; 112 (2mal) und siehe Anm. 239.

242 Vgl. weiterhin Cic. *Att.* 7,5,1; 10,16,6; 11,6,4; 15,1,1; *fam.* 1,9,24; 7,26,2; 12,30,2; 13,29,4; 16,10; Sen. *epist.* 9,4; 17,12; 50,4; 54,1; 66,36; 72,6; 77,5; 78,6; 78,20; 83,26; 91,5; 95,21; 109,7; 122,4; Plin. *epist.* 1,12,2; 5,21,2; 6,24,3; 7,1,3; 7,19,2; 7,27,3; 8,18,8; 9,13,24. Cels. z. B. 2,6,8; 2,17,2 (2mal); 3,21,4; 3,23,7; 4,7,4; 4,32,1; 5,27,2c; 6,18,9a; Plin. *nat.* z. B. 22,38; 22,56; 22,135; 23,58; 26,9; 26,151; 26,160; 27,44; 28,68; 28,201; 28,259; 29,4; Scrib. Larg. 6; 98; 107; 112.

243 Vgl. ferner Sen. *epist.* 104,2; Cels. 1,9,6; 2,6,8; 2,8,9; 3,22,2; Plin. *nat.* 24,158; 25,132.

244 Vgl. weiterhin *atrae bilis morbus* (Cels. 2,7,19), *iocineris morbus* (Cels. 3,21,15; 4,15,1), *oculorum morbi* (Cels. 6,6,16a), *uvae morbus* (Plin. *nat.* 20,215).

245 Vgl. Cic. *Att.* 15,2,4; *fam.* 16,10,1; 16,15,2; Sen. *epist.* 66,5; 66,40; 72,6; 75,7; Plin. *epist.* 4,22,7; Cels. 2,4,1; 2,7,36; 2,14,6; 2,15,4; 2,17,2; 3,2,6; 4,6,1; 4,13,1; 6,18,9a; 7,7,14b; Plin. *nat.* 23,58; Scrib. Larg. 112.

246 Vgl. Sen. *epist.* 7,1^{M}; 77,5; 78,17; Cels. 2,1,5; 2,1,9; 2,5,1; 2,6,8; 2,8,8; 2,8,38; 2,11,4; 2,13,2; 2,15,1; 3,1,4; 3,1,5; 3,2,1; 3,2,2; 3,21,1; 3,22,2; 3,27,1b; 4,15,1 (2mal); 4,18,2; 4,20,1; 4,25,1; 4,27,1d (fr. 2); 4,29,1; 7,2,6; Plin. *nat.* 22,129; 28,54; 30,103.

247 Vgl. Cic. *Att.* 10,17,2; Sen. *epist.* 75,7; Plin. *epist.* 9,37,4; Cels. 2,6,3; 3,6,15; 3,25,2; 4,29,2; Scrib. Larg. 15. Weitere gemeinsame Adjektivverbindungen sind *novus morbus* (Cic. *Att.* 10,16,6; Cels. 1 pr. 49; 2,1,9; 2,10,1), *sanabilis morbus* (Sen. *epist.* 58,36; Cels. 3,27,1b) und *tolerabilis morbus* (Sen. *epist.* 78,12; Cels. 4,13,1).

248 Auch innerhalb des Briefcorpus werden einige Ausdrücke von mehreren Autoren verwendet, vgl. *diutinus morbus* (Sen. *epist.* 83,20; Plin. *epist.* 6,24,3) und *inexplicabilis* (Sen. *epist.* 95,23; Plin. *epist.* 5,21,2; dazu vgl. Migliorini (1992), 127–8).

bi,[249] *initium morbi,*[250] *remedium morbi*[251] oder *vis morbi*[252] – und Verben, vgl. *morbum curare,*[253] *depellere,*[254] *incidere in morbum*[255] oder *opprimit morbus.*[256] Weiterhin fungiert *morbus* nicht nur in der Fachliteratur, sondern häufig auch im Briefcorpus als Subjekt der Handlung;[257] dieses Merkmal ist sonst vor allem bei den Fachautoren sowie bisweilen bei Seneca d. J. zu beobachten.

Im Unterschied zu den Briefautoren beziehen die Fachautoren *morbus* weder auf die Gesundheit bzw. den Gesundheitszustand (*valetudo*),[258] noch in metaphorischer Weise auf die Psyche.[259] Die Briefautoren unterscheiden sich dagegen von den Fachautoren darin, dass sie *morbus* in der Regel nicht mit einem Genitivattribut verbinden, um den betroffenen Körperteil oder das Organ zu bezeichnen, sondern dies auf andere Weise anzeigen, vgl. Sen. *epist.* 66,38 *morbus praecordia urens* gegenüber z. B. Cels. 2,12,2b *intestini maioris morbus.*[260] Dass die Fachautoren sich prägnanter ausdrücken, zeigt auch folgendes Beispiel: Anstatt *morbus inclinat* (sc. *ad sanitatem*, Sen. *epist.* 56,10) sprechen die Fachautoren einige Male von *morbi inclinati* (Cels. 2,15,1; 3,2,2; 3,2,2; Plin. *nat.* 23,82); beide Ausdrücke beschreiben dabei gleichermaßen, dass die Krankheit „sich (bei Seneca: zur Gesundheit hin) neigt", d. h. schwächer wird,[261] vgl. Cels. 3,2,2 *quaedam remedia increscentibus morbis, plura inclinatis conveniunt*. Dass

---

249 Vgl. Cic. *Att.* 7,5,1; Cels. z. B. 1 pr. 51; 1 pr. 55; 1 pr. 66; 2,8,1; 2,10,5; 2,17,10; 3,18,2; 3,19,1; 3,21,14; 4,7,1; 4,11,3; 4,14,1; 5 pr. 1; 5,27,2c; Plin. *nat.* 20,143; 25,23; 26,4; 26,9; 28,29; 28,44; 28,162; 29,143; Scrib. Larg. 101.

250 Vgl. Sen. *epist.* 85,12; Cels. 1 pr. 18; 2,15,4; 2,16,1; 2,17,2.

251 Vgl. Sen. *epist.* 78,5; Cels. 1 pr. 51; 3,18,2; Plin. *nat.* 25,30; 29,63; 29,66.

252 Vgl. Cic. *fam.* 16,10,1; 16,10,11; Sen. *epist.* 50,4; Plin. *epist.* 7,19,2; Cels. 3,6,11; Plin. *nat.* 23,48; 30,64; vgl. weiterhin *metus morbi* (Sen. *epist.* 78,7; Cels. 2,7,11).

253 Vgl. Sen. *epist.* 75,7; Cels. 1 pr. 9; 1 pr. 14; 1 pr. 39; 2,8,29; 3,23,4; Plin. *nat.* 22,114.

254 Vgl. Cic. *fam.* 7,26,2; Cels. 3,20,4.

255 Vgl. Cic. *Att.* 15,2,4; *fam.* 12,30,1; 13,29,4; Cels. 1 pr. 60; häufiger gebrauchen die Fachautoren jedoch den Ausdruck *morbus incidit* (*in alqm.* bzw. ohne Zusatz): Cels. 1 pr. 17; 1 pr. 49; 2,1,4; 2,1,20; 3,14,3.

256 Vgl. Cic. *Att.* 15,1,1; Cels. 2,13,1; 5,27,2c; vgl. ferner *adficit morbus alqm.* (Sen. *epist.* 53,7^{M}; Cels. 2,6,8), *liberari morbo* (Sen. *epist.* 53,9^{M}; Plin. *epist.* 5,21,2; Cels. 3,23,7 (*se liberare morbo*), Plin. *nat.* 22,38; 23,141; 25,52; 28,201; 29,4; Scrib. Larg. 16 (*liberare morbo*)), *mori morbo* (Cic. *Att.* 2,20,3^{M}; Cels. 2 pr. 2 (*mori per omnia genera morborum*); 2,1,23), *pati morbum* (Sen. *epist.* 66,36; Cels. 2,10,10 (*morbi ratio pati*)), *transferre morbum* (Sen. *epist.* 17,12; Plin. *nat.* 28,86).

257 Vgl. Cic. *Att.* 15,1,1; *fam.* 1,9,24; 9,3,2^{M}; 16,10,1; 16,11,1; Sen. *epist.* 53,6; 56,10; 83,26; 91,5 usw.; Plin. *epist.* 7,19,2; 7,27,3; 9,13,24 und Cels. z. B. 1 pr. 58; 1 pr. 63; 2,2,2; 2,7,19; 2,8,30; 2,10,7; 3,1,5; 3,2,2 (2mal); 3,15,4; 3,20,5; 5,27,2d; Scrib. Larg. 112.

258 Vgl. Cic. *Att.* 10,17,2 *valetudinem tuam iam confirmatam esse et a vetere morbo (…) gaudeo*; Sen. *epist.* 85,4 *non est bona valetudo mediocritas morbi*.

259 Die Fachautoren thematisieren durchaus die Zusammenhänge zwischen psychischem und physischem Befinden, vgl. z. B. Cels. 2,7,19 *at si longa tristitia cum longo timore et vigilia est, atrae bilis morbus subest*; jedoch geht es dabei nicht wie bei den Briefautoren um eigentlich nicht-medizinische Themen, die anhand medizinischer Sachverhalte metaphorisch veranschaulicht werden sollen.

260 Eine Ausnahme dazu stellt Cic. *fam.* 7,26,1 dar, s. dazu unten, S. 99.

261 Vgl. Georges s. v. Bd. 2,156; OLD s. v. 4c.

beide Autorengruppen die thematisierten Sachverhalte aus je unterschiedlichen Perspektiven und dementsprechend mit unterschiedlichen Absichten betrachten, verdeutlicht der Vergleich von Ciceros Ausdruck *levari morbo* (*fam.* 12,30,2) mit den in der Fachliteratur belegten Ausdrücken *levare morbum* (Cels. 2,8,17; 3,18,16; 3,18,20) und *levatur morbus* (Cels. 1 pr. 33; 2,8,7; 4,7,4; 4,14,4): Während Cicero hier aus Sicht der betroffenen Personen spricht und diese als Subjekte der Verbalhandlung figurieren (*ii qui* (…) *levati morbo videntur*), machen die Fachautoren *morbus* zum Objekt der Verbalhandlung, denn sie blicken auf die Krankheit bzw. die einzelnen medizinischen Vorgänge.

Abschließend sollen die beobachteten Gemeinsamkeiten und Unterschiede zwischen beiden Autorengruppen ausgewertet und ihre möglichen Ursachen diskutiert werden. Verglichen mit den weiteren Junkturen, in denen *morbus* in der Fachliteratur figuriert, wie z. B. *acutus morbus*,[262] *curatio morbi*[263] oder *oritur morbus*[264], sind die gemeinsamen Junkturen eher allgemeiner Natur und weisen auf den Bereich hin, in dem sich alltägliche und medizinische Fachkommunikation in Bezug auf die Lexik überschneiden. Ob diese Gemeinsamkeiten einer vergleichbaren Vorstellung vom Konzept „Krankheit" entspringen, oder ob sie auf einen Einfluss der Ärztesprache auf die der Laien zurückzuführen ist – auch heute sind fachliche Ausdrücke wie „chronische Krankheit" oder „akute Krankheit" allgemein geläufig –, lässt sich nicht mit Gewissheit sagen. Dass die gemeinsamen Ausdrücke allgemeiner Natur sind, hat offensichtlich pragmatische Gründe: Außer in Krankheitsbezeichnungen, bei denen *morbus* ein fester Bestandteil des Namens ist (vgl. z. B. *morbus regius* ‚Gelbsucht'), stellt das Substantiv selbst für die Fachautoren ein eher allgemeines Wort dar, denn sie gebrauchen es:

a) um eine Gruppe von Krankheiten zu bezeichnen, die aus bestimmten Gesichtspunkten zusammengefasst werden können (d. h. um der Kürze willen), vgl. z. B. Cels. 6,6,16a *hactenus oculorum morbi * * * lenibus medicamentis nutriuntur*,
b) um auf die zuvor genannte Krankheit zu verweisen, ohne ihre spezifische Bezeichnung wiederholen zu müssen (d. h. um der *variatio* willen), vgl. z. B. Cels. 3,25,2 *ubi vetus morbus e<s>t* (sc. *quem* ΕΛΕΦΑΝΤΙΑΣΙΝ *Graeci vocant*), *digiti in manibus pedibusque sub tumore conduntur* sowie
c) um allgemeingültige Aussagen über Krankheiten zu treffen, vgl. z. B. Cels. 2,14,6 *potest morbus minus gravis esse quam fuerit, neque ideo tamen solvi, sed reliquiis quibusdam inhaerere, quas admotum aliquod auxilium discutit.*

Bezüglich des letzten Punktes lassen sich Parallelen bei Seneca d. J. anführen, der in seinen überwiegend ethisch-philosophischen Ausführungen oft die Krankheit im Allgemeinen als einen das Sein beeinflussenden Faktor thematisiert, vgl. z. B. *epist.* 14,4 *na-*

262 Vgl. Cels. 1 pr. 56; 2,1,5; 2,1,21; 2,1,23; 2,4,1; 2,4,4; 2,6,6; 2,6,8; 2,6,18; 2,8,26; 2,10,7; 2,13,1; 2,14,4 (2mal), 3,1,4; 3,1,6; 3,2,1 (2mal); 3,2,3; 3,19,1; 4,2,2; 4,6,1; 4,13,1; 4,13,4; 4,14,1; 4,15,14,18,1; 4,19,1; 4,25,1; 4,27,1d (fr. 2).

263 Vgl. Cels. 1 pr. 6; 2,9,1; 2,18,1; 3,1,1.

264 Vgl. Cels. 2,1,6; 2,7,4 (*morbi genus oritur*); 2,8,11; 2,8,17; 2,8,29; 3,22,8; 4,13,1; 4,14,1.

turalia mala quae rettuli, inopia atque morbus, silentio subeunt nec oculis nec auribus quicquam terroris incutiunt. Dem stehen die Belege für *morbus* in Ciceros und Plinius' d. J. Briefen gegenüber, die sich zwar oft auf konkrete Krankheitsfälle bestimmter Personen beziehen, dabei die Krankheit selbst jedoch häufig nur allgemein mit *morbus* bezeichnen, vgl. z. B. Cic. *fam.* 13,29,4 *ille* (sc. *Antistius*) *in morbum continuo incidit, ex quo non convaluit*.[265] Nur einmal bestimmt Cicero *morbus* mithilfe von Genitivattributen (*edacitatis, turpioris intemperantiae*) näher, vgl. *fam.* 7,26,1 *quorum* (sc. παθῶν *Epicuri*) *alterum morbum edacitatis esse putant* (sc. *Stoici*), *alterum etiam turpioris intemperantiae*. Cicero will damit offenbar sagen, dass die Stoiker Epikurs Leiden entweder auf eine *krankhafte* Esssucht oder auf ein *krankhaftes* Sexualverhalten zurückführten. Möglicherweise ahmt die Konstruktion *morbus* + Genitivattribut den fachsprachlichen medizinischen Duktus nach. Trifft dies zu, so ließe sich diese Adaption ärztlicher Ausdrucksweise als humoristisch-ironische Reaktion auf die Einschätzung der Stoiker verstehen, die, wie Cicero zuvor äußert, Epikur missverstanden hätten.

Dass *morbus* gleichermaßen in den Briefen und in den Fachtexten als Subjekt der Handlung fungieren kann, wie oben bereits festgestellt wurde, steht ebenfalls im Zusammenhang mit inhaltlichen und pragmatischen Überlegungen: Die betreffenden Äußerungen der Briefautoren lassen auf die Absicht schließen, Emotionen zu vermitteln und zu wecken, verstärkt durch die Wahl des Verbs und das damit verbundene evozierte Bild, vgl. z. B. Cic. *Att.* 15,1,1 *opprimit morbus hominem temperantem*; *fam.* 16,10,1 (an Tiro) *vi ipsius morbi consumptus es*; Sen. *epist.* 91,5 *morbus invadit temperantissimos* oder Plin. *epist.* 7,27,3 *ipse certe implicitus morbo* (...) *spem salutis* (...) *proiecit*. Dagegen dürfte die quasi-personifizierte Darstellung von Krankheit, bei der *morbus* als Subjekt figuriert, den Fachautoren vor allem ermöglichen, ihr Wissen auf kurze und prägnante sowie unterschiedliche sprachliche Weise darzustellen, da nicht immer vom Patienten ausgegangen bzw. gesprochen werden muss. So ergeben sich Alternativen zur passivischen Ausdrucksweise, was z. B. Celsus' rhetorischem Anspruch entgegenkommt, der sich u. a. im Streben nach *variatio* äußert,[266] vgl. z. B. Cels. 2,7,19 *morbus subest*; 3,1,5 *insedit morbus* (ebenso bei Scrib. Larg. 112); 3,2,2 *morbus increscit, consistit, minuitur*. Diese Ausdrücke sind deskriptiv und weisen einen sachlicheren Charakter auf als die der Briefautoren; umgekehrt sind freilich auch in den Briefen sachliche Darstellungen zu lesen, vgl. Sen. *epist.* 53,6 *morbus intendit talaria* (...), *facit pedes distortos* oder *epist.* 56,10 *inclinant morbi ad sanitatem*. Schließlich beschreiben auch die Fachautoren die Vorgänge im Körper bisweilen mit drastischen Ausdrücken, die auf einen metaphorischen Gebrauch schließen lassen, denn häufig bedienen sie sich dabei

265 Vgl. auch Plin. *epist.* 9,13,24 *Certus intra paucissimos dies implicitus morbo decessit*. Jedoch finden sich auch in Senecas Luciliusbriefen vergleichbare Äußerungen, vgl. *epist.* 77,5 *Tullius Marcellinus* (...) *morbo et non insanabili correptus sed longo et molesto et multa imperante*. Migliorini (1992), 124 zufolge gebraucht Plinius d. J. *morbus* zwar sehr häufig, jedoch entweder ganz allgemein oder in bestimmten Ausdrücken wie z. B. *vis morbi* (*epist.* 7,19,2).

266 Vgl. Mudry (2006c), 194.

einer militärischen Bildsprache, vgl. z. B. Cels. 4,7,3 *erumpit morbus per vulnera* oder 4,7,5 *urget morbus*.[267]

pestilentia. Der Ausdruck ist im Briefcorpus je 1mal bei Cicero und bei Seneca d. J. attestiert, vgl. Cic. *fam.* 14,1,3 *de loco, nunc quidem iam abiit pestilentia, sed quam diu fuit me non attigit* und Sen. *epist.* 75,7 *curare debes morbum veterem, gravem, publicum; tantum negotii habes quantum in pestilentia medicus*. Beide Male figuriert er i. S. v. ‚ansteckende Krankheit, Seuche'.[268] Den beiden Belegstellen sind jedoch keine Einzelheiten über die *pestilentia* zu entnehmen: Cicero erwähnt lediglich, dass es eine Seuche in Thessaloniki gegeben hat,[269] und Seneca bemerkt nebenbei, dass eine solche Erscheinung in das Aufgabengebiet eines Arztes falle.[270]

Auch die medizinischen Fachautoren gebrauchen *pestilentia*, jedoch ist das Wort vergleichsweise selten in ihren Schriften belegt (Cels. 6mal, Plin. *nat.* 20–32 5mal).[271] Wie die Briefautoren verwenden die Fachautoren *pestilentia* ebenfalls in den Bedeutungen ‚Seuche, ansteckende Krankheit', vgl. z. B. Cels. 1 pr. 3 *non in pestilentia neque in variis generibus morborum aliquid adtulisse auxilii* (sc. *Homerus proposuit*) oder Plin. *nat.* 23,157 *Laurus Delphicae folia trita olfactaque subinde pestilentiae contagia prohibent, tanto magis si et urantur.*

Zwar beschreiben auch die Fachautoren das Wesen einer *pestilentia* nicht detailliert, im Unterschied zu Cicero und Seneca d. J. gehen sie aber auf Maßnahmen zur Prävention – vgl. z. B. Cels. 1,2,3 *magis vero gravibus locis ista* (sc. *calor, frigus, gravedines, destillationes*) *servanda sunt, in quibus etiam pestilentiam faciunt* –[272] und zur Behandlung der Symptome ein, vgl. Cels. 3,7,1a *desiderat quoque propriam animadversionem in febribus pestilentiae casus* oder Plin. *nat.* 24,154 *aiunt eandem* (sc. *myrrem*) *potam in pestilentia salutarem esse*.[273] Sie äußern sich also spezifischer über *pestilentiae*. Zugleich bestätigt sich darin Senecas d. J. Nebenbemerkung, dass Ärzte sich auch mit Seuchen und ansteckenden Krankheiten befassen.

pestis. Mit Bezug auf medizinische Sachverhalte ist das Wort im Briefcorpus nur bei Seneca d. J. attestiert (4mal, dav. 2mal[M]), vgl. z. B. *epist.* 14,6 *illae pestes non minus graves sunt – famem dico et sitim et praecordiorum suppurationes et febrem viscera ipsa torrentem – sed latent* oder *epist.* 94,24[M] *ne medicina quidem morbos insanabiles vincit, tamen adhibetur aliis in remedium, aliis in levamentum. ne ipsa quidem universae philosophiae vis, licet totas in hoc vires suas advocet, duram iam et veterem animis*

---

267 Vgl. dazu Langslow (1999), 200, Anm. 49; Healy (1987), 16–7.

268 Vgl. TLL s. v. 1925,14–39; Georges s. v. Bd. 2,1668, Courtil (2015), 214–5 und Orth (1925), 72–4. Vgl. auch pestilens (S. 120).

269 Vgl. Tyrrell-Purser, ad loc., Bd. 1,406.

270 Zu *pestilentia* und *pestis* bei Seneca d. J. siehe Migliorini (1997), 74–7.

271 Vgl. Cels. 1 pr. 3; 1,2,3; 1,10,1; 1,10,4; 2,1,9; 3,7,1a; Plin. *nat.* 23,53; 23,157; 24,148; 24,154; 31,52.

272 Vgl. ferner Cels. 1,10,1; 1,10,4; 2,1,9.

273 Vgl. weiterhin Plin. *nat.* 23,53; 23,157; 24,148; 31,52.

extrahet pestem; sed non ideo nihil sanat quia non omnia.[274] Einerseits gebraucht Seneca *pestis* in der Bedeutung ‚Übel' und bezieht es auf Krankheitssymptome, vgl. *epist.* 14,6 (*praecordium suppuratio* (S. 179), *febris* (S. 159)) und *epist.* 95,17 *aliarum* (sc. *febrium genera*) *tenui peste repentium* (‚andere Fieber sind zwar von leichter *pestis* aber wiederkehrend', d. h. sie bzw. ihre Symptome sind ein geringeres Übel); andererseits verwendet er das Wort i. S. v. ‚Krankheit', vgl. *epist.* 94,24[M] (*morbi* gegenüber *pestis*) und 94,31[M] *illam* (sc. *naturalem indolem*) *diutina pestis non infecit nec enecuit.*[275]

Zwar gebrauchen die medizinischen Fachautoren *pestis* ebenfalls, jedoch ist es in ihren Schriften sehr selten attestiert (Cels. 1mal[NR], Plin. *nat.* 20–32 4mal, dav. 2mal[NR]), vgl. Plin. *nat.* 25,149 *<s>al<s>us rore tantum sucus* (sc. *mandragorae*) *pestis est; sic quoque noxiae vires gravedinem adferunt etiam olfactu*; 26,93 *experti adfirmavere plurimum referre, si virgo inponat nuda ieiuna ieiuno et manu supina tangens* (sc. *panos*) *dicat: ‚negat Apollo pestem posse crescere cui nuda virgo restinguat' atque ita retrorsa manu ter dicat totiensque despuant ambo* (Plinius thematisiert hier die Behandlungsmethoden für geschwollene Hoden (*panus*).[276] In Plin. *nat.* 25,149 figuriert *pestis* gewissermaßen metaphorisch i. S. v. ‚Übel, Verderben', insofern dieser Saft (*sucus*) krank macht (*noxiae vires gravedinem adferunt*);[277] in *nat.* 26,93 kann das Wort zwar auch als ‚Übel' verstanden werden, jedoch deutet das Verb *crescere* sowie der Zusammenhang, dass es für eine Krankheit bzw. ein Krankheitssymptom (*panus*) steht, eher darauf hin, es i. S. v. ‚Krankheit' aufzufassen.[278]

pestis wird also sowohl von den Brief- als auch von den Fachautoren verwendet, mit Ausnahme einer Passage (vgl. Plin. *nat.* 26,93 mit Sen. *epist.* 14,6; 95,17) unterscheiden sich beide Autorengruppen jedoch hinsichtlich der Semantik voneinander.

valetudo. Das Wort ist häufig sowohl im Briefcorpus als auch in der medizinischen Fachliteratur belegt; in beiden Corpora figuriert es nicht nur i. S. v. ‚Gesundheit' und ‚Gesundheitszustand', sondern auch als Bezeichnung für ‚Krankheit'; vgl. *valetudo* (S. 63).

vitium. Mit Bezug auf die Medizin ist das Wort im Briefcorpus mehrfach bei Seneca d. J. (10mal, dav. 8mal[M]) und Plinius d. J. (5mal[M]) belegt, vgl. z. B. Sen. *epist.* 78,8 *nervi*

---

274 Vgl. außerdem *epist.* 95,17; 94,31[M]. Die verbleibenden Belege im Briefcorpus beziehen sich nicht auf die Medizin, vgl. Cic. *Att.* 9,11,4; *fam.* 4,3,1; 5,8,2; 6,6,6; 10,28,1; 12,25,4; *ad Brut.* 23,4; Sen. *epist.* 2,4; 22,15.

275 Zu *pestilentia* und *pestis* bei Seneca d. J. siehe Migliorini (1997), 74–7.

276 Vgl. ferner Cels. 1 pr. 40[NR] (s. Anm. 277); Plin. *nat.* 21,81[NR]; 22,160[NR] (s. Anm. 278).

277 Celsus verwendet das Wort in derselben Bedeutung, bezieht es jedoch auf die Praxis der Vivisektion, vgl. Cels. 1 pr. 40[NR] *id vero (…) etiam crudele, vivorum hominum alvum atque praecordia incidi, et salutis humanae praesidem artem non solum pestem alicui, sed hanc etiam atrocissimam inferre.*

278 Überdies gebraucht Plinius das Wort i. S. v. ‚Plage' und bezeichnet damit Tiere – vgl. *nat.* 21,81[NR] *papilio, pestis maior* – und Pflanzen, vgl. *nat.* 22,160[NR] *ipsae frugum pestes in aliquo sunt usu* (Plinius spricht hier vom Lolch, siehe dazu auch *lolium* (S. 362)).

articulique et quidquid aliud exile est acerrime saevit cum in arto vitia concepit;[279] 109,7 *sunt enim quidam quibus morbi vitio mel amarum videatur* oder 50,4[M] *nunc vero ne quaerimus quidem medicum, qui minus negotii haberet si adhiberetur ad recens vitium* sowie Plin. *epist.* 9,37,3[M] *occurrendum ergo augescentibus vitiis et medendum est. medendi una ratio, si non nummo sed partibus locem ac deinde ex meis aliquos operis exactores, custodes fructibus ponam.*[280] *vitium* wird dabei in seiner Grundbedeutung (,Fehler, Defekt, Fehltritt, Schaden') gebraucht und bezeichnet im Zusammenhang mit medizinischen Sachverhalten wie Krankheiten und Krankheitssymptomen ,gesundheitliche Einschränkung' (Sen. *epist.* 109,7) oder ,Gesundheitsproblem, Beschwerde' (Sen. *epist.* 50,4[M]; 78,8 (vielleicht denkt Seneca hierbei an Entzündungen)). In den weiteren Passagen – die Briefautoren gebrauchen *vitium* hier stets metaphorisch – figuriert das Wort in seiner Grundbedeutung; seine (übertragene) medizinische Dimension ergibt sich dabei je aus dem Zusammenhang, vgl. z. B. Sen. *epist.* 53,7[M] *quare vitia sua nemo confitetur?* (…) *vitia sua confiteri sanitatis indicium est*; 75,11[M] *morbi sunt inveterata vitia et dura, ut avaritia, ut ambitio*; Plin. *epist.* 4,13,6–7[M] *totum etiam pollicerer, nisi timerem ne hoc munus meum quandoque ambitu corrumperetur* (…) (7) *huic vitio occurri uno remedio potest* oder 4,25,4–5[M] *scripseram tibi verendum esse, ne ex tacitis suffragiis vitium aliquod exsisteret. factum est.* (…) (5) *quo te vertas? quae remedia conquiras? ubique vitia remediis fortiora.*[281] Zwar kommt *vitium* im Briefcorpus bisweilen der Bedeutung von *morbus* nahe, wird hier jedoch nicht synonymisch dazu gebraucht.[282]

---

279 Die Auffassung, dass besonders kleine, eng beieinanderliegende Körperteile anfällig für Krankheiten sind, äußert Seneca auch in *epist.* 78,9, vgl. *dentium, oculorum, aurium dolor ob hoc ipsum acutissimus est quod inter angusta corporis nascitur.*

280 Vgl. weiterhin Sen. *epist.* 50,4[M]; 53,8[M] (2mal); 75,11[M]; 85,10[M]; 89,19[M]; 94,13[M]; 95,14[M]; 109,7; Plin. *epist.* 3,20,8[M]; 4,13,7[M]; 4,25,5[M]; 5,13,7[M]. *vitium* ist zwar auch in Ciceros Briefen attestiert, jedoch figuriert es hier nicht in medizinischem Sinne, vgl. z. B. Cic. *Att.* 1,14,6; 2,17,2; 8,4,2; 10,7,3; 11,9,1; 12,40,1; 14,14,2; *fam.* 1,7,8; 2,16,6; 3,6,4; 4,4,2; 5,12,8; 6,14,1; 7,3,2; 8,13,1; 9,15,5; 10,1,1; 11,28,2; 14,4,5; 16,27,2; *ad Q. fr.* 1,1,37. Dies lässt sich mit Ciceros Unterscheidung von *morbus* und *vitium* erklären, derzufolge *vitium* eine beständige körperliche Behinderung oder Einschränkung bezeichnet, vgl. *Tusc.* 4,28 *quo modo autem in corpore est morbus, est aegrotatio, est vitium, sic in animo. morbum appellant totius corporis corruptionem, aegrotationem morbum cum imbecillitate, vitium, cum partes corporis inter se dissident, ex quo pravitas membrorum, distortio, deformitas*. Auch die übrigen Belege im Briefcorpus stehen nicht in einem Zusammenhang mit der Medizin, vgl. Sen. *epist.* 1,4; 3,4 (2mal); 4,2; 6,1; 7,2 (2mal); 11,1 (2mal); 12,1; 13,12; 15,8; 17,12; 20,3; 21,9; 22,15; 25,1; 26,2; 27,2; 28,1; 29,8; 30,5; 39,6; 41,8; 42,3; 45,7; 50,1; 51,3; 52,10; 53,5; 56,9, 58,27; 59,1; 68,7; 69,5; 70,15; 71,24; 73,4; 75,9; 79,12; 80,9; 83,10; 85,3; 86,20; 89,3; 90,6; 92,25; 94,6; 95,21; 97,1; 99,17; 100,8; 101,8; 103,5; 104,21 (2mal); 106,6; 108,6; 109,4; 112,2; 113,6; 114,1; 116,1; 119,12; 120,5; 121,4; 122,5; 123,8 (2mal); 124,19; Plin. *epist.* 1,10,7; 1,20,21; 3,6,2; 4,22,7; 4,25,1; 5,6,39; 5,8,13; 6,2,9; 6,19,3; 6,21,5; 8,22,1; 8,22,3; 9,5,3; 10,38,1.

281 Vgl. ferner Sen. *epist.* 85,10[M]; 89,19[M]; 94,13[M]; 95,14[M]; Plin. *epist.* 3,20,7–8[M]; 5,13,7[M]; 9,37,3[M]. Plinius d. J. verwendet *vitium* dabei i. S. v. ,Fehler, Mangel' („vizio") gegenüber von ,Leid, Übel' („male"), vgl. Migliorini (1992), 124.

282 Vgl. dazu Wölfflin (1933a), 197. Die von ihm angeführte Stelle bei Seneca d. J. spricht nicht krankheitsbedingte, sondern angeborene *vitia* an, vgl. *epist.* 11,1[NR] *nulla enim sapientia naturalia corporis aut animi vitia ponuntur: quidquid infixum et ingenitum est lenitur arte, non vinci-*

In der medizinischen Fachliteratur ist *vitium* häufig belegt (Cels. 120mal, Plin. *nat.* 20–32 264mal, Scrib. Larg. 50mal).[283] Anders als bei den Briefautoren verschwimmt der semantische Unterschied zwischen *vitium* und *morbus*, der bei Cicero noch deutlicher zu beobachten ist (vgl. Anm. 280), in den Ausführungen der Fachautoren. Daher sind die (ursprünglichen) Bedeutungen von *vitium* hier seltener klar zu identifizieren und es lässt sich nicht mit Gewissheit und für alle Belege entscheiden, ob das Wort lediglich ein ‚gesundheitliches Problem' (wie bei den Briefautoren) oder eine ‚Krankheit' bezeichnet.[284] So figuriert es bisweilen synonymisch zu *morbus*, vgl. z. B. Plin. *nat.* 20,191 *phreneticis quoque inlinunt* (sc. *Creticum*) *vel recens cum polenta; sic et infantibus comitiale vitium aut contractiones sentientibus* oder Scrib. Larg. 50 *ad gravem odorem narium (ὄζαιναν Graeci hoc vitium vocant) aeruginis pondo quadrantem* (…). Andere Stellen legen nahe, es allgemeiner im Sinne eines ‚gesundheitlichen Problems oder Leidens' zu verstehen, vgl. z. B. Cels. 3,6,17 *si in cute vitium est, frigida quoque quam calida aqua melius utetur* oder Scrib. Larg. 97t *antidotos hiera Paccii Antiochi ad universa corporis vitia, maxime ad lateris et podagram*. Schließlich finden sich auch Äußerungen, in denen *vitium* in der Bedeutung ‚Defekt, Makel, Übel' figuriert wie z. B. in Cels. 3,5,5 *si vero ne tum quidem ulla requies aegris est, hoc ipso peius id tempus est, quod* (…) *morbi vitio non est* oder in Plin. *nat.* 20,210 *resistit et aquarum vitiis* (sc. *peplis*).

Wie die Briefautoren beziehen auch die Fachautoren *vitium* auf Körperteile und Organe, wobei sie übereinstimmend davon sprechen, dass Gelenke und Muskeln betroffen sein können, vgl. Sen. *epist.* 78,8 *nervi articulique* (…) *vitia* (sc. *concipiunt*) mit den Ausdrücken *articulorum vitia* und *nervi/nervorum vitium* in der Fachliteratur.[285] Außerdem sprechen sowohl Seneca d. J. als auch Celsus vom „Problem (oder Übel) der Krankheit", vgl. *vitium morbi* (Sen. *epist.* 109,7; Cels. 3,5,5).

Unter Einbeziehung auch derjenigen Passagen, in denen die Briefautoren *vitium* metaphorisch in Bezug auf die Medizin gebrauchen, lassen sich mehrere Junkturen mit dem Wort anführen, die in beiden Vergleichscorpora belegt sind, vgl. *mederi vitio*,[286]

tur. Daher kann *vitium* hier nicht als gleichbedeutend zu *morbus* aufgefasst werden. Zur Bedeutung von *vitium* siehe ferner Langslow (2000a), 148 und García González (2002), 102–4.

283 Vgl. Cels. z. B. 1 pr. 15; 1 pr. 18; 1 pr. 56; 1,9,3; 1,9,6; 2,1,22; 2,7,8; 2,7,12; 3,1,4; 3,5,5; 3,6,16; 4,5,3; 4,7,4; 4,9,1; 5,20,4; 5,21,6; 5,25,3a; 6,1,1; 6,2,1 (2mal); 6,2,2; 7,2,1; 7,2,2; 7,2,3; 8,2,1; 8,2,3; 8,24 (2mal); Plin. *nat.* z. B. 20,3; 20,4; 20,10; 21,116; 21,123; 21,134; 22,21; 22,22 (2mal); 22,25; 23,3 (2mal); 23,4 (3mal); 23,6; 24,14; 24,16; 24,24; 25,57; 25,143; 25,155; 26,3; 26,4 (2mal); 26,23; 27,18; 27,44; 27,59; 28,44; 28,66; 28,73 (2mal); 29,13; 29,18; 29,38; 30,14; 30,29 (2mal); 30,39; 31,11 (2mal); 31,12; 31,36; 32,8; 32,29; 32,37; Scrib. Larg. z. B. ep. 2; ep. 8 (3mal); 16; 18; 38.

284 Vgl. García González (2002), 102, 105–6 sowie Wölfflin (1933a), 197.

285 Vgl. Cels. 2,7,8; 2,8,10; 4,31,1; Plin. *nat.* 28,220 (*articulorum vitia*) und Cels. 2,17,2; 7,32,1; 8,11,4; Plin. *nat.* 22,101; 24,63; 28,130; 32,29; Scrib. Larg. 206 (*nervi/nervorum vitium*).

286 Vgl. Plin. *epist.* 5,13,7^{M}; Cels. 4,27,1d (fr. 1); 5,20,4; Plin. *nat.* 20,14; 20,44; 21,116; 21,167; 23,4; 23,55; 24,24; 24,96; 26,23; 26,26; 26,27 (2mal); 26,163; 27,135; 28,73; 28,173; 28,216; 30,43; 30,72; 32,29; 32,85.

nascitur vitium,[287] *occurrere vitio,*[288] *recens vitium,*[289] *vitium morbi* (Sen. *epist.* 109,7; Cels. 3,5,5) und *liberare vitiis.*[290]

Darüber hinaus unterscheiden sich die Brief- von den Fachautoren anhand der Wortverbindungen. So figurieren z. B. die Ausdrücke *inveteratum vitium* (Sen. *epist.* 75,11[M]), *desinit vitium* (Sen. *epist.* 89,19[M]) oder *concipere vitium* (Sen. *epist.* 78,8) nur im Briefcorpus,[291] während beispielsweise *vetus vitium* (Cels. 4,19,4; 4,22,4; Plin. *nat.* 24,100; Scrib. Larg. 220) oder *finire vitium* (Cels. 7,30,3d; 8,2,3) nur in der Fachliteratur belegt sind.[292] Zudem beziehen *vitium* auch auf den menschlichen Körper im Ganzen, wie u. a. die Verbindung *vitium corporis* zeigt.[293] Schließlich gebrauchen die Fachautoren *vitium* bisweilen metonymisch für den davon Betroffenen, vgl. Plin. *nat.* 20,36 *prodest* (sc. *sil*) (...) *opisthotonicis et iocinerum vitiis* oder Scrib. Larg. 90 *alii vitio non erit tunc dandum hoc medicamentum*. Diese Ausdrucksweise ist der Kürze und Gedrängtheit zuzuschreiben, die vor allem Plinius' d. Ä. Sprache auszeichnen, vgl. z. B. auch Plin. *nat.* 28,130 *lactis usus alias contrarius capitis doloribus,* (...) *gravedini, tussientibus, lippis.*

Die in diesem Abschnitt untersuchten Ausdrücke, mit denen die Briefautoren Erkrankung, Krankheit, gesundheitliche Schwäche, Unwohlsein und Gesundheitsprobleme thematisieren, sind mit Ausnahme von *aegrotatio* und (*com*)*motiuncula* alle auch in der medizinischen Fachliteratur belegt (vgl. Tabelle 6).

Jedoch steht *commotiuncula* bei Cicero und *motiuncula* bei Seneca d. J. ein Beleg für das Simplex bzw. die Normalform *motio* bei Celsus gegenüber, wobei sich Parallelen bezüglich der Semantik erkennen lassen.

Vor allem hinsichtlich der Bedeutung (*imbecillitas, morbus, pestilentia, valetudo, vitium*) sowie der Bezugspunkte sind Gemeinsamkeiten zwischen den Brief- und den Fachautoren zu beobachten: So beziehen beide Autorengruppen *imbecillitas, infirmitas, morbus* und *valetudo* auf den Menschen als Ganzen und auf den menschlichen Körper sowie *infirmitas, morbus, vitium* und *valetudo* auf Körperteile und Organe. Überdies

287 Vgl. Plin. *epist.* 3,20,8[M]; Cels. 7,7,5.

288 Vgl. Plin. *epist.* 4,13,7[M]; 9,37,3[M]; Cels. 1 pr. 18; 1,9,3; Plin. *nat.* 20,225; 26,35 (2mal); 26,74; 28,168; siehe dazu auch Migliorini (1992), 123 und Anm. 943, S. 286.

289 Vgl. Sen. *epist.* 50,4[M]; Cels. 6,2,2; 7,30,1a.

290 Vgl. Sen. *epist.* 94,13[M]; Cels. 8,2,6; Plin. *nat.* 26,84; 30,51; Scrib. Larg. 171.

291 Vgl. ferner *durum vitium* (Sen. *epist.* 75,11), *forte vitium* (Plin. *epist.* 4,25,5[M]), *augescit vitium* (Plin. *epist.* 9,37,3[M]), *obstare vitiis* (Sen. *epist.* 95,14[M]).

292 Vgl. weiterhin z. B. *longum vitium* (Cels. 2,1,22; 2,8,33; 4,12,1; 4,31,1; Plin. *nat.* 28,73), *pulmonum vitium* (Cels. 2,7,28; Plin. *nat.* 20,44; 20,49; 20,136; 20,149; 20,157; 21,148; 24,145; 26,35; 26,38; 32,96), *stomachi vitium* (Cels. 2,15,4; 4,12,2; 4,12,3; 4,12,7; 4,18,1; Plin. *nat.* 20,89; 20,232; 21,155; Scrib. Larg. 105; 173), *emendare vitium* (Plin. *nat.* 20,103; 20,150; 20,170; 20,249; 20,251; 23,23; 23,124; 24,56; 25,143; 26,163 (2mal); 27,44; 32,38; 32,97; Scrib. Larg. 51), *sanare vitium* (z. B. Plin. *nat.* 20,49; 21,144; 23,72; 24,16; 26,32; 27,59; 28,140; 30,62; 32,102; Scrib. Larg. 18).

293 Vgl. Cels. 6,2,1; 6,6,8d; Plin. *nat.* 20,238; 23,115; 24,110; Scrib. Larg. ep. 2, ind. 256, 97t.

werden viele der hier besprochenen Wörter von beiden Autorengruppen in denselben Junkturen verwendet (*imbecillitas, infirmitas, morbus, valetudo, vitium*).

Tabelle 6: Häufigkeiten der hier besprochenen Ausdrücke bei den einzelnen Autoren

Ausdruck	Cicero	Sen. d. J.	Plin. d. J.	Celsus	Plin. d. Ä.	Scrib. Larg.
aegrotatio	-	1	-	-	-	-
commotiuncula	1	-	-	-	-	-
motiuncula	-	1	-	-	-	-
motio	-	-	-	1	-	-
imbecillitas	2 + 10^{NR}	1 + 12^{NR}	2^{NR}	31	3	1
incommodum	6, dav. 3^{M} + 19^{NR}	7 + 39^{NR}	1^{NR}	1	5	-
infirmitas	3 + 5^{NR}	4^{NR}	7 + 1^{NR}	8	6	-
morbus	24, dav. 3^{M}	77, dav. 15^{M} + 4^{NR}	26	302	201	12
pestilentia	1	1	-	6	5	-
pestis	7^{NR}	4, dav. 2^{M} + 2^{NR}	-	1^{NR}	2 + 2^{NR}	-
vitium	34^{NR}	10, dav. 8^{M} + 152^{NR}	5^{M} + 14^{NR}	120	264	47

Gleichzeitig zeigen sich anhand der Bezugspunkte jedoch auch Unterschiede im Gebrauch dieser Wörter. So beziehen die Briefautoren *incommodum* und *infirmitas* auch auf die Gesundheit des Menschen und *morbus* und *valetudo* (i. S. v. ‚Krankheit') auch auf die Psyche, während die Fachautoren *imbecillitas* ferner auf Körperteile und Organe sowie auf körperliche Fähigkeiten wie die Sehstärke beziehen. Weiterhin unterscheiden sich beide Autorengruppen auch bezüglich syntaktischer Merkmale (*incommodum, morbus*). Vor allem zeigt die Untersuchung dieser Wörter jedoch die pragmatischen Unterschiede zwischen den Briefen und den Fachtexten, vgl. dazu vor allem die Beobachtungen zu *morbus* (S. 95) und *valetudo* (S. 63).

Schmerz und Schmerz empfinden

Wenn Cicero und seine Korrespondenzpartner, Seneca d. J. sowie Plinius d. J. von Schmerzen sprechen, verwenden sie vor allem die Ausdrücke *dolere* und *dolor*.

Schmerzen oder Qualen beschreiben sie außerdem auch mit den Wörtern *tormentum* und *torquere*.

dolere. In Bezug auf medizinische, das körperliche Befinden betreffende Sachverhalte ist *dolere* (‚schmerzen', ‚Schmerzen haben') im Briefcorpus nur 4mal bei Seneca d. J. attestiert, vgl. z. B. *epist.* 53,6 *pedes dolent, articuli punctiunculas sentiunt* oder *epist.* 78,9 *omnium istorum* (sc. *podagrae et cheragrae* etc.) *prima verminatio vexat, impetus mora extinguitur et finis dolendi est optorpuisse.*[294]

In der medizinischen Fachliteratur ist *dolere* ebenfalls belegt (Cels. 43mal, Plin. *nat.* 28mal, Scrib. Larg. 13mal).[295] Wie Seneca d. J. gebrauchen die Fachautoren das Verb i. S. v. ‚schmerzen, Schmerzen haben' und beziehen es, wenngleich seltener als Seneca, auf den betroffenen Menschen als Ganzen – vgl. Sen. *epist.* 78,7 *nemo potest valde dolere* und Scrib. Larg. 6 *quae res etiam auriculam vel dentem dolentibus prodest* –,[296] sehr viel häufiger jedoch auf den schmerzenden Körperteil, vgl. Sen. *epist.* 53,6 *pedes dolent* und z. B. Scrib. Larg. 10 *prodest, cum diu caput dolet, et adtondere ad cutem et radere et diutius siccum ad relaxationem cutis fricare et aqua calida fovere pura vel laurum incoctam habente.*[297] Dabei gebrauchen sie wie Seneca die Verbindung *dolent pedes* (Sen. *epist.* 53,6; Cels. 4,31,7; 5,18,7a). Mit der hier vorliegenden Konstruktion (<Bezeichnung des Körperteils als Subjekt> + *dolet*) bringen die Fachautoren üblicherweise zum Ausdruck, dass beispielsweise Körperteile oder Organe schmerzen.

Im Unterschied zu Seneca d. J. beziehen die Fachautoren *dolere* nicht nur auf den Menschen oder auf Körperteile, sondern auch auf den Körper – vgl. *corpus dolens*

294 Siehe zu *epist.* 78,9 auch podagra (S. 170) und vgl. für *dolere* weiterhin Sen. *epist.* 78,7 und 78,17. Die übrigen Belege des Verbs im Briefcorpus beziehen sich nicht auf medizinische Sachverhalte, vgl. Cic. z. B. *Att.* 2,19,1; 2,20,3; 3,10,2; 3,15,2 (3mal); 4,6,1; 4,6,2; 4,7,3; 5,1,4; 6,3,4 (2mal); 6,6,2; 7,3,8; 8,2,2; 8,11d,5; 8,15,3; 9,9,2; 9,12,4; 11,6,2; 11,6,5; 11,24,1; 12,1,2; 12,6a,2; 12,14,3; 13,23,3; 13,46,4; 14,4,1; 14,8,1; 15,2,4; 15,4,1; 15,19,1; 16,2,3 (2mal); 16,4,1; 16,7,5; *fam.* 1,9,10; 2,1,1; 2,1,2; 4,3,1; 4,4,2; 4,5,3; 5,2,1; 5,8,2; 5,14,2; 6,1,5; 6,2,2; 6,4,2; 7,25,1; 7,28,3; 8,2,1; 8,3,1; 8,12,4 (2mal); 9,2,2; 9,20,1; 10,33,1; 10,33,4; 10,33,5; 11,3,1; 11,28,3 (2mal); 11,28,5; 12,23,1; 12,23,3; 13,5,2; 14,2,3; 14,16,1; 16,11,1; 16,21,3; 16,21,7; *ad Q. fr.* 2,9,4; 2,16,1; 3,1,17; *ad Brut.* 3,5; 17,2 (2mal); 18,4; 18,5; 23,5; 25,6; Sen. *epist.* z. B. 13,10; 30,14; 63,1 (2mal); 66,29; 71,15; 74,30; 77,17; 78,13; 85,29 (2mal); 91,4; 94,7; 98,8 (2mal); 99,4; 116,4; 120,6; Plin. *epist.* 1,12,12 (2mal); 3,16,6; 3,16,13; 3,21,6; 4,14,3; 4,21,2; 6,6,7; 7,19,4; 8,6,17; 8,16,5; 8,17,6 (2mal); 9,13,15; 9,22,2.

295 Vgl. Cels. z. B. 1 pr. 25; 1,7,1; 1,9,1; 2,1,19; 2,3,2; 2,4,3; 2,4,6; 3,6,15; 3,10,1; 3,27,2b; 4,5,1; 4,11,4; 4,11,6; 5,18,3; 5,18,5; 5,18,7a; 5,25,5; 6,9,4; 6,9,7; 6,13,1; 7,18,1; 7,25,1c; 7,27,1; Plin. *nat.* z. B. 20,181; 20,224; 22,160; 24,15; 24,33; 24,66; 25,23; 25,166; 26,60; 27,89; 28,45; 28,73; 28,181; 29,30; 29,113; 30,21 (2mal); 30,23 (2mal); 30,26; 32,31; 32,81; Scrib. Larg. 2; 6; 10; 39; 53; 55 (2mal); 95; 170; 186; 206; 229; 265.

296 Vgl. ferner Sen. *epist.* 78,9 und 78,17 *finis dolendi* (hier wird impliziert, dass es vom Menschen gesagt wird) sowie Scrib. Larg. 55 (2mal); 170.

297 Weitere Körperteile, auf die die Fachautoren das Verb beziehen, sind z. B. *auris* (Plin. *nat.* 24,77; 28,73; 32,31; Scrib. Larg. 39), *fauces* (Cels. 3,6,15) oder *membrum* (Plin. *nat.* 22,160); auf *caput* wird *dolere* ferner in Cels. 3,10,1; 4,5,1; Plin. *nat.* 24,15; 25,23; 29,113 und Scrib. Larg. 2 bezogen.

(Cels. 2,15,2) –, auf einzelne Körperpartien – vgl. z. B. *latus dolet* (Cels. 3,6,15) –[298] sowie auf Organe, vgl. z. B. (sc. *dole(n)t*) *inguina* (Cels. 5,26,19; 7,27,1), *lien* (Cels. 5,18,5; Plin. *nat.* 30,51), *nervi* (Cels. 2,15,2; Plin. *nat.* 29,30; 30,125), *stomachus* (Scrib. Larg. 186) oder *vesica* (Cels. 2,8,21; 2,8,21).[299] Den Ausführungen der Fachautoren zufolge können schließlich auch Geschwüre am oder im Körper schmerzen, die erst durch Krankheiten in Erscheinung treten, vgl. *dolentia tubercula* (Cels. 6,13,1) und *dolent tumores* (Cels. 4,31,6).

Ein syntaktischer Unterschied zeigt sich dort, wo *dolere* vom Menschen gebraucht wird: Während Seneca d. J. hier mit finiter Verbform (*aliquis dolet*) konstruiert – vgl. *epist.* 78,9 *nemo potest valde dolere* –, gebrauchen die Fachautoren das substantivierte Partizip *dolens*, um denjenigen zu bezeichnen, der Schmerzen hat, vgl. neben Scrib. Larg. 6 (oben zitiert) auch 170 *latus dolentibus* (sc. *prodest*: ‚es hilft denjenigen, die Schmerzen in der Seite haben'). Diese Ausdrucksweise ist charakteristisch für die Fachliteratur, denn sie ermöglicht eine knappe, aber dennoch präzise Darstellung der Sachverhalte. Dass dabei zudem der betroffene Körperteil im Akkusativ angegeben wird (z. B. *dolens* (Subj.) *latus* (Obj.) in Scrib. Larg. 170), ist dagegen ein Phänomen, das über verschiedene literarische Gattungen hinweg vor allem für *dolere* zu beobachten ist und vermutlich auf einen Einfluss des Griechischen zurückgeht.[300]

dolor. Das Wort (‚Schmerz') verwenden die Briefautoren zwar sehr häufig, jedoch thematisieren sie damit verhältnismäßig selten solche Schmerzen, die die Medizin betreffen (Cic. 13mal, dav. 7mal[M], Sen. d. J. 22mal, Plin. d. J. 11mal, dav. 5mal[M]), vgl. z. B. Cic. *Att.* 1,16,11[M] *missus est sanguis invidiae sine dolore*; Sen. *epist.* 78,6 *tria haec in omni morbo gravia sunt: metus mortis, dolor corporis, intermissio voluptatum* oder Plin. *epist.* 1,22,7 *mirareris si interesses, qua patientia hanc ipsam valetudinem toleret, ut dolori resistat, ut sitim differat, ut incredibilem febrium ardorem immotus opertusque transmittat.*[301] Hier bezeichnet *dolor* entweder körperlichen Schmerz, der im Zusam-

298 Vgl. dazu Scrib. Larg. 170 *latus dolentibus* (sc. *prodest*) und ferner *locus* (Scrib. Larg. 206; 265) oder *praecordia* (Cels. 2,4,3; 2,4,6; 2,7,2; 2,7,30; 3,6,16).

299 Vgl. weiterhin z. B. *cutis* (Cels. 5,26,27a), *testiculi* (Cels. 7,18,1), *venter* (Cels. 4,18,3), *vulva* (Cels. 4,27,1d; 5,25,5).

300 Vgl. H.-S. 37–8; TLL s. v. *doleo* 1821,61-1822,37.

301 Vgl. ferner Cic. *Att.* 1,5,8; 2,23,2[M]; 3,7,2[M]; 12,18,1[M]; 14,17a,3 (= *fam.* 9,14,3); *fam.* 5,12,5; 5,15,4[M]; 5,16,1[M]; 6,19,2; 7,1,1 (2mal); *ad Brut.* 17,1[M]; Sen. *epist.* 24,14; 59,12; 66,47 (2mal); 68,7; 70,16; 70,18; 78,6; 78,7 (2mal); 78,8 (3mal); 78,9 (2mal); 78,18 (2mal); 78,19; 89,19; 92,11; 92,25; 96,3 und vgl. Courtil (2015), 560–5; Plin. *epist.* 1,12,1[M]; 1,12,4; 1,12,6; 1,12,8; 1,22,7; 2,1,4; 4,21,4[M]; 8,1,3; 8,5,3[M]; 8,23,5[M]; 9,9,3[M]. In den verbleibenden Stellen im Briefcorpus wird *dolor* ohne erkennbaren Bezug zur Medizin verwendet, vgl. Cic. z. B. *Att.* 1,5,1 (2mal); 1,16,7; 1,16,9; 2,18,1; 2,18,2; 2,18,3; 3,5,1; 3,7,3; 3,11,2; 4,2,2; 4,6,2 (2mal); 4,15,1; 6,1,6; 6,6,4; 6,9,2; 7,1,9; 7,11,4; 7,12,3; 8,3,4; 8,3,5; 8,8,2; 9,6,4; 9,6,5 (2mal); 9,6,7; 10,4,5; 10,4,6; 10,8,3; 11,2,3; 11,5,1; 11,6,1 (3mal); 12,10,1; 12,13,2 (2mal); 12,14,3; 14,12,1; 15,9,2; 15,15,2; 15,23,1; *fam.* 1,4,3; 1,5a,1; 1,6,1; 2,16,1 (2mal); 3,10,1; 4,3,1; 4,3,2; 4,5,1 (2mal); 5,1,2; 5,2,10 (2mal); 5,12,4; 6,1,1 (2mal); 6,4,2; 6,4,4 (3mal); 7,2,3 (2mal); 7,3,3; 8,12,3; 8,14,1; 8,17,2; 10,7,2; 10,8,4; 10,23,5 (2mal); 11,26,1; 12,1,1; 13,1,1; 13,77,3; 14,1,1; 14,3;2; 14,5,2; 15,21,1; 15,21,2 (2mal); 16,21,2 (2mal); *ad Q. fr.* 1,1,38; 1,2,7 (2mal); 1,2,14; 2,2,3;

menhang mit einer Krankheit oder Krankheitssymptomen steht, oder, wenn das Wort metaphorisch verwendet wird, auch seelischen Schmerz, der der Darstellung zufolge medizinisch behandelt wird oder einen anderen Bezug zur Medizin erkennen lässt. Während dabei Cicero *dolor* stets durch ein Genitivattribut näher bestimmt, vgl. z. B. *articulorum dolor* (*Att.* 1,5,8) oder *pedum dolor* (*fam.* 16,9,2),[302] beziehen sich Seneca d. J. und Plinius d. J. auch anhand des unbestimmten Substantivs auf körperlichen Schmerz.[303]

In der medizinischen Fachliteratur ist *dolor* sehr häufig attestiert (Cels. 308mal, Plin. *nat.* 20–32 411mal, Scrib. Larg. 176mal).[304] Hier bezeichnet das Wort hauptsächlich physischen Schmerz. Wie die Briefautoren beziehen auch die Fachautoren *dolor* sowohl auf den Körper (vgl. vor allem *dolor corporis*)[305] als auch auf einzelne Körperteile und Organe, vgl. z. B. *articuli* (Cic. *Att.* 1,5,8; Sen. *epist.* 78,8), *pedes* (Cic. *fam.* 16,9,2; Sen. *epist.* 68,7; Plin. *epist.* 1,12,4; 1,12,6), *vesica* (Sen. *epist.* 66,47; 96,3), *membra* (Plin. *epist.* 1,12,6), *alvus* (Cels. 2,17; 2,7,25; 2,8,42; Plin. *nat.* 23,157), *auris* (z. B. Cels. 2,7,26; Plin. *nat.* 20,167; Scrib. Larg. 39t) oder *pulmo* (Cels. 2,1,21; 2,6,6; 2,7,33; 2,8,22; 4,15,3; Plin. *nat.* 21,148).[306] Darüber hinaus nennen beide Autorengruppen *dolor* im Zusammenhang mit Krankheiten und Symptomen wie *cheragra* (Sen.

2,3,2; 2,9,4; 3,1,9; 3,1,17; 3,6,3; *ad Brut.* 2,3; 5,1; 6,1; 24,1; 25,3; 25,5; Sen. z. B. *epist.* 13,5; 14,6; 23,4; 24,5; 30,14 (3mal); 49,1; 51,8; 58,36 (3mal); 59,8; 63,2 (2mal); 66,14 (2mal); 70,25; 71,27; 74,20; 75,14; 78,10; 81,31; 82,4; 85,29; 88,29; 91,5; 92,15; 94,7 (2mal); 98,6; 99,3; 121,4; 123,13; 124,2; Plin. z. B. *epist.* 1,12,2; 1,12,12; 1,12,13; 2,7,3; 2,7,5; 2,7,7; 3,9,3; 3,10,1; 3,10,6; 4,2,4 (2mal); 4,20,2; 4,20,3 (2mal); 5,5,1; 5,16,6; 5,16,7; 6,10,1; 6,33,10; 7,19,3; 8,5,2; 8,10,3; 8,14,8; 9,13,16.

302 Vgl. weiterhin Cic. *Att.* 14,17a,3 (= *fam.* 9,14,3) *corporis dolores*; *fam.* 7,1,1 *dolor corporis* (2mal).

303 Der Bedeutung von Schmerzen in Senecas Werk, sowohl vor dem Hintergrund der (stoischen) Philosophie als auch der Medizin, hat Courtil ausführliche Untersuchungen gewidmet, vgl. Courtil (2018a); Courtil (2015), 199–200, 349–487.

304 Vgl. Cels. z. B. 1 pr. 23; 1,1,4; 1,2,2; 2,1,7; 2,1,8 (2mal); 2,1,9; 3,2,1 (2mal); 3,2,2; 3,6,12; 3,7,1a; 4,1,2; 4,2,1; 4,2,2; 5,18,2; 5,18,6 (2mal); 5,18,28; 6,6,1b (2mal); 6,6,1c (3mal); 6,6,1d; 7,1,1; 7,4,2b; 7,4,4b; 8,1,2; 8,2,4; 8,3,9; Plin. *nat.* z. B. 20,4; 20,9; 20,10; 21,119; 21,123 (2mal); 21,124; 22,26; 22,27; 22,34; 23,8; 23,13; 23,18; 24,10; 24,15; 24,17; 25,24 (2mal); 25,88; 25,103; 26,1; 26,6; 26,25; 27,17; 27,29; 27,33; 28,1; 28,7; 28,28; 29,21; 29,32; 29,33; 30,20; 30,21 (2mal); 30,23; 31,62; 31,66 (2mal); 31,72; 32,31; 32,34; 32,35; Scrib. Larg. z. B. 1; 3; 4; 5; 6; 11 (3mal); 19; 20; 21; 26; 27. Zu Bildungen auf *-or* in medizinischer Literatur vgl. Kap. III. B. (a), S. 428ff.

305 Vgl. Cic. *Att.* 14,17a,3 (= *fam.* 9,14,3); *fam.* 7,1,1 (2mal), Sen. *epist.* 78,6; Cels. 1,1,4; Plin. *nat.* 21,146; 22,69; 26,107; 28,102; Scrib. Larg. ind. 359; ind. 372; 90; 156; 264. Vgl. auch Sen. *epist.* 89,19 *tactus expressit dolorem in corpore alienato* mit z. B. Cels. 2,17,4 *dolor aut in medio corpore aut in capite*; oder Plin. *nat.* 25,24 *dolor in parte corporis*.

306 In den Briefen werden weiterhin folgende Organe und Körperteile genannt: *venter* (Sen. *epist.* 66,47; 92,25), *caput* (Sen. *epist.* 70,16), *nervi* (Sen. *epist.* 78,8; 78,9), *vertebrae* (Sen. *epist.* 78,9), *dens* (Sen. *epist.* 78,9), *oculus* (Sen. *epist.* 78,9), *aures* (Sen. *epist.* 78,9). In der Fachliteratur figuriert eine Vielzahl weiterer Körperteile und Organe im Zusammenhang mit *dolor*, z. B. *fauces* (Cels. 5,23,1a; Plin. *nat.* 23,48; 30,31), *inguen* (Plin. *nat.* 26,91) oder *lien* (Cels. 2,1,8; Plin. *nat.* 20,165; 28,201; 28,259; Scrib. Larg. ind. 160; ind. 352; 206).

epist. 78,9) oder *ulcus* (Cels. 5,26,31; 6,18,2h)[307] sowie mit Behandlungsmethoden, vgl. Sen. *epist.* 78,18 *tunc tibi fortissimus quisque et victor doloris occurrat: ille qui dum varices exsecandas praeberet legere librum perseveravit* (…) mit z. B. Cels. 7,4,4c *ratio curationis longa <sed> sine dolore est.*[308] Im Unterschied zu den Briefautoren gehen die Fachautoren dabei detailliert auf die Vorgänge ein, die zu Schmerzen führen oder bei denen Schmerzen auftreten, während die Briefautoren lediglich erwähnen, dass Schmerzen auftreten, vgl. neben Sen. *epist.* 78,18 (oben zitiert) z. B. Cic. *fam.* 5,16,1[M] (sc. *statui*) *adhibere aliquam modicam consolationem, quae levare dolorem tuum posset si minus sanare potuisset* mit z. B. Cels. 4,27,1 *praeter haec, calculi quoque in vesica nascuntur, urinae difficultate et magno dolore aeque accedentibus.*[309] Schließlich thematisieren beide Autorengruppen Schmerzen, die durch Verletzungen hervorgerufen wurden. Dabei beziehen sich die Briefautoren auf Wunden und sprechen vom ‚Schmerz der Wunde' (*dolor vulneris*, vgl. Cic. *fam.* 5,12,5; Sen. *epist.* 59,12), Celsus dagegen erwähnt in diesem Zusammenhang z. B. Verrenkungen (vgl. 7,1,1 *luxata igitur* (…) *quam primum sic curari debent, ut, qua* (sc. *parte*) *dolor est, ea scalpello cutis crebro incidatur*) oder Brüche (vgl. 8,10,1e *quo propior fractura capiti vel superiori vel inferiori est, eo peior est: nam et maiores dolores adfert et difficilius curatur*). Auch hier stellen die Fachautoren die Zusammenhänge also differenzierter dar als die Briefautoren.

Weitere Gemeinsamkeiten betreffen Syntax und Junkturen. Die Brief- und die Fachautoren bestimmen *dolor* anhand von Genitivattributen näher, vgl. z. B. *dolor articulorum* (Cic. *Att.* 1,5,8), *pedum* (Cic. *fam.* 16,9,2; Plin. *epist.* 1,12,4) oder *dentium, oculorum, aurium* (Sen. *epist.* 78,9)[310] mit *dolor arteriae* (Cels. 1,5,2), *col(l)i* (Scrib. Larg. ind. 153; 119; 122 (2mal)), *faucium* (Cels. 5,23,1a; Plin. *nat.* 23,48; 30,31), *inguinis* (Plin. *nat.* 26,91) oder *maxillarum* (Plin. *nat.* 21,151).[311] Dabei zeigt sich dort, wo

307 Vgl. ferner *podagra* (Sen. *epist.* 24,14; 78,9), *destillationes* (Sen. *epist.* 78,19), *tussis* (Sen. *epist.* 78,19), *febris* (Sen. *epist.* 78,19; Cels. z. B. 2,7,26; 3,7,1a; 6,7,1b; 7,26,5f); *stomachicus* (‚Magenbeschwerden habend', Sen. *epist.* 24,14); *valetudo* (Plin. *epist.* 1,22,7); *tumor* (z. B. Cels. 3,10,3; 4,29,2; 4,31,3; 6,6,1c; 6,6,1e; 7,18,4; 8,11,2), *lippitudo* (Cels. 6,6,1b).

308 Vgl. weiterhin Cels. 4,2,5 *primam curationem habet* (sc. κεφάλαια), *qua sanguis mittatur. sed id, nisi intolerabilis dolor est, supervacuum est, satiusque est abstinere a cibo* oder Cels. 5,28,8 *dolor efficit, ut potior medicina sit.*
Für die Briefe Ciceros und Plinius' d. J. sind gerade in dieser Hinsicht mehrere Passus anzuführen, in denen sie *dolor* metaphorisch verwenden, vgl. Cic. *Att.* 1,16,11; 12,18,1; *fam.* 5,16,1; *ad Brut.* 17,1; Plin. *epist.* 4,21,4; 8,5,3.

309 Vgl. ferner z. B. Plin. *nat.* 20,224 *eius, quae unum caulem habet, radice circa dentem, qui doleat, pungunt, donec desinat dolor*; Scrib. Larg. 3 *cum autem pluribus diebus permanserit dolor, tum omnium supra dictorum oportet uncias singulas sumere iisque admiscere lauri bacarum, castorei, nucum amararum, pulei, samsuci foliorum, singulas uncias et in aceti sextariis tribus decoquere ad dimidias et eodem modo rosa admixta non tam frequenter caput curare.*

310 Vgl. weiterhin *dolor capitis* (Sen. *epist.* 70,16), *nervorum* (Sen. *epist.* 78,9), *vertebrarum* (Sen. *epist.* 78,9), *vesica* (Sen. *epist.* 96,3), *ventris* (Sen. *epist.* 92,25).

311 Vgl. außerdem z. B. *dolor alvi* (Cels. 2,17; 2,7,25; 2,8,42; Plin. *nat.* 23,157), *coxae* (Cels. 2,1,8; 2,7,6; 2,8,14; 2,8,38; Plin. *nat.* 31,102), *iocineris* (Cels. 2,8,17; Plin. *nat.* 20,167; 20,250; 22,52; 22,122; 23,8; 23,144; 24,46 (2mal); 26,34; 28,42; 28,197; 30,47; 32,93; Scrib. Larg. 120; 123; 173; 206; 258; 259), *lienis* (Cels. 2,1,8; Plin. *nat.* 20,165; 28,201; 28,259; Scrib. Larg. ind. 160; ind. 352; 206) oder *pulmonis* (Cels. 2,1,21; 2,6,6; 2,7,33; 2,8,22; 4,15,3; Plin. *nat.* 21,148).

die Fachautoren einzelne Teile oder Partien der menschlichen Anatomie benennen wie z. B. in *dolor arteriae* oder *dolor maxillae*, dass sie sich konkreter und spezifischer ausdrücken als die Briefautoren.

Weiterhin verbinden beide Autorengruppen *dolor* bisweilen mit denselben Adjektiven – vgl. z. B. *dolor magnus*[312] oder *acutus* –,[313] Substantiven – vgl. z. B. *dolor pedum*,[314] *articulorum*[315] oder *aurium* –[316] und Verben, vgl. z. B. *perpeti dolorem*,[317] *corripi dolore*[318] oder *sustinere dolores*.[319] Unter Einbeziehung der metaphorischen Passagen im Briefcorpus ergeben sich weitere Übereinstimmungen, vgl. *levare dolorem*[320] und *sanare dolorem*.[321] Darüber hinaus weichen die Junkturen der Briefautoren jedoch von

312 Vgl. Cic. *Att.* 1,5,8; Cels. 2,8,14; 2,8,42; 3,6,12; 4,27,1d (fr. 2); 4,31,5; 5,26,28; 5,28,13a; 5,28,14c; 6,6,1c; 6,6,1k; 6,19,10; 7,12,5; 7,7,14b; 7,30,3b; 8,4,7; 8,4,12; 8,9,1b; 8,10,1a; Scrib. Larg. 37; 101; 230.

313 Vgl. Sen. *epist.* 78,9; Cels. 2,7,17; 2,7,26. Weitere Beispiele sind *brevis dolor* (Sen. *epist.* 78,7; Cels. 4,2,3) und *tolerabilis dolor* (Sen. *epist.* 78,7; Cels. 4,26,1).

314 Vgl. Cic. *fam.* 6,19,2; *ad Brut.* 130; Plin. *epist.* 1,12,4; Cels. 5,18,34; Plin. *nat.* 22,74; 24,15; 30,77; vgl. dazu auch pedum dolor (S. 168).

315 Vgl. Cic. *Att.* 1,5,8; Cels. 2,1,12; 2,1,22; 2,7,8; 2,7,27; 4,31,9; 5,18,29; Plin. *nat.* 20,19; 20,104; 30,77; 30,78; 31,121; Scribonius Largus spricht bis auf eine Ausnahme (ind. 358) stets vom *dolor articulamentorum*, vgl. ind. 359; 263; 264; siehe auch articulorum dolor (S. 164).

316 Vgl. Sen. *epist.* 78,9; Cels. 2,7,26; 4,2,1; 5,25,4b; 6,7,1a; Plin. *nat.* 20,167; 20,201; 21,151; 23,95; 23,131; 23,134; 23,149; 23,154; 23,157; 24,40; 24,47; 24,71; 24,145; 24,149; 25,164; 28,173; 29,134; 29,136; 31,97; 32,31; 32,35; Scrib. Larg. 39t. Weitere gemeinsame Substantivverbindungen sind *dolor capitis* (Sen. *epist.* 70,16; 78,9; Cels. z. B. 1,5,2; 1,3,25; 1,8,2; 2,1,9; 2,1,11; 2,6,6; 3,10,1; 3,22,10; 3,24,2; 4,2,8; 4,27,1d (fr. 1); 5,25,3a; 6,7,7a; 6,7,8b; 7,7,14b; Plin. *nat.* z. B. 20,45; 20,69; 20,73; 21,119; 21,123; 21,129; 22,59; 22,125; 22,126; 23,3; 23,8; 23,13; 24,17; 24,25; 24,27; 25,103; 25,134; 25,163; 27,17; 27,68; 27,93; 28,28; 28,49; 28,85; 29,33; 29,79; 29,112; 31,66 (2mal); 31,125; 32,41; 32,73; 32,132; Scrib. Larg. 1; 4; 5; 6; 11 etc.), *dolor corporis* (Cic. *Att.* 14,17a,3 (= *fam.* 9,14,3); *fam.* 7,1,1; Sen. *epist.* 78,6; Cels. 1,1,4; Plin. *nat.* 21,146; 22,69; 26,107; 28,102; Scrib. Larg. 90; 156; 264), *dolor dentium* (Sen. *epist.* 78,9; Cels. 4,2,1; 6,91; Plin. *nat.* z. B. 20,4; 20,15; 20,53; 21,124; 22,40; 22,70; 22,106; 23,18; 23,72; 23,87; 24,10; 24,17; 24,21; 27,29; 27,33; 27,108; 28,56; 28,95; 28,121; 30,20; 30,21; 30,24, 31,105; 31,117; 32,79; Scrib. Larg. 58 (2mal)), *dolor nervorum* (Sen. *epist.* 78,9; Cels. 3,27,2a; 5,26,13; Plin. *nat.* 21,141; 22,107; 22,130; 22,141; 23,6; 23,47; 24,15; 24,40; 28,50; 28,101; 29,237; 31,62; 31,102; 31,120; Scrib. Larg. 156; 270; 271), *dolor oculorum* (Sen. *epist.* 78,9; Cels. 4,2,1; 5,26,13; 6,6,1k; 6,6,26; 8,12,4; Plin. *nat.* 23,85; 25,147; 25,153; 27,114; 29,42; 29,129; 32,75; Scrib. Larg. 21), *dolor vesicae* (Sen. *epist.* 96,3; Cels. 4,27,1e; 5,18,28; Plin. *nat.* 21,157; 22,74; 22,137; 26,81; 27,114; 30,68; 31,120; Scrib. Larg. 90; 92; 146; 147; 189; 258), *dolor vulneris* (Cic. *fam.* 5,12,5; Sen. *epist.* 59,12; Plin. *nat.* 20,214) und *ventris dolor* (Sen. *epist.* 92,25; Plin. *nat.* 20,30; 24,68; 27,86; 28,199; Scrib. Larg. 111t; 198; 206).

317 Vgl. Sen. *epist.* 24,14; Plin. *nat.* 23,58.

318 Vgl. Plin. *epist.* 1,12,4; Plin. *nat.* 22,120; Scrib. Larg. 99; 176.

319 Vgl. Plin. *epist.* 1,12,8; Cels. 5,26,36c. Weitere Verbverbindungen sind *repetit dolor* (Sen. *epist.* 68,7; Scrib. Larg. 56; 122 (2mal)) und *resistere dolori* (Plin. *epist.* 1,22,7; Plin. *nat.* 20,210; 28,101).

320 Vgl. Cic. *fam.* 5,16,1[M]; *ad Brut.* 17,1[M]; Sen. *epist.* 70,16; Cels. 2,7,15; 2,4,8; 2,14,8; 4,2,8; 4,6,6; 4,17,2; 4,21,2; 4,22,3; 5,18,6; 5,25,1; 5,25,4b; 6,7,1c; 6,9,4; 6,9,5; 6,9,6; Plin. *nat.* 20,152; 20,187; 26,42; 27,131; 28,88; 28,192; 29,91; 31,102; Scrib. Larg. 53; 54; 55; 122 (2mal); 158; 159; 206.

321 Vgl. Cic. *fam.* 5,16,1[M]; Plin. *nat.* 20,9; 20,153; 20,180; 22,26; 22,125; 23,95; 23,144; 24,97; 26,90; 27,61; 28,111; 28,116; 28,121; 30,20.

denen der Fachautoren ab: Bisweilen sind sie unspezifisch – vgl. *dolor vertebrarum* (S. 173; Sen. *epist.* 78,9) oder *accessio doloris* (Sen. *epist.* 66,47)[322] –, bisweilen geprägt von persönlicher Betroffenheit oder Anteilnahme, wobei *dolor* oft medizinisch-metaphorisch verwendet wird, vgl. z. B. *finis doloris* (Cic. *Att.* 3,7,2^{M}), *oblivio doloris* (Cic. *fam.* 5,15,5^{M}), *adfici dolore* (Cic. *fam.* 6,19,2), *exulcerare dolorem* (Plin. *epist.* 1,12,1^{M}; 8,23,5^{M}; 9,9,3^{M}), *dolor pervagat* (Plin. *epist.* 1,12,6). Schließlich lassen die Junkturen der Briefautoren eine philosophisch-moralisierende oder ideologisierende Aussageabsicht erkennen, vgl. *contemnere dolorem* (Sen. *epist.* 24,14), *deridere dolorem* (Sen. *epist.* 78,19), *vincere dolorem* (Sen. *epist.* 78,18) und *victor doloris* (Sen. *epist.* 78,18).

Die Ursachen für diese und die zuvor bereits beobachteten Unterschiede sind pragmatischer Natur und ergeben sich im Allgemeinen aus den unterschiedlichen Anliegen und Absichten der untersuchten Texte. Wie u. a. an den angeführten Junkturen sichtbar wird, schildern die Briefautoren die thematisierten Sachverhalte in der Regel weniger mit Blick auf diese selbst, sondern auf die betroffenen Menschen, während die Fachautoren sachlich, präzise und ausführlich beschreiben, was aus medizinischer Sicht vorliegt oder vonstatten geht. Dass bestimmte Junkturen der Briefautoren nicht in der Fachliteratur vorzufinden sind, steht vermutlich im Zusammenhang mit den semantischen Merkmalen der mit *dolor* verbundenen Wörter. So scheint *perpessio* (vgl. *perpessio doloris* in Sen. *epist.* 66,47) ein philosophisch-rhetorisches Wort zu sein und daher unpassend im medizinischen Kontext;[323] Vergleichbares dürfte auf *vacatio* (vgl. *vacatio doloris* in Sen. *epist.* 92,11) zutreffen, denn es bezeichnet das ‚Freisein' von Pflichten, Diensten oder Abgaben und steht u. a. in militärischen, politischen und philosophischen Zusammenhängen.[324] Überdies lässt der Gebrauch bestimmter Ausdrücke bisweilen unterschiedliche Auffassungen des Gesagten erkennen: Dem Fachmann erscheint ein Ausdruck als inadäquat oder falsch, der aus nicht-fachlicher Sicht plausibel oder verständlich ist, vgl. z. B. *fovere dolorem* (Cic. *Att.* 12,18,1^{M}) gegenüber z. B. *fovere vulnus* (Cels. 7,19,10), *intentio doloris* (Sen. *epist.* 78,7) gegenüber *intentio febris* (Cels. 3,18,7),[325] *satietas doloris* (Sen. *epist.* 8,5,3^{M}) gegenüber *satietas* mit Bezug auf Nahrung als Gegenteil zu *fames* (z. B. Cels. 1,2,8). Aus demselben Grund figurieren auch weitere, von den Briefautoren metaphorisch gebrauchte Ausdrücke nicht in der Fachliteratur, denn die Übertragung auf einen anderen Bereich bringt es mit sich bzw.

---

322 Zwar ist *accessio* (S. 243) ein medizinischer Terminus, der Krankheitsanfälle bezeichnet, jedoch gebrauchen ihn die Fachautoren nicht zusammen mit *dolor*, sondern beziehen ihn auf die Krankheit oder andere, konkretere Krankheitssymptome, vgl. z. B. die differenzierte Darstellung in Cels. 3,2,2 *increscit autem morbus, dum graviores dolores accessionesque veniunt, eaeque et ante, quam proximae, revertuntur et postea desinunt.*

323 *perpessio* ist belegt in Ciceros Reden (*Rab. Perd.* 16), rhetorischen (*inv.* 2,163; 2,164) und philosophischen Schriften (*fin.* 1,49; *Tusc.* 2,35; 3,58), der *Rhet. Her.* (3,3; 4,35) sowie bei Seneca d. J. (*epist.* 66,12; 66,47; 67,10).

324 Vgl. z. B. Caes. *Gall.* 6,14,1; Cic. *Phil.* 5,1,53 (militärisch); Cic. *Phil.* 5,1,31; Liv. 36,3,5 (politisch); Cic. *nat. deor.* 1,53; Sen. *epist.* 85,5 (philosophisch).

325 Im Sinne eines ‚sich-Ausbreitens' (bei Seneca: des Schmerzes) wird *intentio* nur 2mal von den Fachautoren gebraucht; darüber hinaus bedeutet es ‚Anspannen' (Cels. 3mal, Plin. *nat.* 20–32 2mal).

erfordert, dass Ausdrücke verwendet werden, die dem bildspendenden Bereich fremd sind und daher ungewohnt oder sogar inadäquat erscheinen (können), vgl. z. B. *accipere dolorem* (Cic. *ad Brut.* 17,2^{M}), *impertire dolorem* (Cic. *Att.* 2,23,2^{M}), *adquiescit dolor* (Plin. *epist.* 4,21,4^{M}).[326]

tormentum. Mit Bezug auf die Medizin wird *tormentum* von Seneca d. J. (6mal) und Plinius d. J. (1mal) verwendet, vgl. z. B. Sen. *epist.* 83,21 *adice (…) stomachi tormenta cum effervescit merum ac viscera ipsa distendit* und Plin. *epist.* 1,12,5–6 *incredibiles cruciatus et indignissima tormenta pateretur.* (6) *iam enim dolor non pedibus solis ut prius insidebat, sed omnia membra pervagabatur.*[327] Als *tormenta* (‚Qualen') werden dabei die spürbaren, schmerzlichen Auswirkungen und Symptome einer Krankheit anschaulich bezeichnet bzw. beschrieben.[328]

tormentum ist auch in der medizinischen Fachliteratur belegt (Cels. 11mal, dav. 1mal^{NR}, Plin. *nat.* 20–32 3mal, dav. 1mal^{NR}, Scrib. Larg. 1mal), vgl. z. B. Cels. 6,9,1 *in dentium autem dolore, qui ipse quoque maximis tormentis adnumerari potest, vinum ex toto circumcidendum est* oder Plin. *nat.* 20,27 *Hippocrates* (sc. *iubet*) *capitis mulierum defluvia perfricari raphanis, et super umbilicum inponi contra tormenta volvae*.[329]

Wie die Briefautoren verwenden auch die Fachautoren das Wort i. S. v. ‚Qual' und bezeichnen damit die Schmerzen, die im Zusammenhang mit Krankheiten und

326 Weitere, nur im Briefcorpus belegte Junkturen mit *dolor* sind *dolor tenet* (*aliquem*) (Cic. *fam.* 7,1,1), *dolor consistit in* (*aliquid*) (Sen. *epist.* 78,8), *exprimere dolorem* (Sen. *epist.* 89,19), *dolor inquietat* (Sen. *epist.* 96,3), *dolor interquiescit* (Sen. *epist.* 78,9; dazu vgl. Anm. 526, S. 171), *insidet dolor* (Plin. *epist.* 1,12,6), *residit dolor* (Plin. *epist.* 8,1,3).

327 Vgl. weiterhin Sen. *epist.* 24,16; 66,47; 70,15; 91,8; 95,17. Die weiteren Belege für *tormentum* im Briefcorpus stehen nicht in einem medizinischen Zusammenhang, vgl. Cic. *Att.* 5,20,5; *fam.* 6,7,4; 15,4,10; Sen. *epist.* 4,5; 5,9; 30,16; 36,9; 47,5; 54,4; 63,4; 66,5; 66,12; 66,18; 66,37; 67,4; 67,6 (3mal); 67,10; 70,11; 70,26; 71,23; 71,26; 74,33; 76,33; 78,4; 78,16 (2mal); 85,29; 87,22; 91,21; 97,15; 99,30; 101,14; 104,3; 115,16; 117,16; 119,14; 121,8; Plin. *epist.* 6,1,2; 7,5,1; 8,23,8; 10,96,8.

328 Der Ausdruck bezeichnete zunächst ‚Folterwerkzeug, Waffe' (vgl. z. B. Pl. *Curc.* 227; *Bell. Afr.* 20,1); seit Cicero figuriert er in Bezug auf die Seele und bezeichnet starke seelische Schmerzen als Qualen, als ob sie von einer Folter ausgingen (vgl. z. B. *Cluent.* 176; *fam.* 6,7,14–5). Cicero spricht nur einmal in seinem gesamten Werk von *tormenta* im Zusammenhang mit physischen Krankheiten, vgl. *Phil.* 11,8 *nec vero graviora sunt carnificum cruciamenta quam interdum tormenta morborum.* Mit Ausnahme dieser Passage bezeichnet *tormentum* erst seit Celsus körperliche Qualen, die von Krankheiten, deren Symptomen sowie von der Behandlung ausgehen; vgl. auch Migliorini (1997), 40. Zur Folter in Senecas philosophischen Schriften siehe Courtil (2015), 26–36, 201–2 (mit Anhang II, 495–9) und Courtil (2014).

329 Vgl. ferner Cels. 3,18,21^{NR}; 3,21,9; 4,21,2; 4,22,1; 4,27,1d (fr. 2); 6,9,1; 7,4,4c; 7,7,8d; 7,11,1; 8,4,17; Plin. *nat.* 22,79; 23,147^{NR}; Scrib. Larg. 9.
In 3,18,21 verwendet Celsus das Wort in der Bedeutung ‚Folter' im Sinne einer Behandlungsmethode, vgl. *si vero consilium insanientem fallit, tormentis quibusdam optime curatur.* In Plin. *nat.* 23,147^{NR} geht *tormentum* nicht von Krankheiten, Symptomen oder Behandlungsmethoden aus, sondern von dem unangenehmen Geruch von Walnussbaumblättern, vgl. *nuces iuglandes Graeci a capitis gravedine appellavere. etenim arborum ipsarum foliorumque virus in cerebrum penetrat. hoc minore tormento, sed in cibis, nuclei faciunt.* Daher werden beide Stellen nicht weiter berücksichtigt.

Krankheitssymptomen auftreten.[330] Weiterhin ist beiden Autorengruppen gemein, dass sie *tormentum* auf die Körperteile und Organe beziehen, in oder bei denen die Qual verortet wird; dabei bestimmen beide Autorengruppen den betreffenden Körperteil oder das Organ näher, indem sie diese als Genitivattribut an *tormentum* anfügen, vgl. z. B. *tormenta oculorum* (Sen. *epist.* 95,17), *tormenta vesicae* (Sen. *epist.* 66,47), *intestinorum tormenta* (Cels. 5,25,3a), *volvae tormenta* (Plin. *nat.* 20,27) und *coli tormenta* (Plin. *nat.* 22,79).[331]

Anders als die Briefautoren verwenden die Fachautoren *tormentum* auch, um starke Schmerzen bei der Behandlung zu bezeichnen, vgl. z. B. Cels. 7,11,1 *credo quia res* (sc. *vitium quod ozena Graece vocatur*) *raro ad sanitatem satis proficit, cum aliquid in ipsa curatione torment<i> habeat* oder Scrib. Larg. 9 *sed si per os magis detrahere materiam visum fuerit, quia non sine tormento per nares ea deduceretur, suadebimus pyrethri radiculam commanducare atque subinde hiantem pati fluere salivam* (…): *aeque enim et haec deducunt pituitam*.[332]

Besonders anhand spezifischer Verbindungen wie *tormentum vesicae* (Sen. *epist.* 66,47) zeigt sich, dass Seneca d. J. *tormentum* in ähnlich spezifischer Weise wie die Fachautoren verwendet. Gleichwohl ist das Wort nur selten in der Fachliteratur belegt (insges. 15mal). Dies liegt vermutlich daran, dass es ein sehr starker Ausdruck für Schmerz ist und daher nur dort gebraucht werden kann, wo er angebracht ist und die körperliche Empfindung auf angemessene, sachliche Weise beschreibt. Dagegen benutzt Seneca d. J. *tormentum* sehr viel häufiger (insges. 42mal); zwar gebraucht er es nicht in umgangssprachlich-überhöhender Weise, seine drastische Bedeutung scheint ihm jedoch der Veranschaulichung sowie der Belehrung zu dienen, vgl. z. B. *epist.* 95,17, wo er gesundheitliche Folgen einer auf Genuss zielenden Ernährungsweise ausgiebig schildert: *quid capitis vertigines dicam? quid oculorum auriumque tormenta et cerebri exaestuantis verminationes et omnia per quae exoneramur internis ulceribus adfecta?*[333]

torquere. Wie tormentum (s. o.) gebraucht Seneca d. J. auch das Verb *torquere* (3mal) mit Bezug auf medizinische Sachverhalte, vgl. *epist.* 53,3 *nausia enim me segnis haec et sine exitu torquebat*; 78,9 *sic podagra et cheragra et omnis vertebrarum dolor nervorumque interquiescit cum illa* (sc. *pars*) *quae torquebat hebetavit* und 92,25 *‚beatissimum' inquit ‚hunc et ultimum diem ago' Epicurus, cum illum hinc urinae difficultas torqueret, hinc insanabilis exulcerati dolor ventris*.[334] Das Verb figuriert hier i. S. v.

330 In diesem Zusammenhang figuriert *tormentum* in Sen. *epist.* 66,47; 70,15; 83,21; 91,8; 95,17; Plin. *epist.* 1,12,5. Cels. 3,21,9; 4,21,2; 4,22,1; 4,27,1d (fr. 2); 5,25,3a; 6,9,1; 8,4,17; Plin. *nat.* 20,27; 22,79; 23,147.

331 Vgl. weiterhin (sc. *tormenta*) *aurium* (Sen. *epist.* 95,17), *oculorum* (Sen. *epist.* 95,17), *stomachi* (Sen. *epist.* 83,21), *ventris* (Sen. *epist.* 66,47), *vesicae* (Sen. *epist.* 66,47).

332 Vgl. weiterhin Cels. 7,4,4c; 7,7,8d.

333 Zur Wirkung des Ausdrucks, auch im Vergleich mit *dolor* vgl. Migliorini (1997), 39–40. Siehe dazu auch Kap. III. Anhang.

334 Die übrigen Belege für *torquere* im Briefcorpus weisen keinen Bezug zur Medizin auf, vgl. Cic. *Att.* 7,9,4; 7,21,3; 8,14,1; 9,10,2; 9,12,1; 9,12,4; 9,13a,1; 9,13A,2; 9,14,1; 10,15,2; 14,13,5;

‚quälen, plagen' und beschreibt die schmerzvolle Wirkung von Krankheiten und Krankheitssymptomen.[335]

In der medizinischen Fachliteratur ist *torquere* zwar ebenfalls attestiert, die Fachautoren gebrauchen das Verb jedoch vergleichsweise selten (Cels. 13mal, dav. 4mal[NR], Plin. *nat.* 20–32 7mal, dav. 6mal[NR]). Wie bei Seneca d. J. steht es auch hier in der Bedeutung ‚quälen, plagen', vgl. z. B. Cels. 5,18,4 *at si lienis torquet, glandis (...) cortex et nitrum paribus portionibus contunduntur, resperguntur que aceto quam acerrimo* oder Plin. *nat.* 28,249 *inflationi vulvae fimum aprunum suillumve cum oleo inlini prodest. efficacius sistit farina aridi, ut aspergatur potioni, vel si gravidae aut puerperae torqueantur.*[336] Weiterhin beziehen sowohl Seneca als auch die Fachautoren *torquere* auf den Menschen im Ganzen als Betroffenen – vgl. z. B. Sen. *epist.* 53,5 *me torquebat nausia*; Plin. *nat.* 28,249 *si gravidae aut puerperae torqueantur* –[337] sowie auf Krankheiten oder Symptome als Urheber bzw. Ausgangspunkte (Subjekte) der quälenden Schmerzen, vgl. *nausia torquebat* (Sen. *epist.* 53,3), *inbecillitas capitis torquet* (Cels. 1,5,1), *vigilia torquet* (‚Schlaflosigkeit', Cels. 2,7,28);[338] gemeinsame Junkturen liegen dabei nicht vor.

Im Unterschied zu Seneca d. J. bezieht Celsus das Verb außerdem auf Körperteile und Organe; diese figurieren dabei nicht nur als von den Qualen betroffene Objekte – vgl. *intestina torquentur* (Cels. 2,7,6; 4,18,1), *manus dextra torquetur* (Cels. 4,15,1) –, sondern auch als Ausgangspunkte bzw. Subjekte der Qualen, vgl. *lienis torquet* (Cels. 5,18,4; 5,25,3a), *coxa/iecur/latus torquet* (Cels. 5,25,3a). Daran wird deutlich, dass die Fachautoren die medizinischen Sachverhalte erwartungsgemäß detaillierter und spezifischer darstellen als die Briefautoren.

Alle hier behandelten Wörter, mit denen die Briefautoren Schmerzen thematisieren, werden auch von den medizinischen Fachautoren verwendet (vgl. Tabelle 7).

Beide Autorengruppen gebrauchen diese Ausdrücke zudem nicht nur in denselben Bedeutungen, sondern auch in Bezug auf dieselben Aspekte: So beziehen sie beispielsweise *dolor* einhellig auf den menschlichen Körper sowie auf Körperteile und Organe und verwenden es im Zusammenhang mit Krankheiten, Krankheitssymptomen und Verletzungen. Für die Wörter *dolor* und *dolere* sind außerdem auch einige gemein-

---

15,23,1 *fam.* 8,11,1; Sen. *epist.* 5,4; 5,9; 13,5 (3mal); 13,7; 48,7; 49,6; 56,15; 67,3; 67,15; 71,5 (2mal); 71,17; 71,21; 71,23; 74,34; 77,6; 81,23; 82,24; 88,19; 90,20; 90,24; 95,3; 100,2; 104,9; 108,10; 116,2; 117,5; 117,16; 119,2; 121,8; Plin. *epist.* 6,7,3; 6,20,9; 7,12,4; 7,19,9; 7,30,1.

335 Vgl. Migliorini (1997), 51.

336 Vgl. weiterhin Cels. 1,5,1; 2,7,6; 2,7,15; 2,7,28; 4,15,1; 4,18,1; 5,25,3a; 7,27,8. Plinius d. Ä. bezieht *torquere* in dieser Bedeutung auch auf Tiere, vgl. *nat.* 20,57[NR] *iumenta non torquentur*; 21,76[NR] *canes torquentur*; 29,87[NR] *myrmecion torquet*; 32,55[NR] *serpentes torquentur*. Ferner verwenden die Fachautoren das Verb i. S. v. ‚drehen' ohne Bezug zur Medizin, vgl. Cels. 4,27,1d (fr. 1); 5,26,23a; 7,4,4a; 7,5,3b; Plin. *nat.* 27,94; 28,28.

337 Vgl. weiterhin alle übrigen Senecastellen sowie Cels. 2,7,15 *quidam torquentur*.

338 Vgl. ferner *illa* (sc. *pars*) *torquet* (Sen. *epist.* 78,9) sowie *torquens* (sc. *calculus* (‚Blasenstein'), Cels. 7,27,8).

same Junkturen zu beobachten, für *dolere* schließlich auch das syntaktische Merkmal, dass der schmerzende Körperteil bzw. das Organ als Subjekt zum Verb hinzutritt.

Tabelle 7: Häufigkeiten der hier besprochenen Ausdrücke bei den einzelnen Autoren

Ausdruck	Cicero	Sen. d. J.	Plin. d. J.	Celsus	Plin. d. Ä.	Scrib. Larg.
dolere	93^{NR}	$4 + 27^{\mathrm{NR}}$	15^{NR}	43	28	13
dolor	13, dav. 7^{M} $+ 198^{\mathrm{NR}}$	$22 + 110^{\mathrm{NR}}$	11, dav. 5^{M} $+ 35^{\mathrm{NR}}$	308	411	128
tormentum	3^{NR}	$6 + 36^{\mathrm{NR}}$	$1 + 4^{\mathrm{NR}}$	$10 + 1^{\mathrm{NR}}$	$2 + 1^{\mathrm{NR}}$	1
torquere	13^{NR}	$3 + 32^{\mathrm{NR}}$	5^{NR}	$9 + 4^{\mathrm{NR}}$	$1 + 6^{\mathrm{NR}}$	-

Im Unterschied zu den Briefautoren beschreiben die Fachautoren die medizinischen Sachverhalte in allen Fällen genauer und ausführlicher (vgl. dazu insbesondere die Ausführungen zu *dolor* (S. 107)). So beziehen sie die Ausdrücke nicht nur allgemein auf den Menschen als Ganzen, sondern stets auf Körperteile und Organe. Außerdem sprechen sie weitere Sachverhalte an: Bisweilen sind auch einzelne Körperpartien betroffen (*dolere*) und Schmerzen treten auch in weiteren medizinischen Aspekten wie bei der Behandlung einer Krankheit auf (*tormentum*). Schließlich zeigen auch die spezifischeren Wortverbindungen, dass die Fachautoren Medizinisches präziser und detailliert darstellen.

Weitere Ausdrücke

Wenn die Briefautoren allgemein über Gesundheit und Krankheit sprechen, gebrauchen sie mit ἀκίνδυνος, -ον und χρόνιος, -α, -ον, ἐπιδήμιος, -ον, *discrimen, ingravescere, labor, pestilens, vexare* und *vexatio* noch einige weitere Ausdrücke und Formulierungen, die sich nicht den vorangehenden Abschnitten zuordnen lassen.

ἀκίνδυνος, -ον. χρόνιος, -α, -ον. Beide Wörter sind im Briefcorpus nur bei Cicero belegt (ἀκίνδυνος 2mal, χρόνιος 1mal), vgl. *Att.* 13,19,1 *in quibus* (sc. *litteris*) *illud mihi gratissimum fuit, quod Attica nostra rogat te ne tristis sis, quodque tu* ἀκίνδυνα *esse scribis* und *fam.* 16,8,1 (Q. Cicero an Tiro) *magnae nobis est sollicitudini valetudo tua. nam tametsi qui veniunt* ἀκίνδυνα μὲν χρονιώτερα δὲ *nuntiant, tamen in magna consolatione ingens inest sollicitudo*. Sie stehen dabei in beiden Briefen im Neutrum Plural, beschreiben also die Lage im Allgemeinen als ‚ungefährlich' (ἀκίνδυνα) bzw. als ‚recht langwierig' (χρονιώτερα), wobei sie sich jedoch auf eine offenbar problematische gesundheitliche Lage beziehen.[339] So erkundigt sich Cicero in den vorangehenden Briefen an Atticus immer wieder nach Atticas Verfassung, nachdem ihm berichtet worden war, dass es ihr nicht gut gehe, vgl. *Att.* 13,12,1 *valde me momorderunt [epistulae] tuae de Attica nostra* sowie *Att.* 13,13–14,3 *Attica mea, obsecro te, quid agit? quae me valde angit.*[340] Dass Tiro, an den sich Quintus Cicero in *fam.* 16,8 wendet, ebenfalls krank war, geht aus dem Brief deutlich hervor, vgl. neben der Eröffnung (oben zitiert) z. B. die Abschiedsformel, die Tiro gewissermaßen nachdrücklich dazu auffordert, gesund zu werden: *effice, si me diligis, ut valeas et ut ad nos firmus ac valens quam primum venias* (*fam.* 16,8,2). In dieser Weise, d. h. im Kontext medizinischer Sachverhalte figurieren beide Wörter sowohl einzeln als auch zusammen bereits im Corpus Hippocraticum, vgl. für ἀκίνδυνος z. B. Hp. *Aph.* 4,43 οἱ πυρετοὶ ὁκόσοι, μὴ διαλείποντες, διὰ τρίτης ἰσχυρότεροι γίνονται, ἐπικίνδυνοι· ὅτῳ δ' ἂν τρόπῳ διαλείπωσι, σημαίνει ὅτι ἀκίνδυνοι, für χρόνιος z. B. *Epid.* 2,6,5 ἢν αἱ φλέβες σφύζωσιν ἐν τῇσι χερσὶ, καὶ τὸ πρόσωπον ἐῤῥωμένον, καὶ ὑποχόνδρια μὴ λαπαρὰ ᾖ, χρονίη ἡ νοῦσος γίνεται sowie für beide *Prorrh.* 2,18 εἰ δὲ τὸ δάκρυον χωρέει πουλὺ καὶ θερμὸν ξὺν ὀλιγίστῃ λήμῃ καὶ σμικρῷ οἰδήματι, εἰ μὲν ἐκ τοῦ ἑτέρου τῶν ὀφθαλμῶν, χρόνιον μὲν κάρτα γίνεται, ἀκίνδυνον δέ. Anders als bei Cicero werden sie hier jedoch nicht allgemein auf den Gesundheitszustand, sondern erwartungsgemäß spezifischer auf Krankheiten (vgl. *Epid.* 2,6,5 νοῦσος) und Krankheitssymptome bezogen, vgl. *Aph.* 4,43 οἱ πυρετοί sowie die Beschreibung in *Prorrh.* 2,18.

Da die römischen medizinischen Fachautoren griechische Wörter in der Regel nur dann verwenden, wenn sie die medizinische griechische Terminologie erläutern,[341] und weil ἀκίνδυνος und χρόνιος nicht ausschließlich terminologisch gebraucht werden, sind beide Adjektive nicht in der untersuchten römischen medizinischen Fachliteratur belegt. Mögliche lateinische Entsprechungen, die die Fachautoren verwenden, sind *sine periculo* für ἀκίνδυνος und z. B. *vetustus, -a, -um* für χρόνιος.[342] Wie im Corpus Hippocraticum beziehen sich diese Wörter auch hier speziell auf Krankheiten und Krankheitssymptome, vgl. z. B. Cels. 3,1,5 *et acutus quidem quo vetustior est, longus autem quo recentior, eo facilius curatur* (sc. *morbus*) sowie für *sine periculo* Cels. 6,6,1b, eine Passage, die zudem eine direkte Übertragung von Hp. *Prorrh.* 2,18 ins Lateinische ist: *at si lacrima multa et calida, pituitae paulum, tumor modicus est, idque in uno oculo est, longum id, sed sine periculo futurum est.*

339 Vgl. DGE s. v. ἀκίνδυνος II sowie LSJ s. v. und s. v. χρόνιος I. 4. sowie Sh. B. ad *fam.* 16,8, Einleitung, Bd. I,485–6.

340 Vgl. weiterhin (in chronologischer Reihenfolge) *Att.* 13,14–15,2 *quid agit, obsecro te, Attica nostra?* und 13,17,1 *Attica nostra quid agat scire cupio. etsi tuae litterae (…) recte sperare iubent, tamen exspecto recens aliquid.*

341 Zum Umgang der Fachautoren mit griechischen Termini siehe Langslow (2000a), 76–139 (u. a. zu Celsus und Scribonius Largus), Healy (1999), 86–90 und Healy (1987), 5–7 zu Plinius d. Ä. sowie Sconocchia (1991), 320–34 (zu Scribonius Largus).

342 Für *sine periculo* vgl. Cels. 2,2,4; 4,6,1; 6,6,1b; 7,12,3a; Scrib. Larg. 230; *vetustus, -a, -um* vgl. z. B. Cels. 3,1,5; 3,21,2; 4,2,8; 4,13,2; 4,13,3; 4,22,3; Plin. *nat.* 20,88; 20,197; 22,74; 23,87; 24,130; 29,31; Scrib. Larg. 150. Siehe hierzu noch Courtil (2014), 184–5.

ἐπιδήμιος, -ον. Das Adjektiv ist im Briefcorpus nur 1mal belegt, vgl. Cic. *Att.* 12,10,1 *Alexim vero curemus, imaginem Tironis, quem aegrum Romam remisi, et, si quid habet collis* ἐπιδήμιον, *ad me cum Tisameno transferamus*. Der hier von Cicero gebrauchte griechische Ausdruck [*ali*]*quid* ἐπιδήμιον bedeutet ‚etwas Ansteckendes' und wird von einem Ort gesagt (*collis*).[343] In dieser Bedeutung wird ἐπιδήμιος bereits im Corpus Hippocraticum verwendet, vgl. z. B. *Epid.* 1,2,8 καὶ γὰρ ἄλλως τὸ νούσημα ἐπίδημον ἦν oder *Int.* 37 ἄλλος ἴκτερος· ἐπιδήμιος οὗτος καλέεται, διότι πᾶσαν ὥρην ἐπιλαμβάνει.

In der lateinischen medizinischen Fachliteratur kommt der griechische Ausdruck ἐπιδήμιος nicht vor. Wie auch z. B. ἀκίνδυνος (s. o.) ist ἐπιδήμιος ein allgemeines Wort, d. h. nicht ausschließlicher Bestandteil der griechischen medizinischen Terminologie und daher – im Gegensatz zu vielen griechischen Termini – auch nicht in der überlieferten lateinischen Fachliteratur belegt. Darüber hinaus dürfte der Gebrauch des Adjektivs ἐπιδήμιος für die lateinischen Fachautoren auch aus keinem anderen Grund attraktiv gewesen sein, etwa aufgrund semantischer Besonderheiten gegenüber vergleichbaren lateinischen Ausdrücken wie z. B. pestilens (S. 120).

discrimen. Diesen Ausdruck gebraucht von den Briefautoren nur Plinius d. J. (3mal) im Kontext medizinischer Sachverhalte, vgl. *epist.* 7,19,2–3 *hoc discrimine implicita est* (sc. *Fannia*). (3) *insident febres, tussis increscit; summa macies summa defectio* und *epist.* 8,11,2 *iam hilaris, iam sibi iam mihi reddita incipit refici, transmissumque discrimen convalescendo metiri. fuit alioqui in summo discrimine,* (…) *fuit nulla sua culpa, aetatis aliqua. inde abortus et ignorati uteri triste experimentum*.[344] *discrimen* figuriert in beiden Passus i. S. v. ‚Gefahr, gefährliche Lage', die den Menschen im Ganzen betrifft;[345] diese konstituiert sich dabei im ersten Fall durch die Symptome einer Krankheit, vgl. *epist.* 7,19,3 *febres, tussis, macies, defectio* sowie *epist.* 7,19,1 *angit me Fanniae valetudo* und *epist.* 7,19,2 *vis morbi*; im zweiten Fall entsteht sie durch die gesundheitlichen Umstände einer Fehlgeburt, vgl. ebd. *abortus* (S. 229); dass Fannia dadurch in eine kritische gesundheitliche Lage gebracht wurde, zeigen die Verben *reficere* und *convalescere* (*epist.* 8,11,2), mit denen Plinius ihre Erholung beschreibt.

In der medizinischen Fachliteratur ist *discrimen* ebenfalls belegt (Cels. 12mal, Plinius *nat.* 20–32 2mal, Scrib. Larg. 1mal).[346] Von den Fachautoren gebraucht das Wort jedoch nur Scribonius Largus wie Plinius d. J. im Sinne von ‚Gefahr (für die Gesundheit)', vgl. Scrib. Larg. 70 *solvit* (sc. *medicamentum*) *enim ventrem et ita vehementissime prodest (multos enim a summo discrimine mortis liberavit)*. Ebenso wie bei Plinius

343 Vgl. LSJ s. v. 3. und Sh. B. ad loc., Bd. 5,307: „Lit. ‚anything of an epidemic kind'."

344 Darüber hinaus gebrauchen sowohl Plinius d. J. als auch Cicero und Seneca d. J. das Wort ohne Bezug zu medizinischen Sachverhalten, vgl. Cic. *Att.* 5,13,1; 7,1,5; 7,4,3; 14,13,4; 16,15,3; *fam.* 1,9,13; 2,7,2; 5,21,3; 6,3,4; 6,12,4; 6,13,4; 7,2,3; 9,13,2; 10,24,4; 12,5,2; 12,6,2; 16,12,1; *ad Brut.* 1,1; 2,2; 20,1; Sen. *epist.* 66,12; 66,33; 66,41; 71,34; 72,11; 75,8; 81,25; 82,15; 85,20; 94,15; 120,3; Plin. *epist.* 2,9,1; 3,9,36; 4,9,22; 6,16,8; 9,5,3; 9,22,3; 10,96,2.

345 Vgl. TLL s. v. 1361,2, 35, 75 und siehe auch Withington (1920).

346 Vgl. Cels. 1 pr. 72; 2,18,4; 2,18,8; 2,19,1; 3,3,2; 3,18,5 (2mal); 4,27,1d (fr. 2); 5,26,28a; 7,7,15b; 7,18,7; 7,26,2i; Plin. *nat.* 23,34; 27,80; Scrib. Larg. 70.

geht die Gefahr hier von Krankheitssymptomen aus, die jedoch – anders als bei diesem – tödliche Folgen haben können (*discrimen mortis*).

Davon abweichend verwenden Celsus und Plinius d. Ä. den Ausdruck i. S. v. ‚Unterschied, Unterscheidung', vgl. z. B. Cels. 3,3,2 *tertianarum vero duo genera sunt. alterum eodem modo, quo quartana, et incipiens et desinens, illo tantum interposito discrimine, quod unum diem praestat integrum, tertio redit*.

Zwar wird *discrimen* bereits im 1. Jh. v. Chr. in der Bedeutung ‚Gefahr' gebraucht,[347] im Zusammenhang mit Krankheiten figuriert es jedoch erst seit Scribonius Largus. Insgesamt wird das Wort allerdings selten auf diese Weise benutzt, vgl. neben den beiden Stellen bei Plinius d. J. noch Apul. *apol.* 69 (…) *vitiatis intimis uteri saepe ad extremum vitae discrimen doloribus obortis exanimabatur* (sc. *mulier*).[348]

ingravescere. Von den Briefautoren verwenden Cicero (2mal^{M}) und Plinius d. J. (2mal) dieses Verb mit Bezug auf die Medizin, vgl. Cic. *Att.* 10,4,2^{M} *alter ardet furore et scelere nec remittit aliquid sed in dies ingravescit* und *ad Brut.* 18,1^{M} *ingravescit enim in dies intestinum malum nec externis hostibus magis quam domesticis laboramus* sowie Plin. *epist.* 1,12,5 *hunc* (sc. *pedum dolorem*) *abstinentia sanctitate, quoad viridis aetas, vicit et fregit; novissime cum senectute ingravescentem viribus animi sustinebat, cum quidem incredibiles cruciatus et indignissima tormenta pateretur* und 2,20,5 *mox ingravescit, clamat moriens hominem nequam perfidum ac plus etiam quam periurum, qui sibi per salutem filii peierasset.*[349] *ingravescere* bedeutet dabei ‚sich verschlechtern, sich verschlimmern' und bezieht sich auf den Menschen im Ganzen (Cic. Att. 10,4,2^{M}; Plin. *epist.* 2,20,5), auf Schmerz als Krankheitssymptom (Plin. *epist.* 1,12,5) und wird in metaphorischer Weise bezogen auf die Medizin von der inneren politischen Lage gesagt (Cic. *ad Brut.* 18,1^{M}).[350]

In der medizinischen Fachliteratur ist *ingravescere* nur 1mal attestiert, vgl. Plin. *nat.* 31,79 *insigne de eo* (sc. *sale Hammoniaco*) *proditur, quod levissimus intra specus suos in lucem universam prolatus vix credibili pondere ingravescat*. Hier figuriert das Verb in seiner ursprünglichen Bedeutung ‚schwer werden': Plinius d. Ä. zufolge sei die Besonderheit dieser Salzart, dass sie, nachdem sie zu Tage gefördert wurde, in geringem Maße an Gewicht zunehme. Ein Bezug zur Medizin besteht also nicht.

347 Vgl. z. B. Caes. *Gall.* 6,38,2 *videt imminere hostes atque in summo rem esse discrimine* (siehe dazu TLL s. v. 1361,34) oder Cic. *Manil.* 12 *quod salus sociorum summum in periculum ac discrimen vocatur, quo id tandem animo ferre debetis?*

348 Aus diesem Grund ist diese Verwendungsweise vermutlich nicht gesondert im TLL-Artikel erfasst worden, vgl. noch den Verweis auf Iuvenal 6,520 *quidquid subiti et magni dicriminis instat* mit dem Zusatz, es handle sich um eine Krankheit, vgl. 1359,79–80: „(*i. morbi*)".

349 Die übrigen Belege für *ingravescere* im Briefcorpus stehen nicht in einem medizinischen Kontext, vgl. Cic. *fam.* 2,1,2; *fam.* 4,4,4; Plin. *epist.* 2,17,19.

350 Dass *ingravescere* auf Krankheit bezogen und damit in einen medizinischen Kontext gestellt wird, ist zuerst bei Cicero zu beobachten, vgl. *morbus ingravescit* (*Catil.* 1,31; *Phil.* 9,2; *rep.* 1,63; *div.* 2,16). In dieser Weise verwenden ferner Livius (4,21,5; 41,16,3), Velleius Paterculus (2,123,1), Sueton (*Tib.* 73,1; *Cal.* 23,3) und die *scriptores historiae Augustae* (*Hadr.* 23,16; *Sept. Sev.* 21,10) das Verb; vgl. schließlich Apul. *apol.* 69 *aegritudinem ingravescere*.

Um auszudrücken, dass z. B. eine Krankheit schlimmer wird, gebrauchen die Fachautoren anstatt *ingravescere* u. a. die Formulierung *increscit morbus;*[351] eine zeitliche Angabe, wie sie Cicero in beiden Passagen an das Verb anknüpft (*in dies*), machen die Fachautoren dabei nicht. In wenigen Fällen gebrauchen sie zudem das mit *ingravescere* verwandte Verb *gravare* (S. 84) im Passiv oder medial i. S. v. ‚krank sein, erkranken', das auch Seneca d. J. (1mal) so verwendet.

labor. Im Briefcorpus ist das Verb nur bei Cicero (3mal) mit Bezug auf die Medizin belegt; davon stammen zwei Belege aus Briefen von Plancus an Cicero, vgl. zunächst *Att.* 11,22,2 *quid mihi igitur censes? iam enim corpore vix sustineo gravitatem huius caeli, quae mihi laborem adfert in dolore.* Hier tritt zum seelischen Schmerz (*dolor*) der *labor* hinzu, der durch das Wetter verursacht wird (*gravitas caeli*) und sich darin äußert, dass Cicero die Situation körperlich schwer ertragen kann (*corpore vix sustineo*). *labor* ist dabei also i. S. v. ‚Beschwerde, Leiden, Unwohlsein' zu verstehen.[352] In den beiden Plancusbriefen figuriert *labor* dagegen in der Bedeutung ‚körperliche Arbeit, Mühe, Belastung' als Auslöser von körperlichem Unwohlsein oder einer Krankheit, vgl. *fam.* 10,17,1 (Plancus an Cicero) *fratrem meum adsiduis laboribus concursationibusque confectum graviter se habuisse antea tibi scripsi* und *fam.* 10,21a,1 (Plancus an Cicero) *qui* (sc. *frater*) *ex labore in febriculam incidit adsiduam et satis molestam.*[353] Sofern dies näher zu bestimmen ist, bezieht sich *labor* dabei stets auf den Menschen als Ganzen.

Die medizinischen Fachautoren verwenden *labor* ebenfalls (Cels. 21mal, Plin. *nat.* 20–32 10mal, Scrib. Larg. 4mal).[354] Zwar gebrauchen sie das Wort wie Plancus (Cic. *fam.* 10,17,1; 10,21a,1) ebenfalls in der Bedeutung ‚Mühe, Anstrengung, Strapaze', jedoch sehen sie darin keinen Auslöser von Krankheiten. Bisweilen figuriert *labor*

351 Vgl. Cels. 1 pr. 56; 2,14,4; 2,14,5; 3,2,2 (3mal); 3,2,3; 3,6,12; 4,14,3 sowie 1 pr. 55 *haec autem genera morborum modo acuta esse, modo longa, et modo increscere, modo consistere, modo minui.*

352 Vgl. TLL s. v. *labor*, 792,67–9: „i. q. morbus, vulnus, defectus virium, dolor sim."

353 Die übrigen Belege des Wortes im Briefcorpus stehen nicht in einem medizinischen Zusammenhang, vgl. z. B. Cic. *Att.* 1,5,7; 1,17,6 (2mal); 1,20,7; 2,14,2; 2,20,2; 2,23,3; 3,15,7; 4,1,1; 4,18,2; 5,20,5; 8,4,1; 9,10,3; 10,4,1; 12,18,3; 12,40,2; 12,52,3; 16,3,4; 16,16b,1; *fam.* 1,5a,2; 1,8,3; 1,9,17 (2mal); 3,6,5; 3,7,6; 3,10,1; 4,2,4; 4,6,2; 5,5,3; 5,8,5; 5,17,2; 6,5,1; 6,6,13; 6,14,1; 7,1,4; 7,7,2; 7,8,1; 8,1,1; 9,10,3; 10,1,3; 10,4,2; 10,8,3; 12,12,2; 12,14,1; 12,14,5; 13,4,1; 13,7,4; 13,10,2; 14,1,1; 14,1,2; 14,2,3; 15,4,10; 15,6,2; 15,8,1; 16,11,1; *ad Q. fr.* 1,1,1; 1,1,3; 1,1,13; 2,15,2; 2,16,1; 3,1,12; 3,5,3; 3,5,4; *ad Brut.* 3,6; 9,2; 26,3; Sen. *epist.* 8,5; 15,3; 18,6; 22,7; 27,4; 31,3; 40,14; 42,6; 44,2; 50,5; 51,6; 52,5; 55,1, 56,9; 71,23; 74,13; 76,6; 81,31; 86,5; 89,22; 90,44; 91,6; 92,31; 95,18; 96,1; 99,11; 101,6; 104,25, 108,24; 115,16; 120,12; 121,22; 123,4; Plin. *epist.* 1,3,3; 1,7,2; 1,8,1; 2,12,3; 2,14,14; 2,19,5; 3,1,11; 3,1,12; 3,5,14; 4,5,2; 4,9,10; 4,15,13; 5,5,7; 5,8,6; 5,15,1; 6,6,1; 6,18,3; 6,30,4; 7,5,2; 7,6,14; 7,17,6; 8,4,3; 8,8,4 (2mal); 8,23,6; 9,3,2; 9,10,3, 9,14,1; 10,41,2 (2mal).

354 Vgl. Cels. 1 pr. 70; 1,1,1; 1,1,5; 1,2,2; 1,2,7; 1,2,10 (2mal); 1,3,2 (3mal); 1,3,3; 1,3,6; 1,3,8 (2mal); 1,3,28; 1,3,30; 1,9,1; 3,6,7; 3,25,3; 4,15,4; 4,16,1; Plin. *nat.* 20,186; 22,15; 23,2; 23,37; 26,98; 26,118; 28,27; 30,149; 31,88; 32,2; Scrib. Larg. ep. 10; 22; 84; 227. Zu Bildungen auf -*or* in medizinischer Literatur vgl. Langslow (2000a), 293–9 und Healy (1987), 11.

(i. S. v. ‚körperliche Anstrengung', d. h. ‚Betätigung') in der Fachliteratur jedoch als Behandlungsmethode, vgl. z. B. Cels. 1,3,30 *alvum adstringit labor, sedile, creta figularis corpori inlita, cibus inminutus, et is ipse semel die adsumptus ab eo, qui bis solet* oder Cels. 4,16,1 *hoc vitium quies auget: itaque exercitatione et labore opus est, habita tamen ratione, ne febrem i<s>ta, si nimium processeri<n>t, excitent*; bisweilen beschreiben die Fachautoren damit die Wirkung eines Medikaments, vgl. Scrib. Larg. 227 *hoc medicamentum sine magno labore circa septimum diem cadere cogit haemorrhoidas*. Wie Cicero (*Att.* 11,22,2) – i. S. v. ‚gesundheitliche Beschwerde, Leiden' – gebrauchen die Fachautoren *labor* also gar nicht.

pestilens. Mit Bezug auf die Medizin ist das Adjektiv im Briefcorpus bei Seneca d. J. (1mal^{M}) und Plinius d. J. (3mal, dav. 1mal^{M}) einige Male belegt, vgl. Sen. *epist.* 95,25^{M} *quam foedi itaque pestilentesque ructus sunt* (diese gehen auf den Verzehr der zuvor genannten Speisen *ostrea, garum, purulenta* zurück), *quantum fastidium sui exhalantibus crapulam veterem! scias putrescere sumpta, non concoqui*[355] und z. B. Plin. *epist.* 5,6,2 *putas insalubres* (sc. *Tuscos meos*). *est sane gravis et pestilens ora Tuscorum, quae per litus extenditur.*[356] Beide Autoren gebrauchen *pestilens* i. S. v. ‚verseucht, ungesund, gesundheitsschädigend' bzw. ‚krankheitserregend'.[357] Dabei steht es vor allem in Plinius' Äußerungen ausdrücklich in einem Zusammenhang mit der Gesundheit des Menschen, wie die weiteren dort verwendeten Wörter bzw. Formulierungen verdeutlichen, vgl. *insaluber* (*epist.* 5,6,2); *sequebatur morbus* (*epist.* 7,25,6^{M}), *non salubritatis causa* (*epist.* 10,98,2).

In der medizinischen Fachliteratur ist *pestilens* zwar ebenfalls belegt, wird aber sehr selten von den Fachautoren verwendet (Cels. 1mal, Plin. *nat.* 20–32 2mal), vgl. Cels. 1,9,6 *calor* (…) *obnoxium morbis pestilentibus corpus efficit* oder Plin. *nat.* 22,104 *praecipuae utilitatis* (sc. *laser*) *contra aquas malas, pestilentes tractus vel dies.*[358] Während Celsus das Adjektiv i. S. v. ‚ansteckend' gebraucht, verwendet es Plinius d. Ä. wie die Briefautoren in der Bedeutung ‚ungesund, krankheitserregend'. Dabei verbindet er es wie auch Plinius d. J. als Attribut u. a. mit Orten oder Gegenden, vgl. *tractus* (Plin. *nat.* 22,104) mit *ora* (Plin. *epist.* 5,6,2) und *domus* (*epist.* 7,25,5^{M}).

Im Unterschied zu den Briefautoren bezieht Celsus *pestilens* (i. S. v. ‚ansteckend') auf Krankheiten (*morbi*), und Plinius d. Ä. sagt es von einem Gemisch aus Schnee und Hagel (*nat.* 31,33 *potum*). Dagegen beschreiben die Briefautoren (anders als die Fachautoren) damit weiterhin *ructus* (Sen. *epist.* 95,25^{M}) und *flumen* (bzw. *cloaca* in *epist.* 10,98,1) als gesundheitsschädigend.

---

355 Vermutlich geht es Seneca d. J. hier vor allem darum, über das geschilderte Essverhalten aus einer moralischen Sicht heraus zu urteilen, vgl. dazu Kap. III. Anhang.

356 Vgl. weiterhin Plin. *epist.* 7,25,5–6^{M}; 10,98,1–2. Die Belegstellen für *pestilens* in Ciceros Briefen lassen dagegen keinen medizinischen Zusammenhang erkennen, vgl. *fam.* 5,16,4; 7,24,1.

357 Vgl. Courtil (2015), 214–5 und siehe auch pestilentia (S. 100).

358 Vgl. weiterhin Plin. *nat.* 31,33 *nivem quidem glaciemque subtilissimum elementi eius videri miror adposito grandinum argumento, e quibus pestilentissimum potum esse convenit.*

vexare. Mit Bezug auf den Gesundheitszustand des Menschen wird das Verb einige Male von allen drei Briefautoren verwendet (Cic. 1mal, Sen. d. J. 4mal, Plin. d. J. 2mal), vgl. z. B. Cic. *fam.* 14,2,3 *valetudinem istam infirmam, si me amas, noli vexare*; Sen. *epist.* 120,16 *non videmus quam multa nos incommoda exagitent, quam male nobis conveniat hoc corpus? (…) alias nervi nos, alias pedes vexant* oder Plin. *epist.* 10,17a,1 *postquam vehiculis iter facere coepi, gravissimis aestibus atque etiam febriculis vexatus Pergami substiti*.[359] Bei Cicero figuriert *vexare* i. S. v. ‚erschüttern', bei Seneca d. J. und Plinius d. J. bedeutet es ‚plagen, quälen' oder ‚heimsuchen'.

In der medizinischen Fachliteratur ist *vexare* ebenfalls einige Male belegt (Cels. 14mal, Plin. *nat.* 20–32 5mal, Scrib. Larg. 14mal).[360] Wie Seneca d. J. und Plinius d. J. gebrauchen die Fachautoren das Verb in den Bedeutungen ‚plagen, quälen; heimsuchen', vgl. z. B. Cels. 2,13,1 *ergo omnibus, qui ante febres horrore et tremore vexantur (…) necessarius est* (sc. *vomitus*); Plin. *nat.* 30,131 *Phryges et Lycaones mammis puerperio vexatis invenerunt otidum adipem utilem esse* oder Scrib. Larg. 52 *sed quia plerumque vexantur nares gravedine, quae tumore earum efficitur, non alienum est scire te eius quoque rei remedia*. Außerdem figurieren sowohl in den Briefen als auch in der Fachliteratur der Mensch im Ganzen als Betroffener[361] und Krankheiten sowie Krankheitssymptome als Ursachen, vgl. *vexari destillationibus ac febriculis* (Sen. *epist.* 78,1), *vexat verminatio* (Sen. *epist.* 78,9), *vexatus valetudine* (Plin. *epist.* 10,5,1), *vexari epiphorā* (Scrib. Larg. 23), *vexantur nares gravedine* (Scrib. Larg. 52), *vomitus et deiectio vexant* (Cels. 4,18,3), *vexari dolore* (Scrib. Larg. 104, vgl. 99 *accessionibus* (sc. *doloris*)) oder *vexari horrore* (Cels. 2,13,1).[362] Dabei fungieren die Ursachen in beiden Corpora nicht nur als Subjekte der Handlung, sondern werden auch mittels eines Abl. causae angegeben.

Gleichzeitig sind einige Verwendungsweisen nur in einem der beiden Textcorpora oder sogar nur bei einzelnen Autoren zu beobachten. So nennt Cicero abstrakt die Gesundheit als betroffen (*valetudinem vexare*), während sich die Fachautoren konkreter äußern, indem sie den menschlichen Körper – vgl. *corpus vexatum* (Cels. 5,27,2d; 7,26,5a) – sowie einzelne Organe oder Körperteile zu den Objekten der Handlung ma-

359 Vgl. ferner Sen. *epist.* 53,3; 78,1; 78,9; Plin. *epist.* 10,5,1. Die übrigen Belegstellen des Verbs im Briefcorpus beziehen sich nicht auf die Medizin, vgl. Cic. *Att.* 1,18,7; 5,21,10; 6,3,5; 9,9,2; 9,15,2; 13,37,2; *fam.* 2,10,3; 14,2,2; *ad Q. fr.* 1,4,5; 2,1,3; 2,12,2; *ad Brut.* 3,5; 4,3; Sen. *epist.* 39,5; 56,5; 74,3; 79,14; 85,25; 89,18; 91,1; 91,11; 107,2; Plin. *epist.* 2,11,23; 4,2,6 (2mal); 6,30,2; 10,18,3; 10,34,1.

360 Vgl. Cels. 2,6,7; 2,12,1b; 2,13,1; 3,7,2b; 3,18,16; 4,14,4; 4,18,3; 5,27,2d; 7 pr. 2; 7,7,7c; 7,19,3; 7,26,5a; 8,7,2; 8,10,7i; Plin. *nat.* 20,76; 28,180; 30,131; 30,135; 32,96; Scrib. Larg. 23; 40; 52; 65; 95; 99; 100; 101; 104; 122; 139; 161; 171; 182.

361 Vgl. Sen. *epist.* 53,3; 78,1; 78,9; 120,16; Plin. *epist.* 10,5,1; 10,17a,1; Cels. 2,6,7; 2,12,1b; 2,13,1; 3,7,2b; 3,18,16; 4,18,3; Plin. *nat.* 20,76; 28,180; 30,135; Scrib. Larg. 23; 40; 95; 99; 100; 101; 104; 122; 161; 171; 182.

362 Vgl. *nausiā torquente* (Sen. *epist.* 53,3), *vexatus febriculis* (Plin. *epist.* 10,17a,1). Als weitere Ursachen nennen die Fachautoren z. B. *atra bilis* (Cels. 2,12,1b), *spirandi difficultas* (Cels. 2,6,7), *sitis* (Cels. 3,7,2b; 4,18,3), *fractura* (Cels. 8,7,2), *delirium* (Cels. 2,6,7), *puerperium* (Plin. *nat.* 30,131), *medicamentum* (Scrib. Larg. 122), *tremor* (Cels. 2,13,1), *circuitus febrium* (Scrib. Larg. 95) oder *spasmus* (Scrib. Larg. 171).

chen, vgl. *vexare pulmonem* (Cels. 4,14,4), *oculos* (Cels. 7 pr. 2), *fauces* (Plin. *nat.* 32,96), *stomachum* (Scrib. Larg. 139).[363] Seneca d. J. erwähnt als Urheber oder Ursache des *vexare* auch Körperteile – vgl. z. B. *epist.* 120,16 *nervi, pedes vexant* – und beschreibt damit Krämpfe oder Muskelleiden (ebd., vgl.) oder die Symptome der Gicht (*epist.* 78,9, vgl. *verminatio* (S. 172)). Schließlich gebrauchen nur die Fachautoren einige Male das Partizip *vexatus* substantivisch, um den „geplagten" Patienten zu bezeichnen, vgl. z. B. Scrib. Larg. 101 *sed his, id est ex manifesta causa vexatis, cum aceti cyathis tribus quattuorve danda erit antidotos.*[364]

vexatio. Das Wort ist im Briefcorpus nur bei Seneca d. J. belegt (insges. 4mal, dav. 3mal[NR]), vgl. *epist.* 78,9–10 *dentium, oculorum, aurium dolor ob hoc ipsum acutissimus est quod inter angusta corporis nascitur, non minus, mehercule, quam capitis ipsius; (…) (10) illud autem est quod inperitos in vexatione corporis male habet: non adsueverunt animo esse contenti; multum illis cum corpore fuit.*[365] Mit der Formulierung *vexatio corporis* fasst Seneca d. J. hier die zuvor genannten Zahn-, Augen-, Ohren- oder Kopfschmerzen (*dentium, oculorum, aurium dolor*) zusammen und beschreibt ihre Wirkung analog zum Verb *vexare* (s. o.) als eine ‚körperliche Belastung'.

In der medizinischen Fachliteratur ist *vexatio* nur bei Plinius d. Ä. (4mal) belegt, vgl. z. B. *nat.* 28,253 *sterilitatem a partus vexatione fieri certum est. hanc emendari Olympias Thebana adfirmat felle tauri et adipe serpentium et aerugine ac melle medicatis locis ante coitus* oder *nat.* 31,68 *prodest* (sc. *thalassomeli*) *ad purgationes maxime sine stomachi vexatione et sapore grato et odore.*[366] Wie Seneca d. J. gebraucht Plinius d. Ä. das Wort i. S. v. ‚körperliche Belastung, Qual'. Weiterhin beziehen sich beide Autoren damit auf die von einzelnen Körperteilen und Organen ausgehenden Schmerzen, vgl. *dentes, oculi, aures* (Sen. *epist.* 78,9) mit *stomachus* (Plin. *nat.* 31,68) und *dentes* (*nat.* 32,79).

Zwar verwendet Seneca d. J. mit *vexatio corporis* einen – gegenüber *vexatio stomachi* bei Plinius d. Ä. (*nat.* 31,68) – eher unspezifischen Ausdruck, jedoch fungiert er, wie eingangs bereits erläutert, als Sammelbegriff für verschiedene körperliche Schmerzen. Schließlich nennt Plinius d. Ä. (anders als Seneca d. J.) auch den körperlichen Vorgang der Geburt als Ursache für Schmerz und Qual, vgl. *vexatio puerperae* (*nat.* 26,161) und *vexatio partus* (*nat.* 28,253).

363 Weitere betroffene Organe oder Körperteile sind z. B. *os* (Cels.7,7,7c; 8,7,2), *mammas* (Plin. *nat.* 30,131), *nares* (Scrib. Larg. 52) oder *partes* (sc. *oris*) (Scrib. Larg. 65).

364 Vgl. weiterhin Cels. 2,12,1b; Plin. *nat.* 28,180; 30,131.

365 Die übrigen Belege für *vexatio* beziehen sich nicht auf die Medizin, vgl. *epist.* 14,16; 54,4; 66,20. Zwar verwendet Cicero *vexatio* nicht in seinen Briefen, jedoch ist das Wort zuerst bei ihm belegt, vgl. z. B. *Verr.* 2,3,6; *Catil.* 1,18. Es bezeichnet zunächst ‚Belastungen, Qualen' seelischer Natur, dann auch körperliche Qualen, vgl. *Tusc.* 4,18 *adflictatio aegritudo cum vexatione corporis*.

366 Vgl. weiterhin Plin. *nat.* 26,161; 32,79. Zu Bildungen auf *-tio* in medizinischer Literatur vgl. Kap. III. B. (a), S. 428ff.

Von den hier besprochenen Ausdrücken der Briefautoren werden bis auf die Graeca alle Wörter auch von den Fachautoren verwendet (vgl. Tabelle 8).

Tabelle 8: Häufigkeiten der hier besprochenen Ausdrücke bei den einzelnen Autoren

Ausdruck	Cicero	Sen. d. J.	Plin. d. J.	Celsus	Plin. d. Ä.	Scrib. Larg.
ἀκίνδυνος, -ον	2	-	-	-	-	-
χρόνιος, -α, -ον	1	-	-	-	-	-
ἐπιδήμιος, -ον	1	-	-	-	-	-
discrimen	20^{NR}	11^{NR}	$3 + 7^{NR}$	12	2	1
ingravescere	$2^{M} + 2^{NR}$	-	$2 + 1^{NR}$	-	1^{NR}	-
labor	$3 + 81^{NR}$	49^{NR}	46^{NR}	21	10	4
pestilens	2^{NR}	1^{M}	3, dav. 1^{M}	1	2	-
vexare	$1 + 13^{NR}$	$4 + 9^{NR}$	$2 + 6^{NR}$	14	5	14
vexatio	-	$1 + 3^{NR}$	-	-	4	-

Bisweilen gebrauchen beide Autorengruppen diese Ausdrücke in denselben Bedeutungen (*discrimen, labor, pestilens, vexare, vexatio*). Allerdings sind *discrimen* und *pestilens* sowie *ingravescere* nicht nur sehr selten in der Fachliteratur belegt, sondern werden dort zusätzlich auch in abweichenden Bedeutungen verwendet. Syntaktische Gemeinsamkeiten fallen vor allem für das Verb *vexare* auf.

Anders als bei den Briefautoren beschreibt *labor* in der Fachliteratur kein krankheitsbedingtes ‚Leiden'. Schließlich unterscheidet sich *pestilens* in der Fachliteratur in Hinsicht auf die Bezugspunkte von den Briefen.

Synopsis: Kapitel II. A.

Im Folgenden sollen die bisherigen Untersuchungsergebnisse veranschaulicht werden. Naturgemäß kann eine solche Darstellung die vorangegangenen Ausführungen und die dabei thematisierten Phänomene in ihren unterschiedlichen Facetten und mit ihren Sonderfällen und einzelnen Problemen nicht ersetzen, vielmehr sollen sie als Ergänzung dazu betrachtet werden und mögen Zusammenhänge und Tendenzen sichtbar machen, welche auch für die folgende Betrachtung der Merkmale fachlicher Kommunikation (vgl. Kap. III.) herangezogen werden können.

Lexik

Das folgende Diagramm (Abbildung 3) zeigt die lexikalische Übereinstimmung zwischen den Brief- und den Fachautoren in den einzelnen Abschnitten des Kapitels II. A.[367]

Abbildung 3: lexikalische Übereinstimmungen zwischen den Brief- und den Fachautoren

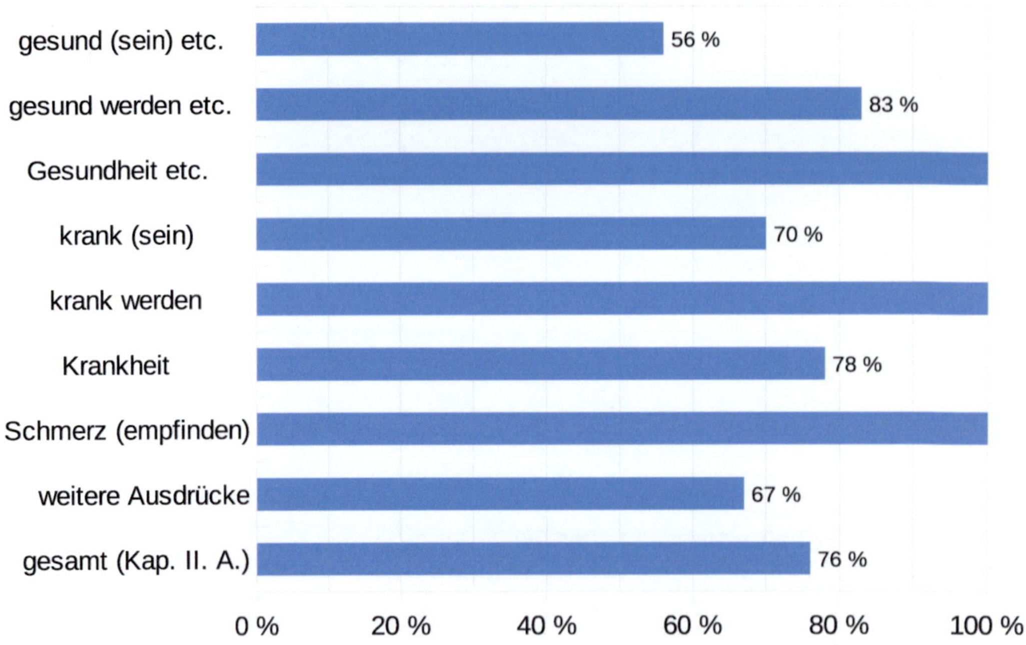

Demnach stimmen beide Autorengruppen vor allem bei den Ausdrücken für ‚Gesundheit' (z. B. *firmitas, sanitas* oder *valetudo*), ‚krank werden' (*commovere, gravare, temptare*) und ‚Schmerz (empfinden)' (z. B. *dolere, dolor* oder *tormentum*) überein: Alle Wörter und Formulierungen, mit denen die Briefautoren dies ausdrücken, werden auch von den Fachautoren verwendet. Dagegen liegen die geringsten Übereinstimmungen bei den im Abschnitt ‚weitere Ausdrücke' behandelten Formulierungen und Wörtern wie z. B. *labor, pestilens* oder den allein von Cicero verwendeten griechischen Ausdrücken ἀκίνδυνος, χρόνιος und ἐπιδήμιος. Weiterhin sind von den in Kapitel II. A. untersuchten Ausdrücken neben diesen Graeca nur im Briefcorpus belegt: *belle se habere, belle esse, bellus, recte esse, melius*(*cule*) *est alicui, aegrotus, graviter se*

367 Hier ist zu beachten, dass auch selten belegte Wörter oder Ausnahmen in der Fachliteratur, solange sie lexikalisch übereinstimmen, eingerechnet worden sind; dementsprechend nicht eingegangen sind minimale lexikalische Abweichungen wie beispielsweise *melius est alicui* bei Cicero gegenüber *melius est aliquis* bei Celsus.
Zudem sei hier noch darauf hingewiesen, dass, wenn in den folgenden Ausführungen und Grafiken von den Brief- und den Fachautoren die Rede ist, das Beobachtete für mindestens einen Autor der jeweiligen Gruppe zutrifft.

habere, *morbidus*, *aegrotatio* und (*com*)*motiuncula*. Bis auf *aegrotus*, *aegrotatio* und *morbidus* handelt es sich dabei um umgangssprachliche Formulierungen.

Semantik

a) Bedeutungen. Das folgende Diagramm (Abbildung 4) veranschaulicht, inwieweit die Briefautoren die gemeinsamen Ausdrücke in denselben Bedeutungen gebrauchen wie die Fachautoren, und zeigt darüber hinaus, wo einerseits die Briefautoren und andererseits die Fachautoren diese Ausdrücke abweichend in weiteren Bedeutungen verwenden.[368]

Abbildung 4: gemeinsame und nicht-gemeinsame Bedeutungen

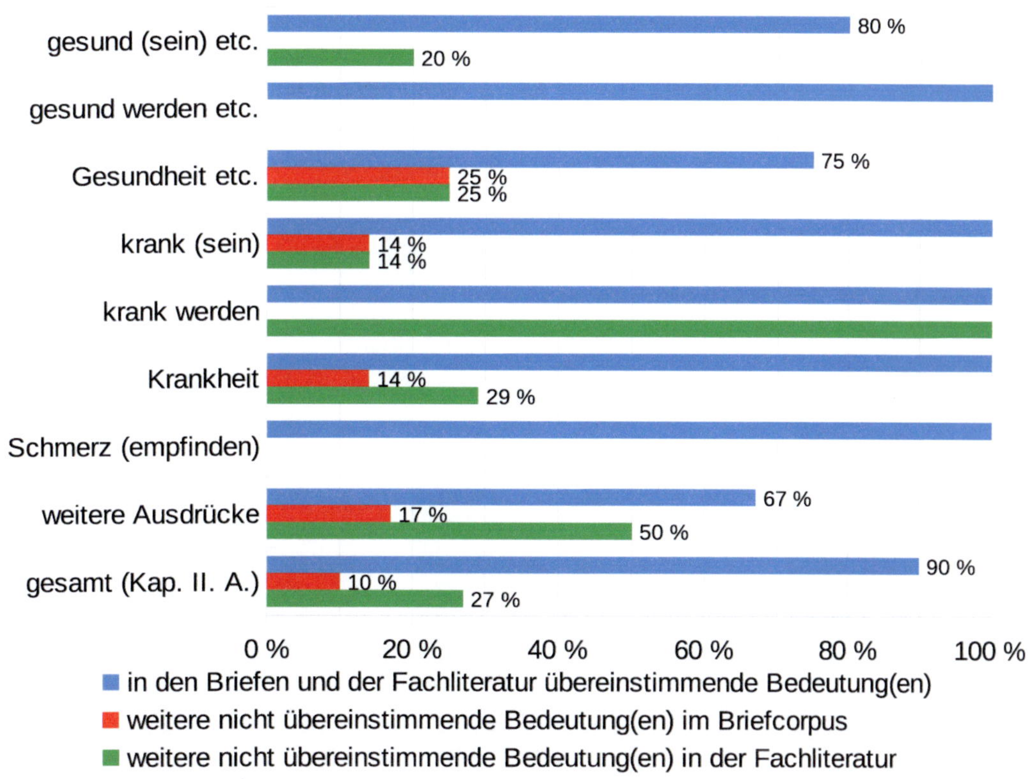

Beide Autorengruppen stimmen bei allen gemeinsam verwendeten Ausdrücken für ‚gesund werden' (z. B. *convalescere*, *se reficere*), ‚krank sein' (z. B. *aeger*, *infirmus*), ‚krank werden' (z. B. *gravare*), ‚Krankheit' (z. B. *imbecillitas*, *morbus*, *vitium*) und ‚Schmerz (empfinden)' (z. B. *dolor* oder *torquere*) in mindestens einer Bedeutung überein. *vexare* (Abschnitt ‚weitere Ausdrücke') benutzen ausschließlich die Briefautoren in

368 In diese Berechnungen sind ausschließlich Bedeutungen eingegangen, die die Medizin betreffen.

weiteren Bedeutungen; die Fachautoren gebrauchen dagegen *validus* (Abschnitt ‚gesund sein'), alle Ausdrücke für ‚krank werden' (z. B. *commovere* oder *temptare*), *incommodum* (Abschnitt ‚Krankheit') sowie *discrimen, ingravescere* und *pestilens* (Abschnitt ‚weitere Ausdrücke') auch in anderen Bedeutungen, die nicht im Briefcorpus belegt sind. Die größten Abweichungen hinsichtlich der Bedeutungen weisen die hier als weitere Ausdrücke behandelten Wörter auf (z. B. ἐπιδήμιος, *ingravescere, labor, vexare*).[369] Weiterhin verwenden beide Autorengruppen *integritas* (Abschnitt ‚Gesundheit'), *iacēre* (Abschnitt ‚krank (sein) etc.') und *pestis* (Abschnitt ‚Krankheit') je in abweichenden Bedeutungen.

b) Bezugspunkte. Die Brief- und die Fachautoren beziehen die hier untersuchten Ausdrücke und Formulierungen vor allem auf den Menschen im Ganzen, den Körper des Menschen, einzelne Organe, Körperteile und bisweilen auch Körperpartien sowie auf Krankheit und deren Symptome. Allein im Briefcorpus figuriert daneben mehrfach die Gesundheit (*valetudo*) des Menschen als Bezugspunkt. Die folgende Grafik (Abbildung 5) veranschaulicht die Verhältnisse dieser häufigsten Bezugspunkte bei beiden Autorengruppen.

Abbildung 5: die häufigsten gemeinsamen Bezugspunkte

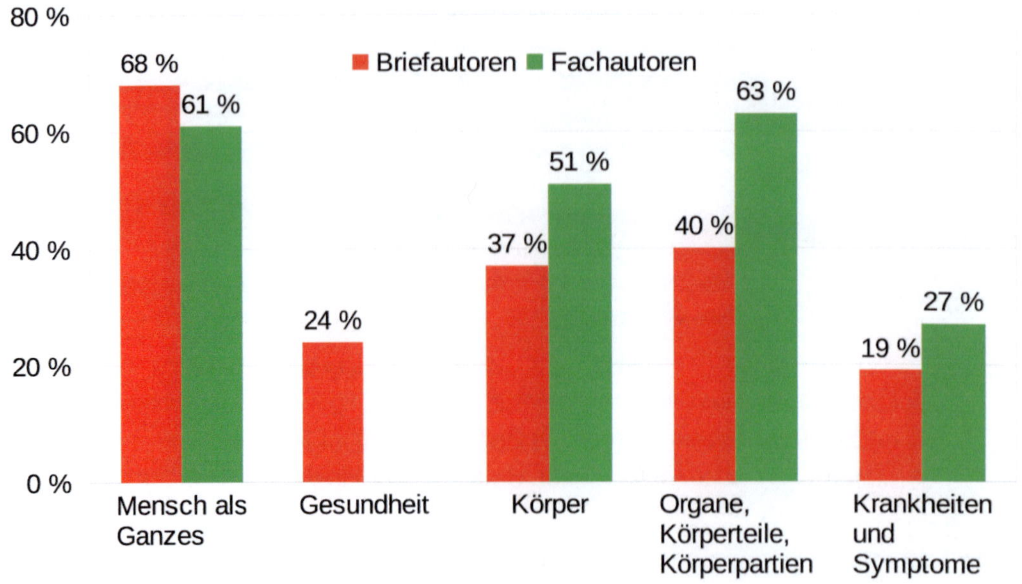

369 Übereinstimmende Bedeutungen liegen hier nur für *discrimen* und für *pestilens* vor.

Dabei wird noch einmal deutlich, dass die Briefautoren die hier untersuchten Ausdrücke überwiegend allgemein auf den Menschen[370] und auf dessen Gesundheit[371] beziehen, während die Fachautoren mehr Wörter und Formulierungen als die Briefautoren spezifischer verwenden und sie auf den Körper,[372] einzelne Organe und Körperteile[373] sowie auf Krankheiten und Krankheitssymptome[374] beziehen.

Die folgende Darstellung (Abbildung 6) zeigt die Übereinstimmungen und Abweichungen bei den Bezugspunkten für die unterschiedlichen Wortfelder.[375]

Die größten Übereinstimmungen liegen bei den Ausdrücken für ‚gesund (sein) etc.', ‚gesund werden etc.', ‚Krankheit' und ‚Schmerz (empfinden)' vor. Weiterhin beziehen die Briefautoren viele der Ausdrücke für ‚Krankheit' noch auf die Gesundheit des Menschen als weiteren Bezugspunkt und unterscheiden sich darin von den Fachautoren. Umgekehrt gebrauchen die Fachautoren vor allem die Ausdrücke für ‚gesund (sein) etc.', ‚krank werden' und ‚Schmerz (empfinden)' zusätzlich noch in Bezug auf andere Aspekte wie einzelne Organe und Körperteile oder Krankheiten und deren Symptome, die im Briefcorpus seltener oder nicht in Verbindung mit diesen Formulierungen vorliegen. Durchschnittlich beziehen die Fachautoren also mehr Begriffe und Formulierungen auf weitere Aspekte als die Briefautoren (insgesamt 64% gegenüber 46%); auch darin zeigt sich, dass die Fachautoren die gemeinsam verwendeten Ausdrücke spezifischer verwenden als die Briefautoren.

370 Vgl. *belle esse, belle se habere, bellus, firmus, integer, recte esse, sanus, valere, validus, convalescere, melius(cule) est alicui, refectio, se reficere, sanitas, valetudo, aeger, aegrotare, aegrotus, graviter se habere, iacēre, (per)imbecillus, infirmus, laborare, commovere, gravare, temptare, (com)motiuncula, imbecillitas, infirmitas, morbus, dolere, torquere, vexare, discrimen, ingravescere, labor*.
Die Fachautoren beziehen folgende Wörter auf den Menschen im Ganzen: *firmus, integer, sanus, valere, validus, convalescere, melior fieri, refectio, se reficere, sanitas, valetudo, aeger, aegrotare, iacēre, integritas, imbecillus, infirmus, laborare, gravare, temptare, motio* (vgl. *(com)motiuncula* (S. 90)), *imbecillitas, infirmitas, morbus, dolere, torquere, vexare*.

371 Vgl. *firmus, melior fieri, imbecillus, infirmus, temptare, imbecillitas, incommodum, infirmitas, morbus, vexare*.

372 Vgl. *firmus, integer, sanus, valere, refectio, sanitas, valetudo, aeger* (selten), *aegrotare, imbecillus, infirmus, laborare, vitiosus, temptare, imbecillitas, incommodum, infirmitas, morbus, dolere, dolor, vexare*. Die Briefautoren verwenden folgende Ausdrücke auf diese Weise: *firmus, integer, sanus, valere, validus, integritas, sanitas, valetudo, aeger, infirmus, morbidus, imbecillitas, incommodum, infirmitas, morbus, dolor*.

373 Vgl. *firmus, integer, sanus, valere, validus, firmitas, sanitas, valetudo, iacēre, imbecillus, infirmus, laborare, vitiosus, gravare, temptare, imbecillitas, incommodum, infirmitas, morbus, vitium, dolere, dolor, tormentum, torquere, vexare, vexatio*. Aufseiten der Briefautoren ist das zu beobachten für *sanus, firmitas, integritas, sanitas, valetudo, aeger, laborare, vitiosus*[M], *incommodum, infirmitas, morbus, vitium, dolere, dolor, tormentum, vexare, vexatio*.

374 Vgl. *sanus, sanitas, gravare, temptare, motio* (vgl. *(com)motiuncula* (S. 90)), *incommodum, pestis, dolor, torquere, vexare, discrimen, pestilens*. Vgl. für das Briefcorpus *temptare, incommodum, pestis, dolor, tormentum, torquere, vexare, discrimen, ingravescere*.

375 In die Berechnung sind hier auch diejenigen Ausdrücke eingegangen, die in unterschiedlichen Bedeutungen von den beiden Autorengruppen verwendet werden (*validus, integritas, ingravescere* und *labor*).

Abbildung 6: gemeinsame und nicht-gemeinsame Bezugspunkte

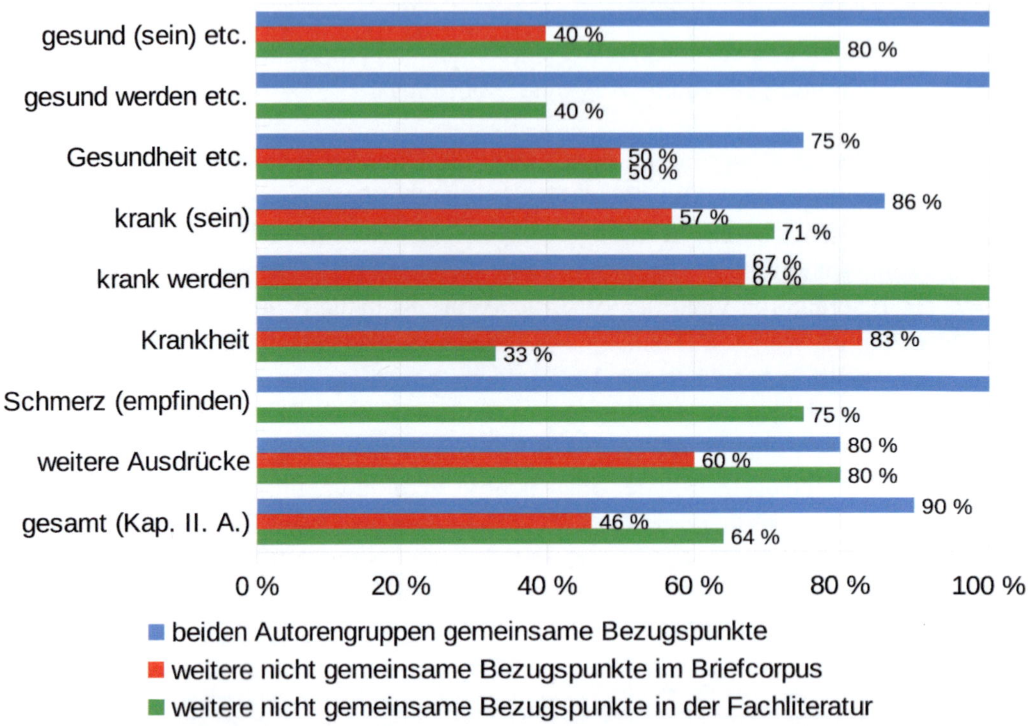

c) Metaphorizität. In Metaphern gebrauchen die Briefautoren vor allem solche Ausdrücke und Formulierungen, die eindeutig medizinische Bedeutungen aufweisen (*sanus, valere, consanescere, convalescere, sanitas, aeger, morbus, dolor*) oder oft auch im Zusammenhang mit der Medizin verwendet werden (*laborare, incommodum, pestis, vitium, ingravescere*). Dagegen werden weniger spezifische Wörter wie *firmus, integer, validus, firmitas* sowie alltagssprachliche Formulierungen wie *belle se habere, belle esse, recte esse, graviter se habere* kaum oder gar nicht in metaphorischen Äußerungen verwendet. Einerseits wirkt die Übertragung eines Ausdrucks in eine als für ihn fremd empfundene Domäne umso stärker, je klarer ihn die Sprecher in einer bestimmten Ursprungsdomäne verorten können – was sich also für einschlägige Begriffe und Termini sagen lässt –, andererseits hängt das Verständnis der Metapher auch vom Verständnis des übertragenen Begriffs in seiner Ursprungsdomäne ab; d. h. wenn ein Begriff oder Ausdruck dem Empfänger noch unbekannt ist, dürfte er auch die metaphorische Wirkung seines übertragenen Gebrauchs nicht verstehen. Gleichzeitig würde vermutlich auch die Übertragung eines sehr spezifischen Fachbegriffs in eine ihm fremde Domäne seltsam wirken, beispielsweise wenn der bei Celsus erwähnte medizinische Terminus μηνιγγοφύλαξ – ein Schutz aus Metall, der bei chirurgischen Operationen die Hirnhaut vor Verletzungen bewahren soll, vgl. *custos* (S. 271) – von Cicero als Schutzvorrichtung für den Senat (als Kopf bzw. Gehirn des Staates) imaginiert würde. Dieser Umstand erklärt möglicherweise die Beobachtung, dass die Briefautoren vor allem diejenigen Ausdrücke metaphorisch verwenden, die zwar nicht-ausschließlich medizinisch sind, jedoch einen festen Bestandteil des medizinischen Lexikons bilden.

Junkturen

Das folgende Diagramm (Abbildung 7) zeigt die Ausdrücke, die die Brief- und die Fachautoren in denselben Wortverbindungen verwenden.

Abbildung 7: gemeinsame Junkturen

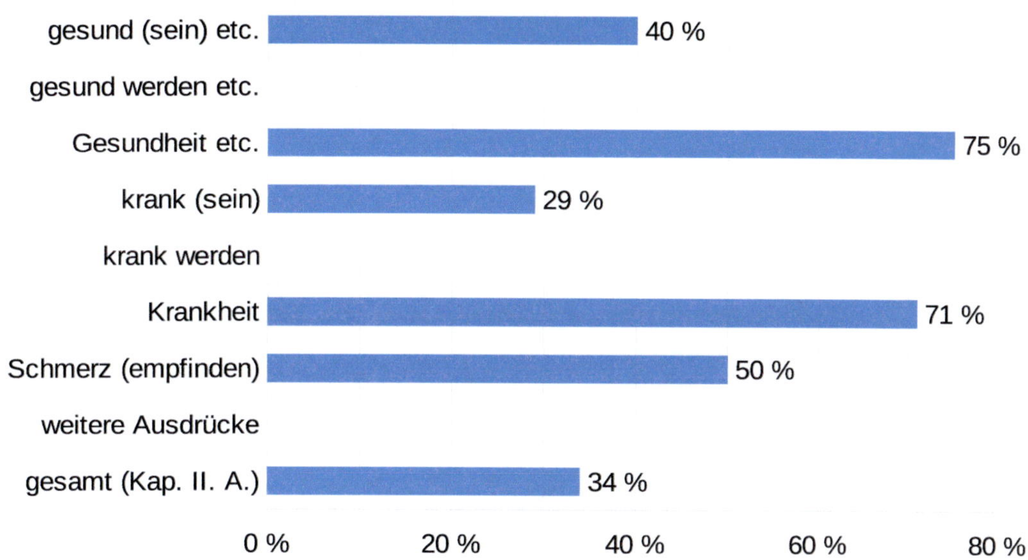

Die meisten Übereinstimmungen sind dabei für die Ausdrücke für ‚Gesundheit' und ‚Krankheit' zu beobachten, während die Ausdrücke für ‚gesund werden', ‚krank werden' sowie die weiteren Ausdrücke gar keine gemeinsamen Junkturen aufweisen.

Tabelle 9 bietet eine nach den untersuchten Lemmata geordnete Übersicht über die Junkturen, die sowohl im Briefcorpus als auch in der Fachliteratur vorliegen.

Tabelle 9: Brief- und Fachautoren gemeinsame Junkturen

Lemma	Junkturen
aeger	*corpus aegrum* (Sen., Cels.) *adiuvare aegrum* (Sen., Cels.) *adsidere aegro* (Sen., Cels.) *deficit aeger* (Sen., Cels.) *negare aegro* (Sen., Plin. d. Ä.; Scrib. Larg.)

Lemma	Junkturen
	sanare aegrum (Sen., Cels., Plin. d. Ä.)
dolere	*dolent pedes* (Sen., Cels.)
dolor	*dolor articulorum* (Cic., Cels., Plin. d. Ä.) *dolor aurium* (Sen., Cels., Plin. d. Ä., Scrib. Larg.) *dolor capitis* (Sen., Cels., Plin. d. Ä., Scrib. Larg.) *dolor corporis* (Cic., Sen., Cels., Plin. d. Ä., Scrib. Larg.) *dolor dentium* (Sen., Cels., Plin. d. Ä., Scrib. Larg.) *dolor nervorum* (Sen., Cels., Plin. d. Ä., Scrib. Larg.) *dolor oculorum* (Sen., Cels., Plin. d. Ä., Scrib. Larg.) *dolor pedum* (Cic., Plin. d. J., Cels., Plin. d. Ä.) *dolor vesicae* (Sen., Cels., Plin. d. Ä., Scrib. Larg.) *dolor vulneris* (Cic., Sen., Plin. d. Ä.) *dolor ventris* (Sen., Plin. d. Ä., Scrib. Larg.) *acutus dolor* (Sen., Cels.) *brevis dolor* (Sen., Cels.) *magnus dolor* (Cic., Cels., Scrib. Larg.) *tolerabilis dolor* (Sen., Cels.) *corripi dolore* (Plin. d. J., Plin. d. Ä., Scrib. Larg.) *fovere dolorem* (Cic., Cels.) *levare dolorem* (Cic., Sen., Cels., Plin. d. Ä., Scrib. Larg.) *perpeti dolorem* (Sen., Plin. d. Ä.) *repetit dolor* (Sen., Scrib. Larg.) *resistere dolori* (Plin. d. J., Plin. d. Ä.) *sanare dolorem* (Cic., Plin. d. Ä.) *sustinere dolores* (Plin. d. J., Cels.)
firmitas	*firmitas dentium* (Sen. *epist.* 92,19; Plin. *nat.* 23,77)
imbecillitas	*corporis imbecillitas* (Cic., Cels.) *longa imbecillitas* (Sen., Cels.)
incommodum	*incommodum corporis* (Sen., Plin. d. Ä.)
infirmitas	*infirmitas corporis* (Cic., Cels.)
infirmus	*infirmum corpus* (Sen., Cels.)
morbus	*genus morbi* (Cic., Cels., Plin. d. Ä., Scrib. Larg.) *initium morbi* (Sen., Cels.) *metus morbi* (Sen., Cels.) *remedium morbi* (Sen., Cels., Plin. d. Ä.) *vis morbi* (Cic., Sen., Plin. d. J., Cels., Plin. d. Ä.) *gravis morbus* (Cic., Sen., Plin. d. J., Cels., Plin. d. Ä., Scrib. Larg.) *longus morbus* (Sen., Cels., Plin. d. Ä.) *novus morbus* (Cic., Cels.) *sanabilis morbus* (Sen., Cels.)

Lemma	Junkturen
	tolerabilis morbus (Sen., Cels.) *vetus morbus* (Cic., Sen., Plin. d. J., Cels., Scrib. Larg.) *adficit morbus alqm.* (Sen., Cels.) *curare morbum* (Sen., Cels., Plin. d. Ä.) *depellere morbum* (Cic., Cels.) *incidere in morbum* (Cic., Cels.) *liberari morbo* (Sen., Plin. d. J., Cels., Plin. d. Ä.) *mori morbo* (Cic., Cels.) *opprimit morbus* (Cic., Cels.) *pati morbum* (Sen., Cels.) *transferre morbum* (Sen., Plin. d. Ä.)
sanitas	*pars sanitatis* (Sen., Cels.) *inclinare ad sanitatem* (Sen., Cels.) *pervenire ad sanitatem* (Sen., Cels.) *reddere sanitatem* (Sen., Cels.) *restituere sanitatem* (Sen., Cels., Plin. d. Ä.)
sanus	*sanum corpus* (Sen., Cels.)
valere	*bene valere* (Cic., Sen., Cels.) *parum valere* (Cic., Cels.)
valetudo	*valetudo corporis* (Sen., Plin. d. Ä., Scrib. Larg.) *valetudo oculorum* (Cic., Cels.) *genus valetudinis* (Cic., Sen., Cels.) *ratio valetudinis* (Cic., Cels.) *adversa valetudo* (Sen., Plin. d. J., Cels., Scrib. Larg.) *bona valetudo* (Sen., Cels., Scrib. Larg.) *longa valetudo* (Plin. d. J., Cels.) *perpetua valetudo* (Plin. d. J., Cels.) *confirmare valetudinem* (Cic., Cels.) *impedire valetudinem* (Cic.. Cels.) *tueri valetudinem* (Sen., Scrib. Larg.)
vitium	*vitium morbi* (Sen., Cels.) *recens vitium* (Sen., Cels.) *liberare vitiis* (Sen., Cels., Plin. d. Ä., Scrib. Larg.) *mederi vitio* (Plin. d. J., Cels., Plin. d. Ä.) *nascitur vitium* (Plin. d. J., Cels.) *occurrere vitio* (Plin. d. J., Cels., Plin. d. Ä.)

Die meisten Übereinstimmungen der hier beobachteten insgesamt 81 gemeinsamen Junkturen sind für *dolor* (23), *morbus* (20), *valetudo* (11), *aeger* (6), *sanitas* (6) und *vitium* (5) zu beobachten. Dabei sind aufseiten der Briefautoren die meisten bei Seneca d. J. (55) belegt; ihm folgen Cicero mit 26 und Plinius d. J. mit 14 Junkturen. Aufseiten der Fachautoren findet sich die Mehrzahl dieser Junkturen bei Celsus (68), während bei Plinius d. Ä. mit 32 und bei Scribonius Largus mit nur 21 Verbindungen deutlich weniger vorliegen.

Der Befund zeigt nicht nur, dass die angeführten Wörter zum lexikalischen Repertoire von Nicht-Fachleuten wie von Fachleuten gehörten, sondern auch, dass bestimmte Verbindungen mit diesen Wörtern beiden Gruppen geläufig waren. Als gefestigte medizinische Formulierungen dürften sich *dolor articulorum, dolor aurium, dolor capitis, dolor dentium, dolor oculorum, magnus dolor, levare dolorem, genus morbi, longus morbus, adversa valetudo* und *mederi vitio* bezeichnen lassen, da sie besonders häufig (öfter als 10mal) bei den Fachautoren belegt sind. Es sind vergleichsweise allgemeine, beschreibende Ausdrücke. Dagegen handelt es sich bei den seltener (weniger als 10mal) in der Fachliteratur attestierten Junkturen vermutlich nicht um gefestigte, lexikalisierte Formulierungen. Viele dieser Ausdrücke dürften aus fachlicher Sicht allgemein sein, vgl. z. B. *corpus aegrum, dolent pedes, dolor pedum, dolor vulneris, corporis imbecillitas, infirmitas corporis, infirmum corpus, initium morbi, vis morbi, curare morbum, sanum corpus, valetudo corporis, genus valetudinis, recens vitium, liberare vitiis, occurrere vitio*. Dies ist u. a. an den Junkturen mit *corpus* zu erkennen, die aus fachlicher Perspektive unspezifisch sind; wie die bisherige Untersuchung schon zeigen konnte, beziehen die Fachautoren die Wörter und Ausdrücke häufiger auf konkrete Organe oder Körperteile, vgl. dazu oben, S. 126f. Auch *morbus* und *valetudo* sind allgemein in dem Sinne, dass sie oft als Über- oder Sammelbegriff fungieren. Ebenfalls unspezifisch sind die Junkturen mit zwar einschlägig medizinischen, aber dennoch allgemeinen Verben und Adjektiven wie *curare, sanare, mederi, aeger* oder *sanus*. Wichtig für die Fachliteratur sind diese und andere verhältnismäßig allgemeinen, unkonkreten Ausdrücke und Formulierungen trotzdem, da sie gewissermaßen das sprachliche und inhaltliche Grundgerüst darstellen, an dem die Struktur der Ausführungen (und des fachlichen Wissens) erkennbar ist und von dem ausgehend sie weitere, tiefergehende fachliche Sachverhalte und Phänomene anknüpfen können, vgl. dazu auch Kap. III. A. (a), S. 406ff. Die Briefautoren verwenden mit diesen Junkturen Formulierungen, die mit Blick auf ihre Intention und die Situation des Austauschs durchaus konkret und verständlich sind – vgl. z. B. *brevis dolor, tolerabilis dolor, dolor vulneris, pars sanitatis, tueri valetudini, valetudo oculorum* – und oft auch anschaulich, vgl. z. B. *adsidere aegro, repetit dolor, sustinere dolores, adficit morbus, depellere morbum, opprimit morbus, inclinare ad sanitatem, perpetua valetudo* oder *nascitur vitium*. Dabei stimmen die Brief- mit den Fachautoren aus pragmatischer Perspektive hinsichtlich beider Prinzipien (Verständlichkeit und Anschaulichkeit) sogar überein, vgl. dazu z. B. Kap. I. B (b), S. 16.

Syntax

Anders als für die bisher angesprochenen sprachlichen Kategorien lassen sich für die Syntax nur wenige wiederkehrende Merkmale beobachten. Am häufigsten ist dabei der substantivische Gebrauch von Adjektiven und Partizipien zu verzeichnen, vgl. die folgende Grafik (Abbildung 8):

Abbildung 8: substantivischer Gebrauch von Adjektiven und Partizipien

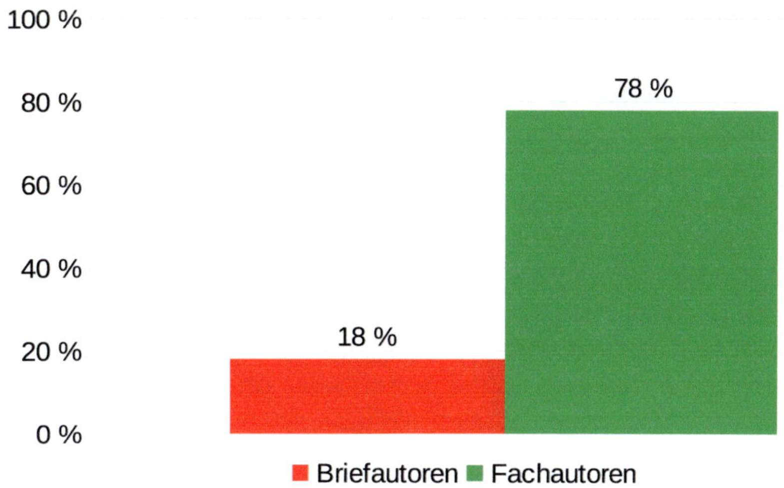

Von den gemeinsam verwendeten Adjektiven und Partizipien gebrauchen die Briefautoren also 18% (*firmus, integer, sanus, valere, validus, aeger*), die Fachautoren dagegen 78% substantivisch (*firmus, integer, sanus, valere, validus, convalescere, se reficere, aeger, aegrotare, iacere, imbecillus, infirmus, laborare, commovere, gravare, temptare, dolere, vexare*), vgl. dazu unten zur Pragmatik sowie Kap. III. C. (a), S. 442f.

Außerdem ist einige Male zu beobachten, dass die Briefautoren bisweilen mithilfe eines Abl. limitationis anzeigen, worauf sich ein Ausdruck bezieht, während die Fachautoren in der Regel „direkt" konstruieren, wie folgende Gegenüberstellung (Tabelle 10) zeigt:

Tabelle 10: syntaktische Unterschiede bei Brief- und Fachautoren

Briefautoren	Fachautoren
integer omnibus membris (Sen. *epist.* 66,25)	*integer dens* (Plin. *nat.* 30,23)
valere corpore (Cic. *fam.* 16,14,2; Plin. *epist.* 5,6,45)	*valet corpus* (Cels. 5,28,11e; 7,26,5a sowie auch bei Seneca *epist.* 80,3)
melior fieri valetudine (Cic. *fam.* 9,18,3)	*melior fit color* (Plin. *nat.* 22,153) und *melior fit* (sc. der Kranke, Cels. 3,20,2)
z. B. *oculis aeger* (Sen. *epist.* 94,19)	*aegra pars* (Cels. 7,33,1), vgl. auch z. B. *oculi graves* (…) *sunt* (Cels. 3,6,7)
imbecillus valetudine (Cic. *ad Q. fr.* 2,9,4)	*imbecillus stomachus* (Cels. z. B. 1,2,9; Scrib. Larg. 92; 154)

Außerdem unterscheidet sich Cicero im Fall von *laborare* von den Fachautoren sowie auch von Seneca d. J. dadurch, dass er den Körperteil, der schmerzt, mithilfe eines Ablativus loci mit *ex* angibt (vgl. *fam.* 9,23,1 *ex pedibus laborare*) und diesen damit deutlich als „Ort" oder Ursache des Leidens kennzeichnet, während die Fachautoren und Seneca einen vergleichbaren Sachverhalt ohne Präposition ausdrücken (vgl. Plin. *nat.* 28,110 *laborare torminibus*) und auch darin „direkt" formulieren; vgl. dazu auch Kap. III. C. (b), S. 444ff.

Pragmatik

Die Schlüsse, die sich aus den vorausgehenden Beobachtungen ziehen lassen, weisen vor allem auf die unterschiedlichen Intentionen und Adressaten(kreise) sowohl der beiden Autorengruppen als auch der individuellen Autoren hin. Sehr deutlich lassen die bisher untersuchten Ausdrücke einige Charakteristika der Briefe Senecas und Ciceros hervortreten: Da die Briefe Ciceros am stärksten dem *narrare* im philophronetischen Sinne verpflichtet sind, werden allgemeinere medizinische Sachverhalte vor allem hier mit alltagssprachlichen Ausdrücken (*belle se habere, belle esse, bellus, recte esse, melius(cule) est alicui, graviter se habere, commotiuncula*) angesprochen. Außerdem verrät Ciceros Ausdrucksweise öfter emotionale Regungen, z. B. durch den Gebrauch bestimmter, steigernder Adverbien – vgl. z. B. *plane integer* (S. 45), *plane valere* (S. 49), *graviter aeger* (S. 66), *gravissime aegrotare* (S. 68) oder *vehementius laborare* (S. 78); vgl. auch zu *perimbecillus* (S. 76).[376]

Plinius d. J. ist eher einer stilistischen Ästhetik verpflichtet als einer sprachlich sachgemäßen oder eindeutigen Darstellung der Phänomene, vgl. z. B. *infirmitas* (S. 94). Wie auch die Verteilung der gemeinsamen Junkturen (S. 129ff.) zeigt, gebraucht er deutlich weniger „medizinische" Formulierungen als Cicero und Seneca d. J., wenngleich diese Junkturen grundsätzlich eher allgemeiner Natur sind. Deutlich zeigen sich Plinius' Vorbehalte gegenüber fachlichen Begriffen und Formulierungen an seinem Umgang mit den Ausdrücken der Pathologie, vgl. Kap. II. B.

Anhand Senecas d. J. Gebrauch bestimmter medizinischer Ausdrücke (vgl. *sanus, valere, sanitas, valetudo, aeger, incommodum, vitium, dolere, tormentum*) ist zu beobachten, dass er öfter mit den Fachautoren übereinstimmt als Cicero und Plinius d. J. Wie u. a. anhand der gemeinsamen Junkturen erkennbar ist (S. 129ff.), zeigen die Briefe an Lucilius nicht nur Senecas Kenntnis der medizinischen Sprache, sondern lassen auch hinsichtlich ihrer Intention Ähnlichkeiten mit der Fachliteratur erkennen, insofern sie wie die Schriften der Fachautoren ein didaktisches Anliegen verfolgen. Zugleich gebraucht Seneca bisweilen Begriffe aus philosophischen Diskursen (*aegrotatio, morbidus, perpessio* (vgl. *dolor*, S. 107), wenn er über medizinische Sachverhalte schreibt; diese finden sich in der Regel nicht bei den anderen Autoren.

376 Siehe hierzu auch auch den Beitrag von Rollinger (2015), in dem die häufig in Ciceros Korrespondenz vorzufindenden Codewechsel ins Griechische und ihre Funktionen thematisiert werden.

Die Briefautoren schreiben häufig an und über Personen, die ihnen bekannt sind. Daher beziehen sie viele der hier verwendeten Ausdrücke vor allem auf den Menschen oder dessen Gesundheit. Außerdem gebrauchen sie z. B. Adjektive und Partizipien daher häufiger als die Fachautoren adjektivisch mit Bezug auf eine bestimmte Person, vgl. z. B. Cic. *Att.* 13,47a,1 *Balbus est aeger*. Demgegenüber wenden sich die Fachautoren an eine anonyme Leserschaft und thematisieren gesundheitliche Beschwerden und Krankheiten exemplarisch an fiktiven Patienten bzw. Fällen. Daher benutzen die Fachautoren viele der gemeinsamen Adjektive und Partizipien substantivisch, vgl. z. B. Cels. 2,12,2e *continere se in lecticulo debet aeger*.

Außerdem beschreiben die Fachautoren die medizinischen Vorgänge und Sachverhalte oft aus Sicht der Krankheit oder der betroffenen Körperteile und Organe. Mit Blick auf die Syntax bedeutet dies, dass Krankheit, Körperteil oder Organ oft das Subjekt einer Handlung bilden, vgl. z. B. Scrib. Larg. 162 *ad utramlibet podagram torpedinem nigram vivam, cum accesserit dolor, subicere pedibus oportet stantibus in litore non sicco, sed quod alluit mare, donec sentiat torpere pedem totum et tibiam usque ad genua* und siehe zu *valere* (S. 49), *aeger* (S. 66), die Zusammenfassung des Abschnitts ‚krank werden' (S. 88), *morbus* (S. 95), *dolor* (S. 107) sowie Kap. III. C. (b), S. 444ff. Dies ermöglicht nicht nur, sich prägnant auszudrücken, sondern auch sprachlich zu variieren, denn die einzelnen Sachverhalte können so nicht nur passivisch, sondern auch aktivisch dargestellt werden. In den Briefen stehen dagegen auch im syntaktischen Sinne oft die betroffenen Personen im Mittelpunkt der Handlung, vgl. z. B. Cic. *fam.* 6,19,2 *tantis pedum doloribus adficitur* (sc. *Balbus*) *ut se conveniri nolit*. Dass Seneca d. J. hinsichtlich der Perspektive häufiger mit den Fachautoren übereinstimmt als Cicero und Plinius d. J., liegt in der Natur seiner Briefe: Oft trifft er hier medizinische Aussagen in Beispielen, Vergleichen und Metaphern mit dem Ziel, einen zuvor ausgeführten Gedanken zu veranschaulichen (vgl. Kap. I. D., S. 35). Es sind daher allgemeingültige Aussagen, die – ähnlich wie die Darstellungen der Fachautoren – von einem anonymen, exemplarischen Betroffenen (Patienten) handeln.

Unterschiede bezüglich der Perspektive, aus der beide Autorengruppen auf das Thematisierte blicken, zeigen sich bisweilen auch anhand der in medizinischen Zusammenhängen gebrauchten allgemeineren Ausdrücke (z. B. *infirmus, imbecillus, sanitas, sanus, valere, valetudo*).[377] Wie oben (zur Syntax) gezeigt wurde, bestimmen die Briefautoren einige dieser Ausdrücke wie *integer, melior fieri* oder *imbecillus* mithilfe eines adnominalen Zusatzes näher (z. B. Cic. *fam.* 9,18,3 *melior fieri valetudine*), um das semantische Feld anzuzeigen, auf das sie sich beziehen. Auch hier verbinden die Fachautoren das Betroffene direkt mit dem Adjektiv oder Verb (Plin. *nat.* 22,153 *melior fit color*). Zu den bereits genannten Ursachen dafür kommt hinzu, dass die Fachautoren allgemein gebräuchliche Ausdrücke aufgrund der eingeschränkten Thematik ihrer Schrif-

377 Vgl. dazu Mudry (2006c), 194: „*Non* si tratta di termini della lingua tecnica. Sono espressioni della lingua letteraria ordinaria, ma che acquisiscono, nel contesto di questa o di quella opera medica, valori semantici particolari, nuovi o specifici, che incidono in modo importante sulla nostra comprensione dell'opera nel suo insieme." Vgl. auch Fluck (1996), 93.

ten nicht in vergleichbarer Weise konkretisieren müssen: Die Leserschaft eines medizinischen Handbuchs weiß, dass ‚schwach' sich in diesem Kontext auf die gesundheitsbedingte körperliche Konstitution bezieht.

Dass die Fachautoren spezifischer über medizinische Sachverhalte und Phänomene schreiben und die Briefautoren häufiger nur mitteilen, *dass* jemand krank ist, zeigt sich u. a. anhand der Bezugspunkte (vgl. S. 126f.): Im Vergleich mit dem Körper sowie mit Krankheit und Krankheitssymptomen als Bezugspunkte beziehen die Fachautoren eine größere Zahl der untersuchten Ausdrücke auf Organe und Körperteile. Dagegen beziehen die Briefautoren mehr Ausdrücke auf den Menschen als Ganzen oder seine Gesundheit; vgl. dazu weiterhin *valetudo* (S. 63) und *aeger* (S. 66).

Mit Blick auf die einzelnen Phänomene und Vorgänge ist schließlich auch einige Male zu beobachten, dass beide Autorengruppen sich anhand ihrer Auffassungen oder Darstellungen von diesen Phänomene unterscheiden. Während Cicero beispielsweise – im metaphorischen Sinne – *fovere dolorem* (*Att.* 12,18,1[M]) schreibt und damit eine abstrakte Vorstellung des Vorgangs vermittelt (‚den Schmerz behandeln'), ist Celsus' Verbindung *fovere vulnus* (‚die Wunde behandeln', z. B. 7,26,5g) konkreter und plastischer. Ohne metaphorisch zu sprechen verwendet Seneca d. J. den Ausdruck *intentio doloris* (*epist.* 78,7), dem sich *intentio febris* (Cels. 3,18,7) gegenüberstellen lässt, und auch die oben bereits angeführten verschiedenen Konstruktionsweisen des Verbs *laborare* (mit bloßem Abl. oder mit *ex* + Abl.) können hier noch einmal als Beispiel für verschiedene Auffassungen oder Darstellungen eines medizinischen Sachverhalts genannt werden, insofern Cicero mit dem präpositionalen Ausdruck offensichtlich deutlicher das „leidende" Organ als Ort oder Ursache hervorhebt, während die Fachautoren dies nicht weiter betonen, sondern lediglich konstatieren, dass der Körperteil oder das Organ krank ist.

B. Krankheiten und Symptome

In gleicher Weise wie bisher, d. h. gegliedert nach inhaltlichen Gesichtspunkten wie z. B. Fieber, Harnbeschwerden oder Magenprobleme, werden im Folgenden die pathologischen Ausdrücke und Formulierungen untersucht, die Cicero und seine Korrespondenzpartner sowie Seneca d. J. und Plinius d. J. in ihren Briefen verwenden. Anschließend nimmt ein Anhang die Ausdrücke in den Blick, mit denen die Briefautoren den Verlauf einer Krankheit beschreiben.

Augenkrankheiten

Wenn die Briefautoren über Krankheiten oder Beschwerden im Bereich der Augen sprechen, gebrauchen sie die Ausdrücke *asperitas oculorum, crassitudo palpebrarum, lippire, lippitudo, lippus* und *suffusio*.[378]

asperitas oculorum. Diese Formulierung verwendet von den Briefautoren nur Seneca d. J. (1mal), vgl. *epist.* 64,8 *puta relicta nobis medicamenta quibus sanarentur oculi*: (…) *haec tamen morbis et temporibus aptanda sunt. hoc asperitas oculorum conlevatur; hoc palpebrarum crassitudo tenuatur; hoc vis subita et umor avertitur; hoc acuetur visus: teras ista oportet et eligas tempus, adhibeas singulis modum.* Die ‚(wörtl.) Rauheit der Augen' bzw. das ‚Trachom' erscheint hier als Symptom einer Krankheit, die heilbar ist, vgl. *conlevatur* sowie *puta relicta nobis medicamenta quibus sanarentur oculi*.

In der medizinischen Fachliteratur ist *asperitas oculorum* nicht belegt. Zwar gebrauchen auch die Fachautoren das Wort *asperitas* (Cels. 1mal, Plin. *nat.* 20–32 8mal),[379] jedoch verwenden sie es nur 3mal mit Bezug auf den menschlichen Körper, vgl. Cels. 6,5,1 *ephelis vero a plerisque ignoratur, quae nihil est nisi asperitas quaedam et durities mali coloris* sowie Plin. *nat.* 24,93 *medetur* (sc. *rhus*) (…) *cum melle asperitati linguae* und 30,32 *asperitatem faucium et destillationes leniunt cocleae*. Darüber hinaus beziehen sie es u. a. auf Substanzen (vgl. z. B. Plin. *nat.* 20,241 *asperitas suci*) und Pflanzen (vgl. z. B. Plin. *nat.* 27,32 *asperitas vestium* (sc. *aparinēs* ‚des Klebkrauts')).

Allerdings verwenden die Fachautoren mehrfach den mit *asperitas* verwandten Begriff *aspritudo*, wenn sie über Beschwerden im Bereich der Augen sprechen (Cels. 13mal, Scrib. Larg. 13mal), vgl. z. B. Cels. 6,6,27 *nonnumquam etiam ex aspritudine lippitudo fit, ipsam deinde aspritudinem auget, fitque ea <alias> brevis, in aliis longa et quae vix umquam finiatur*.[380] Dabei beziehen sie das Wort auf die Augen selbst sowie

378 Seneca d. J. gebraucht zudem den Ausdruck *oculorum tormenta* (*epist.* 95,17), vgl. dazu tormentum (S. 112); Cicero spricht allgemein von *valetudo oculorum* (*fam.* 14,4,6), vgl. valetudo (S. 63). Möglicherweise steht auch ἐπιφορά (S. 187) bei Cicero im Zusammenhang mit Augenkrankheiten.

379 Vgl. Cels. 6,5,1; Plin. *nat.* 20,65; 20,241; 21,16; 22,111; 24,93; 25,72; 27,32; 30,32.

auf die Augenlider.[381] Wie *asperitas* bedeutet auch *aspritudo* ‚Rauheit' und speziell ‚Trachom';[382] ferner bezeichnen die Fachautoren damit aber auch eine ‚Bindehautentzündung'.[383] *aspritudo* scheint ein ausschließlich medizinischer Terminus zu sein, denn er ist im PHI-Corpus außer bei Celsus und Scribonius Largus nur noch 1mal bei Apuleius (*met.* 1,2) attestiert, während *asperitas* bei Verfassern ganz unterschiedlicher Schriften vorkommt wie z. B. Cicero, Lukrez, Cornelius Nepos, Sallust, Varro oder Horaz.[384]

Offensichtlich bezeichnet der Ausdruck *asperitas* (*oculorum*) bei Seneca d. J. dasselbe Symptom, das die Fachautoren *aspritudo* nennen; demzufolge lässt sich *asperitas oculorum* als Begleiterscheinung der Augenkrankheit *lippitudo* (S. 140) identifizieren, vgl. *aspritudo* und *lippitudo* in Cels. 6,6,27a (oben zitiert).[385] Wie Seneca erwähnt auch Celsus, dass die rauen Augen mithilfe von Medikamenten geheilt werden können, vgl. 7,7,6c *post haec inunguatur oculus medicamentis, quibus aspritudo curatur.*[386] Darüber hinaus spricht Celsus im Zusammenhang mit der *lippitudo* von geschwollenen Augenlidern (*crassae palpebrae*), vgl. Cels. 6,6,27a *in hoc genere valetudinis quidam crassas durasque palpebras et ficulneo folio et asperato specillo et interdum scalpello eradunt.* Seneca bezeichnet dieses Symptom mit dem Ausdruck *crassitudo palpebrarum* (*epist.* 64,8; s. unten). Schließlich erwähnt Celsus auch *umor* (vgl. Sen. *epist.* 64,8) als Symptom der *lippitudo*, vgl. 6,6,31c *nam cum fere sit umor aliquis, qui modo ipsum oculum, modo angulos aut palpebras exasperat, sic et, si quid prodit umoris, extrahitur, et, si quid iuxta est, repellitur.*

Zwar beschreibt Seneca d. J. also in vergleichbarer Weise wie die Fachautoren ein Symptom der *lippitudo*, gebraucht dabei aber – vermutlich aus Gründen des Stils (vgl. Migliorini (1997), 67–8) sowie der Verständlichkeit – mit *asperitas* (gegenüber *aspritudo*) ein eher allgemeines Wort. Daher konkretisiert er dessen Bedeutung mithilfe eines Genitivattributs, um den spezifischen Themenbereich anzuzeigen. Von den Fachautoren spezifiziert Celsus *aspritudo* nur 1mal – vgl. *aspritudo linguae* in Cels. 7,23,1 –, d. h. nur dann, wenn er es nicht wie üblich auf die Augen bezieht. Dagegen bestimmt Scribonius Largus es mehrfach mithilfe eines Genitivattributs näher, vgl. *aspritudo angulorum* (Scrib. Larg. 35), *oculorum* (Scrib. Larg. ind. 41; 32) und *palpebrarum* (Scrib. Larg. ind. 30–1; ind. 51; 26; 36; 37). Wie diese Junkturen zeigen, bezieht er sich damit

380 Vgl. z. B. Cels. 5,28,2b; 5,28,15a; 6,6,26; 6,6,27a (3mal); 6,6,28 (2mal); 7,7,6c; 7,7,15a; 7,23,1; Scrib. Larg. 21; 22; 26 (2mal); 32; 33; 35; 36; 37 (2mal); 64; 113; 122.

381 Vgl. Cels. 6,6,27a; 7,7,6c; 7,7,15a; Scrib. Larg. ind. 41; 32 (bezogen auf die Augen) sowie Scrib. Larg. ind. 31; ind. 37; ind. 51; 26; 36; 37 (2mal) (bezogen auf die Augenlider).

382 Vgl. Migliorini (1997), 66–8.

383 Vgl. TLL s. v. *aspritudo*, 846,42–74 und s. v. *asperitas*, 821,28–42 sowie Langslow (2000a), 310. Anke (1873b), 592 übersetzt *aspritudo oculorum* mit „rauhigkeit der augenlieder".

384 Zu den Bildungen auf *-tas* und *-tudo* vgl. Kap. III. B. (a), S. 428ff.

385 Vgl. ebenfalls Migliorini (1997), 69–70 sowie Courtil (2015), 208, 281–4.

386 Scribonius Largus erwähnt *aspritudo oculorum* zusammen mit *caligo* und *sicca perturbatio* (gr. ξεροφθαλμία), vgl. Scrib. Larg. 32 *ad caliginem et ad aspritudinem oculorum siccamque perturbationem sine tumore, quam xerophthalmiam Graeci appellant, facit hoc collyrium bene* (…); vgl. dazu Cels. 6,29,1 *est etiam genus aridae lippitudinis: xeropthalmia<n> Graeci appellant.*

jedoch auf verschiedene spezielle Regionen innerhalb des Bereichs der Augen, verwendet *aspritudo* also auch fachspezifisch.

crassitudo palpebrarum. Auch diesen Ausdruck gebraucht von den Briefautoren nur Seneca d. J. (1mal), vgl. *epist.* 64,8 (zitiert auf S. 137). Er bezeichnet ‚dicke, geschwollene Augenlider', die vermutlich als Symptom der lippitudo (S. 140) auftreten, vgl. dazu asperitas oculorum (s. oben).

Die medizinischen Fachautoren verwenden den Ausdruck *crassitudo palpebrarum* nicht. Zwar ist *crassitudo* in der Fachliteratur belegt (Cels. 31mal, Plin. *nat.* 20–32 46mal, Scrib. Larg. 1mal),[387] jedoch gebrauchen die Fachautoren das Wort vor allem, um zu beschreiben, welche Konsistenz eine Substanz haben soll, damit sie für die Behandlung geeignet ist,[388] um anzugeben, wie stark Umschläge und weitere für eine Behandlung nötige Materialien sein sollen[389] oder wenn sie Pflanzen beschreiben.[390] Nur selten verwenden die Fachautoren *crassitudo* mit Bezug auf den menschlichen Körper, vgl. z. B. Cels. 7,7,4a *si inveteravit* (*unguis*, i. e. *membranula nervosa oriens ab angulo* (sc. *oculi*)) *iamque ei crassitudo quoque accessit, excidi debet* oder Plin. *nat.* 32,98 *lavantur quoque plumbi modo ad genarum crassitudines* (…).

Das von Seneca d. J. erwähnte Symptom wird 1mal auch in der Fachliteratur angesprochen und dabei mit dem Ausdruck *crassae palpebrae* bezeichnet, vgl. Cels. 6,6,27a *in hoc genere valetudinis quidam crassas durasque palpebras et ficulneo folio et asperato specillo et interdum scalpello eradunt*. Anders als Seneca blickt Celsus genauer auf die Merkmale und die Behandlung des Symptoms, denn er beschreibt es ausführlicher (*palpebrae crassae duraeque*) und gibt verschiedene Behandlungsschritte und -mittel an; dabei schildert Celsus den Vorgang konkret (*eradere scalpello* etc.), während Seneca hier mit *tenuare* allgemein bleibt.[391]

Dennoch entsteht der Eindruck, Seneca spiele, indem er den Ausdruck *crassitudo* wählt, auf die fachliche Kommunikation von Medizinern an. Dabei geht er geschickt vor, denn einerseits wählt er ein u. a. durch die Endung -*tudo* mit der Fachkommunikation assoziiertes Wort, das andererseits aber im Kern auch Laien verständlich sein dürfte.[392] Ein weiteres hier vorliegendes Merkmal fachlichen Austauschs ist die Kompositi-

387 Vgl. z. B. Cels. 4,1,5; 5,28,3; 5,18,4; 5,18,26; 6,5,2; 6,6,1h; 6,6,15b; 7,7,4a; 7,26,3c; 8,1,20; 8,15,3; Plin. *nat.* 20,13; 20,255; 21,122; 22,25; 22,47; 22,48; 23,74; 23,75; 23,109; 24,91; 24,118; 24,125; 25,18; 25,71; 25,95; 26,58; 26,61; 26,62; 27,47; 27,71; 27,98; 28,187; 28,214; 29,43; 29,115; 29,116; 31,57; 32,29; 32,60; 32,98; Scrib. Larg. 30. Zu Bildungen auf -*tudo* vgl. Kap. III. B. (a), S. 428ff.

388 Vgl. z. B. *crassitudo mellis* (Cels. z. B. 5,25,17; 6,10,2; Plin. *nat.* z. B. 21,122; 22,25)

389 Vgl. *cerati crassitudo* (Cels. z. B. 5,18,4; 6,7,1f), *malagmatis crassitudo* (Cels. 5,18,19), *emplastri crassitudo* (Cels. 5,26,36b) sowie Cels. 8,15,3 *necessaria est spatula lignea, et quae crassitudinem duorum digitorum habet.*

390 Vgl. z. B. *radix digitali crassitudine* (Plin. *nat.* 22,48; 25,120; 26,82; 27,105).

391 Vgl. auch Migliorini (1997), 68–9 sowie Courtil (2015), 281–4.

392 Vgl. Kap. III. B. (a), S. 428ff.

on des Begriffs anhand eines Substantivs und eines Genitivattributs, vgl. z. B. auch *contractio nervorum* oder *difficultas urinae*.[393]

lippire. Das Verb gebrauchen von den Briefautoren Cicero und Seneca d. J. je 1mal, vgl. Cic. *Att.* 7,14,1 *A. d. vi Kal. Febr. Capuam Calibus proficiscens, cum leviter lippirem, has litteras dedi* und Sen. *epist.* 117,8 *si iustitia bonum est, et iustum esse; si turpitudo malum est, et turpem esse malum est, tam mehercules quam si lippitudo malum est, lippire quoque malum est.*

In der medizinischen Fachliteratur ist *lippire* ebenfalls attestiert (Cels. 5mal, Plin. *nat.* 20–32 7mal, Scrib. Larg. 1mal) und hat hier die meisten Belege überhaupt in der lateinischen Literatur (PHI-Corpus).[394] Sowohl die Brief- als auch die Fachautoren verwenden das Verb in der Bedeutung ‚tränende, triefende Augen haben', vgl. dazu *lippitudo* (s. unten). Wie Cicero beschreiben auch die Fachautoren die Verbalhandlung mithilfe von Adverbien näher, vgl. *leviter lippire* (Cic. *Att.* 7,14,1) mit *omnino lippire* (Plin. *nat.* 28,94) und *diutius lippire* (Scrib. Larg. 135).

Anders als die Briefautoren verwenden die Fachautoren das vom Verb gebildete Partizip häufig in substantivierter Form (*lippiens*), um den von der *lippitudo* betroffenen Patienten zu bezeichnen, vgl. z. B. Cels. 6,6,17 *cumque omnibus lippientibus vitandi cibi qui extenuant, tum praecipue, quibus tenuis umor diu fertur*.[395] Dabei scheinen sie *lippiens* dem gleichbedeutenden Adjektiv *lippus* (S. 141) vorzuziehen, möglicherweise empfanden sie dieses als umgangssprachlich (s. d.).

lippitudo. Der Begriff ist 6mal bei Cicero und 1mal bei Seneca d. J. belegt, vgl. z. B. Cic. *Att.* 7,13a,3 *si scriberem ipse, longior epistula fuisset, sed dictavi propter lippitudinem* oder *ad Q. fr.* 2,2,1 *non occupatione, qua eram sane impeditus, sed parvula lippitudine adductus sum ut dictarem hanc epistulam et non, ut ad te soleo, ipse scriberem* und Sen. *epist.* 117,8 (oben zitiert).[396] *lippitudo* bezeichnet eine Krankheit, bei der die Augen entzündet sind und stark tränen.[397] Dieses Augenleiden ist in der Antike offensichtlich eine verbreitete Krankheit gewesen, denn sie wird schon früh (vgl. Pl. z. B. *mil.* 292; *poen.* 394 und Lucil. 5,195) vor allem in Komödien und in satirischen Texten erwähnt. So finden sich die meisten Belege für *lippitudo, lippus* und *lippire* außerhalb der medizinischen Fachliteratur bei Lucilius (1mal), in Plautus' Komödien (7mal), in

393 Vgl. Langslow (2000a), 224–6 sowie *nervorum contractio* (S. 198) und *urinae difficultas* (S. 194).

394 Vgl. Cels. 1,9,5; 2,8,14; 6,6,1g; 6,6,17; 7,7,1b; Plin. *nat.* 27,105; 28,44; 28,94; 28,170; 28,172; 29,128; 31,115; Scrib. Larg. 135. Darüber hinaus gebrauchen es nur noch Plautus (*Curc.* 318) und Porphyrius (*Hor. comm.* 1,3,25).

395 Vgl. weiterhin Cels. 1,9,5; 2,8,14; 6,6,1g; 7,7,1b; Plin. *nat.* 28,103; Scrib. Larg. 135.

396 Vgl. ferner Cic. *Att.* 8,12,1; 8,13,1; 10,14,1; 10,17,2.

397 Vgl. Orth (1925), 75 (‚Triefen der Augen'), ebenso Pschyrembel s. v. Lippitudo, 889. Kind (1926), 723,50–5, versteht darunter eine allgemeine Bezeichnung für ‚Augenkrankheit', ebenso Esser (1930), 69 und Nutton (1999), 255–6. Wöhrle (2010), 171 übersetzt „rezidivierende Bindehautentzündung" und Courtil (2015), 207 „inflammation des yeux", „ophtalmie" (vgl. auch ebd., 281–4). Zu Substantiven auf *-tudo* vgl. Kap. III. B. (a), S. 428ff.

den *sermones* des Horaz (5mal), in Persius' Satiren (3mal), bei Petron (4mal), Iuvenal (1mal) und Martial (7mal). Zum Topos der Satire wäre die Krankheit nicht avanciert, wäre sie kaum verbreitet gewesen.[398]

Von den medizinischen Fachautoren gebrauchen Celsus (20mal) und Plinius d. Ä. (*nat.* 20–32 20mal) *lippitudo*.[399] Celsus unterscheidet verschiedene Arten der Krankheit, je nachdem, wie stark die Augen tränen, wie viel Schleim aus ihnen hervortritt und wie sehr sie geschwollen sind, vgl. Cels. 6,6,1a *nam si simul et lacrima et tumor et crassa pituita <coeperint, si ea pituita> lacrimae mixta est, si ea lacrima calida <non> est, pituita vero alba et mollis, tumor non durus, longae valetudinis metus non est* etc.[400] Das Phänomen, dass die Krankheit bisweilen ohne Tränenfluss abläuft, kennen sowohl Cicero als auch die Fachautoren, vgl. Cic. *Att.* 10,14,1 *sine ulla lacrima est* (sc. *lippitudo*) mit den Ausdrücken *arida lippitudo* (Cels. 2,1,14; 2,1,16; 6,6,29; 6,6,31c) und *sicca lippitudo* (Plin. *nat.* 20,103; 28,169).[401] Während Cicero diese Ausprägung der *lippitudo* umschreibt, verwenden die Fachautoren feste Verbindungen, die daher terminologisch erscheinen.

Weitere Unterschiede zwischen beiden Autorengruppen lassen sich anhand der weiteren Wortverbindungen beobachten: Während Cicero die Krankheit mit wertenden Attributen (vgl. *Att.* 8,12,1 *molesta*; 10,14,1 *odiosa*; 10,17,2 *perodiosa*[402] sowie *ad Q. fr.* 2,2,1 *parvula*) beschreibt, gebrauchen die Fachautoren sachliche Erläuterungen wie *adsidua* (Cels. 1,5,1), *gravis* (Cels. 6,6,1m), *arida* oder *sicca* (vgl. oben). Daran wird der Unterschied zwischen alltäglichem und fachlichem Gebrauch des Begriffs erkennbar, der, wie oben bereits dargelegt wurde, nicht nur ein medizinischer Terminus, sondern ein allgemeines Wort war.

lippus, -a, -um. Das Adjektiv ist im Briefcorpus nur bei Plinius d. J. (1mal) belegt, vgl. *epist.* 7,21,4 *gallinam ut a te missam libenter accepi; quam satis acribus oculis, quamquam adhuc lippus, pinguissimam vidi*. In Analogie zu lippitudo (s. oben) bedeutet *lippus* ‚mit tränenden, triefenden Augen'.

In der medizinischen Fachliteratur ist *lippus* ebenfalls nur 1mal attestiert, vgl. Plin. *nat.* 28,130 *lactis usus alias contrarius capitis doloribus, (...) gravedini, tussientibus, lippis*.[403] Offensichtlich empfanden die Fachautoren das Adjektiv als umgangssprachlich und vermieden es, denn häufiger verwenden sie das von lippire (S. 140) gebildete Partizip *lippiens* in vergleichbarer Weise (Cels. 5mal, Plin. *nat.* 1mal, Scrib.

398 Daher vermieden die Fachautoren vermutlich aus sprachlichen Gründen das Adjektiv *lippus* und gaben dem Partizip *lippiens* den Vorzug, vgl. lippus (s. unten) und lippire (s. oben).

399 Vgl. Cels. z. B. 1 pr. 30; 1,5,1; 2,1,6; 2,1,12; 2,1,13; 5,25,3a; 6,6,1a; 6,6,1b; 6,6,1m; 7,7,15a; 7,7,15d; Plin. *nat.* z. B. 20,103; 23,160; 25,143; 25,145; 28,37; 28,42; 28,56; 29,39; 29,128; 29,130; 31,125; 32,74 (2mal).

400 In den folgenden Passus (bis 6,6,1d) schildert Celsus weitere Arten der Krankheit.

401 Dazu und ausführlich zu *lippitudo* in Ciceros Briefen siehe Esser (1930).

402 Ciceros Bildungen mit *per-* sind bisweilen alltagssprachlich, vgl. dazu (per)imbecillus (S. 76 mit Anm. 155).

403 Vgl. ferner Plin. *nat.* 18,330 *[nec contra septentrionem paveris supra dictum] clud<u>ntur ita lippiuntque ab adflatu et alvo cita pereunt* (sc. *pecudes*).

Larg. 1mal). Gleichwohl ist *lippiens* mit insgesamt sieben Belegen in der Fachliteratur ein verhältnismäßig seltenes Wort.[404] Darüber hinaus ist *lippire* nur vier weitere Male im PHI-Corpus attestiert. Dagegen wird *lippus* mit insgesamt 27 Belegen (bei Lucil., Pl., Hor., Pers., Petron., Iuv. und Mart.) häufiger in nicht-fachlicher als in fachlicher Literatur (1mal nur bei Plin. *nat.*) verwendet.

Bezüglich der Bedeutung von *lippus* (‚mit stark tränenden Augen') dürften Plinius d. J. und Plinius d. Ä. übereinstimmen; zwar teilen sie keine Einzelheiten darüber mit, jedoch war die *lippitudo* in der Antike eine verbreitete Krankheit und der Begriff nicht nur Medizinern geläufig.

Anders als Plinius d. J., der *lippus* adjektivisch gebraucht und auf sich selbst bezieht, verwendet Plinius d. Ä. das Adjektiv substantivisch, um den von der *lippitudo* betroffenen Patienten zu bezeichnen. Überdies – und das ist charakteristisch für seine bisweilen sehr komprimierte Ausdrucksweise – zählt er die Krankheiten (*gravedo*) oder Krankheitssymptome (*dolores capitis*), in deren Fall ein Mittel hilft (*usus lactis*), in einem Fort mit den (in der Regel substantivierten) Ausdrücken für die von anderen Krankheiten Betroffenen (*tussientes, lippi*) auf. Dadurch erscheinen je nach Perspektive die Krankheiten bzw. deren Symptome metonymisch als die davon Betroffenen („*gravedo*-Patient") oder umgekehrt, die Betroffenen als Krankheiten oder Krankheitssymptome (*lippus* i. S. v. *lippitudo*).

suffusio. Von den Briefautoren gebraucht nur Seneca d. J. diesen Ausdruck (3mal), vgl. *epist.* 85,5 *quomodo oculos maior et perfecta suffusio excaecat, sic modica turbat*; 94,19 *deinde cuius curata suffusio est, is non protinus cum visum recepit aliis quoque potest reddere (…) quamquam oculis quoque aegros medicus non tantum curat sed etiam monet* und *epist.* 95,16 *inde suffusio luridae bilis et decolor vultus* (…). Die Grundbedeutung von *suffusio* ist ‚Unterlaufen-Sein'. Seneca d. J. bezieht das Wort auf die Augen (*epist.* 85,5; 94,19) – hier bezeichnet es möglicherweise den ‚grauen Star' (dazu im Folgenden)[405] – und auf die *bilis* genannte Gallenflüssigkeit (vgl. *epist.* 95,16), wobei Seneca damit keine Beschwerden der Augen anspricht, sondern auf die Gelbsucht anspielt: Menschen, die maßlos und durcheinander essen und Alkohol trinken, wären u. a. unterlaufen von fahler Gallenflüssigkeit, so dass sie eine fahle Farbe annähmen (vgl. ibid. *decolor vultus*) und ungesund, wie an Gelbsucht Erkrankte aussähen.[406]

Auch in der medizinischen Fachliteratur ist *suffusio* belegt (Cels. 7mal, Plin. *nat.* 20–32 20mal, Scrib. Larg. 1mal).[407] Wie Seneca d. J. verwenden auch die Fachautoren

404 Vgl. Pl. *Curc.* 318; Cic. *Att.* 7,14,1; Sen. *epist.* 117,8; Porph. *Hor. comm.* 1,3,25.

405 Zur *suffusio oculorum* siehe Migliorini (1997), 64–6.

406 Vgl. TLL s. v. *bilis*, 1987,77; Migliorini (1997), 45–7 sowie Courtil (2015), 191, 206, 281–4; zu Senecas Umgang mit der Terminologie siehe Kap. III. Anhang; zu *bilis* vgl. auch χολὴν ἄκρατον *eicere* (S. 221).

407 Vgl. Cels. 6,6,35; 7,7,13a; 7,7,14a (2mal); 7,7,14b; 7,7,14d; 7,7,14e; Plin. *nat.* z. B. 21,139; 21,147; 22,104; 25,158; 28,7; 28,94; 28,108; 29,117; 29,118; 29,119; 31,100; 32,33; 32,38; 32,70; Scrib. Larg. ind. 53; 38. Zu Bildungen auf *-sio* in medizinischer Literatur vgl. Kap. III. B. (a), S. 428ff.

das Wort mit Bezug auf die Augen, jedoch unterscheiden sie sich untereinander im Gebrauch des Wortes: Celsus benutzt *suffusio* stets im Singular und ohne Ergänzung. Er versteht darunter das griechische ὑπόχυσις (‚Star, Linsentrübung'), vgl. Cels. 6,6,35 *suffusio quoque, quam Graeci hypochysin nominant, interdum oculi potentiae, qua cernit, se opponit.*[408] Aus seinen Ausführungen zur Chirurgie geht weiterhin hervor, dass er mit *suffusio* vermutlich den ‚grauen Star' bezeichnet.[409] Scribonius Largus setzt *suffusiones oculorum* dagegen mit ὑποχύματα gleich, vgl. Scrib. Larg. 38 *hygra, ad suffusiones oculorum, quas Graeci hypochymata dicunt, medicamentum liquidum*. Vermutlich begreift er damit dasselbe wie Celsus.[410] Plinius d. Ä. schließlich gebraucht *suffusio* fast immer im Plural; zwar fügt er oft die Ergänzung *oculorum* an (9mal),[411] jedoch betreffen *suffusiones* auch ohne Ergänzung (10mal) die Augen.[412] Lediglich 1mal bezieht er das Wort nicht auf die Augen, sondern auf die Galle (*fel*), vgl. Plin. *nat.* 22,104 *praecipuae utilitatis* (sc. *laser*) (…) *in tussi, uva; fellis veteri suffusion<i>, hydropicis, raucitatibus.*[413] Darin ähnelt sich sein Gebrauch des Wortes inhaltlich mit demjenigen Senecas d. J., der *bilis* ergänzt. Jedoch ist keiner dieser Belegstellen zu entnehmen, was Plinius d. Ä. im Einzelnen unter *suffusio*(*nes*) versteht. Vermutlich begreift er zwei verschiedene Arten von Augenkrankheiten, *suffusio* (‚grauer Star') und *glaucoma* (‚grüner Star'), als dasselbe Leiden.[414]

Mit Blick auf die Semantik lassen sich einige konkrete Übereinstimmungen zwischen Seneca d. J. und den Fachautoren im Gebrauch von *suffusio* feststellen: Senecas Äußerungen ist zu entnehmen, dass es verschiedene Arten des Leidens gibt (vgl. *epist.* 85,5 *maior et perfecta, modica*), die zu Irritationen oder zum Erblinden führen können (vgl. ebd. *turbat, excaecat*); zudem ist es heilbar (vgl. *epist.* 94,19 *curata suffusio*). Wie Seneca kennt auch Celsus verschiedene Ausprägungen der *suffusio*, von denen einige heilbar sind, vgl. Cels. 7,7,14a–b *vitiique eius plures species sunt; quaedam sanabiles, quae<dam quae> curationem <non> admittunt. nam si exigua suffusio est, si immobi-*

---

408 Siehe dazu auch Grmek (1991b), 200. In der überlieferten griechischen Literatur (TLG-Corpus) ist ὑπόχυσις erst seit Galen attestiert.

409 Vgl. Cels. 7,7,13; 7,7,14a–f sowie Anke (1873b), 592 und Langslow (2000a), 234 mit Anm. 79.

410 Jedoch gehen die Begriffe durcheinander: Den Terminus ὑπόχυσις, den Celsus als griechische Entsprechung für *suffusio* nennt, kennt Scribonius Largus ebenso, erklärt ihn aber mit collectio (S. 175), vgl. 206 *parotidas initia habentes discutit, suppuratas iungit, si quis emissarium collectionis apto loco, id est infra sinum, ubi collectio est, fecerit, quod hypochysim Graeci dicunt.*

411 Vgl. Plin. *nat.* 21,139; 21,147; 28,7; 29,117; 29,119; 29,123 (2mal); 31,100; 32,33.

412 Vgl. Pin. *nat.* 25,158; 28,95; 28,108; 28,110; 28,117; 28,167; 29,119; 29,122; 32,38; 32,70. Hier geht jeweils aus dem Kontext hervor, dass *suffusio* die Augen betrifft; eine Ergänzung ist also nicht notwendig.

413 Darüber hinaus verwendet Plinius d. Ä. die Ausdrücke *suffusus felle* (*nat.* 21,135; 22,65 (*subfusus felle*); 22,71; 31,119) und *subfusus bile* (*nat.* 22,49; 22,54). Möglicherweise bezeichneten sie ‚Gelbsucht' (vgl. Georges s. v. *bilis* Bd. 1,829; OLD s. v. *bilis* 1); jedoch figurieren sie bei keinem der Fachautoren zusammen mit den weiteren Begriffen für die Gelbsucht ((*morbus*) *arquatus, aurugo, cholera* oder *ictericus*).

414 Darauf deutet das Nebeneinander beider Termini in seiner Schrift hin, vgl. *nat.* 28,95; 28,117; 29,117; 32,33 sowie außerhalb der „medizinischen" Bücher: 34,114; vgl. dazu auch Anke (1873b), 592.

lis (…) spes superest. si magna est, si nigra pars oculi (…) vix umquam succurritur. (b) *fere vero peior est, quo<m> ex graviore morbo, maioribus capitis doloribus vel ictu vehementiore orta est. neque idonea curation<i> senilis aetas est (…) at ne puerilis quidem, sed inter haec media*. Vom Erblinden spricht er jedoch nicht.

Gemeinsame Wortverbindungen mit *suffusio* sind nicht belegt; Parallelen lassen sich jedoch anhand der Junkturen *maior suffusio* (Sen. *epist.* 85,5) und *magna suffusio* (Cels. 7,7,14a) erkennen.

Die Ausdrücke, mit denen die Briefautoren Augenerkrankungen thematisieren, sind bis auf *asperitas oculorum* und *crassitudo palpebrarum* auch in der medizinischen Fachliteratur attestiert (vgl. Tabelle 11).

Tabelle 11: Häufigkeiten der hier besprochenen Ausdrücke bei den einzelnen Autoren

Ausdruck	Cicero	Sen. d. J.	Plin. d. J.	Celsus	Plin. d. Ä.	Scrib. Larg.
asperitas oculorum	-	1	-	-	-	-
crassitudo palpebrarum	-	1	-	-	-	-
lippire	1	1	-	5	7	1
lippitudo	6	1	-	20	20	-
lippus, -a, -um	-	-	1	-	1	-
suffusio	-	3	-	7	20	1

Die gemeinsamen Ausdrücke *lippire, lippitudo, lippus, suffusio* figurieren dabei in übereinstimmenden Bedeutungen. *lippitudo* und *lippire* sind nicht ausschließlich medizinische Termini, sondern auch in der Gemeinsprache verbreitet; dagegen ist *lippus* vor allem gemeinsprachlich. Gemeinsame Wortverbindungen mit den hier untersuchten Ausdrücken liegen nicht vor.

Die Unterschiede zwischen beiden Autorengruppen betreffen nicht nur die Lexik, sondern auch die Semantik und die Syntax und lassen sich auf pragmatische Überlegungen zurückführen.

So ziehen die Fachautoren vermutlich terminologische Wortformen solchen vor, die allgemein gebräuchlich sind (*aspritudo* gegenüber *asperitas oculorum*), verwenden sachlichere Attribute als die Briefautoren (z. B. *sicca lippitudo* gegenüber *molesta lippitudo* bei Cicero) und gebrauchen *lippiens* substantivisch, um auf prägnante Weise den *lippitudo*-Patienten zu bezeichnen.

Atem(wegs)probleme

Beschwerden beim Atmen thematisieren die Briefautoren nur in zwei Passagen. Dabei gebraucht Seneca d. J. den Begriff *suspirium*, und Plinius d. J. gebraucht den Ausdruck *stomachus clausus* im Zusammenhang mit Atemproblemen.

stomachus clausus. Die Formulierung verwendet Plinius d. J. (1mal) in einem Brief, in dem er über den Tod seines Onkels Plinius d. Ä. berichtet, vgl. *epist.* 6,16,19 *innitens servolis duobus adsurrexit et statim concidit, ut ego colligo, crassiore caligine spiritu obstructo, clausoque stomacho qui illi natura invalidus et angustus et frequenter aestuans erat.* Dabei bezieht Plinius *stomachus* auf den Atmungsapparat, denn er berichtet, dass ziemlich dichter Qualm (*crassior caligo*) seinem Onkel das Atmen verwehrt (*spiritus obstructus*) und zum Verschluss (*clausus*) des *stomachus* geführt habe. Dieser sei bei ihm ohnehin ‚von Natur aus schwach und eng und regelmäßig entzündet' gewesen.[415] Offensichtlich dient *stomachus* Plinius d. J. zur Bezeichnung der Luftröhre.[416] Darauf verweist auch eine Passage bei Celsus, in der dieser einen Teil der menschlichen Anatomie des Rachens bis zum Magen beschreibt, vgl. Cels. 4,1,2–3 *at in ipsis cervicibus glandulae positae sunt, quae interdum cum dolore intumescunt.* (3) *deinde duo itinera incipiunt: alterum asperam arteriam nominant, alterum stomachum. arteria exterior ad pulmonem, stomachus interior ad ventriculum fertur; illa spiritum, hic cibum recipit.* Daraus ergibt sich die Vermutung, Plinius habe die Speiseröhre (von Celsus hier mit *stomachus* bezeichnet)[417] und die Luftröhre (*aspera arteria* bei Celsus) miteinander verwechselt. Dies könnte den ungewöhnlichen Bezug von *stomachus* auf die Atmung erklären.

Die Fachautoren bezeichnen mit *stomachus* also nie den Atemapparat, sondern den Magen einschließlich der Speiseröhre.[418] In derselben Passage erklärt Celsus, dass Speise- und Luftröhre im Hals unterhalb der Zunge zusammenkommen und dass die Zunge dafür sorgt, dass Atemluft und Nahrung in die jeweils richtige Röhre gelangen; dabei gebraucht er wie Plinius d. J. das Verb *claudere*, um auszudrücken, dass die Luftröhre (*arteria*) verschlossen wird, vgl. Cels. 4,1,3 *quae, cum spiramus, attollitur, cum cibum potionemque adsumimus, arteriam claudit.* Vermutlich ist dies ein weiterer Hinweis dafür, dass Plinius d. J. mit *stomachus* die Luftröhre meint, dabei jedoch die Begriffe verwechselt.

---

415 Vgl. dagegen stomachus aestuans (S. 211) bei Sen. *epist.* 95,21.

416 Vgl. z. B. die Übersetzung von Radice, Bd. 1,433: „(…) dense fumes choked his breathing by blocking his windpipe (…)." Anders fasst es Sherwin-White ad loc., 374, auf. Er verweist auf Plin. *epist.* 6,16,13 *tum se quieti dedit et quievit verissimo quidem somno; nam meatus animae, qui illi propter amplitudinem corporis gravior et sonantior erat, ab iis qui limini obversabantur audiebatur* und sieht darin den Beweis dafür, dass der ältere Plinius an Asthma gelitten habe. Demzufolge bezeichne *stomachus* hier ‚Lunge' und nicht ‚Luftröhre': „The lungs, not windpipe, were troubled." Allerdings muss Schnarchen nicht zwingend ein Symptom eines Asthmaleidens sein, sondern kann auch andere Gründe haben.

417 Vgl. LSJ s. v. στόμαχος 1 und 3.

418 Vgl. dazu Anke (1873b), 580–1.

Plinius d. J. und Celsus gebrauchen also unterschiedliche Begriffe zur Bezeichnung derselben Sache.

suspirium. Das Wort ist im Briefcorpus nur bei Seneca d. J. belegt (3mal, dav. 1mal[NR]), vgl. *epist.* 54,1 *uni tamen morbo quasi adsignatus sum, quem quare Graeco nomine appellem nescio; satis enim apte dici suspirium potest* und *epist.* 54,6 *deinde paulatim suspirium illud, quod esse iam anhelitus coeperat, intervalla maiora fecit et retardatum est.*[419] Seneca spricht in diesem Brief (*epist.* 54) von einer Krankheit, der er ausgeliefert sei und von der er nicht wisse, wie ihr griechischer Name lautet; er fügt hinzu, dass *suspirium* (‚Atemnot, Keuchen, Beklemmung in der Brust') eine passende Bezeichnung dafür sei. Den griechischen Begriff scheint er vermeiden zu wollen.[420] Zwar kenne er den griechischen Namen der Krankheit nicht, offensichtlich weiß er aber, dass das Griechische einen Begriff dafür hat, die griechische Medizin das Leiden also thematisiert.[421] Daraufhin beschreibt Seneca den Beginn eines Anfalls (*epist.* 54,1 *brevis autem valde et procellae similis est impetus*), nennt seine Dauer (ebd. *intra horam fere desinit*) und schildert, wie er ausgeht (*epist.* 54,6 (eingangs zitiert)). Außer mit dem Ausdruck *anhelitus* (‚schweres Atmen', *epist.* 54,6) umschreibt er das Symptom, schwer zu atmen, mit *suffocatio* (‚Ersticken'), vgl. *epist.* 54,3 *ego vero et in ipsa suffocatione non desii cogitationibus laetis ac fortibus adquiescere*. Er fügt hinzu (*epist.* 54,2): *itaque medici hanc ‚meditationem mortis' vocant.*

Was er über die Anfälle der Krankheit schreibt, passt zu den Symptomen des Asthmas;[422] zudem stammt dieser Begriff aus dem Griechischen und ist ab dem 1. Jh. n. Chr. vereinzelt auch in lateinischen Schriften belegt (Cels. 1mal, Plin. d. Ä. 2mal).[423] Allerdings zeigt sich gerade im Ausdruck *meditatio mortis* (‚Vorbereitung auf den Tod, Einübung zu sterben'), dass das eigentliche Anliegen, das Seneca d. J. mit dieser Thematik verfolgt, ein philosophisches ist: Er möchte über das Sterben sprechen, das er mit dem Kranksein und offensichtlich speziell mit einer Krankheit wie dem Asthma verbindet, vgl. *epist.* 54,2 *aliud enim quidquid est aegrotare est, hoc animam egerere.*[424]

419 Ohne Bezug zur Medizin figuriert *suspirium* in Sen. *epist.* 90,41[NR] (‚Seufzen').

420 Das passt zu Senecas Umgang mit griechischen Wörtern: Vergleichsweise wenige medizinische Begriffe, die er in den Briefen gebraucht, stammen aus dem Griechischen, vgl. *cheragra, podagra* und *podagricus, nausea* und Verwandtes, *stomach(ic)us, phthisis*. Dass Seneca griechische Wörter vermeidet, hat auch Costa (1992) ad loc., 170 beobachtet, vgl. ferner Berno (2006), 120, 122–3.

421 Costa (1992) ad loc., 170, zufolge lehnt Seneca es hier ab, seine Gelehrsamkeit zu zeigen; daher sieht er davon ab, den griechischen Terminus ἄσθμα zu verwenden.

422 Vgl. Courtil (2015), 192–6, 259–61; Migliorini (1997), 60–1; Gourevitch (1984), 115–6, Berno (2006), 122–3, Costa (1992), 170. Vgl. auch den älteren Aufsatz von Marx (1872), der sich einer Diagnose des beschriebenen Leidens widmet und zu dem Schluss kommt, Seneca habe an Angina Pectoris gelitten, und ausführlich darauf eingeht.

423 Vgl. DGE s. v. ἄσθμα I 2 und LSJ s. v. ἄσθμα II. Für die Belege bei Celsus und Plinius d. Ä. siehe im Folgenden, mit Anm. 427.

424 Vgl. Courtil (2012), 88–9; Berno (2006), 120, 128–30 und siehe auch Helzle (1988) sowie Pisi (1981).

suspirium wird ebenfalls von den medizinischen Fachautoren gebraucht (Plin. *nat.* 20–32 12mal, Scrib. Larg. 7mal), vgl. z. B. Plin. *nat.* 24,21 *per se bibitur ad tussim veterem, suspiria, rupta, convulsa, inponitur ischiadicis* (…) oder Scrib. Larg. 100 *facit bene haec compositio ad suspirium et ad vocis abscisionem et subitas praefocationes ex qualibet causa ortas* (…).[425] Zwar erklären Plinius d. Ä. und Scribonius Largus den Sachverhalt nicht, vermutlich verwenden sie das Wort jedoch wie Seneca d. J. im Sinne von ‚Atemnot, Keuchen', denn beide Autoren erwähnen *suspirium* mehrfach zusammen mit *tussis*, wenn ein Mittel oder eine Maßnahme gegen beide Symptome hilft.[426]

Umgekehrt sprechen die Fachautoren in nur drei Passagen vom Asthma, vgl. Cels. 4,8,1 *omne in difficultate spirandi consistit; sed haec dum modica est neque ex toto strangulat.* δύσπνοια *appellatur; cum vehementior est, ut spirare aeger sine sono et anhelatione non possit,* ἆσθμα: *<at> cum accessit id quoque, <quod aegre> nisi recta cervice spiritus trahitur,* ὀρθόπνοια; Plin. *nat.* 25,82 *invenere* (…) *eam* (sc. *herbam*), *quae Scythice vocatur* (…) *praedulcem alias utilissimamque ad ea, quae as<th>mata vocant* und 26,34 *cissanthemos ad orthopnoeas bibitur, item hysopum et asthmaticis*.[427] Den Begriff *suspirium* verwenden sie nicht in diesem Zusammenhang, jedoch merkt Celsus an, dass ein leichter Husten (*tussicula* in Cels. 4,8,2) zum Asthma hinzutreten kann. Außerdem gebraucht er das Wort *anhelatio* in seiner Beschreibung des Asthmas, das ein Synonym zu *anhelitus* bei Seneca d. J. (*epist.* 54,6) darstellt.[428] Dies bestärkt die Annahme, dass Seneca vom Asthma spricht.

Anders als Seneca d. J. erwähnen die Fachautoren *suffocatio* jedoch nicht im Zusammenhang mit *suspirium, asthma, anhelatio* oder *anhelitus*. Als philosophischer Begriff ist zudem die Formulierung *meditatio mortis* erwartungsgemäß nicht in der Fachliteratur belegt.[429]

Seneca d. J. und die Fachautoren unterscheiden sich also im Umgang mit dem Begriff *suspirium* voneinander: Während Seneca damit ‚Asthma' bezeichnet, erwähnen

---

425 Vgl. weiterhin Plin. *nat.* 20,101; 20,128; 20,136; 20,157; 23,152; 24,152; 26,36; 26,41; 27,130; 29,80; 30,48; Scrib. Larg. ind. 96; 76t; 76; 78; 79; 87t; 89; 93; 120.

426 Vgl. Plin. *nat.* 20,101; 20,128; 20,136; 23,152; 24,21; 26,36; Scrib. Larg. 87t; 87; 120. Außerdem figuriert *tussis* neben *suspiriosus* (‚derjenige, der Atemnot hat'), vgl. Plin. *nat.* 21,133; 24,40; 24,145; 31,121.
Erst spätere medizinische Fachautoren wie Caelius Aurelianus und Cassius Felix bringen *suspirium* explizit mit dem Asthma in Verbindung, vgl. Berno (2006), 123.

427 Der zitierten Stelle aus *de medicina* folgen Beschreibungen der Symptome sowie Behandlungshinweise (Cels. 4,8,2–4). Darüber hinaus geht Celsus nicht weiter auf das Asthma ein und legt, anders als es sonst üblich ist, keinen lateinischen Ausdruck dafür fest, um im Fortgang seiner Ausführungen sich wieder auf den Sachverhalt zu beziehen. Plinius d. Ä. erwähnt das Asthma lediglich, geht also nicht auf seine Symptome ein.

428 Der Unterschied zwischen *anhelitus* und *anhelatio* scheint vor allem im Sprachregister zu liegen: Während *anhelatio* nur in Fachtexten (bei Cels. 1mal, Plin. *nat.* 3mal) gebraucht wird, ist *anhelitus* in verschiedenen Textgattungen wie z. B. Komödie (Pl. 5mal), Reden (Cic. 3mal), Epos (Verg. 3mal, Ov. 4mal) oder Geschichtsschreibung (Val. Max. 3mal, Tac. 1mal), aber auch in fachlicher Literatur (Plin. *nat.* 7mal, Mela 1mal) belegt; zu Bildungen auf *-tio* und *-tus* in medizinischer Literatur vgl. Kap. III. B. (a), S. 428ff.

429 Vgl. Gourevitch (1984), 115, Anm. 86.

die Fachautoren es als ein Symptom des Asthmas, bezeichnen die Krankheit selbst jedoch nicht als *suspirium*, sondern als ἄσθμα (Cels.) bzw. *asthma* (Plin. *nat*).[430]

Von beiden hier besprochenen Ausdrücken der Briefautoren wird nur *suspirium* auch von den medizinischen Fachautoren gebraucht, jedoch verwenden es beide Autorengruppen in unterschiedlichen Bedeutungen (vgl. Tabelle 12).

Tabelle 12: Häufigkeiten der hier besprochenen Ausdrücke bei den einzelnen Autoren

Ausdruck	Cicero	Sen. d. J.	Plin. d. J.	Celsus	Plin. d. Ä.	Scrib. Larg.
stomachus clausus	-	-	1	-	-	-
suspirium	-	2 + 1[NR]	-	-	12	7

Blässe

Einige Male thematisiert Seneca d. J. in seinen Briefen Blässe als Anzeichen von gesundheitlichen Problemen oder Krankheiten. Dabei verwendet er die Wörter *decolor vultus, pallere, pallidus, -a, -um* und *pallor*.

decolor vultus. Diese Formulierung gebraucht Seneca d. J. 1mal, vgl. *epist.* 95,16 *inde suffusio luridae bilis et decolor vultus tabesque †in se† putrescentium et retorridi digiti articulis obrigescentibus nervorumque sine sensu iacentium torpor aut palpitatio sine intermissione vibrantium.*[431] Er zeichnet hier ein Bild der Folgen eines Ess- und Trinkverhaltens, das er als maßlos und dekadent darstellt, vgl. *epist.* 95,15 (zitiert auf S. 150); neben anderen gesundheitlichen Folgen bringe eine solche Lebensweise *vultus decolor* mit sich, eine ‚unnatürliche Gesichtsfarbe', vgl. auch den Ausdruck *suffusio luridae bilis,* mit der Seneca dieselbe Begleiterscheinung beschreibt; möglicherweise spielt er damit auf die Gelbsucht an.[432]

In der medizinischen Fachliteratur hat der Ausdruck *vultus decolor* keine Belege. *decolor* ist dort mit zwei Belegen bei Plinius d. Ä. (*nat.* 20–32) sehr selten attestiert, vgl. *nat.* 28,185 *testas et quae decolorem faciunt cutem fimum vituli cum oleo et cummi manu subactum emendat* und 31,61 *nec decolor species aeris argentive, ut multi existimavere, medicaminum argumentum est.*[433] Das Adjektiv figuriert hier i. S. v. ‚entfärbt, verfärbt' und beschreibt die Farbe von Haut (*nat.* 28,185 *cutis*) sowie von Metallen

430 Vgl. Berno (2006), 123.
431 Zur Textkonstitution vgl. Anm. 649, S. 202.
432 Vgl. Migliorini (1997), 45–7; Courtil (2015), 190–1 und siehe Kap. III. Anhang.
433 *decolor* ist mit insgesamt 28 Belegen im PHI-Corpus ein seltenes Wort; vgl. TLL s. v. 198,64–199,56. Wie seine Verteilung vermuten lässt, ist es dichterischer Natur, denn es wird häufiger von Properz, Vergil, Lukan, Statius oder Silius Italicus verwendet.

(*nat.* 31,61 *species aeris argentive*). Im Zusammenhang mit der Gelbsucht verwenden die Fachautoren den Ausdruck also nicht.

Anders als Seneca d. J. verwendet Plinius d. Ä. das Adjektiv mit Bezug auf den Menschen nicht, um allgemein die äußerliche Erscheinung (vgl. *vultus* bei Sen.), sondern konkreter das Aussehen eines Organs bzw. einer Körperpartie (*cutis*) zu beschreiben. In diesem Zusammenhang gebraucht Celsus das damit verwandte Verb *decolorare,* vgl. Cels. 2,8,23 *at ex suppurationibus eae pessimae sunt, quae intus tendunt, sic ut exteriorem quoque cutem decolorent.*

pallere. Das Verb verwendet Seneca d. J. nur 1mal in einem medizinischen Kontext, vgl. *epist.* 122,4 *at istorum corpora qui se tenebris dicaverunt foeda visuntur, quippe suspectior illis quam morbo pallentibus color est: languidi et evanidi albent, et in vivis caro morticina est.*[434] Es ist hier i. S. v. ‚blass, bleich sein' als Anzeichen einer Krankheit (*morbo pallere*) zu verstehen. Welche Krankheit jedoch mit Blässe einhergeht und welche weiteren Symptome auftreten, teilt Seneca nicht mit. Den Vergleich (*suspectior illis color quam morbo pallentibus*) bringt er vor allem deswegen, um die im Vorfeld geübte Kritik an der Lebensweise bestimmter Menschen zu veranschaulichen bzw. ihr Nachdruck zu verleihen, vgl. z. B. *epist.* 122,3 *licet in vino unguentoque tenebras suas exigant, licet epulis et quidem in multa fericula discoctis totum perversae vigiliae tempus educant* (…).

In der medizinischen Fachliteratur ist *pallere* relativ selten attestiert (Cels. 8mal, Plin. *nat.* 20–32 1mal[NR]).[435] Wie Seneca d. J. zieht auch Celsus das Verb zur Beschreibung von Krankheitssymptomen heran, vgl. z. B. Cels. 2,6,3 *si vero in morbo vetere iam triduo talis est, in propinquo mors est, magisque, si praeter haec oculi quoque lumen refugiunt et inlacrimant, quaeque in iis alba esse debent, rubescunt, atque in isdem venulae pallent* (…). Außerdem bezieht Celsus *pallere* wie Seneca auch 1mal auf den menschlichen Körper, vgl. Cels. 3,2,3 *atque in longis quoque morbis etiam tales notas non habentibus scire licet increscere* (sc. *morbum*), *si somnus incertus est* (…) *si percurrit corpus frigus aut calor, si id magis pallet*.

Anders als Seneca d. J. schreibt Celsus dem Symptom nicht eine bestimmte Lebensweise, die beispielsweise von Genusssucht o. Ä. geprägt ist, als Ursache zu. Nicht nur in diesem Sinne äußert er sich sachlicher als Seneca, denn er gebraucht das Verb in der Regel spezifischer und beschreibt damit die Erscheinung einzelner Körperteile (Cels. 2,6,4 *palpebra*), Organe (Cels. 7,2,6 *cutis*; Cels. 5,28,2a *vena*; Cels. 2,6,3 *venula*) und Körperpartien (Cels. 4,7,1 *facies*; Cels. 5,26,31d *locus*). Die Junktur *morbo pallere* hat keine Parallele in der Fachliteratur.

---

434 Die verbleibenden Belegstellen für das Verb im Briefcorpus weisen keinen Bezug zur Medizin auf, vgl. Sen. *epist.* 107,3; 108,29; Plin. *epist.* 1,5,13; 6,2,2; 7,17,13.

435 Vgl. Cels. 2,6,3; 2,6,4; 3,2,3; 4,7,1; 5,26,31d; 5,28,2a; 7,2,6, 7,7,7a; Plin. *nat.* 27,6[NR] (*pallere* ‚aus Furcht oder vor Schreck erbleichen'). Zur Form vgl. Kap. III. B. (b), S. 433ff.

pallidus, -a, -um. Das Adjektiv gebraucht Seneca d. J. nur 1mal mit Bezug auf die Medizin, vgl. *epist.* 27,8 *idem Satellius illum hortari coepit ut luctaretur, hominem aegrum, pallidum, gracilem.*[436] Das Wort steht hier i. S. v. ‚blass, bleich' und beschreibt zusammen mit den weiteren Attributen *aeger* (S. 66) und *gracilis* die körperliche Erscheinung des Calvisius Sabinus (vgl. *epist.* 27,5ff.).

In der medizinischen Fachliteratur ist *pallidus* ebenfalls belegt: 24mal bei Celsus, 10mal bei Plinius d. Ä. (*nat.* 20–32) und 1mal bei Scribonius Largus.[437] Auch die Fachautoren verwenden das Wort i. S. v. ‚blass, bleich' und beschreiben damit den kranken Menschen, vgl. z. B. Cels. 2,7,3 *qui diu habent faciem pallidam et tumidam, aut capite aut visceribus aut alvo laborant.*[438]

Anders als Seneca d. J., der *pallidus* allgemein auf den menschlichen Köper bezieht, gebrauchen die Fachautoren das Adjektiv in der Regel spezifischer und verbinden damit Organe oder Körperteile – vgl. z. B. *pallida bilis* (Plin. *nat.* 28,68), *cutis* (Cels. 1,9,4) oder *facies* (Cels. 2,7,3)[439] – sowie körperliche Substanzen, vgl. z. B. *quod excretum est* (Cels. 2,7,3), *pallida pituita* (Cels. 6,6,1d).[440] Lediglich eine Äußerung bei Scribonius Largus, in der *pallidus* die farbliche Erscheinung des Körpers beschreibt, kommt Senecas Äußerung inhaltlich nahe, vgl. Scrib. Larg. 125 *nam colorem corporis restituit* (sc. *compositio*), *qui propter vitia supra dictarum partium corrumpitur pallidusque conspicitur*. Im Unterschied zu Seneca stellt Scribonius Largus das Adjektiv jedoch als Attribut zu *color* und drückt sich dadurch konkreter aus als Seneca d. J.

pallor. Das Substantiv ist nur 1mal bei Seneca d. J. attestiert, vgl. *epist.* 95,16 *inde pallor et nervorum vino madentium tremor et miserabilior ex cruditatibus quam ex fame macies*. Es bedeutet ‚Blässe' und figuriert neben *tremor nervorum* (S. 200) und *macies* (S. 232) als ein Merkmal oder Anzeichen eines ungesunden körperlichen Zustands. Ursache dessen ist Seneca zufolge der maßlose Konsum von Speisen und alkoholischen Getränken, vgl. *epist.* 95,15 *qui postquam coepit non ad tollendam sed ad inritandam famem quaeri et inventae sunt mille conditurae quibus aviditas excitaretur, quae desiderantibus alimenta erant onera sunt pleni.*[441]

pallor ist einige Male auch in der medizinischen Fachliteratur belegt (Cels. 6mal, Plin. *nat.* 20–32 4mal, dav. 1mal[NR]) und wird hier auch auch i. S. v. ‚Blässe' verwendet,

---

436 Außerhalb eines medizinischen Zusammenhangs figuriert *pallidus* noch in Sen. *epist.* 48,7[NR] und 66,22[NR].

437 Vgl. Cels. z. B. 1,9,4; 2,4,9; 2,6,5; 2,6,6; 4,27,1d (fr. 2); 5,26,8; 5,26,20d; 5,26,20e; 6,6,1d; 7,16,1; 8,4,7; Plin. *nat.* 20,6; 20,14; 21,20; 21,158; 22,92; 26,30; 26,36; 26,162; 27,133; 28,68; Scrib. Larg. 125.

438 Dies betrifft alle Belege des Adjektivs bei Celsus und Scribonius Largus sowie Plin. *nat.* 28,68. Plinius d. Ä. beschreibt dagegen vor allem Pflanzen mit dem Adjektiv, vgl. z. B. Plin. *nat.* 27,133 *cortex eius* (sc. *smyrnii*) *foris niger, intus pallidus* sowie weiterhin *nat.* 20,6; 20,114; 21,20; 21,158; 22,92; 26,30; 26,36; 26,162.

439 Vgl. weiterhin *pallidus digitus* (Cels. 2,6,6) und *pallidum os* (Cels. 8,4,7).

440 Vgl. ferner *pallida sanies* (Cels. 5,26,20d), *urina* (Cels. 4,27,1d (fr. 2)) und *pallidus umor* (Cels. 5,26,31b).

441 Vgl. Kap. III. Anhang.

vgl. z. B. Cels. 1,8,2 *stomachum autem infirmum indicant pallor, macies, praecordiorum dolor, nausea, et nolentium vomitus, ieiuno dolor capitis*.[442] Wie Seneca d. J. schildern also auch die Fachautoren, dass Blässe zusammen mit weiteren Krankheitssymptomen auftritt. Gleichermaßen ist dabei nicht nur die Rede von macies (S. 232), sondern auch von Verdauungsproblemen (vgl. *stomachus infirmus* bei Cels.).

Dass die Ursachen der Magenschwäche und der weiteren Symptome in einem problematischen Umgang mit Speisen und alkoholischen Getränken zu suchen seien, wie Seneca d. J. es darstellt, erwähnen die Fachautoren dagegen nicht.

Zwar werden bis auf *decolor vultus* alle von Seneca d. J. verwendeten Ausdrücke auch von den medizinischen Fachautoren gebraucht, jedoch sind sie selten in der Fachliteratur attestiert (vgl. Tabelle 13).

Tabelle 13: Häufigkeiten der hier besprochenen Ausdrücke bei den einzelnen Autoren

Ausdruck	Cicero	Sen. d. J.	Plin. d. J.	Celsus	Plin. d. Ä.	Scrib. Larg.
decolor vultus	-	1	-	-	(nur *decolor*)	-
pallere	-	1	3[NR]	8	1[NR]	-
pallidus, -a, -um	-	1	-	24	10	1
pallor	-	1	-	6	4, dav. 1[NR]	-

Die Fachautoren verwenden die Wörter *pallere*, *pallidus* und *pallor* jeweils in derselben Bedeutung wie Seneca d. J. und beschreiben damit u. a. ebenfalls die Anzeichen von Krankheiten und Krankheitssymptomen.

Unterschiede lassen sich vor allem hinsichtlich der Ursachen der beschriebenen Krankheitserscheinungen beobachten: Anders als Seneca d. J. betrachten die Fachautoren nicht einen Lebensstil, der – wie Seneca es darstellt – von einem maßlosen Ess- und Trinkverhalten geprägt ist, als Ursachen für die beschriebenen gesundheitlichen Probleme, sondern erkennen verschiedene andere medizinische Zusammenhänge. Die weiteren Unterschiede zwischen Seneca und den Fachautoren liegen darin, dass die Fachautoren diese Wörter präziser gebrauchen und einzelne Organe, Körperteile oder Substanzen damit beschreiben, Seneca dagegen allgemein den Zustand oder die Erscheinung des Menschen.

442 Vgl. Cels. 1,8,2; 2,6,4; 3,6,7; 3,24,2; 5,26,31d; 5,28,4a; Plin. *nat.* 20,159; 20,164; 20,219 sowie 28,148[NR]; hier bedeutet das Wort ‚Furcht', vgl. dazu *pallere* in *nat.* 27,6 (s. Anm. 435). Zu Bildungen auf *-or* in medizinischer Literatur vgl. Kap. III. B. (a), S. 428ff.

Durchfall und Darmbeschwerden

Wenn sie über Durchfall und weitere Beschwerden im Bereich des Darmes sprechen, verwenden die Briefautoren die Ausdrücke *deiectio*, διάρροια, δυσεντερία, δυσεντερικὸν πάθος sowie die Formulierung *ex intestinis laborare*.

deiectio. Das Substantiv ist im Briefcorpus nur 1mal belegt, vgl. Sen. *epist.* 120,16 *nunc de capite, nunc de ventre, nunc de pectore ac faucibus querimur; alias nervi nos, alias pedes vexant, nunc deiectio, nunc destillatio; aliquando superest sanguis, aliquando deest: hinc atque illinc temptamur et expellimur*. Es bezeichnet hier ‚Durchfall'[443] und wird von Seneca neben anderen Beschwerden als Beispiel dafür angeführt, dass die menschliche Existenz ständig von gesundheitlichen Problemen überschattet sei, vgl. *epist.* 120,15 *non videmus quam multa nos incommoda exagitent, quam male nobis conveniat hoc corpus?*

Die medizinischen Fachautoren verwenden *deiectio* ebenfalls (Cels. 32mal, Scrib. Larg. 3mal), vgl. z. B. Cels. 1,3,17 *cum vero inter extenuantia posuerim vomitum et deiectionem, de his quoque proprie quaedam dicenda sunt.*[444] Auch hier bezeichnet das Wort ‚Durchfall'. In dieser Bedeutung figuriert *deiectio* erstmals bei Celsus; davor ist es nur 1mal attestiert (bei Cicero), wird hier jedoch i. S. v. ‚Vertreibung (aus dem Besitz)' gebraucht.[445] In medizinischen Kontexten hat das Wort also terminologischen Charakter.[446]

Wie Seneca d. J. erwähnen auch die Fachautoren *deiectio* bisweilen zusammen mit destillatio (S. 186), z. B. wenn dasselbe Mittel gegen beide Symptome angewendet werden soll, vgl. Scrib. Larg. 90 *pastillus ad tussim, destillationem pectoris et pulmonis, (…) item ad eos, qui sanguinem ore eiciunt aut per urinam reddunt, ad deiectionem (…).*[447]

---

443 Vgl. TLL s. v. 401,76–86 sowie Courtil (2015), 198 (zur Lexik) und 262-70 (zu Senecas Theorie der Verdauung).

444 Vgl. Cels. z. B. 1 pr. 67; 1,3,16; 1,3,25; 2,1,7; 2,1,12; 2,1,18; 3,2,3; 3,2,6; 3,7,2d; 4,18,1; 4,18,3; 4,26,1; 6,6,8f; 6,6,37b; Scrib. Larg. ind. 117; 90; 92; 142.

445 Vgl. Cic. *Caecin.* 57 *non enim alia causa est aequitatis in uno servo et in pluribus, non alia ratio iuris in hoc genere dumtaxat, utrum me tuus procurator deiecerit, is qui legitime procurator dicitur, omnium rerum eius qui in Italia non sit absitve rei publicae causa quasi quidam paene dominus, hoc est alieni iuris vicarius, an tuus colonus aut vicinus aut cliens aut libertus aut quivis qui illam vim deiectionemque tuo rogatu aut tuo nomine fecerit*. Vgl. TLL s. v. 401, 73–4.

446 Bisweilen bestimmt Celsus *deiectio* mit dem Genitivattribut *alvi* näher, vgl. z. B. Cels. 2,1,12 (sc. *oriuntur*) *per imbres longae febres, alvi deiectiones, angina, cancri, morbi comitiales, resolutio nervorum (paralysin Graeci nominant)* sowie weiterhin Cels. z. B. 2,1,7; 2,1,12; 2,1,18; 6,6,8f. Dies ist jedoch eher dann zu beobachten, wenn Celsus allgemein über Krankheiten spricht. Der Zusatz dient dann dazu, das Symptom eindeutig zu bezeichnen; ein semantischer Unterschied zu alleinstehendem *deiectio* ist nicht erkennbar. Zu Termini und terminologischen Ausdrücken siehe Kap. III. A. (b), S. 416ff.; zu Bildungen auf *-tio* in medizinischer Literatur vgl. Kap. III. B. (a), S. 428ff.

447 Vgl. auch z. B. Cels. 2,1,23 *praeter haec graciles tabes, deiectiones, destillationes, item viscerum et laterum dolores fatigant* oder Cels. 2,8,22 *in eodem morbo periculosa sunt tussis, destillatio, etiam quod alias salutare habetur, sternumentum; periculosissimumque est, si haec se-*

Erwartungsgemäß sprechen die Fachautoren nicht in einer vergleichbar allgemeinen Weise über Durchfall wie Seneca d. J. So beschreiben sie Durchfälle näher – vgl. z. B. *deiectio frequens* (Cels. 1,8,4; 2,8,32), *levis* (Cels. 4,26,1) oder *subita* (Cels. 2,7,4; 2,8,22) – oder schildern die Vorgänge und Zusammenhänge, vgl. z. B. Cels. 2,8,30 *deiectionibus quoque si febris accessit (…), etiam periculum mortis subest, maximeque si inter haec tormina ve<r>a esse coeperunt*. Dieser Unterschied ist also pragmatischer Natur, denn Seneca geht es hier lediglich darum, seinen Gedanken durch Beispiele zu veranschaulichen.

διάρροια. Den griechischen Terminus (‚Durchfall')[448] gebraucht von den Briefautoren nur Cicero (1mal), vgl. *fam.* 7,26,2 *in eas cum incidissem in cena augurali apud Lentulum, tanta me* διάρροια *arripuit ut hodie primum videatur coepisse consistere*.

In der medizinischen Fachliteratur ist διάρροια nicht attestiert. Die Fachautoren verwenden mit Ausnahme von δυσεντερία (bzw. *dysinteria* und weiteren Schreibweisen, s. unten) und dem damit korrespondierenden Adjektiv *dysintericus* (vgl. zu δυσεντερικὸν πάθος, S. 155) vor allem genuin lateinische Ausdrücke, um Durchfall zu bezeichnen; dazu zählen z. B. *deiectio* (s. oben), absolut gebrauchtes *deicere* (Cels. 1,3,25; 4,22,1; Scrib. Larg. 95; 111), *profluvium alvi* (Cels. 3,7,2d) und *alvus profluit* (Cels. 2,8,31; 3,6,10) sowie Formulierungen mit *fluor* (‚Fließen'), vgl. *fluore aeger* (Cels. 3,6,16), *fluor ventris* (Cels. 4,23,2), *omnis fluor* (Scrib. Larg. 52) *stomachi fluor* (Scrib. Larg. 108; ähnlich 173);[449] vgl. schließlich auch (*intestinorum*) *tormina* (siehe dazu Anm. 451).

δυσεντερία. Der Terminus ist im Briefcorpus nur bei Cicero (1mal) belegt, vgl. fam. 7,26,1 *ego autem cum omnis morbos reformido tum <eum in> quo Epicurum tuum Stoici male accipiunt quia dicat* στραγγουρικὰ καὶ δυσεντερικὰ πάθη *sibi molesta esse; quorum alterum morbum edacitatis esse putant, alterum etiam turpioris intemperantiae. sane* δυσεντερίαν *pertimueram*.[450] δυσεντερία bezeichnet ‚Dysenterie, Ruhr,

---

cuta subita deiectio est.

448 Vgl. DGE s. v. und LSJ s. v. Der Begriff ist schon im Corpus Hippocraticum belegt, vgl. z. B. *Aph.* 3,21.

449 Vermutlich ist *fluor* inspiriert von griechischen Wörtern wie ῥέω, ῥοῦς oder ῥύμα/ῥεῦμα, die auf die indoeuropäische Wurzel *sreu- (‚fließen') zurückgehen, vgl. Walde-Hofmann s. v. *fluo*, Bd. 1,519.

450 Der zunächst schwer verständliche Wechsel des Tempus (*reformido – pertimueram*, vgl. Sh. B. ad loc. Bd. 2,374) lässt sich mithilfe der der Stelle folgenden Äußerung erklären, vgl. *fam.* 7,26,1 *sed visa est mihi vel loci mutatio vel animi etiam relaxatio vel ipsa fortasse iam senescentis morbi remissio profuisse. pertimueram* bezieht sich also auf *visa est*; demzufolge hatte Cicero sich früher sehr (*per-*) gefürchtet, nun ist seine Furcht aber nicht mehr so groß, denn die Maßnahmen *loci mutatio* (S. 314) und *animi relaxatio* (S. 316) scheinen ihm gegen das Leiden zu helfen. Dass Cicero diese Maßnahmen inzwischen verinnerlicht hat, bestätigen seine Worte zu Beginn dieses Briefs. Dort teilt er Gallus mit, dass er an der Dysenterie litt, sich auf sein Anwesen in Tusculum begeben (*fugi in Tusculanum*) und sich dort gewissen Verpflichtungen entzogen hatte (*magis tuum officium desideravi quam a te requiri putavi meum*). Darin lassen sich die erwähnten Maßnahmen Ortswechsel (*loci mutatio*) und (seelische) Ruhe (*animi relaxatio*)

Durchfall'.[451] Cicero greift damit den zuvor zitierten Ausdruck Epikurs – δυσεντερικὸν πάθος (s. unten, wörtl. ,dysenterische Krankheit') – aus einem Brief an Hermarchos auf.[452] In *de finibus* 2,96 gibt Cicero die betreffende Passage dieses Briefs auf Lateinisch wieder und gebraucht dort, analog zum Griechischen, die Formulierung *torminum morbus*. Gallus, der Adressat des hier besprochenen Briefes, zählte aber offensichtlich zum Kreis der Menschen in Ciceros Umfeld, mit denen er auch auf Griechisch kommunizieren konnte.

In der medizinischen Fachliteratur ist δυσεντερία ebenfalls attestiert (Cels. 1mal, Plin. *nat.* 20–32 16mal), jedoch variieren die Schreibungen: Während in den Handschriften für Celsus' *de medicina* δυσιντερία und *disinteria* (je 1mal) zu lesen ist,[453] überliefern die Plinius-Handschriften *dysinteria* (16mal).[454] Wie sich das Symptom äußert und was seine Ursachen sind, beschreibt Celsus, vgl. 4,22,1 *intus intestina exulcerantur; ex his cruor manat isque modo cum stercore aliquo semper liquido, modo cum quibusdam quasi muccosis excernitur, interdum simul quaedam carnosa descendunt; frequens deiciendi cupiditas dolorque in ano est*. Wie Cicero gebrauchen also auch die Fachautoren δυσεντερία i. S. v. ,Ruhr, Durchfall', vgl. *intestina exulcerantur* (Cels. 4,22,1) mit *graviter ex intestinis laborarem* (Cic. *fam.* 7,26,1).

Der Vergleich beider Beschreibungen macht jedoch deutlich, dass Celsus auf die Ursachen blickt und die einzelnen Vorgänge präzise darstellt, während es Cicero vor allem darauf ankommt, das eigene Erleben mitzuteilen, wie beispielsweise die Steigerung *sane* δυσεντερίαν *pertimueram* (mittels *sane* und dem Präfix *per-*) oder eingangs der Gebrauch von *graviter* zeigt, vgl. *fam.* 7,26,1 *cum* (…) *graviter ex intestinis laborarem*.

Die von Cicero in *fin.* 2,96 verwendete lateinische Entsprechung für δυσεντερία, *torminum morbus*, ist in dieser Verbindung zwar nicht in der Fachliteratur belegt, kommt den Begriffen der Fachautoren jedoch nahe, die das Symptom mit *tormina* (*in-*

wiedererkennen. Vgl. zu dieser Stelle auch Wöhrle (2010), 170.

451 Vgl. DGE s. v. und LSJ s. v. Auch im Corpus Hippocraticum hat das Wort mehrere Belege, vgl. z. B. *Aph.* 3,11; 3,12; 3,16.

452 Der Brief ist überliefert bei Diogenes Laertios 10,22 (zitiert in Anm. 457).

453 Vgl. Cels. 4,22,1 *proxima his inter intestinorum mala tormina esse consueverunt: dys<e>nteria Graece vocatur.* Marx druckt *dysenteria* in seiner Ausgabe (p. 175), verzeichnet jedoch im krit. Apparat die Varianten *disinteria* (*index*) und ΔΥΣΙΝΘΕΡΙΑ (*F m. r.*). Da Celsus das griechische Wort hier im Rahmen der Begriffsklärung erwähnt (*Graece vocatur*), ist anzunehmen, dass es im Archetypus auf Griechisch geschrieben stand; so überliefert es u. a. der codex Florentinus.

454 Vgl. *nat.* 20,213; 22,28; 22,56; 22,144; 22,147; 23,16, 23,87; 26,45 (2mal); 26,49; 27,20; 27,75; 27,88; 28,128; 28,130; 30,57. Dabei verzeichnet auch der kritische Apparat in Mayhoffs Ausgabe keine andere Schreibung. Das passt zu Plinius' Umgang mit griechischen Termini, vgl. Healy (1999), 86–90; Healy (1987), 5–7.

testinorum)[455] und den davon betroffenen Patienten bisweilen mit dem Adjektiv *torminosus* bezeichnen.[456] Im Briefcorpus sind diese Ausdrücke wiederum nicht attestiert.

δυσεντερικὸν πάθος. Dieser Ausdruck ist im Briefcorpus ebenfalls nur bei Cicero (1mal) belegt (vgl. *fam.* 7,26,1; zitiert auf S. 153), der hier aus einem Brief Epikurs an Hermarchos zitiert.[457] δυσεντερικὸν πάθος bezeichnet ,Dysenterie, Ruhr' und ist ein Synonym zum medizinischen Terminus δυσεντερία (S. 153), den Cicero hier ebenso gebraucht. In *fin.* 2,96 gibt Cicero diese Passage aus Epikurs Brief auf Lateinisch wieder und übersetzt δυσεντερικὸν πάθος mit *torminum morbus*.[458]

In der medizinischen Fachliteratur ist δυσεντερικὸν πάθος nicht belegt, jedoch findet sich dort mehrfach das Adjektiv *dysintericus, -a, um* (Plin. *nat.* 20–32 80mal; Scrib. Larg. 1mal).[459] Dass dieses mit Ciceros griechischem Ausdruck hinsichtlich der Semantik übereinstimmt, zeigt Scrib. Larg. 85 *hic pastillus bene facit ad dysentericos, id est ad torminosos*. Wie aus Celsus' Erläuterung von *dysenteria* in 4,22,1 (zitiert in Anm. 453) geht auch aus dieser Stelle hervor, dass *tormina* als lateinische Entsprechung zu δυσεντερία begriffen wurde.

Im Unterschied zu Cicero, der δυσεντερικός als Adjektiv verwendet, figuriert *dysentericus* in der Fachliteratur stets substantivisch; dabei wird entweder der von der Dysenterie betroffene Kranke – vgl. z. B. Plin. *nat.* 20,21 *semen* (sc. *naporum utile*) *dysintericis tostum tritumque in aqua<e> calidae cyathis quattuor*[460] – oder das Leiden selbst mit dem Wort bezeichnet, vgl. z. B. Plin. *nat.* 20,31 *Cleophantus et dysintericis veteribus* (sc. *dari iubet radicem pastinacae erraticae*).[461] Dieser Unterschied ist pragmatischer Natur, denn wie in der römischen Fachliteratur *dysentericus* so wird

455 Vgl. für *tormina intestinorum* Cels. 2,1,22; 2,7,28; 4,22,1 (zitiert in Anm. 453); 4,23,1; Plin. *nat.* 20,159; 20,189 sowie für *tormina* ohne Ergänzung z. B. Cels. 1 pr. 67; 2,1,12; 2,1,13; 2,8,10; 4,18,3; 4,25,1; 4,25,2 (2mal); 5,25,4b; Plin. *nat.* z. B. 20,36; 20,82; 20,100; 21,140; 21,150; 21,136; 22,21; 22,73; 22,130; 23,53; 23,81; 23,99; 24,31; 24,55; 24,78; 25,60; 25,169; 26,36; 26,45 (2mal); 27,35; 27,41; 27,118; 28,102; 28,104; 28,132; 29,50; 29,104; 30,61 (2mal); 30,62; 31,66; 31,102; 31,119; 32,24; 32,29; 32,99, Scrib. Larg. 90; 111; 142; 173.

456 Vgl. Scrib. Larg. ind. 143; ind. 145; 85; 111t; 112 (2mal); 113t; 114; 121; 191; 206.

457 Vgl. Diog. Laert. 10,22 τὴν μακαρίαν ἄγοντες καὶ ἅμα τελευταίαν ἡμέραν τοῦ βίου ἐγράφομεν ὑμῖν ταυτί. στραγγουρικά τε παρηκολούθει καὶ δυσεντερικὰ πάθη ὑπερβολὴν οὐκ ἀπολείποντα τοῦ ἐν ἑαυτοῖς μεγέθους. ἀντιπαρετάττετο δὲ πᾶσι τούτοις τὸ κατὰ ψυχὴν χαῖρον ἐπὶ τῇ τῶν γεγονότων ἡμῖν διαλογισμῶν μνήμῃ. Zu Cic. *fam.* 7,26,1 siehe auch Anm. 450 sowie Wöhrle (2010), 170.

458 In derselben Weise überträgt er den Ausdruck στραγγουρικὸν πάθος (S. 193) ebenda mit den Worten *vesicae morbus*.

459 Wie im Falle des Substantivs variiert in den Handschriften auch die Schreibung des Adjektivs; so ist neben *dysintericus* (Plin. *nat.* z. B. 20,10; 20,21; 20,31; 21,122; 21,150; 22,74; 22,84; 22,116; 23,8; 23,13; 23,14; 24,6 (2mal); 24,7 (2mal); 25,65; 26,44; 26,46; 26,50; 27,21; 27,114; 27,129; 28,91; 28,105; 28,128; 29,43; 29,45; 29,50; 30,55 (2mal); 30,56; 31,97) auch 2mal *dysentericus* zu lesen (Plin. *nat.* 32,101; Scrib. Larg. 85).

460 Vgl. weiterhin z. B. Plin. *nat.* 20,10; 20,41; 20,66; Scrib. Larg. 85.

461 Vgl. ferner z. B. Plin. *nat.* 20,70; 20,227.

δυσεντερικός in der griechischen medizinischen Literatur substantivisch zur Bezeichnung des Patienten[462] sowie der Krankheit[463] gebraucht.

Die von Cicero in *fin.* 2,96 gegebene lateinische Übersetzung von δυσεντερικὸν πάθος – *torminum morbus* – ist bei den Fachautoren nicht belegt. Sie bezeichnen das Leiden in der Regel mit *tormina* oder *tormina intestinorum* (vgl. Anm. 455). Offensichtlich war Cicero auf eine eng am griechischen Wortlaut bleibende Übersetzung bedacht und fügte daher *morbus* hinzu. Auch bloßes *tormina* dürfte verständlich gewesen sein, da es einerseits schon bei Cato (*agr.* 126,1; 156,5; 157,9) zu lesen ist, andererseits Cicero selbst an anderer Stelle *tormina* und *torminosus* ohne Zusätze gebraucht (*Tusc.* 2,45; 4,27).

ex intestinis laborare. Die Formulierung ist nur 1mal im Briefcorpus belegt, vgl. Cic. *fam.* 7,26,1 *cum decimum iam diem graviter ex intestinis laborarem neque iis qui mea opera uti volebant me probarem non valere quia febrim non haberem, fugi in Tusculanum*; siehe auch *laborare* (S. 78).

Vergleichbar damit gebrauchen die medizinischen Fachautoren die Verbindung *laborare intestinis,* die in der Fachliteratur jedoch ebenfalls nur 1mal belegt ist, vgl. Plin. *nat.* 28,110 *intestinis et reliquo corpore eius suffiri vulva laborant<e>s salutare tradunt, item velleribus circumdari vapore eiusdem infectis*. In beiden Passagen ist vom Leiden im Darmbereich die Rede, möglicherweise von einem „Darmkatarrh".[464]

Zu den abweichenden Konstruktionen von *laborare* einerseits mit der Präposition *ex* bei Cicero und andererseits ohne diese bei den Fachautoren siehe *laborare* (S. 78).

Mit Blick auf die Lexik ist von den hier besprochenen Ausdrücken der Briefautoren zunächst nur *deiectio* in derselben Form auch in der medizinischen Fachliteratur belegt (vgl. Tabelle 14).

Darüber hinaus finden sich in der Fachliteratur jedoch lexikalische Entsprechungen zu den von Cicero gebrauchten Graeca, vgl. *dysenteria/disinteria/dysinteria* (für δυσεντερία) und *dysintericus/dysentericus* (für δυσεντερικός in δυσεντερικὸν πάθος). Da die Fachautoren griechische Termini in der Regel vermeiden, benutzen sie in der Regel entsprechende lateinische Begriffe oder Umschreibungen.[465] Schließlich entspricht Ciceros Formulierung *ex intestinis laborare* dem von Plinius d. Ä. gebrauchten Ausdruck *intestinis laborare.*

Da es sich dabei bis auf *laborare* (*ex*) *intestinis* um medizinische Fachausdrücke handelt – wie u. a. die Tatsache bekräftigt, dass sie bereits im Corpus Hippocraticum belegt sind –, verwenden die Brief- und die Fachautoren diese in übereinstimmenden

462 Vgl. z. B. Hp. *Epid.* 1,2,9; Gal. *de alimentorum facultatibus libri iii,* vol. 6, S. 526 (Kühn).

463 Vgl. Hp. *Coac.* 163,4.

464 Wöhrle (2010), 170 (zu Cic. *fam.* 7,26,1).

465 Überdies finden sich zwar immer wieder latinisierte Schreibungen griechischer Ausdrücke in den überlieferten Handschriften, ob diese Transliterationen jedoch auf die Fachautoren selbst oder auf spätere Eingriffe in die Texte zurückgehen, lässt sich nicht beantworten.

Bedeutungen (*deiectio*, δυσεντερία/*dysenteria* und δυσεντερικός/*dysentericus*, *laborare* (*ex*) *intestinis*).

Tabelle 14: Häufigkeiten der hier besprochenen Ausdrücke bei den einzelnen Autoren

Ausdruck	Cicero	Sen. d. J.	Plin. d. J.	Celsus	Plin. d. Ä.	Scrib. Larg.
deiectio	-	1	-	32	-	3
διάρροια	1	-	-	-	-	-
δυσεντερία	1	-	-	1	-	-
dysenteria/disinteria/dysinteria	-	-	-	1	16	-
δυσεντερικὸν πάθος	1	-	-	-	-	-
dysintericus/ dysentericus	-	-	-	-	80	1
ex intestinis laborare	1	-	-	-	-	-
intestinis laborare	-	-	-	-	1	-

Am Ausdruck δυσεντερία bzw. *dysenteria* ist schließlich zu beobachten, dass die Fachautoren die Sachverhalte präziser darstellen als Cicero. Einige syntaktische Unterschiede ergeben sich schließlich für δυσεντερικός/*dysentericus* und *laborare* (*ex*) *intestinis*.

Fieber und Schüttelfrost

Wenn die Briefautoren über Fieber sprechen, verwenden sie die Ausdrücke *febricitare*, *febricula*, *febris* und *quartana*. Im Zusammenhang mit Fieber erwähnen sie außerdem den Schüttelfrost und bezeichnen diesen mit *horror* sowie *quassatio membrorum*.

febricitare. Das Verb ist im Briefcorpus nur 1mal attestiert, vgl. Sen. *epist*. 85,4 *quid si sanum voces leviter febricitantem? non est bona valetudo mediocritas morbi*. In der medizinischen Fachliteratur hat es zwölf Belege bei Celsus und sechs Belege bei Scribonius Largus.[466] Seine Bedeutung ist ‚Fieber haben'. Den Belegen des Wortes nach zu urteilen entspringt das Verb der medizinischen Fachsprache (Cels., Scrib. Larg.) und

466 Vgl. Cels. 1 pr. 54; 1 pr. 69; 2,1,15; 2,6,7; 2,7,34; 3,6,4; 3,6,5; 3,6,7; 3,6,10; 3,9,2; 3,24,1; 6,11,4; Scrib. Larg. ep. 89; 112; 114; 115; 121; 127; 170.

wird außerhalb dieser nur von medizinisch Gebildeten (Colum. 7mal, Sen. d. J. insges. 3mal, Fronto, Mart., Verf. d. *digesta Iustiniani* je 1mal) gebraucht.[467] Wie die Fachautoren verwendet auch Seneca d. J. das vom Verb gebildete Partizip *febricitans* substantivisch, um den vom Fieber Betroffenen zu bezeichnen, vgl. z. B. Cels. 3,6,10 *cibus autem febricitantibus umidus est aptissimus aut umori certe quam proximus, utique ex materia quam levissima maximeque sorbitio*. In der Fachliteratur ist die Form *febricitans* häufig belegt: Den 13 Belegen für das Partizip, von denen neun substantivisch gebraucht werden, stehen sechs Belege für finite Formen von *febricitare* gegenüber.[468] Dieser Gebrauch von Partizipien gestattet es, einen Sachverhalt kurz und verständlich zu beschreiben oder zu bezeichnen.

febricula. Das Wort ist in den Briefen Ciceros (4mal), Senecas d. J. und Plinius' d. J. (je 1mal) belegt, vgl. z. B. Cic. *Att.* 12,1,2 *qua lecta de Atticae febricula scilicet valde dolui*; Sen. *epist. epist.* 78,1 *vexari te destillationibus crebris ac febriculis* (…) *eo molestius mihi est quia expertus sum hoc genus valetudinis* und Plin. *epist.* 10,17a,1 *postquam vehiculis iter facere coepi, gravissimis aestibus atque etiam febriculis vexatus Pergami substiti*.[469]

Die medizinischen Fachautoren gebrauchen das Wort ebenfalls (Cels. 31mal, Scrib. Larg. 1mal), vgl. z. B. Cels. 3,18,17 *alterum insaniae genus est, quod spatium longius recipit, quia fere sine febre incipit, leves deinde febriculas excitat*.[470] Als Deminutiv zu *febris* (‚Fieber', S. 159) bedeutet *febricula* zunächst ‚leichtes Fieber'.[471] Jedoch scheint Plancus' Äußerung (in Cic. *fam.* 10,21a,1) dieser Grundbedeutung zu widersprechen, denn er qualifiziert *febricula* mit den Attributen *adsidua* und *molesta* vgl. *fam.* 10,21a,1 *qui* (sc. *frater*) *ex labore in febriculam incidit adsiduam et satis molestam*. Mit Verweis auf diese Stelle gibt Georges die Bedeutung ‚Fieberanfall' an, was diese Ungereimtheit nicht zu erklären vermag, und auch im TLL findet sich kein hilfreicher Hinweis zur Stelle.[472] Erhellend ist jedoch ein Passus in der Fachliteratur, in dem *febricula* durch die Adjektive *difficilis* und *longa* näher beschrieben wird, die wie *adsidua* und *molesta* ebenfalls dem abschwächenden Charakter des Deminutivums widersprechen, vgl. Cels. 3,22,10 *lac quoque, quod in capitis doloribus et in acutis febribus et per eas facta nimia siti,* (…) *in pt<h>isi tamen, sicut in omnibus longis difficilibusque febriculis recte dari potest*. Vermutlich handelt es sich hierbei um eine undeutliche Übersetzung von Hp. *Aph.* 5,64 πυρετοὶ μακροὶ βληχροί (‚langanhaltende, leichte Fie-

467 Vgl. Leumann, 549.

468 Vgl. für *febricitans* Cels. 1 pr. 69 (subst.); 2,1,15 (subst.); 2,6,7; 3,6,4 (subst.); 3,6,10 (subst.); 3,9,2; 3,24,1; Scrib. Larg. ep. 8 (subst.); 112 (subst.); 115 (subst.); 121 (subst.); 170 (subst.) sowie für *febricatare* (finite Formen) Cels. 1 pr. 54; 2,7,34; 3,6,7; 6,11,4; Scrib. Larg. 114; 127.

469 Vgl. weiterhin Cic. *Att.* 6,9,1; 7,8,2; *fam.* 10,21a,1 (Plancus an Cicero).

470 Vgl. Cels. z. B. 2,1,18; 2,3,2; 2,7,4; 3,5,8; 3,18,17; 3,21,11; 4,18,5; 4,20,4; 4,22,1; 5,28,1d; 5,28,4c; 5,28,4d; 6,6,1d; 7,3,1; 7,18,7; 8,4,11; 8,9,1a; Scrib. Larg. 66.

471 Vgl. TLL s. v. 407,24–27 sowie Langslow (2000a), 326, 329.

472 Vgl. Georges s. v. Bd. 1,2709. Damit beruft sich Georges möglicherweise auf *incipiens febricula* in Cic. *Att.* 7,8,2, vgl. dazu *dies tuus* (S. 245). Im TLL wird die Stelle in Plancus' Brief unkommentiert unter der Rubrik „*de* hominibus" aufgezählt, vgl. TLL s. v. 407,27.

ber').[473] Folglich bezeichnet *febricula* nicht nur ,leichtes Fieber', sondern auch ein ,gemäßigtes, aber chronisches, wiederkehrendes Fieber'.[474] In dieser Weise dürfte auch Plancus' Ausdruck *febricula adsidua et molesta* zu verstehen sein. Es zeigt sich also, dass die Brief- und die Fachautoren *febricula* in denselben Bedeutungen (,leichtes Fieber' und ,gemäßigtes, anhaltendes Fieber') gebrauchen.

Beiden Autorengruppen gemeinsame Junkturen liegen für *febricula* zwar nicht vor, jedoch sind mehrere Wortverbindungen, in denen im Briefcorpus *febricula* figuriert, in der Fachliteratur mit *febris* anstatt *febricula* belegt, vgl. z. B. *vexari febricula* (Sen. *epist.* 78,1; Plin. *epist.* 10,17a,1) mit *vexari febre* (Cels. 2,6,7; vgl. Scrib. Larg. 95 *vexari circuitibus febrium*), *habere febriculam* (Cic. *Att.* 6,9,1) mit *habere febrim* (Cels. 3,4,18; Plin. *nat.* 28,130) oder *incidere in febriculam* (Cic. *fam.* 10,21a,1) mit *incidere in febrim* (Cels. 3,6,4; 3,18,2).[475] Den Äußerungen Ciceros bzw. Plancus' wohnt dabei ein familiärer, alltagssprachlicher Charakter inne, während die Fachautoren sprachlich einen sachlichen Ton anschlagen, wie u. a. an den Attributen (*satis*) *molesta* und *adsidua* bei Plancus gegenüber *difficilis* bei Celsus zu erkennen ist.[476]

febris. Das Wort (,Fieber') ist mehrfach bei den Briefautoren attestiert (Cic. 6mal, Sen. d. J. 8mal, Plin. d. J. 3mal), vgl. z. B. Cic. *fam.* 16,15,1 *mihi nuntiavit* (sc. *Aegypta*) *te plane febri carere et belle habere*; *epist.* 95,17 *innumerabilia praeterea febrium genera, aliarum impetu saevientium, aliarum tenui peste repentium, aliarum cum horrore et multa membrorum quassatione venientium*; Plin. *epist.* 1,22,7 *mirareris si interesses, qua patientia hanc ipsam valetudinem toleret (...) ut incredibilem febrium ardorem immotus opertusque transmittat*.[477] Erwartungsgemäß ist *febris* häufig auch in der medizinischen Fachliteratur in Gebrauch (Cels. 269mal, Plin. *nat.* 20–32 98mal, Scrib. Larg. 11mal).[478]

473 Den Hinweis auf diese Passage im Corpus Hippocraticum gibt Scheller in seiner Celsus-Ausgabe, 154, Anm. 3. Er selbst interpretiert den griechischen Ausdruck jedoch anders: „Auch Milch (...) kann bei der Phthisis, sowie bei allen langwierigen und schweren fieberhaften Krankheiten mit Vorteil gegeben werden." Siehe auch Anke (1873b), 579–80 sowie Wellmann (1913) zu Celsus' Quellen. Langslow scheint diese semantische Modifizierung der Deminutivbildung im Falle von *febricula* dagegen zu übersehen, vgl. Langslow (2000a), 329.

474 Vgl. auch die Anmerkungen von Courtil (2015), 204 zur Semantik von *febricula*.

475 Vgl. ferner *incipit febricula* (Cic. *Att.* 7,8,2) mit *incipit febris* bei Celsus (3,4,17 (*incipiens*); 3,5,10 (2mal, *incipiente*); 3,6,5 (*incipiente*); 3,18,17).

476 Vgl. auch Wölfflin (1933a), 209–10.

477 Vgl. weiterhin Cic. *Att.* 5,8,1; 6,9,1; 7,1,1; *fam.* 7,26,1; 14,8,1; Sen. *epist.* 14,6; 53,6; 78,19; 104,1 (2mal); 119,12 (2mal); Plin. *epist.* 7,1,4; 7,19,3. Siehe zudem Migliorini (1997), 52–3, 77–8 sowie Courtil (2012), 203–4, 278–81.

478 Vgl. Cels. z. B. 1,3,5; 2,1,7; 2,1,8; 2,1,12 (3mal); 3,1,2; 3,2,1; 3,3,1; 4,2,3; 4,2,4 (2mal); 4,3,1; 5,25,5; 5,26,25a; 5,26,26a; 6,7,1b; 6,11,4; 6,16,1; 7,3,1; 7,3,4; 7,18,11; 8,2,4; 8,4,8; 8,4,12; Plin. *nat.* z. B. 20,15; 20,17; 20,74; 21,123; 22,18; 22,49; 22,50; 23,10; 23,12; 23,47; 24,60; 24,76; 25,37; 25,41; 25,54; 26,6; 26,34; 26,49; 27,52; 27,97; 27,114; 28,23; 28,46; 28,72; 29,64; 29,79; 30,50; 30,95; 30,102; 31,12; 31,104; 31,128; 32,24; 32,52; 32,93; Scrib. Larg. 1; 90; 94; 95 (2mal); 97 (2mal) etc. Zu *febris* bei den Fachautoren, vgl. auch Anke (1873b), 577–80.

Wie unter anderem die Häufigkeiten von *febris* im Briefcorpus zeigen, ist das Wort nicht nur medizinischen Fachleuten, sondern auch Laien geläufig, denn Fieber ist eine grundlegende Reaktion auf verschiedene körperliche Vorgänge und Zustände, vgl. z. B. Cels. 3,3,1 *sequitur vero curatio febrium quod et in toto corpore et vulgare maxime morbi genus est.*[479] Die Unterschiede zwischen der Verwendung des Wortes in alltäglicher und in fachlicher Kommunikation zeigen sich daher nicht anhand der Lexik und der Semantik, sondern insbesondere an Wortverbindungen und Syntax.

Gemeinsame Junkturen mit *febris* sind *ardor febrium,*[480] *carere febri,*[481] *genera febrium,*[482] *habere febrim,*[483] *incidere in febrim*[484] und *tenet febris alqm.*[485] Diese Wortverbindungen weisen auf pragmatische Unterschiede im Gebrauch von *febris* hin. So wird der Ausdruck *febrim habere* mit insgesamt zwei Belegen kaum von den Fachautoren verwendet; einerseits stellt die Form *febricitans* (‚der, der Fieber hat', s. *febricitare* (S. 157)) ein Synonym dar, mit der der fiebrige Patient knapp und eindeutig bezeichnet werden kann, andererseits bevorzugen die Fachautoren eine Ausdrucksweise, bei der *febris* als Subjekt der Verbalhandlung figuriert wie z. B. *accedit febris, instat febris* oder *febris oritur.*[486] Der Unterschied liegt also in der Intention und davon ausgehend in der Darstellung: Mit den angeführten Ausdrücken beschreiben die Fachautoren die medizinischen Sachverhalte mit Blick auf die einzelnen Vorgänge. Die Krankheit bzw. das Symptom dabei zum Subjekt der Handlung zu machen, gestattet ihnen zudem eine knappe und doch präzise, verständliche und allgemeingültige (d. h. für alle Patienten zutreffende) Darstellung. Im Unterschied dazu sprechen die Briefautoren von einzelnen, ihnen bekannten Personen, wobei es ihnen darum geht, *wer welche* gesundheitlichen Beschwerden hat, vgl. z. B. *mihi nuntiavit te plane febri carere* bei Cicero (*fam.* 16,15,1). Dagegen verwendet Celsus diesen Ausdruck, um zu umreißen, wann eine Behandlungsmethode angewendet werden kann, vgl. Cels. 2,15,1 *utilisque est* (sc. *gestatio*) *et iis corporibus, quae iam ex toto febre carent sed adhuc exerceri per se non possunt.*

horror. Im Briefcorpus ist das Wort bei Cicero (2mal, dav. 1mal[NR]) und bei Seneca d. J. (3mal, dav. 1mal[NR]) belegt, vgl. Cic. *Att.* 12,6a,4 *Atticam doleo tam diu; sed quoniam iam sine horrore est, spero esse ut volumus* und Sen. z. B. *epist.* 74,33 *quemadmodum*

---

479 Siehe dazu auch Courtil (2012), 86–7.

480 Vgl. Plin. *epist.* 1,22,7; Plin. *nat.* 20,17; 20,89; 23,12; 23,82 (*ardor in febri*); 23,101; vgl. ferner 31,128 *sic et stomacho prosunt et in febri contra nimios ardores.*

481 Vgl. Cic. *fam.* 16,5,1; Cels. 2,15,1; 3,21,16; Plin. *nat.* 26,49; 27,129; 28,153.

482 Vgl. Sen. *epist.* 95,17; Cels. 3,5,1; 3,12,3 (*genus febris*); Plin. *nat.* 28,228 (*genus febrium*).

483 Vgl. Cic. *fam.* 7,26,1; Sen. *epist.* 104,1; 119,12 sowie Cels. 3,4,18; Plin. *nat.* 28,130 (*febres habentibus*).

484 Vgl. Cic. *fam.* 14,8,1; Cels. 3,6,4; 3,18,2.

485 Vgl. Sen. *epist.* 119,12; Cels. 3,9,1.

486 Vgl. Cels. 2,6,8; 2,7,23; 2,8,30 etc. (*accedit febris*); Cels. 2,1,16; 3,5,10 (*instat febris*); Cels. 2,1,8; 2,1,12; 2,1,19; 2,4,6 etc. (*febris oritur*) sowie weitere Junkturen dieser Art, z. B. *febris nascitur* (Cels. 2,1,16), *incipit febris* (Cels. 3,4,17; 3,5,10 (2mal); 3,6,5; 3,18,17) oder *febris occupat aliquem* (Cels. 2,3,1).

in corporibus infirmis languorem signa praecurrunt – quaedam enim segnitia enervis est (…) et horror membra percurrens (…).[487] Mit *horror* bezeichnen beide Autoren den ‚Schüttelfrost', der im Zusammenhang mit Fieber auftritt, vgl. Senecas erklärende Ergänzung *membrorum quassatio* (S. 162) in *epist.* 95,17 *aliarum* (sc. *febrium genera*) *cum horrore et multa membrorum quassatione venientium.*[488] Außerdem gebraucht Seneca das Wort i. S. v. ‚Frösteln' als Anzeichen für körperliche Erschöpfung (*epist.* 74,33).

In der medizinischen Fachliteratur ist *horror* ebenfalls attestiert (Cels. 31mal, Plin. *nat.* 20–32 15mal, dav. 1mal[NR], Scrib. Larg. 3mal).[489] Wie Cicero und Seneca d. J. gebrauchen es die Fachautoren i. S. v. ‚Schüttelfrost', vgl. z. B. Cels. 2,13,2 *ergo omnibus, qui ante febres horrore et tremore vexantur, omnibus, qui cholera laborant (…) et comitiali quoque morbo oppressis necessarius est* (sc. *vomitus*); Plin. *nat.* 22,150 *columbini* (sc. *ciceris*) *decocti aqua horrorem tertianae et quartanae minuere creditur* oder Scrib. Larg. 95 *tollit* (sc. *medicamentum*) *praeterea horrores febrem praecedentes* (…).[490]

Anders als Seneca d. J. verwenden die Fachautoren *horror* nicht in der Bedeutung ‚Frösteln' (*epist.* 74,33). Dagegen figuriert *horror* in der Fachliteratur als Symptom von Krankheiten wie z. B. bei Erkrankungen der Leber (ἠπατικά), vgl. Cels. 4,15,1 *horror calidus est.*[491] Den Darstellungen der Fachautoren zufolge wird *horror* bisweilen auch durch äußere Umstände hervorgerufen, geht also nicht zwingend mit Fieber oder anderen Krankheiten bzw. deren Symptomen einher, vgl. z. B. Cels. 1,9,4 *ex hoc* (sc. *frigore*) *horrores tremoresque nascuntur.*[492]

quartana. Den Begriff verwendet von den Briefautoren nur Cicero (7mal), vgl. z. B. *Att.* 7,5,5 *cura igitur ut valeas; aliquando* ἀπότριψαι *quartanam istam diligentia quae in te summa est*; 10,15,4 *te a quartana liberatum gaudeo itemque Piliam* oder *fam.*

487 Vgl. weiterhin Cic. *Att.* 12,6a,4; Sen. *epist.* 74,33; 95,17 (zitiert auf S. 159). Ohne Bezug zur Medizin ist *horror* belegt in Cic. *Att.* 8,6,3 und Sen. *epist.* 86,5.

488 Zu *horror* bei Seneca siehe Courtil (2015), 206, 217, 280. Vgl. außerdem Cic. *Att.* 12,6a,4 mit Sh. B. ad loc. Bd. 5,305: „Attica, like her father, seems to have suffered from a recurrent fever, which continued to give anxiety." Dies bestätigt sich durch Äußerungen in zwei Briefen aus dieser Zeit (November 46 v. Chr.), vgl. *Att.* 12,1,2 (Datumsangabe: *viii Kal. Dec. 46* = 24. Nov.) *qua lecta* (sc. *epistula*) *de Atticae febricula scilicet valde dolui* und *Att.* 12,11,1 (Datumsangabe: *vi Kal. Dec. 46* = 26. Nov.) *Atticae hilaritatem libenter audio. commotiunculis* συμπάσχω.

489 Vgl. Cels. z. B. 1,9,4; 2,1,10; 2,1,12; 2,8,19; 3,3,1; 3,3,3 (2mal); 3,9,1; 3,12,1; 4,2,2; 4,15,1; 5,28,1b; 5,28,11d; 7,27,1; Plin. *nat.* 20,136; 20,157; 22,150; 23,92; 24,76; 25,56; 26,6; 26,116; 26,117 (2mal); 28,4[NR] (‚Angst, Schauder'); 28,61; 28,100; 28,107; 31,119; Scrib. Larg. Ind. 123; 66; 95 (2mal). Zu Bildungen auf *-or* in medizinischer Literatur vgl. Kap. III. B. (a), S. 428ff.

490 Vgl. weiterhin Cels. z. B. 2,13,1; 2,17,4; 3,14,2; 3,15,1 (2mal); 3,15,4 (2mal); 5,28,1b; 5,28,11d; 7,27,1; Plin. *nat.* 23,92; 24,76; 26,116; 26,117; 28,107; Scrib. Larg. 66; 95 (2mal). Siehe auch Anke (1873b), 580.

491 Vgl. ferner Cels. 4,2,2 (bei κεφάλαια) und Plin. *nat.* 26,6 (bei *carbunculus*).

492 Vgl. auch Cels. 2,2,10 (durch *aquilo*). Aus einigen weiteren Stellen geht die Ursache nicht hervor, vgl. Plin. *nat.* 20,136; 20,156; 25,56; 26,117; 28,61; 28,100; 31,119.

16,11,1 *sed quoniam in quartanam conversa vis est morbi (…), spero te diligentia adhibita iam firmiorem fore.*[493] In der medizinischen Fachliteratur ist *quartana* ebenfalls belegt (Cels. 18mal, Plin. *nat.* 20–32 40mal).[494] *quartana* (sc. *febris*) ist ein medizinischer Terminus und bezeichnet ein Fieber, das in Abständen von ungefähr vier Tagen auftritt.[495] In diesem Sinne wird der Begriff sowohl von Cicero als auch von den Fachautoren verwendet.[496] Allerdings bezeichnen sie das Wiederkehren des Fiebers mit unterschiedlichen Ausdrücken: So bezieht sich Cicero beispielsweise mehrfach mit *dies tuus* (S. 245) auf den „kritischen" Tag, an dem mit der Wiederkehr des Fiebers zu rechnen ist; überdies gebraucht er die griechischen Ausdrücke λῆψις (S. 250) und διάλειψις (S. 244), um Anfall und Abklingen des Fiebers zu benennen. Die Fachautoren bezeichnen das Wiederkehren dagegen oft mit *circu(m)itus*, vgl. z. B. Cels. 3,3,1 *interdum etiam longiore circuitu quaedam* (sc. *febres*) *redeunt, sed id raro fit.*

Weiterhin ist Ciceros Formulierung *liberare quartanā* (*Att.* 10,15,4) auch in der Fachliteratur (3mal) attestiert, vgl. z. B. Plin. *nat.* 32,113 *ranae in trivio decoctae oleo abiectis carnibus perunctos liberant quartanis.*[497] Zudem klingt Ciceros Wendung *quartana accedit* (*Att.* 7,2,2) in der Junktur *accessio quartanae* bei Plinius d. Ä. an, vgl. *nat.* 28,229 *iocur felis (…) sale ex vino bibendum ante accessiones quartanae dixere*; vgl. auch *accessio* (S. 243).

quassatio membrorum. Diesen Ausdruck nennt Seneca d. J. 1mal im Zusammenhang mit Fieber, vgl. *epist.* 95,17 *aliarum* (sc. *febrium genera*) *cum horrore et multa membrorum quassatione venientium* (vollständig zitiert auf S. 159). Er spricht in dieser Passage über verschiedene Fieberarten und deren Symptome; einige Fieber seien begleitet von Schüttelfrost (*horror* (S. 160)) und vom (wörtl.) ‚Sich-Schütteln der Gliedmaßen' (*quassatio membrorum*). Die Formulierung stellt also eine synonymische, erklärende Ergänzung zu horror dar.[498]

In der medizinischen Fachliteratur ist *quassatio* nicht belegt.[499] Mit Blick auf die Morphologie des Wortes ist an weitere medizinische (z. B. *suppuratio* (S. 179), *destillatio* (S. 186) etc.) oder pseudo-medizinische (z. B. *verminatio* (S. 172), *palpitatio* (S.

493 Vgl. weiterhin Cic. *Att.* 7,2,2; 8,6,4; 10,9,3; 10,16,6.

494 Vgl. Cels. z. B. 2,1,9; 2,7,29; 2,8,16; 3,3,2; 3,14,1; 3,15,1; Plin. *nat.* z. B. 20,56; 20,194; 21,166; 22,26; 22,38; 22,60; 23,35; 25,60; 25,81; 26,115; 26,116; 26,117 (2mal); 27,114; 28,41; 28,46; 28,82; 29,63; 30,98; 30,103 (2mal); 31,64; 32,40; 32,52; 32,115.

495 Vgl. OLD s. v. Außer bei den genannten Autoren ist *quartana* im PHI-Corpus nur noch bei Horaz (1mal), Livius (1mal), Seneca d. J. (2mal außerhalb der Briefe), A. Gellius (1mal), Iuvenal (1mal), Martial (1mal), Sueton (2mal) sowie in Q. Serenus' Lehrgedicht *Liber medicinalis* (3mal) attestiert.

496 Außerdem gebrauchen die medizinischen Fachautoren mit *cot(t)idiana* (Cels. 8mal, Plin. *nat.* 20–32 2mal) und *tertiana* (Cels. 8mal, Plin. *nat.* 20–32 25mal) weitere Termini zur Bezeichnung und Unterscheidung von Fieberarten.

497 Vgl. weiterhin Plin. *nat.* 32,40 und 32,114.

498 Vgl. dazu Courtil (2015), 206.

499 *quassatio* hat nur vier Belege im PHI-Corpus (Liv. 1mal, Sen. d. J. 3mal); außerdem findet sich noch ein Beleg für das Kompositum *conquassatio* (Cic. *Tusc.* 4,29).

202) oder *titubatio*[500]) Wörter auf *-tio* zu denken, die Seneca d. J. in seinen Luciliusbriefen häufig verwendet.[501] Vor diesem Hintergrund ist auch der Kontext zu beachten, in dem Seneca dieses Phänomen anspricht. So schildert er hier (vermeintliche) gesundheitliche Folgen eines als maßlos und ungesund dargestellten Ess- und Trinkverhaltens. Offensichtlich bedient er sich also seines medizinischen und medizinsprachlichen Wissens, um seiner Gesellschaftskritik ein scheinbar wissenschaftliches Fundament zu geben, vgl. dazu auch Kap. III. Anhang.

Mit Ausnahme von *quassatio membrorum* werden alle hier besprochenen Ausdrücke der Briefautoren auch von den medizinischen Fachautoren verwendet (vgl. Tabelle 15).

Tabelle 15: Häufigkeiten der hier besprochenen Ausdrücke bei den einzelnen Autoren

Ausdruck	Cicero	Sen. d. J.	Plin. d. J.	Celsus	Plin. d. Ä.	Scrib. Larg.
febricitare	-	1	-	12	6	-
febricula	4	1	1	31	-	1
febris	6	8	3	269	98	11
horror	1 + 1[NR]	2 + 1[NR]	-	31	15, dav. 1[NR]	3
quartana	7	-	-	18	40	-
quassatio membrorum	-	1	-	-	-	-

Beide Autorengruppen gebrauchen diese Wörter in denselben Bedeutungen; lediglich *horror* figuriert sowohl in den Briefen als auch in der Fachliteratur in weiteren, nicht gemeinsamen Bedeutungen. Auch bezüglich Syntax und Junkturen sind Gemeinsamkeiten zu beobachten. So benutzt Seneca d. J. wie die Fachautoren das Partizip *febricitans* substantivisch und beide Autorengruppen gebrauchen *febris* in gemeinsamen Junkturen.

Unterschiede zwischen beiden Autorengruppen zeigen sich u. a. an den Wortverbindungen mit *febricula* und *febris*: Einige der bei den Briefautoren belegten Junkturen mit *febricula* werden von den Fachautoren mit *febris* anstatt *febricula* gebildet. Außerdem verwenden die Fachautoren *horror* in spezifischeren Bedeutungen als Seneca d. J. Für die mit aus diesen Beobachtungen in Verbindung stehenden pragmatischen Unterschiede zwischen beiden Autorengruppen, vgl. zu *febris* (S. 159).

500 Vgl. *epist.* 95,16 *inde incerti labantium pedes* (sc. *eius, qui postquam coepit non ad tollendam sed ad inritandam famem quaeri* (…)) *et semper qualis in ipsa ebrietate titubatio.*

501 Zu Bildungen auf *-tio* vgl. Kap. III. B. (a), S. 428ff.

Gelenkbeschwerden, Gicht, Rheumatismus

Wenn die Briefautoren Gicht oder andere Beschwerden im Bereich der Gelenke und Gliedmaßen thematisieren, gebrauchen sie die Ausdrücke *arthriticus, -a, -um, articulorum dolor, cheragra, digiti retorridi articulis obrigescentibus, pedum manuum articulorum depravatio, pedum dolor, podagra, podagricus, -a, -um, vertebrarum dolor, verminatio* sowie Verbindungen von *laborare* mit *pes*.[502]

arthriticus, -a, -um. Im Briefcorpus ist dieser Ausdruck nur bei Cicero belegt (1mal), vgl. *fam.* 9,23,1 *M. Caeparius (…) dixit te in lecto esse quod ex pedibus laborares. tuli scilicet moleste, ut debui, sed tamen constitui ad te venire, ut et viderem te et viserem et cenarem etiam; non enim arbitror cocum etiam te arthriticum habere*. Cicero bezeichnet damit eine Person, die unter einer ‚Gelenkerkrankung' oder ‚Gicht' leidet;[503] dabei gebraucht er das Adjektiv als alternativen Ausdruck für die zuvor geäußerte Symptombeschreibung *ex pedibus laborare* (S. 169). Vermutlich wählte Cicero den Fachausdruck um einer scherzhaften Übertreibung willen. Die Pointe liegt dabei im Ausdruck *cocus arthriticus* (‚(wörtl.:) arthritischer Koch') selbst, womit er über die Gefahr scherzt, sich während des geplanten Krankenbesuchs bei Paetus anzustecken: „Ich glaube nicht, dass du auch noch einen arthritischen Koch hast."

In den Schriften der medizinischen Fachautoren ist *arthriticus* nicht attestiert. Die Ursache liegt anscheinend darin, dass das Wort aus dem Griechischen stammt und die Fachautoren griechische Termini in der Regel vermeiden.[504] Zu den lateinischen Äquivalenten zu *arthriticus* in der Fachliteratur zählt z. B. *morbus articularius* (Plin. d. Ä. 21mal); vgl. zudem noch *podagricus* (S. 171).

articulorum dolor. Diese Formulierung findet sich im Briefcorpus nur bei Cicero (1mal), vgl. *Att.* 1,5,8 *Terentia magnos articulorum dolores habet.* Einzelheiten dazu erwähnt Cicero jedoch nicht; daher bleibt offen, was genau er als ‚Gelenk- oder Gliederschmerz' (*dolor articulorum*) bezeichnet.[505] Zwar liegt es nahe, diese Schmerzen als

---

502 Im Zusammenhang mit Gelenkschmerzen figuriert im Briefcorpus auch der Ausdruck *nervorum dolor* (S. 199). Zur Rolle der Gicht in der antiken philosophisch geprägten Literatur vgl. Gourevitch (1984), 217–47; zu den griechischen Begriffen für die Gicht vgl. die Studie von Rafiyenko (2016), bes. 9, 12, 15; zur Gicht und weiteren Gelenkbeschwerden in Senecas d. J. Werken siehe schließlich Migliorini (1997), 48–52.

503 Vgl. Tyrrell-Purser ad loc., Bd. 4,484: „attacked with gout"; Georges s. v. Bd. 1,595: „Gliederkrankheit, Gicht"; OLD s. v.: „affected with rheumatism or sim."; DGE s. v. ἀρθριτικός 1 und 2 sowie LSJ s. v. II.: „disease*d* in the joints, gouty". ἀρθριτικός, -ή, -όν ist mehrfach auch im Corpus Hippocraticum belegt, vgl. z. B. *Epid.* 6,4,3; *Art.* 18. In der lateinischen Literatur ist *arthriticus* außer hier bei Cicero nur noch 1mal bei Lucilius belegt, vgl. 9,331 *senex arthriticus a<c> po<d>agrosus*.

504 Jedoch gebraucht Scribonius Largus einmal das Substantiv *arthritis*, von dem sich *arthriticus* ableitet, vgl. Scrib. Larg. 101 *prodest et ad articularem morbum, quem arthritim vocant.*

505 Wölfflin (1933a), 210 zufolge sei die Formulierung *dolor articulorum* in „familiärem Tone" geäußert worden, da Cicero sonst nicht die Deminutivform *articulus* verwendet, vgl. Brut. 217 *dolorem artuum*; *fin.* 2, 93 *artus ardent*; *Tusc.* 2, 61 *artus laborant* und siehe von Albrecht

Symptome einer Krankheit wie der Gicht oder des Rheumatismus zu identifizieren – vgl. z. B. Sh. B. ad loc., Bd. 1,108 „Terentia has a bad attack of rheumatism."[506] –, jedoch lässt sich dies nicht mit Gewissheit sagen.

Wenngleich selten, so ist *articulorum dolor* dennoch auch in der medizinischen Fachliteratur belegt (Cels. 6mal, Plin. *nat.* 20–32 5mal, Scrib. Larg. 1mal), wobei der Ausdruck bei Scribonius Largus nur im Index verzeichnet ist (ind. 358); darüber hinaus spricht dieser vom *dolor articulamentorum* (ind. 359; 263, 264), vgl. z. B. Scrib. Larg. 263 *facit* (sc. *malgama*) *et ad dolorem articulamentorum vel cuiuslibet partis, praecipue ad lumborum dolorem atque inflationem stomachi vel coli* sowie z. B. Cels. 2,1,12 *in siccitatibus acutae febres, lippitudines, tormina, urinae difficultas, articulorum dolores oriuntur* oder Plin. *nat.* 30,77 *cocleae latae potae tollere dicuntur pedum et articulorum dolores.*[507] In *de medicina* figuriert *dolor articulorum* vermutlich als beschreibender Sammelbegriff für Gelenkschmerzen mit verschiedenen Ursachen. Dass der Ausdruck also kein spezifischer Begriff ist, zeigen auch die verhältnismäßig wenigen Belege. Überdies unterscheidet Celsus Gelenkschmerzen beispielsweise von der Gicht, vgl. 2,7,8 *eademque iis pericula sunt, quibus articulorum vitia, dolores tumoresque, sine podagra similibusque morbis, oriuntur* (...); dennoch beschreibt er mit *articulorum dolores* die Symptome der Gicht, wie aus Cels. 4,31,9 hervorgeht, wo die Gelenkschmerzen in einen Zusammenhang mit der Lebensweise und der Ernährung (*victus*) gestellt werden, vgl. *quibus vero articulorum dolor certis temporibus revertitur, hos ante et curioso victu cavere oportet, ne inutilis materia corpori supersit.*[508]

Cicero und Celsus stimmen also vermutlich im Gebrauch von *dolor articulorum* als einer allgemeinen, beschreibenden Bezeichnung für Gelenkschmerzen sowie als Beschreibung der Symptome der Gicht überein. Was Plinius d. Ä. und Scribonius Largus mit diesem Begriff im Einzelnen bezeichnen, ist ihren Äußerungen nicht zu entnehmen;

(2003), 52–3.

506 Derselben Ansicht wie Shackleton Bailey sind Tyrrell-Purser, vgl. Bd. 1,130. Zwar ist „Rheuma" ein Oberbegriff für viele Erkrankungen mit unterschiedlichen Ursachen, deren Symptome sich häufig am Bewegungsapparat zeigen (vgl. Pschyrembel s. v. Erkrankungen, rheumatische, 458), so dass Shackleton Baileys Übersetzung nicht falsch ist, jedoch kann die Schmerzursache auch eine andere sein; genaue Informationen dazu fehlen. Anke (1873b), 597 hält „Gichtschmerzen" für eine treffende Übersetzung von *dolores articulorum*, jedoch „ist nicht von der habituellen gicht überhaupt die rede, sondern von einem fieberhaften gichtanfall, den Plinius (XXVI,64): *impetus podagrae rubentis, hoc est, calidae* nennt." Über die Bedeutung von als Rheumatismus bezeichneten Leiden in den Schriften der Fachautoren sowie zu den von diesen gebrauchten Ausdrücken siehe ebd., 594–7.

507 Vgl. ferner Cels. 2,1,22; 2,7,8; 2,7,27; 4,31,9; 5,18,29; Plin. *nat.* 20,19; 20,104; 30,78; 31,121; Scrib. Larg. ind. 358. In der Fachliteratur finden sich weitere Ausdrücke zur Bezeichnung von Gelenkleiden unterschiedlicher Art wie z. B. *articuli*, siehe dazu Anke (1873b), 598.

508 Ähnliches lässt sich für zwei weitere Passagen in der Fachliteratur beobachten, in denen Celsus und Plinius d. Ä. die Beschaffenheit des Urins thematisieren; da die Gicht mit der Nierenfunktion in Verbindung steht, werden damit Sachverhalte angesprochen, die diese Krankheit betreffen. Beide Autoren verwenden dabei den Ausdruck *dolor circa articulos* anstatt *dolor articulorum*, vgl. Cels. 2,7,11 *urina autem crassa, ex qua quod desidet album est, significat circa articulos aut circa viscera dolorem metumque morbi esse* und Plin. *nat.* 28,68 *crassa* (sc. *urina*), *in qua quod subsidit album est, significat circa articulos aut viscera dolorem inminere.*

da sie sich vor allem mit Behandlungsmitteln und -methoden befassen, beschreiben sie den *dolor articulorum* (bzw. *articulamentorum*) nicht.

Anders als Cicero bestimmen die Fachautoren Gelenkschmerzen jedoch weder mit dem Attribut *magnus* näher, noch gebrauchen sie das Verb *habere* zusammen mit *dolor articulorum*.[509] Die Fachautoren stellen die Vorgänge häufig aus der Perspektive der Schmerzen selbst dar, wobei sie deren jeweilige „Handlungen" genauer beschreiben, vgl. z. B. *dolor oritur* (Cels. 2,1,12; 2,7,8), *permanet* (Cels. 7,26,5i; Plin. *nat.* 28,137; Scrib. Larg. 3; 6; 56), *fatigat* (Cels. 2,1,23) sowie vergleichbar mit *dolorem habere*: *subest dolor* (Cels. 2,7,11; 2,15,2; 4,27,1d (fr. 2)).

cheragra. Von den Briefautoren gebraucht nur Seneca d. J. diesen Terminus (1mal), vgl. *epist.* 78,9 *sic podagra et cheragra et omnis vertebrarum dolor nervorumque interquiescit cum illa quae torquebat hebetavit; omnium istorum prima verminatio vexat, impetus mora extinguitur et finis dolendi est optorpuisse*.[510]

In der medizinischen Fachliteratur ist der Begriff ebenfalls belegt, liegt hier aber in zwei leicht voneinander abweichenden Schreibungen vor: Wie Seneca d. J. gebraucht Celsus *cheragra* (4mal), während Plinius d. Ä. (*nat.* 20–32) 2mal *chiragra* schreibt, vgl. z. B. Cels. 2,8,10 *articulorum vero vitia, ut podagrae cheragraeque, si iuvenes temptarunt neque callum induxerunt, solvi possunt* oder Plin. *nat.* 28,125 *sunt inter exempla qui asininum bibendo liberati sint podagra ch<i>ragraque*.[511] Sowohl Seneca d. J. als auch die Fachautoren bezeichnen mit *cheragra* bzw. *chiragra* die ‚Handgicht' und begreifen sie als ein Gelenkleiden, vgl. *vertebrarum dolor* (S. 173) bei Seneca sowie *articulorum vitium* bei Celsus.[512] Wie bei Seneca figuriert *cheragra* auch bei den Fachautoren stets neben *podagra*. Sowohl dieser als auch jene betrachten also die Symptome beider Krankheiten sowie ihre Behandlungsweisen als vergleichbar.

Im Unterschied zu Seneca d. J. beschreiben die Fachautoren den Gichtanfall nicht als *verminatio* (S. 172). Nicht nur war dieses Wort kein medizinischer Ausdruck, auch die gesamte Darstellung des Gichtanfalls dürfte aus Sicht eines Mediziners zu unspezifisch und nicht sachgemäß sein. Dagegen entsprechen Ausdrücke wie *torquere, vexare, impetus* oder *obtorpescere* dem Anliegen Senecas, die Gicht und weitere Krankheiten der Gelenke mit Foltermethoden gleichzusetzen, um die aus den gesundheitlichen Beschwerden resultierenden körperlichen Schmerzen zu illustrieren.

digiti retorridi articulis obrigescentibus. Diese Formulierung ist nur bei Seneca d. J. zu lesen, vgl. *epist.* 95,16 *inde suffusio luridae bilis et decolor vultus tabesque †in se† putrescentium et retorridi_digiti articulis obrigescentibus nervorumque sine sensu iacenti-*

509 Dagegen ist die Junktur *dolorem habere* aber einige Male in der Fachliteratur attestiert, vgl. Cels. 1,5,2; 2,4,3; 2,7,8; 2,7,9; 2,8,14; 6,18,2h; Scrib. Larg. 38; 107; 121; 122; 188; 198.

510 Zur Thematisierung von Gelenkbeschwerden bei Seneca vgl. Courtil (2015), 288–90.

511 Vgl. weiterhin Cels. 1,9,1; 2,7,6; 4,31,1; Plin. *nat.* 24,188.

512 Vgl. auch Cels. 2,7,6 *podagram cheragramve, vel eius articuli, in quo id sentitur, morbum futurum esse denuntiat* (sc. *calor*) sowie Plin. *nat.* 24,188 *item (...) podagrae, chiragrae, articulis* (sc. *medetur faenum Graecum*).

um torpor aut palpitatio sine intermissione vibrantium.[513] Das beschriebene Phänomen – ,dürre Finger an steifen Gliedern' – beschreibt vermutlich die Symptome der Gicht und geht Seneca zufolge ebenso wie die weiteren hier geschilderten Gesundheitsbeschwerden auf einen übermäßigen Konsum von Speise und Alkohol zurück. Senecas moralisierende Haltung ist also unverkennbar und gerade aus diesem Grund, d. h. zugunsten einer anschaulichen und daher wirkungsvollen Formulierung, dürfte Seneca die entsprechenden Fachbegriffe (*cheragra, podagra*) vermieden haben.[514]

In der medizinischen Fachliteratur ist weder *digitus retorridus* noch *articulus obrigescens* bezeugt. Von den beiden hier gebrauchten Attributen findet sich zudem nur *retorridus* in der Fachliteratur, jedoch lediglich 1mal bei Plinius d. Ä.; hier beschreibt das Adjektiv die Beschaffenheit einer *poterion* genannten Pflanze, vgl. *nat.* 27,122 *poterion aut, <ut> alii vocant, p<h>rynion vel neuras large fruticat, spinis retorrida, lanugine spissa, foliis parvis* (…).

pedum, manuum, omnium articulorum depravatio. Diese Formulierung ist im Briefcorpus nur bei Seneca d. J. (1mal) attestiert, vgl. *epist.* 24,16 *ipsae voluptates in tormenta vertuntur, epulae cruditatem adferunt, ebrietates nervorum torporem tremoremque, libidines pedum, manuum, articulorum omnium depravationes*. Wie Seneca schreibt, führten verschiedene Ausschweifungen (*voluptates*) zu gesundheitlichen Problemen; so zögen Verlangen und Begierde (*libidines*) die ,Verunstaltung (Entstellung) der Füße, Hände, ja aller Glieder oder der Gelenke' nach sich. Anhand medizinischer Sachverhalte wie z. B. *cruditas* oder *nervorum torpor* argumentiert Seneca von einem ethisch-moralischen Standpunkt aus gegen einen ausschweifenden Lebenswandel. Dabei benutzt er den Ausdruck *depravatio*, der mit acht Belegen in der lateinischen Literatur (PHI-Corpus) sehr selten vorkommt und oft in philosophischen Zusammenhängen gebraucht wird, vgl. z. B. Cic. *fin.* 5,35 *est autem etiam actio quaedam corporis, quae motus et status naturae congruentis tenet; in quibus si peccetur distortione et depravatione quadam aut motu statuve deformi, ut si aut manibus ingrediatur quis aut non ante, sed retro, fugere plane se ipse et hominem ex homine exuens naturam odisse videatur.*[515]

In der medizinischen Fachliteratur hat die Formulierung *depravatio pedum, manuum, omnium articulorum* keinen Beleg. Bis auf zwei Ausnahmen gebrauchen die Fachautoren Ausdrücke vom Stamm *deprav-* überhaupt nicht, vgl. *depravata facies* (Scrib. Larg. 101; 255). Dennoch entsteht der Eindruck, dass Senecas d. J. Äußerung an medizinische Sprache anklingen soll: So benutzt er hier nicht nur die Ausdrücke *cruditas* (S. 207), *nervorum torpor* (S. 200) und *nervorum tremor* (S. 200), die teils auch von den Fachautoren verwendet werden, sondern bezieht mit *depravatio* zusätzlich auch ein auf *-tio* gebildetes Substantiv in seine Äußerung ein, von denen die Fachliteratur viele

513 Zur Textkonstitution vgl. Anm. 649, S. 202.

514 Vgl. dazu Migliorini (1997), 48 und siehe Kap. III. Anhang.

515 Vgl. weiterhin Cic. *leg.* 1,29; *off.* 3,69; 3,105 sowie die übrigen Belege (neben Sen. *epist.* 24,16): Cic. *de orat.* 2,252; *part.* 127; *div.* 2,136.

kennt, vgl. z. B. *exulceratio, inflammatio* oder *purgatio*.[516] Solche Bildungen sind kein vereinzeltes Phänomen in Senecas Briefen; vielmehr lässt sich die Tendenz beobachten, dass er diese besonders dann verwendet, wenn er wie hier medizinische Sachverhalte thematisiert, vgl. z. B. suppuratio (S. 179), destillatio (S. 186) oder collectio (S. 175) und siehe Kap. III. Anhang.

***pedum dolor*. *pedibus insidet dolor*. *pedes repetit dolor*.** Mit diesen Formulierungen thematisieren die Briefautoren Schmerzen im Bereich der Füße, die vermutlich mit der Gicht in Verbindung stehen. *dolor pedum* ist je 1mal bei Cicero und Plinius d. J. belegt, vgl. Cic. *fam.* 6,19,2 *tantis pedum doloribus adficitur* (sc. *Balbum*) *ut se conveniri nolit* und Plin. *epist.* 1,12,4 *tertio et tricensimo anno* (…) *pedum dolore correptus est* (sc. *Corellius Rufus*). In demselben Brief spricht Plinius d. J. noch einmal über Corellius Rufus' Fußschmerz und gebraucht dabei die Formulierung *dolor insidet pedibus*, vgl. *epist.* 1,12,6 *iam enim dolor non pedibus solis ut prius insidebat, sed omnia membra pervagabatur*. Außerdem thematisiert Seneca d. J. Fußschmerzen anhand der Formulierung *dolor repetit pedes*, vgl. *epist.* 68,7 *ii quorum pedes dolor repetit repetit aut vino aut balineo abstinent*.[517] Zumindest bezüglich der Äußerungen bei Plinius d. J. und Seneca d. J. gibt es Hinweise dafür, dass die genannten Schmerzen Symptome der Fußgicht sind, denn in beiden Briefen ist in diesem Zusammenhang auch von Abstinenz als diätetischer Gegenmaßnahme die Rede, vgl. Plin. *epist.* 1,12,5 *hunc* (sc. *morbum*) *abstinentia sanctitate, quoad viridis aetas, vicit et fregit* und Sen. *epist.* 68,7 *vino aut balineo abstinent*.[518]

Während *dolor insidet pedibus* nicht in dieser Form von den medizinischen Fachautoren gebraucht wird und für *dolor repetit pedes* nur in der Junktur *dolor repetit* bei Scribonius Largus (2mal) eine Parallele erkennbar ist,[519] findet sich *dolor pedum*, wenngleich relativ selten, auch in der Fachliteratur wieder (Cels. 1mal, Plin. *nat.* 20–32 3mal), vgl. z. B. Cels. 5,18,34 *at Theoxenus ad pedum dolores sebi a renibus partem tertiam, salis partes duas miscebat* oder Plin. *nat.* 30,77 *cocleae latae potae tollere di-*

516 Für *exulceratio* vgl. z. B. Cels. 2,1,18; 4,9,1; 5,28,4b; Plin. *nat.* 20,17; 22,102; 24,9; Scrib. Larg. 41; 143; 223; für *inflammatio* vgl. z. B. Cels. 2,1,18; 3,3,5; 5,19,1a; Plin. *nat.* 24,179; 26,80; 28,50; Scrib. Larg. 183; für *purgatio* vgl. z. B. Cels. 2,12,1c; 3,18,23; 6,18,9a; Plin. *nat.* 20,86; 25,40; 28,79; Scrib. Larg. 99; 133. Zu Bildungen auf *-tio* vgl. Kap. III. B. (a), S. 428ff.

517 Vgl. dazu Courtil (2015), 212–3 und siehe ebd., 288–90 zu Gelenkbeschwerden bei Seneca im Allgemeinen.

518 Vgl. Migliorini (1992), 125: Plinius habe den Ausdruck *dolor pedum* dem ihm mit Sicherheit geläufigen Terminus *podagra* (seit Plautus belegt) aufgrund stilistischer Überlegungen vorgezogen. Bisweilen werden Fachtermini in Gattungen wie der Kunstprosa oder in gehobener Dichtung zugunsten von allgemeineren Ausdrücken vermieden, vgl. Langslow (1999), 189–98. Zu der in den Briefen angesprochenen Abstinenz, vgl. abstinentia (S. 324) und abstinere (S. 326).

519 Vgl. Scrib. Larg. 56 *si repetierit aut permanserit nihilo minus aliquis dolor, super medicamentum auriscalpium cum lana ex oleo candenti eodem modo imponere saepius oportebit*; 122 *quamobrem si quando repetierit iterum dolor, dandae erunt per triduum et tunc potiones eodem modo, quo primae datae fuerint*. Anders als Seneca d. J. gebraucht Scribonius Largus *repetere* jedoch intransitiv.

cuntur pedum et articulorum dolores.[520] Der Ausdruck figuriert hier als zwar unspezifischer, aber fester Ausdruck neben anderen Termini, die Beschwerden im Bereich der (Fuß-)Gelenke bezeichnen, vgl. Cels. 5,18,29–35: Hier führt Celsus Medikamente und Hilfsmittel gegen u. a. diese Symptome an, z. B. gegen *dolores articulorum* (5,18,29–32), *phymata* (5,18,31; 5,18,33), *podagra* (5,18,33; 5,18,35), *dolores pedum* (5,18,34), *articulos induratos* (5,18,35). *dolor pedum* steht dabei gleichwertig neben den anderen Termini; der Ausdruck diente also nicht als Oberbegriff für Beschwerden an den Füßen, sondern war wie *articulorum dolor* (S. 164) vermutlich eine Beschreibung der Symptome verschiedener Krankheiten der Füße. Damit stimmen die Brief- und die Fachautoren zwar darin überein, dass sie mit dem Ausdruck ‚Fußschmerzen' bezeichnen; während die Briefautoren dabei jedoch die Symptome der Gicht beschreiben, beziehen die Fachautoren *dolor pedum* nicht ausdrücklich und ausschließlich auf die Gicht, sondern verwenden ihn auf allgemeinere Weise in Bezug auf Schmerzen der Füße und der dortigen Gelenke. Im Unterschied zu den Briefautoren bezeichnen sie die Gicht anhand der Fachbegriffe (*podagra* (S. 170), *podagricus* (S. 171)), anstatt sich mittels ihrer Symptome auf sie zu beziehen.

Der Blick auf die Junkturen, in denen *dolor pedum* figuriert, weist darauf hin, dass *corripi dolore* (sc. *pedum*, Plin. *epist.* 1,12,4) auch einige Male in der Fachliteratur belegt ist (Plin. *nat.* 22,120; Scrib. Larg. 99; 176). Wie sein Neffe gebraucht Plinius d. Ä. sie ebenfalls im Zusammenhang mit der Gicht, vgl. *nat.* 22,120 *Sex. Pomponius, praetorii viri pater, Hispaniae citerioris princeps, cum horreis suis ventilandis praesideret, correptus dolore podagrae mersit in triticum super genua sese, levatusque siccatis pedibus mirabilem in modum hoc postea remedio usus est.* Im Unterschied zu Plinius d. J. spricht der ältere Plinius dabei jedoch nicht allgemein von *dolor pedum*, sondern spezifischer von *dolor podagrae*. Scribonius Largus gebraucht die Junktur *dolore corripi* nicht im Zusammenhang mit Gichtsymptomen oder Ähnlichem, sondern bezieht sie auf Kopfschmerzen (vgl. 99 *correpti capitis dolore*) und auf Schmerzen der Verdauungsorgane (vgl. 176 *dolore correpta interanea*).

ex pedibus laborare. pedes laborant. Auch mit diesen Formulierungen thematisieren die Briefautoren gesundheitliche Beschwerden an den Füßen (vgl. *laborare* (S. 78)): Cicero gebraucht den Ausdruck *laborare ex pedibus* (1mal), vgl. *fam.* 9,23,1 *M. Ceparius (…) dixit te in lecto esse quod ex pedibus laborares* (vollständig zitiert auf S. 164). Vermutlich bezieht er sich damit auf die Symptome der Gicht, denn er variiert den Ausdruck im Folgenden und benutzt das Wort arthriticus (S. 164). Zur Konstruktion *laborare ex* + Abl., die Cicero mehrfach verwendet, vgl. *laborare* (S. 78). Darüber hinaus ist die Junktur *laborant pedes* 1mal bei Seneca d. J. belegt, vgl. *epist.* 95,20 *maximus ille medicorum et huius scientiae conditor feminis nec capillos defluere dixit nec pedes la-*

520 Vgl. weiterhin Plin. *nat.* 22,74; 24,15 sowie *nat.* 23,58 *non est praetereundum in eo exemplum ingens, siquidem M. Agrippa supremis suis annis conflictatus gravi morbo pedum, cum dolorem eum perpeti nequiret, unius medicorum portentosa scientia ignorante divo Augusto tanti putavit usu pedum sensuque omni carere, dummodo et dolore illo careret, demersis in acetum calidum cruribus in acerrimo impetu morbi.*

borare: atqui et capillis destituuntur et pedibus aegrae sunt. Im Folgenden kommt Seneca auf einen ausschweifenden Lebenswandel zu sprechen (vgl. *epist.* 95,20ff.); dies legt die Vermutung nahe, dass er die hier angesprochenen Fußbeschwerden wie Cicero (mit *laborare ex pedibus*) ebenfalls als Symptome der Gicht begreift.

In der medizinischen Fachliteratur hat Ciceros Ausdruck *laborare ex pedibus* keine Parallele und *laborant pedes* ist dort nur 1mal belegt, vgl. Cels. 5,26,28c *minimeque ambulatio convenit femine aut crure aut pede laborante*. Celsus spricht hier von *articuli* (‚Gelenkleiden', ‚Gelenkgeschwülste'), die als Symptome u. a. der Gicht in Erscheinung treten.[521] Die Konstruktion Verb + (*ex*) + Abl. (wie *laborare ex pedibus* bei Cicero) ist selten in der Fachliteratur belegt; einerseits verbinden die Fachautoren das Verb mit dem betreffenden Körperteil bzw. Organ als Subjekt wie Celsus hier mit *pes laborat,* wobei der Sachverhalt nicht wie bei Cicero aus Sicht des betroffenen Menschen dargestellt wird, sondern aus Perspektive des Körperteils oder Organs; andererseits stellen die Fachautoren die Ursache üblicherweise ohne Präposition im Ablativ dazu, vgl. z. B. *iecur vomicā laborat* (Cels. 4,15,4). Seneca d. J. und die Fachautoren stimmen mithin sowohl hinsichtlich der Lexik bzw. der Junktur und Konstruktion (vgl. *pedes laborant* mit *pes laborat*) als auch bezüglich der Semantik überein. Anders als Seneca thematisiert Celsus in diesem Passus aber keine Ursachen (und damit auch keine diätetischen Aspekte), sondern spricht über die Behandlung der Gelenkbeschwerden.

podagra. Den Terminus gebrauchen von den Briefautoren Cicero (1mal) und Seneca d. J. (3mal), vgl. Cic. *fam.* 7,4,1 *qua re, si quod constitutum cum podagra habes, fac ut in alium diem differas* und z. B. Sen. *epist.* 53,6 *pedes dolent, articuli punctiunculas sentiunt: adhuc dissimulamus et aut talum extorsisse dicimus nos aut in exercitatione aliqua laborasse. dubio et incipiente morbo quaeritur nomen, qui ubi ut talaria coepit intendere et utrosque distortos pedes fecit, necesse est podagram fateri*.[522] *podagra* bedeutet ‚Fußgicht'. Während Cicero die Krankheit nur erwähnt, beschreibt Seneca d. J. in der angeführten Passage ihre Symptome: Anfangs schmerzen die Füße (*dolent pedes*), der Betroffene fühlt leichte Stiche in den Gelenken (*articuli sentiunt punctiunculas*), darauf erstreckt sich die Krankheit bis hin zu den Knöcheln (*morbus coepit talaria intendere*) und verdreht beide Füße (*distortos facit utrosque pedes*); diesen letzten Vorgang erwähnt Seneca auch in *epist.* 67,3: *neminem certe adhuc scio eo nomine votum solvisse quod flagellis caesus esset aut podagra distortus aut eculeo longior factus*.[523]

Auch in der medizinischen Fachliteratur ist *podagra* attestiert (Cels. 9mal, Plin. *nat.* 20–32 69mal, Scrib. Larg. 11mal), vgl. z. B. Plin. *nat.* 20,29 *Celsus et podagris, quae sine tumore sint, radicem eius* (sc. *hibisci*) *in vino decoctam inponi iubet*; Scrib. Larg. 158 *ad podagram cum fervore et tumore rubicundo, quam caldam vocant, bene*

521 Vgl. Anke (1873b), 598 zu *articuli*.

522 Vgl. weiterhin *epist.* 67,3 (im Folgenden zitiert); 78,9 (zitiert auf S. 166); vgl. überdies *epist.* 68,7, wo Seneca vermutlich auch die Fußgicht thematisiert, jedoch ohne den Begriff *podagra* zu benutzen, siehe pedes repetit dolor (S. 168).

523 Zu Senecas Thematisierung der Gicht vgl. Migliorini (1997), 48–52; Courtil (2012), 89–91. Siehe auch Courtil (2015), 212–3, 288–90.

facit primis diebus herba urceolaris, item caseus mollis recens per se und 160 *ad frigidam podagram, quae sine tumore consistit, cataplasma.*[524] Wie Cicero und Seneca d. J. bezeichnen die Fachautoren mit dem Wort die ‚Fußgicht'. Zwar ist der Ausdruck *dolent pedes* (Sen. *epist.* 53,6), mit dem Seneca d. J. die *podagra*-Symptome beschreibt, 2mal auch in der Fachliteratur attestiert, allerdings steht er in keiner dieser Äußerungen in einem Zusammenhang mit der Gicht, vgl. z. B. Cels. 4,31,7 *lapis etiam, (…) quem* σαρκόφαγον *Graeci vocant, excisus sic ut pedes capiat, demissos eos, cum dolent, retentosque ibi levare consuevit.*[525]

Die weiteren Formulierungen, mit denen Seneca d. J. die Symptome oder den Verlauf der Gicht darstellt – *podagra interquiescit* (*epist.* 78,9), *articuli punctiunculas sentiunt, talaria coepit intendere et utrosque distortos pedes fecit* (*epist.* 53,6) etc. –, sind dagegen nicht in der Fachliteratur attestiert: *interquiescere* gebrauchen die Fachautoren überhaupt nicht, sondern verwenden andere Verben, um ‚innehalten, unterbrechen' auszudrücken.[526] Überdies verbinden sie weder *articulus* mit Wörtern vom Stamm *pung-/punct-*, noch die Ausdrücke für Knöchel (*talus, talaria*) mit dem Verb *intendere* und anstatt *distorquere* (*epist.* 53,6) gebrauchen sie das Simplex *torquere* (S. 113). Schließlich findet sich Ciceros allgemeine, alltägliche Formulierung *aliquod constituere cum podagra* erwartungsgemäß nicht in der Fachliteratur wieder.

Die Gründe für diese Unterschiede sind vor allem pragmatischer Natur. So stellt Seneca d. J. die Entstehung der Gicht in *epist.* 53,6 in einer bildlichen Weise dar (*extorqueri talus, distorqueri pedes, intendit morbus*), um eine bestimmte Wirkung zu erzielen, vgl. hier besonders die Komposita von *torquere.*[527] Aus fachlicher Sicht dürfte diese Schilderung jedoch unsachgemäß sein.

podagricus, -a, -um. Das Adjektiv ist im Briefcorpus 2mal bei Seneca d. J. belegt, vgl. *epist.* 24,14 *nempe dolor es, quem podagricus ille contemnit, quem stomachicus ille in ipsis delicis perfert, quem in puerperio puella perpetitur. levis es si ferre possum; brevis es si ferre non possum*; 95,21 *quid ergo mirandum est maximum medicorum ac naturae peritissimum in mendacio prendi, cum tot feminae podagricae calvaeque sint?*[528]

Auch die medizinischen Fachautoren gebrauchen den Begriff (Cels. 2mal, Plin. d. Ä. *nat.* 20–32 12mal), vgl. z. B. Cels. 4,31,8 *equitare podagricis quoque alienum est* oder Plin. *nat.* 28,105 *carn<e>s vel ossa hominis, quae in ventriculo occisae inveniantur, suffitu podagricis auxiliari.*[529] Sowohl in den Senecabriefen als auch in der Fachlite-

---

524 Vgl. z. B. Cels. 1,9,1; 2,7,6; 2,7,8; 2,8,10; 4,31,1; 4,31,3; 4,31,8; 5,18,1; 5,18,33; 5,18,35; Plin. *nat.* 20,4; 20,9; 20,17; 21,131; 22,37; 22,42; 22,60; 23,16; 23,75 (2mal); 24,23; 24,27; 24,53; 25,24; 24,54; 26,100; 26,101 (2mal); 27,27; 27,56; 27, 63; 28,21; 28,41; 28,66; 30,39; 30,76; 30,77; 31,72; 31,102 (2mal); 32,110 (2mal); 32,111. Scrib. Larg. 101; 107; 158; 160 (2mal).

525 Vgl. noch Cels. 5,18,7a *prodest impositum minutis maioribusque abscessibus, item articulis ideoque et coxis et pedibus dolentibus* (sc. *malagma Andreae*) sowie *dolere* (S. 106).

526 Vgl. z. B. *intermittere* (vgl. Cels. 3,14,1 *tertiana, quae ex tot intermittit*) oder *remittere* (vgl. Cels. 3,9,3 *deinde ubi paulum remitti coeperat febris*).

527 Vgl. dazu Migliorini (1997), 51.

528 Siehe dazu auch Gourevitch (1984), 237, 239 und Migliorini (1997), 49.

ratur wird *podagricus* adjektivisch i. S. v. ‚von der Fußgicht betroffen‘[530] und substantivisch in der Bedeutung ‚der Podagra-Patient, Podagrist‘ verwendet.[531]

Darüber hinaus benutzen nur die Fachautoren den Ausdruck substantivisch und stets im Plural, um die Podagra-Erkrankung zu bezeichnen, vgl. z. B. Cels. 4,31,9 *quod Erasistratus in podagricis expulit, ne in inferiores partes factus cursus pedes repleret* oder Plin. *nat.* 25,60 *medetur ita morbis comitialibus (…) lepris, tetano, tremulis, podagricis.*[532] Außerdem verwenden die Fachautoren das Wort spezifischer als Seneca d. J., denn sie beziehen es auf Körperteile (vgl. Plin. *nat.* 24,147 *articulus podagricus*), während Seneca es allgemein auf den betroffenen Menschen im Ganzen bezieht.

verminatio. Den Ausdruck gebraucht von den Briefautoren nur Seneca d. J. (2mal), vgl. *epist.* 78,9 *omnium istorum* (sc. *podagrae, cheragrae et omnis vertebrarum doloris nervorumque*) *prima verminatio vexat, impetus mora extinguitur et finis dolendi est optorpuisse* und 95,17 *quid* (sc. *dicam*) *oculorum auriumque tormenta et cerebri exaestuantis verminationes et omnia per quae exoneramur internis ulceribus adfecta?* In der medizinischen Fachliteratur ist er ebenfalls nur 2mal belegt, vgl. Plin. *nat.* 28,180 *isdem* (sc. *ossibus bubulis*) *sanari demissis in fauces iumentorum verminationes notum est*; 30,144 *iumentorum urinae tormina vespertilione adalligato finiuntur, verminatio ter circumlat<o> med<i>is palumbe*. Diese vier Stellen sind die einzigen Belege des Wortes in der lateinischen Literatur (PHI-Corpus).

verminatio leitet sich von *vermina* (‚starke Bauchschmerzen‘) bzw. vom Verb *verminare* (‚Würmer haben‘; ‚jucken, kribbeln‘) ab.[533] In den *dialogi* beschreibt Seneca d. J. mit *verminare* (‚jucken‘) die Symptome der Fußgicht, vgl. *dial.* 7,16,4 *non perveni ad sanitatem, ne perveniam quidem; delenimenta magis quam remedia podagrae meae compono, contentus si rarius accedit et si minus verminatur: vestris quidem pedibus comparatus, debiles, cursor sum.*[534] Diesen ‚juckenden Schmerz‘ als frühes Anzeichen von Gicht sowie Gelenk- und Sehnenschmerzen bezeichnet *verminatio* auch in *epist.* 78,9, während es in *epist.* 95,17 vermutlich i. S. v. ‚Kopfschmerz‘ oder ‚Migräne‘ (*verminatio cerebri exaestuantis*) zu verstehen ist, der als Folge eines als maßlos dargestell-

529 Vgl. weiterhin Cels. 4,31,9; Plin. *nat.* 20,77; 21,174; 22,34; 23,126; 24,58; 24,147; 25,60; 27,25; 28,116; 28,140; 31,11.

530 Vgl. Sen. *epist.* 95,21; Plin. *nat.* 24,147; 28,116.

531 Vgl. Sen. *epist.* 24,14; Plin. *nat.* 20,77 (*utilis podagricis et sanguinem reicientibus*); 27,25 (*datur podagricis*); 28,105 (*auxiliari podagricis*); 28,140 (*prodest podagricis*).

532 Vgl. überdies Plin. *nat.* 22,34 *articulariis morbis et podagricis plurimi cum oleo vetere aut folia cum ursino adipe trita inponunt.* Dabei lässt sich nicht für jeden Beleg eindeutig sagen, ob die Fachautoren den Podagra-Patienten oder die -Erkrankung meinen, denn die grammatische Konstruktion ist augenscheinlich oft dieselbe, vgl. auch Plin. *nat.* 21,174; 23,126; 24,58; 31,11.

533 Vgl. dazu noch *vermis* (‚Wurm‘).

534 Vgl. Walde-Hofmann s. v. Bd. II,759–60. *verminare* hat noch einen weiteren Beleg bei Seneca d. J., vgl. *nat.* 2,31,2 *quid quod malarum serpentium et aliorum animalium quibus mortifera vis inest, cum fulmine icta sunt, venenum omne consumitur? – unde, inquit, scis? – in venenatis corporibus vermis non nascitur; fulmine icta intra paucos dies verminant.*

ten Ess- und Trinkverhaltens auftrete.[535] Dass Seneca *verminatio* in beiden Passagen in einem medizinischen Kontext verwendet, legt die Vermutung nahe, er habe die Form *verminatio* mit Blick auf die medizinische Fachsprache gebildet, die viele solcher Bildungen auf *-tio* kennt.[536] Die lexikalisch-semantische Assoziation von Würmern mit Jucken dürfte Seneca bewusst gesucht haben, um – vermittelt durch die damit intendierte Angst vor körperlichem Unwohlsein und Schmerz – die moralisierende Wirkung seiner Darstellung zu verstärken.

Im Unterschied zu Seneca d. J. bezeichnet Plinius d. Ä. mit *verminatio* den ‚Befall von Würmern' und bezieht das Wort auf Tiere (*iumenta*). Daraufhin thematisiert er Heilmittel für die Behandlung der *verminatio*.

vertebrarum dolor. Diese Formulierung gebraucht von den Briefautoren nur Seneca d. J. (1mal), vgl. *epist.* 78,9 (zitiert auf S. 166). Wie dem Kontext der Stelle (*podagra et cheragra et omnis vertebrarum dolor nervorumque*) zu entnehmen ist, bezeichnet der Ausdruck ‚Gelenkschmerzen'.[537]

In der medizinischen Fachliteratur ist die Junktur nicht attestiert. Dies hängt vermutlich damit zusammen, dass *vertebra* in unterschiedlichen Bedeutungen von Seneca d. J. einerseits und Celsus (als einzigem Fachautoren) andererseits gebraucht wird: Celsus, bei dem das Wort zuerst für die lateinische Literatur (PHI-Corpus) belegt ist und der es 16mal gebraucht,[538] bezeichnet damit die Wirbel der Wirbelsäule, vgl. z. B. Cels. 8,1,11 *caput autem spina excipit. ea constat ex vertebri<s> quattuor et viginti: septem in cervice sunt, duodecim ad costas, reliquae quinque sunt proximae costis*. Von den wenigen weiteren Autoren, die das Wort verwenden,[539] gebraucht Petron es ebenfalls in diesem Sinne (*articuli vertebraeque* ‚Gelenke und Wirbel').[540] Dagegen stimmen die übrigen Autoren hinsichtlich der Bedeutung von *vertebra* mit Seneca d. J. überein und verwenden es i. S. v. ‚Gelenk' wie z. B. Seneca d. Ä. (*pedum crurumque vertebrae* ‚die Gelenke der Füße und Unterschenkel').[541]

Da *vertebra* also jeweils verschiedene Körperteile bezeichnet, unterscheiden sich Seneca d. J. und Celsus auf semantisch-sachlicher Ebene im Gebrauch des Wortes; ver-

---

535 Vgl. Costa (1992), 178 (zu *epist.* 78,9): „a sharp pain", Rosenbach, Bd. 4,471 (zu *epist.* 95,17): „Migräneanfall", ebenso Migliorini (1997), 40–1; siehe zu dieser Passage auch Kap. III. Anhang.

536 Vgl. Kap. III. B. (a), S. 428ff.

537 Vgl. dazu auch *articulorum dolor* (S. 164) und *nervorum dolor* (S. 199).

538 Vgl. z. B. Cels. 2,1,19; 3,23,7; 4,1,3; 4,1,6; 4,6,4; 8,1,11 (2mal); 8,1,13; 8,1,14; 8,9,2; 8,11,3; 8,11,4; 8,13,1.

539 Plinius d. Ä. (2mal in Bezug auf die Anatomie von Tieren), Petron (1mal), Seneca d. Ä. 1mal, Seneca d. J. 1mal und Festus 1mal.

540 Vgl. Petron. 34,8 *larvam argenteam attulit servus sic aptatam, ut articuli eius vertebraeque luxatae in omnem partem flecterentur*.

541 Vgl. Sen. *contr.* 10,4,2 *ita frangantur ut humo se adlevare non possit, sed pedum crurumque resolutis vertebris reptet*. Vgl. weiterhin auch Plin. *nat.* 11,255 *talus* (sc. *leonis*) *autem rectus est in articulo pedis, ventre eminens concavo, in vertebra ligatus*.

mutlich ist dies der Grund, dass die Fachautoren nicht vom *vertebrarum dolor* sprechen.

Gicht und weitere Beschwerden im Bereich der Gelenke thematisieren die Briefautoren mit vielen Ausdrücken, von denen die Termini *cheragra*, *podagra* und *podagricus* sowie die beschreibenden Ausdrücke *articulorum dolor* mehrfach auch in der medizinischen Fachliteratur belegt sind (vgl. Tabelle 16).

Tabelle 16: Häufigkeiten der hier besprochenen Ausdrücke bei den einzelnen Autoren

Ausdruck	Cicero	Sen. d. J.	Plin. d. J.	Celsus	Plin. d. Ä.	Scrib. Larg.
arthriticus, -a, -um	1	-	-	-	-	-
articulorum dolor	1	-	-	6	5	1
cheragra	-	1	-	4	-	-
chiragra				-	2	-
digiti retorridi articulis obrigescentibus	-	1	-	-	-	-
pedum, manuum, articulorum depravatio	-	1	-	-	-	-
pedum dolor	1	1	2	1	3	-
pedibus insidet dolor			1	-	-	-
pedes repetit dolor			1	-	-	-
ex pedibus laborare	1	-	-	-	-	-
pedes laborant	-	1	-	1	-	-
podagra	1	3	-	9	69	11
podagricus, -a, -um	-	2	-	2	12	-
verminatio	-	2	-	-	2	-
vertebrarum dolor	-	1	-	-	-	-

Darin zeigt sich, dass die Briefautoren, insbesondere Seneca d. J., eine gute Kenntnis der medizinischen Terminologie haben. Von den verbleibenden Formulierungen der Briefautoren finden sich einige nur selten (*pedum dolor, pedes laborant, verminatio*), andere gar nicht in der Fachliteratur wieder (*arthriticus, digiti retorridi articulis obrige-*

scentibus, pedum manuum articulorum depravatio, vertebrarum dolor). Mit Ausnahme von *arthriticus,* das anscheinend deswegen von den Fachautoren nicht verwendet wird, weil es ein griechischer Begriff ist, sind diese Ausdrücke und Formulierungen eher allgemeiner, beschreibender Natur und daher selten bzw. gar nicht in der Fachliteratur belegt.

Weitere Übereinstimmungen im Gebrauch der gemeinsamen Ausdrücke beschränken sich auf die Bedeutungen, in denen beide Autorengruppen sie verwenden (*articulorum dolor, cheragra, pedum dolor, pedes laborant, podagra, podagricus*).

Unterschiede in der Verwendung ergeben sich im Falle von *articulorum dolor* und *pedum dolor*. Während sie dem Anliegen der Briefautoren genügen, etwas mitzuteilen, sind sie als allgemeine, beschreibende Ausdrücke für die Fachautoren zu unspezifisch und dienen eher als Sammelbezeichnungen für die Symptome verschiedener Beschwerden. Die Termini *cheragra, podagra* und *podagricus* gebraucht Seneca d. J. zwar im Kontext medizinischer Sachverhalte, jedoch will er damit übergeordnete Gedanken veranschaulichen. So beschreibt er diese Phänomene entsprechend seinen Aussageabsichten auf eine aus medizinischer Sicht unsachgemäße Weise.

Geschwür, schwären

Die Begriffe, mit denen die Briefautoren ‚Geschwür‘ bezeichnen, sind *collectio, suppuratio, ulcus* und *ulcusculum* sowie *vomica*. Ferner sind das Verb *exulcerare* ‚schwären‘ sowie der Ausdruck *eruptio pus(t)ularum* im Briefcorpus belegt, der im Zusammenhang mit einem Geschwür steht.

collectio. Von den Briefautoren verwendet nur Seneca d. J. den Begriff (insges. 4mal, dav. 3mal[NR]), vgl. *epist.* 68,8 *ulcus meum curo. si ostenderem tibi pedem turgidum, lividam manum, aut contracti cruris aridos nervos, permitteres mihi uno loco iacere et fovere morbum meum: maius malum est hoc, quod non possum tibi ostendere: in pectore ipso collectio et vomica est.*[542] In der Medizin bezeichnet das Wort ein „Sich-Ansammeln“ (Georges) von Substanzen im bzw. am Körper[543] und damit ‚Abszess‘, ‚Tumor‘ oder ‚Eiterbeule‘.

In der medizinischen Fachliteratur ist *collectio* ebenfalls belegt: 59mal bei Plinius d. Ä. und 2mal bei Scribonius Largus, vgl. z. B. Plin. *nat.* 22,27 (sc. *tribulus*) *est enim refrigerantis naturae et ideo utilis contra inflammationes collectionesque* oder Scrib. Larg. 206 *parotidas initia habentes discutit* (sc. *emplastrum viride Glyconis chirurgi*), *suppuratas iungit, si quis emissarium collectionis apto loco, id est infra sinum, ubi collectio est, fecerit, quod hypochysim Graeci dicunt.*[544] Passend zur Bedeutung ‚Ansamm-

542 Die weiteren Belege für *collectio* bei Seneca d. J. stehen nicht in einem medizinischen Zusammenhang, vgl. *epist.* 45,8; 48,6; 85,3.

543 Vgl. TLL s. v. 1584,39–87 sowie Georges s. v. Bd. 1,1261.

544 Vgl. Plin. *nat.* 20,74; 20,216; 21,131; 22,27; 22,42; 22,90; 23,38; 23,77; 23,90; 24,15; 24,20; 24,27; 25,141; 25,165; 26,22; 26,127 (2mal); 27,24; 27,30; 27,56; 28,72; 30,130; Scrib. Larg. 206 (2mal). Zu Bildungen auf *-tio* in medizinischer Literatur vgl. Kap. III. B. (a), S. 428ff.

lung' mit Bezug auf körperliche Substanzen figuriert *collectio* in der Fachliteratur mehrfach neben suppuratio (S. 179) sowie einige Male neben tumor (S. 216) und kann mithilfe derselben Heilmittel und -methoden behandelt werden, vgl. z. B. Plin. *nat.* 24,13 *cerri folia et cortex et glans siccat collectiones suppurationesque, fluctiones sistit* oder Scrib. Larg. 206 *suppuratas* (sc. *parotidas*) *iungit* (sc. *emplastrum viride Glyconis chirurgi*), *si quis emissarium collectionis apto loco, id est infra sinum, ubi collectio est, fecerit, quod hypochysim Graeci dicunt. eadem ratione suppurationibus in mammis mulierum futuris aut factis adiuvat* (…).[545] Scribonius Largus erläutert *collectio* hier mit dem griechischen Begriff ὑπόχυσις (wörtl. ‚Unterlaufen'); zwar lässt sich die Bedeutung ‚Ansammlung von Flüssigkeit' (für *collectio*) darin wiedererkennen, jedoch entsteht Verwirrung, da Celsus 6,6,35 zufolge die Griechen den „grauen Star", lat. suffusio (S. 142), mit diesem Wort bezeichneten. Dafür verwendet Scribonius Largus (38) wiederum den Ausdruck *hypochyma* (ὑπόχυμα).

Bei Seneca d. J. steht *collectio* neben vomica (S. 182), einem Wort, das ebenfalls ‚Geschwür', ‚Eiterbeule' bezeichnet. Dies deutet darauf hin, dass er *collectio* in demselben Sinne wie die Fachautoren verwendet, damit also ebenfalls ‚Geschwür' bezeichnet. Diese Annahme wird dadurch bekräftigt, dass Plinius d. Ä. von einem Heilmittel berichtet, das sowohl gegen *collectio* als auch gegen *vomica* hilft, vgl. *nat.* 24,115 *radix discutit panos, collectiones, vomicas, urinas trahit pota*.

Im Unterschied zu Seneca d. J. sprechen die Fachautoren jedoch nicht in dieser allgemeinen Weise von einem Geschwür in der Brust (*in pectore ipso collectio*). Zwar finden sich zwei Belege für den spezifischeren Ausdruck *collectio mammarum* (Plin. *nat.* 27,63; 28,72), vermutlich sind beide Sachverhalte jedoch inhaltlich nicht miteinander vergleichbar. Weiteres ist dazu kaum mit Gewissheit zu sagen, da Plinius d. Ä. und Scribonius Largus (anders als Celsus) in der Regel seltener die zugrundeliegenden medizinischen Situationen und Vorgänge beschreiben, sondern vor allem auf die Behandlungsmittel und -methoden eingehen.

exulcerare. Das Verb wird zwar von allen drei Briefautoren verwendet (Cic. 1mal^{NR}, Sen. d. J. 2mal, Plin. d. J. 3mal^{M}), jedoch figuriert es nur bei Seneca d. J. unmittelbar mit Bezug auf die Medizin, vgl. *epist.* 66,47 *ait* (sc. *Epicurus*) *enim se vesicae et exulcerati ventris tormenta tolerare ulteriorem doloris accessionem non recipientia, esse nihilominus sibi illum beatum diem* und *epist.* 92,25 *‚beatissimum' inquit ‚hunc et ultimum diem ago' Epicurus, cum illum hinc urinae difficultas torqueret, hinc insanabilis exulcerati dolor ventris*. Plinius d. J. gebraucht es in übertragenem Sinne bezogen auf die Medizin, denn er spricht von seelischem Schmerz; dabei benutzt er stets die Formu-

545 Für *collectio* neben *suppuratio* vgl. weiterhin z. B. Plin. *nat.* 23,140; 24,45; 26,141; 27,110; 27,134; für *collectio* neben *tumor* vgl. Plin. *nat.* 20,216; 22,42; 24,172. Überdies existieren verschiedene Ausprägungen einer *collectio*, wie die Junkturen bei Plinius d. Ä. zeigen, vgl. *collectio cerebri* (*nat.* 24,51), *collectio gingivarum* (*nat.* 25,165), *collectio mammarum* (*nat.* 28,72), *collectio sanguinis* (*nat.* 22,100), *collectio sedis* (*nat.* 22,90). Die verschiedenen Arten des Symptoms fasst er oft mit *omnis* zusammen, vgl. z. B. *nat.* 22,42; 22,142; 23,77; 23,92; 23,127; 24,57; 24,70; 24,87; 26,127; 26,128; 27,63; 27,140.

lierung *dolorem exulcerare*, vgl. z. B. *epist.* 1,12,1[M] *decessit Corellius Rufus et quidem sponte, quod dolorem meum exulcerat.*[546]

exulcerare ist abgeleitet von ulcus (S. 180) und bedeutet zunächst ‚schwären, eitern'.[547] In diesem Sinne gebraucht Seneca d. J. das Wort beide Male und erwähnt, dass Epikurs Magen (*venter*) geschwärt, geeitert hat. In Plinius' d. J. Formulierung *dolorem exulcerare* drückt das Verb hingegen aus, dass der (seelische) Schmerz sich verschlimmert; es steht dabei i. S. v. (den Schmerz) ‚aufblähen, eitern machen'.

In der medizinischen Fachliteratur ist *exulcerare* ebenfalls attestiert (Cels. 41mal, Plin. *nat.* 20–32 40mal, Scrib. Larg. 12mal).[548] Hinsichtlich der Semantik von *exulcerare* sind sowohl Gemeinsamkeiten als auch Unterschiede festzustellen: Intransitiv i. S. v. ‚schwären, eitern' gebrauchen das Verb sowohl Seneca d. J. als auch die Fachautoren, vgl. z. B. Cels. 2,7,11 *at si sanguis aut pus in urina est, vel vesica vel renes exulcerati sunt.*[549] Im Unterschied zu Seneca verwenden sie es jedoch häufig auch transitiv in der Bedeutung ‚etwas schwären, eitern lassen', vgl. z. B. Cels. 4,5,2 *nihil pestiferum est* (sc. *destillatio vel* κατασταγμός), *nisi quod pulmonem exulceravit.*[550] Wenngleich Plinius d. J. das Verb metaphorisch verwendet, lassen sich dabei semantische und syntaktische Parallelen zu den Fachautoren erkennen, denn wie diese benutzt auch er es transitiv i. S. v. ‚eitern machen'.

---

546 Vgl. weiterhin *epist.* 8,23,5[M]; 9,9,3[M]. In Verbindung mit *dolor* ist *exulcerare* zuerst bei Plinius attestiert, vgl. Migliorini (1992), 129. Vgl. schließlich noch Cic. *fam.* 1,1,4[NR] *ut in rebus multo ante quam profectus es ab ipso rege et ab intimis ac domesticis Pompei clam exulceratis, deinde palam a consularibus exagitatis et in summam invidiam adductis, ita versamur.*

547 Interessant ist, dass das Verb zuerst in übertragenem (d. h. nicht-medizinischem) Sinne gebraucht wird, vgl. Cic. *dom.* 28 (*scelere exulceratus*); *Scaur.* 35; *Deiot.* 8 (*exulceratus animus*); *de orat.* 2,303 (*quae sanare nequeunt, exulcerant*; *sanare* hier auch metaphorisch); *Brut.* 156 (*exulcerare gratiam*). Erst bei Varro (*rust.* 2,9,14 *quidam nucibus graecis in aqua tritis perungunt aures et inter digitos, quod muscae et ricini <et> pulices soleant, si hoc unguine non sis usus, ea exulcerare*) und dann bei Celsus steht es in Bezug auf die menschliche Physis. Dass *exulcerare* zuerst in metaphorischen Aussagen attestiert ist, passt zum Befund, dass *ulcus* schon früh ein allgemein gebräuchliches Wort war, vgl. ulcus (S. 180). Dass der Vorgang des Eiterns nicht nur medizinisch Interessierten vertraut, sondern augenscheinlich allgemein bekannt war (und sich daher Begriffe dafür gemeinhin etabliert hatten), ermöglichte also die Übertragung des Sachverhalts auf eine andere Domäne.

548 Vgl. z. B. Cels. 2,7,11; 2,8,33; 3,21,10; 3,22,12; 4,2,8; 4,2,9; 4,5,2; 5,26,36c (2mal); 5,28,4a; 5,28,4b; 6,2,1; 6,6,1b; 6,6,1c; 7,7,4c; 7,8,3; 7,8,4; Plin. *nat.* 20,55; 20,109; 20,156; 21,155; 22,65; 22,74; 22,109; 23,22; 23,59; 23,66 (2mal); 24,113; 24,144; 24,187; 25,61; 26,86; 26,157; 27,19; 27,112; 28,125; 28,129; 28,138; 29,110; 29,135; 30,36; 31,115; 32,87; Scrib. Larg. ind. 190; ind. 291; ind. 308; 24; 42; 174; 193; 227.

549 Das zeigt sich u. a. daran, dass in Passagen, in denen das Verb z. B. im Präsens steht, passivische Formen belegt sind, es dort also medial gebraucht wird, vgl. z. B. Celsus' Beschreibung der Dysenterie in 4,22,1 (zitiert auf S. 154). Weitere Belege für intransitiven Gebrauch von *exulcerare* sind z. B. Cels. 2,8,33; 4,11,2 (3mal); 4,12,5; 5,28,4b; 5,28,13b; 6,2,1; 6,6,1d; 7,7,4c; Plin. *nat.* 20,109; 20,244; 21,155; 22,65; 22,74; 23,59; 23,66; 24,113; 24,144; 25,61; 26,86; 26,157; 27,19; 28,125; 28,129; 29,135; 30,61; Scrib. Larg. 186; 227; 228; 229.

550 Vgl. weiterhin z. B. Cels. 3,21,10; 3,22,12; 4,2,8; 4,2,9; 7,17,1c; Plin. *nat.* 20,55; 20,156; 23,22; 23,66; 27,112; 29,110; 31,115; 32,87; Scrib. Larg. 174; 189; 193; 231.

Anhand des transitiven Gebrauchs von *exulcerare* zeigen sich weitere Unterschiede zwischen Seneca d. J. und den Fachautoren: Nicht selten sprechen diese davon, dass ein Körperteil mithilfe von chirurgischen Instrumenten oder mit anderen Mitteln behandelt werden soll, wobei *exulcerare* i. S. v. ‚wund machen' zu verstehen ist, vgl. z. B. Cels. 3,21,10 *ferramentisque candentibus pluribus locis venter exulcerandus est*.[551] Wie Seneca verbinden die Fachautoren dabei zwar *exulcerare* mit *venter*, jedoch unterscheiden sich beide Junkturen in Syntax und Semantik: Während Seneca das Verb intransitiv gebraucht (*exulceratus venter*), verwendet Celsus es transitiv (*exulcerandus venter*) und damit auch in abweichender Bedeutung (‚wund machen').

Eher noch gleicht also die Art und Weise, wie Plinius d. J. *exulcerare* gebraucht, derjenigen der Fachautoren – jedoch mit der Einschränkung, dass dieser nicht von physischen Vorgängen spricht.

pus(t)ularum eruptio. Im Briefcorpus ist der Ausdruck *eruptio pustularum* 1mal bei Seneca d. J. belegt, vgl. *epist.* 72,5 *ita dico, extrinsecus aliqua sunt incommoda, velut in corpore interdum robusto solidoque eruptiones quaedam pustularum et ulcuscula, nullum in alto malum est. eruptio pustularum* bedeutet ‚Hervorbrechen von (eitrigen) Blasen'. Seneca spricht hier auch von kleinen Geschwüren (*ulcuscula*), so dass der Eindruck entsteht, beide Symptome gingen auf dieselbe Ursache zurück, die jedoch nicht genannt wird.[552]

Vergleichbar mit *eruptio pustularum* bei Seneca d. J., jedoch lexikalisch leicht abweichend,[553] ist der 1mal bei Plinius d. Ä. belegte Ausdruck *eruptio pusularum*, vgl. *nat.* 23,160 *ad eruptiones pusularum pituitaeque* (sc. *sucus seminis myrti*) *cum cerato inlinitur et contra phalangia*. Auch hier bedeutet er ‚Hervorbrechen von Blasen'. *eruptio* ist mehrfach in der Fachliteratur belegt (Cels. 1mal, Plin. *nat.* 20–32 28mal, Scrib. Larg. 9mal);[554] hier beschreibt er das schnelle Hervorströmen von z. B. flüssigen Substanzen (*sanguis, pituitae*).[555] Dass auch Seneca d. J. das Wort *eruptio* in einem medizinischen Kontext verwendet, könnte als bewusster Rückgriff auf die medizinische Fachsprache zu werten sein, mit der er vertraut war.

---

551 Vgl. weiterhin z. B. Cels. 4,10,2 (*sinapi*); 4,29,3 (2mal, *candentibus ferramentis*); 5,26,36c (*scalpello*); 7,8,3 (*medicamento*); 7,30,3a (*ungue aut scalpello*); vgl. *ferramentum* (S. 367) und *scalpellus* (S. 370).

552 Vgl. Migliorini (1997), 71 und siehe auch Courtil (2015), 284–5. Tatsächlich lässt sich *pus(t)ula* etymologisch mit *pus* in Verbindung bringen, vgl. Langslow (2000a), 332–3 mit *de* Vaan s. v. *pustula*, 501–2 sowie Courtil (2015), 209–10. Dagegen leiten Walde-Hofmann das Wort aus „**pu-*, **phū-* ‚pusten, blasen, aufblasen'" her, vgl. s. v. Bd. 2,392.

553 Häufiger ist in der Fachliteratur *pusula* (Cels. 27mal, Plin. *nat.* 20–32 30mal) als *pustula* (Cels. 7mal, Scrib. Larg. 3mal) attestiert.

554 Vgl. Cels. 7,3,2; Plin. *nat.* z. B. 20,66; 20,71; 20,141; 22,54; 22,98; 22,134; 23,8; 23,63; 23,87; 24,9; 24,63; 24,76; 25,61; 26,120; 28,66; 28,125; 28,233; 29,46; 31,118; 32,65; 32,97; Scrib. Larg. 77; 83; 84 (2mal); 85; 86; 206; 240. Zu Bildungen auf *-tio* in medizinischer Literatur vgl. Kap. III. B. (a), S. 428ff.

555 Für *eruptio sanguinis* vgl. z. B. Cels. 7,3,2; Plin. *nat.* 24,136; 29,46; Scrib. Larg. 47; 77; 83; 84 (2mal); 85; 86; 206; 240; die Belege für *eruptio pituitae* sind in Anm. 556 genannt.

Wie Seneca d. J. erwähnen auch die Fachautoren Blasen zusammen mit Geschwüren, vgl. z. B. Cels. 4,13,2 *recte etiam sinapi ex aceto super pectus inponitur, donec ulcera pusulasque excitet, et tum medicamentum, quod umorem illuc citet* oder Plin. *nat.* 22,137 *item alvum sistit* (sc. *amylon*), *epiphoras oculorum inhibet et ulcera sanat, item pusulas et fluctiones sanguinis*.

Anders als Seneca d. J. schreibt Plinius d. Ä., dass Schleim (*pituita*) zusammen mit den Blasen hervorbreche.[556] Während Seneca überdies von inneren medizinischen Vorgängen spricht (*in corpore*), zeigt Plinius' Anweisung, die Blasen einzureiben bzw. das Mittel aufzutragen, dass er von einem äußerlichen Symptom spricht.

Abgesehen von dem lexikalischen Unterschied zwischen *pustula* und *pusula* stimmen Seneca d. J. und Plinius d. Ä. also lediglich hinsichtlich der Wortverbindung mit *eruptio* sowie der Bedeutung von *pus(t)ula* (‚Blase') überein.

suppuratio. Von den Briefautoren verwendet nur Seneca d. J. (1mal) diesen Ausdruck, vgl. *epist.* 14,6 *illae pestes non minus graves sunt – famem dico et sitim et praecordiorum suppurationes et febrem viscera ipsa torrentem – sed latent, nihil habent quod intentent, quod praeferant.*[557] In der medizinischen Fachliteratur ist *suppuratio* dagegen mehrfach attestiert: 31mal bei Celsus, 32mal bei Plinius d. Ä. (*nat.* 20–32), 8mal bei Scribonius Largus, vgl. z. B. Cels. 2,7,29 *suppuratio vero pluribus morbis excitatur: nam si longae febres sine dolore, sine manifesta causa remanent, in aliquam partem id malum incumbit, in iuvenioribus tamen: nam senioribus ex eiusmodi morbo quartana fere nascitur* oder Scrib. Larg. 81 *ad strumas et ad duritias mammarum mirifice facit, antequam suppurent et post suppurationem nihilominus, hoc medicamentum.*[558]

suppuratio ist ein medizinischer Terminus und bedeutet ‚Schwären, Eitern'.[559] Bei den Fachautoren existieren jedoch offensichtlich unterschiedliche Auffassungen über seine Bedeutung: Celsus erklärt den Ausdruck nicht und gebraucht ihn ohne Ergänzungen (die das betroffene Organ oder den Körperteil angeben würden). Das deutet auf eine spezifische Bedeutung hin und bestätigt, dass *suppuratio* ein Terminus war. Dagegen scheint Plinius d. Ä. den Begriff verschiedentlich aufzufassen: In einer Stelle erklärt er *suppuratio* mit dem griechischen Ausdruck ἀπόστημα,[560] worunter Celsus *ab-*

---

556 Der Ausdruck *eruptio pituitae* ist mehrfach bei Plinius d. Ä. belegt, vgl. *nat.* 20,141; 20,251; 22,134; 22,156; 23,63; 23,160; 24,76; 25,61; 26,120; 28,125; 28,233; 31,118; 32,65; 32,97.

557 Weiterhin gebraucht Seneca d. J. 2mal das Verb *suppurare* (*epist.* 59,17; 80,6), jedoch figuriert es nicht in medizinischen Zusammenhängen.

558 Vgl. weiterhin z. B. Cels. 2,7,19; 2,7,22 (2mal); 3,27,4a; 4,15,1; 4,15,4; 5,18,2; 5,28,11a; 5,28,11d (2mal); 6,6,9b; 6,13,2; 7,2,1; 7,2,7; 7,3,2; 8,6,1; 8,9,1c; 8,9,1f; Plin. *nat.* 20,16; 20,56; 20,59; 21,127; 21,130; 21,140; 22,122; 22,140; 23,24; 23,66; 23,71; 24,7; 24,13; 24,39; 25,61; 26,46; 26,128; 26,141; 27,87; 27,110; 27,134; 28,217; 28,223; 30,125; Scrib. Larg. ind. 85; ind. 310; ind. 357; ind. 362; 26; 40; 66t; 66 (2mal); 96; 206.

559 Mit Ausnahme des oben zitierten Beleges bei Seneca d. J. ist *suppuratio* in der lateinischen Literatur (PHI-Corpus) nur bei den hier behandelten medizinischen Fachautoren sowie bei Columella (7mal) attestiert; vgl. auch Migliorini (1997), 28. Zu Bildungen auf *-tio* in medizinischer Literatur vgl. Kap. III. B. (a), S. 428ff.

scessus corporis versteht;[561] *suppuratio* und *abscessus* sind für Celsus jedoch nicht dasselbe:[562] Vermutlich begreift dieser *suppuratio* nur als den Vorgang des Eiterns, während *abscessus* das Ergebnis dieses Vorgangs bezeichnet.[563] Plinius verfährt in den folgenden Ausführungen nicht einheitlich und gebraucht bisweilen *suppuratio*, bisweilen *apostemata* (immer Pl.).[564] Auch Scribonius Largus scheint *suppuratio* wie Plinius i. S. v. ‚Abszess' zu verstehen.[565] Dagegen stimmen die Fachautoren darin überein, dass *suppuratio* aus einem Tumor resultieren kann, d. h. dass ein Tumor zu eitern beginnt, vgl. Cels. 2,7,31 *quo<m>que omnis longus tumor ad suppurationem fere spectet*; Plin. *nat.* 20,59 *item tumores ante suppurationem* (sc. *sanat lactuca silvstris*) und Scrib. Larg. 66 *ubi vero suppuratio faucium suspecta est, diutius permanente earum tumore (…), oportebit gargarizare quidem aqua mulsa (…)*.

Was Seneca d. J. unter *suppuratio* versteht, lässt sich anhand dieser einen Äußerung nicht eindeutig sagen. Jedoch finden sich Parallelen zu seinem Gedanken bei Celsus, der in zwei Passagen von *suppuratio* im Brustbereich spricht, vgl. z. B. Cels. 2,7,31 *quo<m>que omnis longus tumor ad suppurationem fere spectet, magis eo tendit is, qui in praecordiis quam is, qui in ventre est*.[566] Dass Seneca den Terminus also hinsichtlich der Semantik im Allgemeinen wie die Fachautoren gebrauchte, ist anzunehmen; ob er damit jedoch im Speziellen wie Celsus vor allem das ‚Eitern' bezeichnete, oder es wie Plinius d. Ä. und Scribonius Largus metonymisch i. S. v. *abscessus*, *collectio* oder *vomica* (‚Geschwür, Eiterbeule') verstand, lässt sich nicht feststellen. Gegen diese Annahme spricht zwar, dass er *collectio* (S. 175) und *vomica* (S. 182) ebenfalls gebraucht, jedoch lässt sich auch für diese Begriffe aufgrund der wenigen Belege in seinen Briefen kaum genauer bestimmen, was genau er darunter versteht.

***ulcus*. *ulcusculum*.** Im Briefcorpus ist *ulcus* bei Seneca d. J. (4mal, dav. 1mal[M]) und Plinius d. J. (1mal) belegt, vgl. z. B. Sen. *epist.* 8,2 *salutares admonitiones, velut medicamentorum utilium compositiones, litteris mando, esse illas efficaces in meis ulceribus expertus, quae etiam si persanata non sunt, serpere desierunt*; 98,15[M] *his sermonibus et*

560 Vgl. *nat.* 20,16 *caro eius* (sc. *colocynthidis*) *interior sine semine* (sc. *medetur*) *clavis pedum et suppurationibus, quae Graeci vocant* ἀποστήματα. Dazu passt auch, dass Plinius d. Ä. *suppuratio* mehrfach neben *collectio* (S. 175) erwähnt, s. d.

561 Vgl. Cels. 2,1,6 *ergo tum lippitudines, (…) abscessus corporis, quae apostemata Graeci nominant, (…) gravedines, destillationes oriri solent* sowie DGE s. v. ἀπόστημα 3: „absceso" und LSJ s. v. I. 3.: „abscess".

562 Vgl. Cels. 5,18,2 *si materia extrahenda est (…) in incipiente abscessu, in suppuratione quoque mediocri, aptum est id, quod habet resinae aridae, nitri, Hammoniaci, galbani, singulorum pondo; cerae pondo.*

563 Vgl. Cels. 2,7,30 *eadem suppuratio fit, si praecordia dura, dolentia (…) hominem non sustulerunt, neque sanguis ex naribus fluxit (…): sed tum <in> inferioribus partibus aliquid abscedit.*

564 Vgl. *nat.* 25,165; 26,145; 28,217; 30,38; 30,40; 31,127.

565 Er schreibt, dass eine *suppuratio* hervorbreche, aufplatze (*erumpere*, 66) oder dass sie geöffnet werden könne (*aperire*, 263), und erwähnt sie neben *pustula*, *papula* (26) und *vomica* (96).

566 Vgl. ferner Cels. 2,7,30 (zitiert in Anm. 563) sowie 4,15,1 *et haec quidem acuti morbi sunt: longioris vero, ubi suppuratio in iocinere est, dolorque modo finitur, modo intenditur, dextra parte praecordia dura sunt et tument.*

his similibus lenitur illa vis ulceris, quam opto mehercules mitigari et aut sanari aut stare et cum ipso senescere oder Plin. *epist.* 6,24,3 *Maritus ex diutino morbo circa velanda corporis ulceribus putrescebat.*[567] Außerdem verwendet Seneca (1mal) das Deminutiv *ulcusculum*, vgl. *epist.* 72,5 *ita dico, extrinsecus aliqua sunt incommoda, velut in corpore interdum robusto solidoque eruptiones quaedam pustularum et ulcuscula, nullum in alto malum est. ulcus* bezeichnet ‚Geschwür, Schwären' und *ulcusculum* dementsprechend ‚kleines Geschwür'.[568] Das Wort ist schon im Altlatein belegt und wird dort bereits bildlich gebraucht;[569] es war also schon in früher Zeit ein allgemein gebräuchlicher Begriff.

In der medizinischen Fachliteratur hat *ulcus* sehr viele Belege (Cels. 215mal, Plin. *nat.* 20–32 302mal, Scrib. Larg. 27mal);[570] *ulcusculum* ist dagegen kaum attestiert (je 1mal bei Celsus und Plinius d. Ä.).[571] Genauere Erläuterungen dazu, was *ulcus* bzw. *ulcusculum* bezeichnet, finden sich nicht bei den Fachautoren. Als allgemein gebräuchlicher Ausdruck musste das Wort jedoch nicht erst von den Fachautoren erklärt werden, so wie sie sonst häufig z. B. mit griechischen Termini verfahren. Vermutlich gebrauchen also sowohl die Brief- als auch die Fachautoren *ulcus* und *ulcusculum* in derselben Bedeutung. Weitere Gemeinsamkeiten zwischen beiden Autorengruppen zeigen sich mit Blick auf die Junkturen mit *ulcus*. So sind Senecas d. J. Ausdrücke *curare ulcus*, *persanare ulcus* und *serpit ulcus* auch in der Fachliteratur belegt.[572]

Anders als die Briefautoren kennen und unterscheiden die Fachautoren verschiedene Ausprägungen von Geschwüren, vgl. z. B. Cels. 5,28,3a *est etiam ulcus, quod* θηρίωμα *Graeci vocant* (…) *color est vel lividus vel niger, odor foedus, multus et muc<c>i<s> similis umor*; Plin. *nat.* 26,139 *ulcera multorum sunt generum ac multis*

567 Vgl. weiterhin Sen. 68,8 (zitiert auf S. 175); 95,17.

568 Dies bestätigt und veranschaulicht nicht nur Sen. *epist.* 72,5 (oben zitiert), sondern auch eine Stellen bei Celsus, in der das *ulcusculum* ebenfalls im Zusammenhang mit kleinen Eitergeschwüren oder eitrigen Blasen (*pus(t)ula*) steht, vgl. Cels. 5,28,15b *at <ex> pusulis vero nonnumquam etiam ulcuscula <fi>unt*. Vgl. hierzu auch Courtil (2015), 188, 209, 213–4, 284–5.

569 Vgl. Pl. *Poen.* 398–9 *itaque iam quasi ostreatum tergum ulceribus gestito / propter amorem vestrum*. Frühe nicht-metaphorische Belege finden sich in Catos *de agri cultura* (z. B. 157,3; 157,4, 157,5 (3mal)); vgl. dazu Wöhrle (1991), bes. 2-6.

570 Vgl. z. B. Cels. 1 pr. 47; 1,9,5 (2mal); 2,1,7; 2,1,12; 2,1,18; 3,3,5; 3,7,2d; 3,21,2; 4,2,8; 4,9,2; 4,11,1; 5,9,1; 5,14,1; 5,18,18; 6,2,1; 6,3,1 (2mal); 6,6,1b; 7 pr. 5; 7,3,3 (2mal); 7,4,1b; 8,2,1 (3mal); 8,4,12; 8,9,1h; Plin. *nat.* 20,3; 20,11; 20,26; 21,118 (3mal); 21,12; 21,124; 22,26 (2mal); 22,27; 22,32; 23,7 (3mal); 23,8; 23,9; 24,5; 24,9; 24,12; 25,134; 25,163; 25,174 (3mal); 26,50; 26,67; 27,18; 27,24; 27,29; 28,46; 28,52; 28,66; 29,31; 29,37; 29,40; 30,27; 30,73; 30,79; 31,65; 31,97; 31,99; 32,24; 32,34; 32,35; Scrib. Larg. 24; 25; 26; 39; 41; 42; 48; 61; 174; 201; 204.

571 Vgl. Cels. 5,28,15b; Plin. *nat.* 28,259. Zu Deminutivbildungen, vgl. Kap. III. B. (a), S. 428ff.

572 Für *curare ulcus* vgl. Sen. *epist.* 68,8 und Cels. z. B. 5,26,31a; 5,28,7b; 6,13,3; 6,15,1; 6,18,2e; 7,7,6a; 7,11,1; 7,28,2; Plin. *nat.* 26,139; 26,146; 32,25. Für *persanare ulcus* vgl. Sen. *epist.* 8,2 und Plin. *nat.* 26,140; 30,81; ferner gebrauchen die Fachautoren häufig die Formulierung *sanare ulcus*, z. B. Cels. 4,9,2; 4,29,3; 6,7,2b; Plin. *nat.* 20,11; 20,26; 20,39. Für *serpit ulcus* vgl. Sen. *epist.* 8,2 und Cels. 2,1,18; 5,6,31d; 5,28,3b (2mal); 5,28,4d; 6,18,2g; Plin. *nat.* z. B. 20,66; 20,71; 20,217; 21,118; 22,35; 22,151; 23,70; 23,95; 23,111; 24,15; 24,25; 24,38; 26,139 (2mal); 26,140; 28,46; 28,214; 28,241 (2mal); 31,97; 31,103; 31,118; 32,97; 32,126.

modis curantur oder Scrib. Larg. ind. 293–5 *emplastrum album ad cicatricem ducendam Pacci Antiochi, ad perniones, ad combusta et ulcera quae* κακόηθες *Graeci dicunt.*[573] Weitere Unterschiede zeigen sich im syntaktische Gebrauch von *ulcus*: Während Plinius d. J. *putrescere ulceribus* schreibt und es auf den Menschen im Ganzen bezieht,[574] formulieren die Fachautoren z. B. *putrescit ulcus* bzw. *putrescens ulcus*.[575] Indem sie das Symptom dabei zum Subjekt der Verbalhandlung machen, beschreiben sie die medizinischen Vorgänge aus Sicht der Krankheiten oder Symptome selbst. Ähnliches ist auch an der Formulierung *adfici ulcere* bei Seneca (*epist.* 95,17) im Vergleich mit *exulceratio adficit* bei Celsus (4,12,1) zu beobachten, denn auch hier ist der medizinische Vorgang das Subjekt der Handlung, während der nicht-fachliche Autor einen passivischen Ausdruck wählt.[576] Schließlich gebrauchen die Fachautoren nicht wie Seneca d. J. die Formulierung *efficax in ulceribus* (*epist.* 8,2), sondern sagen *efficax ad ulcera*, vgl. Plin. *nat.* 26,144 *eadem* (sc. *cyclamini radix*) *et contra steatomata efficax. sic et ad ulcera manantia hysopum, item peucedanum*.[577] Zwar verwenden die Fachautoren grundsätzlich auch einige Male den Ausdruck *efficax in* + Abl. i. S. v. ‚wirkungsvoll bei' (ca. 11mal),[578] häufiger wird *efficax* jedoch mit *ad* + Akk. verbunden (> 40mal).[579] Dazu passt die Formulierung *facit ad*, mit der die Fachautoren sehr häufig mitteilen, in welchen Fällen ein Heilmittel angewendet werden kann, vgl. z. B. Scrib. Larg. 205 *emplastrum viride Tryphonis chirurgi facit ad recentia vulnera, morsus hominum, sed praecipue ad vetera ulcera, quae nullo modo cicatricem ducunt et callos eminentes praeterea circa se habent.*

vomica. Der Ausdruck ist im Briefcorpus nur bei Seneca d. J. (1mal) attestiert, vgl. *epist.* 68,8 *in pectore ipso collectio et vomica est* (vollständig zitiert auf S. 175). *vomica*

573 Vgl. weiterhin z. B. Cels. 5,28,5 *Chironeum autem ulcus appellatur, quod et magnum est et habet oras duras, callosas, tumentes*; Plin. *nat.* 26,140 *polemonia ulcera, quae cacoëthe vocant, sanat.*

574 Vgl. *epist.* 6,24,3; s. dazu Migliorini (1992), 125–6: „L'effeto repulsivo di *ulcus*, che indica la piaga incancrenita, è accentuato da *putrescere* (…) che evoca inmediatamente l'idea della decomposizione."

575 Vgl. z. B. Plin. *nat.* 20,59; 22,68; 23,69; 23,91; 23,111 (*ulcera, quae putrescunt*); 23,144; 24,38; 24,86; 24,126; 26,144; 27,88; 31,104; 31,118 (*ulcera, quae putrescunt*); 32,127; vgl. auch Cels. 5,26,31b *ulcus putrescendo intenditur*.

576 Celsus betont den Vorgang sogar noch dadurch, dass er mit *exulceratio* ein aus *exulcerare* gebildetes deverbales Substantiv verwendet.

577 Der Ausdruck ist darüber hinaus 1mal außerhalb von Plinius' d. Ä. „medizinischen" Büchern attestiert (*nat.* 15,33); vgl. ferner *efficax ulceribus* (*nat.* 34,131).

578 Vgl. z. B. Cels. 3,4,14; 3,18,8; 4,29,2; Plin. *nat.* 20,69; 20,229; 20,258; 22,144; 22,152; 27,136; 28,72; 30,45. Zudem kann *efficax in* + Abl. auch anzeigen, in welcher Form eine heilende Pflanze oder Substanz vorliegen oder wie ein Mittel zubereitet werden soll, damit sich eine Wirkung einstellt, vgl. z. B. Plin. *nat.* 20,32; 22,18; 22,102; 22,127; 22,144; 23,24; 23,145; 24,86.

579 Vgl. z. B. Cels. 4,14,3; 5,28,12n; Plin. *nat.* 20,110; 20,124; 20,155; 20,156; 20,162; 20,231; 20,234; 20,243; 21,171; 22,36; 22,54; 23,8; 23,145; 23,162; 24,52; 24,61; 24,77; 24,138; 24,152; 26,48; 26,78; 26,146; 26,153; 27,38; 28,42; 28,51; 28,120; 28,178; 28,193; 28,239; 29,95; 29,96; 29,125; 29,136; 30,33); Scrib. Larg. (71 (2mal); 79; 241.

ist ein medizinischer Begriff[580] und bedeutet ‚Geschwür, Eiterbeule'; passend dazu figuriert er bei Seneca synonymisch zu collectio (‚Sich-Ansammeln' (von Flüssigkeiten im Körper), S. 175).

Als medizinischer Begriff wird das Wort erwartungsgemäß auch von den medizinischen Fachautoren gebraucht (Cels. 12mal, Plin. *nat.* 20–32 12mal, Scrib. Larg. 5mal).[581] *vomica* bezeichnet in der Fachliteratur ebenfalls ‚Eiterbeule', vgl. Ausdrücke wie *erumpit vomica* (Cels. 2,7,36; 2,8,7; 2,8,23), *rumpere vomicam* (Plin. *nat.* 20,244), *vomicam aperire* (Scrib. Larg. 264) oder *emissarium vomicae* (Scrib. Larg. 264). Darüber hinaus wird *vomica* wie bei Seneca d. J. auch in Plinius' *naturalis historia* im Zusammenhang mit *collectio* erwähnt, vgl. Plin. *nat.* 24,115 *radix discutit panos, collectiones, vomicas, urinas trahit pota*. Auch dass sich, wie Seneca schreibt, eine Eiterbeule in der Brust bilden kann, ist in der Fachliteratur zu lesen, vgl. Scrib. Larg. 264 *idem discutit vomicas aut aperit, praecipue in pectore et interaneis*.

Seneca d. J. und die Fachautoren gebrauchen das Wort anscheinend also in derselben Bedeutung. Welche konkreteren Vorstellungen über die medizinischen Vorgänge der Darstellung in Senecas Brief zugrundeliegen und ob diese mit dem Wissen der Fachautoren kongruieren, lässt sich anhand dieser einzigen Passage allerdings nicht näher bestimmen.

Alle der im Briefcorpus – und dort vor allem bei Seneca d. J. – belegten Ausdrücke für ‚Geschwür' und ‚schwären' werden auch von den medizinischen Fachautoren gebraucht (vgl. Tabelle 17).

Vor allem hinsichtlich der Semantik stimmen die Brief- und die Fachautoren im Gebrauch dieser Begriffe überein; lediglich *suppuratio* verwenden die Fachautoren in weiteren, spezifischeren Bedeutungen, die nicht im Briefcorpus figurieren. Ein Sonderfall stellt *exulcerare* dar, denn hier zeigen sich Unterschiede zwischen den Briefautoren, die vermutlich darauf zurückzuführen sind, dass Plinius d. J. das Verb anders als Seneca d. J. metaphorisch gebraucht; dennoch ergeben sich mehr semantische und syntaktische Parallelen zwischen ihm und den Fachautoren als zwischen diesen und Seneca d. J.

Gemeinsame Junkturen sind nur im Falle von *ulcus* zu beobachten; darüber hinaus – mit Blick auf Syntax und Pragmatik – unterscheiden sich beide Autorengruppen im Gebrauch des Wortes. Pragmatische Unterschiede zeigen sich auch für *exulcerare*.

580 Das Wort ist vor allem bei medizinischen Autoren (Cels., Plin. d. Ä, Scrib. Larg., Ser. med., insges. 30mal (ohne Titel und Indizes bei Scrib. Larg. und Ser. med. zu berücksichtigen)) belegt; darüber hinaus findet es sich 11mal bei anderen Autoren (Lucil., Pl., Liv., Quint., Val. Max., Iuv., Suet.). Auch in den drei Belegstellen, die zeitlich vor Celsus zu datieren sind (Lucil. 29,802; Pl. *Persa* 312 und Cic. *nat.* 3,70), figuriert *vomica* i. S. v. ‚Blase'.

581 Cels. z. B. 2,7,33; 2,7,34, 2,7,36; 3,3,5; 3,27,4a; 4,15,4 (2mal); Plin. *nat.* z. B. 20,118; 20,124; 20,148; 22,43; 23,47; 24,62; 24,115; 24,131; 30,48; 30,50; Scrib. Larg. ind. 138; 96; 106; 229; 264; 265.

Tabelle 17: Häufigkeiten der hier besprochenen Ausdrücke bei den einzelnen Autoren

Ausdruck	Cicero	Sen. d. J.	Plin. d. J.	Celsus	Plin. d. Ä.	Scrib. Larg.
collectio	-	1 + 3[NR]	-	-	59	2
exulcerare	1[NR]	2	3[M]	41	40	12
pus(t)ularum eruptio	-	1	-	-	1	-
suppuratio	-	1	-	31	32	8
ulcus	-	4, dav. 1[M]	1	215	302	27
ulcusculum	-	1	-	1	1	-
vomica	-	1	-	12	12	5

Da *collectio, suppuratio* und *vomica* jeweils nur einmal im Briefcorpus belegt sind, lassen sich kaum verlässliche Aussagen über das Verhältnis zwischen Seneca d. J. und den Fachautoren im Gebrauch des Wortes treffen. Ebenso ist *pus(t)ularum eruptio* nur jeweils 1mal attestiert; soweit es sich beurteilen lässt, unterscheiden sich Seneca d. J. und Plinius d. Ä. im Gebrauch des Ausdrucks aber hinsichtlich der Hintergründe und Ursachen.

Grippe- und Erkältungserscheinungen

Grippe und Erkältung sowie damit einhergehende Symptome thematisieren die Briefautoren mit den Ausdrücken und Formulierungen *angina, destillare, destillatio, ἐπιφορά, fauces exasperatae, gravedo, tussis* und *tussicula*.

angina. Der Terminus wird nur von Seneca d. J. (1mal) verwendet, vgl. *epist.* 101,3 *hic homo (…) genere valetudinis praecipiti arreptus, angina, vix conpressum artatis faucibus spiritum traxit in lucem*. Häufiger ist er dagegen in der medizinischen Fachliteratur belegt: 6mal bei Celsus, 43mal bei Plinius d. Ä. und 2mal bei Scribonius Largus, vgl. z. B. Cels. 2,7,27 *si angina subito finita est, in pulmone<m> id malum transit; idque saepe intra septimum diem occidit* oder Scrib. Larg. 67 *ad anginam prodest et sanguinis detractio, cucurbitarum admissio ceteraque auxilia, quibus medici efficacius utuntur*.[582]

Die Symptombeschreibungen bei Seneca d. J. und Celsus legen nahe, dass sowohl Seneca als auch die Fachautoren mit *angina* eine ‚Entzündung des Halses' (*fauces*) bezeichnen, vgl. *artatis faucibus* (Sen.) mit Cels. 4,7,1 *ut hoc autem morbi genus*

582 Vgl. Cels. 2,1,6; 2,1,12; 2,7,27; 2,10,8; 4,7,1; 4,7,5; Plin. *nat.* z. B. 20,8; 20,43; 20,52; 21,130; 22,47; 22,105; 22,108; 23,7; 23,61; 23,66; 24,18; 24,38; 24,40; 25,20; 25,21; 25,44; 26,17; 26,23; 26,164; 27,51; 27,117; 27,127; 28,43; 28,44; 28,91; 30,33; 30,34; 30,35; 31,101; 31,121; 32,37; 32,90 (2mal); Scrib. Larg. ind. 86; 67t; 67; 206.

circa totam cervicem, sic alterum aeque pestiferum acutumque in faucibus esse consuevit. nostri anginam vocant. Darüber hinaus benutzen sowohl Seneca und Scribonius Largus Komposita des Verbs rapere, wenn sie von angina sprechen, vgl. *genere valetudinis arreptus* bei Seneca mit *prodest nec minus angina correptis faucibus* bei Scrib. Larg. 206. Während Seneca das Verb hier jedoch auf den Menschen bezieht, verbindet Scribonius Largus es mit einem Körperteil (*fauces*); darin stimmen auch Celsus (vgl. 4,7,1) und Plinius d. Ä. mit ihm überein, vgl. *nat.* 22,108 *iucundo sapore atque non aspero* (sc. *mel*), *alia quam salis natura, faucibus, tonsillis, anginae omnibusque oris desideriis utilissimum.*

Seneca d. J. und Fachautoren bezeichnen mit *angina* also dasselbe pathologische Phänomen, bezüglich weiterer Aspekte sind ihre Ausführungen jedoch erwartungsgemäß spezifischer und ausführlicher.

destillare. Im Briefcorpus ist das Verb nur bei Seneca d. J. (3mal, dav. 2mal[NR]) belegt, vgl. *epist.* 78,1 *vexari te destillationibus crebris ac febriculis, quae longas destillationes et in consuetudinem adductas sequuntur, eo molestius mihi est quia expertus sum hoc genus valetudinis, quod inter initia contempsi* (…) *deinde succubui et eo perductus sum ut ipse destillarem, ad summam maciem deductus.*[583] Seneca thematisiert hier den medizinischen Sachverhalt der *destillatio* (s. u.), eines ‚Katarrhs' oder ‚Abfließens'. Das damit korrespondierende Verb *destillare* bezeichnet demzufolge ‚herabträufeln' und wird von flüssigen Substanzen gesagt, die sich von entzündeten Schleimhäuten absondern.[584] Dass Seneca das Verb im Zusammenhang mit Magerkeit (*macies* (S. 232)) äußert, könnte ein Hinweis darauf sein, dass er von Beschwerden des Verdauungstraktes spricht, wie z. B. einem Magen-Darm-Infekt, der mit Durchfall einhergeht und zu Abmagerung führt. Wie anhand Senecas Gebrauch von *destillatio* zu erkennen ist, können jedoch auch die Schleimhäute des Atmungsapparates betroffen sein. In diesem Fall ist *destillare* i. S. v. ‚Schnupfen haben, erkältet sein' aufzufassen; macies würde demnach auf allgemeinere Weise eine durch das Kranksein bedingte ‚Magerkeit' und dadurch ‚Schwäche, Kraftlosigkeit' bezeichnen.

In der medizinischen Fachliteratur ist *destillare* bei Celsus (15mal) und bei Plinius d. Ä. (*nat.* 20–32 6mal) belegt.[585] Die Fachautoren gebrauchen das Verb wie Seneca d. J. im Sinne von ‚herabträufeln' und sagen es ebenfalls von Flüssigkeiten, die sich von Schleimhäuten absondern, vgl. z. B. Cels. 2,8,6 *aliquid in nares a capite destillat*; 4,27,1d (fr. 2) *quibus et multa et nimis crebra inter dolores urina destillat.*[586] Plinius d.

---

583 Die weiteren Stellen beziehen sich dagegen nicht auf die Medizin, vgl. *epist.* 24,5; 66,51.

584 Vgl. auch TLL s. v. 753,55–754,10.

585 Cels. z. B. 2,7,13; 2,7,14; 2,8,6; 3,22,3; 4,1,10; 4,5,1 (2mal); 4,5,6; 5,27,2b; 6,6,38; 7,7,7a; 7,26,2n; Plin. *nat.* 23,71 (2mal); 24,57; 31,30; 31,113; 32,92.

586 Für den Kontext von Grippe und Erkältung, vgl. Cels. 4,5,1 *destillat autem de capite interdum in nares, quod leve est; interdum in fauces, quod peius est; interdum etiam in pulmonem, quod pessimum est* usw.

Ä. gebraucht *destillare* in der Regel mit Bezug auf pflanzliche und tierische Flüssigkeiten, vgl. z. B. *nat.* 24,57 *tertius sucus est detruncatione ramorum a falce destillans.*[587]

Im Unterschied zu Seneca d. J. beschreiben die Fachautoren den Vorgang genauer, indem als Subjekt des *destillare* nicht (wie bei Seneca) der Kranke, sondern die Flüssigkeit figuriert;[588] oft sind das Urin und Schleim, vgl. z. B. Cels. 7,7,7a *etiamnum in angulo, qui naribus pro<p>ior est, ex aliquo vitio quasi parva fistula aperitur, per quam pituita adsidue destillat: aegilopa Graeci vocant.*[589] Als betroffene Organe und Körperteile werden vor allem *vesica* (Cels. 2,7,13; 2,7,14; 4,1,10), *nares* (Cels. 2,8,6; 4,5,1 (2mal)), *pulmo* (Cels. 3,22,3; 4,5,7) und *fauces* (Cels. 4,5,6) genannt; den Verdauungsapparat erwähnen die Fachautoren jedoch nicht. Überdies beschreibt Celsus mit dem Verb auch, dass eine Krankheit, die *p(h)thisis* (S. 224), sich langsam von einem Ort im Körper zum anderen fortbewegt, vgl. Cels. 3,22,3 (sc. *pthisis*) *oritur fere a capite, inde in pulmonem destillat; huic exulceratio accedit.*

destillatio. Auch diesen Ausdruck gebraucht von den Briefautoren nur Seneca d. J. (5mal), vgl. z. B. *epist.* 75,12 *adfectus sunt motus animi inprobabiles, subiti et concitati, qui frequentes neglectique fecere morbum, sicut destillatio una nec adhuc in morem adducta tussim facit, adsidua et vetus pthisin* oder 78,19 *destillationes et vim continuae tussis egerentem viscerum partes et febrem praecordia ipsa torrentem et sitim et artus in diversum articulis exeuntibus tortos.*[590] *destillatio* bedeutet zunächst ‚Herabträufeln, Abfließen' und bezieht sich auf die Schleimhäute. Als Ursache einer Entzündung der jeweiligen Schleimhäute wird das Wort daher sowohl i. S. v. ‚Schnupfen', ‚(Stimm-)Katarrh' auf die Mund- und Nasenschleimhäuten, als auch z. B. im Sinne eines ‚Magen-Darm-Katarrhs' auf die Schleimhäute in Magen und/oder Darm bezogen.[591] In *epist.* 75,12 und 78,19 steht *destillatio* 2mal zusammen mit *tussis*, was nahelegt, es als ‚Schnupfen' zu verstehen. Dabei unterscheidet Seneca in *epist.* 75,12 eine einmalige *destillatio* von einer chronischen: erstere führe zu Husten, letztere könne sich zur *p(h)tisis* (‚Auszehrung', S. 224) entwickeln. In *epist.* 78,1 erwähnt er das Symptom im Kontext von leichtem Fieber, das weitere *destillationes* nach sich ziehe. Um welche Beschwerden es sich dabei handelt, geht aus dieser Stelle nicht hervor. Ferner erwähnt Seneca *destillatio* im Zusammenhang mit *deiectio* (S. 152; vgl. *epist.* 120,16); dies ist möglicherweise ein Hinweis auf entzündete Magen- oder Darmschleimhäute.

587 Vgl. weiterhin z. B. Plin. *nat.* 32,92 *suspensae* (sc. *ranae*) *autem pedibus, cum destillaverit in patinas saliva earum, exinterari iubentur abiectisque interaneis condiri.*

588 Der Patient wird dagegen selten erwähnt, vgl. z. B. Cels. 4,27,1d (fr. 2) *ergo quibus et multa et nimis crebra inter dolores urina destillat, eos oportet in balneum ire.*

589 Vgl. Cels. 2,7,13; 2,7,14; 4,1,10; 4,27,1d (fr. 2) (2mal); 7,26,2n für herabträufelnden Urin sowie Cels. 5,27,2a für Schleim (*virus*).

590 Vgl. weiterhin Sen. *epist.* 78,1 (2mal, zitiert auf S. 185) und 120,16 (zitiert auf S. 152).

591 Vgl. Georges s. v. Bd. 1,20,92; TLL s. v. 753,15–35; Migliorini (1997), 59–60; Courtil (2012), 87; Courtil (2015), 191–2 sowie *destillare* (s. o.).

Auch in der medizinischen Fachliteratur ist *destillatio* belegt (Cels. 13mal; Plin. *nat.* 20–32 22mal; Scrib. Larg. 3mal).[592] In Analogie zum Verb *destillare* (s. o.) bezeichnet das Substantiv ‚Herabträufeln' oder ‚Abfließen' und wird von Flüssigkeiten gesagt, die sich von Schleimhäuten im Körper absetzen, vgl. z. B. Cels. 4,5,4 *quo* (sc. *vitio*, i. e. *gravedo vel destillatio*) *levato, <si> in destillatione crassa facta pituita est, vel in gravedine nares magis patent, balneo utendum est, multaque aqua prius calida, post egelida fovendum os caputque; deinde cum cibo pleniore vinum bibendum*. Wie hier beziehen die Fachautoren – und von diesen vor allem Celsus – das Wort in den meisten Fällen auf die Schleimhäute des Kopfes und Halses, so dass *destillatio* vermutlich i. S. v. ‚Schnupfen, Erkältung' verstanden werden kann; das zeigt sich vor allem in den Passagen, in denen das Wort im Zusammenhang mit *gravedo* gebraucht wird, vgl. z. B. Cels. 4,5,2 *haec omnia* κορύζας *Hippocrates nominat: nunc video apud Graecos in gravedine hoc nomen servari, destillationem* κατασταγμόν *appellari*.[593] Auch da, wo *destillatio* neben *tussis* steht, dürfte es Erkältungserscheinungen bezeichnen.[594] Auf diese Bedeutung weisen weitere Formulierungen hin, vgl. *destillatio capitis* (Plin. *nat.* 20,123), *faucium* (Plin. *nat.* 21,155), *narium* (Plin. *nat.* 20,183),[595] *pectoris* (Plin. *nat.* 30,46; Scrib. Larg. 90; 93), *pulmonis* (Scrib. Larg. 90) und *thoracis* (Plin. *nat.* 20,49; 29,42).

Die Fachautoren und Seneca d. J. stimmen also darin überein, dass sie *destillatio* i. S. v. ‚Schnupfen, Erkältung' verwenden. Wie Seneca erwähnen auch die Fachautoren das Wort im Zusammenhang mit Husten (vgl. Anm. 594). Außerdem beziehen sie es auch auf die Organe des Verdauungsapparats, vgl. *destillatio stomachi* (Plin. *nat.* 20,122) oder *ventris* (Plin. *nat.* 22,35); dazu passt Cels. 2,1,23 (zitiert in Anm. 447, S. 152), wo *destillatio* im Kontext von Durchfall (*deiectio*) figuriert. Auch darin, dass *destillatio* hier die Verdauung betrifft, lässt sich eine Parallele zu Senecas Gebraucht des Wortes erkennen (vgl. *epist.* 78,1). Schließlich findet sich im Ausdruck *longa destillatio* eine Junktur, die sowohl bei Seneca d. J. (*epist.* 78,1) als auch bei den Fachautoren (Plin. *nat.* 20,46; 21,155) belegt ist.

ἐπιφορά. Den Ausdruck gebraucht von den Briefautoren nur Cicero (1mal), vgl. *fam.* 16,23,1 *Balbus ad me scripsit tanta se* ἐπιφορᾷ *oppressum ut loqui non possit*. Auch bei den medizinischen Fachautoren ist der Terminus belegt (Plin. *nat.* 20–32 80mal, Scrib.

---

592 Vgl. Cels. z. B. 1,2,3; 1,5,1; 1,5,2; 2,1,6; 2,1,14; 2,1,15; 3,22,9; 4,5,2; 4,5,4; Plin. *nat.* z. B. 20,64; 20,49; 20,53; 21,155; 22,35; 22,59; 22,139; 23,86, 23,150; 24,38; 24,107, 28,42; 28,54, 29,42; 30,32; 30,46 (2mal); 32,64; Scrib. Larg. ind. 113; 87 tit.; 90; 93; 120. Zu Bildungen auf *-tio* in medizinischer Literatur vgl. Kap. III. B. (a), S. 428ff.

593 Vgl. auch Cels. 4,5,1 (zitiert in Anm. 586, S. 185). Weiterhin figuriert *destillatio* in Cels. 1,2,3; 1,5,1; 1,5,2; 2,1,6; 2,1,14; 4,5,2 und 4,5,4 neben *gravedo*.

594 Vgl. Cels. 2,8,22; 2,1,15; Plin. *nat.* 20,49; 30,46 (2mal), Scrib. Larg. 90; 93; 120; vgl. ferner Plin. *nat.* 23,150; 29,42 sowie Cels. 3,22,9 *cavendae destillationes, ne, si quid cura levarit, exasperent; et devitanda cruditas, simulque et sol et frigus; os obtegendum; fauces velandae; tussicula suis remediis finienda*.

595 Diesem Ausdruck entspricht das griechische κατάρης bzw. κατάρους, vgl. Grmek (1991b), 200.

Larg. 15mal), dabei wird er hier bis auf zwei Ausnahmen (Scrib. Larg. ind. 26, ind. 117) in lateinischer Schreibung überliefert.[596]

ἐπιφορά bedeutet zunächst ‚Andrang, Anstürzen'.[597] In medizinischem Kontext bezieht sich dies auf die Flüssigkeiten im Körper und bezeichnet ein ‚Fließen, Laufen', wie es mit dem lateinischen Terminus *destillatio* (s. o.) mit Bezug vor allem auf die Schleimhäute gesagt wird. ἐπιφορά kann verschiedene Flüssigkeiten im Körper und dementsprechend verschiedene Körperregionen betreffen (dazu im Folgenden).

Aus Ciceros Äußerung geht hervor, dass Balbus durch die ἐπιφορά am Sprechen gehindert wurde. Wahrscheinlich waren bei ihm die mit dem Sprechapparat verbundenen Schleimhäute im Nasen-, Mund- oder Rachenbereich vom „Fließen" betroffen.[598] Übereinstimmend mit Cicero wird ἐπιφορά in der Fachliteratur in der Bedeutung ‚Fließen' gebraucht; jedoch findet sich in den untersuchten Texten nur ein einziger Hinweis darauf, dass wie in Balbus' Fall der Sprechapparat betroffen sein könnte, vgl. Plin. *nat.* 27,117 *herbarii et ad anginas utuntur illa et in capitis dolore coronam ex ea inponunt et contra epiphoras collo circumdant*. Weiterhin beziehen die Fachautoren ἐπιφορά/*epiphora* wie Cicero bisweilen auf den betroffenen Menschen im Ganzen, vgl. Scrib. Larg. 23 *cum vero pluribus quis diebus vexatus fuerit epiphora*;[599] dabei drückt sich Scribonius Largus sogar auf ähnliche Weise aus wie Cicero, vgl. *oppressus* ἐπιφορᾷ bei Cicero mit *vexatus epiphorā* bei Scribonius Largus: In beiden Äußerungen tritt das Wort im Dat. causae bzw. seinem lateinischen Äquivalent, dem Abl. causae,[600] zu einem Partizip hinzu, das den Betroffenen bezeichnet.

Ungleich häufiger – und anders als bei Cicero – betrifft *epiphora* in der Fachliteratur jedoch die Augen: So ist der Ausdruck *epiphora oculorum* 21mal bei Plinius d. Ä. (*nat.* 20–32) und 7mal bei Scribonius Largus belegt, vgl. z. B. Scrib. Larg. 19 *ad conturbationes et epiphoras oculorum scio multa collyria, tametsi tarde, magnos tamen effectus habere*.[601] Zusätzlich können den Ausführungen der Fachautoren zufolge noch

596 Vgl. z. B. Plin. *nat.* 20,11; 20,39; 20,61; 21,123; 21,124 (2mal); 21,130; 22,69; 22,119; 22,137; 23,43; 23,84; 23,93; 24,8; 24,55; 24,123; 25,41; 25,147; 25,153; 26,161; 27,24; 27,50; 27,83; 28,72; 28,76; 28,82; 29,79; 29,118; 29,130; 31,125; Scrib. Larg. ind. 21; ind. 26; ind. 117; 23; 27; 29; 52; 90. Im Index zu Scribonius Largus' *compositiones* ist 2mal ἐπιφορά (anstatt *epiphora*) überliefert, vgl. ind. 26; ind 117. Dabei überliefert eine Handschrift (R) das Wort in ind. 117 jedoch in lateinischer Schreibung, während es in der anderen Handschrift (T) auf Griechisch zu lesen ist.

597 Diese Bedeutung leitet sich von der passivischen Bedeutung des Verbs ἐπιφέρειν (‚andringen, auf etw. zustürzen') her, vgl. LSJ s. v. ἐπιφέρω III. 1. b. und s. v. ἐπιφορά II. 5.

598 Vgl. Georges s. v. *epiphora*, Bd. 1,2437 (‚Schnupfen, Katarrh'); Tyrrell-Purser ad loc., Bd. 5,352 („defluxion or running from the nose", „cold in the head, a catarrh"). Anders interpretieren die Stelle TLL s. v. *epiphora*, 673,37–41 und Orth (1925), 77 („Tränenfluß"), die ein Augenleiden annehmen, sowie Sh. B. ad loc., Bd. 2,470 („perhaps ‚attack'. presumably of gout", mit Verweis auf *fam.* 6,19,2 (zitiert auf S. 168)).

599 Vgl. auch Scrib. Larg. 29 *hoc etiam superunctum ad puerorum epiphoras* (…) *facit*.

600 Sowohl der griechische Dat. causae als auch der lateinische Abl. causae sind „Vertreter des Instrumentalis" (K.-G. Satzlehre Bd. 1,430), vgl. ebd. sowie 438-40 und H.-S. 101-2, 132-4.

601 Vgl. z. B. Plin. *nat.* 20,11; 20,122; 20,160; 21,130; 21,148; 21,158; 22,69; 22,137; 22,142; 23,93; 23,131; 25,153; 27,128; 28,167; Scrib. Larg. ind. 21; 19; 21; 52; 90; 93; 173; 206.

weitere Bereiche des Körpers betroffen sein, wie beispielsweise anhand der Ausdrücke *epiphora membrorum* (Plin. *nat.* 20,112), *epiphora uteri* (Plin. *nat.* 26,161) oder *epiphora ventris* (Plin. *nat.* 28,207) deutlich wird.[602]

***fauces exasperatae*.** Der Ausdruck ist im Briefcorpus nur bei Plinius d. J. belegt (1mal), vgl. *epist.* 8,1,2 *Encolpius quidem lector, ille seria nostra ille deliciae, exasperatis faucibus pulvere sanguinem reiecit.* Die medizinischen Fachautoren gebrauchen diese Wortverbindung ebenfalls, sie figuriert in ihren Schriften jedoch als verbale Phrase – *exasperare fauces* (Cels. 3mal, Plin. *nat.* 20–32 2mal) –, vgl. z. B. Cels. 2,1,10 *ex tempestatibus aquilo tussim movet, fauces exasperat, ventrem adstringit, urinam sup<p>rimit, horrores excitat, item dolores lateris et pectoris.*[603]

In der Bedeutung des Ausdrucks stimmen Plinius d. J. und die Fachautoren überein: *exasperare* bedeutet auf beiden Seiten ‚rau machen, entzünden'. Plinius d. J. spricht also vom rauen, entzündeten Hals, die Fachautoren von dem, was den Hals rau macht (Cels. 1,3,23; Plin. *nat.* 23,80) bzw. ihn entzündet (Cels. 2,1,10; 4,5,1; Plin. *nat.* 23,143 (?)).[604]

Da *exasperare* ein vor allem medizinisch geprägter Ausdruck zu sein scheint,[605] zeigt sich hier vermutlich Plinius' d. J. Kenntnis medizinischer Begrifflichkeiten, die er aus stilistischen Überlegungen bisweilen zwar zu vermeiden scheint, okkasionell aber auf sie zurückgreift.

***gravedo*.** Von den Briefautoren gebraucht nur Cicero (3mal) den Terminus, vgl. *Att.* 10,16,6 *tu quoniam quartana cares et novum morbum removisti sed etiam gravedinem, te vegetum nobis in Graecia siste et litterarum aliquid interea*; 16,11,3 *gravedo tua mihi molesta est. quaeso, adhibe quam soles diligentiam* und 16,14,4 *gravedini, quaeso, omni ratione subveni.* In der medizinischen Fachliteratur ist er ebenfalls belegt: 13mal bei Celsus, 8mal bei Plinius d. Ä. (*nat.* 20–32) und 3mal bei Scribonius Largus.[606]

---

602 Weitere Verbindungen sind z. B. *epiphora mammarum* (Plin. *nat.* 21,158) oder *epiphora testium* (Plin. *nat.* 20,141).

603 Vgl. weiterhin Cels. 1,3,23; 4,5,1; Plin. *nat.* 23,80; 23,143.

604 Während Celsus dabei klimatische Umstände (*aquilo* (2,1,10) und Krankheitssymptome (*destillatio* (4,5,1), *vomitus* (1,3,23)) erwähnt, die den Hals rau machen, nennt Plinius d. Ä. Mittel bzw. Substanzen (*oleum* (*nat.* 23,80), *nuces pineae* (*nat.* 23,143)) mit ebendieser Wirkung.
Vgl. auch die Verbindung *tussim exasperare* bei Seneca d. J. sowie Plinius d. Ä., siehe dazu *vinum* (S. 363).

605 Vgl. Migliorini (1992), 126: „tecnicismo". Tatsächlich ist das Verb zuerst bei Celsus (24mal) und danach bei weiteren Fachschriftstellern (Colum. 1mal, Plin. *nat.* 20–32 5mal, Scrib. Larg. 8mal) attestiert. Zugleich gebrauchen es jedoch auch nicht-fachliche Autoren wie z. B. Curtius Rufus (1mal), Livius (8mal), Ovid (2mal), Quintilian (11mal) oder Apuleius (11mal).

606 Vgl. Cels. 1,2,3; 1,5,1; 1,5,2; 2,1,6; 2,1,14; 2,1,22; 2,8,18; 4,5,2 (2mal); 4,5,4; 4,5,8; 6,7,8a (*gravido*); 6,7,8b (*gravido*); Plin. *nat.* 20,136; 21,130; 23,10; 23,147; 25,149; 28,57; 28,130; 30,31; Scrib. Larg. ind. 70; 52; 90; 95.

gravedo bezeichnet allgemein ‚Schwere' und im Speziellen den ‚Stockschnupfen'.[607] Diesen beschreibt Celsus (4,5,2) mit den Worten: *haec* (sc. *gravedo*) *nares claudit, vocem obtundit, tussim siccam movet*. Er unterscheidet ihn zudem von der destillatio (S. 186), in deren Fall die Nase nicht „verstopft" ist, sondern „läuft".[608]

Aus Ciceros Erwähnung der Krankheit in *Att.* 10,16,6 geht nur hervor, dass *gravedo* zusammen mit anderen Symptomen oder Krankheiten (*febris*, novus morbus) auftritt. Einige Belege des Wortes bei Ciceros Zeitgenossen Catull weisen jedoch darauf hin, dass gravedo in dieser Zeit offenbar dieselbe Krankheit bezeichnet, die auch Celsus in 4,5,2 beschreibt, denn übereinstimmend mit diesem erwähnt Catull Husten im Zusammenhang mit *gravedo*.[609] Catull (44,18–20) spricht darüber hinaus von der Kälte (*frigus*) als Ursache für *gravedo*; auch das findet sich in der Fachliteratur wieder, vgl. Cels. 1,2,3 *minimeque nubilo caelo soli aperienti se * * committere, ne modo frigus, modo calor moveat; quae res maxime gravedines destillationesque concitat*.

Im Sinne von ‚Stockschnupfen' wird *gravedo* also vermutlich in der gleichen Weise von Cicero wie von den Fachautoren gebraucht. Weiterhin ist mit Blick auf die Syntax zu beobachten, dass *gravedo* wie bei den Fachautoren auch bei Cicero als Subjekt der Satzaussage figuriert, vgl. *Att.* 16,11,3 *gravedo* (…) *molesta est*. In der Fachliteratur ist diese Ausdrucksweise grundsätzlich häufig anzutreffen, vgl. für *gravedo* z. B. Cels. 2,1,14 *ceteros lippitudo arida et, si seniores sunt, gravedines atque destillationes male habent*.

Anders als Cicero beschreiben die Fachautoren die medizinischen Sachverhalte jedoch eher selten mit wertenden Attributen wie *molestus, -a, -um*, das in der Fachliteratur nur insgesamt 3mal bei Celsus und 4mal bei Scribonius Largus belegt ist. Schließlich ist *gravedo* im allgemeineren Sinne von ‚Schwere' nur in der Fachliteratur attestiert, vgl. *gravedo capitis* (Plin. *nat.* 21,130; 23,147) und *gravedinem enim capiti morbumque lethargum faciunt* (sc. *uvae, nat.* 23,10).

tussis. tussicula. *tussis* gebrauchen von den Briefautoren Seneca d. J. (5mal), und Plinius d. J. (1mal), vgl. z. B. Sen. *epist.* 47,3 *virga murmur omne conpescitur, et ne fortuita quidem verberibus excepta sunt, tussis, sternumenta, singultus* und Plin. *epist.* 7,19,3 *insident febres, tussis increscit; summa macies summa defectio*;[610] außerdem ist die Form *tussicula* 1mal bei Plinius d. J. belegt, vgl. *epist.* 5,19,6 *deinde dum per continuos dies nimis imperat voci, veteris infirmitatis tussicula admonitus rursus sanguinem reddidit*. Auch in der medizinischen Fachliteratur sind beide Ausdrücke attestiert: *tussis* bei

607 Zu Bildungen auf *-edo* im Allgemeinen und u. a. zu *gravedo* im Speziellen vgl. Langslow (2000a), 313–4.

608 Vgl. Cels. 4,5,2 (zitiert auf S. 187), siehe auch Wellmann (1913), 14.

609 Vgl. Catull. 44,13–4 *hic me gravedo frigida et frequens tussis / quassavit* und 18–20 *nec deprecor iam, si nefaria scripta / Sesti recepso, quin gravedinem et tussim / non mi, sed ipsi Sestio ferat frigus*. Siehe dazu auch Baldin (2010), 75–6.

610 Vgl. weiterhin Sen. *epist.* 75,12 (zitiert auf S. 186); 78,5 (im Folgenden zitiert); 78,19 (zitiert auf S. 186); 102,9.

Celsus (36mal), Plinius d. Ä. (*nat.* 20–32 109mal) und Scribonius Largus (14mal),[611] *tussicula* nur bei Celsus (3mal).[612]

Sowohl in den Briefen als auch in der Fachliteratur bezeichnet *tussis* ‚Husten‘ und *tussicula* ‚leichter Husten‘. Darüber hinaus finden sich einige Junkturen mit *tussis* sowohl im Briefcorpus als auch in der Fachliteratur: Seneca und Celsus gebrauchen beide den Ausdruck *inritare tussim* – vgl. Sen. *epist.* 78,5 (sc. *medicus tibi praecipiet*) *quando intermittas ne inritet et exasperet tussim* mit Cels. 2,1,9 *hiemps autem capitis dolores, tussim et quicquid in faucibus in lateribus in visceribus mali contrahitur, inritat* – und auch Plinius' d. J. Formulierung *tussis increscit* (*epist.* 7,19,3) ist bei Celsus belegt, vgl. 2,7,36 *si serius ista coeperint* (sc. *dolor et tussis et spiritus difficultas*), *necesse est quidem increscant, sed quo minus cito adfecerint, eo tardius solventur* (vgl. dazu Migliorini (1992), 123). Ferner klingt Senecas Formulierung *tussis continua* (*epist.* 78,19) in Celsus' Ausdruck *tussis continuatur* an, vgl. 4,13,5 *nam saepe, ubi nihil est, quod excreetur, continuatur et strangulat* (sc. *tussis*).

Wie die weiteren Verbindungen mit *tussis* in der Fachliteratur anzeigen, thematisieren die Fachautoren das Phänomen erwartungsgemäß ausführlicher und spezifischer, indem sie beispielsweise beschreibende Attribute hinzustellen wie *sicca, umida* oder das im medizinischen Kontext terminologische Adjektiv *vetus* (‚chronisch‘);[613] außerdem bestätigen dies auch die Verbverbindungen, vgl. z. B. *emendare tussim* (Plin. *nat.* 20,38; 20,170; 20,225), *levare tussim* (Cels. 4,13,3) oder *prodest ad tussim* (Plin. *nat.* 20,24; 20,36; 24,100).

Alle Ausdrücke, die die Briefautoren im Zusammenhang mit Grippe- und Erkältungserscheinungen verwenden, sind auch in der medizinischen Fachliteratur belegt, wobei auf die lexikalischen Unterschiede zwischen *fauces esperatae* (Plinius d. J.) und *fauces esperare* (Fachautoren) hinzuweisen ist (vgl. Tabelle 18).

Die meisten medizinischen Begriffe zu dieser Thematik sind dabei in den Briefen Senecas d. J. belegt (*angina, destillare, destillatio* und *tussis*), während bei Plinius d. J. nur *fauces exasperatae, tussis* sowie *tussicula* und bei Cicero neben ἐπιφορά nur noch *gravedo* zu lesen ist.

Die Briefautoren gebrauchen diese Ausdrücke und Formulierungen in denselben Bedeutungen wie die Fachautoren. Außerdem verwenden sie einige davon in übereinstimmenden Wortverbindungen (*destillatio, tussis,* vgl. auch zu *angina*) und beziehen

611 Vgl. z. B. Cels. 2,1,9; 2,1,10; 2,1,15; 3,22,3; 3,22,12 (2mal); 3,22,13; 4,5,1; 4,5,2; 4,10,1 (2mal); 5,25,9; 5,25,10; 8,9,1c; 8,9,1e; Plin. *nat.* 20,24; 20,36; 20,38 (2mal); 21,119; 21,133; 21,137; 22,35; 22,42; 22,70; 23,15; 23,35; 23,43; 24,20; 24,21; 24,24; 25,60; 26,27; 26,28 (2mal); 26,29 (2mal); 27,94; 27,118; 27,130; 28,54; 28,60; 28,111; 30,46 (2mal); 30,49; 30,55; 31,104; 31,121; 32,92 (3mal); Scrib. Larg. ind. 92; ind. 110; 73; 74; 77; 87t; 87; 88.

612 Vgl. Cels. 3,22,9; 4,5,1; 4,8,2. Zu Deminutivbildungen, vgl. Langslow (2000a), 323–36, zu *tussicula* siehe ebd., 324.

613 Vgl. für *tussis sicca* Cels. 4,5,2, 4,10,3; 4,13,2; Plin. *nat.* 20,243; für *tussis umida* Plin. *nat.* 30,46 sowie für *tussis vetus* Plin. *nat.* z. B. 20,38; 20,44; 20,101; 21,133; 22,42; 23,56; 23,68; 23,122; 24,21; 24,36; 24,39; 25,60; 26,48; 27,130; 28,111; 28,137; 30,55; 31,104; 31,121; Scrib. Larg. ind. 112; 77; 87 tit.; 90.

sie auf dieselben Aspekte (ἐπιφορά/*epiphora*); schließlich sind für *gravedo* und ἐπιφορά/*epiphora* auch syntaktische Gemeinsamkeiten zu beobachten.

Tabelle 18: Häufigkeiten der hier besprochenen Ausdrücke bei den einzelnen Autoren

Ausdruck	Cicero	Sen. d. J.	Plin. d. J.	Celsus	Plin. d. Ä.	Scrib. Larg.
angina	-	1	-	6	43	2
destillare	-	1 + 2[NR]	-	15	6	-
destillatio	-	5	-	13	22	3
ἐπιφορά	1	-	-	-	-	2 (ind.)
epiphora	-	-	-	-	80	15
fauces exasperatae	-	-	1	-	-	-
fauces exasperare	-	-	-	3	2	-
gravedo	3	-	-	13	8	3
tussis	-	5	1	36	109	14
tussicula	-	-	1	3	-	-

Gleichzeitig liegen auch Unterschiede zwischen beiden Autorengruppen vor; so beziehen die Fachautoren *destillare* anders als vermutlich Seneca d. J. nicht auf die Verdauungsfunktionen, sondern auf die Schleimhäute des Atmungsapparats sowie auf die Blase. Unterschiedliche Bezugspunkte sind auch für *angina*, ἐπιφορά/*epiphora* und *gravedo* zu beobachten. Insofern die Fachautoren diese Ausdrücke dabei in weiteren Bedeutungen gebrauchen, sie auf andere oder weitere Sachverhalte beziehen (z. B. auf einzelne Körperteile anstatt auf den Menschen im Ganzen) oder die medizinischen Sachverhalte und Vorgänge damit auf andere Weise darstellen, unterscheiden sie sich aus pragmatischen Gründen im Gebrauch dieser Ausdrücke von den Briefautoren.

Harnbeschwerden, Blasenschmerzen

Im Zusammenhang mit Blasenschmerzen und Harnbeschwerden gebrauchen die Briefautoren die Ausdrücke δυσουρία, στραγγουρικὸν πάθος, *urinae difficultas, vesicae dolor* und *vesicae tormentum*.

δυσουρία. Dieser Terminus findet sich im Briefcorpus 1mal bei Cicero, vgl. *Att.* 10,10,4 δυσουρία *tua mihi valde molesta; medere, amabo, dum est* ἀρχή.[614] δυσουρία bezeichnet ‚Harnbeschwerden' und ist schon im Corpus Hippocraticum attestiert.[615]

In der untersuchten medizinischen Fachliteratur ist er nur 1mal – im Index von Scribonius Largus' *compositiones* – belegt, vgl. ind. 188–9 *ad dolorem vesicae et difficilem exitum urinae, quod vitium Graeci* δυσουρίαν *vocant.*[616] Darüber hinaus findet er sich nicht – auch nicht in lateinischer Schreibung (*dysuria* o. ä.) – in der Fachliteratur wieder. Die römischen medizinischen Fachautoren verwenden andere Ausdrücke, um Harnbeschwerden zu thematisieren, wie z. B. *difficultas urinae* (S. 194), vgl. Anm. 624, S. 194.

Hinsichtlich gemeinsamer Wortverbindungen und der Syntax lassen sich jedoch Ähnlichkeiten im Gebrauch der verschiedenen Bezeichnungen erkennen, denn sowohl bei Cicero als auch bei den Fachautoren tritt das Verb *mederi* zu den Ausdrücken für Harnbeschwerden, die jeweils als Objekt figurieren, vgl. Cic. *Att.* 10,10,4 *medere* (sc. δυσουρίᾳ) mit Plin. *nat.* 20,117 *poto semine torminibus et interaneis medetur; i<t>em difficultatibus urinae semen eius decoctum ex mulso potum* sowie 24,180 *radix decocta in vino torminibus medetur et urinae difficultatibus ulceribusque vesicae, calculos frangit.*

στραγγουρικὸν πάθος. Cicero wählt diesen Ausdruck in einer Passage, in der er sich auf Epikur bezieht und dessen Worte wiedergibt, vgl. Cic. *fam.* 7,26,1 *ego autem cum omnis morbos reformido tum <eum in> quo Epicurum tuum Stoici male accipiunt quia dicat* στραγγουρικὰ καὶ δυσεντερικὰ πάθη *sibi molesta esse.*[617] στραγγουρικὸν πάθος bezeichnet ‚Harnzwang'; dieser war möglicherweise ein Symptom einer Blasenerkrankung.[618] Dementsprechend übersetzt Cicero den Ausdruck in *fin.* 2,96, wo er Epikurs Worte auf Lateinisch referiert, mit den Worten *vesicae morbus*. An anderer Stelle, in ei-

614 Am Ende des Satzes wechselt Cicero mit ἀρχή erneut ins Griechische, möglicherweise ebenfalls motiviert durch die medizinische Thematik. ἀρχή steht in der griechischen medizinischen Literatur mehrfach im Zusammenhang mit einer beginnenden Krankheit, vgl. z. B. Hp. *VM* 10 (2mal); *morb.* 2,8; *mul.* 61. Ob es sich bei diesem Gebrauch um eine spezifische fachliche Ausdrucksweise handelt, müsste eingehender untersucht werden. Eine entsprechende lateinische Formulierung, *initium morbi*, ist einige Male bei Cels. belegt, vgl. 1 pr. 18; 2,15,4; 2,16,1; 2,17,2 und siehe dazu auch Courtil (2015), 185.

615 Vgl. z. B. Hp. *Aph.* 3,5; *morb.* 1,3; 2,1; *mul.* 7; 78 etc.

616 Das Wort findet sich jedoch nur im Index; die Handschriften überliefern dem kritischen Apparat zufolge nichts Abweichen *fam.* 7,26 des. In Kapitel 147 der *compositiones*, auf das der Index sich bezieht, weist Scribonius Largus jedoch nicht noch einmal auf den griechischen Terminus hin, vgl. *ad tumorem et dolorem vesicae et ad eos, qui difficulter urinam reddunt*. Der kritische Apparat zeigt auch dort keine Auslassung o. Ä. an. Offensichtlich hielt Scribonius Largus es für unnötig, den griechische Fachbegriff noch einmal zu nennen.

617 Siehe zur Stelle δυσεντερία (S. 153 mit Anm. 450) und δυσεντερικὸν πάθος (S. 155) sowie Wöhrle (2010), 170. Die Äußerung Epikurs ist bei Diogenes Laertios 10,22 (zitiert in Anm. 457, S. 155).

618 Vgl. Pschyrembel s. v. Strangurie, 1515; Ursachen sind vor allem eine Entzündung von Blase und Harnröhre.

nem Brief an Atticus (*Att.* 10,10,4), wählt Cicero selbst das Wort δυσουρία (s. o.), um Harnbeschwerden zu thematisieren. Dieser Rückgriff auf das Griechische dürfte einerseits damit zu erklären sein, dass er an Atticus schreibt, gegenüber dem er häufig ins Griechische wechselt, und andererseits damit, dass ein ihm adäquat erscheinender lateinischer Ausdruck für die Dysurie offenbar (noch) nicht existierte. So ist der äquivalente Ausdruck *urinae difficultas* (dazu im Folgenden) zuerst bei Celsus im 1. Jh. n. Chr. attestiert.

In der medizinischen Fachliteratur ist στραγγουρικὸν πάθος nicht belegt; auch die Formulierung *vesicae morbus* (Cic. *fin.* 2,96) kommt dort nicht vor. Wenn die Fachautoren Harnbeschwerden thematisieren, gebrauchen sie in der Regel lateinische Ausdrücke wie *urinae difficultas* (s. u.). Jedoch findet sich in der Fachliteratur auch die mit στραγγουρικὸν πάθος formal und semantisch verwandte Bezeichnung στρανγουρία ((sic!) Cels. 1mal), die Celsus als *urinae difficultas* erklärt, vgl. 2,1,8 *sed oriuntur quoque eo tempore (…) urinae difficultas, quam* στραγγουρίαν *appellant.*[619] Überdies weisen Plinius' d. Ä. „medizinische" Bücher (*nat.* 20–32) 34 Belege der transliterierten Form *stranguria* auf, vgl. z. B. Plin. *nat.* 24,16 *radix* (sc. *cupressi*) *cum foliis trita pota vesicae et stranguriae medetur et contra phalangia.*[620]

urinae difficultas. Diesen Ausdruck verwendet von den Briefautoren nur Seneca d. J. (1mal), vgl. *epist.* 92,25 *‚beatissimum' inquit ‚hunc et ultimum diem ago' Epicurus, cum illum hinc urinae difficultas torqueret, hinc insanabilis exulcerati dolor ventris*. In der medizinischen Fachliteratur ist er bei Celsus (10mal) und bei Plinius d. Ä. (*nat.* 20–32 11mal) belegt.[621] *urinae difficultas* bedeutet ‚Harnbeschwerden' und kann als medizinischer Terminus bezeichnet werden, denn neben der angeführten Stelle in Senecas d. J. Briefen ist er (im PHI-Corpus) nur noch bei den medizinischen Fachautoren attestiert.[622] Für diese stellt *urinae difficultas* die lateinische Entsprechung zum griechischen Ausdruck στραγγουρία dar.[623] Hinsichtlich der Semantik von *urinae difficultas* stimmen Seneca d. J. und die Fachautoren also überein. Zugleich benutzen die Fachautoren einige weitere Formulierungen, um Harnbeschwerden zu bezeichnen, vgl. z. B. *urina difficulter redditur* oder *difficilis urina.*[624]

619 Jedoch überliefert der Codex *J stranguriā*.

620 Vgl. ferner z. B. Plin. *nat.* 20,31; 20,36; 21,148; 21,175; 22,21; 22,65; 22,89; 23,65; 24,20; 24,47; 25,41; 26,78; 26,79; 26,81; 27,33; 27,67; 27,87; 29,63; 30,65; 30,123.

621 Vgl. z. B. Cels. 2,1,8; 2,1,12; 2,1,22; 4,27,1d (fr. 2) (3mal); 5,25,16; 7,30,3b; Plin. *nat.* 20,63; 20,117; 20,246; 22,46; 22,150; 22,152; 23,73; 24,27; 24,30; 24,152.

622 Siehe auch Courtil (2015), 179, 199. Zu Bildungen auf *-tas* in medizinischer Literatur vgl. Kap. III. B. (a), S. 428ff.

623 Vgl. Cels. 2,1,8 (zitiert auf S. 194) sowie Scrib. Larg. ind. 188–9 (zitiert auf S. 193). Während Celsus und Scribonius Largus die griechischen Ausdrücke (στραγγουρία, δυσουρία) zu vermeiden scheinen, gebraucht Plinius d. Ä. diese (neben den lateinischen Formulierungen, dazu im Folgenden) durchaus: *stranguria* dient ihm mehrfach zur Bezeichnung von Harnbeschwerden, vgl. Anm. 620.

624 Vgl. für *urina difficulter redditur* Cels. 2,7,14; 5,26,11; 7,26,2n; 7,26,5d; Plin. *nat.* 23,49 (*difficile*); Scrib. Larg. 147; 186; 189 und für *difficilis urina* (Cels. 4,27,1d (fr. 2); Plin. *nat.* 23,145;

Parallelen in der Wortwahl zwischen Seneca d. J. (*urinae difficultas torquet*) und den Fachautoren lassen sich schließlich nur an einer Stelle bei Plinius d. Ä. erkennen, vgl. *nat.* 20,57 *iumenta urinam reddere atque non torqueri tradunt, si trito* (sc. *alio*) *natura tangatur*. Im Unterschied zu Seneca spricht Plinius hier jedoch nicht von Menschen, sondern von Tieren.[625]

***vesicae dolor*. *vesicae tormentum*.** Mit *dolor vesicae* beschreibt Seneca d. J. (1mal) den ‚Blasenschmerz', vgl. *epist.* 96,2–3 *omnia autem ad quae gemimus, quae expavescimus, tributa vitae sunt: horum, mi Lucili, nec speraveris immunitatem nec petieris.* (3) *vesicae te dolor inquietavit, epistulae venerunt parum dulces, detrimenta continua*. In einem anderen Brief gebraucht er die Formulierung *tormentum vesicae*, um ‚Blasenschmerzen' zu bezeichnen, vgl. *epist.* 66,47 *vesicae (…) tormenta tolerare ulteriorem doloris accessionem non recipientia* (vollständig zitiert auf S. 176).

Der Ausdruck *dolor vesicae* ist auch in der medizinischen Fachliteratur belegt (Cels. 2mal, Plin. *nat.* 20–32 7mal, Scrib. Larg. 6mal)[626] und wird von den Fachautoren ebenso wie Seneca i. S. v. ‚Blasenschmerz' gebraucht, vgl. z. B. Plin. *nat.* 26,81 *artemisia quoque datur contra calculos ex vino dulci et ad stranguriam, dolores vesicae sedat ex vino radix nymphaeae Heracliae*. Dagegen hat die Formulierung *tormenta vesicae* keine Belege in der Fachliteratur, obwohl die Fachautoren den Ausdruck tormentum (S. 112) durchaus in einer vergleichbaren Weise gebrauchen, vgl. z. B. *intestinorum tormenta* (Cels. 5,25,3a) oder *tormenta volvae* (Plin. *nat.* 20,27). Zwar bezeichnen die Fachautoren Blasenbeschwerden mittels weiterer Formulierungen – vgl. z. B. *vitium vesicae*[627] oder *cruciatus vesicae*[628] –, jedoch gehen sie in der Regel weiter ins Detail und benutzen dabei spezifischere Ausdrücke wie z. B. *exulcerata vesica*,[629] *scabies vesicae* (Plin. *nat.* 22,26), *scabies occupat vesicam* (2mal bei Cels. 4,27,1d (fr.2)), oder *quae* (sc. *vesica*) *si scabiem sentiat* (Plin. *nat.* 26,88), mit denen sie Blasenentzündungen thematisieren.

Die Verben *inquietare* und *tolerare*, die Seneca d. J. im Zusammenhang mit den Ausdrücken für Blasenschmerz gebraucht (*epist.* 96,3 *dolor vesicae inquietat* und *epist.* 66,47 *vesicae tormenta tolerare*), verbinden die Fachautoren jedoch nicht mit *dolor* oder *tormentum*.

23,165). Weitere Formulierungen sind *urina non redditur* (Cels. 2,8,32; 7,26,1a) und *difficilis exitus urinae* (Scrib. Larg. ind. 188; 183); vgl. schließlich *stranguria* bei Plin. d. Ä. (s. Anm. 620, S. 194).

625 Vgl. auch torquere (S. 113).

626 Vgl. Cels. 4,27,1e; 5,18,28; Plin. *nat.* 21,157; 22,74; 22,137; 26,81; 27,114; 30,68; 31,120; Scrib. Larg. ind. 118; ind. 188; 90; 92; 146; 147; 189; 258.

627 Vgl. Cels. 4,27,1d (fr. 2); Plin. *nat.* 20,66; 20,244; 20,253; 21,167; 23,99; 23,160; 25,168; 26,79; 26,80; 26,84; 27,135; 32,102; Scrib. Larg. 146. Weitere Ausdrücke sind *difficultas vesicae* (Plin. *nat.* 24,152; 30,67) und *malum vesicae* (Plin. *nat.* 20,167; 26,78; 32,24).

628 Vgl. Plin. *nat.* 24,181; 28,63; 28,212; vgl. noch *incommodum vesicae* (Plin. *nat.* 27,126).

629 Vgl. Cels. 2,7,12; Plin. *nat.* 20,109; 20,244; 22,149; 26,86.

Von den hier behandelten Ausdrücken für Blasenschmerzen ist lediglich *dolor vesicae* auch in der medizinischen Fachliteratur attestiert. Harnbeschwerden bezeichnen sowohl Seneca d. J. als auch die Fachautoren mit dem Terminus *urinae difficultas*. Dagegen sind die griechischen Begriffe für Harnbeschwerden, die im Briefcorpus allein bei Cicero vorkommen, bis auf eine Ausnahme (δυσουρία zur Begriffserklärung bei Scribonius Largus) nicht bei den Fachautoren belegt. Vergleichbar mit dem bei Cicero vorliegenden Ausdruck στραγγουρικὸν πάθος ist jedoch der Terminus στρανγουρία/*stranguria*, den die Fachautoren gebrauchen (vgl. Tabelle 19).

Tabelle 19: Häufigkeiten der hier besprochenen Ausdrücke bei den einzelnen Autoren

Ausdruck	Cicero	Sen. d. J.	Plin. d. J.	Celsus	Plin. d. Ä.	Scrib. Larg.
δυσουρία	1	-	-	-	-	1
στραγγουρικὸν πάθος	1	-	-	-	-	-
στρανγουρία	-	-	-	1	-	-
stranguria	-	-	-	-	34	-
urinae difficultas	-	1	-	10	11	-
vesicae dolor	-	1	-	2	7	6
vesicae tormenta	-	1	-	-	-	-

Abgesehen von diesen lexikalischen Gemeinsamkeiten und Unterschieden stimmen die Brief- und die Fachautoren vor allem hinsichtlich der Bedeutung der gemeinsamen Formulierungen (*dolor vesicae*, στραγγουρικὸν πάθος mit στρανγουρία/*stranguria*, *urinae difficultas*) überein. Schließlich verwenden sowohl Cicero als auch die Fachautoren das Verb *mederi*, wenn sie über die Behandlung von Harnbeschwerden (δυσουρία) sprechen.

Lähmung, Krampf, Muskelleiden

Wenn die Briefautoren Beschwerden in den Muskeln oder im Bewegungsapparat zur Sprache bringen, gebrauchen sie die Ausdrücke *crus contractum* und *nervi aridi*, *nervorum contractio*, *nervorum dolor*, *nervorum torpor* und *nervorum tremor*, *palpitatio nervorum* sowie παράλυσις.[630]

630 Zu dieser Thematik gehört auch der Ausdruck *nervi vexant* (Sen. *epist.* 120,16), siehe dazu *vexare* (S. 121).

crus contractum. nervi aridi. Beide Ausdrücke sind im Briefcorpus nur bei Seneca d. J. (je 1mal) belegt, vgl. *epist.* 68,8 *si ostenderem tibi pedem turgidum, lividam manum, aut contracti cruris aridos nervos, permitteres mihi uno loco iacere et fovere morbum meum.* Anhand der Ausdrücke *pes turgidus* (S. 215), *manus livida* (S. 233) und *contracti cruris aridos nervos* schildert Seneca einen schlechten körperlichen Zustand; *contracti cruris aridos nervos* beschreibt dabei die ‚mageren oder schwachen Muskeln des verkrampften Unterschenkels'.[631]

Während die Junktur *nervi aridi* kein weiteres Mal in der lateinischen Literatur (PHI-Corpus) belegt ist, hat Senecas Verbindung *crus contractum* in der finiten Form *crus contrahitur* zwei Parallelen in der Fachliteratur, vgl. Cels. 4,18,2 *praeter ea vero (...) saepe etiam crura manusque contrahuntur, urget sitis, anima deficit* und 4,18,5 *at si inanis est homo, et crura eius contrahuntur, interponenda potio apsinthi est*. In Übereinstimmung mit der Senecastelle bedeutet der Ausdruck hier ‚der Unterschenkel zieht sich zusammen'.

Anders als in Senecas Darstellung, derzufolge zähe, magere, „vertrocknete" Muskeln (*aridi nervi*) zu Verkrampfung führen, steht das Phänomen bei Celsus im Zusammenhang mit Beschwerden im Verdauungsapparat, vgl. *cholera* (‚Brechdurchfall') in Cels. 4,18,1.

In welchem medizinischen Kontext Seneca d. J. das beschriebene Symptom verortet, lässt sich nicht beurteilen; allerdings geht es ihm bei diesem Gedanken vor allem darum, Krankheitssymptome aufzuzählen, die äußerlich sichtbar sind, um im Folgenden auf nicht sichtbare Anzeichen des Krankseins zu sprechen zu kommen, vgl. *epist.* 68,8 *maius malum est hoc, quod non possum tibi ostendere: in pectore ipso collectio et vomica est.*[632]

Lexikalisch und semantisch stimmen Seneca d. J. und Celsus daher zwar überein, wenn sie das Verkrampfen des Unterschenkels mit den Wörtern *contrahere* und *crus* bezeichnen, jedoch weichen sie hinsichtlich der Hintergründe und Zusammenhänge aufgrund unterschiedlicher Aussageabsichten voneinander ab.

Dass die Formulierung *nervi aridi* nicht in der Fachliteratur vorkommt, dürfte mehrere Gründe haben: Einerseits gebrauchen die Fachautoren *nervus* in unterschiedlichen Bedeutungen (‚Sehne, Strang, Muskel').[633] Andererseits wirkt Senecas Ausdruck durch das Attribut *aridus* (‚trocken, dürr, mager, dürftig') eher bildlich, was durchaus seiner Intention entsprochen haben könnte. Möglicherweise hat er *aridus* sogar in dem Wissen gewählt, dass die Fachautoren das Adjektiv häufig benutzen (Cels. 95mal, Plin. *nat.* 20–32 70mal, Scrib. Larg. 41mal) und es daher bei seiner Leserschaft Assoziationen mit der Medizinersprache wecken würde, um so schließlich die Wirkung seiner

631 Dem Ausdruck *crus contractum* steht möglicherweise *crus solidum* antonymisch gegenüber, vgl. Sen. *epist.* 92,19 *vilia sunt (...) crus solidum et lacertus et dentes et horum sanitas firmitasque* (vollständig zitiert auf S. 59). Zur Stelle vgl. auch Courtil (2015), 211–2.

632 Daher spricht Seneca d. J. eingangs auch von *ulcus* (S. 180), auf den in der nicht-medizinischen Literatur mehrfach in metaphorischer Weise als verborgenes Übel Bezug genommen wird, vgl. Wöhrle (1991), 15 sowie 6.

633 Vgl. Anke (1873b), 590 und *nervorum dolor* (s. u.).

Ausführungen zu beeinflussen. Offensichtlich fügte sich *aridus* jedoch aus Sicht der Fachleute semantisch nicht gut zu *nervus*, denn die Formulierungen, in denen *nervus* in der Fachliteratur figuriert, beschreiben andere Merkmale eines Muskels oder einer Sehne wie u. a. ob er bzw. sie weich oder hart, stark bzw. fest oder schwach ist, vgl. z. B. *molliendus nervus* (Plin. *nat.* 21,163), *indurescunt nervi* (Cels. 4,31,5; 7,23,1), *infirmus nervus* (Cels. 1 pr. 53; 8,11,7; Plin. *nat.* 23,59) oder *imbecillitas nervorum* (Cels. 8,14,3).

nervorum contractio. Von den Briefautoren verwendet nur Seneca d. J. (1mal) diesen Ausdruck, vgl. *epist.* 66,43 *his oppone ferro transfossos aut exanimatos serpentium morsu aut fractos ruina aut per longam nervorum contractionem extortos minutatim. aliquorum melior dici, aliquorum peior potest exitus: mors quidem omnium par est*. Seneca sagt hier, dass die (wörtl.) ‚Zusammenziehung der Muskeln' zum Tode (*exitus*) führen könne, und stellt sie in eine Reihe mit weiteren teils gewaltsamen Todesursachen (*ferro transfodi, serpentium morsu, ruina frangi*). Wenngleich Seneca auch *contractio nervorum* hier als gewaltsam beschreibt – vgl. *extorquere minutatim* –, so geht sie im Gegensatz zu den anderen Todesursachen dennoch nicht auf Gewaltanwendung o. Ä. zurück, sondern stellt vermutlich eine körperliche Fehlfunktion dar, denn der Ausdruck bezeichnet eine ‚Muskelverkrampfung' oder ‚Muskellähmung'.[634]

In der medizinischen Fachliteratur ist *contractio nervorum* ebenfalls einige Male belegt (Plin. *nat.* 20–32 5mal, Scrib. Larg. 3mal);[635] außerdem findet sich dort auch die verbale Formulierung *nervos contrahere* (Cels. 35mal).[636] Im Sinne von ‚Muskelverkrampfung' oder ‚Muskellähmung' als Krankheitssymptom verwenden auch die Fachautoren *contractio nervorum*, vgl. z. B. Scrib. Larg. 101 *quamobrem facit* (sc. *medicamentum*) *et ad tremulos et ad sideratione temptatos utralibet: una enim ex contractione, altera cum remissione nervorum conspicitur; paralysim hoc utrumque vitium Graeci appellant* oder Cels. 2,17,10 *ubi frigere coepit* (*membrum*), *ad ignem refertur, et idem in altero fit, deinde invicem in utroque: inter quae descendit salsus et calidus sucus, qui contractis aliquo morbo nervis opitulatur*.

Anders als in der Darstellung Senecas d. J. berichten die Fachautoren nicht davon, dass diese Muskelverkrampfung oder -lähmung tödlich sein kann. So erwähnen sie bisweilen schlichtweg Kälte als Ursache dafür, dass sich die Muskeln zusammenziehen, vgl. Cels. 1,9,5 *calor autem adiuvat omnia, quae frigus infestat, item lippientis, si nec dolor nec lacrimae sunt, nervos quoque, qui contrahuntur, praecipueque ea ulcera, quae ex frigore sunt* und Plin. *nat.* 23,6 *cinis vitium cum axungia vetere contra tumores proficit fistulas purgat, mox et persanat, nervorum dolores frigore ortos contractionesque*.

634 Vgl. TLL s. v. *extorqueo*, 2044,15–6.

635 Vgl. Plin. *nat.* 20,102; 22,75; 22,120; 23,6; 30,110; Scrib. Larg. ind 346; 101; 255; 269; vgl. ferner Plin. *nat.* 20,154 *lassitudines corporis, si omnino tractetur, minuit, nervorum causa et in contractione cum sale et aceto, e melle infricatur in opisthotono*. Zu Bildungen auf *-tio* in medizinischer Literatur vgl. Kap. III. B. (a), S. 428ff.

636 Vgl. Cels. 1,9,5; 2,7,6; 2,17,10; 8,10,1c; 8,10,3a; siehe dazu auch Langslow (2000a), 385.

Auf welche Krankheit(en) Seneca d. J. die Muskellähmung zurückführt, lässt sich aufgrund der spärlichen Angaben dazu nicht sagen. Offensichtlich fungiert *contractio nervorum* hier jedoch stellvertretend für schlimme und qualvolle tödliche Krankheiten (vgl. *extorqueri per longam nervorum contractionem minutatim*), denn es geht Seneca in dieser Passage (*epist.* 66,42–43) maßgeblich um den Tod. Der sachliche Aspekt tritt also hinter der Aussageabsicht zurück, wie die Beobachtung unterstreicht, dass die Muskellähmung in der Fachliteratur anders charakterisiert wird.

nervorum dolor. Diesen Ausdruck gebraucht Seneca d. J. (1mal), vgl. *epist.* 78,9 *sic podagra et cheragra et omnis vertebrarum dolor nervorumque interquiescit cum illa quae torquebat hebetavit*; er spricht hier von Schmerzen im Bereich der Gelenke (*podagra, cheragra, dolor vertebrarum*).[637] Mit dem Ausdruck *vertebrarum dolor nervorumque* bezieht er sich vermutlich auf die bei der Bewegung der Glieder wichtigen Körperteile, die Gelenke (*vertebrae*) und die Muskeln (*nervi*),[638] bezeichnet mit *dolor nervorum* also vermutlich den ‚Muskelschmerz'.[639]

In der medizinischen Fachliteratur ist *dolor nervorum* ebenfalls einige Male attestiert (Cels. 2mal, Plin. *nat.* 20–32 14mal, Scrib. Larg. 4mal).[640] Die entsprechenden Belege lassen erkennen, dass *nervus* mehrere Bedeutungen hat: In Ausdrücken wie *nervorum contractio* (s. o.) oder *tensio nervorum* (Scrib. Larg. 267) bedeutet das Wort vermutlich ‚Muskel'.[641] Da, wo *nervus* neben *musculus* (‚Muskel') zu lesen ist, figuriert es vermutlich i. S. v. ‚Sehne', vgl. z. B. Cels. 5,26,3b *item quodcumque musculum aut nervum aut arteriam aut membranam aut os aut cartilaginem laesit*; Plin. *nat.* 20,230 *Hippocrates vulneratis sitientibusque defectu sanguinis radicis decoctae* (sc. *althaeae*) *sucum bibendum dedit (…); et musculis, nervis, articulis inposuit ut supra;* Scrib. Larg. 206 *punctus nervorum, musculorum, qui periculosissimi sunt, quos* νύγματα *Graeci dicunt, sine incisione aut divisione sanat cyprio oleo diluta*.[642] Bei den Fachautoren bezeichnet *nervus* also je nach Kontext verschiedene Teile des gesamten Sehnenstrangs.[643] Welche dieser Bedeutungen es im Ausdruck *dolor nervorum* bei den Fachautoren hat,

637 Vgl. dazu auch *vertebrarum dolor* (S. 173) sowie Sen. *epist.* 78,8 *nervi articulique et quidquid aliud exile est acerrime saevit cum in arto vitia concepit.*

638 Vgl. dazu auch *nervi* in Sen. *epist.* 102,25 *detrahetur tibi haec circumiecta, novissimum velamentum tui, cutis; detrahetur caro et suffusus sanguis discurrensque per totum; detrahentur ossa nervique.*

639 Weiterhin deuten Ausdrücke wie *nervorum torpor* und *nervorum tremor* (beide *epist.* 24,16; 95,16; siehe unten) sowie *nervorum contractio* (*epist.* 66,43; vgl. S. 198) darauf hin, dass Seneca *nervus* i. S. v. ‚Muskel' versteht.

640 Vgl. Cels. 3,27,2a; 5,26,13; Plin. *nat.* 21,141; 22,107; 22,130; 22,141; 23,6; 23,48; 24,15; 24,40; 28,50; 28,101; 28,237; 31,62; 31,102; 31,120; Scrib. Larg. ind. 367; ind. 369–70; ind. 372; ind. 373; ind. 376; 156; 267; 270; 271.

641 Vgl. Anke (1873b), 590.

642 Auf die Bedeutung ‚Sehne' weist auch Cels. 2,10,15 hin, vgl. *iuncta enim est venae arteria, his nervi. ita, si nervum scalpellus attingit, sequitur nervorum distentio.*

643 Vgl. Migliorini (1997), 38, Anm. 168.

ist nicht mit Gewissheit zu sagen, da sowohl die Sehne als auch der Muskel schmerzen können.

Ein Hinweis darauf, dass Seneca d. J. und die Fachautoren mit *dolor nervorum* dasselbe Symptom bezeichnen, kann jedoch darin gesehen werden, dass sowohl in *epist.* 78,9 als auch in der Fachliteratur die Gicht im Zusammenhang mit dem Ausdruck thematisiert wird, vgl. Cels. 1,9,1 *si cui vero dolere nervi solent, quod in podagra cheragrave esse consuevit*; Plin. *nat.* 24,63 *additur in malagmata <ad vitia> nervorum et podagras semen* und Scrib. Larg. 267 *malagma ad podagram et omnem dolorem et tensionem nervorum.*

Weitere Gemeinsamkeiten sind darüber hinaus nicht zu beobachten; das von Seneca hier gebrauchte Verb *interquiescere* verwenden die Fachautoren überhaupt nicht, vgl. dazu *podagra* (S. 170).

***nervorum torpor*. *nervorum tremor*.** Beide Ausdrücke sind im Briefcorpus nur bei Seneca d. J. belegt (je 2mal), vgl. *epist.* 24,16 *ipsae voluptates in tormenta vertuntur, epulae cruditatem adferunt, ebrietates nervorum torporem tremoremque, libidines pedum, manuum, articulorum omnium depravationes* und 95,16 *inde pallor et nervorum vino madentium tremor et miserabilior ex cruditatibus quam ex fame macies; (…) inde (…) retorridi digiti articulis obrigescentibus nervorumque sine sensu iacentium torpor aut palpitatio sine intermissione vibrantium.*[644] Mit *torpor nervorum* bezeichnet Seneca d. J. ‚Erschlaffen der Muskeln', und *tremor nervorum* bedeutet ‚Zittern der Muskeln', vgl. dazu auch *palpitatio* (S. 202). Beide Sachverhalte figurieren in moralisierenden Äußerungen über den als übermäßig dargestellten Konsum entweder von Alkohol (vgl. *ebrietas* in *epist.* 24,16 und *vino madens* in *epist.* 95,16)[645] oder von Speisen, vgl. z. B. die Behauptung *inventae sunt mille conditurae quibus aviditas excitaretur* in *epist.* 95,15 (vollständig zitiert auf S. 150).[646]

In der medizinischen Fachliteratur ist *torpor nervorum* nicht belegt; zwar gebrauchen die Fachautoren einige Male das Wort *torpor* (Cels. 7mal, Plin. *nat.* 20–32 10mal, Scrib. Larg. 2mal),[647] aber sie beziehen es nicht explizit auf die Muskeln, sondern z. B.

644 Zur Textkonstitution vgl. Anm. 649, S. 202.

645 Der Ausdruck *vino madens* und ähnliche Formulierung finden sich auch in der Fachliteratur, vgl. z. B. Cels. 8,7,3 *nam linteolum duplex madens vino et oleo superiniciendum (…) est*; 7,19,9 *vino madefaciendum*. Hier werden jedoch nicht wie in Senecas Darstellung die Muskeln als in Wein getränkt bezeichnet, sondern z. B. Auflagen oder Umschläge. Die Verbindung ist zwar schon (1mal) bei Plautus zu lesen (vgl. Pl. *Truc.* 855 *membra vino madeant*), findet sich daraufhin jedoch erst in der Fachliteratur wieder, vgl. *vino madere* (Cels. 2,33,3; 8,7,3; 8,10,1g; 8,10,7d; Plin. *nat.* 31,103), *(in) vino madefacere* (Cels. 7, 19,9; Plin. *nat.* 26,29; 26,36; vgl. auch Col. 8,9,2 sowie Ser. med. 57,1027). Weiterhin verwenden Seneca d. J. (*dial.* 10,2,1; *epist.* 83,15, 95,16), Apuleius (*met.* 2,16,10; 6,11,1) und Martial (11,15) die Junktur. Anscheinend ging die Formulierung aus der Fachliteratur über in andere Gattungen, in denen sie auf pointierte Weise den Trinker bezeichnet.

646 Vgl. Migliorini (1997), 38–9; Courtil (2015), 210–1, 285–8 und siehe Kap. III. Anhang.

647 Vgl. Cels. 2,8,14, 2,8,37; 2,8,38; 2,8,39; 3,9,2; 3,20,6; 8,4,1; Plin. *nat.* 20,233; 22,146; 25,113; 28,38; 28,157; 29,65; 29,89; 29,90; 29,102; 30,89; Scrib. Larg. 11; 122 und siehe Langslow (2000a), 313.

auf den Körper oder Körperteile, vgl. *torpor corporis* (Cels. 3,9,2; 3,20,6) und *torpor lumborum* (Plin. *nat.* 29,102). Diesbezüglich bedeutet *torpor* wie bei Seneca d. J. ‚Erschlaffen'; außerdem steht es in der Fachliteratur auch i. S. v. ‚Erstarren', vgl. z. B. Cels. 8,4,1 *si vero etiam torpor accessit, si mens non constat, si nervorum vel resolutio vel distentio secuta est, verisimile est etiam cerebri membranam esse violatam*.

Der Ausdruck *tremor nervorum* ist nur 1mal in der medizinischen Fachliteratur attestiert, vgl. Cels. 3,27,3a *tremor autem nervorum aeque vomitu medicamentisque urinam moventibus intenditur*. Wie Seneca d. J. bezeichnet auch Celsus damit das ‚Zittern der Muskeln'. Dieser geht im Folgenden zwar ausführlicher auf die Behandlung des Symptoms ein – vgl. ebd. *bibenda aqua est; acri ambulatione utendum, itemque unctionibus frictionibusque, maxime per se ipsum* –, über die Ursachen des Zitterns ist daraus jedoch nichts zu erfahren. Diesbezüglich lässt sich auch den vorangehenden Ausführungen über weitere Muskelbeschwerden (*resolutio nervorum* in 3,27,1a–e und *dolor nervorum* in 3,27,2a–c) lediglich entnehmen, dass Celsus diese Beschwerden als Begleiterscheinungen von Krankheiten betrachtet, vgl. z. B. 3,27,1a *at resolutio nervorum frequens ubique morbus est*. Celsus erwähnt das Muskelzittern darüber hinaus nicht noch einmal; da er es mithin auch nicht in seinen Ausführungen zur Diätetik anspricht, hat er das Symptom nicht wie Seneca als Folge von (übermäßigem) Alkoholkonsum betrachtet.

Wie im Falle von *tremor nervorum* unterscheiden sich auch für *torpor* die Ursachen, die Seneca d. J. und die Fachautoren damit jeweils in Verbindung bringen: Während Seneca zufolge Trunkenheit (*ebrietas* in *epist.* 24,16) und ein maßloser Umgang mit Speise und Alkohol im Allgemeinen (*epist.* 95,16) dazu führen, nennen die Fachautoren Krankheiten und ihre Symptome (vgl. z. B. *umerorum dolor* in Cels. 2,8,39, *febris* in Cels. 3,20,6), Verletzungen wie eine Gehirnerschütterung (vgl. Cels. 8,4,1) oder z. B. Wirkungen von Pflanzen bzw. daraus hergestellte Mittel als Ursachen für *torpor*, vgl. z. B. Plin. *nat.* 22,146 *torporem autem obducit percusso loco* (sc. *silvestris elelisphacos*) oder *nat.* 25,113 *cuicumque admota ferae et haec* (sc. *therionarca*) *torporem adfert*.

Die Fachautoren gebrauchen die von Seneca d. J. verwendeten Ausdrücke also entweder in anderen Verbindungen (*torpor*) oder nur sehr selten (*tremor nervorum*). Neben grundlegenden semantischen Übereinstimmungen unterscheiden sich Seneca und die Fachautoren anhand der geschilderten Ursachen dieser medizinischen Phänomene. Dies ergibt sich durch die abweichenden Aussageabsichten Senecas einerseits und der Fachautoren andererseits. So beabsichtigt Seneca hier vor allem, seine ethisch-moralischen Gedanken zu veranschaulichen. Sachliche Aspekte treten dabei entweder mangels Wissens oder absichtsvoll – um die Wirkung zu beeinflussen – in den Hintergrund. Indem er Wörter auf *-or* verwendet, greift Seneca dabei möglicherweise bewusst medizinische Sprache auf oder spielt darauf an.[648] Dagegen beschreiben die Fachautoren die medizinischen Phänomene (vor dem Hintergrund ihrer Einsichten) sachgemäß, da ihr Anliegen darin besteht, medizinisches Wissen sachlich zu vermitteln.

648 Vgl. Langslow (2000a), 293–9.

palpitatio. Das Wort ist 1mal in Senecas d. J. Briefen belegt, vgl. *epist.* 95,16 *inde* (…) *et retorridi digiti articulis obrigescentibus nervorumque sine sensu iacentium torpor aut palpitatio [corporum]*[649] *sine intermissione vibrantium.*[650] Der Begriff bezeichnet ‚Zucken' und bezieht sich parallel zum vorigen Kolon (*nervi sine sensu iacentes*) auf die Muskeln ((sc. *nervi*) *sine intermissione vibrantes*). *palpitatio* ist also parallel zu *torpor* gestellt; die bisweilen vorgeschlagenen Eingriffe in den Text (vgl. Anm. 649) erübrigen sich. Seneca zufolge führe maßloser Alkoholkonsum entweder zu einer Taubheit (*torpor*) der Muskeln oder zu unablässigem Zucken (*palpitatio*) derselben. In beiden Kola wirken die Attribute (*sine sensu iacentes* und *sine intermissione vibrantes*) tautologisch, zielen vermutlich aber darauf ab, das Bild und damit die Wirkung der Darstellung zu verstärken.

palpitatio ist zwar auch in der medizinischen Fachliteratur belegt, mit insgesamt nur zwei Belegen (bei Plinius d. Ä (*nat.* 20–32)) wird das Wort aber sehr selten von den Fachautoren verwendet, vgl. *nat.* 32,49 *Democritus quidem tradit, si quis extrahat ranae viventi linguam, nulla alia corporis parte adhaerente, ipsaque dimissa in aquam inponat supra cordis palpitationem mulieri dormienti, quaecumque interrogaverit, vera responsuram* und 32,132 *iidem* (sc. *siluri*) *in febri, quae sit cum capitis doloribus et oculorum palpitatione, mulieribus in vino austero dati prodesse dicuntur*. Auch Plinius d. Ä. verwendet das Wort i. S. v. ‚Zucken'. Weiterhin stimmen beide Autoren darin überein, dass sie das Wort auf einzelne Organe beziehen, vgl. *nervi* bei Seneca und *oculus* bei Plinius (*nat.* 32,132).

Abweichend von Senecas d. J. Gebrauch des Wortes bezieht sich Plinius d. Ä. mit *cordis palpitatio* (*nat.* 32,49) auf das Herz eines Tieres (*rana*) und beschreibt vermutlich lediglich dessen zuckende Bewegung, die sich aufgrund der Herzschläge ergibt; ein Krankheitssymptom bezeichnet *palpitatio* hier also nicht. Weiterhin unterscheiden sich beide Autoren hinsichtlich der Ursachen voneinander, denn anders als Seneca, der *palpitatio* im Kontext diätetischer Sachverhalte thematisiert, erwähnt Plinius d. Ä. es als Begleiterscheinung von Fieber (*nat.* 32,132). Wie bereits für einige Ausdrücke beobachtet wurde, scheint Seneca bisweilen die medizinische Sprache nachzubilden bzw. darauf anzuspielen, indem er u. a. Substantive auf *-tio* bildet, die häufig auch in der medizinischen Fachliteratur belegt sind.[651]

παράλυσις. Den Ausdruck verwendet von den Briefautoren nur Cicero (1mal), vgl. *Att.* 16,7,8 *Piliam* πειράζεσθαι παραλύσει *te scripsisse aiebat. valde sum commotus, etsi idem te scribere sperare melius.* In der medizinischen Fachliteratur ist er ebenfalls einige Male belegt, jedoch vor allem in der transliterierten Schreibung *paralysis* (Cels.

649 Vgl. den app. crit. ad loc.: Der Zusatz *corporum* wird von Muretus ausgeschlossen; Buecheler ergänzt *praecordium* mit Verweis auf *epist.* 74,3 (zitiert in Anm. 650), und Windhaus schlägt vor, hier *cordum* zu ergänzen. Siehe auch Georges s. v. Bd. 2,1451.

650 Überdies gebraucht Seneca auch 1mal das Verb *palpitare*, jedoch ohne Bezug zur Medizin, vgl. *epist.* 74,3 *nisi hic timor e pectore eiectus est, palpitantibus praecordiis vivitur*.

651 Vgl. dazu Kap. III. B. (a), S. 428ff. und siehe auch Kap. III. Anhang.

3mal, Plin. *nat.* 20–32 10mal, Scrib. Larg. 4mal);[652] lediglich in einer Passage in Celsus' *de medicina*, in der er die medizinische Terminologie erläutert, finden sich zwei Belege für das griechische Wort, vgl. Cels. 3,27,1a *resolutio nervorum (…) interdum <tota corpora, interdum> partes infestat. veteres auctores illud* ἀποπληξίαν, *hoc* παράλυσιν *nominarunt: nunc utrumque* παράλυσιν *appellari video*. Darüber hinaus ist *paralysis* nur noch bei Petron (2mal), Vitruv (1mal) und Sueton (1mal) belegt (im PHI-Corpus). Das Wort scheint also ab dem 1. Jh. n. Chr. ein fachlicher medizinischer Ausdruck zu sein.[653] Als solcher bezeichnet *paralysis* ‚Muskellähmung', lat. *resolutio nervorum*.[654] Das Symptom wird bisweilen durch Genitivattribute näher bestimmt, vgl. *resolutio oculorum*[655] oder *linguae paralysis*;[656] außerdem figuriert *paralysis* einige Male zusammen mit *lumborum dolores*, vgl. z. B. Plin. *nat.* 20,14 *infusa* (sc. *colocynthis*) *quoque clysteribus intestinorum omnibus vitiis medetur et renium et lumborum et paralysi*.[657]

Vermutlich gebraucht Cicero παράλυσις wie die Fachautoren i. S. v. ‚Lähmung',[658] denn er war durch sein Interesse an der griechischen Heilkunst vertraut mit ihrer Terminologie. Auch dass er das Wort im medizinischen Sinne ohne weitere Erklärung (in einem Brief an Atticus) benutzt, deutet auf seinen fachsprachlichen medizinischen Charakter hin. Zu Ciceros Formulierung πειράζεσθαι παραλύσει siehe temptare (S. 85) am Ende.

Mit Ausnahme der Ausdrücke *nervi aridi* und *nervorum torpor* sind alle hier untersuchten Begriffe und Formulierungen der Briefautoren auch in der medizinischen Fachliteratur belegt. Bis auf den von Cicero gebrauchten Terminus παράλυσις kommen alle diese Ausdrücke nur in den Briefen Senecas d. J. vor (vgl. Tabelle 20).

---

652 Vgl. Cels. 2,1,12; 3,27,1a (παράλυσις, 2mal); 6,6,36; 6,6,37a; Plin. *nat.* 20,14; 20,165; 20,166; 22,105; 24,40; 26,112; 27,93; 30,86; 31,120; 32,39; Scrib. Larg. ind. 189; ind. 199; 79; 101; 154t, 156.

653 In den überlieferten griechischen medizinischen Texten, die vor Ciceros Lebzeiten verfasst wurden, findet sich kein Beleg für παράλυσις. Wie Galen mitteilt, bezeichnete Hippokrates Lähmungen mit dem Ausdruck παραπληξία, vgl. Gal. *in Hippocratis de victu acutorum commentaria iv* vol. 15 S. 783 (Kühn) δέδεικται γάρ, ὡς οὕτως (sc. παραπληξία) ὁ <Ἱπποκράτης> ὀνομάζει τὰς ἐξ ἀποπληξίας ἢ ἐπιληψίας εἴς τινα τῶν ἀκυροτέρων μορίων ἀποσκηπτούσας παραλύσεις. Celsus bestätigt das in 3,27,1a (oben zitiert).

654 Vgl. Cels. 2,1,12 *resolutio nervorum (paralysin Graeci nominant)*; 3,27,1a (vgl. Anm. 653). Scribonius Largus erklärt das Symptom mit anderen Worten, vgl. 101 *praeterea nervorum tensionibus mirifice convenit. (…) una enim ex contractione, altera cum remissione nervorum conspicitur; paralysim hoc utrumque vitium Graeci appellant*. Anke (1873b), 591 übersetzt *resolutio nervorum* mit „lähmung", „schlagfluss"; vgl. TLL s. v. 308,31–76.

655 Vgl. Cels. 6,6,36 *ac ne resolutio quidem oculorum, quam paralysin Graeci nominant, alio victus modo vel aliis medicamentis curanda est*. Vermutlich hat sich Celsus hier geirrt: Die von ihm beschriebenen Symptome deuten nicht auf eine *resolutio oculorum*, sondern auf eine „convulsive krankheit der augenmuskeln" hin, vgl. Anke (1873b), 591–2.

656 Vgl. Plin. *nat.* 22,105 *anhelatoribus et in tussi vetusta cum porro ex aceto datur* (sc. *laser*); *(…) in aqua mulsa linguae paralysi* und *nat.* 31,120 *paralysis in lingua*.

657 Vgl. weiterhin Plin. *nat.* 20,166; Scrib. Larg. ind. 198; 79; 154.

658 Orth (1925), 69 interpretiert hierfür ‚Nervenlähmung'.

Tabelle 20: Häufigkeiten der hier besprochenen Ausdrücke bei den einzelnen Autoren

Ausdruck	Cicero	Sen. d. J.	Plin. d. J.	Celsus	Plin. d. Ä.	Scrib. Larg.
crus contractum	-	1	-	2	-	-
crus contrahitur	-	-	-	2	-	-
nervi aridi	-	1	-	-	-	-
nervorum contractio	-	1	-	-	6	3
nervos contrahere	-	-	-	5	-	-
nervorum dolor	-	1	-	2	14	4
nervorum torpor	-	2	-	-	-	-
nervorum tremor	-	2	-	1	-	-
palpitatio	-	1	-	-	2	-
παράλυσις	1	-	-	2	-	-
paralysis	-	-	-	3	10	4

Die Übereinstimmungen zwischen den Brief- und den Fachautoren im Gebrauch der gemeinsamen Ausdrücke beschränken sich in der Regel auf ihre jeweilige Bedeutung; lediglich die Beobachtung, dass sowohl Seneca d. J. als auch die Fachautoren *nervorum dolor* im Zusammenhang mit der Gicht erwähnen, verweist auf eine weitere semantische Gemeinsamkeit.

Die Unterschiede zwischen beiden Autorengruppen betreffen die beschriebenen Ursachen und Hintergründe (*crus contractum, nervorum tremor, palpitatio*) sowie die Folgen (*nervorum contractio*) dieser Krankheitssymptome. Seneca d. J. sieht die Ursachen u. a. in einer Lebensweise, zu der ausgiebiger Alkoholkonsum und ungesundes Essen gehören (*nervorum tremor, nervorum torpor, palpitatio*); diesen Schilderungen liegt offensichtlich eine moralisierende Aussageabsicht zugrunde.

Magenprobleme

Thematisieren die Briefautoren Magenprobleme, so verwenden sie die Ausdrücke *cardiacus, cruditas, crudus*, κακοστόμαχος, *stomachicus* sowie einige Verbindungen mit dem Wort *stomachus*.

cardiacus, -a, -um. Im Briefcorpus ist der Ausdruck nur bei Seneca d. J. (1mal) attestiert, vgl. *epist.* 15,4 *bibere et sudare vita cardiaci est.*[659] Zuvor behauptet Seneca, dass Menschen, die sich in höherem Maße dem Körper zuwenden als dem Geist, viele (gesundheitliche) Beschwerden anzögen (*epist.* 15,3 *multa sequuntur incommoda*). Hierfür gibt Seneca einige Beispiele, deren letztes von Menschen handelt, die sich nur noch zwischen Schwitzen (*desudare*) und Trinken (*potio*), d. h. zwischen schweißtreibenden körperlichen Übungen und Alkoholkonsum bewegen, vgl. *epist.* 15,3 *accedunt pessimae notae mancipia in magisterium recepta, homines inter oleum et vinum occupati, quibus ad votum dies actus est si bene desudaverunt, si in locum eius quod effluxit multum potionis altius in ieiuno iturae regesserunt*. Offensichtlich löst dieses Paar – *desudare* und *potio*, dann *bibere et sudare* – bei Seneca die Assoziation mit dem *morbus cardiacus* aus, woraufhin er zum Schluss kommt: *bibere et sudare vita cardiaci est.*[660]

In der medizinischen Fachliteratur ist *cardiacus* ebenfalls attestiert (Cels. 2mal, Plin. *nat.* 20–32 10mal), vgl. z. B. Cels. 3,18,16 *moderatio autem in cibo quoque adhibenda est: nam neque aeger implendus est, ne insaniat, neque ieiunio utique vexandus, ne inbecillitate in cardiacum incidat* oder Plin. *nat.* 24,120 *eadem compositione vel cum hypocisthide tantum et melle bibuntur in cholera et a cardiacis et contra araneos.*[661] Während *cardiacus* in Cels. 3,18,16 die Krankheit selbst bezeichnet, bezieht sich Plinius d. Ä. – wie Seneca d. J. – damit auf den *cardiacus*-Patienten; beide gebrauchen das Wort dabei substantivisch.

Was der *morbus cardiacus* für eine Krankheit ist, lässt sich jedoch nicht mit Gewissheit sagen, da die antiken Auffassungen über dessen Ursachen und Symptome auseinandergehen.[662] Celsus beschreibt ihn in 3,19,1 wie folgt: *id autem nihil aliud est quam nimia inbecillitas corporis, quod stomacho languente inmodico sudore digeritur.*[663] Über die Symptome macht er im Folgenden weitere Ausführungen, vgl. ebd. *licetque protinus scire id esse, ubi venarum exigui inbecillique pulsus sunt, sudor autem et supra consuetudinem et modo * et tempore ex toto thorace et cervicibus atque etiam capite prorumpit, pedibus tantummodo et cruribus siccioribus atque frigentibus.* Der in modernen Lexika vorgefundene Hinweis, *cardiacus* beziehe sich entweder auf den Magen oder das Herz,[664] bestätigt sich in der Fachliteratur nur teilweise. Zwar betreffen Celsus' Äußerungen dazu explizit oder implizit den Magen (vgl. Cels. 3,18,16 *modera-*

659 Die Krankheit erwähnt auch Cicero, jedoch außerhalb der Briefe, vgl. *div.* 1,81 *Aristoteles quidem eos etiam, qui valetudinis vitio furerent et melancholici dicerentur, censebat habere aliquid in animis praesagiens atque divinum. ego autem haud scio an nec cardiacis hoc tribuendum sit nec phreneticis; animi enim integri, non vitiosi est corporis divinatio*. Siehe auch Orth (1925), 87.

660 Vermutlich entnimmt Baumann diesen Äußerungen, dass Seneca *cardiacus* als Magenleiden begreift, vgl. Baumann (1930), 388. Siehe zur Stelle auch Migliorini (1997), 32.

661 Vgl. weiterhin Cels. 3,19,1; Plin. *nat.* 20,77; 20,87; 20,139; 23,44; 23,50; 23,160; 24,118; 28,103; 32,117.

662 Vgl. Baumann (1930), 384–96.

663 Auch in 3,18,16 (oben zitiert) nennt Celsus die Krankheit *imbecillitas*. Diese Schwäche geht ihm zufolge von einer Überlastung des Magens aus, denn er weist darauf hin, dass in Bezug auf die Ernährung Maß zu halten sei (*moderatio autem in cibo*).

tio in cibo adhibenda; Cels. 3,19,1 *stomachus languens*), jedoch beschreibt er das Leiden grundsätzlich mit dem eher allgemeinen Begriff *imbecillitas* (vgl. Cels. 3,18,16; 3,19,1; 3,19,3), bezeichnet die Krankheit aber nicht ausdrücklich als Magenleiden. Auch Plinius' d. Ä. Aussagen über die Krankheit stehen nur mittelbar in Verbindung mit dem Magen: Ein Teil der Belegstellen handelt implizit vom Magen oder der Verdauung, insofern es um die Einnahme von Heil- oder Nahrungsmitteln geht, vgl. *nat.* 20,87 *ius bibendum cardiacis*; 23,50 *cardiacorum morbo unicam spem hanc <e> vino esse certum est*; 24,120 *cholera*; 28,103 *membranam potam in vino vel in cibo sumptam*. Der andere Teil setzt sich sich zusammen aus Hinweisen an den *cardiacus*-Patienten, das jeweilige Mittel auf die linke Brust aufzutragen, vgl. *nat.* 20,77; 23,44; 23,160; 24,118. Dies geht anscheinend auf Erasistratos und Asklepiades zurück (vgl. Baumann (1930), 386), da es sich bei den mit *cardiacus* bezeichneten Beschwerden um „eine Gruppe von, einander mehr oder weniger ähnlichen, Leiden" handelte, deren Kernursache Herzinsuffizienz war.[665] Courtil verweist auf den Geistesblitz („trouvaille") von Henri Noblot, der *cardiacus* mit „dyspeptique" (‚dyspeptisch, mit Verdauungsproblemen') übersetzt und darin sowohl die ursprüngliche Wortbedeutung (καρδία) als auch den bei den römischen Fachautoren vorzufindenden Bezug des Wortes auf den Magen eingehen zu lassen vermag.[666]

Seneca d. J. bedient sich des Begriffs *cardiacus* anscheinend nur, weil es sich um einen medizinischen Terminus handelt und um seiner moralischen Kritik der gegenwärtigen gesellschaftlichen Umstände dadurch eine gewichtige Wirkung und Autorität zu verleihen; denn mit einer Beschreibung eines Krankheitsbildes haben diese Ausführungen nichts zu tun.[667] Zwar erwähnen auch Celsus und Plinius d. Ä., dass der *morbus cardiacus*-Patient schwitzt,[668] anders als bei Seneca d. J. ist die Ursache dafür jedoch die Krankheit selbst, nicht aber körperliche Übungen. In vergleichbarer Weise verhält es sich mit dem in Senecas Szenario begegnenden zweiten Aspekt, dem Trinken: Während Plinius d. Ä. schreibt, dass Wein während eines Krankheitsanfalls gereicht werden kann,[669] dient der Wein Seneca zufolge dazu, die ausgeschwitzte Flüssigkeit auszugleichen.

Schließlich weist auch Senecas pointierte, zugespitzte Schilderung – vgl. z. B. *epist.* 15,3 *multum potionis altius in ieiuno regerere* – deutlich auf die moralisierende

664 Vgl. TLL s. v. 441,66–86; Georges s. v. Bd. 1,996; OLD s. v. 1 a, b; siehe auch, wenngleich weniger hilfreich, Migliorini (1997), 32, Anm. 127. Die Bezeichnung leitet sich ab von καρδία, vgl. LSJ s. v. II.: „cardiac orifice of the stomach", d. h. ‚Magenmund', vgl. Baumann (1930), 371, 382–4.

665 Baumann (1930), 398, vgl. auch Wellmann (1913), 79–85.

666 Vgl. Courtil (2015), 197 sowie 262-70.

667 Vgl. dazu Kap. III. Anhang.

668 Vgl. Cels. 3,19,1; Plin. *nat.* 23,50 *sed id* (sc. *vinum*) *dandum non nisi in accessione censent, alii in remissione, illi, ut sudorem coerceant, hi, quia tutius putant minuente se morbo, quam plurium sententiam esse video.*

669 Vgl. Plin. *nat.* 23,50. Auch Celsus empfiehlt, Wein zu trinken (3,19,3), relativiert dessen Rolle jedoch ebd. *nisi si necesse est, ad vinum festinare non oportet.*

Aussageabsicht hin. Dabei wirkt die weit hergeholte pseudo-medizinische Assoziation des *bibere et sudare* mit dem *morbus cardiacus* absurd – oder aber ironisch-scherzhaft.

cruditas. Von den Briefautoren verwenden Cicero (2mal) und Seneca d. J. (4mal) das Wort, vgl. z. B. Cic. *fam.* 9,18,4 *satius est hic cruditate quam istic fame* (sc. *mori*, vgl. Anm. 674) und Sen. *epist.* 83,21 *tunc tamen utcumque tolerabile est, dum illi vis sua est: quid cum somno vitiatur et quae ebrietas fuit cruditas facta est?*[670]

In der medizinischen Fachliteratur ist *cruditas* ebenfalls belegt (Cels. 25mal, Plin. *nat.* 20–32 16mal), vgl. z. B. die Symptombeschreibung in Cels. 2,7,2 *si praecordia dolent, aut inflatio gravis est, aut toto die non concocta fertur urina, cruditatem esse manifestum est.*[671]

Sowohl die Brief- als auch die Fachautoren gebrauchen *cruditas* in den Bedeutungen ‚Nicht-Verdauen, gestörte Verdauung'[672] und ‚Überladung/Überlast des Magens'.[673]

Hinsichtlich der Ursachen und der Zusammenhänge, in denen *cruditas* thematisiert wird, unterscheiden sich die Briefautoren jedoch von den Fachautoren. In den Briefen wird sie dem Hungern (*fames*) gegenübergestellt (Cic. *fam.* 9,18,4; Sen. *epist.* 95,16) und kann tödlich sein (Cic. *fam.* 15,17,2; Sen. *epist.* 30,16).[674] Dagegen wird *cruditas* in der Fachliteratur vor allem als ein zu vermeidender Zustand begriffen, der sich ungünstig auf die Gesundheit auswirken kann – vgl. Cels. 2,17,2 *cavendum autem est, ne quid horum* (sc. *quae infirmis possunt convenire*) *vel in febre vel in cruditate temptetur* – und im Krankheitsfall weitere Symptome hervorruft, vgl. Cels. 3,15,6 *intra quietem et unctionem et cibum sistendum est; dandaque opera est, ne qua cruditas in cotidianam id malum vertat.* Vor allem bei Plinius d. Ä. finden sich daher Mittel gegen *cruditas*, vgl. z. B. Plin. *nat.* 20,196 *anetum quoque ructus movet et tormina sedat, alvum sistit.* (…) *sumptum ex aqua sedat cruditates.* Der Unterschied zwischen den Brief-

670 Vgl. weiterhin Cic. *fam.* 15,17,2 *nos hic* (…) *P. Sullam patrem mortuum habebamus. alii a latronibus, alii cruditate dicebant*; Sen. *epist.* 24,16 (zitiert auf S. 167); 30,16 *hostis alicui mortem minabatur, hanc cruditas occupavit* und 95,16 (zitiert auf S. 150).

671 Vgl. weiterhin Cels. z. B. 1 pr. 41; 1,9,2; 1,10,1; 2,6,11; 2,10,10; 3,4,2; 3,6,4; 3,15,6; 4,2,3; 4,2,5; 4,12,6; 6,6,8c; 7,20,2; Plin. *nat.* z. B. 20,31; 20,64; 20,135; 24,18; 26,37; 26,41; 26,74; 27,48; 29,79; 32,43; 32,95. Zu Bildungen auf *-tas* in medizinischer Fachliteratur vgl. Kap. III. B. (a), S. 428ff.

672 Vgl. Sen. *epist.* 30,16; Cels. 1,10,3; Plin. *nat.* 20,196 etc. Orth (1925), 87 weist dazu auf ἀπεψία als griechisches Äquivalent hin; zu Senecas Konzeption der Verdauung siehe Courtil (2018b), 126–7; Courtil (2015), 262–70; bei Migliorini (1997), 38 mit Anm. 167 finden sich einige weitere Anmerkungen zu diesem Sachverhalt.

673 Vgl. Cic. *fam.* 9,18,4; Sen. *epist.* 83,21; 95,16; Cels. 1,10,1; 3,22,9; 4,18,4; Plin. *nat.* 20,135; 20,189; 26,41; 26,37; 26,74; 27,48 usw. Oft ist eine Trennung dieser Bedeutungen nicht möglich, vgl. Cic. *fam.* 15,17,2; Sen. *epist.* 24,16; Cels. 3,23,3; 4,2,3; 6,6,8c; Plin. *nat.* 20,64 usw.

674 Vgl. Sh. B. zu *fam.* 9,18,4, Bd. 2,341. Er ergänzt *mori*. Tatsächlich wird *satius* häufig i. S. v. *potius* verwendet und mit Infinitiv konstruiert, vgl. z. B. Cic. *Phil.* 3,22 *nonne satius est mutum esse quam quod nemo intellegat dicere*? Jedoch kann der zu ergänzende verbale Ausdruck auch ein anderer sein, z. B. *vitam degere* o. Ä., vgl. z. B. Cic. *S. Rosc.* 150 *inter feras satius est aetatem degere quam in hac tanta immanitate versari.*

und den Fachautoren ist somit überwiegend pragmatischer Natur: Die Briefautoren haben ein eher allgemeines Konzept vom Sachverhalt der *cruditas* (dass sie tödlich sein kann etc.), während in der Fachliteratur eine differenzierte medizinische Vorstellung dieser Verdauungsstörung zu erkennen ist.

crudus, -a, -um. Im Briefcorpus ist das Adjektiv je 1mal bei Seneca d. J. und Plinius d. J. attestiert, vgl. Sen. *epist.* 89,22 *quantulum ex ista fera periculose capta dominus crudus ac nauseans gustat? quantulum ex tot conchyliis tam longe advectis per istum stomachum inexplebilem labitur?* und Plin. *epist.* 5,16,11 *ut enim crudum adhuc vulnus medentium manus reformidat, deinde patitur atque ultro requirit, sic recens animi dolor consolationes reicit ac refugit, mox desiderat et clementer admotis adquiescit.*[675] Während Seneca es i. S. v. ‚schlecht verdauend', ‚mit verdorbenem Magen' gebraucht, steht es bei Plinius d. J. in der Bedeutung ‚roh', ‚frisch'.

crudus ist ebenfalls in der medizinischen Fachliteratur attestiert (Cels. 23mal, Plin. *nat.* 20–32 77mal, Scrib. Larg. 4mal).[676] Wie die Briefautoren gebrauchen auch die Fachautoren das Adjektiv in den Bedeutungen ‚schlecht verdauend', ‚mit verdorbenem Magen' und ‚roh', vgl. z. B. Plin. *nat.* 28,128–9 *recens quoque dysintericis infunditur* (sc. *lac*), *ad colum autem crudum, item vulvae* (…) und 1 pr. 20 *nihil enim concoqui, sed crudam materiam, sicut adsumpta est, in corpus omne diduci.*[677]

Im Unterschied zu den Briefen figuriert das Adjektiv in der Fachliteratur noch i. S. v. ‚unverdaut' – vgl. z. B. Cels. 1,2,2 *qui crudum sine praecordiorum dolore ructat, is ex intervallo aquam frigidam bibere, et se nihilo minus continere* –,[678] sowie mit Bezug auf einen Abszess in der Bedeutung ‚noch nicht reif', vgl. Cels. 5,28,11d *crudum est autem, in quo magis quasi * venarum motus est, et gravitas et ardor et distentio et dolor et rubor et durities.*[679] Eine Wunde, wie in Plin. *epist.* 5,16,11 *crudum vulnus*, qualifizieren die Fachautoren dagegen nicht mittels *crudus*.

Während überdies Seneca d. J. das Wort (i. S. v. ‚an schlechter Verdauung leidend') auf den Menschen (*dominus*) bezieht, verbinden die Fachautoren es spezifischer mit einzelnen Organen, vgl. Plin. *nat.* 28,128 *colum crudum*. Außerdem gebrauchen sie *crudus* substantivisch, um den Patienten zu bezeichnen, der unter Verdauungsstörungen

675 Vgl. die enge Paralle in Ov. *Pont.* 1,3,15-6 *tempore ducetur longo fortasse cicatrix: / horrent admotas vulnera cruda manus.* Siehe dazu Gaertner (2005), 230–1.

676 Vgl. Cels. z. B. 1 pr. 20; 1,2,2; 2,7,32; 2,8,32; 2,10,9; 3,20,1; 4,15,3; 4,22,3; 4,26,7; 5,6,2; 5,11,1; 5,15,1; 7,4,4a; 7,30,1b; Plin. *nat.* z. B. 20,18; 20,33; 20,49; 21,82; 21,148; 21,151; 22,20; 22,71; 22,74; 23,65; 23,75; 23,91; 24,36; 24,114; 24,124; 25,39; 25,173; 26,83; 26,87; 26,109; 27,49; 28,128; 28,178; 28,199; 29,34; 29,42; 29,43; 30,46; 30,63; 30,71; 31,46; 31,130; 32,56; 32,65; 32,92; Scrib. Larg. 79; 104; 122; 191.

677 Vgl. weiterhin Cels. 2,10,9; Scrib. Larg. 122 für *crudus* i. S. v. ‚schlecht verdauend'. Für die Bedeutung ‚roh', vgl. ferner z. B. Cels. 2,27,1; 2,29,2; 4,15,3; 4,22,3; 4,26,7; 5,5,2 (3mal); 5,19,7; 5,19,8; 7,4,4a; Plin. *nat.* z. B. 20,33; 20,49; 21,82; 21,148; 22,20; 22,71; 23,65; 23,75; 24,36; 24,114; 25,39; 25,173; 26,83; 26,87; 27,49; 28,199; 28,265; 29,43; 29,44; 30,46; 32,65; 32,92; Scrib. Larg. 79; 104; 191.

678 Vgl. weiterhin Cels. 2,7,32 (*urina* ‚trüb', vgl. Georges s. v. Bd. 1,1772); 2,8,32; Plin. *nat.* 24,36.

679 Vgl. außerdem Cels. 7,30,1b.

leidet, vgl. Scrib. Larg. 122 *hoc facere oportebit per insequens biduum capientem cibi in prandio aut de tempore exiguum, quod facile conficiatur, ne crudus sumat medicamentum.*

κακοστόμαχος, -ον. Den Ausdruck gebraucht von den Briefautoren nur Cicero (1mal), vgl. *fam.* 16,4,1 *de medico et tu bene existimari scribis et ego sic audio, sed plane curationes eius non probo. ius enim dandum tibi non fuit cum* κακοστόμαχος *esses*. Er verwendet das Wort passivisch i. S. v. ,einen (wörtl.) schlechten Magen habend', ,mit Magenproblemen'. In der griechischen Literatur (TLG-Corpus) ist κακοστόμαχος erst seit dem 1. Jh. n. Chr. belegt; außerdem figuriert es hier aktivisch i. S. v. ,schlecht für den Magen', vgl. z. B. Dsc. 1,71,1 ὁ δὲ καρπὸς αὐτῆς (sc. τερμίνθου) ἐστιν ἐδώδιμος, κακοστόμαχος, θερμαντικός, οὐρητικός.[680] Es muss davon ausgegangen werden, dass die Beleglage nicht die sprachliche Wirklichkeit adäquat abbildet; ob der Ausdruck unter den Medizinern in Rom im 1. Jh. v. Chr. gebräuchlich war oder ob Cicero das Wort – vgl. auch εὐστομάχως in *Att.* 9,5,2 (s. Anm. 687) – spontan gebildet hat,[681] darüber lässt sich mithin nur spekulieren.

In der römischen medizinischen Fachliteratur ist κακοστόμαχος nicht attestiert. Um ,schlecht für den Magen' auszudrücken, verwenden die römischen medizinischen Fachautoren beispielsweise die Formulierung *alienum stomacho*, vgl. z. B. Cels. 2,25,1 *aliena vero stomacho sunt omnia tepida, omnia salsa, omnia iurulenta, omnia praedulcia, omnia pinguia, sorbitio* (...).[682] Erst später, im 2./3. Jh. n. Chr., wird κακοστόμαχος in der transliterierten (bzw. so überlieferten) Form *cacostomachos* und i. S. v. ,schlecht für den Magen' von dem medizinischen Autor Philumenus verwendet, vgl. Philum. med. z. B. 2,122 *aliqui autem et gallam asianam tritam superspargunt, sed est cacostomacha.*[683]

stomachicus, -a, -um. Der Ausdruck ist im Briefcorpus nur bei Seneca d. J. (1mal) belegt, vgl. *epist.* 24,14 *nempe dolor es, quem podagricus ille contemnit, quem stomachicus ille in ipsis delicis perfert, quem in puerperio puella perpetitur*. In der medizinischen Fachliteratur kommt er mit fünf Belegen bei Plinius d. Ä. (*nat.* 20–32) und einem Beleg bei Scribonius Largus sehr selten vor, vgl. z. B. Plin. *nat.* 27,87 *grana nigra* (sc. *glycysides*) (...) *stomachicis vero et rosionibus et esse ea et inlinere prodes*t oder Scrib. Larg. 103 *illud vero supra omnium opinionem est, quod ad stomachicos evidenter con-*

680 Vgl. weiterhin z. B. Soran. 2,17,2 μετὰ δὲ τὸ διαστῆσαι δοτέον ἐκλείχειν τροφήν, μὴ τὸ βούτυρον (βαρὺ γὰρ ὂν καὶ κακοστόμαχον ἀδικεῖ); Gal. *de alimentorum facultatibus*, vol. 6 S. 634 (Kühn) καὶ διὰ τοῦτ' ἐμβάλλοντες ὄξος, οὐκ ἐκ μόνων ἐλαίου τε καὶ γάρου, προσφέρονται μᾶλλον αὐτά· κακοστόμαχα γάρ ἐστιν ἄλλως λαμβανόμενα. Siehe auch LSJ s. v. II. und Gourevitch (1984), 451 mit Anm. 33.

681 Vgl. von Albrecht (2003), 53–5, 142–4.

682 Vgl. weiterhin Cels. 2,19,1; 4,12,6; 4,12,9; 5,25,1; siehe ferner Gourevitch (1984), 451–2.

683 Vgl. ferner Philum. med. 2,129; 3,144.

venit, cum sit virosissimum medicamentum ac verum stomachus ne adversus lenia quidem et simplicia medicamenta apte sit dispositus.[684]

stomachicus kann als medizinischer Terminus bezeichnet werden, denn das Wort ist in der lateinischen Literatur (PHI-Corpus) mit Ausnahme der oben genannten Senecastelle nur in medizinischen Texten (bei Plin. *nat.* 20–32, Scrib. Larg. und Philum. med.) belegt. Es bezeichnet einerseits denjenigen, der in Bezug auf den Magen leidet, d. h. Magenschmerzen hat, andererseits den Magenschmerz selbst.[685] In der erstgenannten Bedeutung verwenden sowohl Seneca d. J. als auch die Fachautoren das Adjektiv (Plin. *nat.* 20,100; 24,123; Scrib. Larg. 103). Dabei gebrauchen sie *stomachicus* übereinstimmend substantivisch. Wie Seneca, der *stomachicus* hier zusammen mit *podagricus* erwähnt, um zu sagen, dass beide, sowohl der Magenkranke als auch der an Fußgicht Leidende, Schmerzen haben, erwähnt auch Plinius d. Ä. beide Krankheitsfälle zusammen in einem Passus, vgl. *nat.* 25,60 *medetur ita morbis comitialibus, ut diximus, vertigini, melancholicis, insanientibus, lymphatis, elephantiasi albae, lepris, tetano, tremulis, podagricis, hydropicis incipientibusque tympanicis stomachicis, spasticis cynicis, ischiadicis, quartanis* (…). Im Unterschied zu Seneca geht es hier aber um eine Behandlungsweise, mit der u. a. sowohl Magenprobleme als auch die Fußgicht behandelt werden können. Dass, wie Seneca weiterhin mitteilt, in beiden Fällen Schmerzen auftreten, erwähnen die Fachautoren nicht in diesem Zusammenhang. Diese Darstellung dürfte zu allgemein für die Fachliteratur sein.

Darüber hinaus gebrauchen nur die Fachautoren *stomachicus* i. S. v. ‚Magenschmerz', vgl. z. B. Plin. *nat.* 32,29 *medentur et vertigini, opisthotono, tremulis, spasticis, nervorum vitiis, ischiadicis, stomachicis, paralyticis, perunctis omnibus, vel triti ad crassitudinem mellis cum semine viticis ex aceto ac rosaceo.*[686]

Magenprobleme thematisieren die Briefautoren außerdem auch anhand einiger Formulierungen mit dem Substantiv ***stomachus***:[687] In Ciceros Korrespondenz findet sich der

684 Vgl. überdies Plin. *nat.* 20,100; 24,123; 25,60; 27,87; 32,29 sowie Scrib. Larg. ind. 134.

685 Vgl. Migliorini (1997), 39 mit Anm. 171. Zu Senecas Theorie der Verdauung und damit einhergehenden Beschwerden vgl. Courtil (2015), 262–70.

686 Vgl. weiterhin Plin. *nat.* 25,60; 27,87.

687 Zu den Ausdrücken für ‚Magen' im Allgemeinen siehe Gourevitch (1976), für die Fachbegriffe dafür bei Celsus und Plinius d. Ä. vgl. Anke (1873b), 580–4 und Gourevitch (1976), 92–4. Das Wort *stomachus* hat außerhalb der Fachsprache häufig übertragene Bedeutung (‚Ärger', ‚Zorn'), vgl. dazu z. B. Benveniste (1965), 7–8.
In Ciceros Korrespondenz dienen *stomachus* (insges. 18mal) und die davon abgeleiteten Formen *stomachosus* (2mal) und *stomachari* (11mal) mit Ausnahme von κακοστόμαχος (S. 209) und *stomachus languens* (s. u.) stets als Metaphern für Entrüstung und Ärger, vgl. Hoffer (2007), 87–99. Vgl. diesbezüglich auch den Ausdruck εὐστομάχως *ferre* in *Att.* 9,5,2 *haec* (gemeint sind die von Q. Fufius an Pompeius (*scelus*) und den Senat (*levitas, stultitia*) gerichteten Vorwürfe) *qui in mea villa non feram †cur tum† in curia potero ferre? age, finge me quamvis* εὐστομάχως *haec ferentem.* Dabei ist das griechische Wort wohl am besten als ‚magenschonend' bzw. übertragen als ‚gleichmütig' zu übersetzen. Wie κακοστόμαχος ist auch εὐστόμαχος erst in nachchristlicher Zeit belegt, vgl. z. B. Plut. *de tuenda sanitate praecepta* 136F. Viele Belege dafür finden sich bei medizinischen Autoren, z. B. bei Pedanios Dioskurides (z. B.

Ausdruck ***stomachus languens*** und Seneca d. J. verwendet die Formulierungen ***aestuans stomachus***, ***stomachus fastidiens*** sowie ***stomachi tormenta*** (vgl. dazu *tormentum* (S. 112)).

stomachus aestuans. Dieser Ausdruck ist belegt in Sen. *epist.* 95,21: *non minus pervigilant* (sc. *feminae*), *non minus potant, et oleo et mero viros provocant; aeque invitis ingesta visceribus per os reddunt et vinum omne vomitu remetiuntur; aeque nivem rodunt, solacium stomachi aestuantis.*[688] Die Bemerkung, diese Menschen äßen Schnee, lässt eher vermuten, dass sie ihren vom Durcheinander der Speisen und vom Alkohol verwirrten, erhitzten Magen abkühlen wollten. *aestuare* ist demzufolge i. S. v. ‚wallen, kochen' und die Verbindung mit *stomachus* als ‚ein kochender Magen' zu verstehen. Wie Courtil gezeigt hat, unterliegt diese Darstellung Senecas Konzeption des Verdauungsvorgangs; demnach sei die Erhitzung des Verdauungsapparats ein Symptom für die Überlastung des Magens, d. h. für Unverdaulichkeit (*cruditas*), welche wiederum auf eine, aus seiner Sicht, falsche Ernährungsweise zurückgeht.[689] Als Hinweis auf eine Magenentzündung dürfte *aestuare* mithin nicht zu verstehen sein. Vielmehr stellt diese Bemerkung einen moralisierenden Kommentar dar, der auf einer (pseudo-)medizinischen und daher scheinbar objektiven Argumentationsgrundlage aufbaut.[690]

Von einem *aestuans stomachus* spricht von den medizinischen Fachautoren auch Celsus (1mal), vgl. 1,3,7 *potius naturale sit potione aestuantem stomachum refrigerari, frigentem calefieri*; auch hier geht es darum, einen ‚kochenden, heißen Magen' zu kühlen. Jedoch unterscheiden sich die jeweils beschriebenen Umstände, unter denen der Magen „kocht" und abgekühlt werden soll: Anders als Seneca d. J. spricht Celsus hier nicht vom Umgang mit Nahrungsmitteln, sondern gibt allgemeine diätetische Hinweise darüber, unter welchen Umständen ein kaltes und wann ein warmes Getränk förderlich ist. Dass Magenprobleme mit Schnee behandelt werden, davon ist in der Fachliteratur zudem gar keine Rede.

stomachus fastidiens. Diese Formulierung beschreibt einen Magen, der überladen ist und daher Übelkeit und Ekel empfinden lässt, vgl. Sen. *epist.* 2,4 *‚sed modo' in-*

1,115,2), Archigenes (z. B. 23), Soranus (z. B. *gynaicorum liber* 1,51), Galen (z. B. *vict. att.* 24; *de sanitate tuenda* vol. 6, S. 425 (Kühn)) etc.; zu seiner metaphorischen Bedeutung vgl. Stégen (1970). Dass Cicero ins Griechische wechselt, ist hier jedoch vermutlich nicht durch den Bezug zur Medizin motiviert, sondern dürfte sich damit erklären lassen, dass er im Griechischen sprachlich flexibel sein und seinen Gedanken spontan in Worte fassen konnte, vgl. von Albrecht (2003), 53–5, 142–4. Zum Codewechsel siehe auch Rollinger (2015).
Bei Seneca d. J. und bei Plinius d. J. steht *stomachus* in der Regel in der Bedeutung ‚Magen', wobei nicht alle Belege die Medizin betreffen, vgl. Sen. *epist.* 2,4; 53,5; 68,7; 78,11[NR]; 83,18[NR]; 83,21; 84,6[NR]; 89,22[NR]; 95,21 (2mal, dav. 1mal[NR]); 108,16[NR]; 112,3[NR]; Plin. *epist.* 2,5,8; 6,14,2[NR]; 7,3,5[NR]; 9,36,3. Im Sinne von ‚Zorn, Ärger' wird das Wort hier dagegen seltener gebraucht, vgl. Sen. *epist.* 63,6; 112,3 und Plin. *epist.* 9,17,3, vgl. auch 1,24,3 und siehe dazu Hoffer (2007), 89. Vgl. schließlich noch die Formulierung *stomachus clausus* (S. 145) in Plin. *epist.* 6,16,19, wo *stomachus* i. S. v. ‚Luftröhre' figuriert.

688 Zwar findet sich auch bei Plinius d. J. die Verbindung *stomachus aestuans* (vgl. *epist.* 6,16,19), jedoch bezeichnet er hier die Luftröhre mit *stomachus*, siehe dazu *stomachus clausus* (S. 145).

689 Vgl. Courtil (2018b), 125–8, siehe auch Courtil (2015), 262–70.

690 Vgl. dazu Kap. III. Anhang.

quis ,hunc librum evolvere volo, modo illum.' fastidientis stomachi est multa degustare; quae ubi varia sunt et diversa, inquinant non alunt. Die Äußerung dient als beispielhafte Veranschaulichung des Gedankens, dass es nicht gut sei, viele durcheinandergehende Dinge sich einzuverleiben (bzw. sich zu Gemüte zu führen): ‚Sie übertünchen und beschmutzen nur, sind aber nicht nahrhaft.'[691] Auch hier lässt sich Senecas Theorie der Verdauung erkennen, wie sie oben (zu *stomachus aestuans*) skizziert wurde. *fastidire* verweist dabei auf einen Zustand, in dem ein Mensch aufgrund einer beständigen „falschen" Ernährungsweise nichts mehr zu sich nehmen könne, obwohl der Körper Nahrung benötigt. Jedoch habe die andauernde Überlastung des Magens durch zu viel und durcheinandergehende Speise und die daraus resultierende Unverdaulichkeit zu einem derartigen Ekelempfinden (*fastidium*) geführt, dass die Nahrungsaufnahme unmöglich geworden ist.[692] Diese Vor- und Darstellung gründet sich eher auf philosophischen Positionen sowie dem Wunsch, die Gesellschaft zu verändern, als auf einem fundierten medizinischen Wissen – obschon es so erscheint.

In der medizinischen Fachliteratur ist der Ausdruck *stomachus fastidiens* nicht attestiert; es finden sich aber einige Passus bei Plinius d. Ä., in denen *stomachus* und *fastidium* in einem Zusammenhang miteinander erwähnt werden, vgl. z. B. Plin. *nat.* 20,34 *siser erraticum sativo simile est et effectu: stomachum excitat, fastidium absterget* oder 23,10 *innocentiores* (sc. *uvae*) *quae decerptae diu pependere, qua ventilatione etiam utiles fiunt stomacho aegrisque, nam et refrigerant leviter et fastidium auferunt.*[693] Im Unterschied zu Seneca d. J. bezieht Plinius d. Ä. *fastidium* nicht auf den Magen, sondern auf den Menschen im Ganzen bzw. auf dessen gesundheitlichen Zustand.

Sowohl die Verbindung *stomachus fastidiens* (bei Seneca d. J.) als auch die freiere Erwähnung von *stomachus* und *fastidium* in einem Sinnzusammenhang (bei Plinius. d. Ä.) stehen also nicht in Verbindung mit einer im medizinischen Diskurs etablierten Konzeption über die Verdauung; dementsprechend spiegelt sich dies auch nicht im Sprachgebrauch wider.

stomachus languens. In einem Brief an Cicero bezeichnet Caelius mit diesem Ausdruck den ‚schwachen Magen' des Pompeius, vgl. Cic. *fam.* 8,13,2 *stomacho est* (sc. *Pompeius*) *Magnus nunc ita languenti ut vix id quod sibi placeat reperiat. transierant illuc, rationem eius habendam qui <neque> exercitum neque provincias trade<re<t>. quem ad modum hoc Pompeius laturus sit, cum cognoscam.*[694]

Auch in der medizinischen Fachliteratur ist *stomachus languens* (1mal) belegt, vgl. Cels. 3,19,1 *id autem nihil aliud est quam nimia inbecillitas corporis, quod stoma-*

691 Bezogen auf den Umgang mit Nahrung äußert Seneca d. J. den Gedanken mehrfach in den Luciliusbriefen, vgl. z. B. *epist.* 95,15–9 und siehe auch Migliorini (1997), 36–7.

692 Vgl. z. B. Sen. *epist.* 95,16 *inde* (…) *miserabilior ex cruditatibus quam ex fame macies* und siehe Courtil (2018b), 125–8, 132–3.

693 Vgl. weiterhin Plin. *nat.* 22,109; 23,161; 27,48; 32,64.

694 Vgl. Sh. B. ad loc. Bd. 1,425: „He fell seriously ill at Naples about this time." Sh. B. verweist dazu ferner auf *Att.* 6,3,4 *non quo ullum periculum videam stante Pompeio vel etiam sedente, valeat modo* und fügt hinzu: „*languens stomachus* is a feature of *cardiacus morbus* in Cels. 3,19,1." (Dazu im Folgenden.)

cho languente inmodico sudore digeritur. Außerdem gebraucht Celsus noch die finite Form (*stomachus languet*), vgl. 3,6,10 *si firmus est stomachus et compressa alvus, ex aqua mulsa; si vel ille languet vel haec profluit, ex posca*. Wie Caelius beschreibt auch Celsus mit *stomachus languens* (bzw. *stomachus languet*) einen ‚schwachen Magen'. Weder bei Caelius noch bei Celsus ist jedoch Weiteres über diesen Sachverhalt zu erfahren.

Darüber hinaus ist *languere* bzw. *languescere* in der Fachliteratur nur noch je 1mal bei Scribonius Largus und Plinius d. Ä. (*nat.* 20–32) belegt. Während *languescere* hier die Farbe von Kohl als matt beschreibt (vgl. *nat.* 27,133 *colore in luteum languescente*), bezeichnet Scribonius Largus mit *languens* einen kranken oder schwachen Patienten, vgl. *ep.* 6 *nam primum cibis ratione aptoque tempore datis temptat prodesse languentibus* (sc. *medicina*).

Mit Ausnahme des von Cicero verwendeten griechischen Ausdrucks κακοστόμαχος sowie der Verbindung *stomachus fastidiens* bei Seneca d. J. sind alle im Briefcorpus belegten Formulierungen, die Magenprobleme thematisieren, auch in der Fachliteratur bezeugt (vgl. Tabelle 21). Dabei finden sich bei Seneca d. J. die meisten auch von den Fachautoren gebrauchten Ausdrücke (*cardiacus, cruditas, crudus, stomachicus, aestuans stomachus, stomachus languens*), bei Cicero und bei Plinius d. J. dagegen jeweils nur ein Wort (Cic.: *cruditas*, Plin. d. J. *crudus*).

Tabelle 21: Häufigkeiten der hier besprochenen Ausdrücke bei den einzelnen Autoren

Ausdruck	Cicero	Sen. d. J.	Plin. d. J.	Celsus	Plin. d. Ä.	Scrib. Larg.
cardiacus, -a, -um	-	1	-	2	10	-
cruditas	2	4	-	25	16	-
crudus, -a, -um	-	1	1	23	77	4
κακοστόμαχος, -ον	1	-	-	-	-	-
stomachicus, -a, -um	-	1	-	-	5	1
stomachus aestuans	-	1	1[NR] (vgl. Anm. 688, S. 211)	1	-	-
stomachus fastidiens	-	1	-	-	-	-
stomachus languens	1	-	-	1	-	-
stomachus languet	-	-	-	1	-	-

Beide Autorengruppen gebrauchen die gemeinsamen Ausdrücke und Formulierungen in denselben Bedeutungen (*cardiacus, cruditas, crudus, stomachicus, stomachus aestuans, stomachus languens*).

Unterschiede bestehen vor allem darin, dass die Fachautoren diese Ausdrücke bisweilen in zusätzlichen Bedeutungen verwenden (*crudus, stomachicus*) und dass sie die mit diesen Ausdrücken bezeichneten medizinischen Sachverhalte auf andere Ursachen zurückführen bzw. unter anderen Bedingungen und Umständen sehen als Seneca d. J. (*cardiacus, cruditas, aestuans stomachus*). Schließlich lässt der Gebrauch von *crudus* und *stomachicus* auch syntaktische Abweichungen zwischen beiden Autorengruppen erkennen.

Schwellung

Sprechen die Briefautoren von einer Schwellung, so verwenden sie die Ausdrücke *clavus, pes turgidus* und *tumor*.

clavus. In einem medizinischen Zusammenhang figuriert *clavus* nur 1mal im Briefcorpus, vgl. Plin. *epist.* 3,7,2 *modo nuntiatus est Silius Italicus in Neapolitano suo inedia finisse vitam. causa mortis valetudo. erat illi natus insanabilis clavus.*[695]

In der medizinischen Fachliteratur ist das Wort ebenfalls attestiert (Cels. 5mal + 3mal^{NR}, Plin. *nat.* 20–32 20mal + 6mal^{NR}, Scrib. Larg. 1mal tit. + 1mal^{NR}).[696] Celsus spricht über zwei Arten des Phänomens: Die erste ist ein *vitium verrucae simile* (5,28,14a), über das er weiterhin schreibt (5,28,14c): *clavus autem nonnumquam quidem alibi, sed in pedibus tamen maxime nascitur, praecipue ex contuso, quamuis interdum aliter; dolorem, etiamsi non alias, tamen ingredienti movet*. Die zweite Art ist eine krankhafte Erscheinung im Bereich der Augen, vgl. Cels. 7,7,12 *clavi autem vocantur callosa in <albo> oculi tubercula, quibus nomen a figurae similitudine est*. Das Wort bezeichnet einerseits also eine ‚warzenartige Schwellung', die häufig am Fuß auftritt, andererseits eine ‚nagelförmige kleine Schwellung' in der Lederhaut des Auges.[697] Während Celsus auf die zweite Art nicht weiter eingeht, ist aus seinen Ausführungen über die erste weiterhin zu erfahren, dass der Betroffene sie ohne Behandlung nicht loswerde und dass – da die Wurzeln der Schwellung bis tief in das Fleisch gehen können – ein chirurgisches Entfernen der oberen, sichtbaren Schicht keine Abhilfe schaffe, da die Überreste eine neue Schwellung ausbilden. Daher sei es zweckmäßig, die Stelle auszu-

695 Die übrigen Belege des Wortes betreffen nicht die Medizin, vgl. Cic. *Att.* 5,15,1; *fam.* 9,15,3; Sen. *epist.* 98,13; Plin. *epist.* 2,9,2; 8,23,2; 8,23,6.

696 Vgl. Cels. 5,28,14c; 5,28,14d (3mal); 7,7,12; Plin. *nat.* 20,16; 20,184; 20,252; 21,126; 21,142; 22,101; 22,103; 22,104; 22,127; 24,23; 24,56; 24,126; 26,106; 26,142; 28,49; 28,140; 28,222 (2mal); 30,80; 31,103; Scrib. Larg. 228t. Darüber hinaus bezeichnet *clavus* in der Fachliteratur ‚Nagel' oder ‚Zwecke', bei Celsus im Sinne eines chirurgischen Hilfsmittels, vgl. Cels. 8,3,1; 8,3,2 (2mal); 8,3,3; Plin. *nat.* 22,94; 26,24; 28,46; 28,48; 28,63; 32,44; Scrib. Larg. 16.

697 Vgl. TLL s. v. *clavus*, 1330,13 sowie Sh.-W. ad loc., 227.

schaben.[698] Einige Aspekte dieser Beschreibung des *clavus* finden sich auch bei Plinius d. Ä. und Scribonius Largus wieder. So erwähnen beide Heilmittel, die zugleich gegen *clavus* und *verruca* helfen (Plin. *nat.* 21,142; Scrib. Larg. 228t), und Plinius d. Ä. spricht mehrfach von einer solchen Schwellung am Fuß (*clavi pedum*).[699] Ihre Behandlung beschreibt er bisweilen mit dem Verb *extrahere*,[700] wozu Celsus' Hinweis passt, dass die Wurzeln sich weithin ausbreiten. Anders sowohl als Celsus als auch als Plinius d. J. gebraucht Plinius d. Ä. *clavus* im Sinne der Schwellung am Fuß bis auf eine Ausnahme (*nat.* 28,49) stets im Plural.

Außer der Beschreibung *insanabilis* (S. 281) teilt Plinius d. J. keine weiteren Einzelheiten über den *clavus* mit, an dem Silius Italicus litt; jedoch passt Celsus' Darstellung dieses Phänomens als hartnäckiges und tiefsitzendes Übel zu dem Leiden, das diesen so sehr und vermutlich lange quälte, dass er sich zu sterben entschied. Die medizinischen Beschreibungen einerseits und Plinius' Ausführungen über das Leben des Silius Italicus andererseits deuten auf eine chronische Erkrankung wie Krebs hin, die sich anhand verschiedener Symptome – hier einer Schwellung – äußern.

pes turgidus. Den Ausdruck gebraucht von den Briefautoren nur Seneca d. J. (1mal), vgl. *epist.* 68,8 *ulcus meum curo. si ostenderem tibi pedem turgidum, lividam manum, aut contracti cruris aridos nervos, permitteres mihi uno loco iacere et fovere morbum meum*. Er bezeichnet einen ‚geschwollenen Fuß'.

In der medizinischen Fachliteratur ist der Ausdruck nicht belegt, jedoch liegt bei Celsus ein Beleg für den entsprechenden finiten Ausdruck *pedes turgent* vor, vgl. Cels. 2,7,4 *ubi pedes turgent, longae deiectio<nes sunt;> ubi dolor in imo ventre et coxis est, aqua inter cutem instat*. Die Ursache für die geschwollenen Füße ist demzufolge, dass sich Wasser unter der Haut angesammelt habe. Ob Seneca d. J. einen vergleichbares Phänomen thematisiert, ist nicht zu sagen. Es scheint ihm ohnehin weniger um eine sachgemäße medizinische Darstellung zu gehen als vielmehr darum, den eigenen Gedanken zu veranschaulichen, vgl. zu *crus contractum, nervi aridi* (S. 197).

Auch das Adjektiv *turgidus, -a, -um* (‚angeschwollen') hat einen Beleg in der Fachliteratur, vgl. Plin. *nat.* 31,60 *similis error quam plurimo potu gloriant<i>u<m>, vidique iam turgidos bibendo in tantum, ut anuli integerentur cute, cum reddi non posset hausta multitudo aquae*. Gemeinsamkeiten oder Parallelen zwischen Senecas d. J. Sprachgebrauch und demjenigen der Fachautoren sind aber auch dafür nicht zu erken-

698 Vgl. Cels. 5,28,14d *myrmecia et clavi sine curatione vix umquam desinunt. (...) thymio clavoque excissis, sub<ter> rotunda radicula nascitur, quae penitus descendit ad carnem, eaque relicta idem rursus exigit. (...) clavum subinde radere commodissimum est; nam sine ulla vi sic mollescit; ac si sanguinis quoque aliquid emissum est, saepe emoritur*. Weitere Behandlungshinweise folgen in 5,28,14e.

699 Vgl. Plin. *nat.* 20,16; 20,252; 21,126; 22,101; 22,104; 22,127; 26,106; 30,80; 31,103; vgl. *clavi in pedibus* (*nat.* 20,184).

700 Vgl. Plin. *nat.* 22,101; 24,23; 26,142; vgl. auch *tollere clavos pedum* (Plin. *nat.* 31,103). Weitere Verben, die die Behandlung der Schwellung betreffen, sind *inlinere* (Plin. *nat.* 20,252; 22,103), *mederi* (Plin. *nat.* 20,16; 20,184) und *sanare* (Plin. *nat.* 24,56; 24,126; 28,140; 28,222 (2mal); 30,80).

nen. Anders als Seneca d. J., der mit *turgidus* einen Körperteil qualifiziert und es daher adjektivisch setzt, beschreibt Plinius d. Ä. damit den Menschen im Ganzen und gebraucht es substantivisch. Über die Ursachen und Umstände des *pes turgidus* teilt Seneca zwar nichts mit, zählt aber die weiteren damit einhergehenden gesundheitlichen Probleme *manus livida* (S. 233) und *contracti cruris aridi nervi* (vgl. *crus contractum, nervi aridi* (S. 197)) auf. Nichts davon findet sich bei Plinius d. Ä. wieder; dagegen spricht dieser über Heilquellen und berichtet, dass – nur weil es gesund sei – einige Menschen so viel des Quellwassers getrunken hätten, dass sie davon ganz angeschwollen oder aufgedunsen wären.

tumor. Im Briefcorpus ist der Ausdruck bei Cicero (1mal^{M}) und Seneca d. J. (3mal, dav. 1mal^{M}, + 3mal^{NR}) zu lesen, vgl. Cic. *Att.* 14,5,2^{M} *o meam stultam verecundiam! qui legari noluerim ante res prolatas, ne deserere viderer hunc rerum tumorem; cui certe si possem mederi, deesse non deberem*; Sen. *epist.* 94,41 *‚minuta quaedam‘ ut ait Phaedon ‚animalia cum mordent non sentiuntur, adeo tenuis illis et fallens in periculum vis est; tumor indicat morsum et in ipso tumore nullum vulnus apparet.‘* sowie *epist.* 122,4^{M} *aves quae conviviis comparantur, ut inmotae facile pinguescant, in obscuro continentur; ita sine ulla exercitatione iacentibus tumor pigrum corpus invadit et †superba umbra† iners sagina subcrescit.*[701] In der medizinischen Fachliteratur ist das Wort häufig belegt (Cels. 79mal, Plin. *nat.* 20–32 78mal, Scrib. Larg. 35mal).[702]

tumor ist schon früh im medizinischen Sinne von ‚Anschwellen, Schwellung‘ attestiert.[703] In dieser Bedeutung gebrauchen sowohl die Briefautoren als auch die Fachautoren das Wort. So bezeichnet wie Seneca d. J. (*epist.* 94,41) auch Plinius d. Ä. eine durch den Biss eines Tieres verursachte Schwellung als *tumor*, vgl. *nat.* 20,12 *morsum tumor insequitur et putrescit locus*. Senecas Vorstellung, dass die Schwellung ein Zeichen einer Verletzung aufweisen müsse (*epist.* 94,41 *in ipso tumore nullum vulnus apparet*), lässt sich in der Fachliteratur jedoch nur in einer Passage bei Celsus wiedererkennen, vgl. 7,14,4 *umorem quidem (…) inciso summo tumore effundunt, et vulnus isdem linamentis curant.* Dabei unterscheiden sich beide Aussagen aber deutlich durch ihren jeweiligen Kontext: Während Seneca von Schwellungen aufgrund von Insektenstichen spricht, bei denen die Verletzung, d. h. der Biss, nicht erkennbar ist, thematisiert Celsus einen chirurgischen Eingriff an einem Tumor.

In Sen. *epist.* 122,4 figuriert *tumor* metaphorisch i. S. v. ‚Anschwellen, Anwachsen, Fettwerden‘ und wird auf den Körper des Menschen bezogen: In einem Vergleich

701 Ohne Bezug zur Medizin figuriert *tumor* in Sen. *epist.* 87,32; 87,35; 104,20.

702 Vgl. z. B. Cels. 2,3,6; 2,6,7; 2,7,5; 3,7,2d; 3,10,3; 3,21,1; 4,7,1; 4,7,2; 4,7,4; 5,26,27b; 5,26,28b (2mal); 5,28,3a; 6,6,1a (2mal); 6,6,1b; 6,6,1c (2mal); 7,1,1; 7,13,1; 7,13,2; 8,5,4; 8,10,70; 8,11,2; Plin. *nat.* 20,9; 20,12; 20,29; 21,157; 21,172; 22,37; 22,42; 22,112; 23,3; 23,4; 23,6; 24,11; 24,15; 24,16; 25,145; 25,153; 25,155; 26,25; 26,53; 26,89; 27,52; 28,42; 28,89; 28,169; 29,87; 29,127; 29,129; 30,75; 30,114; 31,63; 31,65; 31,72; 32,71; 32,127; Scrib. Larg. ind. 54; ind. 57; ind. 83; ind. 92; ind. 158; ind. 160; ind. 163; 19; 21; 27 (2mal); 32; 39. Zu Bildungen auf *-or* in medizinischer Literatur vgl. Kap. III. B. (a), S. 428ff.

703 Vgl. Cato. *agr.* 157,3 *ad omnia vulnera, tumores eam contritam imponito: haec omnia ulcera purgabit sanaque faciet sine dolore.*

stellt Seneca hier Mastvögel, die sich kaum bewegen können, damit sie schnell fett werden, den Körpern von Menschen gegenüber, die sich sportlicher körperlicher Betätigung verweigern; diese Körper befalle ein *tumor* und sie nähmen an Fettleibigkeit zu. Dabei ist die Wortverbindung *tumor invadit*, die Seneca hier verwendet, zwar nicht in der Fachliteratur attestiert, jedoch finden sich dort vergleichbare Verbindungen mit *invadere* wie z. B. *tabes invadit* (sc. *quosdam*, Cels. 3,22,1), *ea invadunt utrumque oculorum* (Cels. 6,6,1b), *cancer invadit ulcera oris* (Cels. 6,15,1), *carbunculum invadit stomachum faucesque* (Plin. *nat.* 26,5) oder *aquae gelidissimae corpora invadunt* (Plin. *nat.* 31,10). Möglicherweise kann Senecas Wortwahl als Anspielung auf die Ärztesprache verstanden werden. Zugleich wirkt die Darstellung nicht nur durch den Vergleich pointiert-scherzhaft, sondern auch durch die Metapher bzw. die sich daraus ergebende Zweideutigkeit der Aussage *tumor invadit corpora* (‚ein Tumor befällt die Körper' oder ‚Fettleibigkeit befällt die Körper').

Cicero gebraucht *tumor* mit Bezug auf die politischen Umstände, wobei das Verb *mederi* die Nähe zur medizinischen Bedeutung ‚Schwellung' anzeigt. *tumor rerum* bezeichnet hier also das Anschwellen und Anwachsen der politischen Spannungen. Die von Cicero gebrauchte Junktur *tumori mederi* ist 2mal auch in der Fachliteratur attestiert, vgl. Plin. *nat.* 22,37 *medetur* (sc. *lamium*) *cum mica salis contusis incussisque, ustis et strumis, tumoribus, podagris, vulneribus* und 23,4 *luxatis et ambustis et lienis tumori cum rosaceo et ruta et aceto* (sc. *medetur cinis sarmentorum vitium et vinaceorum*).

Die Briefautoren gebrauchen *tumor* also wie die Fachautoren in der Bedeutung ‚Schwellung'; bisweilen weisen auch weitere sprachliche Merkmale auf einen Bezug zur Medizin hin, jedoch unterscheiden sie sich von den Fachautoren durch die Zusammenhänge, in denen sie Schwellungen thematisieren.

Von den hier untersuchten Ausdrücken der Briefautoren sind *clavus* und *tumor* auch in der medizinischen Fachliteratur attestiert. Der Ausdruck *pes turgidus* wird nicht von den Fachautoren verwendet und auch das Adjektiv *turgidus* selbst hat nur einen einzigen Beleg in der Fachliteratur (vgl. Tabelle 22).

Tabelle 22: Häufigkeiten der hier besprochenen Ausdrücke bei den einzelnen Autoren

Ausdruck	Cicero	Sen. d. J.	Plin. d. J.	Celsus	Plin. d. Ä.	Scrib. Larg.
clavus	2^{NR}	1^{NR}	$1 + 3^{NR}$	$5 + 3^{NR}$	$20 + 6^{NR}$	1 (tit.) + 1^{NR}
pes turgidus	-	1	-	-	-	-
tumor	1^{M}	3, dav. 1^{M} + 3^{NR}	-	79	78	35

Beide Autorengruppen gebrauchen die gemeinsamen Ausdrücke in denselben Bedeutungen (*clavus, tumor* sowie *pedes turgent* und *turgidus*). Außerdem liegt mit *tumori mederi* eine gemeinsame Wortverbindung vor.

Als Unterschied sticht hervor, dass die Briefautoren diese Ausdrücke vor anderen Hintergründen gebrauchen und andere Ursachen mit den damit bezeichneten Sachverhalten verbinden als die Fachautoren (*turgidus, tumor*); für *tumor* lässt sich das bisweilen damit erklären, dass die Briefautoren das Wort auch metaphorisch verwenden.

Übelkeit

Wenn die Briefautoren sich über Übelkeit äußern, gebrauchen sie folgende Ausdrücke und Formulierungen: *nausea/nausia* und *nauseola, nauseabundus, nauseare/nausiare, nausiator* sowie χολὴν ἄκρατον *eicere*.

***nausea/nausia*. *nauseola*.** *nausea* ist bei Cicero (3mal) und *nausia* bei Seneca d. J. (2mal + 2mal[NR]) attestiert, vgl. z. B. Cic. *fam.* 16,11,1 *festinare te nolo, ne nauseae molestiam suscipias aeger et periculose hieme naviges* oder Sen. *epist.* 53,5 *ut primum stomachum, quem scis non cum mari nausiam effugere, collegi* (…).[704] Außerdem gebraucht Cicero das Deminutiv *nauseola* (1mal), vgl. *Att.* 14,8,2 *nauseolam tibi tamen causam oti dedisse facile patiebar*.[705]

In der medizinischen Fachliteratur ist *nausea/nausia* zwar ebenfalls belegt, wird aber verhältnismäßig selten verwendet (Cels. 6mal, Plin. *nat.* 20–32 8mal, Scrib. Larg. 3mal).[706] *nauseola* ist hingegen nicht nur in der medizinischen Fachliteratur, sondern im ganzen PHI-Corpus nicht noch einmal attestiert.

Sowohl die Brief- als auch die Fachautoren gebrauchen *nausea/nausia* einerseits i. S. v. ‚Seekrankheit' – vgl. Cels. 4,12,6 *necessaria gestatio, navigatio est; si fieri potest, ex nausia vomitus * , vitanda cruditas, sumendi cibi faciles et stomacho non alieni, vinum austerum*.[707] – und andererseits in der Bedeutung ‚Übelkeit', vgl. Plin. *nat.* 23,96 *Elaeomeli, quod in Syria ex ipsis oleis manare diximus, sapore melleo, non sine nausea alvum solvit* (…).[708]

---

704 Vgl. weiterhin Cic. *Att.* 5,13,1; 14,10,2; Sen. *epist.* 53,3 (siehe dazu Migliorini (1997), 55). Siehe auch Gourevitch (1984), 445–6 (mit Literatur in Anm. 16) zu Cic. *fam.* 16,11,1. Bei Seneca ist das Wort stets in der Schreibung *nausia* überliefert; nur in *epist.* 24,26 hat *L nausea* (mit „i" über dem „e") gegenüber *nausia* in *pPbM*.
In Sen. *epist.* 16,3 und 24,26 bedeutet *nausia* ‚Übelkeit, Ekel, Verdruss' und weist keinen Bezug zur Medizin auf; vgl. dazu Lampe (2008).

705 Vgl. zu den Deminutiva in Ciceros Briefen von Albrecht (2003), 52–3.

706 Vgl. für *nausea* Cels. 1,3,11 (2mal); 1,3,20; 1,8,2; Plin. *nat.* 20,225; 23,96; Scrib. Larg. 52; 90; 200 und für *nausia* Cels. 4,12,6; 4,12,11; Plin. *nat.* 20,153; 20,162; 20,256; 21,123; 26,112; 27,52.

707 Vgl. Cic. *Att.* 5,13,1; *fam.* 16,11,1; Sen. *epist.* 53,3; 53,5 sowie Cels. 1,3,11 (2mal, mit *navigare*); Plin. *nat.* 27,52 (*nausia maris*).

708 Vgl. Cic. *Att.* 14,8,2 (*nauseola*); 14,10,2 sowie Sh. B. zu *Att.* 14,5,1, Bd. 6,215 (ἠσίτησας): „Atticus' commotiuncula was gastric."; dabei verweist er auf *nauseola* in *Att.* 14,8,2. Da beide

Weitere sprachliche Gemeinsamkeiten zwischen den beiden Autorengruppen sind jedoch nicht zu beobachten: Die Wortverbindungen mit *nausea/nausia* im Briefcorpus (Cic. *Att.* 5,13,1 *navigare sine nausea, Att.* 14,10,2 *abit nausea, fam.* 16,11,1 *molestiam nauseae suscipere* sowie Sen. *epist.* 53,3 *nausia torquet* und *epist.* 53,5 *nausiam effugere*) haben keine Parallelen in der Fachliteratur; ebenso wenig gebrauchen die Fachautoren die in Sen. *epist.* 53,3 belegten Formulierungen *bilem movere* und *bilem effundere.*[709]

Diese Beobachtungen zeigen, dass *nausea/nausia* kein medizinischer Fachausdruck, sondern ein gemeinsprachliches Wort ist. Der medizinische Terminus für Erbrechen ist dagegen *vomitus* (Cels. 82mal, Plin. *nat.* 20–32 8mal, Scrib. Larg. 5mal).

nauseabundus, -a, -um. Im Briefcorpus ist das Adjektiv nur bei Seneca d. J. (2mal) belegt, vgl. *epist.* 47,8 *adice obsonatores quibus dominici palati notitia subtilis est, qui sciunt cuius illum rei sapor excitet, cuius delectet aspectus, cuius novitate nauseabundus erigi possit, quid iam ipsa satietate fastidiat, quid illo die esuriat* und 108,37 *non magis mihi potest quisquam talis prodesse praeceptor quam gubernator in tempestate nauseabundus.* In Analogie zu dem damit verwandten Substantiv *nausea* (s. o.) bezeichnet *nauseabundus* sowohl ‚seekrank' (*epist.* 108,37) als auch ‚Übelkeit empfindend' (*epist.* 47,8). Darin kommt *nauseabundus* dem vom Verb *nauseare* (s. u.) gebildeten Partizip *nauseans* nahe, das Seneca d. J. in *epist.* 89,22 gebraucht (zitiert auf S. 220).[710]

In der medizinischen Fachliteratur ist *nauseabundus* nicht attestiert und auch darüber hinaus hat das Wort keine weiteren Belege in der lateinischen Literatur (PHI-Corpus).

Besonders in *epist.* 47,8 dürfte die Bildung auf *-bundus* Senecas Gedanken (*nauseabundus* ‚voller Übelkeit') anschaulich transportieren, denn mit unzweideutiger Hal-

---

Briefe zeitlich nah beieinanderliegende Datumsangaben überliefern (16. und 19. April 44 v. Chr.), thematisieren *nausea* und *nauseola* vermutlich dieselbe Krankheitssituation, vielleicht eine Magenverstimmung (?).
Für *nausea/nausia* i. S. v. ‚Übelkeit' in der Fachliteratur vgl. ferner Plin. *nat.* 26,112 (*cruditates* (…) *nausiam faciunt*); Scrib. Larg. 52; 90 (beide *stomachi nausea*); 200 (*quotiens autem suspicio mali medicamenti accepta fuerit, primo adsumere oportet, quae nauseam faciunt*). Für die übrigen Belege (Cels. 1,3,20; 1,8,2; 4,12,11; Plin. *nat.* 20,153; 20,162; 20,225; 20,256; 21,123) lässt sich nicht mit Gewissheit sagen, welche der beiden Bedeutungen zutrifft. Vgl. schließlich Anke (1873b), 592–3.

709 In der Fachliteratur ist lediglich ein Beleg für den Ausdruck *bilis movet alqd.* zu finden, vgl. Cels. 8,16,2 *interdum febrem vomitum<que> bilis movet.*
Cicero gebraucht in *Att.* 2,7,2 den zu *movere bilem* fast identischen Ausdruck *commovere bilem*, jedoch verwendet er ihn ohne Bezug auf die Medizin i. S. v. ‚Ärger, Verdruss hervorrufen'.

710 Vgl. Leumann, 332–3. Adjektive auf *-bundus* und *-cundus* sind „den Praesenspartizipien funktionell nahestehend". Die semantischen Unterschiede zwischen diesen Formen, die sich anhand ihrer Morphologie und Etymologie modellhaft herleiten lassen und wonach *nauseabundus* mehr den Zustand (‚voller Übelkeit'), *nauseans* dagegegen mehr die Handlung (‚jemandem ist übel') betonen würde, lässt sich anhand dieser beiden Stellen jedoch nicht so deutlich erkennen; vgl. dazu Pianezzola (1965), 45–7: Während bei den direkt vom Verb abgeleiteten Partizipformen (-*ans*, -(*i*)*ens*) die Verbhandlung unmittelbar abläuft, liegt die Besonderheit von deverbalen Adjektivformen auf *-bundus* in der Möglichkeit, dass die Verbalhandlung vollzogen werde.

tung schildert er hier eine Lebensweise und -einstellung anhand des Umgangs mit Speisen und Nahrungsmitteln, vgl. Ausdrücke wie *sapor excitat, aspectus delectat, fastidire, satietas* und siehe dazu auch Kap. III. Anhang.

nauseare/nausiare. Von den Briefautoren gebrauchen Cicero (3mal) und Seneca d. J. (1mal) das Verb, vgl. z. B. *fam.* 7,26,2 *tu tamen, cum audisses ab Anicio (vidit enim me nauseantem), non modo mittendi causam iustam habuisti sed etiam visendi* oder Sen. *epist.* 89,22 *quantulum ex ista fera periculose capta dominus crudus ac nauseans gustat?*[711]

In der medizinischen Fachliteratur ist *nauseare/nausiare* sehr selten attestiert (Plin. *nat.* 20–32 1mal, Scrib. Larg. 5mal), vgl. z. B. Plin. *nat.* 32,8 *venenum est aliis in potu aut cibo datus, aliis etiam visu, siquidem gravidae, si omnino adspexerint feminam ex eo genere dumtaxat, statim nausiant et redundatione stomachi vitium fatentur ac deinde abortum faciunt* und z. B. Scrib. Larg. 104 *remediat enim eos,* (…) *qui adsidue inflationibus urgentur vel dolore eius vexantur aut adsidue nauseant aut saliva abundant* (…).[712]

Anders als beim Substantiv nausea/nausia (S. 218) ist der Zusammenhang zur Seekrankheit in den Äußerungen, in denen *nauseare/nausiare* figuriert, nicht mehr erkennbar, denn es wird von den Brief- sowie von den Fachautoren gleichermaßen i. S. v. ‚Übelkeit empfinden, sich erbrechen' gebraucht. Wie Seneca d. J. (*epist.* 89,22) erwähnt auch Plinius d. Ä. die Übelkeit im Zusammenhang mit der Überfüllung des Magens bzw. mit Verdauungsproblemen, vgl. *nat.* 26,112 *cruditates, quae nausiam faciunt, digerunt<ur> Vettonica pota*. Leider teilt Plinius d. Ä. nicht mit, welche Ursachen die Verdauungsprobleme haben. Jedoch spricht er im Folgenden weiterhin die Verdauung an, vgl. *nat.* 26,112 *eadem* (sc. *onothera(s)*) *a cena concoctio facit* (…) *et crapulam discutit*; darin lassen sich Parallelen zu den von Seneca d. J. erwähnten, durch Schlemmerei o. Ä. hervorgerufenen Verdauungsproblemen sehen. Der grundlegende Unterschied zwischen beiden Passagen besteht jedoch darin, dass Seneca seine Kritik an einer als dekadent gezeichneten Lebensweise zur Sprache bringt und dabei zu einer deutlich überspitzten und wertenden Darstellung neigt, während Plinius d. Ä. eher sachgemäß über die Behandlungsmethoden und -mittel von körperlichen Beschwerden spricht.

Wie *nausea/nausia* ist auch das davon gebildete Verb kein medizinischer Terminus; die Fachautoren verwenden in der Regel das Verb *vomere* (Cels. 43mal, Plin. *nat.* 20–32 10mal), um ‚sich erbrechen' auszudrücken.

nausiator. Das Wort ist nur bei Seneca d. J. 1mal belegt, vgl. *epist.* 53,4 *Ulixem non fuisse tam irato mari natum ut ubique naufragia faceret: nausiator erat.* Es bezeichnet den ‚Seekranken'. Wie im Falle von *nauseabundus* tritt Seneca hier ebenfalls als kreativer Wortschöpfer in Erscheinung, denn auch *nausiator* hat außer in dieser Passage keinen weiteren Beleg in der lateinischen Literatur (PHI-Corpus). Vermutlich handelt es

711 Vgl. ferner Cic. *Att.* 5,21,3 mit Sh. B. ad loc., Bd. 3,233, sowie *fam.* 12,25,4.

712 Vgl. weiterhin Scrib. Larg. 184; 186; 196; 198 (stets *nauseare*).

sich um eine spontane, humorvolle Bildung, denn die Äußerung, dass Odysseus seekrank gewesen sei, ist offensichtlich ein Witz.[713]

χολὴν ἄκρατον *eicere*. Diese Formulierung ist im Briefcorpus nur bei Cicero (1mal) attestiert, vgl. Cic. *fam.* 14,7,1 *omnis molestias et sollicitudines quibus et te miserrimam habui, id quod mihi molestissimum est, et Tulliolam, quae nobis nostra vita dulcior est, deposui et eieci. quid causae autem fuerit postridie intellexi quam a vobis discessi.* χολὴν ἄκρατον *noctu eieci. statim ita sum levatus ut mihi deus aliquis medicinam fecisse videatur.* Sie bedeutet ‚reine Galle ausspeien'. Der Darstellung zufolge wirken sich anfängliche psychische Belastungen (*molestiae, sollicitudines*) auf den Körper aus. Dass Cicero wie häufig dann, wenn er Medizinisches anspricht, so auch hier ins Griechische wechselt, bekräftigt die Annahme, dass χολὴν ἄκρατον *eicere* im wörtlichen, medizinischen Sinne und nicht metaphorisch zu verstehen ist.[714] Ob χολὴ ἄκρατος eine geläufige Verbindung war, ist nicht zu sagen, denn für die Zeit vor Cicero ist sie nur 1mal belegt.[715] Später findet sie sich häufiger, u. a. in griechischen medizinischen Texten.[716]

Die römischen medizinischen Fachautoren gebrauchen den Ausdruck χολὴν ἄκρατον *eicere* nicht. Zwar thematisieren auch sie, dass Gallensaft erbrochen wird, verwenden dabei aber lateinische Ausdrücke wie z. B. *bilis vomitus, bilem (e)vomere, bilem reddere* oder *bilem reicere.*[717] Eine Formulierung in Celsus' *de medicina* kommt Ciceros Worten (*eicere* χολήν, *levari*) lexikalisch wie inhaltlich allerdings nahe, denn Celsus schreibt hier, dass Galle zu erbrechen (*bilis vomitus*) eine erleichternd (*levare*) sei, vgl. Cels. 2,8,39 *difficilis aeque curatio est* (…), *ubi umerorum dolor vel ad manus pervenit vel ad scapulas tendit torporemque et dolorem creat, neque bilis vomitu levatur*. Während in Ciceros Fall jedoch auch psychische Ursachen zur besagten Reaktion führen, liegen bei Celsus rein physische Begleitumstände und Ursachen vor.

Von den Ausdrücken, die die Briefautoren gebrauchen, wenn sie Übelkeit thematisieren, sind nur das Substantiv *nausea/nausia* und das dazugehörige Verb *nauseare/nausiare* auch in der medizinischen Fachliteratur belegt. Die übrigen Formulierungen der Briefautoren beinhalten entweder Griechisches (χολὴν ἄκρατον *eicere*) oder sind spontane, humorvolle oder alltagssprachliche Bildungen (*nauseola, nauseabundus, nausiator*), die

713 Vgl. auch Faller (2007), 74–5.

714 Vgl. dazu auch Hoffer (2007), 97–8.

715 Vgl. Aristot. *probl.* 860b διὰ δὲ τὸ χολῶδες τοὺς ὑπολειπομένους εἶναι χυμούς, ὑπερθερμαινομένων δὲ καὶ τούτων πυρετοὺς ὀξεῖς γίνεσθαι ἅτε ὑπ' ἀκράτου τῆς χολῆς. Gleichwohl ist hier anzumerken, dass die Überlieferung möglicherweise nicht die sprachliche Wirklichkeit widerspiegelt.

716 Vgl. z. B. Gal. *de usu partium*, vol 3, S. 381 (Kühn), *de locis affectis libri vi*, vol. 8, S. 348 (Kühn), vgl. auch Steph. *in Hp*. (6. Jh. n. Chr.) σπανίως δέ ποτε ἐὰν ἐμεθῇ ἄκρατος χολὴ ἅπαξ.

717 Vgl. Cels. 2,8,15; 2,8,39; 5,26,10; 5,26,13; 5,26,14; 5,26,15; 5,26,26b; 7,26,5i; 8,16,2 für *bilis vomitus*; Cels. 1 pr. 67 (*vomere*); 1,3,11 (*evomere*); 4,15,1 (*evomere*); 5,26,19 (*vomere*); 8,4,1 (*vomere*) für *bilem* (*e*)*vomere*; Plin. *nat.* 26,40 für *bilem reddere* sowie Plin. *nat.* 21,120; 23,106 für *bilem reicere*.

nicht nur nicht in der Fachliteratur, sondern auch in der weiteren lateinischen Literatur (PHI-Corpus) nicht belegt sind (vgl. Tabelle 23).

Tabelle 23: Häufigkeiten der hier besprochenen Ausdrücke bei den einzelnen Autoren

Ausdruck	Cicero	Sen. d. J.	Plin. d. J.	Celsus	Plin. d. Ä.	Scrib. Larg.
nausea/nausia	3	2 + 2^{NR}	-	6	8	3
nauseola	1	-	-	-	-	-
nauseabundus, -a, -um	-	2	-	-	-	-
nauseare/nausiare	3	1	-	-	1	5
nausiator	-	1	-	-	-	-
χολὴν ἄκρατον *eicere*	1	-	-	-	-	-

Die gemeinsamen Begriffe *nausea/nausia* und *nauseare/nausiare* gebrauchen die Brief- und die Fachautoren übereinstimmend in denselben Bedeutungen. Weiterhin spricht Seneca d. J. mit *nauseare* zwar ähnliche Ursachen an wie Plinius d. Ä., jedoch unterscheiden sich beide Autoren klar anhand der Intention ihrer Äußerungen.

Auszehrung, Zersetzung

Auch Auszehrung und Zersetzung werden von den Briefautoren angesprochen. Dabei gebrauchen sie die Ausdrücke καχέκτης, *p(h)thisis, tabes* und *tabescere* sowie die Formulierungen *sanguinem reicere* und *sanguinem reddere,* die vermutlich Symptome der Tuberkulose beschreiben.[718]

καχέκτης, -ες. Diesen Ausdruck gebraucht von den Briefautoren nur Cicero (1mal), vgl. *Att.* 1,14,6^{M} *ille alter* (sc. *consul*, gemeint ist M. Pupius Piso Frugi) *uno vitio minus vitiosus, quod iners, quod somni plenus, quod imperitus, quod* ἀπρακτότατος, *sed voluntate ita* καχέκτης *ut Pompeium post illam contionem in qua ab eo senatus laudatus est odisse coeperit.* Die Lexika und Kommentare weisen darauf hin, dass καχέκτης dem Sprachgebrauch der Mediziner entstammt.[719] Im Corpus Hippocraticum ist das Wort zwar nicht belegt, jedoch findet sich das korrespondierende Substantiv καχεξία 1mal in den Aphorismen.[720] Erst die späteren, nachchristlichen medizinischen Autoren Galen,

718 Griffin (1976), 42 vermutet, Seneca d. J. habe selbst an Tuberkulose gelitten. Weiterhin gebraucht Plinius d. J. die Formulierung *putrescere ulceribus*; vgl. dazu ulcus (S. 180).

719 Vgl. LSJ s. v. 1.: „in a bad habit of body“; Sh. B. ad loc. Bd. 1,312: „properly a medical term“.

720 Vgl. *Aph.* 3,31; hier werden Krankheiten und Krankheitssymptome angesprochen, die typisch für bestimmte Altersgruppen sind: τοῖσι δὲ πρεσβύτῃσι, δύσπνοιαι, κατάῤῥοοι βηχώδεες, στραγγουρίαι, δυσουρίαι, ἄρθρων πόνοι, νεφρίτιδες, ἴλιγγοι, ἀποπληξίαι, καχεξίαι, ξυσμοὶ τοῦ σώματος ὅλου, ἀγρυπνίαι, κοιλίης καὶ ὀφθαλμῶν καὶ ῥινῶν ὑγρότητες, ἀμβλυωπίαι,

Dioscorides Pedanius, Erotianus, Aetius, Aretaeus und Oribasius gebrauchen das Adjektiv.[721] Im medizinischen Kontext bedeutet es zunächst (wörtl.) ‚in schlechter körperlicher Verfassung'. Im Kontext von Ciceros Äußerung, mit Bezug auf *voluntas* (vgl. *voluntate* καχέκτης) bedeutet der Ausdruck ‚von übler Gesinnung'.[722] Cicero war mit den hippokratischen und weiteren medizinischen Schriften vertraut und bezieht sich mit καχέκτης also auf das in Hp. *Aph.* 3,31 (vgl. Anm. 720) überlieferte medizinische Phänomen καχεξία.[723]

Die medizinischen Fachautoren gebrauchen καχέκτης nicht in dieser Schreibung, überliefert sind jedoch zwei Belege für die transliterierte Form *cachectes*, vgl. Plin. *nat.* 28,125 *in A<r>ca<d>ia bubulum* (sc. *lac*) *biberent phthisici, syntectici, cache<c>tae* (…) und 32,117 *cachectis, quorum corpus macie conficitur, tethea utilia sunt cum ruta ac melle*. Außerdem gebraucht Celsus 2mal das Substantiv καχεξία/*cacexia*, allerdings bereitet die Herstellung des Textes in diesen Stellen Schwierigkeiten, vgl. 2,1,22 *in senectute spiritus et urinae difficultas, gravedo, articulorum et renum dolores, nervorum resolutiones, malus corporis habitus (*†ΚΑΚΕΞΙΑΝ *Graeci appellant), nocturnae vigiliae* (…) und Cels. 3,22,2 *altera species* (sc. *tabis*) *est quam Graeci* †ΚΑΚΕΞΙΑΝ *appellant, ubi malus corporis habitus est, ideoque omnia alimenta corrumpuntur.*[724] Celsus umschreibt den griechischen Fachbegriff mit dem lateinischen Ausdruck *malus corporis habitus* (vgl. Cels. 3,22,2), den er insgesamt 9mal gebraucht.[725] Weiterhin zeigt Cels. 3,22,2, dass der Ausdruck eine Art der Schwindsucht (*tabes*) bezeichnet, die vermutlich zu körperlicher Auszehrung führt, da Nahrung nicht wirksam aufgenommen werden könne (*omnia alimenta corrumpuntur*). Damit stimmt auch Plinius' d. Ä. Verwendung des Adjektivs *cachectes* überein, das er (*nat.* 32,117) mit *corpus macie confectum* erläutert.[726]

καχέκτης ist also ein medizinischer Terminus, den Cicero mit Anspielung auf die Medizin gewählt haben dürfte. Mit dem Ausdruck *voluntate* καχέκτης beschreibt er

---

γλαυκώσιες, βαρυηκοΐαι.

721 Vgl. Gal. z. B. *de sanitate tuendi* Bd. 6, S. 213 (Kühn); *de methodo medendi* Bd. 10, S. 638; Dsc. z. B. *de materia medica* 2,2,1; 5,18,3; 7,3,5; Erot. *Vocum Hippocraticarum collectio* S. 104 (Klein), Aet. z. B. *iatricorum liber* 2,172; 3,122; 5,71; 6,9), Aret. *SA* 1,14,4, Orib. *collectiones medicae* 45,27,17.

722 Wie Cicero beziehen auch die griechischen Geschichtsschreiber Polybios (2. Jh. v. Chr.) und Diodorus Siculus (1. Jh. v. Chr.) καχέκτης im Kontext politischer Sachverhalte auf Personen, vgl. D.S. 27,11,1; Plb. 1,9,3; 1,68,10; 22,4,3; 28,17,12.

723 Vgl. diesbezüglich auch ἀκοπία (S. 302), εὐλυσία κοιλίας (S. 341). Die Bedeutung dieses hippokratischen Gedankens zeigt sich auch darin, dass Celsus ihn beinahe wörtlich übernimmt (vgl. die folgende Anm.). Möglicherweise hatte es auch einen Diskurs um die dabei angesprochenen Probleme und Fragen gegeben, der jedoch (im Griechischen) nicht überliefert ist.

724 Vgl. den app. crit. zu 2,1,22: „*archetypus praebuit* cacexian". Dass hier der griechische Terminus gestanden haben muss, beweist nicht nur der Zusatz *Graeci appellant*, sondern auch der bereits angesprochene Passus in den hippokratischen Aphorismen (Hp. *Aph.* 3,31 (vgl. Anm. 720)), der als Vorlage für Cels. 2,1,22 bezeichnet werden kann, vgl. dazu Wellmann (1913), 10–26.

725 Vgl. Cels. 2,1,22; 2,10,7; 3,21,15, 3,21,16; 3,22,2; 3,22,7; 5,28,19a; 6,6,15a; 6,15,1.

726 Vgl. auch Migliorini (1997), 47–8; Courtil (2015), 192.

Piso, den Konsul des Jahres 61 v. Chr., als ‚schwindsüchtig‘ oder ‚mager‘ in Bezug auf seinen Willen; d. h. sein Wille gegenüber politischen Sachverhalten schwinde oder sei „abgezehrt“, es mangele ihm nach und nach an politischer Haltung. Die Äußerung bezieht sich damit auf den Zeitraum, in dem M. Pupius Piso Frugi, ehemaliger Lehrer Ciceros und vermutlich ähnlicher politischer Gesinnung wie dieser, sich schließlich gegen Cicero und Cn. Pompeius, dagegen aber Ciceros persönlichem Widersacher P. Clodius Pulcher zuwandte.[727]

Im Unterschied zu Cicero, der καχέκτης mit einem Abl. limitationis konstruiert, gebraucht Plinius d. Ä. *cachectes* ohne einen solchen Zusatz. Da es sich um einen medizinischen Fachbegriff handelt, ist eine nähere Bestimmung nicht nötig; so wird auch καχεξία weder im Corpus Hippocraticum noch bei Celsus spezifiziert. Cicero hingegen verwendet den Terminus außerhalb seiner Domäne und muss die Übertragung daher kenntlich machen.

p(h)thisis. Diesen Begriff verwendet von den Briefautoren nur Seneca d. J. (2mal), vgl. *epist.* 75,12 *destillatio una nec adhuc in morem adducta tussim facit, adsidua et vetus pthisin* (vollständig zitiert auf S. 186) und 91,5 *invadit temperantissimos morbus, validissimos pthisis, innocentissimos poena, secretissimos tumultus*.[728] Aufseiten der medizinischen Fachautoren ist er 3mal bei Celsus, 14mal bei Plinius d. Ä. (*nat.* 20–32) und 1mal bei Scribonius Largus attestiert.[729]

phthisis (gr. φθίσις) ist ein medizinischer Terminus und bedeutet ‚Schwund, Auszehrung‘;[730] im Lateinischen wird dafür auch der Ausdruck *tabes* (S. 226) gebraucht. So ist die *phthisis* Celsus’ Darstellung zufolge die bei Weitem gefährlichste Ausprägung der *tabes*, vgl. 3,22,3 *tertia est longeque periculosissima species, quam Graeci <pthisin> nominarunt*.[731]

Zwar geht aus den beiden Äußerungen Senecas d. J. nicht ausdrücklich hervor, dass er *phthisis* in derselben Bedeutung wie die Fachautoren gebraucht, jedoch war Seneca vertaut mit medizinischen Termini, zu denen auch *phthisis* zu zählen ist. Weiterhin legt auch Senecas Gebrauch des Wortes *tabes* dies nahe. So bezeichnet er damit nicht das spezifische medizinische Phänomen der ‚Auszehrung‘ (*phthisis*), sondern verwendet es im gemeinsprachlichen Sinne von ‚Zersetzung‘, vgl. dazu *tabes* (S. 226).

727 Vgl. Bartels (2001), 601.

728 Die Hss. überliefern für *epist.* 75,12 *pthisin* V und *phisin* P sowie für *epist.* 91,5 *pthisis* BA.

729 Vgl. Cels. 3,22,3 (Marx druckt hier *pthisis*, die Hss. verzeichnen ΠΘΙΣΙΣ *J* ΠΤΥΣΙΣ *FP* ΠΤΙΥΣΙΣ *V*; in den beiden weiteren Stellen ist das Wort in lateinischer Schreibung überliefert); 3,22,8; 3,22,10; Plin. *nat.* z. B. 20,250; 22,76; 22,82; 25,86; 26,38; 26,109; 26,110; 28,54; 28,231; 30,86; 31,62; Scrib. Larg. 89. Ferner gebrauchen die Fachautoren auch das Adjektiv *phthisicus* (Plin. *nat.* 20–32 15mal, Scrib. Larg. 4mal), u. a. um den von der Krankheit Betroffenen zu bezeichnen.

730 Vgl. LSJ s. v. II. 1. und 2., Pschyrembel s. v. Phthisis, 1192 sowie die Verteilung der Belege für das Wort in der lateinischen Literatur: Es figuriert 24mal bei fachlichen (Cels. 3mal, Colum. 1mal, Plin. *nat.* 16mal, Scrib. Larg. 1mal, Vitruv. 1mal, Ser. med. 2mal) und 4mal bei nichtfachlichen Autoren (Sen. d. J. 2mal, Gell. 1mal, Iuv. 1mal).

731 Die anderen beiden Arten der *phthisis* sind ἀτροφία (vgl. 3,22,1) und κακεξία (vgl. 3,22,2).

Schließlich stützen einige bezüglich Ausdruck und Inhalt gemeinsame oder ähnliche Formulierungen diese Annahme: Erstens beschreibt Seneca wie Plinius d. Ä. *phthisis* mit dem Adjektiv *vetus*, vgl. Sen. *epist.* 75,12 mit Plin. *nat.* 28,138 *vetus etiam phthisis pilulis sumpta sanat, quae sine sale inveterata est*. Zweitens klingt Senecas Formulierung *invadit pthisis* (vgl. *epist.* 91,5) in Celsus' Worten (vgl. 3,22,1) *diutius saepe et periculosius tabes eos male habet, quos invasit* inhaltlich (*tabes*) und lexikalisch (*invadere*) an.[732] Drittens nennt Celsus (3,22,3) *tussis* als ein Symptom der *phthisis* und auch Seneca (*epist.* 75,12) erwähnt den Husten im Zusammenhang mit der Krankheit; vgl. dazu außerdem Plin. *nat.* 28,231 *caprae sebo in pulte alicacia et phthisim et tussim sanari* und Scrib. Larg. 89 *aliud catapotium ad tussim veterem, suspirium et phthisi temptatos*.[733]

***sanguinem reddere*. *sanguinem reicere*.** Von den Briefautoren gebraucht nur Plinius d. J. diese Formulierungen (*sanguinem reddere* 1mal, *sanguinem reicere* 2mal), vgl. Plin. *epist.* 5,19,6 *nam ante aliquot annos, dum intente instanterque pronuntiat, sanguinem reiecit atque ob hoc in Aegyptum missus a me post longam peregrinationem confirmatus redit nuper; deinde dum per continuos dies nimis imperat voci, veteris infirmitatis tussicula admonitus rursus sanguinem reddidit* und 8,1,2 *Encolpius quidem lector, ille seria nostra ille deliciae, exasperatis faucibus pulvere sanguinem reiecit*. In beiden Passagen beschreibt Plinius, dass Blut oral ausgeschieden wird. Als Auslöser des in *epist.* 5,19,6 beschriebenen Befunds betrachtet er stimmliche Überanstrengung (*nimis imperat voci*); diese habe zu einem leichten Husten (*tussicula*) geführt, durch den der Kranke Blut ausgestoßen habe (*sanguinem reddidit*) und der an das alte Leiden (*vetus infirmitas*) erinnere. Es handelt sich dabei möglicherweise um Symptome der Tuberkulose;[734] den Namen der Krankheit und Weiteres darüber teilt Plinius d. J. jedoch nicht mit.[735] Weiterhin ist lediglich zu erfahren, dass er den Kranken auf das Landgut des Adressaten dieses Briefes, Valerius Paulinus, geschickt habe, damit er genese.[736] Über die Krankheit des Encolpius (*epist.* 8,1,2) teilt Plinius nur den Umstand mit, dass der Rachen rau oder entzündet ist (*exasperatis faucibus*).[737]

In der medizinischen Fachliteratur sind beide Ausdrücke ebenfalls einige Male attestiert: *sanguinem reddere* 2mal bei Celsus, 5mal bei Plinius d. Ä. (*nat.* 20–32) und

732 Vgl. auch Colum. 6,6,14 *inde tussis et macies et ad ultimum phtisis invadit*.

733 Vgl. zur *phthisis* bei Seneca d. J. noch Courtil (2012), 87; Courtil (2015), 192.

734 Vgl. Sh.-W. zu 5,19,2, 350. Pschyrembel s. v. Tuberkulose, 1578, führt u. a. Reizhusten als Symptom der Krankheit an.

735 Vielmehr vermeidet Plinius d. J. Fachbegriffe, vermutlich aus stilistischen Gründen, vgl. Migliorini (1992), 125–6, 128, 132.

736 Vgl. *epist.* 5,19,7 *qua ex causa destinavi eum mittere in praedia tua, quae Foro Iulii possides. audivi enim te saepe referentem esse ibi et aera salubrem et lac eiusmodi curationibus accommodatissimum*.

737 Vgl. Migliorini (1992), 126 mit Anm. 47 sowie *exasperatis faucibus* (S. 189).

4mal bei Scribonius Largus,[738] *sanguinem reicere* 20mal bei Plinius d. Ä. (*nat.* 20–32) und 2mal bei Scribonius Largus.[739]

Hinsichtlich ihrer Semantik stimmen Plinius d. J. und die Fachautoren überein, denn auch diese thematisieren mit beiden Formulierungen, dass Blut oral ausgeschieden wird, vgl. Plin. *nat.* 26,135 *peucedanum cum semine cupressi bibitur, si sanguis per os redditus est fluxitve ab infernis* und 26,131 *sanguinis profluvia sistit herbae Paeoniae semen rubrum (…), clymenus vero, sive ore sanguis reiciatur sive naribus sive alvo fluat sive feminarum utero (…)*. Dabei kann das durch *reddere* bezeichnete Absondern aber auch über den Urin erfolgen,[740] während *reicere* vornehmlich für das Ausscheiden aus dem Mund verwendet zu werden scheint. So betrifft der Ausdruck *sanguinem reicere,* wenn ergänzt wird, wie das Ausscheiden geschieht, mehrfach den Hals- und Rachenbereich sowie die Atmung. Dies legt nahe, dass es (wie in Plinius' d. J. Darstellung) durch den Mund erfolgt, vgl. z. B. *nat.* 23,72 *medetur sanguinem reicientibus et suppurata extussientibus* oder 26,35 *quinquefolii sucus iocineris et pulmonis vitiis sanguinemque reicientibus.*[741] Wie Plinius d. J. (*epist.* 8,1,2) erwähnt außerdem auch Plinius d. Ä. in einer Passage ebenso einen rauen oder entzündeten Rachen, vgl. *nat.* 27,41 *utilissimum (…) pulmonibus, sanguinem reicientibus, faucibus asperis*.

Anders als Plinius d. J. konstruieren die Fachautoren beide Verben je auch als substantiviertes Partizip (*sanguinem reddentes* bzw. *reicientes*), um die von diesem Symptom Betroffenen zu bezeichnen, vgl. z. B. Scrib. Larg. 149 *ad sanguinem cum dolore per urinam reddentes* oder Plin. *nat.* 20,48 *sanguinem reicientibus sucus eius* (sc. *porri*) *cum galla aut turis farina vel acacia datur*.[742]

tabes. Das Substantiv *tabes* verwendet von den Briefautoren nur Seneca d. J. (2mal), vgl. *epist.* 95,16 *inde suffusio luridae bilis et decolor vultus tabesque †in se† putrescentium et retorridi digiti articulis obrigescentibus nervorumque sine sensu iacentium torpor aut palpitatio sine intermissione vibrantium*[743] und 95,25 *quid? illud sociorum garum, pretiosam malorum piscium saniem, non credis urere salsa tabe praecordia?* Auch

738 Vgl. Cels. 2,7,13; 4,11,4; Plin. *nat.* 20,111; 24,113; 26,135; 28,62; 31,64; Scrib. Larg. ind. 191; 90; 93; 121; 149.

739 Vgl. Plin. *nat.* z. B. 20,48; 20,77; 20,233; 22,137; 23,72; 24,43; 24,56; 24,70; 26,27; 26,35; 26,40; 27,41; 27,129; 28,195; 29,44; 30,50; 31,129; 32,24; Scrib. Larg. 92 (2mal).

740 Vgl. z. B. den Ausdruck *sanguinem per urinam reddere* (Cels. 4,11,4; Plin. *nat.* 20,111; Scrib. Larg. 121).

741 Vgl. weiterhin Plin. *nat.* 20,241 *folia semenque marrubii contrita prosunt contra (…) tussim veterem. et iis, qui sanguinem reiecerint (…) ut asperitas suci mitigetur*; 24,43 *adhibetur et sanguinem reicientibus, tussi veteri*; 27,41; 32,24 *sanguinem reicientibus excreantibusve medetur cinis eorum*; Scrib. Larg. 92 *pastillus ad tussim et sanguinem reicientes*. Zum semantischen Unterschied zwischen *reddere* und den Komposita von *iacĕre* vgl. auch Scrib. Larg. 90 *qui sanguinem ore eiciunt aut per urinam reddunt*.

742 Für *sanguinem reddentes* vgl. weiterhin Plin. *nat.* 24,113; Scrib. Larg. ind. 191; 90; für *sanguinem reicientes* vgl. noch Plin. *nat.* 20,77; 20,233; 23,72; 24,43; 24,56; 24,70; 24,105; 26,27; 26,35; 26,40; 27,41; 27,129; 29,44; 30,50; 31,129; 32,24; 92 (2mal).

743 Zur Textkonstitution vgl. Anm. 649, S. 202.

in den Schriften der medizinischen Fachautoren ist es belegt (Cels. 24mal, Plin. *nat.* 20–32 1mal, Scrib. Larg. 1mal).[744]

Vor allem bezüglich der Semantik ergeben sich Unterschiede im Gebrauch des Wortes zwischen dem Brief- und den Fachautoren: Seneca d. J. verwendet das Substantiv zwar in Bezug auf die Medizin, jedoch benutzt er es im gemeinsprachlichen Sinne von ‚Zersetzung, Fäulnis'.[745] Mit Ausnahme von Plinius d. Ä. gebrauchen die medizinischen Fachautoren *tabes* hingegen vor allem im fachsprachlichen Sinne von ‚Schwund, Auszehrung', gr. φθίσις (vgl. *p(h)thisis* (S. 224)),[746] vgl. Cels. 2,1,8 *sed oriuntur quoque eo tempore* (sc. *autumnale*) *febres incertae, lienis dolor, aqua inter cutem, tabes, quam Graeci* ΦΘΙΣΙΝ *nominant* und Scrib. Larg. 186 *oculi eorum exulcerantur, genae inflantur, coloris mali et velut plumbei fiunt minutatimque per tabem quasi phthisici consumuntur.*

Dagegen verwendet Plinius d. Ä. *tabes* in der einzigen Belegstelle für das Wort in den „medizinischen" Büchern seiner *naturalis historia* nicht in dieser Bedeutung (‚Auszehrung'), sondern wie Seneca d. J. im Sinne von ‚Zersetzung', vgl. Plin. *nat.* 31,98 *salis natura per se ignea est et inimica ignibus, fugiens eos, omnia erodens, corpora vero adstringens, siccans, adligans, defuncta etiam a putrescendi ta<be> vindicans.*[747] Um ‚Auszehrung' zu thematisieren, benutzt Plinius d. Ä. nicht *tabes*, sondern *phthisis*, das bei ihm mit 14 Belegen häufiger vorkommt als bei Celsus mit drei Belegen. Seneca und Plinius d. Ä. verwenden *tabes* also gemeinsprachlich i. S. v. ‚Zersetzung', die übrigen Fachautoren jedoch fachsprachlich i. S. v. ‚Auszehrung'.

Neben diesen semantischen Gemeinsamkeiten zwischen Seneca d. J. und Plinius d. J. im Gebrauch von *tabes* findet sich bei beiden Autoren auch jeweils ein Beleg für die Verbindung von *tabes* mit *putrescere*, vgl. *tabesque †in se† putrescentium* (Sen. *epist.* 95,16) mit *tabes putrescendi* (Plin. *nat.* 31,98).

tabescere. Mit Bezug auf die Medizin ist das Verb nur 1mal im Briefcorpus attestiert, vgl. Sen. *epist.* 66,38 *vulnerari enim et subiecto igne tabescere et adversa valetudine adfligi contra naturam est.*[748] Zwar verwenden es auch die medizinischen Fachautoren,

---

744 Vgl. Cels. z. B. 1 pr. 67; 2,1,8; 2,1,15; 2,1,21; 3,22,1; 3,22,2; 3,22,4; 4,12,7; 4,14,1; 4,27,1d (fr. 2) (2mal); 8,9,1h; Plin. *nat.* 31,98; Scrib. Larg. 186.

745 Vgl. *epist.* 95,16 ‚die Zersetzung der in sich faulenden (Substanzen?)' (siehe dazu Anm. 137, S. 452); 95,25 ‚durch Zersetzung den Magen „brennen" (reizen, angreifen)' und siehe Courtil (2018b), 127–8; Courtil (2015), 192.

746 Zu Schwund und Auszehrung als Symptome der Tuberkulose vgl. Pschyrembel s. v. Phthisis, 1192; siehe auch Migliorini (1997), 47–8.

747 Im Sinne von ‚Auszehrung' scheint *tabes* jedoch 2mal außerhalb der „medizinischen" Bücher der *naturalis historia* zu verstehen zu sein, vgl. *nat.* 2,156 *ne in taedio vitae fames, mors terrae meritis alienissima, lenta nos consumeret tabe* sowie 7,17 *haut dissimile <i>is genus Pharmacum in Aethiopia Damon, quorum sudor tabem contactis corporibus afferat*. Die Verbindung von *consumere* mit *tabes* (*nat.* 2,156) ist auch bei Cels. (1 pr. 67; 4,12,7; 4,27,1 (fr. 2) (2mal); 4,28,1) und Scrib. Larg. (186) belegt.

748 Dem Kontext nach zu urteilen, bezeichnet *ignis* in Senecas Ausdruck *subiecto igne tabescere* offensichtlich ‚Entzündung' oder ‚Fieber', vgl. TLL s. v. 294,58–66.

jedoch kommt es mit zwei Belegen bei Celsus und einem Beleg bei Plinius d. Ä. (*nat.* 20–32) sehr selten vor, vgl. Cels. 6,15,2 *quidam etiam in acris aceti heminam frictum salem coiciunt, donec tabescere desinat*; 7,31,1 *igitur vena omnis, quae noxia est, aut adusta tabescit aut manu eximitur* sowie Plin. *nat.* 31,95 *sic allex pervenit ad ostreas, echinos, urticas maris, mullorum iocinera, innumerisque generibus ad sapores gulae coepit sal tabescere.*

Sowohl Seneca d. J. als auch Celsus (7,31,1) verwenden *tabescere* i. S. v. ‚zersetzen, zergehen'. Im Unterschied zu Celsus, der *tabescere* dabei auf Organe (*vena*) bezieht, gebraucht Seneca d. J. das Wort mit Bezug auf den Menschen im Ganzen.

Anders als Seneca d. J. beschreiben beide Fachautoren außerdem das ‚Sich-Auflösen' von Salz in einer Flüssigkeit mit *tabescere* (vgl. Cels. 7,31,1; Plin. *nat.* 31,95).

Alle Ausdrücke, die die Briefautoren verwenden, wenn sie über Auszehrung und Zersetzung sprechen, sind auch in der medizinischen Fachliteratur attestiert (vgl. Tabelle 24).

Tabelle 24: Häufigkeiten der hier besprochenen Ausdrücke bei den einzelnen Autoren

Ausdruck	Cicero	Sen. d. J.	Plin. d. J.	Celsus	Plin. d. Ä.	Scrib. Larg.
καχέκτης, -ες	1[M]	-	-	-	-	-
cachectes	-	-	-	-	2	-
p(h)thisis	-	2	-	3	14	1
sanguinem reddere	-	-	1	2	5	4
sanguinem reicere	-	-	2	-	20	2
tabes	-	2	-	24	1	1
tabescere	3[NR]	1 + 1[NR]	-	2	1	-

Hinsichtlich der Bedeutungen stimmen die Brief- und die Fachautoren i. d. R. überein (*phthisis, sanguinem reddere* und *sanguinem reicere, tabes, tabescere*). Auch das von Cicero metaphorisch gebrauchte καχέκτης lässt sich semantisch mit den entsprechenden Ausdrücken der Fachautoren (καχεξία, *cachectes*) in Verbindung bringen, da es ein medizinischer Terminus ist. Weiterhin sind einige gemeinsame oder ähnliche Wortverbindungen zu beobachten, vgl. *vetus phthisis* (Sen., Cels.), *invadit phthisis* (Sen.) und *invadit tabes* (Cels.), *tabesque †in se† putrescentium* (Sen.) und *tabes putrescendi* (Plin. d. Ä.).

Weitere Belege für *tabescere* im Briefcorpus stehen nicht in einem Zusammenhang zur Medizin, vgl. Cic. *Att.* 2,14,1; 2,21,4; 3,25,1; Sen. *epist.* 101,14.

Unterschiede zeigen sich in der Weise, dass die Fachautoren die Hintergründe und weitere, spezifische Vorgänge oder Merkmale dieser Krankheiten und Symptome ansprechen (*phtisis, sanguinem reddere, tabes*) und dass sie die Begriffe syntaktisch anders einfügen als die Briefautoren (*sanguinem reddere, sanguinem reicere*). Zudem unterscheiden sich die Fachautoren bisweilen auch untereinander, wie hier im Falle der Bedeutungen von *tabes* zu beobachten ist.

Weitere Ausdrücke für pathologische Sachverhalte

Über Krankheiten und Krankheitssymptome sprechen die Briefautoren schließlich auch anhand der folgenden weiteren Ausdrücke und Formulierungen, die sich inhaltlich nicht den bisher besprochenen Krankheits- und Symptomarten zuordnen lassen: *abortus, bilis insidet faucibus, cicatrix, macies, manus livida, sanguis deest* und *sanguis superest, sanguis fluit, struma, sudare, umor in totam cutem admissus* sowie *venter distentus* und *viscera distendit merum, vertigo capitis, vis latens* und *vulnus*.

abortus. Von den Briefautoren gebrauchen diesen Begriff Cicero (1mal) und Plinius d. J. (3mal), vgl. Cic. *Att.* 14,20,2 *L. Antoni horribilis contio, Dolabellae praeclara. iam vel sibi habeat nummos, modo numeret Idibus. Tertullae nollem abortum. tam enim Cassii sunt iam quam Bruti serendi* und z. B. Plin. *epist.* 4,11,6 *absentem inauditamque damnavit incesti, cum ipse fratris filiam incesto non polluisset solum verum etiam occidisset; nam vidua abortu periit* oder 8,11,2 *fuit alioqui in summo discrimine, (impune dixisse liceat) fuit nulla sua culpa, aetatis aliqua. inde abortus et ignorati uteri triste experimentum.*[749] Sie bezeichnen damit eine ‚Fehlgeburt'.

In den Schriften der medizinischen Fachautoren ist *abortus* ebenfalls belegt (Cels. 3mal, Plin. nat. 20–32 28mal, Scrib. Larg. 1mal).[750] Das Wort kann als Terminus der Medizin bezeichnet werden, da es außerhalb der medizinischen Fachliteratur nur selten gebraucht wird.[751]

Wie im Briefcorpus bezeichnet *abortus* ebenfalls in der Fachliteratur ‚Fehlgeburt'. Außerdem wird die von Plinius d. J. (*epist.* 8,10,1) gebrauchte Junktur *facere abortum* häufig auch von den Fachautoren verwendet, vgl. z. B. Cels. 2,10,1 *sanguinem incisa vena mitti novum non est: (…) siquidem antiqui primam ultimamque aetatem sustinere non posse hoc auxilii genus iudicabant, persuaserantque sibi mulierem gravidam, quae ita curata esset, abortum esse facturam* oder Plin. *nat.* 27,80 *neutra danda*

---

749 Vgl. weiterhin Plin. *epist.* 8,10,1 (im Folgenden zitiert).

750 Vgl. Cels. 2,1,14; 2,8,41; 2,10,2; Plin. *nat.* z. B. 20,9; 20,44; 21,116; 21,133; 21,146; 23,48; 24,22; 24,29; 24,143; 25,112; 25,115; 27,80; 27,110; 28,70; 28,79; 30,124; 30,128; 30,129; 31,10; 32,8; 32,133; Scrib. Larg. 121.

751 So figuriert es weiterhin nur noch bei Columella (2mal), in juristischen Schriften (Gaius *inst.* 1mal, *Dig. Iust.* 4mal) sowie bei Terenz (1mal), den Briefautoren (4mal), Lukrez (1mal) und Quintilian (1mal). Zu Bildungen auf *-tus/-sus* in medizinischer Literatur vgl. Langslow (2000a), 279–93 und siehe Kap. III. B. (a), S. 428ff.

(sc. *duo genera filicis*) *mulieribus, quoniam gravidis abortum, ceteris sterilitatem facit.*[752] Schließlich gebraucht (wie Plinius d. J.) auch Plinius d. Ä. das Verb custodire (S. 270) im Zusammenhang mit *abortus*, wenn es darum geht, dass der Fötus geschützt, die Fehlgeburt also verhindert werden soll, vgl. Plin. *epist.* 8,10,1 *quo magis cupis ex nobis pronepotes videre, hoc tristior audies neptem tuam abortum fecisse, dum se praegnantem esse puellariter nescit, ac per hoc quaedam custodienda praegnantibus omittit, facit omittenda* mit Plin. *nat.* 30,124 *cinis irenaceorum cum oleo perunctarum custodit partus contra abortus.*[753]

Im Unterschied zu den Briefautoren verwenden die Fachautoren das Wort nicht nur in Bezug auf den Menschen, sondern auch in Bezug auf Tiere, vgl. z. B. Plin. *nat.* 28,32 *iidem* (sc. *in insula Nili Tentyri nascentes*) *gallinarum incubitus, pecorum fetus abortu vitiant.*[754] Außerdem spricht vor allem Plinius d. Ä. ausführlicher über den Sachverhalt, indem er die Wirkungen der Mittel, Substanzen und Rezepte erläutert, die eine Fehlgeburt betreffen, vgl. z. B. *nat.* 20,9 *purgat eas* (sc. *mulieres*) *elaterium, sed gravidis abortum facit* oder *nat.* 21,146 *stomacho tamen inutile esse* (sc. polium) *caputque eo inpleri et abortum fieri puto*. Dagegen erwähnen die Briefautoren den *abortus* lediglich, ohne auf sachliche Einzelheiten einzugehen.

bilis insidet faucibus. Seneca d. J. gebraucht diese Formulierung 1mal in seinen Briefen, vgl. *epist.* 55,2 *mihi tamen necessarium erat concutere corpus, ut, sive bilis insederat faucibus, discuteretur, sive ipse ex aliqua causa spiritus densior erat, extenuaret illum iactatio, quam profuisse mihi sensi*. Sie bedeutet (wörtl.) ‚Gallensaft sitzt im Rachen fest'. Wie Seneca schreibt, entledigt er sich des Gallensafts in seinem Hals, indem er seinen Körper schüttelt (*concutere corpus*, vgl. iactatio (S. 312)). Über die Ursachen, warum sich Gallensaft im Rachen befindet, spricht er jedoch nicht.[755]

In der medizinischen Fachliteratur ist weder ein lexikalisch noch ein semantisch vergleichbarer Ausdruck belegt.

cicatrix. Von den Briefautoren verwenden Seneca d. J. (1mal) und Plinius d. J. (1mal^{M} + 1mal^{NR}) diesen Begriff, vgl. Sen. *epist.* 2,3 *non prodest cibus nec corpori accedit qui statim sumptus emittitur; nihil aeque sanitatem inpedit quam remediorum crebra mutatio; non venit vulnus ad cicatricem in quo medicamenta temptantur; non convalescit planta quae saepe transfertur; nihil tam utile est ut in transitu prosit* sowie Plin. *epist.* 8,5,3^{M} *ero ergo suspensus pro homine amicissimo, dum admittere avocamenta et cica-*

752 Vgl. ferner Plin. *nat.* 20,9; 21,116; 27,110; 28,80; 30,128; 30,129; 30,130; 32,8; 32,133. Überdies nimmt Georges s. v. *abortus* Bd. 1,23–4 an, dass auch in Cic. *Att.* 14,20,2 diese Junktur zu denken ist und ergänzt *factum esse*.

753 Vgl. weiterhin Plin. *nat.* 30,124 und 31,10.

754 Vgl. noch Plin. *nat.* 25,112.

755 Zu Beginn des Briefes berichtet Seneca d. J., er kehre von einem Ausflug zurück, bei dem er getragen bzw. gefahren wurde (*gestatio*). Es folgt eine Kritik daran, nicht den eigenen Körper – die Füße zum Gehen, die Augen zum Sehen – zu gebrauchen (*epist.* 55,1). Er selbst rechtfertigt die *gestatio* damit, dass sein Körper dadurch durchgeschüttelt wurde und er so den Gallensaft aus seinem Rachen beseitigen konnte. Vgl. dazu Migliorini (1997), 55.

tricem pati possit, quam nihil aeque ac necessitas ipsa et dies longa et satietas doloris inducit.[756] In der medizinischen Fachliteratur ist *cicatrix* häufig belegt (Cels. 68mal, Plin. *nat.* 20–32 64mal, Scrib. Larg. 19mal).[757]

Sowohl die Brief- als auch die Fachautoren gebrauchen das Wort in der Bedeutung ‚Narbe'. Die von Seneca d. J. gebrauchte Wendung *ad cicatricem venire* (‚in den Zustand einer Narbe kommen', ‚vernarben') findet sich 1mal auch in der Fachliteratur, vgl. Cels. 6,6,23 *idem sp<h>aerion vetustis ulceribus et vix ad cicatrices venientibus optime succurrit.* Die von Plinius d. J. verwendete Wortverbindung *cicatricem pati* hat dort dagegen keine Parallele.

Im Unterschied zu Senecas d. J. Darstellung, der zufolge sich die Narbe von sich aus bildet, beschreiben die Fachautoren die Vernarbung als Teil der medizinischen Behandlung, vgl. z. B. die Formulierungen *inducere vulneribus cicatrices*[758] oder *ad cicatricem perducere.*[759] Dabei wenden sie verschiedene Mittel an, vgl. z. B. *medicamentum* (Cels. 7,7,8b; 7,7,10; 7,8,2; 7,10,1; 7,28,2), *emplastrum* (Cels. 5,26,32), *linamentum* (Cels. 5,26,30c; 7,22,1; 7,26,5h), *malagma* (Cels. 5,18,7a), *collyrium* (Cels. 7,7,4d), *spodium e cauliculis oleastri* (Plin. *nat.* 23,76), *symphython* (Plin. *nat.* 26,148). Auch in diesem Aspekt weichen die Aussagen der Fachautoren von derjenigen Senecas ab, der schreibt, dass eine Wunde nicht vernarbe, auf die *medicamenta* angewendet werden. Hier zeigen sich die unterschiedlichen Intentionen Senecas und der Fachautoren. So will Seneca anhand dieses Beispiels seine These belegen, dass forcierte und oberflächliche Maßnahmen nicht zum gewünschten Erfolg führten: *nihil tam utile est ut in transitu prosit.* Konkrete Einzelheiten über die Mittel (*medicamenta*) teilt er dabei nicht mit. Sicherlich gibt es Heilmittel, die die Narbenbildung im Sinne einer Nebenwirkung verhindern. Allerdings scheint Seneca bei dieser Äußerung weniger Wert darauf zu legen, die medizinischen Zusammenhänge sachgemäß darzustellen, als vielmehr sie seinen Aussageabsichten anzupassen.

---

756 Vgl. noch *epist.* 1,5,2[NR] *Rustici Aruleni periculum foverat, exsultaverat morte; adeo ut librum recitaret publicaretque, in quo Rusticum insectatur atque etiam ‚Stoicorum simiam' adpellat, adicit ‚Vitelliana cicatrice stigmosum' (agnoscis eloquentiam Reguli).* Zwar bezeichnet *cicatrix* hier eine physische Narbe, jedoch geht es nicht um einen medizinischen Sachverhalt, sondern um die Narbe als körperliches Merkmal, durch das Rusticus identifiziert wird und das an den historischen Kontext der Verletzung (als Rückschlag bzw. Niederlage) erinnert (*stigmosus cicatrice*), vgl. Sh.-W. ad loc., 95.

757 Vgl. z. B. Cels. 2,8,21; 3,21,12; 3,27,4c; 4,16,1; 5,18,7a; 5,18,28; 5,19,1a; 6,5,3; 6,6,23; 6,6,25a; 7,2,4 (2mal); 7,7,4a; 8,4,12; 8,4,22 (2mal); Plin. *nat.* 20,4; 20,27; 20,40; 21,166; 22,55; 22,107; 22,144; 23,18; 23,23; 23,76; 24,23; 24,73; 24,77; 25,142; 25,163; 26,3; 26,129; 26,148; 27,19; 27,107; 27,109; 28,65; 28,95; 28,111; 29,107; 29,125; 30,79; 30,109; 30,113 (2mal); 31,116; 32,24; 32,37; 32,69; Scrib. Larg. 26 (2mal); 27; 28; 35. Ferner gebraucht Celsus auch den Begriff *cicatricula* (2,10,19; 7,7,1b; 7,25,3).

758 Vgl. Cels. 3,21,12; 3,27,4c; 5,19,1a; 5,22,6; 5,26,30c; 5,26,32; 5,26,36a (2mal); 5,26,36c; 5,28,5; 5,28,11f; 7,8,2; 7,8,4; 7,10,1; 7,27,8; 7,28,2; 7,32,1; 8,10,7k; 8,25,5.

759 Vgl. Cels. 5,18,7a; 5,19,5; 7,74d; 7,7,8b; 7,7,10; 7,22,1; 7,26,5h; 7,27,7; 7,32,1; 8,4,22; Plin. *nat.* 23,76; 23,139; 24,93; 25,163; 26,148; 27,19; 27,135; 28,216; 30,79; 30,113; 30,125; 32,83. Vgl. dagegen *vulnus intendit ad cicatricem* (Cels. 7,27,7).

macies. Der Ausdruck kommt im Briefcorpus 1mal bei Cicero, 3mal, dav. 1mal[NR] bei Seneca d. J. und 2mal bei Plinius d. J. vor, vgl. z. B. Cic. *Att.* 3,15,1 *accepi Id. Sext. quattuor epistulas a te missas: unam qua me obiurgas et rogas ut sim firmior; alteram qua Crassi libertum ais tibi de mea sollicitudine macieque narrasse*; Sen. *epist.* 95,16 *inde pallor et nervorum vino madentium tremor et miserabilior ex cruditatibus quam ex fame macies* oder Plin. *epist.* 7,27,5 *mox adparebat idolon, senex macie et squalore confectus.*[760]

Auch die medizinischen Fachautoren verwenden das Wort einige Male; mit vier Belegen bei Celsus und fünf Belegen bei Plinius d. Ä. (*nat.* 20–32) kommt es jedoch verhältnismäßig selten in der Fachliteratur vor, vgl. z. B. Cels. 4,27,2 *at cum urina super potionum modum etiam sine dolore profluens maciem et periculum * facit, si tenuis est, opus est exercitatione et frictione, maximeque in sole vel ad ignem.*[761] Als medizinischer Fachbegriff fungierte das Wort offensichtlich nicht.[762]

macies bezeichnet ‚Magerkeit' und wird in diesem Sinne sowohl von den Brief- als auch von den Fachautoren mit Bezug auf die Physis des Menschen gebraucht. Weiterhin sind bei beiden Autorengruppen die Junkturen *summa macies* (Sen. *epist.* 78,1; Plin. *epist.* 7,19,5; Cels. 3,22,1) und *macie confici* (Plin. *epist.* 7,27,5; Plin. *nat.* 32,117) belegt. Außerdem ähnelt Senecas Formulierung *deducere ad maciem* (*epist.* 78,1) der von Plinius d. Ä. verwendeten Formulierung *ad maciem perducere*, vgl. *nat.* 29,86 *peior utroque est caeruleus* (eine Spinnenart), *lanugine nigra, caliginem concitans et vomitus araneosos. etiamnum deterior a crabrone pinna tantum differens; hic et ad maciem perducit.*

Im Unterschied zu Plinius d. J. (*epist.* 7,27,5), der das Wort allgemein auf den Menschen im Ganzen bezieht, verwenden es die Fachautoren spezifischer, indem sie es auf einen Körperteil – vgl. Cels. 8,11,5 *si umerus loco suo non est, maior in eo ipso fit quam in brachio, maior in hoc quam in manu <m>acies* – und auf den Körper beziehen, vgl. Plin. *nat.* 31,66 *macies corporis* und 32,117 *corpus macie conficitur*. Weitere Unterschiede zwischen beiden Autorengruppen ergeben sich mit Blick auf die Ursachen der *macies*: Während die Fachautoren sie meist im Zusammenhang mit Diätetik und Verdauungsproblemen erwähnen – vgl. z. B. Cels. 1,8,2 *macies indicat infirmum stomachum* –,[763] figuriert sie im Briefcorpus hingegen öfter als Begleiterscheinung von körperlicher Schwäche (*firmus* in Cic. *Att.* 3,15,1), Fieber (*febricula* in Sen. *epist.* 78,1;

760 Vgl. weiterhin Sen. *epist.* 78,1 und Plin. *epist.* 7,19,3. Ohne Bezug zur Medizin steht *macies* in Sen. *epist.* 88,19 (*animi in macie et veterno sunt*).

761 Vgl. Cels. 1,8,2; 3,22,1; 4,27,2; 8,11,5; Plin. *nat.* 24,64; 29,86; 30,60; 31,66; 32,117.

762 So figuriert *macies* in Texten verschiedener Gattungen wie z. B. in Reden (Cic. *leg. agr.* 2,93; *Phil.* 7,12), philosophischen Schriften (Cic. *Tusc.* 3,26), im Lehrgedicht (Lucr. 1,325; 4,1167; Verg. *Georg.* 3,129; 4,255), in der Elegie (Prop. 4,3,27; Tib. 3,10,5), im Epos (Verg. *Aen.* 3,590) oder in der Geschichtsschreibung und Vergleichbarem (Caes. *civ.* 3,58,5; Liv. 2,23,3). Zu Bildungen auf *-ies* in medizinischer Literatur vgl. Langslow (2000a), 319–23 und siehe Kap. III. B. (a), S. 428ff.

763 Vgl. weiterhin z. B. Cels. 3,22,1 *summa macies Graeci* ἀτροφίαν *vocant* oder Plin. *nat.* 24,46 *corpus obesum levant onere sensim ad maciem reducenti<bus> isdem foliis*. Jedoch spricht auch Seneca d. J. von diesem Zusammenhang, vgl. *epist.* 95,16.

febris in Plin. *epist.* 7,19,3), Erkältungserscheinungen (*destillare* in Sen. *epist.* 78,1, *tussis* in Plin. *epist.* 7,19,3) oder Auszehrung bzw. Schwindsucht (vgl. Sen. *epist.* 75,12).[764] Darüber hinaus erwähnt Seneca d. J. *macies* auch als Folgeerscheinung eines als maßlos dargestellten Umgangs mit Speisen und alkoholischen Getränken (*ex cruditatibus macie*s in *epist.* 95,16), vgl. dazu Kap. III. Anhang.

manus livida. Dieser Ausdruck ist im Briefcorpus nur bei Seneca d. J (1mal) zu lesen, vgl. *epist.* 68,8 *ulcus meum curo. si ostenderem tibi pedem turgidum, lividam manum, aut contracti cruris aridos nervos, permitteres mihi uno loco iacere et fovere morbum meum*. Er figuriert hier im Zusammenhang mit der Beschreibung eines schlechten körperlichen Zustands (*pes turgidus* (S. 215), *contracti cruris aridos nervos*, vgl. *crus contractum* (S. 197)) und bezeichnet eine ‚blaue, blutunterlaufene Hand'. Was die Ursache dieses Befunds ist, ob der hier erwähnte Sachverhalt beispielsweise von Stößen oder Schlägen ausgeht, teilt Seneca nicht mit.[765]

Die medizinischen Fachautoren gebrauchen diesen Ausdruck nicht, jedoch ist das Adjektiv *lividus, -a, -um* einige Male in der Fachliteratur belegt (Cels. 19mal, Plin. *nat.* 20–32 8mal, Scrib. Larg. 1mal).[766] Ebenso wie Seneca d. J. beschreiben sie damit die Erscheinung von Körperteilen, vgl. z. B. *articuli* (Scrib. Larg. 188), *lingua* (Plin. *nat.* 26,6). Überdies verwendet Plinius d. Ä. das Adjektiv 2mal substantivisch und beschreibt äußerliche Stellen am Körper als ‚blau', vgl. Plin. *nat.* 24,93 *medetur* (sc. *rhus*) (…) *percussis, lividis, desquamatis* und *nat.* 29,33 *sucidam* (sc. *lanam*) *inponunt et desquamatis, percussis, lividis, incussis, conlisis* (…).

Weiterhin gebrauchen die Fachautoren *lividus* zur Beschreibung von Organen – wobei der Senecastelle die Junktur *livida cutis* bei Cels. 5,26,31d am nächsten kommt –,[767] von körperlichen Substanzen (z. B. *pituita* (Cels. 6,6,1d), *sanies* (Cels. 5,26,20d), *urina* (Cels. 7,26,5i)) sowie von Krankheitssymptomen (*pus* (Cels. 2,8,36); *pusula* (Cels. 5,28,15b); *ulcus* (Cels. 2,6,6; 5,26,29)). Ursache für die von Celsus (5,26,31d) beschriebene ‚blau unterlaufene Haut' ist Krebs.

sanguis deest und ***sanguis superest***. Den Fall, dass ‚Blut fehlt' oder ‚zu viel Blut da ist', äußert Seneca d. J. als einziger der Briefautoren (je 1mal), vgl. *epist.* 120,16 *nunc de capite, nunc de ventre, nunc de pectore ac faucibus querimur; alias nervi nos, alias pedes vexant, nunc deiectio, nunc destillatio; aliquando superest sanguis, aliquando deest: hinc atque illinc temptamur et expellimur*. Der Gedanke ist Teil einer Aufzählung von körperlichen Beschwerden (*alias nervi nos, alias pedes vexant, nunc deiectio, nunc destillatio* usw.) und dient zur Veranschaulichung der Aussage, dass der Mensch immer mit seiner Gesundheit zu schaffen habe (*hinc atque illinc temptamur et expellimur*).

764 Vgl. dazu auch Courtil (2012), 87 und siehe *p(h)thisis* (S. 224).
765 Vgl. hierzu Courtil (2015), 284–5.
766 Vgl. z. B. Cels. 2,4,9; 2,6,5; 2,8,23; 5,26,20c; 5,26,20d; 5,26,20e; 6,61d; 7,12,3a; 7,17,1; 7,26,5i; 8,4,21 (2mal); Plin. *nat.* 22,92; 22,97; 24,93; 24,163; 25,172; 26,6; 27,18; 29,33; Scrib. Larg. 188.
767 Vgl. darüber hinaus z. B. *intestina livida* (Cels. 7,16,1).

Keiner der beiden Ausdrücke ist in dieser Form in der medizinischen Fachliteratur belegt; inhaltlich vergleichbare Äußerungen sind ebenso kaum zu finden, vgl. lediglich z. B. *sanguis inutilis* (Plin. *nat.* 20,26; 21,126; 21,158), *defectus sanguinis* (Plin. *nat.* 20,230) und *sanguinem augere* (Plin. *nat.* 20,64). Auch in der übrigen lateinischen Literatur (PHI-Corpus) sind beide Junkturen nur selten attestiert, vgl. *deest sanguis* bei Seneca d. Ä. (*contr.* 2,5,9) und *superest sanguis* bei Livius (6,14,8) und Quintilian (*decl. mai.* 12,7).

Beide Ausdrücke sind deskriptiv und für die Fachliteratur vermutlich zu unspezifisch, um medizinische Vorgänge angemessen darzustellen.

sanguis fluit. Dieser Ausdruck (‚Blut fließt') findet sich im Briefcorpus nur bei Seneca d. J. (1mal), vgl. *epist.* 95,15 *medicina quondam paucarum fuit scientia herbarum quibus sisteretur fluens sanguis, vulnera coirent*. Als Ursache dafür begreift Seneca Verletzungen bzw. Wunden (*vulnera*).

Die medizinischen Fachautoren verwenden den Ausdruck ebenfalls (Cels. 22mal, Plin. *nat.* 20–32 7mal, Scrib. Larg. 3mal).[768] Wie Seneca d. J. beschreiben auch sie mit *sanguis fluit*, dass Blut aus Wunden fließt, vgl. z. B. Cels. 5,6,20d *itaque protinus eius vulneris expedita magis curatio est, ex quo sanguis bonus fluxit*.[769] Außerdem gebrauchen sie wie Seneca die Junktur *sistere sanguinem fluentem*, vgl. z. B. Plin. *nat.* 24,13 *suberis cortex tritus ex aqua calida potus sanguinem fluentem ex utralibet parte sistit*.[770]

Im Unterschied zu Seneca d. J. äußern sich die Fachautoren spezifischer und thematisieren beispielsweise weitere Körperstellen, aus denen Blut fließen kann, vgl. z. B. Nasenbluten in Scrib. Larg. 46 *erumpit se e naribus sanguis, qui cum abundanter fluxit, nisi celerius supprimatur, periculum adfert*.[771] Außerdem fließt Blut ihren Ausführungen zufolge auch aus dem Mund (Plin. *nat.* 26,135 *per os*; Plin. *nat.* 23,137 *ex ore*) oder aus den Ohren (Cels. 8,4,1 *per aures*).

struma. Der Begriff wird von den Briefautoren nur von Cicero (1mal) verwendet, vgl. Cic. *Att.* 2,9,2 *proinde isti licet faciant quos volunt consules, tribunos pl., denique etiam Vatini strumam sacerdoti διβάφῳ vestiant*. Mit *struma* bezeichnet Cicero eine Schwellung des Halses. Wie aus zwei Passagen seiner Rede gegen Vatinius (*in P. Vatinium testem interrogatio*) hervorgeht, kann *struma* jedoch auch an Nacken, im Gesicht und in anderen Körperregionen auftreten, vgl. *Vatin.* 4 *repente enim te tamquam serpens e latibulis oculis eminentibus, inflato collo, tumidis cervicibus intulisti* und 39 *strumae denique ab ore improbo demigrarunt et aliis iam se locis conlocarunt*.[772]

768 Vgl. Cels. 2,7,7 (2mal); 2,7,20; 2,7,30; 2,8,19; 2,10,14; 2,10,19; 3,22,10; 4,11,3; 4,11,4; 5,26,20d; 5,26,22 (3mal); 5,26,23a; 6,18,3c; 7,7,15h; 7,26,5a; 7,30,3a; 8,4,1; 8,6,2; 8,10,7c; Plin. *nat.* 20,102; 23,137; 24,13; 26,131; 26,134; 26,135; 27,18; Scrib. Larg. 16; 46 (2mal).

769 Vgl. ferner Cels. 5,26,22; Plin. *nat.* 23,137; 24,126; 27,18.

770 Vgl. weiterhin Plin. *nat.* 26,134; 27,18; ähnlich: *nat.* 23,137; siehe auch sanguinem sistere (S. 353).

771 Vgl. ferner Cels. 2,7,7; 2,7,20; 2,7,30; 2,8,19; 8,4,1; Plin. *nat.* 20,102; 23,137; 26,131; 26,134.

772 Vgl. auch Anke (1873a), 400–1.

In der medizinischen Fachliteratur ist *struma* häufiger attestiert: 10mal bei Celsus, 76mal bei Plinius d. Ä. (*nat.* 20–32) und 10mal bei Scribonius Largus.[773] Anders als Cicero bezeichnen die Fachautoren damit eine Drüsenschwellung (*tumor glandulae*), vgl. Cels. 5,28,7a *struma quoque est tumor, in quo subter concreta quaedam ex pure et sanguine quasi glandulae oriuntur.*[774] Aus Celsus' Beschreibung der *struma* geht weiterhin hervor, dass die Krankheit am Hals beginnt und darüber hinaus an den Achseln und im Schambereich auftauchen kann sowie bei Frauen an der Brust, vgl. 5,28,7a *nascuntur maxime in cervice, sed etiam in alis et inguinibus * lateribus: in mammis quoque feminarum se reperisse [chirurgicus] Meges auctor est.*

Cicero bezeichnet mit *struma* also eine andere Krankheit als die Fachautoren, denn was er sowie auch andere nicht-medizinischen Autoren beschreiben,[775] passt zu der von den Fachautoren als *elephantiasis* („knolliger Aussatz" (Anke (1873a), 401)) bezeichneten Krankheit, vgl. z. B. Plin. *nat.* 26,7 *et ipsam* (sc. *elephantiasim*) *a facie saepius incipientem, in nare prima veluti lenticula, mox in<c>rescente per totum corpus, maculosa variis coloribus et inaequali cute, alibi crassa, alibi tenui, dura, alibi ceu scabie aspera, ad postremum vero nigrescente et ad ossa carnes adprimente, intumescentibus digitis in pedibus manibusque.*[776]

sudare. Das Verb (‚schwitzen') ist mit Bezug auf die Medizin nur 1mal im Briefcorpus belegt, vgl. Sen. *epist.* 15,4 *bibere et sudare vita cardiaci est.*[777] Zu schwitzen sei, wie Seneca schreibt, ein Symptom des *morbus cardiacus*, vgl. dazu *cardiacus* (S. 205). *sudare* hier als Symptom (und nicht als therapeutische Maßnahme) aufzufassen, legen die

773 Vgl. z. B. Cels. 1,9,6; 2,1,19; 5,18,5; 5,18,12; 5,18,16; Plin. *nat.* 20,29; 20,52; 20,93; 21,142; 21,150; 21,176; 22,22; 22,27; 22,37; 23,103; 23,118; 23,125; 24,11; 24,15; 24,16; 25,55; 25,169; 25,174; 26,42; 26,26; 26,51; 27,68; 27,81; 28,45; 28,82; 28,140; 29,141; 30,34; 30,36 (2mal); 30,37; 32,33; 32,34; 32,40; Scrib. Larg. 80 (2mal); 81 (2mal); 82; 214; 228 (2mal).

774 Zudem gibt es einen Unterschied in der Bedeutung zwischen dem antiken und dem modernen Terminus. Heute bezeichnet *struma* ‚Schwellung der Schilddrüse' oder ‚Kropf', vgl. Anke (1873a), 397–8 und Grmek (1991b), 211–2, dessen Erklärung („tumeur scrofuleuse du cou, c'est-à-dire les écrouelles, *scrofulae* des anciens vétérinaires) möglicherweise falsch ist, vgl. Anke (1873a), 397–8 und Pschyrembel s. v. Struma, 1520. Die Schilddrüse war den antiken Autoren offensichtlich nicht bekannt und ‚Kropf' hat mit Bezug auf Tiere die lateinische Bezeichnung *ingluvies*, vgl. ebd., 397. Für Celsus sind *strumae* vor allem Drüsenschwellungen, darüber hinaus aber auch Schwellungen an anderen Organen, vgl. ebd., 398–9.

775 Vgl. Sen. *dial.* 2,17,3 *in pedes suos ipse plurima dicebat et in fauces concisas*; *Scholia bobiensia* zu Cic. *Sest.* 135, S. 107 (Hildbrand) *sed quod ait* strumam civitatis … *intellegere debemus; pertinet enim ad Vatinium, qui traditur fuisse strumosa facie et maculoso corpore*; Plut. *Cic.* 9,3 ἀνὴρ (sc. Οὐατίνιος) (…) χοιράδων δὲ τὸν τράχηλον περίπλεως.

776 Vgl. Anke (1873a), 397–402 sowie weiterhin Cels. 3,25,1 *quo* (sc. *morbo* ἐλεφαντιάσεως) *totum corpus adficitur, ita ut ossa quoque vitiari dicantur. summa pars corporis crebras maculas crebrosque tumores habet; rubor harum paulatim in atrum colorem convertitur. summa cutis inaequaliter crassa, tenuis, dura mollisque, quasi squamis quibusdam exasperatur; corpus emacrescit; os, surae, pedes intumescunt.*

777 Außerhalb eines medizinischen Zusammenhangs figuriert *sudare* in Cic. *fam.* 3,12,3; Sen. *epist.* 4,11; 18,1.

Äußerungen der medizinischen Fachautoren nahe, aus denen hervorgeht, dass der *cardiacus*-Patient übermäßig schwitzt, vgl. z. B. Cels. 3,19,1 *inmodico sudore digeritur*.

sudare ist auch in der medizinischen Fachliteratur belegt (Cels. 8mal, Plin. *nat.* 20–32 6mal),[778] jedoch figuriert es in nur zwei Passagen als Krankheitssymptom, vgl. Cels. 2,4,4 *mali etiam morbi signum est nimis celeriter emacrescere* (…) *aut multum sudare* und 3,6,9 *si sudare corpus coepit, linteum tepefacere oportet paulatimque singula membra dete<r>gere*. Wie Seneca d. J. beziehen die Fachautoren das Symptom dabei auf den Menschen im Ganzen (vgl. Cels. 2,4,4) und darüber hinaus (anders als Seneca) explizit auch auf den menschlichen Körper (vgl. Cels. 3,6,9).

Häufiger verwenden die Fachautoren das Verb allerdings, wenn sie über therapeutische Maßnahmen sprechen, vgl. z. B. Cels. 1,3,23 *qui vomuit, si mane id fecit, ambulare debet, tum ungi, dein cenare; si post cenam, postero die lavari et in balneo sudare*.[779] Wenn sie über das Schwitzen als Symptom des *morbus cardiacus* sprechen, gebrauchen die Fachautoren nicht wie Seneca das Verb *sudare*, sondern das Substantiv *sudor*, vgl. Cels. 3,19,1 (oben zitiert) und Plin. *nat.* 23,50.

umor in totam cutem admissus. venter distentus. viscera distendit merum. Diese Formulierungen verwendet von den Briefautoren nur Seneca d. J.; für *umor in totam cutem admissus* (1mal) vgl. *epist.* 95,16 *inde in totam cutem umor admissus distentusque venter dum male adsuescit plus capere quam poterat*; für *venter distentus* (2mal) ebd. sowie *epist.* 47,2 *est ille plus quam capit, et ingenti aviditate onerat distentum ventrem ac desuetum iam ventris officio, ut maiore opera omnia egerat quam ingessit* und für *viscera distendit merum* (1mal) vgl. *epist.* 83,2 *adice* (…) *stomachi tormenta cum effervescit merum ac viscera ipsa distendit*. Seneca umschreibt damit vermutlich jeweils die Hydropsie („Wassersucht"), indem er ihre Symptome schildert, vgl. (in derselben Reihenfolge) ‚Flüssigkeit, die in die gesamte Haut gelangt ist', ‚auseinandergedehnter Magen' sowie ‚unverdünnter Wein zerdehnt die inneren Organe'.[780] Wie den Ausführungen jeweils zu entnehmen ist, liegen die Ursachen für diese Symptome stets in einem von Seneca als problematisch dargestellten Umgang mit Nahrungsmitteln und Alkohol.

In der medizinischen Fachliteratur ist von diesen Formulierungen nur *venter distentus* bzw. finit *ventrem distendere* belegt (Plin. *nat.* 20–32 1mal), vgl. *nat.* 32,75 *est parva rana in harundinetis et herbis maxime vivens, muta ac sine voce, viridis, si forte hauriatur, ventres boum distendens*. Semantische Gemeinsamkeiten sind dabei jedoch nicht zu beobachten, denn einerseits bezieht Plinius d. Ä. den Ausdruck auf Tiere, andererseits steht er nicht im Zusammenhang mit der Hydropsie und daher auch nicht mit den von Seneca geschilderten Ursachen dafür.[781]

---

778 Vgl. Cels. 1,3,4; 1,3,6; 1,3,7; 1,3,23; 1,4,2; 2,4,4; 3,6,9; 4,31,3; Plin. *nat.* 20,203; 23,120; 24,2; 24,186; 31,103; 31,60.

779 Vgl. weiterhin Cels. 1,3,4; 1,4,2; 4,31,3; Plin. *nat.* 24,186; 31,60; 31,103 sowie sudatio (S. 317) und sudor (S. 317).

780 Vgl. Migliorini (1997), 44–5 und Pschyrembel s. v. Ödem, 1143–4.

781 Zu *distendere* vgl. Migliorini (1997), 41.

Anders verhält es sich mit der Formulierung *umor in totam cutem admissus*: Zwar figuriert sie in dieser lexikalischen Form nicht in der Fachliteratur, jedoch lassen sich drei Passagen bei Celsus anführen, in denen das damit beschriebene Phänomen in ähnlicher Weise angesprochen wird, vgl. z. B. Cels. 4,2,4 *praeter haec etiam<num> invenitur genus* (sc. *morbi quem* κεφάλαια Graeci *vocant*), *quod potest longum esse; ubi umor cutem inflat, eaque intumescit et prementi digito cedit:* ὑδροκέφαλον *Graeci appellant.*[782]

Die Formulierung *viscera distendit* (*merum*) hat schließlich keine Belege und Parallelen in der Fachliteratur.

Im Unterschied zu Seneca d. J. sieht Celsus die Ursachen der von ihm beschriebenen Sachverhalte nicht in einer ungesunden Ernährungsweise oder im Alkoholismus. Nicht nur dieser Befund führt zum Schluss, dass Seneca mit seiner Darstellung vor allem Kritik an gesellschaftlichen Phänomenen üben und belehren will, sondern auch die beschreibende Art und Weise, mit der er auf die Krankheit Bezug nimmt, legt dies nahe. Denn anders als die Verwendung möglicherweise abstrakter, unverständlicher Termini (wie *hydrops*) zeichnen sich um- und beschreibende Formulierungen durch eine eindrucksvolle Wirkung aus. Diese stellt sich nicht nur aufgrund ihrer Anschaulichkeit ein, sondern auch durch die Möglichkeit, das zu Beschreibende begrifflich zu modifizieren, beispielsweise zu überhöhen, vgl. *umor in totam cutem admissus*. So wirkt das evozierte Bild umso drastischer und, wie in diesem Falle, alarmierender; vgl. dazu auch Kap. III. Anhang.

vertigo capitis. Vom (wörtl.) ‚Schwindel des Kopfes' spricht Seneca d. J. 2mal, vgl. *epist.* 83,21 *adice illam ignorationem sui, dubia et parum explanata verba, incertos oculos, gradum errantem, vertiginem capitis, tecta ipsa mobilia velut aliquo turbine circumagente totam domum, stomachi tormenta cum effervescit merum ac viscera ipsa distendit* und 95,17 *quid capitis vertigines dicam? quid oculorum auriumque tormenta et cerebri exaestuantis verminationes et omnia per quae exoneramur internis ulceribus adfecta?* In *epist.* 83,21 zählt er das Schwindelgefühl neben weiteren Zuständen (*dubia et parum explanata verba, incertos oculos, gradum errantem* etc.) zu den Begleiterscheinung von Trunkenheit. In *epist.* 95,17 nennt Seneca ein bestimmtes, als unangemessen oder verwerflich dargestelltes Ess- und Trinkverhalten im Allgemeinen als Ursache für *capitis vertigo*, aber auch für weitere gesundheitliche Beschwerden wie z. B. *macies* (S. 232), *pallor* (S. 150) oder *verminatio* (S. 172), vgl. *epist.* 95,16–7.

In der medizinischen Fachliteratur ist die Junktur *vertigo capitis* nur 1mal attestiert, vgl. Plin. *nat.* 23,35 *tertii* (sc. *generis alterci vel hyoscyami*) *semen <i>rionis semini simile est, omnia insaniam gignentia capitisque vertigines*. Auch hier bezeichnet es ein ‚Schwindelgefühl' (im Kopf).[783]

782 Vgl. weiterhin Cels. 4,23,1 *ergo et super pectus ponetur sinapi, exulcerataque cute malagma, quod umorem evocet* sowie 5,18,7a *ad idem [latus] Andreae quoque malagma est, quod etiam resolvit, educit umorem, pus maturat, ubi id maturum est, cutem rumpit, ad cicatricem perducit.*

783 Zu Bildungen u. a. auf *-igo* in der medizinischen Fachliteratur vgl. Langslow (2000a), 315–9 und siehe Kap. III. Anhang.

Anders als bei Seneca d. J. ergibt sich dies Plinius d. Ä. zufolge jedoch nicht durch Alkoholkonsum oder eine bestimmte Ernährungsweise, sondern durch den Konsum von Bilsenkraut (*altercum*).

Mehrfach – oft im Zusammenhang mit Kopfschmerzen – bezeichnen die Fachautoren ein Schwindelgefühl, indem sie *vertigo* ohne einen attributiven Zusatz gebrauchen, vgl. z. B. Scrib. Larg. 188 *capitisque dolorem habent cum vertigine quadam assidue quidem, sed praecipue cum e lectulo se levare conantur.*[784] Zwar lässt sich dabei auf eine Äußerung Plinius' d. Ä. verweisen, derzufolge wie bei Seneca d. J. Alkohol als Ursache für das Schwindelgefühl genannt wird, dabei spricht Plinius aber nicht von Trunkenheit, sondern meint lediglich die Wirkung, die junger Wein (*novicium*) in bestimmten Fällen hervorrufen kann, vgl. *nat.* 23,46 *novicium resinatum nulli conducit; capitis dolorem et vertigines facit*. Eine moralisierende Aussageabsicht, wie sie bei Seneca d. J. vorliegt, ist dabei jedoch nicht zu erkennen.

vis latens. Mit diesem Ausdruck (‚fehlende Kraft') beschreibt Seneca d. J. in einem Brief an Lucilius offenbar eine Schwäche in den Unterarmen und Unterschenkeln, vgl. *epist.* 95,22 *antiqui medici (…) nesciebant crurum vinculo brachiorumque latentem vim et in medio sedentem ad extrema revocare*. Die Ursache dieses Symptoms liege darin, dass die Kraft in der Mitte des Körperteils „sitzt" (*in medio sedens*) und sich dort „verbirgt" (*latens*). Zugleich erwähnt Seneca Mittel und Maßnahme dagegen: Die Kraft müsse mithilfe eines Verbands oder Strickes (*vinculum* (S. 372)) zu den äußeren Partien von Unterschenkel und -arm „zurückgerufen" werden (*ad extrema revocare*).

In der medizinischen Fachliteratur figuriert der Ausdruck *vis latens* nicht. Eine Verbindung von *vis* mit *bracchium* oder *crus* ist dort ebenfalls nicht attestiert.

Von welchem medizinischen Phänomen Seneca d. J. hier spricht, ist anhand seiner Beschreibung schwer auszumachen. Zudem scheint er hier vor allem Belege für seine Behauptung zu suchen, die Medizin der früheren Zeit sei eine einfachere gewesen, da die Krankheiten der Menschen einfacher gewesen seien; durch moralischen Verfall hätte sich dies jedoch geändert, vgl. z. B. *epist.* 95,22 *non erat necesse circumspicere multa auxiliorum genera, cum essent periculorum paucissima. nunc vero quam longe processerunt mala valetudinis!* Möglicherweise zählt auch das hier beschriebene Phänomen zu denjenigen Ausführungen Senecas d. J. über Gesundheit und Krankheit, die bisweilen zwar lexikalische Parallelen zur medizinischen Fachliteratur erkennen lassen, semantisch-inhaltlich jedoch davon abweichen, vgl. dazu Kap. III. Anhang.

vulnus. Dieses Wort (‚Wunde') wird häufiger von den Briefautoren gebraucht (Cic. 13mal, dav. 11mal^{M} + 11mal^{NR}, Sen. d. J. 14mal, dav. 1mal^{M} + 13mal^{NR}, Plin. d. J. 3mal,

784 Vgl. weiterhin Plin. *nat.* 20,69 (*capitis dolores veteres et vertigines*); 23,46 (*capitis dolorem et vertigines*); 25,139 (*tepidum hoc prodest et doloribus, qui plerumque ex dimidia parte capitis sentiuntur, et vertigini.*); Scrib. Larg. 6 (*oportet vero permanente capitis dolore materiam quoque detrahere (…). quae res (…) prodest (…) quibus subitae vertigines obversantur*); 99 (*sanat quibus subito tenebrae obversantur oculis cum vertigine quadam (…) nec minus diutino correptos capitis dolore*).

dav. 2mal^{M} + 2mal^{NR}).[785] Auch in der medizinischen Fachliteratur hat *vulnus* viele Belege (Cels. 187mal, Plin. *nat.* 113mal, Scrib. Larg. 25mal).[786]

Wie die Fachautoren beschreiben die Briefautoren Wunden genau (vgl. z. B. Sen. *epist.* 57,5 *purulentum vulnus* und Cels. 5,26,23b *vulnus est in carne*),[787] erwähnen deren Behandlung (vgl. z. B. *tractatio* bei Sen. *epist.* 57,5 und *curatio* bei Cels. 1 pr. 75 u. ö.)[788] und Heilung (vgl. z. B. *vulnus sanare*),[789] beschreiben Vorgänge in der Wunde (vgl. Sen. *epist.* 78,19 *vulnus intumescit* und Cels. 4,7,3 *per ea vulnera morbus erumpat*)[790] und äußern, dass Schmerzen (z. B. *cruciatus* oder *dolor*) mit Wunden einhergehen[791] und dass Medikamente (z. B. *remedium* oder *medicamentum*) zu deren Behandlung angewendet werden.[792]

Mit Blick auf die Syntax ist zu beobachten, dass beide Autorengruppen zwar dahingehend übereinstimmen, dass sie *vulnus* zum Subjekt einer Aussage machen, vgl. z. B. *vulnus medentium manus reformidat* (Plin. *epist.* 5,16,11) oder *non venit vulnus ad cicatricem* (Sen. *epist.* 2,3) mit *vulnus pervenit* (Cels. 7,20,4) oder *vulnus hiat* (Cels.

785 Vgl. Cic. *Att.* 1,17,3^{M}; 1,18,2^{M}; 3,12,2^{M}; 5,17,6^{M}; 9,5,2^{M}; 12,22,1^{M}; *fam.* 4,6,2^{M}; 5,12,5; 5,15,1^{M}; 10,18,3^{M} (Plancus an Cicero); 10,33,4 (Pollio an Cicero); 15,4,14^{M}; *ad Brut.* 17,2^{M}; Sen. *epist.* 2,3; 24,8 (2mal); 57,5; 59,12 (2mal); 66,40; 70,16; 71,17; 78,19; 94,41; 95,15; 99,29; 104,12^{M}; Plin. *epist.* 2,7,3^{M}; 5,16,11; 7,19,9^{M}. Zu *vulnus* bei Seneca d. J. vgl. noch Courtil (2015), 213. Ohne Bezug zur Medizin figuriert *vulnus* in Cic. *Att.* 1,16,7; 1,16,9; 1,18,3; 3,15,2; 5,15,2; 5,20,3; 12,18,1; *fam.* 4,12,2 (Servius an Cicero); 10,33,1; *ad Q. fr.* 2,3,6; *ad Brut.* 10,1; Sen. *epist.* 7,5; 65,21; 65,24; 67,4; 67,6; 67,7; 67,13; 85,29; 95,33; 95,72; 96,1; 99,1; 101,12; Plin. *epist.* 5,16,7; 8,5,1.

786 Vgl. z. B. Cels. 1 pr. 1; 1 pr. 41; 1,9,3; 2,8,27; 3,21,12; 4,7,3; 5,2,1; 5,17,2b; 5,19,1a (2mal); 6,18,3b; 7 pr. 5 (3mal); 7,3,2; 7,3,3; 8,3,10; 8,4,9; 8,4,10 (2mal); Plin. *nat.* 20,17; 20,40; 20,47; 20,50; 21,127; 21,129 (2mal); 21,133; 22,25; 22,26; 22,37; 23,8; 23,75; 23,98; 24,8; 24,12; 24,34; 25,15; 25,34; 25,43; 26,134; 26,135; 26,142; 27,18; 27,19; 27,90; 27,123; 28,4; 28,31; 28,47; 29,3; 29,22; 29,31; 30,112; 30,114; 30,115; 31,6; 31,12; 31,125; Scrib. Larg. 47; 84 (2mal); 121 (2mal); 201; 203.

787 Vgl. z. B. *crudum vulnus* (Plin. *epist.* 5,16,11), *grave vulnus* (Cic. *fam.* 4,6,2; *ad Brut.* 17,2^{M}; *epist.* 2,7,3^{M}; Cels. 1 pr. 41; 5,19,23; 5,26,23h; 5,26,25a; 5,26,35a), *novum vulnus* (Sen. *epist.* 57,5), *siccum vulnus* (Sen. *epist.* 59,12), *non apparet in tumore* (Sen. *epist.* 94,41), *periculosum vulnus* (Cels. 5,26,3a; 5,26,6a; Scrib. Larg. 208), *leve vulnus* (Cels. 5,26,26a; Scrib. Larg. ind. 271).

788 Vgl. weiterhin *tractare vulnus* (Cic. *Att.* 12,22,1^{M}); *curatio* (Cels. 5,26,20d; 5,26,32; 5,26,35a; 7 pr. 5; 7,12,4; 7,24,1, Plin. *nat.* 31,127).

789 Vgl. *vulnus sanare* (Cic. *Att.* 5,17,6^{M}; *fam.* 15,4,14^{M}; Cels. 5,20,1a; 8,10,7k; Plin. *nat.* 20,81; 20,216; 21,133; 24,99; 24,168; 24,169; 25,34; 26,146; 27,123; 27,128; 29,31; 29,114; 31,6; Scrib. Larg. 207), *sanescit vulnus* (Cels. 5,26,20a), *mederi* (Cic. *Att.* 3,12,2^{M}; Plin. *epist.* 2,7,3^{M}; Cels. 1 pr. 3; Plin. *nat.* 20,17; 20,93; 22,37; 24,34; 24,36; 25,141; 27,90; 27,138; 31,12), *curare* (Cic. *fam.* 10,18,3^{M}, Cels. z. B. 5,26,23f; 5,28,1c; 7,14,4 (2mal); 7,21,1c; 8,4,10; 8,4,18).

790 Vgl. weiterhin *venit ad cicatricem vulnus* (Sen. *epist.* 2,3), *coit vulnus* (Sen. *epist.* 95,15), *sanguinis pars per vulnus (…) descendit* (Cels. 5,26,13), *vulnera et nimius calor et nimium frigus infestant* (Cels. 5,26,6).

791 Vgl. *cruciatus* (Sen. *epist.* 66,40), *dolor* (Cic. *fam.* 5,12,5; Sen. *epist.* 59,12; Plin. *nat.* 20,214), *est dolendum in vulnere* (Cic. *ad Brut.* 17,2^{M}).

792 Vgl. *medicina* (Cic. *Att.* 1,18,2^{M}), *medicamentum* (Cic. *Att.* 9,5,2^{M}; Sen. *epist.* 2,3; Cels. z. B. 1 pr. 3; 5,26,23f (2mal); 5,26,30a; 5,27,2a; 5,28,1c; 6,18,3b; 7 pr. 5; Scrib. Larg. 121), *remedia* (immer Pl.: Cic. *fam.* 5,15,1^{M}; Sen. *epist.* 99,29; 104,12^{M}; Plin. *nat.* 29,3).

7,26,5i);[793] Allerdings muss diese Ausdrucksweise eher als eine Ausnahme für die Fachliteratur gesehen werden, da sie hier nur acht Belege hat. Bemerkenswert ist dabei, dass dieser Befund den Beobachtungen zu anderen Wörtern wie z. B. *morbus, exulceratio* oder *febris* widerspricht, die in der Fachliteratur relativ häufig das Subjekt einer Aussage bilden. Die Ursache dafür ist vermutlich, dass sich aus Sicht und nach Darstellung der Fachautoren eine Wunde anders „verhält" als eine Krankheit.

Weiterhin sind mehrere von den Briefautoren verwendete Junkturen mit *vulnus* auch in der Fachliteratur attestiert, vgl. z. B. *grave vulnus* (vgl. Anm. 787) und *vetus vulnus,*[794] *dolor vulneris*[795] und *remedia vulneris*[796] sowie *facere vulnus,*[797] *mederi vulneri* (vgl. Anm. 789), *sanare vulnus* (vgl. Anm. 789), *intumescit vulnus*[798] etc.[799] Bis auf *intumescit vulnus* sind diese gemeinsamen Ausdrücke eher allgemeiner Natur, was erklärt, dass sie beiderseits belegt sind. Einige sind darüber hinaus nur selten in der Fachliteratur attestiert (*vetus vulnus, dolor vulneris, remedia vulneris, coit vulnus*); diese werden zudem nicht von Celsus gebraucht, der von den Fachautoren am ausführlichsten auf Wunden eingeht.[800] Der Gebrauch von *vulnus* im Briefcorpus kommt also eher Plinius' d. Ä. und Scribonius Largus' Gebrauch des Wortes nahe und damit denjenigen Fachautoren, die die Medizin nicht umfassend thematisieren, sondern sich vor allem auf die Pharmazie konzentrieren.

Im Unterschied zu Cicero, Seneca d. J. und Plinius d. J. gehen die Fachautoren erwartungsgemäß sehr ausführlich auf Wunden ein. So unterscheiden sie verschiedene Arten und Merkmale von Wunden (vgl. z. B. Cels. 5,26,5 *genus vulneris*),[801] beschreiben sie und ihre Umstände genau (vgl. z. B. Cels. 5,26,14 *vulnus nudum* oder Cels. 5,26,21a *sedes vulneris*)[802] und sprechen eingehend vor allem über die Behandlung von Wunden, vgl. z. B. Cels. 5,26,6 *oportunissimumque curationi tempus vernum est, aut certe neque fervens neque frigidum, siquidem vulnera et nimius calor et nimium frigus*

793 Vgl. weiterhin *nullum vulnus apparet* (Sen. *epist.* 94,41); *vulnera coirent* (Sen. *epist.* 95,15); *quid intra cutem subest vulneris* (Cic. *fam.* 10,18,3ᴹ (Plancus an Cicero)) und aufseiten der Fachautoren: *vulnus insedit* (Cels. 5,26,35a), *vulnus patitur* (Cels. 7,15,2), *vulnus intendit ad cicatricem* (Cels. 7,27,7), *vulnus accessit* (Cels. 8,5,6; 8,10,7b; 8,25,5).

794 Vgl. Sen. *epist.* 57,5; Plin. *nat.* 20,81.

795 Vgl. Cic. *fam.* 5,12,5; Sen. *epist.* 59,12; Plin. *nat.* 20,214.

796 Vgl. Cic. *fam.* 5,15,1ᴹ; vgl. Sen. *epist.* 104,12ᴹ *remedia opponere vulneribus*; Plin. *nat.* 29,3.

797 Vgl. Cic. *Att.* 1,17,3ᴹ (*nihil vulneris*); Sen. *epist.* 71,17; Cels. 7 pr. 5; 7,20,4; Plin. *nat.* 20,169; 20,244; 24,168; 28,241.

798 Vgl. Sen. *epist.* 78,19; Cels. 5,26,26a (2mal); Plin. *nat.* 28,242.

799 Weitere gemeinsame verbale Junkturen mit *vulnus* sind: *coeunt vulnera* (Sen. *epist.* 95,15; Scrib. Larg. 121), *curare vulnus* (Cic. *fam.* 10,18,3ᴹ, Cels. z. B. 5,26,23f; 5,28,1c; 7,14,4 (2mal); 7,21,1c; 8,4,10; 8,4,18), *patitur vulnus* (Plin. *epist.* 5,16,11; Cels. 5,19,1a; 5,26,24a (*vulneris ratio* (*non*) *patitur*); 7,15,2; Plin. *nat.* 28,242).

800 Beispielsweise benutzt Celsus, um auszudrücken, dass eine Wunde verheilt, nicht das Verb *coire* (‚zusammengehen; sich schließen') wie Seneca und Scribonius Largus, sondern *sanescere*, vgl. Cels. 8,10,7g *potestque ea ratione et os coire et vulnus sanescere, illud suo tempore, hoc prout se habet.*

801 Vgl. ferner z. B. *figura vulneris* (Cels. 5,26,5 (2mal)), *vulneris ratio* (Cels. 5,26,24a).

802 Vgl. weiterhin z. B. *periculosum* (Cels. 5,26,3a; 5,26,6a; Scrib. Larg. 208), *malum* (Cels. 5,26,3b; 5,26,27a), *nudum* (Cels. 5,26,14), *magnitudo vulneris* (Cels. 5,26,20f; 5,26,21a).

infestant, maxime tamen horum varietas; ideoque perniciosissimus autumnus est.[803] Dabei thematisieren sie die Reinigung von Wunden (z. B. mit *purgare vulnus*)[804] und gehen darauf ein, wie sie geschlossen oder zum Vernarben gebracht werden können (vgl. z. B. *glutinare vulnus*),[805] was ihnen aufzulegen und aufzutragen ist (vgl. *inlinere vulnueri*),[806] wie sie verbunden werden (vgl. z. B. *deligare vulnus*)[807] und Weiteres. Außerdem vermerken die Fachautoren genauer, wo sich die Wunde befindet; die Verortung geht dabei entweder mit ihrer Beschreibung einher – vgl. z. B. Cels. 5,26,3b *praeter haec malum vulnus est, quodcumque in alis vel feminibus vel inanibus locis vel in articulis vel inter digitos est.* –, wird explizit genannt (vgl. z. B. Cels. 5,26,7 *vulnera oculis subiecta*)[808] oder ergibt sich aus dem Zusammenhang, vgl. z. B. Cels. 5,26,13 *at cum vulva percussa est, dolor inguinibus et coxis et feminibus est; sanguinis pars per vulnus, pars per naturale descendit.*

Dagegen geben die Briefautoren bis auf wenige Ausnahmen nicht an, wo sich die Wunde befindet;[809] sie gebrauchen das Wort also lediglich allgemein in Bezug auf den Körper, vgl. *corpori vulnus imprimere* (Sen. *epist.* 24,8).

Von den hier besprochenen Ausdrücken der Briefautoren werden *bilis insidet faucibus, manus livida, sanguis deest* und *sanguis superest* sowie *vis latens* nicht von den Fachautoren gebraucht (vgl. Tabelle 25).

Die gemeinsam verwendeten Ausdrücke gebrauchen die Brief- und die Fachautoren in der Regel in denselben Bedeutungen (*abortus, cicatrix, macies, sanguis fluit, sudare, venter distentus* (Sen. d. J.) bzw. *ventrem distendere* (Plin. d. Ä.), *vertigo capitis, vulnus*). Außerdem verwenden beide Autorengruppen bisweilen dieselben Wortverbin-

803 Vgl. dazu vor allem Buch 5 von Celsus' *de medicina*, z. B. ab 5,26,1a. Überhaupt ist der Gedanke, dass die Medizin zuerst im Sinne einer Wundbehandlung aufkam, topisch, vgl. z. B. Cels. 1 pr. 3 *quos* (sc. *Podalirius et Machaon*) *tamen Homerus non in pestilentia neque in variis generibus morborum aliquid adtulisse auxilii, sed vulneribus tantummodo ferro et medicamentis mederi solitos esse proposuit*; Plin. *nat.* 29,3 *clara* (sc. *medicina*) *Troianis temporibus, a quibus fama certior, vulnerum tamen dumtaxat remediis* oder Sen. *epist.* 95,15 *medicina quondam paucarum fuit scientia herbarum quibus sisteretur fluens sanguis, vulnera coirent.*

804 Vgl. Cels. 5,26,23e; 5,26,29; 7,4,2b; 7,22,4; 7,27,4; 7,27,6; Plin. *nat.* 20,225; 21,129; 23,81; 24,35.

805 Vgl. *glutinare vulnus* (Cels. 5,2,1; 5,19,1a; 5,20,1a (2mal); 5,26,23a) und z. B. *inducere vulneribus cicatrices* (Cels. 3,21,12; 5,19,1a; 5,26,36a), *ad cicatricem perducere* (Cels. 5,19,5). Wenn die Fachautoren dabei über das Vernarben einer Wunde sprechen, stellen sie den Vorgang als aktive Handlung dar, bei der die Wunde das Objekt bildet, wohingegen Seneca d. J. es so darlegt, dass die Narbe von selbst entstünde, vgl. dazu *cicatrix* (S. 230).

806 Vgl. *inicere vulneribus* (Cels. 5,19,1a; 5,26,24a), *imponere vulneribus* (Cels. 5,19,22; 5,26,23e; 5,26,23h; Plin. *nat.* 20,47; 20,50 etc.) und *vulnus inungere* (Plin. *nat.* 20,40), *inlinere vulnueri* (Cels. 5,20,1a; 7,12,2; Plin. *nat.* 20,62; 20,244; 21,145; 22,68; 28,241).

807 Vgl. z. B. *deligare vulnus* (Cels. 5,26,24a; 5,27,1b; 7,19,9; 8,4,10 etc.).

808 Vgl. ferner z. B. *vulnus est in carne* (Cels. 5,26,23a (2mal); 5,26,23b), *in cute* (Cels. 5,26,23a).

809 Ausnahmen sind eine metaphorische Äußerung Ciceros, in der er von Wunden innerhalb der Haut spricht – vgl. *quid intra cutem subest vulneris* (*fam.* 10,18,3) – und eine Passage bei Seneca, in der eine Wunde in der Brust erwähnt, vgl. *non opus est vasto vulnere dividere praecordia* (Sen. *epist.* 70,16, vgl. *epist.* 67,13[NR] (*pectus*)).

dungen (vgl. zu *abortus, cicatrix, macies, sanguis fluit* und *vulnus*); für *vulnus* ist schließlich zu beobachten, dass sie Aussagen damit auf vergleichbare Weise konstruieren.

Tabelle 25: Häufigkeiten der hier besprochenen Ausdrücke bei den einzelnen Autoren

Ausdruck	Cicero	Sen. d. J.	Plin. d. J.	Celsus	Plin. d. Ä.	Scrib. Larg.
abortus	1	-	3	3	28	1
bilis insidet faucibus	-	1	-	-	-	-
cicatrix	-	1	$1^{M} + 1^{NR}$	68	64	19
macies	1	$2 + 1^{NR}$	2	4	5	-
manus livida	-	1	-	-	-	-
sanguis deest	-	1	-	-	-	-
sanguis superest	-	1	-	-	-	-
sanguis fluit	-	1	-	22	7	3
struma	1	-	-	10	76	10
sudare	1^{NR}	$1 + 2^{NR}$	-	$2 + 6^{NR}$	6^{NR}	-
umor in totam cutem admissus	-	1	-	-	-	-
venter distentus	-	2	-	-	1^{NR}	-
viscera distendit merum	-	1	-	-	-	-
vertigo capitis	-	2	-	-	1	-
vis latens	-	1	-	-	-	-
vulnus	13, dav. $11^{M} + 11^{NR}$	14, dav. $1^{M} + 13^{NR}$	3, dav. $2^{M} + 2^{NR}$	187	113	25

Die Unterschiede liegen vor allem darin, dass die Fachautoren die gemeinsam verwendeten Ausdrücke auf weitere Aspekte beziehen (*abortus, macies, sanguis fluit, sudare*) und andere oder weitere Zusammenhänge und Ursachen für die medizinischen Phänomene kennen (*cicatrix, macies, sanguis fluit, venter distentus, vertigo capitis, sudare*); unter anderem darin zeigt sich, dass sie ausführlicher und spezifischer auf die angesprochenen Sachverhalte eingehen als die Briefautoren (vgl. auch zu *vulnus*). Mit Blick auf die Semantik schließlich weichen beide Autorengruppen im Gebrauch von *struma* gänzlich voneinander ab.

Anhang: Ausdrücke zur Beschreibung des Krankheitsverlaufs

In ihren Äußerungen über Gesundheit und Krankheit und damit verbundene medizinische Phänomene gebrauchen die Briefautoren auch einige Begriffe und Ausdrücke, die den Verlauf einer Krankheit beschreiben: *accessio, διάλειψις, dies tuus, hebdomas, impetus, intermissio, λῆψις, offensa, offensio, remissio, temptatio.*

accessio. Diesen Begriff verwendet von den Briefautoren nur Seneca d. J. (4mal) in medizinischen Zusammenhängen, vgl. z. B. *epist.* 72,6 *hoc, inquam, interest inter consummatae sapientiae virum et alium procedentis quod inter sanum et ex morbo gravi ac diutino emergentem, cui sanitatis loco est levior accessio* oder 92,24 *virtus enim tantum bonum est ut istas accessiones minutas non sentiat, brevitatem aevi et dolorem et corporum varias offensiones.*[810] Mit *accessio* bezeichnet Seneca einen ‚Anfall' oder ‚Paroxysmos' und bezieht das Wort auf Krankheiten (*morbus* in *epist.* 72,6; 85,12) sowie auf deren Symptome (*dolor* in *epist.* 66,47; 92,24 und *offensiones corporum* in *epist.* 92,24).

In der medizinischen Fachliteratur ist *accessio* häufig attestiert: 62mal bei Celsus, 18mal bei Plinius d. J. (*nat.* 20–32) und 3mal bei Scribonius Largus.[811] Wie bei Seneca d. J. bezeichnet das Wort auch bei den Fachautoren den ‚Paroxysmos' oder ‚Anfall' entweder von Krankheiten wie z. B. des *morbus comitialis* (Cels. 2,8,11) oder des *cardiacus morbus* (Plin. *nat.* 23,50)[812] sowie deren Symptomen, vor allem des Fie-

810 Vgl. weiterhin Sen. *epist.* 66,47 und 85,12. Die übrigen Belege im Briefcorpus stehen in keinem medizinischen Zusammenhang, vgl. Cic. *Att.* 12,23,2; 16,16a,1; *fam.* 2,1,2; 2,11,1; 7,6,1, 10,9,1; 10,18,3; 13,18,2; 13,22,1; Sen. *epist.* 66,9; 66,26; 66,35; 87,18 (2mal); 89,12; 97,5; 116,3.

811 Vgl. Cels. z. B. 2,3,3; 2,4,5 (2mal); 2,8,11; 2,8,13; 2,10,8; 2,12,2c; 2,12,2f; 2,17,3; 2,17,5; 3,2,1 (2mal); 3,2,2; 3,3,2; 3,3,3; 3,3,4; 3,4,7; 3,4,10; 3,4,12 (2mal); 3,5,1; 3,5,2 (2mal); 3,5,3 (2mal); 3,6,1; 3,6,5; 3,7,2a; 3,7,2b; 3,8,1; 3,11,3; 3,12,2; 3,12,3; 3,12,4 (2mal); 3,14,1; 3,14,2; 3,14,3; 3,16,2; 3,17,1; 3,18,2 (2mal); 3,20,2; 3,20,5; 3,20,6; Plin. *nat.* 20,138; 20,155; 20,157; 20,216; 23,48; 23,50; 26,115; 26,116; 27,114; 28,96; 28,229 (2mal); 29,11; 30,102; 31,122; 32,40; 32,113; 32,114; Scrib. Larg. 99 (2mal); 170. Zu Bildungen auf *-sio* in medizinischer Literatur vgl. Kap. III. B. (a), S. 428ff.

812 Außer in einigen eher allgemeinen Ausführungen zu Krankheiten in *de medicina* (Cels. 3,2,1 (2mal); 3,2,2; 3,4,7; 3,4,10; 3,4,12 (3mal); 3,4,16) figuriert *accessio* auch im Zusammenhang mit weiteren Krankheiten wie *insania* (Cels. 3,18,2 (2mal), *lethargus* (sc. *morbus*, Cels. 3,20,2; 3,20,5; 3,20,6), *coeliacus* (sc. *morbus*, Plin. *nat.* 31,122) oder *lepra* (Plin. *nat.* 31,122).

bers[813], aber auch einiger anderer gesundheitlicher Beschwerden wie z. B. *capitis dolores* (Plin. *nat.* 23,48).[814]

Zwar wird *accessio* sowohl von Seneca d. J. als auch von den Fachautoren durch Adjektivattribute näher beschrieben, vgl. z. B. *levis* (Sen. *epist.* 72,6), *minima* (Sen. *epist.* 85,12) und *minuta* (Sen. *epist.* 92,24) mit *altera* (Cels. 2,3,3; 3,3,3; 3,4,16) oder *gravis* (Cels. 3,5,3; 3,5,4 (2mal); 3,6,6; 3,20,5); gemeinsame Ausdrücke sind dabei jedoch nicht zu beobachten. Allein mit der Verbindung *accessio doloris* (*epist.* 66,47) liegt eine Formulierung bei Seneca vor, die auch Plinius d. Ä. (*nat.* 23,48 *accessio quorum*, sc. *dolorum capitis*) und Scribonius Largus (99) je 1mal gebrauchen. Allerdings bestimmen die Fachautoren *accessio* vergleichsweise selten anhand eines Genitivattributs näher; meist ergibt sich seine spezielle Bedeutung aus dem Zusammenhang, vgl. z. B. Cels. 3,2,2 *increscit autem morbus, dum graviores dolores accessionesque veniunt, eaeque et ante, quam proximae, revertuntur et postea desinunt.*

Anders als die Fachautoren gebraucht Seneca d. J. *accessio* nie im Kontext von Fieber, obwohl er auch diese Thematik in seinen Briefen anspricht, vgl. dazu den Abschnitt zu Fieber und Schüttelfrost (S. 157). Als grundlegender Unterschied ist schließlich festzuhalten, dass die Fachautoren Paroxysmen erwartungsgemäß ausführlicher bzw. im Kontext von konkreten Krankheiten und Krankheitssymptomen thematisieren als Seneca, der das Phänomen vergleichsweise allgemein anspricht.

διάλειψις. Den Ausdruck gebraucht von den Briefautoren nur Cicero (2mal (? dazu im Folgenden)); allerdings bringen beide Passagen textkritische Probleme mit sich, vgl. vorläufig Shackleton Baileys Fassung: *Att.* 9,2,1 *etsi Non. Mart., die tuo, ut opinor, exspectabam epistulam a te longiorem, tamen ad eam ipsam brevem quam iii<i> Non.* ὑπὸ τὴν διάλειψιν *dedisti rescribendum putavi* und 9,10,8 *deinde iiii Non. Mart.*, ὑπὸ τὴ<ν διά>λειψιν *cum breviter scriberes, tamen ponis hoc*. διάλειψις steht beide Male im Zusammenhang mit Atticus' Viertagefieber und bezeichnet dabei dessen ‚Unterbrechung', d. h. den Zeitraum zwischen den Fieberanfällen.[815] Jedoch ergibt sich damit für

---

813 Vgl. Cels. 2,3,3; 2,4,5 (2mal); 2,10,8; 2,17,3; 2,17,5; 3,3,3; 3,3,4; 3,3,5 (3mal); 3,4,18; 3,5,1; 3,5,2 (2mal); 3,5,3 (2mal); 3,5,4 (2mal); 3,5,6; 3,5,7 (2mal); 3,5,8 (2mal); 3,5,9 (3mal); 3,6,1; 3,6,5; 3,7,2a; 3,7,2b; 3,8,1; 3,11,3; 3,12,2; 3,12,3; 3,12,4 (2mal); 3,14,1; 3,14,2; 3,14,3; 3,16,2; 3,17,1; Plin. *nat.* 20,155; 20,216; 26,115; 26,116; 27,114; 28,96; 28,229 (2mal); 30,102; 32,113; 32,114; Scrib. Larg. 170.

814 Weitere Krankheiten und Symptome, in deren Kontext die Fachautoren von einem „Anfall" sprechen, sind z. B. Epilepsie (Plin. *nat.* 20,138) oder die Verdunkelung der Augen (*tenebrae obversantur oculis cum vertigine quadam (scotomaticos hos Graeci appellant)*; Scrib. Larg. 99 (2mal)).

815 Vgl. DGE s. v. 2: „intervalo ref. al tiempo, interrupción, pausa en la fiebre" und LSJ s. v.: „an interval, interstice" sowie Sh. B. zu 9,2,1, Bd. 4, 360: „*remissionem*, more probable than λῆψιν (*accessionem*) both diplomatically (…) because Atticus would naturally write after the abatement rather than after the attack." Siehe auch *dies tuus* (S. 245) und *quartana* (S. 161).
Im Corpus Hippocraticum findet sich nur ein Beleg für διάλειψις, der jedoch nicht im Zusammenhang mit Fieber steht, vgl. Hp. *de fracturis* 25 καὶ γὰρ εἰ ὑγιὴς χρὼς ἔνθεν καὶ ἔνθεν ἐπιδεθείη, ἐν μέσῳ δὲ διαλειφθείη, μάλιστα κατὰ τὴν διάλειψιν οἰδήσειεν ἄν, καὶ ἀχροιήσειεν· πῶς οὖν οὐχὶ ἕλκος γε ταῦτα ἂν πάθοι; Mit Bezug auf die Unterbrechungen von Fieberanfällen

beide Stellen eine Ungereimtheit, die im Zusammenhang mit den oben gekennzeichneten Eingriffen in den Text steht. Wie bereits erwähnt litt Atticus unter einem Viertagefieber; dessen Verlauf lässt sich anhand einiger Äußerungen Ciceros, in denen er den Ausdruck *dies tuus* (‚kritischer Tag') gebraucht, chronologisch nachvollziehen. Demzufolge erleidet Atticus Fieberanfälle am 7., 10. und 13. März, vgl. dazu *dies tuus* (s. u.). Ein weiterer Anfall ließe sich auch für den vierten Tag zuvor, d. h. den 4. März (*iiii. Non. Mart.*), bereits annehmen, der in *Att.* 9,10,8 zusammen mit dem Ausdruck ὑπὸ τὴ<ν διά>λειψιν (‚während der Unterbrechung (des Fiebers)') erwähnt wird. Damit ist jedoch der von Shackleton Bailey gedruckte Text nicht haltbar.[816] Vielmehr fügt sich das Wort λῆψις (‚Anfall', S. 250), das aus paläographischer Sicht zur Lesung passt – vgl. ΥΠΟΤΠΑΠΨΙΝ Ω, ich lese (mit Victorius): ὑπὸ τὴ<ν> λῆψιν –,[817] auch inhaltlich gut in die Stelle ein. Dieser Interpretation folgend wäre zugleich auch die Ergänzung *iii<i>* in *Att.* 9,2,1 mit derselben Begründung zurückzuweisen, dass dieses Datum, der 4. März, der Tag eines Fieberanfalls (λῆψις) war, also nicht ὑπὸ τὴν διάλειψιν. Dagegen spricht diese Formulierung in *Att.* 9,2,1 dafür, den dort überlieferten Text *iii Non.* (sc. *Mart.*; 5. März) zu wahren, denn dieses Datum fällt in die Zeit zwischen die Fieberanfälle vom 4. und vom 7. März und damit ὑπὸ τὴν διάλειψιν.

In der medizinischen Fachliteratur wird das griechische Wort nicht gebraucht; jedoch sind dort lateinische Entsprechungen wie z. B. *intermissio* (S. 249) belegt. Das Wiederkehren eines Viertagefiebers sowie weiterer Fieberarten, die die Fachautoren unterscheiden (*cotidiana, tertiana*), bezeichnen sie mit dem Wort *circu(m)itus*, vgl. dazu *quartana* (S. 161).

dies tuus. Im Briefcorpus ist der Ausdruck nur bei Cicero (5mal + 2mal[NR]) belegt, der als ‚kritischer Tag' den Zeitpunkt eines Fieberanfalls bezeichnet, vgl. z. B. *Att.* 7,8,2 *diem tuum ego quoque ex epistula tua quadam quam incipiente febricula scripseras mihi notaveram et animadverteram posse pro re nata te non incommode ad me in Albanum venire iii Non. Ian. sed, amabo te, nihil incommodo valetudinis feceris*.[818] Es handelt sich dabei um in regelmäßigen Abständen von vier Tagen wiederkehrende Fieber-

figuriert im Corpus Hippocraticum jedoch vor allem ein verbaler Ausdruck mit dem korrespondierenden Verb διαλείπειν, vgl. z. B. οἱ διαλείποντες πυρετοί u. ä. (Hp. *Epid.* 1,1,2; 1,1,3; 1,3,11; 5,1,71; 6,8,21; 7,1,82 etc.).

816 Shackleton Bailey übernimmt Gurlitts Konjektur (app. crit. ad loc.: ὑπὸ τὴν δ-), äußert jedoch selbst Bedenken, wenn er zu *Att.* 9,2,1 (Bd. 4, 360) kommentiert: „(ν)δια would be more easily dropped in 177 (IX. 10).8 than intruded here".

817 Leider lässt sich diese Konjektur nicht durch Parallelen stützen, denn ὑπὸ τὴν λῆψιν ist nicht im TLG-Corpus attestiert; jedoch hat auch ὑπὸ τὴν διάλειψιν dort keine Belege.

818 Vgl. dazu auch den in dieselbe Zeit fallenden Brief *Att.* 7,7,3 (siehe λῆψις (S. 250)). Die weiteren Belegstellen für *dies tuus* sind *Att.* 9,2,1 (zitiert auf S. 244); 9,4,3 *sed vereor ne tibi ἄκαιρος sim; si enim recte ambulavit is qui hanc epistulam tulit, in ipsum tuum diem incidit*; 9,5,1 *[natali] die tuo scripsisti epistulam ad me plenam consili summaeque cum benevolentiae tum etiam prudentiae*; 9,8,2 *sed cura ut valeas. puto enim diem tuum heri fuisse*.
Nicht in diesem Sinne wird *dies tuus* in *Att.* 3,23,1 und *fam.* 11,14,3 verwendet.

anfälle (vgl. *quartana* ‚Viertagefieber‘).[819] Diese zeitliche Abfolge lässt sich anhand der Chronologie der Briefe des neunten Briefbuches nachvollziehen (vgl. Anm. 818): *Att.* 9,2,1 (*Non. Mart. 49* = 7. März), *Att.* 9,5,1 (*vi Id. Mart. 49* = 10. März) und *Att.* 9,8,2 (*prid. Id. Mart.* 49 = 14. März, mit Bezug auf den Vortag (*heri*)).[820] Die Erwähnung des *dies tuus* bezieht sich also auf jeden vierten Tag (7., 10., 13. März). Vermutlich ging dem noch ein weiterer Fieberanfall voraus, der sich dementsprechend am 4. März ereignet haben muss, dazu vgl. λῆψις (S. 250) und διάλειψις (S. 244). Diese Beobachtung bestätigt überdies Sternkopfs Tilgung von *natalis*, der zufolge das Wort als Attribut zu *dies tuus* in *Att.* 9,5,1 auszuschließen ist: Cicero spricht nicht von Atticus' Geburtstag – vgl. den Ausdruck *die tuo natali* in *fam.* 11,14,3 –, sondern von dem Tag des Fieberanfalls.

In der medizinischen Fachliteratur ist *dies tuus* erwartungsgemäß nicht belegt. Als unspezifische Formulierung, die sich persönlich an einen bestimmten Menschen richtet, ist sie ungeeignet für eine allgemeinverständliche, sachliche Abhandlung über die Medizin.

hebdomas. Diesen Begriff gebraucht von den Briefautoren nur Cicero (1mal), vgl. *fam.* 16,9,3 *symphoniam Lysonis vellem vitasses ne in quartam hebdomada incideres. sed quoniam pudori tuo maluisti obsequi quam valetudini, reliqua cura*. Er bezeichnet in Anlehnung an das griechische ἑβδομάς einen Zeitraum von sieben Tagen und bezieht sich auf die antike medizinische Theorie, der zufolge in bestimmten zeitlichen Intervallen sogenannte kritische Tage auftreten, an denen sich z. B. ein weiterer Krankheitsanfall ereignet.[821] Mit *hebdomas* nimmt Cicero hier also Bezug auf den siebenten Tag, für den mit einer stärkeren Äußerung der Krankheitssymptome zu rechnen ist. Aus diesem Grund fordert er Tiro nachgerade dazu auf, Lysos Konzert nicht zu besuchen, um keinen weiteren Anfall der Krankheit, über die er leider nichts mitteilt, zu provozieren bzw. um in einem solchen Falle Vorsicht walten zu lassen.

Die römischen medizinischen Fachautoren verwenden *hebdomas* nicht; gleichwohl sind sie mit der Theorie der kritischen Tage vertraut, wie beispielsweise Celsus' umfangreichere Erläuterung und Diskussion verschiedener Lehrmeinungen über diese Theorie in 3,4,11–15 zeigen, vgl. daraus z. B. 3,4,11 *hi erant dies* (sc. *quos* κρισίμους *nominabant*)[822] *tertius, quintus, septimus, nonus, undecimus, quartus decimus, unus et vicesimus, ita ut summa potentia septimo, deinde quarto decimo, deinde uni et vicensi-*

819 Vgl. dazu Sh. B. zu *Att.* 9,2,1, Bd. 4,360 und *quartana* (S. 161); ebenfalls im Zusammenhang mit kritischen Tagen steht der Ausdruck *hebdomas* (s. u.).

820 Ausgelassen wurde *Att.* 9,4,3 (*iv Id. Mart. 49* = 12. März) in der Aufzählung, da Cicero hier Unsicherheit darüber äußert, wann Atticus seinen nächsten kritischen Tag haben wird.

821 Vgl. DGE s. v. ἑβδομάς I 1, LSJ s. v. II. 2., TLL s. v. *hebdomas*, 2579,84–2580,6 und siehe *dies tuus* (S. 245) und *quartana* (S. 161) sowie Sh. B. ad loc. Bd. 1,465.

822 Vgl. dazu z. B. Hp. *Prog.* 6 οἱ δὲ ἱδρῶτες ἄριστοι μέν εἰσιν ἐν πᾶσι τοῖσιν ὀξέσι νουσήμασιν, ὁκόσοι ἐν ἡμέρῃσί τε κρισίμοισι γίγνονται καὶ τελείως τὸν πυρετὸν ἀπαλλάσσουσιν oder ebd. 24 ὁκόσοισι δ' ἂν οἱ πυρετοὶ παύωνται, μήτε σημείων γενομένων λυτηρίων, μήτε ἐν ἡμέρῃσι κρισίμῃσιν, ὑποστροφὴν προσδέχεσθαι χρὴ τουτέοισιν.

mo daretur.[823] Der von Cicero gebrauchten Bezeichnung *hebdomas* für den kritischen siebenten Tag im Verlauf einer Krankheit entspricht in der Fachliteratur also der lateinische Ausdruck *septimus dies* (Cels. 23mal, Plin. *nat.* 20–32 4mal, Scrib. Larg. 3mal),[824] vgl. z. B. Cels. 2,7,28 *si angina subito finita est, in pulmone<m> id malum transit; idque saepe intra septimum diem occidit* oder Scrib. Larg. 23 *cum vero pluribus quis diebus vexatus fuerit epiphora et perseverantia umoris et pituita ipso calore oculorum glutinosior visa fuerit (quod fere sexto septimove die accidere solet), tum proderunt et ea (…) composita ex rebus metallicis*. Für die Fachautoren spielt die Beobachtung der kritischen Tage in der Folge auch eine Rolle für die Entscheidung über die Behandlung des Patienten; so werden im Speziellen u. a. diätetische Fragen verhandelt, vgl. z. B. Cels. 3,14,2 *tutius tamen est, ut hoc ipso ordine utamur, tria remedia, vomitus, alvi ductionis, vini per triduum, id est tertio die et quinto et septimo temptare, ne vinum nisi post accessionem die septimi bibat* (dazu s. grundlegend auch Cels. 3,11,15, zitiert in Anm. 823). Dieser Aspekt kommt in der kurzen Anmerkung Ciceros natürlich nicht zur Sprache.

impetus. Diesen Ausdruck verwendet von den Briefautoren nur Seneca d. J. (3mal) mit Bezug auf Krankheiten oder deren Symptome, vgl. *epist.* 54,1 *uni tamen morbo quasi adsignatus sum (…); satis enim apte dici suspirium potest. brevis autem valde et procellae similis est impetus; intra horam fere desinit*; 78,9 *sic podagra et cheragra et omnis vertebrarum dolor nervorumque interquiescit cum illa quae torquebat hebetavit; omnium istorum prima verminatio vexat, impetus mora extinguitur et finis dolendi est optorpuisse* sowie 95,17 (sc. *quid dicam*) *innumerabilia praeterea febrium genera, aliarum impetu saevientium, aliarum tenui peste repentium aliarum cum horrore et multa membrorum quassatione venientium?*[825] Dabei bezeichnet *impetus* den ‚Anfall' von

823 Celsus kommt nach seiner Diskussion der verschiedenen Positionen in 3,11,15 zu folgendem Schluss: *verum in his quidem antiquos tum celebres admodum Pythagorici numeri fefellerunt, cum hic quoque medicus non numerare dies debeat, sed ipsas accessiones intueri, et ex his coniectare, quando dandus cibus sit*. Vgl. dazu Hp. *Epid.* 3,3,16 τάξιν τῶν κρισίμων ἐκ τουτέων σκοπέεσθαι, καὶ προλέγειν ἐκ τουτέων, εὐπορέεται.

824 Vgl. Cels. 2,6,9; 2,7,26,5; 2,8,22; 2,8,25; 2,8,35; 3,4,11 (2mal), 3,4,14 (3mal); 3,4,15; 3,14,2 (3mal); 3,15,2; 3,15,3; 3,24,1; 4,26,1; 7,9,5; 7,26,5f; 8,7,5; 8,9,1d; 8,10,1i; Plin. *nat.* 20,93; 26,123, 29,32; 30,115; Scrib. Larg. 23; 152; 227.

825 Vgl. dazu auch *febris* (S. 159), *suspirium* (S. 146) sowie *cheragra* (S. 166), *podagra* (S. 170), *vertebrarum dolor* (S. 173) und *verminatio* (S. 172).
Die weiteren Belege für *impetus* im Briefcorpus stehen in keinem medizinischen Zusammenhang, vgl. Cic. z. B. *Att.* 1,16,1; 1,20,2; 2,21,4; 2,22,1; 2,24,2; 3,23,5; 8,3,4; 8,3,5; 8,11d,7; 10,8,2; 11,51; 11,6,2; *fam.* 1,5b,2; 4,7,5; 5,2,6; 8,2,2; 10,5,2; 10,8,6; 10,9,2; 11,20,4; 12,23,2; 12,23,4; 15,3,1; *ad Q. fr.* 1,1,5; 2,3,2; 3,2,2; *ad Brut.* 5,1; Sen. *epist.* z. B. 7,6; 15,8; 16,6 (2mal); 22,3; 23,8; 24,3; 31,1; 37,5; 39,3; 40,4; 41,6; 46,2 (2mal); 52,3; 58,14; 59,8; 70,12; 71,32 (2mal); 74,21; 76,9; 78,2; 79,13; 85,9; 89,14 (3mal); 90,15; 91,12; 93,9; 94,31; 95,64; 99,1; 100,3; 101,4; 104,13; 106,9; 108,7; 109,3; 110,7; 113,2 (2mal); 115,15; 117,19; 118,9 (3mal); 120,9; 121,13; 124,18; Plin. *epist.* 1,8,9; 1,16,2; 1,22,10; 2,11,6; 2,19,2; 3,16,12; 7,9,6; 9,13,4; 9,26,7.

Krankheiten oder deren Symptomen, vgl. *suspirium* (*epist.* 54,1), *podagra, cheragra, omnis vertebrarum dolor nervorumque* (*epist.* 78,9) sowie *febris* (*epist.* 95,17).

In der medizinischen Fachliteratur ist *impetus* häufig belegt (Cels. 26mal, Plin. *nat.* 20–32 33mal, Scrib. Larg. 3mal).[826] Das Wort dient den Fachautoren ebenfalls zur Bezeichnung des ‚Angriffs, Anfalls' einer Krankheit, d. h. wenn sich ihre Symptome besonders stark bemerkbar machen. Wie Seneca d. J. benutzen sie *impetus* für den Anfall der Gicht – wobei sie jedoch nur die Fußgicht thematisieren, vgl. z. B. Plin. *nat.* 20,259 *radix articulos contractos emollit in aqua cocta* (sc. *cannabis*), *item podagras et similes impetus*[827] – sowie für den Fieberanfall, vgl. z. B. Cels. 2,10,11 *quod si vehemens febris urget, in ipso impetu eius sanguinem mittere hominem iugulare est.*[828]

Darüber hinaus – und anders als Seneca d. J. – verwenden sie das Wort im Kontext vieler weiterer Krankheiten – z. B. *insania* (Cels. 3,18,2; 3,18,3), *hydrops* (Cels. 3,21,1), *peripleumoniacus* (sc. *morbus* Cels. 4,14,4), *xerophthalmia* (Cels. 6,6,29), *coeliacus* (sc. *morbus*, Plin. *nat.* 20,148) oder *epiphora* (Plin. *nat.* 28,83; Scrib. Larg. 20)[829] – und Krankheitssymptome wie z. B. Kopfschmerzen (Cels. 2,14,8), Augenbeschwerden (Plin. *nat.* 20,16) oder Durchfall und Darmbeschwerden (Cels. 4,26,2; Plin. *nat.* 29,49).[830] Das von Seneca d. J. (*epist.* 54,1) thematisierte Asthma befindet sich jedoch nicht darunter.

In *epist.* 54,1 bestimmt Seneca d. J. *impetus* teils mithilfe des Adjektivs *brevis*, teils anhand der adverbialen Phrase *valde procellae similis* näher. Zwar qualifizieren auch die Fachautoren das Wort anhand adjektivischer Attribute, vgl. z. B. *levis* (Cels.

826 Vgl. Cels. z. B. 2,4,1; 2,5,1; 2,7,2; 3,2,3; 3,6,9; 3,18,2; 4,11,5; 4,14,4; 4,26,2; 5,19,1a; 5,26,21a; 6,6,1f; 6,6,1h; 6,6,1l; Plin. *nat.* z. B. 20,16; 20,148; 20,228; 21,135; 21,157; 22,72; 22,74; 22,111; 23,58; 24,62; 25,29; 26,101; 27,83; 27,85; 28,41; 28,88; 28,183; 29,49; 31,58; 31,127; 32,111 (2mal); Scrib. Larg. 20; 99; 160. Darüber hinaus sind einige Passagen in der Fachliteratur anzuführen, in denen sich *impetus* nicht auf einen medizinischen Sachverhalt bezieht, sondern auf Naturgewalten wie die Gewalt des Wassers (Plin. *nat.* 28,118) und des heranstürmenden Windes (Plin. *nat.* 32,2; 32,33 (2mal)) oder auf Angriffe von Tieren (Plin. *nat.* 29,77; 32,52). Zur Bedeutung des Wortes siehe Courtil (2015), 185–6; zu Bildungen auf *-tus/-sus* in medizinischer Literatur vgl. noch Langslow (2000a), 279–93 und siehe Kap. III. B. (a), S. 428ff.

827 Vgl. weiterhin Cels. 5,19,1a; 26,101; 28,41; 32,111; Scrib. Larg. 160.

828 Vgl. auch Cels. 2,11,5; 2,15,2; 3,6,9.

829 Vgl. ferner: *morbus* (eher allgemein: Cels. 2,4,1; 2,5,1; 2,12,2c; 2,14,5; 3,2,3; 6,16,1; Plin. *nat.* 23,58; 32,111), *morbus cardiacus* (hier vom Schweiß, Cels. 3,19,6), *lippitudo* (Cels. 6,6,1f; 6,6,1h (*pituitae impetus*); 6,6,1l; 6,6,8g), *vitium* (Scrib. Larg. 99).

830 Außerdem figuriert *impetus* im Kontext weiterer Krankheitssymptome, vgl. *pituita* (Cels. 2,7,2; 6,6,1h (bei *lippitudo*); Plin. *nat.* 28,183), *tumor* (Plin. *nat.* 21,157 (? *si venter turgueat*); 22,126); ferner spricht Celsus von Erkrankungen im Bereich des Halses, bei denen der Patient Blut spuckt (*impetus* bezieht sich dabei auf das Blut), vgl. Cels. 4,11,5 *si inter haec quoque graviter erumpit* (sc. *sanguinem*), *quia consumere hominem potest, commodissimum est impetum eius admota occipitio cucurbitula, sic ut cutis quoque incidatur, avertere*.
Schließlich verwenden die Fachautoren *impetus* auch dann, wenn es um Verletzungen und Brüche (vgl. für Verletzungen Cels. 5,26,21a (*impetus ruentis sanguinis*); Plin. *nat.* 20,228; 22,74 und für Brüche Plin. *nat.* 31,127), die Menstruation (vgl. Plin. *nat.* 21,135; 28,217; 29,49) sowie um sexuelles Verlangen (vgl. Plin. *nat.* 24,62; 28,88) geht.

6,6,1l), *magnus* (Plin. *nat.* 29,49) oder *minor* (Cels. 6,6,1f; 6,6,29); gemeinsame Wortverbindungen sind dabei jedoch nicht zu beobachten. Zudem wird *impetus* in der Fachliteratur häufiger mittels Genitivattributen näher beschrieben, vgl. z. B. *impetus febris* (Cels. 2,7,2; 2,11,5; 3,6,9) oder *podagrae* (Plin. *nat.* 26,101; 28,41; 32,111). Senecas bildliche Beschreibungen des Asthmaanfalls (*procellae similis* in *epist.* 54,1) und des Fieberanfalls (*genus febris impetu saeviens* in *epist.* 95,17) haben erwartungsgemäß keine Parallelen in der Fachliteratur.

Während *impetus* in Senecas Briefen schließlich deutlicher noch eine illustrierende Wirkung innewohnt – vgl. (sinngemäß) „das Heranstürmen des Asthmas" (*epist.* 54,1) oder „der wütende Fieberanfall" (*epist.* 95,17) –, scheint die Metaphorizität des Ausdrucks in den Ausführungen der Fachautoren weniger präsent zu sein, vgl. z. B. den Ausdruck *impetus accessionis* (Cels. 2,12,2c; 3,18,2).[831] Offensichtlich hatte es sich bereits in die medizinische Fachterminologie eingefügt.

intermissio. In einem medizinischen Kontext gebraucht Seneca d. J. das Substantiv 1mal, vgl. *epist.* 95,16 *inde palpitatio sine intermissione vibrantium* (zum Inhalt der Aussage vgl. *palpitatio* (S. 202)).[832] *intermissio* bezeichnet hier die ‚Unterbrechung' des Zuckens und Zitterns (*palpitatio vibrantium*), das von Seneca d. J. als Symptom eines schlechten körperlichen Zustands aufgrund eines von ihm kritisierten Umgangs mit Nahrung dargestellt wird.

intermissio ist auch in der medizinischen Fachliteratur belegt, jedoch wird es mit vier Belegen bei Celsus sowie je einem bei Plinius d. Ä. (*nat.* 20–32; jedoch nicht medizinisch) und Scribonius Largus dort sehr selten gebraucht.[833]

Auch in der Fachliteratur bezeichnet das Wort ‚Unterbrechung'; dabei wird es wie bei Seneca d. J. auch hier auf Krankheitssymptome bezogen, vgl. Cels. 3,21,16 *sed iuvenes robusti, qui vel ex toto carent febre, vel certe satis liberales intermissiones habent.* Der präpositionale Ausdruck *sine intermissione* (Sen. *epist.* 95,16) ist auch bei Celsus zu lesen, vgl. 3,2,1 *nam ubi sine intermissionibus accessiones et dolores graves urgent, acutus est morbus.*

Anders als Seneca d. J. beziehen die Fachautoren es auch auf Krankheiten, vgl. *morbus* (Cels. 3,2,1) und *vitligo* (Cels. 5,28,19b), und verwenden es im Kontext der

---

831 Zur militärischen Metaphorik der Sprache der Fachautoren vgl. Langslow (1999), 200, Anm. 49; Healy (1987), 16–7.

832 Zur Textkonstitution vgl. Anm. 649, S. 202. Vgl. außerdem Sen. *epist.* 78,6 *tria haec in omni morbo gravia sunt: metus mortis, dolor corporis, intermissio voluptatum.* Seneca zufolge stelle sich bei schweren Krankheiten unter anderem eine Begierdelosigkeit (*intermissio voluptatum*) ein. Diese Unterbrechung geht zwar mit der Krankheit einher, bezieht sich jedoch nicht auf einen krankheitsbedingten Umstand, sondern bezeichnet geradezu die Unterbrechung des Normalzustands. Daher ist *intermissio* hier nicht relevant. Weitere nicht auf die Medizin bezogene Belegstellen für *intermissio* im Briefcorpus sind Cic. *fam.* 5,17,1; 7,13,1; 16,25,1; Sen. *epist.* 25,3 und 40,2.

833 Vgl. Cels. 3,2,1; 3,21,16; 5,28,19b; 6,6,17; Scrib. Larg. 180. In Plin. *nat.* 31,24[NR] bezieht sich *intermissio* auf eine Quelle, die ununterbrochen Wasser hervorbringt. Zu Bildungen auf *-sio* in medizinischer Literatur vgl. Kap. III. B. (a), S. 428ff.

Behandlung von Krankheiten und Krankheitssymptomen, vgl. z. B. Scrib. Larg. 180 *praeterea caput rosa et aceto sine intermissione curetur eorumque pedes adsidue fricentur manibus siccis aut linteo aspero involutis*.[834]

λῆψις. Der Ausdruck ist im Briefcorpus nur bei Cicero belegt, vgl. *Att.* 7,7,3 *tua* λῆψις *quem in diem incurrat nescio, sed prorsus te commoveri incommodo valetudinis tuae nolo*; vermutlich ist außerdem in *Att.* 9,10,8 λῆψις anstatt διάλειψις zu lesen, vgl. διάλειψις (S. 244). λῆψις bedeutet ‚Anfall' und bezieht sich auf Krankheitsausbrüche bzw. Phasen, in denen die Symptome einer Krankheit, z. B. eines Fiebers, besonders stark äußern.[835] In dieser Bedeutung ist λῆψις einige Male auch bereits im Corpus Hippocraticum attestiert.[836]

Auf ein Fieber, an dem Atticus litt, bezieht sich der Ausdruck vermutlich auch in *Att.* 7,7,3, datiert um den 12. Tag vor den Januar-Kalenden des Jahres 50 (*xii(?) Kal. Ian. 50* = 21. Dezember), denn der Brief fällt ungefähr in dieselbe Zeit wie *Att.* 7,8,2 (*vi aut v Kal. Ian. 50* = 27. oder 28. Dezember, zitiert auf S. 245). Darin erwähnt Cicero ausdrücklich einen Fieberanfall (*incipiens febricula*) und gebraucht ebenfalls (wie in *Att.* 7,7,3) den Ausdruck *incommodum valetudinis*; zusätzlich figuriert dort die Formulierung *dies tuus* (S. 245), die semantisch vergleichbar mit λῆψις ist, da beide Ausdrücke sich auf den Fieberanfall beziehen.

In der medizinischen Fachliteratur wird der Begriff nicht verwendet; um einen Krankheitsanfall zu bezeichnen, benutzen die Fachautoren lateinische Begriffe wie z. B. *accessio* (S. 243).

offensa. Mit Bezug auf die Medizin ist das Wort 1mal im Briefcorpus zu lesen, vgl. Sen. *epist.* 7,1 *quod aegris evenit quos longa inbecillitas usque eo adfecit ut nusquam sine offensa proferantur, hoc accidit nobis quorum animi ex longo morbo reficiuntur.*[837] Dieser Darstellung zufolge kann ein Mensch, der einmal schwer krank gewesen ist, nicht mehr weiterleben, ohne die Folgen dieser Erkrankung zu spüren. *offensa* bezeichnet in diesem Zusammenhang also den (wörtl.) ‚Angriff' eines Schmerzes oder einer symptomatischen Empfindung, der bzw. die auf eine vergangene Erkrankung zurückzuführen ist.[838]

In der medizinischen Fachliteratur ist das Wort mit drei Belegen bei Celsus sehr selten attestiert, vgl. z. B. 1 pr. 71 *quibus* (sc. *aegris*) *tanto magis omnis observatio ne-*

---

834 Vgl. schließlich auch Cels. 6,6,17 *inter has autem curationes post intermissiones aliqua prosunt balineum et vinum*.

835 Vgl. LSJ s. v. II.: „attack of fever or sickness, seizure"; Sh. B., Bd. 3,304: „accessio".

836 Vgl. z. B. *Morb.* 2,43 (2mal); *Aff.* 18 (2mal); *Epid.* 5,1,89; 7,1,95; 7,1,96.

837 Außerhalb eines medizinischen Zusammenhanges figuriert *offensa* in Cic. *Att.* 9,2a,2; 10,9a,2 (= *fam.* 8,16,2); Sen. *epist.* 13,12; 14,6; 14,14; 79,17; 81,25; 105,3; 107,2; Plin. *epist.* 2,18,5 (2mal); 3,9,26; 4,17,11; 5,8,12; 5,20,3; 6,4,2; 8,5,1.

838 Demzufolge kann ein solcher Gebrauch von *offensa* als metonymisch-metaphorisch bezeichnet werden, denn er beschreibt die Ursache als Handlung (‚Angriff') und meint ihre Folge, d. h. die daraus resultierende Empfindung. Vgl. auch Courtil (2015), 184 sowie Mudry (2006c), 194, der *offensa*, etwas ungenau, als Bezeichnung für ‚Krankheit' begreift.

cessaria est, quanto magis obnoxia offensis infirmitas est oder 1,6,2 *si quid offensae in cena sensit* (sc. *aeger*), *vomere debet, idque postero quoque die facere.*[839] Wie Seneca d. J. bezeichnet Celsus mit *offensa* ebenfalls einen ‚Angriff' (der Krankheitssymptome) und gebraucht es im Zusammenhang mit Krankheiten (vgl. *infirmitas* in Cels. 1 pr. 71 mit *morbus* bei Sen.). Außerdem nennt auch Celsus den Kranken (*aeger*) als Betroffenen.

Im Unterschied zu Seneca gehen diese *offensae* jedoch von einer gegenwärtigen Erkrankung aus. Überdies betrifft *offensa* in Cels. 5,26,35c kein Krankheitssymptom, sondern bezieht sich auf eine therapeutische Maßnahme – die Entfernung eines Holzspans – und steht für den davon ausgehenden Schmerz, vgl. *pessima ex surculis harundo est, quia aspera est: eademque offensa etiam in f<i>lice est.*

offensio. In vergleichbarer Weise wie *offensa* (s. o.) erscheint auch der damit verwandte Begriff *offensio* in den Briefen Ciceros (3mal, dav. 2mal[M]) und Senecas d. J. (1mal), vgl. Cic. *Att.* 11,7,3[M] *o multas et gravis offensiones! quas quidem tu das operam ut lenias, nec tamen nihil proficis; quin hoc ipso minuis dolorem meum quod ut minuas tam valde laboras, idque velim ne gravere quam saepissime facere*; 13,9,2[M] *quo* (sc. *divortio Bruti*) *etiam magis laboro idem quod tu. si quid est enim offensionis, haec res mederi potest*; *fam.* 16,10,1 *graves solent offensiones esse ex gravibus morbis si quae culpa commissa est* sowie Sen. *epist.* 92,24 (zitiert auf S. 243).[840] *offensio* bedeutet ‚Angriff' und beschreibt die Wirkung bzw. die Empfindung von Krankheitssymptomen.[841]

In der medizinischen Fachliteratur hat *offensio* nur einen Beleg, vgl. Scrib. Larg. 213 *alterum rubrum medicamentum, quo venatores utuntur, facit enim ad canis morsum et omnium quadrupedum; eadem et ad offensionem in stirpe et cetera vulnera mediocria.* Wie jedoch *stirps* hier zu verstehen ist, bleibt dunkel. Mit Bezug auf dessen Bedeutung ‚Wurzel'[842] sowie den inhaltlichen Zusammenhang, lässt sich annehmen, dass Scribonius Largus hier tiefergehende Wunden meint, die aus Angriffen (wie z. B. von Tieren) resultieren; bei diesen, sowie auch bei weniger schlimmen Wunden (*et ad cetera vulnera mediocra*) könne das erwähnte Mittel angewendet werden. *offensio* bezeichnet also in einer mit den Briefbelegen vergleichbaren Weise die physischen Schmerzen (und weitere Folgen, vgl. *vulnera*), die von einem Tierbiss ausgehen, als ‚Angriff'.

Anders als bei Cicero und Seneca d. J. figuriert das Wort dabei jedoch im Zusammenhang mit Verletzungen und nicht mit Krankheiten oder ihren Symptomen.

remissio. Von den Briefautoren gebrauchen Cicero (1mal) und Seneca d. J. (2mal) das Wort in einem medizinischen Kontext, vgl. Cic. *fam.* 7,26,1 *sed visa est mihi vel loci mutatio vel animi etiam relaxatio vel ipsa fortasse iam senescentis morbi remissio pro-*

---

839 Vgl. schließlich Cels. 5,26,35c (im Folgenden zitiert).

840 Vgl. ferner Sen. *epist.* 83,26[NR]. Zu Bildungen auf *-sio* in medizinischer Literatur vgl. Kap. III. B. (a), S. 428ff.

841 Vgl. Courtil (2015), 184.

842 Vgl. OLD s. v. 1 a; Georges s. v. Bd. 2,2806-2807.

fuisse[843] sowie Sen. *epist.* 29,8 *non est hoc ipsum fastidiendum, quoniam quidem graviter adfectis sanitatis loco est bona remissio* und *epist.* 53,9 *si aeger esses, curam intermisisses rei familiaris et forensia tibi negotia excidissent nec quemquam tanti putares cui advocatus in remissione descenderes; toto animo id ageres ut quam primum morbo liberareris.*[844] In allen drei Passagen bezeichnet *remissio* das ‚Nachlassen' einer Krankheit bzw. ihrer Symptome, vgl. *morbus* (Cic. *fam.* 7,26,1) und z. B. (sinngemäß:) *gravis adfectio* (Sen. *epist.* 29,8).

Die medizinischen Fachautoren gebrauchen *remissio* ebenfalls (Cels. 28mal, Plin. *nat.* 20–32 2mal, Scrib. Larg. 2mal).[845] Auch in ihren Schriften steht das Wort in der Bedeutung ‚Nachlassen' und wird von Krankheiten – vgl. z. B. *pleuriticus* (sc. *morbus*, Cels. 4,13,5) oder *morbus cardiacus* (Plin. *nat.* 23,50)[846] – sowie von Krankheitssymptomen, vor allem vom Fieber gesagt, vgl. z. B. Cels. 3,4,17 *quae* (sc. *remissio*) *maxime in febre continua potest esse.*[847] Lediglich in einem Passus bei Scribonius Largus figuriert das Wort nicht in diesem Sinne, denn hier spricht der Autor vom Nachlassen der Muskelspannung, vgl. 101 *remissio nervorum.*

Hinsichtlich der Bedeutung, in der sie das Wort gebrauchen, stimmen die Brief- und die Fachautoren daher zwar weitestgehend überein, konkrete gemeinsame Sachverhalte werden dabei jedoch nicht angesprochen: Während Cicero (*fam.* 7,26,1) das Wort im Zusammenhang mit seinen Beobachtungen zur Dysenterie verwendet, gebraucht Celsus es vor allem dann, wenn er vom Nachlassen eines Fiebers spricht. Dagegen thematisiert Seneca d. J. *remissio* überhaupt nicht im Kontext einer bestimmten, namentlich genannten Krankheit, sondern spricht nur allgemein über das Nachlassen von Krankheiten bzw. deren Symptomen.

Anders als die Fachautoren gehen die Briefautoren also kaum auf die konkreten Einzelheiten von Krankheiten und Krankheitssymptomen ein, wenn sie von *remissio* sprechen.

temptatio. Das Wort ist im Briefcorpus nur bei Cicero (1mal) belegt, vgl. *Att.* 10,17,2 *valetudinem tuam iam confirmatam esse et a vetere morbo et a novis temptationibus gaudeo.* Wie das damit korrespondierende Verb *temptare* (S. 85) bezeichnet das Substantiv den ‚Angriff' einer Krankheit. Das Wort hat hier seinen frühesten Beleg in der

843 Zu dieser Stelle vgl. vor allem δυσεντερία (S. 153 mit Anm. 450) und außerdem *animi relaxatio* (S. 316) sowie *mutatio loci* (S. 314); zu *morbus senescens* siehe Anm. 1069, S. 314.

844 Ohne Bezug zur Medizin steht *remissio* in Cic. *fam.* 5,2,9; 9,24,3; Sen. *epist.* 66,14; 66,47; 106,7; Plin. *epist.* 4,3,1; 4,9,11; 5,3,2; 6,31,13; 8,2,6; 8,2,8; 9,37,2; 10,8,5.

845 Vgl. Cels. 1 pr. 34; 2,10,11 (2mal); 2,14,4; 2,15,2; 3,2,2; 3,3,2; 3,3,5; 3,3,6; 3,4,17; 3,5,3; 3,5,8 (2mal); 3,5,9; 3,6,5; 3,8,2; 3,9,1 (2mal); 3,9,2; 3,11,2; 3,11,3 (2mal); 3,18,6; 3,18,7; 3,20,3; 3,20,5; 3,22,13; 4,13,5; Plin. *nat.* 23,48; 23,50; Scrib. Larg. 99; 101. Zu Bildungen auf *-sio* in medizinischer Literatur vgl. Kap. III. B. (a), S. 428ff.

846 Vgl. außerdem *morbus* (Cels. 2,14,4; 3,2,2; 3,4,17), *periculum* (i. S. v. *morbus* zu verstehen, Plin. *nat.* 23,48), *lethargus* (sc. *morbus*, Cels. 3,20,3), *phthisis* (Cels. 3,22,13).

847 Vgl. weiterhin Cels. 1 pr. 34; 2,10,11 (2mal); 2,15,2; 3,3,2; 3,3,5; 3,3,6; 3,5,3; 3,5,5; 3,5,8 (2mal); 3,5,9; 3,6,5; 3,8,2; 3,9,1 (2mal); 3,9,2; 3,11,2; 3,11,3 (2mal); 3,18,6; 3,18,7; überdies bezieht Scribonius Largus es auf Schmerzen (vgl. 99). Siehe hierzu auch Courtil (2015), 185.

lateinischen Literatur (PHI-Corpus). Weiterhin gebrauchen es Livius (5mal), Zenon (7mal) sowie die Scriptores Historiae Augustae (1mal). In der medizinischen Fachliteratur ist *temptatio* also nicht attestiert. Vermutlich war der Ausdruck aus fachlichen und sachlichen Gründen nicht geeignet für die Anliegen der Fachautoren sowie für deren formale Vorstellungen eines fachlichen Textes.

Von den hier behandelten Ausdrücken der Briefautoren werden *accessio, impetus, intermissio, offensa, offensio* und *remissio* auch von den medizinischen Fachautoren gebraucht. Die übrigen Ausdrücke (διάλειψις, *dies tuus*, λῆψις, *hebdomas* sowie *temptatio*) sind nur in den Briefen Ciceros belegt (vgl. Tabelle 26).

Tabelle 26: Häufigkeiten der hier besprochenen Ausdrücke bei den einzelnen Autoren

Ausdruck	Cicero	Sen. d. J.	Plin. d. J.	Celsus	Plin. d. Ä.	Scrib. Larg.
accessio	9^{NR}	$4 + 8^{NR}$	-	62	18	3
διάλειψις	2	-	-	-	-	-
dies tuus	$5 + 2^{NR}$	-	-	-	-	-
hebdomas	1	-	-	-	-	-
impetus	30^{NR}	$3 + 78^{NR}$	9^{NR}	26	33	3
intermissio	3^{NR}	$1 + 3^{NR}$	-	4	1^{NR}	1
λῆψις	1	-	-	-	-	-
offensa	2^{NR}	$1 + 7^{NR}$	8^{NR}	3	-	-
offensio	3, dav. 2^{M}	$1 + 1^{NR}$	-	-	-	1
remissio	$1 + 2^{NR}$	$2 + 3^{NR}$	8^{NR}	28	2	2
temptatio	1	-	-	-	-	-

Die Brief- und die Fachautoren gebrauchen die gemeinsamen Ausdrücke in denselben Bedeutungen und beziehen sie auf dieselben Bezugspunkte (*accessio, impetus, intermissio, offensa, offensio, remissio*). Einige Wörter verwenden beide Autorengruppen zudem in gemeinsamen Wortverbindungen (*accessio, intermissio*).

Im Unterschied zu den Briefautoren äußern sich die Fachautoren in der Regel spezifischer und ausführlicher über die beiderseits angesprochenen medizinischen Sachverhalte.

Synopsis: Kapitel II. B.

Lexik

Die folgende Grafik (Abbildung 9) zeigt die lexikalischen Übereinstimmungen zwischen den Briefautoren und den medizinischen Fachautoren für die im Vorfeld untersuchten pathologischen Ausdrücke und Formulierungen der Briefautoren.

Abbildung 9: lexikalische Übereinstimmungen zwischen den Brief- und den Fachautoren

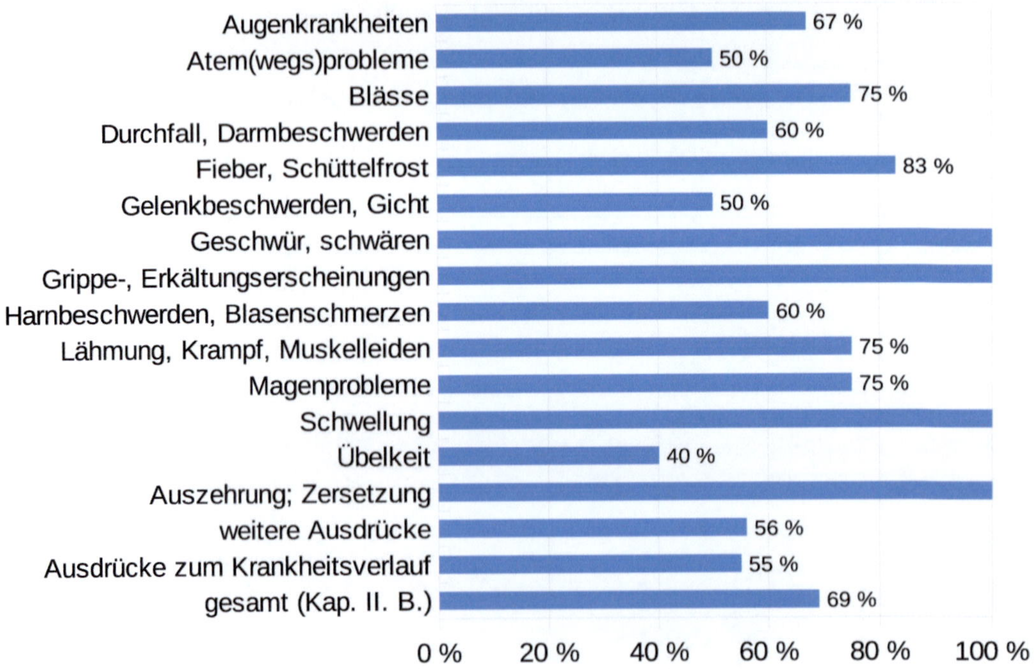

Die größten Übereinstimmungen liegen bei den Ausdrücken für ‚Geschwür, schwären' (z. B. *exulcerare*, *ulcus* oder *vomica*), ‚Grippe- und Erkältungserscheinungen' (z. B. *destillatio*, *gravedo* oder *tussis*), ‚Schwellung' (*clavus*, *pes turgidus*, *tumor*) sowie ‚Auszehrung, Zersetzung' (z. B. καχέκτης/*cachectes*, *p(h)thisis* oder *tabes*) vor; alle Ausdrücke dieser Abschnitte figurieren sowohl im Briefcorpus als auch in der Fachliteratur.[848] Dagegen werden von den Wörtern, mit denen die Briefautoren ‚Übelkeit' bezeichnen (z. B. *nausea*/*nausia*, *nauseabundus* oder χολὴν ἄκρατον *eicere*), die wenigsten auch von den Fachautoren verwendet. Mit Blick auf die lexikalische Verteilung innerhalb der Gruppe der Briefautoren fällt weiterhin auf, dass nicht nur sehr viele der

848 Hier und in anderen Abschnitten des Kapitels II. B. werden die lateinisch geschriebenen griechischen Ausdrücke der Fachautoren als übereinstimmend mit den von Cicero gebrauchten Graeca betrachtet, da es sich lediglich um transliterierte Formen handelt, von denen zudem nicht gesagt werden kann, ob den jeweiligen Urheber eines Textes oder auf einen Kopisten zurückgehen, vgl. ἐπιφορά/*epiphora*, παράλυσις/*paralysis* und καχέκτης/*cachectes*.

hier untersuchten Wörter und Formulierungen bei Seneca d. J. belegt sind – 71% gegenüber 35% bei Cicero und 18% bei Plinius d. J. –, sondern dass mehr als die Hälfte dieser Ausdrücke alleinig bei ihm zu lesen sind – 54% gegenüber 21% bei Cicero und 8% bei Plinius d. J. Senecas Umgang mit medizinischen Ausdrücken prägt also die hier abgebildete Verteilung der Wörter und Ausdrücke der Pathologie maßgeblich. Eine allgemeine Tendenz, wie beispielsweise die, dass es bei alltäglichen Erkrankungen größere lexikalische Abweichungen zwischen Brief- und Fachautoren gäbe als bei speziellen Krankheiten, lässt sich nicht beobachten. Vielmehr fällt auf, dass aufgrund Senecas Gewicht in der Verteilung insbesondere spezielle Krankheitsbezeichnungen vertreten sind, die auch in der Fachliteratur verwendet werden. Auf diese Beobachtung wird abschließend noch ausführlicher und unter Einbeziehung der in den Kapiteln II. A. und C. untersuchten Ausdrücke einzugehen sein, vgl. dazu die Synopsis zu Kap. II, S. 390ff.

Semantik

a) Bedeutungen. Das folgende Diagramm (Abbildung 10) zeigt, inwiefern die Briefautoren die untersuchten Ausdrücke in denselben Bedeutungen gebrauchen wie die Fachautoren und wo weitere nicht gemeinsame Bedeutungen vorliegen.

Bei vielen Themen stimmen beide Autorengruppen also hinsichtlich der Bedeutungen der gemeinsam gebrauchten Ausdrücke überein. Abweichungen sind nur bei den Ausdrücken für Gelenkbeschwerden, Gicht, Rheumatismus (*verminatio*); Auszehrung, Zersetzung (*tabes* gegenüber *p(h)thisis*) sowie bei den weiteren Ausdrücken (*struma*) zu beobachten. Gleichzeitig lässt sich feststellen, dass die hier untersuchten Ausdrücke insgesamt in eher wenigen Fällen weitere Bedeutungen aufweisen, die entweder nur im Briefcorpus oder nur in der Fachliteratur vorliegen.[849] Darin zeigt sich einerseits der terminologische Charakter vieler Wörter und Formulierungen,[850] wobei diejenigen Ausdrücke mit weiteren Bedeutungen im Briefcorpus auf einen allgemeineren Gebrauch (vgl. *destillare* i. S. v. ‚Schnupfen haben') und diejenigen mit weiteren Bedeutungen in der Fachliteratur bisweilen auf eine Spezifizierung hinweisen (vgl. z. B. *exulcerare* i. S. v. ‚wund machen'). Andererseits trifft diese Beobachtung auch auf die beschreibenden oder umschreibenden Ausdrücke wie *pedum dolor* oder *sanguinem reddere* zu, die gerade durch ihre Eigenschaft beschreibend zu sein nur eine Bedeutung aufweisen.[851]

849 Vgl. für das Briefcorpus *horror, verminatio, destillare*. Für die Fachliteratur vgl. *suffusio, podagricus, collectio, exulcerare, suppuratio, destillare, gravedo, crudus, stomachicus, clavus, tabes, tabescere*.

850 Vgl. *lippire, lippitudo, lippus, suffusio, suspirium, deiectio, δυσεντερία, febricitare, febricula, febris, quartana, cheragra, podagra, podagricus, collectio, exulcerare, suppuratio, ulcus(culum), vomica, angina, destillare, destillatio, ἐπιφορά/epiphora, gravedo, tussis, tussicula, δυσουρία, παράλυσις/paralysis, cardiacus, cruditas, stomachicus, clavus, tumor, καχέκτης/cachectes, p(h)thisis, tabes, tabescere, abortus, cicatrix, vulnus, accessio, impetus, intermissio, remissio*; vgl. auch Kap. III. A. (b), S. 416ff.

851 Vgl. weiterhin *articulorum dolor, pedes laborant, pustularum eruptio, exasperatae fauces, urinae difficultas, vesicae dolor, crus contractum, nervorum contractio, nervorum dolor, nervorum tremor, stomachus aestuans, stomachus languens, pes turgidus, sanguinem reicere, sanguis fluit, capitis vertigo*. Siehe auch Kap. III. A. (c), S. 423ff.

Abbildung 10: gemeinsame und nicht-gemeinsame Bedeutungen

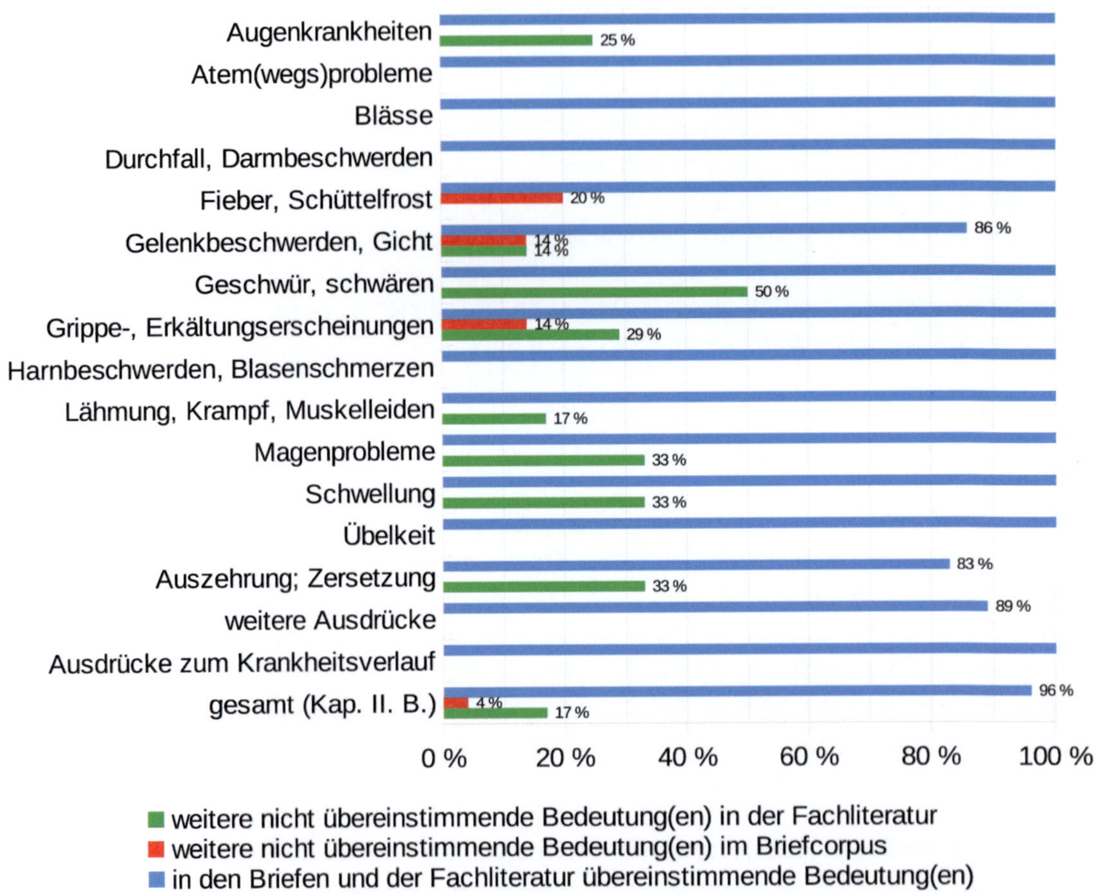

Weiterhin die Semantik betreffend ist zu beobachten, dass die Briefautoren sich bisweilen anhand ihrer Kenntnis der angesprochenen medizinischen Sachverhalte von den Fachautoren unterscheiden. Das zeigt sich z. B. anhand der Anatomie. So scheint Seneca d. J. nicht mit demselben Wissen über *nervus* (siehe nervorum dolor (S. 199)), *praecordia* (siehe dividere praecordia (S. 348)) oder *vertebrae* (siehe vertebrarum dolor (S. 173)) zu sprechen wie die Fachautoren – oder er sieht keinen Anlass in vergleichbarer Weise zu differenzieren. Weiterhin begreift er *pus(t)ularum eruptio* als innerlichen, Plinius d. Ä. dagegen als äußerlichen Vorgang.

Andere Unterschiede sind weniger eindeutig dem Bereich der Semantik zuzurechnen, sondern betreffen auch pragmatische Aspekte. Als Beispiel hierfür kann Senecas d. J. Behauptung dienen, dass eine Narbe sich nicht bilde, wenn Medikamente auf die Wunde angewendet werden (vgl. cicatrix (S. 230)), während die Fachautoren die Mittel thematisieren, die die Vernarbung veranlassen bzw. befördern. Da es Seneca in diesem Passus jedoch darum geht, seine Position stark zu machen, derzufolge man sich mit Geduld und Beharrlichkeit, nicht aber mit oberflächlicher Hast einer Sache widmen solle (vgl. *epist.* 2,3 *nihil tam utile est ut in transitu prosit*), stellt er diese Aussage neben weiteren vergleichbaren Gedanken in den Dienst der Veranschaulichung bzw. Überzeugung, vgl. dazu auch Kap. III. Anhang. So unterscheidet er sich von den Fachautoren grundsätzlich durch die Intention der Aussage, vgl. dazu unten zur Pragmatik (S. 262f.).

b) metaphorisch gebrauchte Ausdrücke. Im Unterschied zu den allgemeineren Ausdrücken zur Beschreibung des Gesundheitszustands (Kap. II. A.) verwenden die Briefautoren die hier untersuchten Krankheits- und Symptombezeichnungen oder -beschreibungen seltener auf metaphorische Weise. So stehen den 15 (von 54) metaphorisch gebrauchten Ausdrücken des Kapitels II. A. mit *ulcus, tumor,* καχέκτης, *cicatrix* und *offensio* nur 5 (von 113) in Kapitel II. B. gegenüber. Die Ursachen dürften darin liegen, dass die hier behandelten Ausdrücke zu größeren Teilen fachsprachlich sind und damit medizinischen Laien weniger geläufig; damit eine metaphorische Wirkung jedoch einsetzen kann, müssen die Sprechenden zumindest oberflächlich vertraut mit einem Wort sein, es z. B. seiner üblichen Domäne zuordnen können oder seine (allgemeine) Bedeutung kennen. So sind *ulcus, tumor* und *cicatrix* zwar medizinische Begriffe, jedoch dürften sie im Allgemeinen auch Laien verständlich gewesen sein, denn wie gezeigt wurde, ist *ulcus* bereits sehr früh metaphorisch gebraucht worden und *cicatrix* bezeichnet ein häufiges, vor allem äußerlich auftretendes bzw. sich ereignendes Phänomen. Der griechische Begriff καχέκτης figuriert dagegen in der Konversation zweier auf dem Gebiet der (griechischen) Medizin Kundigen: Cicero verwendet ihn in einem Brief an Atticus, der – davon konnte Cicero ausgehen – die Übertragung dieses Ausdrucks auf das gegenwärtige politische Geschehen verstehen würde. *offensio* dürfte dagegen erst durch den Bezug auf medizinische Sachverhalte metaphorisch verwendet worden sein.

Junkturen

Ein Überblick über die gemeinsam bei den Brief- und bei den Fachautoren belegten Junkturen mit den in diesem Kapitel untersuchten Begriffen gestattet Tabelle 27.

Tabelle 27: Brief- und Fachautoren gemeinsame Junkturen

Lemma	Junkturen
abortus	*facere abortum* (Cic., Plin. d. J., Cels., Plin. d. Ä.)
accessio	*accessio doloris* (Sen., Plin. d. Ä., Scrib. Larg.)
cicatrix	*ad cicatricem venire* (Sen., Cels.)
destillatio	*longa destillatio* (Sen., Plin. d. Ä.)
febris	*ardor febrium* (Plin. d. J., Plin. d. Ä.) *genus febrium* (Sen., Cels., Plin. d. Ä.)

	carere febri (Cic., Cels., Plin. d. Ä.) *habere febrim* (Cic., Sen., Cels., Plin. d. Ä.) *incidere in febrim* (Cic., Cels.) *tenet febris alqm.* (Sen., Cels.)
macies	*summa macies* (Sen., Plin. d. J., Cels.) *confici macie* (Plin. d. J., Plin. d. Ä.)
p(h)thisis	*vetus p(h)thisis* (Sen., Plin. d. Ä.)
quartana	*liberare quartanā* (Cic., Plin. d. Ä.)
tussis	*increscit tussis* (Plin. d. J., Cels.) *inritare tussim* (Sen., Cels.)
tumor	*tumori mederi* (Cic., Plin. d. Ä.)
sanguis fluit	*sistere sanguinem fluentem* (Sen., Plin. d. Ä.)
suffusio	*magna suffusio* (Sen., Cels.)
ulcus	*curare ulcus* (Sen., Cels., Plin. d. Ä.) *persanare ulcus* (Sen., Plin. d. Ä.) *serpit ulcus* (Sen., Cels., Plin. d. Ä.)
vulnus	*dolor vulneris* (Cic., Sen., Plin. d. Ä.) *remedium vulneris* (Cic., Plin. d. Ä.) *grave vulnus* (Cic., Plin., Cels.) *vetus vulnus* (Sen., Plin. d. Ä.) *coeunt vulnera* (Sen., Scrib. Larg.) *curare vulnus* (Cic., Cels.) *facere vulnus* (Sen., Cels., Plin. d. Ä.) *intumescit vulnus* (Sen., Cels., Plin. d. Ä.) *mederi vulneri* (Cic., Plin. d. J., Cels., Plin. d. Ä.) *patitur vulnus* (Plin. d. J., Cels., Plin. d. Ä.) *sanare vulnus* (Cic., Cels., Plin. d. Ä., Scrib. Larg.)

Von den insgesamt 33 hier beobachteten Junkturen sind 19 bei Seneca d. J., 12 bei Cicero und 8 bei Plinius d. J. belegt; aufseiten der Briefautoren liegen mit einer Anzahl von 23 die meisten davon bei Plinius d. Ä. vor, ihm folgen Celsus mit 20 und Scribonius Largus mit 3. Zahlenmäßig überwiegen dabei die Wortverbindungen mit *vulnus* (11), *febris* (6), *ulcus* (3), *macies* (2) und *tussis* (2) und damit sind es wie im Falle der Junkturen mit den grundlegenden, den Gesundheitszustand des Menschen beschreibenden Wörtern (Kap. II. A., siehe S. 129ff.) auch hier die eher allgemeinen bzw. allgemein bekannten Begriffe der fachlichen Kommunikation, welche auch den Nicht-Fachleuten geläufig sind. Häufig, d. h. 10mal und öfter in der Fachliteratur belegt sind *facere abortum, curare ulcus, serpit ulcus, sanare ulcus* und *mederi vulneri*; weniger als 10mal, jedoch immer noch öfter als einmal werden weiterhin *carere febri, grave vulnus, curare vulnus* und *facere vulnus* verwendet. Vermutlich handelt es sich dabei um gefestigte

Formulierungen der fachlichen Kommunikation; zugleich sind diese Ausdrücke jedoch allgemeiner, unspezifischer Natur, vgl. u. a. die Verben *curare, facere, sanare* oder *mederi*. Offensichtlich sind diese Formulierungen – wie die einzelnen Begriffe selbst (*ulcus, vulnus, mederi* etc.) – nicht nur Teil des fachlichen, sondern auch des allgemeinen, alltäglichen Austauschs über die Medizin. Die übrigen gemeinsamen Junkturen sind nur ein- bis zweimal in der Fachliteratur attestiert; die Gründe dafür können vielfältig sein und sie zu erarbeiten, bedürfte eingehender Untersuchungen. So kommt das Adjektivattribut *vetus* zwar nicht selten in der Fachliteratur vor, jedoch lassen sich dabei typische Verbindungen wie *morbus vetus* (‚chronische Krankheit') erkennen, die dort häufig figurieren und die als gefestigt oder lexikalisiert bezeichnet werden können, vgl. dazu auch Kap. III. A., S. 423ff. Mit *p(h)thisis* und *vulnus* wird *vetus* in der Fachliteratur dagegen nur jeweils einmal verbunden. Für andere Ausdrücke kann vermutet werden, dass sie eher zufällig in beiden Vergleichscorpora zu lesen sind, vor allem dann, wenn es sich um sehr anschauliche Formulierungen wie *vulnus patitur* oder *tenet febris alqm.* handelt.

Schließlich ist für die in diesem Kapitel untersuchten Begriffe zu beobachten, dass weitere Wortverbindungen in beiden Corpora, wenngleich sie lexikalisch nicht übereinstimmen, sich bisweilen doch sehr nahe kommen, vgl. die folgende Gegenüberstellung (Tabelle 28); das stützt die Vermutung, dass diese Begriffe sowie typische Wortverbindungen damit auch Nicht-Fachleuten gebräuchlich gewesen sind.

Wie oben sind es auch hier insbesondere die grundlegenden Ausdrücke wie *febricula* bzw. *febris, tussis* oder *macies,* die auch den Nicht-Fachleuten geläufig sein mussten. Vermutlich kannten diese mehr oder weniger feste Wendungen zur Bezeichnung oder Beschreibung pathologischer Sachverhalte, die auf die fachliche Ausdrucksweise zurückgehen. Zugleich ist die umgekehrte Entwicklung denkbar, dass die Fachkommunikation – gerade bei derart allgemein gebräuchlichen Ausdrücken – Formulierungen der alltäglichen Kommunikation übernimmt bzw. besonders häufig gebraucht, in die sie sprachlich eingebettet ist. Andere Ausdrücke, die spezielle Begriffe wie *crassitudo (palpebrarum)*, δυσουρία oder *urina difficultas* beinhalten, zeigen vermutlich eher, dass sich diejenigen Sprecher und Sprecherinnen, die sie benutzen, mit der Medizin und ihrer Sprache gut auskannten. Vermutlich trifft das aber auf alle drei in die Untersuchung einbezogenen Briefautoren zu, die aufgrund ihrer Herkunft und ihrer sozialen Stellung die Möglichkeit hatten, sich verschiedenen Interessensgebieten zu widmen und sich zu bilden.

Tabelle 28: vergleichbare Wortverbindungen bei Brief- und Fachautoren

Briefautoren	Fachautoren
crassitudo palpebrarum (Sen. *epist.* 64,8)	*crassae palpebrae* (Cels. 6,6,27)
incidere in febriculam (Cic. *fam.* 10,21a,1) *incipit febricula* (Cic. Att. 7,8,2) u. a.	*incidere in febrim* (Cels. 3,6,4; 3,18,2) *incipit febris* (Cels. 3,5,10; 3,18,17 etc.) u. a.
quartana accedit (Cic. *Att.* 7,2,2)	*accessio quartanae* (Plin. *nat.* 28,229)
dolore (sc. *pedum*) *corripi* (Plin. *epist.* 1,12,4)	*dolore podagrae corripi* (Plin. *nat.* 22,120)
genere valetudinis (sc. *angina*) *arreptus* (Sen. *epist.* 101,3)	*fauces angina correptae* (Scrib. Larg. 206)
tussis continua (Sen. *epist.* 78,19)	*tussis continuatur* (Cels. 4,13,5)
mederi δυσουρίᾳ (Cic. *Att.* 10,10,4)	*mederi difficultatibus urinae* (Plin. *nat.* 20,117; 24,180)
urinae difficultas torquet (Sen. *epist.* 92,25)	*urinam reddere atque non torqueri* (Plin. *nat.* 20,57[NR])
tumor invadit (*corpora*) (Sen. *epist.* 122,4)	*tabes invadit* (Cels. 3,22,1) *cancer invadit* (Cels. 6,15,1) u. a.
pthisis invadit (Sen. *epist.* 91,5)	*tabes invadit* (Cels. 3,22,1)
tabesque †in se† putrescentium (Sen. *epist.* 95,16)	*tabes putrescendi* (Plin. *nat.* 31,98)
deducere ad maciem (Sen. *epist.* 78,1)	*perducere ad maciem* (Plin. *nat.* 29,86)

Syntax

Zu den wiederkehrenden syntaktischen Merkmalen zählt der substantivische Gebrauch von Adjektiven und Partizipien, der im Briefcorpus nur bei Seneca d. J. für einige der hier untersuchten Wörter zu beobachten ist, vgl. *pallere, febricitare, podagricus, cardiacus* und *stomachicus*. Die Fachautoren verwenden mehrere Wörter in dieser Weise, vgl. *lippire, lippus* (1mal), *dysentericus* (gegenüber δυσεντερικός in δυσεντερικὸν πάθος (S. 155)), *febricitare, podagricus, cardiacus, crudus, stomachicus, sanguinem reddere, sanguinem reicere* und *lividus* (vgl. manus livida (S. 233)). Bezüglich *febricitare, podagricus, cardiacus* und *stomachicus* stimmen Seneca und die Fachautoren darin also überein.

Weitere vergleichbare syntaktische Merkmale sind dagegen eher vereinzelt zu beobachten; die folgende Übersicht (Tabelle 29) stellt diese einander gegenüber:

Tabelle 29: vergleichbare syntaktische Merkmale bei Brief- und Fachautoren

Briefautoren	Fachautoren
laborare ex intestinis (Cic. *fam.* 7,26,1)	*laborare intestinis* (Plin. *nat.* 28,110)
laborare ex pedibus (Cic. *fam.* 9,23,1) *laborant pedes* (Sen. *epist.* 95,20)	*laborat pes* (Cels. 5,26,28c)
putrescere ulceribus (Plin. *epist.* 6,24,3) und *adfici ulcere* (Sen. *epist.* 95,17)	*putrescit/putrescens ulcus* (Plin. z. B. *nat.* 20,59; 22,68)
efficax in (Sen. *epist.* 8,2; nur selten in der Fachliteratur)	*efficax ad* (Plin. *nat.* 26,144; vgl. *ulcus/ulcusculum*)
oppressus ἐπιφορᾷ (Cic. *fam.* 16,23,1)	*vexatus epiphora* (Scrib. Larg. 23)
δυσουρίᾳ *mederi* (Cic. *Att.* 10,10,4)	*difficultatibus urinae medentur* (Plin. *nat.* 20,117; 24,180)
καχέκτης + Abl. limit. (Cic. *Att.* 1,14,6^{M})	*cachectes* ohne Spezifizierung in der Fachliteratur (Plin. *nat.* 28,125; 32,117)
impetus – bei Sen. ohne Spezifizierung (*epist.* 54,1; 78,9; 95,17)	*impetus* – in der Fachliteratur häufiger mit Gen.-Attr., vgl. z. B. *impetus morbi* (Cels. z. B. 2,4,1; Plin. z. B. *nat.* 23,58)

Anhand der Formulierungen *laborat pes* und *putrescit/putrescens ulcus* bei den Fachautoren zeigt sich, wie auch bereits für die Ausdrücke des Kap. II. A. (vgl. S. 132f.). beobachtet wurde, dass die Fachautoren die medizinischen Sachverhalte in der Regel aus der Perspektive des kranken Körperteils bzw. Organs oder der Krankheit bzw. des Symptoms beschreiben – diese also als Subjekte figurieren –, während die Briefautoren oftmals den betroffenen Menschen ins inhaltliche wie syntaktische Zentrum der Aussage rücken.[852] Wie auch das Beispiel *laborant pedes* zeigt, weicht Senecas d. J. Sprachgebrauch allerdings wiederholt von dieser grundlegenden Tendenz ab und stimmt in mehreren Punkten eher mit demjenigen der Fachautoren überein oder kommt diesen nahe. Dies betrifft nicht nur die Lexik, wie oben dargelegt wurde, sondern zeigt sich u. a. auch in der Tatsache, dass er als einziger Briefautor einige der hier untersuchten Verben und Adjektive substantivisch gebraucht, um den betroffenen Menschen zu bezeichnen. Die Ursachen für diese Überschneidungen liegen in der Intention und der Beschaffenheit der Luciliusbriefe, wie u. a. in der Synopsis zu Kap. II. A., S. 134ff., bereits erläutert wurde; vgl. dazu außerdem Kap. III. C. (b), S. 444ff.

Von den oben genannten Formulierungen sind *oppressus* ἐπιφορᾷ und δυσουρίᾳ *mederi* bei Cicero syntaktisch zwar mit *vexatus epiphora* bei Scribonius Largus und *difficultatibus urinae medentur* bei Plinius d. Ä. vergleichbar, jedoch sind die jeweiligen

852 Vgl. dazu z. B. *febris* (S. 159), *articulorum dolor* (S. 164), *ulcus* (S. 180) oder *destillare* (S. 185); Gemeinsamkeiten zwischen den Briefautoren lassen sich im Falle von *gravedo* (S. 185) und *vulnus* (S. 238) beobachten.

Vergleichsaspekte, d. h. die Verbindung PPP + Abl. causae sowie das Verb *mederi* + Abl. bzw. analog + Dat. des griechischen Objekts keine Konstruktionen, die in deutlich höherem Maße in der überlieferten medizinischen Fachliteratur zu beobachten sind, aufgrund dessen sie „medizinisch" genannt werden könnten; vielmehr handelt sich dabei um allgemein übliche syntaktische Konstruktionsweisen des Lateinischen.

Pragmatik

Dass die Korrespondenz Ciceros, wie bereits für die Wörter und Formulierungen in Kap. II. A. mehrfach beobachtet wurde (vgl. die Synopsis zu Kap. II. A., S. 134ff.), u. a. Raum bietet, um Emotionen und persönliche Haltungen mitzuteilen, zeigt sich auch bei den hier untersuchten Ausdrücken. So beschreiben er und seine Briefpartner die medizinischen Sachverhalte mehrfach mit wertenden und steigernden Attributen; sofern vergleichbare Formulierungen in der Fachliteratur vorliegen, lässt sich für diese feststellen, dass sie in der Regel sachlich sind, wie die folgende Übersicht (Tabelle 30) zeigt.

Tabelle 30: einzelne semantische Unterschiede zwischen Brief- und Fachautoren mit Blick auf die Pragmatik

Cicero	Fachautoren
molesta (*Att.* 8,12,1), *odiosa* (*Att.* 10,14,1), *perodiosa* (*Att.* 10,17,2), *parvula* (*ad Q. fr.* 2,2,1) *lippitudo*	*adsidua* (Cels. 1,5,1), *gravis* (Cels. 6,6,1m), *arida* (Cels. z. B. 2,1,14), *sicca* (Plin. *nat.* z. B. 20,103) *lippitudo*
sane δυσεντερίαν *pertimueram* (*fam.* 7,26,1)	(kein Äquivalent dazu in der Fachliteratur, vgl. aber die ausführliche Beschreibung des Phänomens in Cels. 4,22,1 (zitiert auf S. 154))
febricula adsidua et satis molesta (Plancus in Cic. *fam.* 10,21a,1)	*difficilis febricula* (Cels. 3,22,10)
gravedo molesta (*Att.* 16,11,3)	(nichts Vergleichbares mit *gravedo*, jedoch gebrauchen die Fachautoren *molestus* kaum (Cels. 3mal, Scrib. Larg. 4mal))

Außerdem äußern sich die Fachautoren nicht nur sachlich, sondern erwartungsgemäß auch spezifischer und ausführlicher als die Briefautoren über die angesprochenen medizinischen Sachverhalte. So beschreiben sie unterschiedliche Arten oder Ausprägungen eines Phänomens, vgl. z. B. *lippitudo* mit Attributen wie *sicca, arida* oder *gravis, deiectio* mit Attributen wie *frequens, longa* oder *subita, ulcus, epiphora* bezogen auf die Augen sowie auf weitere Organe, *tussis* mit Attributen wie *sicca, umida* oder *vetus* oder *sanguis fluit* – aus Nase, Mund und Ohren. Weiterhin beziehen sie die Ausdrücke konkret auf einzelne Körperteile/-partien oder Organe (vgl. *pallere, pallidus, podagricus, angina, destillare, destillatio, crudus, livida* (vgl. *manus livida*), *palpitatio*) und in anderen Fällen auf konkrete Krankheiten (vgl. *accessio, impetus, intermissio, remissio*). Schließlich thematisieren die Fachautoren oft weitere Aspekte wie die Behandlung, wobei sie z. B. auf Mittel oder Methoden zu sprechen kommen (vgl. z. B. *abortus, cicatrix, dolor articulorum* (Ursachen, Behandlung), *stomachicus* (Behandlung), oder, wie im Falle von *cruditas*, Zusammenhänge und Wirkungen bzw. Symptome.

Anhand der hier behandelten Krankheits- und Symptombezeichnungen bzw. -beschreibungen ist immer wieder deutlich geworden, dass Seneca d. J. diese zwar übereinstimmend mit den Fachautoren in denselben oder vergleichbaren Bedeutungen gebraucht, jedoch andere Ursachen für die damit thematisierten Krankheiten und Symptome nennt bzw. schildert als die Fachautoren; dies betrifft z. B. *cardiacus, horror, laborant pedes, macies, nervorum contractio, nervorum tremor, pallere, pallor, stomachus aestuans* oder *vertigo capitis*. Dieser Befund weist darauf hin, dass Senecas Ausführungen in den Luciliusbriefen nicht selten eine stark moralisierende Haltung unterliegt, die also beeinflussend und überzeugend auf die Lesenden wirken soll. Mithin richtet er auch seine Darstellung medizinischer Phänomene bisweilen daran aus – insofern er diese sehr bildlich und anschaulich beschreibt (vgl. *podagra, crus contractum, nervi aridi* oder *impetus*) oder die Symptome der Gicht als Qual bzw. Folter bezeichnet, vgl. *cheragra, podagra* und *vertebrarum dolor*; vgl. dazu auch Kap. III. Anhang.

C. Therapie und Pharmazie

Im folgenden Kapitel werden die Ausdrücke untersucht, mit denen die Briefautoren über die Behandlung gesundheitlicher Beschwerden sprechen. Im ersten Abschnitt werden grundlegende Begriffe und Formulierungen wie beispielsweise *curare* oder *medicina* besprochen, daraufhin konkretere Ausdrücke aus den Bereichen der physikalischen und rehabilitativen Medizin, der Diätetik, der Maßnahmen, die die Verdauung betreffen, und der Chirurgie. Der darauf folgende Abschnitt zur Pharmazie widmet sich den substantiellen Behandlungsmitteln, während im letzten Abschnitt schließlich nicht-substantielle Behandlungsmittel untersucht werden.

(a) Grundbegriffe

(α) Behandeln, Behandlung

Die Ausdrücke, mit denen die Briefautoren die Behandlung thematisieren, sind *cura, curare, curatio, custodire, custos, percurare, tractare* und *tractatio.*[853]

cura. Mit Bezug auf die Medizin ist das Wort mit zwei Belegen vergleichsweise selten im Briefcorpus attestiert, vgl. Sen. *epist.* 95,29^{M} *fuit* (sc. *philosophia*) *aliquando simplicior inter minora peccantis et levi quoque cura remediabiles* (‚Die Philosophie war dereinst einfacher unter denjenigen, die (nur) kleine Sünden begingen und die mit einfacher Behandlung geheilt werden konnten') und Plin. *epist.* 7,19,2 *nam virgines, cum vi*

853 Vgl. weiterhin *inspectio* in Sen. *epist.* 57,5 *itaque fortes quidam et paratissimi fundere suum sanguinem alienum videre non possunt; quidam ad vulneris novi, quidam ad veteris et purulenti tractationem inspectionemque succidunt ac linquuntur animo; alii gladium facilius recipiunt quam vident.* Allerdings figuriert das Wort hier nicht im Sinne einer medizinischen ‚Untersuchung', sondern allgemeiner als ‚(optische) Betrachtung', denn einerseits spricht Seneca auch im vorangehenden Kolon lediglich vom Sehen (*videre*), anderseits würde sich bei der vorliegenden Ausdrucksweise zusammen mit *tractatio* ein Hysteron-Proteron ergeben, da erst die Behandlung, dann die Untersuchung (?) stattfände. Überdies gebraucht Seneca d. J. *inspectio* auch in den übrigen Passagen der Luciliusbriefe (*epist.* 65,19, 65,23; 89,14) stets in der Bedeutung ‚Betrachtung, Beobachtung'. Vgl. zur Stelle auch die Übersetzung von Costa (1992), 45: „Some people collapse and faint at the sight and handling of a fresh wound, others at an old and festering one." Dagegen verstehen TLL s. v. 1943,55–59 und Solimano (1991), 114 *inspectio* in Sen. *epist.* 57,5 im fachlich-medizinischen Sinne von ‚Untersuchung'.
Außerdem verwendet Plinius d. J. das Substantiv *custodia* (1mal) neben *cura* in einer medizinischen Äußerung, vgl. *epist.* 7,19,2 *nam virgines, cum vi morbi atrio Vestae coguntur excedere, matronarum curae custodiaeque mandantur*. Anders als die verwandten Wörter custodire (S. 270) und custos (S. 271) ist *custodia* hier jedoch nicht im engeren Sinne medizinisch aufzufassen, sondern bezeichnet lediglich ‚Obhut'.

morbi atrio Vestae coguntur excedere, matronarum curae custodiaeque mandantur.[854] *cura* bedeutet hier ‚Behandlung, Pflege'.[855]

In der medizinischen Fachliteratur ist *cura* ebenfalls belegt (Cels. inges. 27mal, Plin. d. Ä. *nat.* 20–32 insges. 28mal, Scrib. Larg. insges. 2mal).[856] Wie im Briefcorpus wird es auch hier i. S. v. ‚Pflege, Behandlung' verwendet, vgl. z. B. Cels. 3,22,9 *cavendae destillationes* (sc. *phtisico*), *ne, si quid cura levarit, exasperent* oder Plin. *nat.* 26,100 *insanabilis non est credendus* (sc. *podagrae morbus*), *quippe quoniam et in multis sponte desiit et in pluribus cura.*[857] In dieser Bedeutung figuriert *cura* jedoch auch in der Fachliteratur mit fünf Belegen bei Celsus und vier Belegen bei Plinius d. J. (vgl. Anm. 857) eher selten, denn häufiger verwenden die Fachautoren das Wort in anderen, nicht dezidiert medizinischen Bedeutungen wie z. B. ‚Sorgfalt, Aufmerksamkeit, Vorsicht', ‚Bemühung, Arbeit' oder ‚Sorge' – und stimmen darin ebenfalls mit den Briefautoren überein.[858] *cura* ist also kein Fachbegriff für die Bezeichnung einer medizinischen Behandlung. Als einschlägiger Begriff dafür figuriert dagegen curatio (S. 268). Deutlich wird der unterschiedliche Gebrauch beider Wörter in Cels. 3,9,1 *in hoc casu* (sc. *lentium febrium*) *medici cura esse debet, ut morbum mutet: fortasse enim curationi oportunior fiet.* Hier stehen sich *cura* i. S. v. ‚Vorsicht, Sorgfalt' und *curatio* i. S. v. ‚Behandlung, Heilung' einander gegenüber.

---

854 Darüber hinaus figuriert *cura* im Briefcorpus hauptsächlich ohne Bezug auf die Medizin, u. a. in den Bedeutungen ‚Sorge, Vorsicht, Bemühung' (s. dazu Anm. 858), vgl. z. B. Cic. *Att.* 1,1,1; 1,5,2; 1,7,1; 2,5,2; 2,17,2; 2,24,5 (2mal); 3,8,2; 3,15,7; 3,20,3; 4,16,4; 5,4,1; 5,4,3; 5,11,6; 6,2,2; 6,5,3; 6,5,4; 7,1,2; 7,1,9 (2mal); 7,3,11; 8,11,1; 8,15a,1; 9,11a,2; 9,11a,3; 9,15,4; 10,2,2; 10,8,4; 10,8a,2; 11,2,1; 11,4a,1; 11,6,3; 12,6a,2; 12,18a,2; 12,37,2; 14,10,3; 14,11,2 (2mal); 14,14,3; 15,2,1; 15,3,1; 15,6,2; 16,6,3; 16,10,2; 16,15,6; *fam.* 1,2,4; 1,5a,2; 1,7,9; 2,6,3 (2mal); 2,7,3; 2,11,2; 3,3,1 (2mal); 3,5,2; 3,7,6; 4,3,4; 4,6,2; 4,7,6; 5,8,2; 5,16,5; 6,2,1; 6,3,4; 6,5,1 (2mal); 7,10,2; 7,18,1; 8,2,2; 8,3,3; 8,5,1; 9,8,2; 9,10,3; 9,13,2; 10,1,1; 10,3,3; 10,4,4; 11,4,1; 11,5,3; 11,27,5; 12,1,2; 12,10,3; 12,12,1; 13,11,2; 13,11,3; 13,14,2; 14,19,1; 15,2,1; 15,2,4; 15,2,5; 16,4,4; 16,13,1; 16,15,1 (2mal); *ad Q. fr.* 1,1,3; 1,1,41; 2,4,1; 2,13,2; 3,1,1; 3,1,6; 3,3,1; *ad Brut.* 12,1; 20,1; 23,1. Sen. *epist.* 3,3; 6,2; 12,2; 14,2; 15,3; 17,5; 45,12; 49,12; 50,6; 53,9; 58,28; 79,4; 80,6; 84,5; 86,16; 88,3; 88,23; 90,16; 90,41; 99,12; 102,4; 107,3 (Zitat); 108,30; 109,18; 114,9; 115,2; 116,3; 117,20; 121,17 (4mal); 122,17; 124,1; 124,14. Plin. *epist.* 1,3,3; 1,17,1; 2,5,9; 2,9,1; 2,10,5; 3,5,3; 3,5,15; 3,6,5; 4,11,11; 4,13,11; 4,28,2; 5,3,10; 5,6,1; 5,14,2; 6,4,3; 6,6,3; 6,8,2; 7,5,2; 7,9,10; 7,10,2; 8,4,4; 8,6,13; 8,12,3; 9,14,1; 9,35,2; 9,37,2; 10,8,3; 10,15,1; 10,19,1.

855 Vgl. hierzu Courtil (2015), 218.

856 Vgl. Cels. z. B. 1 pr. 36; 1 pr. 65; 1,2,1; 3,8,1; 3,9,1; 3,22,9; 4,11,6; 4,20,3; 4,31,2; 5 pr. 2; 5,28,12n; 6,5,1; 6,6,1a; 6,6,14; 7,5,1c (2mal); 7,9,5; 7,12,4; 8,3,7f; 8,10,7l; Plin. *nat.* z. B. 21,80; 22,7; 22,14; 22,122; 23,2; 23,29; 23,38; 24,35; 24,159; 25,1; 25,3; 25,16; 26,16; 26,19; 26,100; 27,1; 27,4; 28,3; 28,52; 28,144; 29,140; 30,103; 31,67; 31,123; Scrib. Larg. 122; 127.

857 Vgl. weiterhin Cels. 1,2,1; 4,11,6; 4,31,2; 8,10,7f; Plin. *nat.* 25,57; 26,16 und 28,144.

858 Für *cura* i. S. v. ‚Sorgfalt, Aufmerksamkeit, Vorsicht' vgl. z. B. Cic. *Att.* 1,19,11; 9,15,4; *fam.* 1,2,4; 2,7,2; Sen. *epist.* 50,6; Plin. *epist.* 3,5,3; 3,7,5; Cels. 1 pr. 36; 1 pr. 65; 4,20,3; Plin. *nat.* 21,52; 21,80; 22,122. Für die Bedeutung ‚Bemühung, Arbeit' vgl. z. B. Cic. *Att.* 3,15,7; 5,4,1; *fam.* 2,6,3; 3,3,1; Sen. *epist.* 17,5; 53,9; Plin. *epist.* 2,10,5; 3,6,5; Plin. *nat.* 23,2; 23,112; 27,1; Scrib. Larg. 122; 172 und für ‚Sorge' vgl. z. B. vgl. z. B. Cic. *Att.* 1,18,1; 4,16,4; *fam.* 1,5a,2; 1,9,22; Sen. *epist.* 3,3,4; 12,2,6; Plin. *epist.* 2,9,1; 2,11,1; Cels. 1,3,16; 3,27,3b; Plin. *nat.* 22,14; 23,38; 26,19.

Weitere sprachliche Merkmale wie beispielsweise die Junkturen, in denen *cura* in den Briefen gebraucht wird (Sen. *epist.* 95,29 *levis cura* bzw. *curā remediabilis* und Plin. *nat.* 7,19,2 *curae mandare*), haben keine Parallelen in den Schriften der Fachautoren.

curare. Im Kontext medizinischer Sachverhalte ist das Verb bei allen drei Briefautoren belegt: 24mal bei Cicero, 15mal (dav. 6mal^{M}) bei Seneca d. J. und 1mal bei Plinius d. J., vgl. z. B. Cic. *Att.* 12,10,1 *Alexim vero curemus (…) quem aegrum Romam remisi*; *fam.* 14,17,1 *tu fac ut tuam et Tulliae valetudinem cures*; Sen. *epist.* 85,36 *deinde gubernatoris ars alienum bonum est: ad eos quos vehit pertinet, quomodo medici ad eos quos curat*; 104,18^{M} *quid ergo? animum tot locis fractum et extortum credis locorum mutatione posse sanari? maius est istud malum quam ut gestatione curetur* oder Plin. *epist.* 6,20,19 *regressi Misenum curatis utcumque corporibus suspensam dubiamque noctem spe ac metu exegimus.*[859] Das Verb bedeutet hier ‚heilen, behandeln, pflegen'.[860]

In der medizinischen Fachliteratur ist *curare* häufig belegt (Cels. 132mal, Plin. *nat.* 20–32 50mal, Scrib. Larg. 11mal).[861] Wie bei den Briefautoren bedeutet das Verb

859 Vgl. weiterhin Cic. *Att.* 4,3,3^{M}; 6,1,2; 6,1,23; 12,3,2; 12,17,1; *fam.* 4,5,5 (Servius an Cicero); 14,7,3; 14,8,1; 14,9,1; 14,10,1; 14,11,1; 14,15,1; 14,22,1; 14,23,1; 14,24,1; 16,5,2; 16,6,2; 16,7,1; 16,15,1; 16,18,3; 16,20,1; 16,22,1; Sen. *epist.* 15,2^{M}; 40,5; 50,4; 66,46; 68,8; 75,7; 94,17; 94,19 (2mal); 94,36^{M}; 99,29^{M}; 114,22^{M}; 114,24^{M}.
Für drei weitere Äußerungen Ciceros ist nicht eindeutig zu sagen, ob *curare* i. S. v. ‚heilen, pflegen, behandeln' oder allgemeiner als ‚sich um jmd. kümmern, jmd. umsorgen' zu verstehen ist, vgl. *Att.* 2,2,1 *cura, amabo te, Ciceronem nostrum*; 4,7,3 *puerum Ciceronem curabis et amabis, ut facis* und 12,12,2 *qua re sive habes quid sive nil habes, scribe tamen aliquid teque cura*. Die übrigen Belege von *curare* im Briefcorpus stehen nicht in einem medizinischen Kontext, vgl. z. B. Cic. *Att.* 1,1,2; 1,2,2; 1,3,2; 2,1,2; 2,1,3 (2mal); 2,1,12; 3,2,1; 3,5,1; 3,7,3; 4,10,1; 4,14,2; 4,16,4; 5,1,5; 5,4,2 (2mal); 5,9,2 (2mal); 6,1,15; 6,1,26; 6,3,5; 7,5,5; 7,7,2; 7,12,1; 8,5,1; 8,5,2; 8,13,2; 9,8,2; 9,11a,3; 10,4,12; 10,11,5; 11,3,3 (2mal); 11,4a,1; 11,6,7; 12,4,2; 12,11,1; 12,13,2; 13,6,4; 13,8,1; 13,10,3; 14,8,1; 14,13,5; 14,16,4; 15,2,1; 15,5,2; 15,9,1; 16,2,5; 16,15,6 (2mal); 16,16a,3; *fam.* 1,9,23; 2,5,2; 2,7,2; 2,8,1; 3,6,6; 3,8,7; 3,8,9; 4,10,1; 4,12,3 (2mal); 4,13,4; 5,2,9; 5,20,3; 6,4,5; 6,6,13; 6,19,2; 7,2,1; 7,4,1; 7,5,3; 8,3,1 (2mal); 8,4,5; 8,5,3; 9,5,2; 9,8,2; 9,9,3; 10,3,4; 10,16,2; 10,21,6; 11,28,6; 12,29,3 (2mal); 13,6,5 (2mal); 13,6a,1; 13,9,3; 14,3,5; 14,4,6; 14,5,2 (4mal); 15,4,6; 15,9,2; 15,10,1; 16,1,3; 16,5,2 (2mal); 16,6,2; *ad Q. fr.* 1,1,3; 1,1,15; 1,1,30; 2,3,7, 2,4,2; 2,8,1; 3,1,2; 3,1,8; 3,1,20; Sen. *epist.* 15,5; 20,8; 22,17; 35,4; 36,3; 45,13; 56,3; 61,2; 87,5; 89,17; 90,25; 92,35; 93,2; 95,60; 104,4; 115,1; 119,14; 120,2; Plin. *epist.* 1,1,1; 1,5,15; 1,20,16; 1,24,2; 4,11,7; 4,22,2; 4,26,1; 6,3,1; 6,8,5; 6,12,4 (2mal); 6,31,11; 7,15,2; 8,18,6; 9,13,10; 9,25,3; 10,22,2; 10,38,1; 10,90,2; 10,98,2; 10,99,1.

860 Außerdem gebrauchen die Briefautoren das Verb sehr häufig in anderen Bedeutungen wie ‚dafür sorgen, dass' (vgl. z. B. Cic. *fam.* 1,7,8), ‚sich um etwas kümmern' (vgl. z. B. Sen. *epist.* 15,5) oder ‚jmd. verehren' (vgl. z. B. Plin. *epist.* 1,5,15). Während *curare* dabei oft einen Nebensatz nach sich zieht, wird es i. S. v. ‚heilen, behandeln, pflegen' in der Regel transitiv konstruiert. So ist der Ausdruck *curare ut* i. S. v. ‚dafür sorgen, dass' auch nicht in der medizinischen Fachliteratur attestiert. Es lässt sich also anhand der grammatischen Konstruktion erkennen, ob das Verb in einem allgemeinen oder einem medizinisch-technischen Sinne gebraucht wird.

861 Vgl. Cels. z. B. 1 pr. 8; 1 pr. 9; 1 pr. 11; 2,8,29; 2,10,1; 2,10,2; 3,1,5; 3,2,4; 3,3,6; 4,2,1; 4,2,4; 4,6,2; 5 pr. 1; 5 pr. 3; 5,19,11b (2mal); 6,5,1; 6,6,1e; 6,6,5b; 7 pr. 1; 7 pr. 2; 7,1,1; 8,4,10; 8,4,18; 8,10,1a; Plin. *nat.* z. B. 20,103; 20,104; 20,141; 22,47; 22,71; 22,114; 23,109; 24,186;

auch hier ‚heilen, behandeln, pflegen', vgl. z. B. Cels. 4,26,4 *interdum autem evenit, ut id* (sc. *deiectio*) *pluribus diebus neglectum curari difficilius possit*; Plin. *nat.* 26,91 *cotyledon condylomata et haemorrhoidas mire curat, testium tumores acori radix decocta in vino tritaque inlita* oder Scrib. Larg. 1 *inde sumitur cyathus et in duobus rosae commiscetur frequenterque curatur ex eo caput.*[862] Dabei beziehen sowohl die Brief- als auch die Fachautoren *curare* auf den kranken Menschen als Ganzen,[863] aber auch einige Male auf den menschlichen Körper (*corpus curare*)[864] sowie auf Krankheiten und Krankheitssymptome, vgl. z. B. *curare ulcus* (Sen. *epist.* 68,8), *morbum* (Sen. *epist.* 75,7) mit z. B. *curare febrem* (Cels. 3,18,2; 3,18,18) oder *anginam* (Plin. *nat.* 26,17; 27,127).[865] Schließlich erwähnen beide Autorengruppen Heilmittel und -maßnahmen im Zusammenhang mit dem Verb, vgl. z. B. *praeceptis curare* (Sen. *epist.* 94,36[M]) und *balneo curare* (Cels. 6,6,1e).[866]

Außerdem sind einige Junkturen mit *curare* im Briefcorpus auch in der Fachliteratur zu finden, vgl. z. B. *corpus curare, morbum curare, suffusionem curare* oder *ulcus curare.*[867] Zwar wird *curare* sowohl von den Brief- wie von den Fachautoren mittels Adverbien modifiziert – vgl. z. B. *curare severius* (Sen. *epist.* 99,29[M]) oder *aptissime* (Plin. *nat.* 22,139; 28,222) –, gemeinsame Ausdrücke sind dabei jedoch nicht zu beobachten.[868]

25,66; 25,174; 26,3; 26,4; 26,17; 27,69; 27,127; 27,131; 28,67; 28,144; 28,145; 29,39; 29,55; 29,56; 30,40; 30,62; 30,78; 31,65; 31,104; 32,35; 32,71; 32,78; Scrib. Larg. ep. 2; 1; 3; 27; 47; 71; 180; 181; 222; 227; 249.

862 Vgl. auch von Staden (1999), 268–9.

863 Vgl. z. B. Cic. *Att.* 6,1,23; 12,3,2; 12,10,1; *fam.* 4,5,5 (Servius an Cicero); 16,6,2; 16,7,1; 16,22,1 (stets mit Bezug auf eine namentlich genannte Person); Sen. *epist.* 40,5; 94,19 (*aegrum* bzw. *aegros*) mit u. a. Cels. 2,10,1 (*mulierem*); 2,10,3 (*mulierem, puerum, senem*); 3,7,1c (*virum, puerum*). Häufiger führen die Fachautoren den/die zu Heilende(n) jedoch auf andere Weisen an, vgl. z. B. Cels. 3,4,9 *ex his autem intellegi potest ab uno medico multos non posse curari*; 3,7,2d *si quis autem in huiusmodi febre leviter tussit (…) eo modo curandus est, quo in ceteris febribus praecipitur* oder Plin. *nat.* 20,148 *<exulc>erationem et vomicas vulvae cura<n>t ill<it>a, iocinerum vitia ternis obolis ex mulso datis, item sanguinem excreantibus in sorbitione.*

864 Vgl. Sen. *epist.* 66,46; 114,24[M] (*salutem corporis curare*); Plin. *epist.* 6,20,19 und Cels. 3,21,15.

865 Vgl. weiterhin *curare bilem nigram* (Sen. *epist.* 94,17), *suffusionem* (Sen. *epist.* 94,19) und z. B. *resolutionem oculorum* (Cels. 6,6,36), *vitia iocinerum* (Plin. *nat.* 20,148), *vitia nervorum* (Cels. 2,17,2); einige dieser Ausdrücke finden sich gleichermaßen bei den Brief- und den Fachautoren, dazu im Folgenden.

866 Vgl. ferner *gestatione curare* (Sen. *epist.* 104,18[M]) und z. B. *medicamento/medicamentis curare* (Cels. 5,26,23f; 5,28,7a; 6,6,1d; 6,6,31b; 6,6,36; 7,7,6c; 7,12,6; 7,13,1 etc.), *manu* (Cels. 6,6,35; 7,7,14c; 7,11,1; 7,12,1a etc.), *mulso curare* (Plin. *nat.* 22,114; 32,78).

867 Vgl. Sen. *epist.* 66,46; Plin. *epist.* 6,20,19; Cels. 3,21,15 (*corpus curare*); Sen. *epist.* 75,7; Cels. 1 pr. 9; 1 pr. 14; 1pr. 39; 2,8,29; 3,1,5; 3,23,4; Plin. *nat.* 22,114 (*morbum curare*); Sen. *epist.* 94,19; Plin. *nat.* 29,117 (*suffusionem curare*) und Sen. *epist.* 68,8; Cels. 5,26,31a; 5,28,7b; 6,13,3; 6,15,1; 6,18,2f; 6,18,2g; 6,18,3b; 6,19,1; 7,7,6a; 7,11,1; 7,28,2; 7,12,1a; 7,28,2; Plin. *nat.* 26,139; 26,146; 32,35 (*ulcus curare*). Weitere gemeinsame Junkturen sind *malum curare* (Sen. *epist.* 104,18[M]; Plin. *nat.* 28,230) und *plagam curare* (Sen. *epist.* 99,29[M]; Cels. 5,26,24c).

Unterschiede ergeben sich dahingehend, dass einerseits nur die Briefautoren das Verb auf die Gesundheit (*valetudo*)[869] und andererseits nur die Fachautoren es auch auf Körperteile und Organe (z. B. *caput* und *oculi*)[870] sowie auf Verletzungen (z. B. *articulus incussus*) beziehen.[871]

Während überdies Seneca d. J. *medicus curat* (*epist.* 40,5) sagt, verwenden die Fachautoren mehrfach das Partizip *curans* substantivisch, wenn sie von dem behandelnden Arzt sprechen, vgl. z. B. Cels. 2,10,2 *postea vero usus ostendit nihil in his esse perpetuum, aliasque potius observationes adhibendas esse, ad quas derigi curantis consilium debeat.*[872]

Wie diese Beobachtungen zeigen, sind die Unterschiede zwischen den Brief- und den Fachautoren vor allem pragmatischer Natur: Die Briefautoren gehen weniger auf die Einzelheiten ein, die im Zusammenhang mit dem Pflegen, Heilen oder Behandeln stehen. Cicero geht es dabei vor allem um die einzelnen erkrankten Personen und Seneca d. J. um die Tatsache, *dass* gepflegt, geheilt, behandelt wird oder werden muss. Demgegenüber thematisieren die Fachautoren ausführlich die Mittel und Methoden des *curare*. Dabei sprechen sie seltener allgemein vom Menschen als Ganzen, sondern blicken auf die einzelnen Körperpartien oder Organe bzw. auf die jeweiligen konkreten Sachverhalte und Zusammenhänge. Dementsprechend sagt Celsus beispielsweise *curari id quod aegrum est* (1 pr. 25), während die Briefautoren mit *aegrum curare* (vgl. Anm. 863) allgemein den Menschen zum Objekt der Verbalhandlung machen.

curatio. Mit Bezug zur Medizin ist das Wort einige Male im Briefcorpus belegt (Cic. 1mal, Sen. d. J. 4mal, dav. 1mal^{M}, Plin. d. J. 1mal), vgl. z. B. Cic. *fam.* 16,4,1 *plane curationes eius* (sc. *medici*) *non probo. ius enim dandum tibi non fuit cum* κακοστόμαχος *esses*; Sen. *epist.* 27,1^{M} *‚tu me‘ inquis ‚mones? iam enim te ipse monuisti, iam correxisti? ideo aliorum emendationi vacas?‘ non sum tam inprobus ut curationes aeger obeam* und Plin. *epist.* 5,19,7 *qua ex causa destinavi eum mittere in praedia tua, quae Foro Iulii possides. audivi enim te saepe referentem esse ibi et aera salubrem et lac eiusmodi*

868 Vgl. weiterhin *curare diligenter* (Cic. *Att.* 6,1,23; *fam.* 14,8,1; 14,10,1; 14,11,1; 14,15,1; 14,22,1; 14,23,1) und z. B. *celeriter* (Cels. 3,4,1), *difficulter* (Cels. 4,26,4; 4,29,1; 5,28,9; 8,10,1a), *frequenter* (Scrib. Larg. 1; 3), *mire* (Plin. *nat.* 26,91), *optime* (Cels. 2,17,1; 3,18,21; 5,27,13a; 6,11,1), *similiter* (Cels. 8,4,10; Scrib. Larg. 181).

869 Vgl. Cic. *fam.* 14,7,3; 14,8,1; 14,9,1; 14,10,1; 14,11,1; 14,15,1; 14,17,1; 14,24,1; Sen. *epist.* 15,2^{M}.

870 Vgl. z. B. *curare oculum/oculos* (Cels. 6,6,1e; 7,7,14c (2mal); Plin. *nat.* 29,117), *caput* (Scrib. Larg. 3; 180), *vomicam* (Plin. *nat.* 20,148), *umerum* (Cels. 8,10,2b).

871 Vgl. z. B. *curare vulnus* (Cels. 5,26,23f; 5,28,1c; 7,14,4 (2mal); 7,21,1c; 8,4,10; 8,4,18), *articulos incussos* (Plin. *nat.* 30,78), *plagam* (Cels. 5,26,24c).

872 Vgl. weiterhin Cels. 1 pr. 43; 2,10,2; 2,16,2; 2,17,2; 3,8,2; 3,15,6; 4,2,1; 5,26,1d; 5,28,2a; 7,7,8b.

curationibus accommodatissimum.[873] *curatio* bedeutet hier ‚Behandlung, Behandlungsmethode'.[874]

In der medizinischen Fachliteratur ist *curatio* mit 186 Belegen bei Celsus, 18 Belegen bei Plinius d. Ä. (*nat.* 20–32) und zwei Belegen bei Scribonius Largus häufig attestiert.[875] Wie die Briefautoren bezeichnen auch die Fachautoren damit eine ‚Behandlung(smethode)', und in Übereinstimmung mit Seneca d. J. beziehen sie es auf Körperteile und Organe, vgl. Sen. *epist.* 68,7 *itaque alius vomitu levat stomachum, alius frequenti cibo fulcit, alius interposito ieiunio corpus exhaurit et purgat* (…) *sic in animo nostro sunt quaedam quasi causariae partes quibus adhibenda curatio est* mit z. B. *viscerum curatio* (Cels. 5,26,24c) oder *curationem oris, dentium, aurium, genitalium* (Plin. *nat.* 23,74).[876] Wortverbindungen mit *curatio*, die sowohl im Briefcorpus als auch in der Fachliteratur vorkommen, sind *curationem probare* und *adhibere curationem.*[877]

Während die Briefautoren bis auf wenige Ausnahmen (vgl. Cic. *fam.* 16,4,1; Sen. *epist.* 68,7) nicht ausführlich auf die Behandlung eingehen, sondern diese und die betroffene Person oder die entsprechende Situation lediglich erwähnen – das Wort also auf den Menschen als Ganzen bezogen wird –, thematisieren die Fachautoren die Behandlung erwartungsgemäß umfassend. So schreiben sie beispielsweise, dass sich die Behandlung gegen eine Krankheit oder Krankheitssymptome richtet vgl. *morborum curatio* (Cels. 1 pr. 6; 2,9,1; 2,18,1; 3,1,1 etc.) und nennen diese namentlich, vgl. z. B. *febris curatio* (Cels. 3,3,1; 4,2,4; 8,4,12), *curatio in furunculo adhibere* (Cels. 5,28,8), *genus abscessus nullam novam curationem desiderat* (Cels. 6,16,1) oder *exulcerationem sequi debet curatio* (Plin. *nat.* 32,83). Ferner figurieren auch Wunden und Verletzungen als Gegenstand der Behandlung, vgl. z. B. *vulneris curatio* u. ä. (Cels. 1 pr. 75; 5,26,1c; 5,26,20d; 7 pr. 5; Plin. *nat.* 31,127), *serpentium morsus* (…) *curationem desiderant* (Cels. 5,27,3a), *adustorum curatio* (Cels. 5,27,13b) oder *rhagadum curatio* (Plin. *nat.* 23,74). Dass die Fachautoren bei der Beschreibung von Behandlungen in der Regel ins Detail gehen, zeigt sich auch darin, dass es vergleichsweise wenige Belegstellen in der Fachliteratur gibt, in denen der Körper (Cels. 1,2,5; vgl. 6,15,4) oder die körperliche

873 Vgl. weiterhin Sen. *epist.* 52,10; 68,7 (im Folgenden zitiert); 94,36. Die weiteren Belege des Wortes im Briefcorpus betreffen nicht die Medizin, vgl. Cic. *Att.* 13,46,2; 15,11,1; 15,11,2; *fam.* 6,19,2; 11,21,5; 11,27,7.

874 Vgl. TLL s. v. 1476,28–85 und siehe Courtil (2015), 218 sowie Toninato (1993), 205 für eine begriffsgeschichtliche Einordnung des Wortes in philosophischen Kontexten bei Cicero und Seneca d. J. gegenüber medizinischen bei Celsus.

875 Vgl. Cels. z. B. 1 pr. 6; 1 pr. 44; 1,2,5 (2mal); 2 pr. 1; 2,5,1; 2,8,39; 3,1,1; 3,2,4 (2mal); 3,2,5; 4,1,1; 4,2,4; 4,2,5; 5 pr. 3; 5,17,1b; 5,26,1c; 6,4,2; 6,6,1d; 6,6,1f; 7 pr. 5; 7,2,2; 7,3,1; 8,2,6; 8,3,11; 8,4,1; Plin. *nat.* 20,227; 22,145; 23,74; 24,43; 24,77; 25,147; 27,19; 28,199; 29,41; 29,107; 30,29; 31,65 (2mal); 31,126; 31,127; 32,83; 32,119; 32,136; Scrib. Larg. ep. 6; 11; 183. Zu Bildungen auf *-tio* in medizinischer Literatur vgl. Langslow (2000a), 279–93; Sconocchia (1991), 334–6; Healy (1987), 11; Flammini (1993).

876 Vgl. weiterhin *ani curatio* (Cels. 7,22,1; 7,26,1b, vgl. 6,18,7a), *eadem curatione ad sedis vitia utuntur* (Plin. *nat.* 29,41), *oculorum curatio* (Plin. *nat.* 32,136).

877 Vgl. Cic. *fam.* 16,4,1; Cels. 3,15,3 (*curationem probare*) und Sen. *epist.* 68,7; Cels. 5,26,28b; 5,26,32; 5,28,8; 6,15,4; 6,19,3; 7,4,3b; 7,5,5; 7,7,7b; 7,26,2a; 7,26,2c; 7,29,1; 7,30,2 (*adhibere curationem*).

Verfassung (*corporis habitus*, Cels. 3,5,11; 3,21,16; 5,28,3b) das Objekt der Behandlung sind. Schließlich erwähnt Celsus bisweilen auch das Instrument der Behandlung, vgl. *scalpelli curatio* (Cels. 4,27,1d (fr. 2); 7,4,4c (*scalpelli adcuratio*); 7,13,2).

Der Blick auf die Zusammensetzung der Ausdrücke zeigt auch, dass die Fachautoren *curatio* häufig mit einem Genitivattribut qualifizieren; vermutlich weil dies gestattet, auf prägnante und eindeutige Weise die Art der Behandlungen näher zu bestimmen. Im Briefcorpus findet sich diese Ausdrucksweise zwar auch einige Male, jedoch nur in denjenigen Passagen, in denen sich das *curatio* nicht auf einen medizinischen Sachverhalt bezieht, vgl. z. B. *munerum curatio* (Cic. *Att.* 13,46,2) oder *curatio frumenti* (Cic. *Att.* 15,11,1; 15,11,2).

custodire. Mit Bezug auf die Medizin ist das Verb im Briefcorpus nur bei Seneca d. J. (1mal) belegt, vgl. *epist.* 106,5 *mentior, nisi et quae alunt illum et quae valetudinem eius vel custodiunt vel restituunt corpora sunt; ergo et bonum eius corpus est.*[878] custodire bedeutet hier ‚beschützen; bewahren'.[879]

In der medizinischen Fachliteratur ist *custodire* ebenfalls einige Male attestiert (Cels. 1mal^{NR}, Plin. *nat.* 20–32 21mal, dav. 12mal^{NR}, Scrib. Larg. 1mal^{NR}), vgl. z. B. Plin. *nat.* 20,42 *si ieiuni cotidie edant* (sc. *hoc cibo*), *firmitatem valetudinis custodiri, stomacho utile<s> esse* (...).[880] Während Celsus und Scribonius Largus das Verb jedoch nicht in relevanter Weise gebrauchen,[881] verwendet Plinius d. Ä. *custodire* i. S. v. ‚schützen, bewahren' und bezieht es wie Seneca d. J. auf die Gesundheit des Menschen, vgl. neben *nat.* 20,42 z. B. *nat.* 22,114 *vigorem animi corporisque custodire*. Übereinstimmende Junkturen liegen dabei nicht vor, jedoch kommt Senecas Ausdruck *valetudinem custodire* der Formulierung *firmitatem valetudinis custodire* bei Plinius (*nat.* 20,42) sehr nahe.

Darüber hinaus bezieht Plinius d. Ä. *custodire* auf Körperteile und Organe, vgl. *custodire cutem* (*nat.* 21,153; 28,89; 30,29), *pulmones* (*nat.* 28,224) oder *mammas* (*nat.* 30,131) und verwendet das Verb im Zusammenhang mit dem Geburtsvorgang, vgl. z. B.

878 Die weiteren Belegstellen für *custodire* im Briefcorpus stehen nicht in einem medizinischen Zusammenhang, vgl. Cic. *Att.* 10,12,1; 15,13,1; 16,2,6; *fam.* 6,5,1; 9,14,8 (= *Att.* 14,17a,8); *ad Q. fr.* 2,3,3; *ad Brut.* 4,3,2; 14,2,4; Sen. *epist.* 10,2; 16,1; 33,8; 49,5; 63,3; 70,24; 92,28; 101,2; 105,6; 116,4; 124,24; Plin. *epist.* 1,19,4; 1,20,2; 3,16,11; 3,20,3; 4,9,11; 4,10,3; 5,7,5; 7,33,4; 8,9,2; 8,10,1; 8,16,1; 9,5,3; 10,8,1; 10,19,1; 10,20,1; 10,33,3; 10,109,1; 10,115,1.

879 Vgl. TLL s. v. 1567,51–2.

880 Vgl. Cels. 3,21,3^{NR}; Plin. *nat.* 20,42; 20,137^{NR}; 21,153; 22,106^{NR}; 22,114; 23,79^{NR}; 24,59^{NR}; 26,24^{NR}; 26,48^{NR}; 28,89; 28,183^{NR}; 28,224; 28,246^{NR}; 30,4^{NR}; 30,29; 30,124; 30,130; 30,131; 31,10^{NR}; 31,20^{NR}; 32,84^{NR}; Scrib. Larg. 84^{NR}.

881 So steht es hier i. S. v. ‚beschützen, verteidigen' außerhalb eigentlich medizinischer Sachverhalte, vgl. Cels. 3,21,3 *ille enim cum summa diligentia non medici tantummodo, sed etiam regis custodiretur, tamen malagmata sua devorando bibendoque suam urinam in exitium se praecipitavit* sowie Scrib. Larg. 84 *tanto magis sunt custodiendi, qui pollicentur salutis custodiam unius cuiusque se facturos*.

nat. 30,124 *cinis irenaceorum (…) custodit partus contra abortus.*[882] Er gebraucht das Verb also spezifischer als Seneca d. J.

custos. Im Zusammenhang mit der Medizin figuriert das Wort nur 1mal im Briefcorpus, vgl. Plin. *epist.* 7,21,3 *balineum adsumo quia prodest, vinum quia non nocet, parcissime tamen. ita adsuevi, et nunc custos adest.*[883] Als *custos* bezeichnet Plinius d. J. hier offensichtlich einen ‚Pfleger' oder einen ‚Arzt', der über seine gesundheitliche Verfassung wacht.[884] Den Ausführungen zufolge leidet er an einem Augenleiden, vgl. *epist.* 7,21,1 *pareo, collega carissime, et infirmitati oculorum ut iubes consulo.*

In der medizinischen Fachliteratur ist *custos* sehr selten belegt (Cels. 2mal, Plin. *nat.* 20–32 2mal[NR]).[885] Während Plinius d. Ä. das Wort i. S. v. ‚Wächter' ohne Bezug auf die Medizin verwendet, figuriert es in Celsus' Ausführungen als lateinisches Äquivalent für den medizinischen Fachbegriff μηνιγγοφύλαξ, einen metallenen Schutz gegen Verletzungen der Hirnhaut bei Operationen, vgl. Cels. 8,3,8 *donec fiat aditus, per quem membranae custos inmittatur: menin<go>phylaca Graeci vocant.*[886] Celsus gebraucht *custos* also als medizinischen Terminus, Plinius d. J. dagegen in einem allgemeinen, übertragenen oder bildlichen Sinne.

percurare. Das Verb (‚(gänzlich) heilen') gebraucht von den Briefautoren lediglich Seneca d. J. (1mal[M]), vgl. *epist.* 94,13[M] *itaque debemus aut percurare mentem aegram et vitiis liberare aut vacantem quidem sed ad peiora pronam praeoccupare.*

Auch in der medizinischen Fachliteratur ist das Verb nur sehr selten belegt (Plin. d. Ä. *nat.* 20–32 3mal), vgl. *nat.* 24,140 *strumas inposita* (sc. *folia clematidis*) *ad suppurationem perducunt, deinde axungia adiecta percurant*; 28,243 *quae vero serpant* (sc. *ulcera*), *cohibet sebum cum cera, idem* (sc. *caseus caprinus*) *addita pice ac sulpure percurat* und *nat.* 32,88 *strumas pungi piscis eius, qui rana in mari appellatur, ossiculo e cauda ita, ut non volneret, prodest. faciendum id cotidie, donec percurentur*. Wie Seneca d. J. gebraucht auch Plinius d. Ä. *percurare* i. S. v. ‚(gänzlich) heilen', vgl. vor allem *donec percurentur* (*nat.* 32,88). Dabei drückt sich in der Präfigierung von *curare* mit *per-* bei beiden Autoren also eine intensivierte Verbalhandlung aus, vgl. dazu Kap. III. B. (c), S. 436ff.

Anders als Seneca, der das Verb auf die erkrankte Seele bezieht – der als physisches Äquivalent also der Körper entsprechen würde – sagt Plinius d. Ä. *percurare* von Krankheiten (*struma* in *nat.* 24,140; 32,88) und Krankheitssymptomen (*quae serpant* in

---

882 Vgl. weiterhin Plin. *nat.* 30,130 sowie *abortus* (S. 229).

883 Die weiteren Belege weisen keinen Zusammenhang zur Medizin auf, vgl. Cic. *Att.* 1,12,2; 7,3,3; 13,52,1; *fam.* 12,25,1; *ad Q. fr.* 1,1,9; Sen. *epist.* 11,9; 11,10; 21,10; 25,5; 25,6; 41,2; 47,10; 63,3; 70,20; 83,14; 85,41; 94,55; 95,65; Plin. *epist.* 3,3,4; 8,6,7; 9,37,3.

884 Vgl. Sh.-W. ad loc., 429: „One of his private doctors". Er verweist zudem auf *epist.* 8,1,3 *praeterea continens ipse* (sc. *Encolpius*), *nos solliciti, medici diligentes.*

885 Vgl. Cels. 8,3,8; 8,4,17; Plin. *nat.* 28,11[NR]; 28,39[NR].

886 Vgl. LSJ s. v. μηνιγγοφύλαξ sowie weiterhin Cels. 8,4,17 *si id ex facili fieri non potest, subicienda lammina est, quam custodem eius membranae esse proposui.*

nat. 28,243). Da sowohl die Briefautoren als auch die Fachautoren das Simplex *curare* gleichermaßen auf Körper, Krankheiten und deren Symptome sowie Weiteres beziehen, kann angenommen werden, dass sie mit *percurare* grundsätzlich in vergleichbarer Weise verfahren. So bezieht Seneca *percurare* in den *dialogi* zwar ebenso wie hier auf die Psyche – vgl. *dial.* 9,17,3 *quidquid inbecillum in animo nec percuratum est exulcerat* (sc. *conversatio dissimilium*) – jedoch findet sich in seinem Werk eine weitere Belegstelle, in der er das Verb auf physische Beschwerden bezieht, vgl. *nat.* 3,1,2 *quaedam enim oculos, quaedam nervos iuvant; quaedam inveterata et desperata a medicis vitia percurant.* Ob *vitia* hier i. S. v. von Krankheiten oder Krankheitssymptomen interpretiert werden und darin eine Gemeinsamkeit zu Plinius' d. Ä. Gebrauch des Verbs gesehen werden kann, geht aus der Stelle nicht hervor. Jedoch kann mit Bezug auf Sen. *nat.* 3,1,2 festgehalten werden, dass Plinius d. Ä. konkrete Krankheiten mit *percurare* verbindet und sich damit also spezifischer äußert als Seneca d. J., der hier lediglich den Oberbegriff *vitium* gebraucht.

tractare. In einem medizinischen Zusammenhang gebrauchen Cicero und Plinius d. J. das Verb je 1mal, vgl. Cic. *Att.* 12,22,1^{M} *de Terentia, quod mihi omne onus imponis, non cognosco tuam in me indulgentiam. ista enim sunt ipsa vulnera quae non possum tractare sine maximo gemitu* und Plin. *epist.* 8,24,5 *vides a medicis, quamquam in adversa valetudine nihil servi ac liberi differant, mollius tamen liberos clementiusque tractari.*[887] tractare figuriert hier i. S. v. ‚behandeln, heilen'.

In der medizinischen Fachliteratur ist *tractare* ebenfalls einige Male belegt (Cels. 10mal, dav. 2mal^{NR}, Plin. *nat.* 20–32 16mal, dav. 14mal^{NR}).[888] Wie die Briefautoren verwenden auch Celsus und Plinius d. Ä. das Wort i. S. v. ‚(medizinisch) behandeln', vgl. z. B. Cels. 8,10,1i *quod si septimus dies non dedit, certe nonus exhibet; tum facillime ossa tractantur* oder Plin. *nat.* 26,88 *et urtica marina et daucum et plantaginis semen ex vino et herba Fulviana trita ex vino. et haec nomen inventoris habet, nota tractantibus.*

Während die Briefautoren *tractare* allgemein auf den Menschen als Ganzen (Plin. *epist.* 8,24,5) sowie auf Verletzungen (Cic. *Att.* 12,22,1^{M}) beziehen, beschreiben

---

887 Darüber hinaus figuriert *tractare* ohne Bezug zur Medizin im Briefcorpus, vgl. z. B. Cic. *Att.* 2,7,3; 2,20,2; 4,19,2; 5,20,9; 6,3,5; 7,1,9; 12,18,1; 12,18a,2; 13,29,1; 14,13b,3; 14,17,2; 15,15,4; 16,15,1; 16,16b,2; *fam.* 1,3,2; 2,17,4; 2,17,6; 3,10,3; 3,12,3; 6,6,3; 7,17,2; 8,8,10; 8,9,1; 9,6,4; 9,21,1; 13,3,1; 13,11,2; 13,12,1; *ad Q. fr.* 1,3,8; 2,5,3; 3,2,3; *ad Brut.* 16,2; Sen. *epist.* 5,2; 8,5; 14,11; 21,3; 24,15; 26,6; 31,1; 33,5; 40,4; 41,2 (2mal); 42,4; 58,26; 62,1; 65,15; 66,8; 68,7; 78,18; 79,5; 82,12; 85,38 (2mal); 88,19; 90,24; 99,1; 100,2; 101,14; 102,4; 103,5; 108,10; 109,14; 113,26; 114,12; 117,19; 118,2; 121,5; Plin. *epist.* 2,15,2; 5,19,1; 7,17,15; 8,2,8; 8,14,10; 9,12,2; 10,17b,2; 10,66,1.

888 Vgl. Cels. 1 pr. 45^{NR} (2mal); 7,7,4e; 7,8,1; 7,14,4; 8,2,6; 8,4,7; 8,7,5; 8,10,1i; 8,10,7c; Plin. *nat.* 20,25^{NR}; 20,154^{NR}; 21,42^{NR}; 21,45^{NR}; 21,145^{NR}; 21,178; 22,106^{NR}; 22,110^{NR}; 24,85^{NR}; 24,89^{NR}; 26,88; 26,164^{NR}; 28,1^{NR}; 28,150^{NR}; 29,15^{NR}; 29,17^{NR}. Außerdem gebrauchen die Fachautoren das Verb in weiteren Bedeutungen wie z. B. ‚berühren' (Plin. *nat.* 20,25; 20,154; 21,42; 28,150) oder ‚besprechen, abhandeln' (Cels. 1 pr. 45^{NR} (2mal); Plin. *nat.* 21,45; 22,106; 22,110; 24,85; 24,89; 26,164; 28,1; 29,15; 29,17).

die Fachautoren das Vorgehen genauer, indem sie den zu behandelnden Körperteil bzw. die körperliche Materie als Objekte anführen, vgl. *auris* (Cels. 7,8,1), *caro* (Cels. 7,14,4), *os* (Cels. 8,2,6; 8,4,7; 8,7,5; 8,10,1i; 8,10,7c). Weiterhin verwendet nur Plinius d. Ä. das Verb stets als substantiviertes Partizip (*tractans*) und bezeichnet damit den ‚Behandelnden, Arzt'. Dass *tractare* zu den Tätigkeiten eines Arztes gehört, äußert auch Plinius d. J., jedoch drückt er sich anders aus, vgl. *epist.* 8,24,5 *liberos* (sc. *aegros*) *medicis tractari vides.*

tractatio. Das Substantiv ist im Briefcorpus nur 1mal in einem medizinischen Kontext attestiert, vgl. Sen. *epist.* 57,5 *itaque fortes quidam et paratissimi fundere suum sanguinem alienum videre non possunt; quidam ad vulneris novi, quidam ad veteris et purulenti tractationem inspectionemque succidunt ac linquuntur animo; alii gladium facilius recipiunt quam vident.*[889] Es steht hier in der Bedeutung ‚medizinische Behandlung' und richtet sich auf Wunden.

Sowohl Cicero und Plinius d. J. als auch die medizinischen Fachautoren gebrauchen das Wort überhaupt nicht. Zwar ist *tractatio* seit Cicero (vgl. z. B. *de orat.* 1,54; *Brut.* 15) bei mehreren Autoren belegt,[890] jedoch bezeichnet das Wort außer in Sen. *epist.* 57,5 nicht die Behandlung eines kranken Menschen. Mit Blick auf seine Form lässt sich das Substantiv mit gängigen Wortbildungsmustern der medizinischen Fachkommunikation – Bildungen auf *-tio* – in Verbindung bringen, vgl. dazu Kap. III. B. (a), S. 428ff.

Mit Ausnahme von *tractatio* sind alle Ausdrücke, mit denen die Briefautoren ‚behandeln' und ‚Behandlung' thematisieren, auch bei den medizinischen Fachautoren belegt (vgl. Tabelle 31).

Dabei stimmen die Briefautoren vor allem hinsichtlich der Bedeutungen dieser Ausdrücke mit den Fachautoren überein (*cura, curare, curatio, custodire, percurare* und *tractare*); eine Ausnahme dazu stellt nur *custos* dar. *curare* und *curatio* werden von beiden Autorengruppen auch auf dieselben Aspekte (z. B. auf den Kranken oder auf Körperteile) bezogen. Außerdem sind für beide Ausdrücke sowie für *custodire* einige Wortverbindungen zu beobachten, die sowohl die Brief- als auch die Fachautoren gebrauchen.

Bisweilen unterscheiden sich beide Autorengruppen anhand der Bezugspunkte voneinander (*percurare, tractare*, vgl. auch *curare*). Grundsätzlich ist schließlich zu beobachten, dass die Fachautoren erwartungsgemäß ausführlicher auf die angesprochenen medizinischen Sachverhalte eingehen als die Briefautoren (vgl. dazu vor allem *curare, curatio* und *custodire*).

889 Zu *inspectio* vgl. Anm. 853, S. 264. Darüber hinaus verwendet Seneca d. J. das Wort nicht in medizinischen Zusammenhängen, vgl. *epist.* 56,8; 76,29; 90,23; 121,9.

890 Vgl. z. B. Quint. *inst.* 4,2,30 etc., Sen. d. Ä. z. B. *contr.* 1,2,14, Sen. d. J. z. B. *dial.* 7,20,1, Vitr. 1,1,16 etc., Gell. 5,21,3; 10,29,1.

Tabelle 31: Häufigkeiten der hier besprochenen Ausdrücke bei den einzelnen Autoren

Ausdruck	Cicero	Sen. d. J.	Plin. d. J.	Celsus	Plin. d. Ä.	Scrib. Larg.
cura	201^{NR}	$1^{M} + 35^{NR}$	$1 + 53^{NR}$	$5 + 22^{NR}$	$4 + 24^{NR}$	2^{NR}
curare	24, dav. $1^{M} + 259^{NR}$	15, dav. $6^{M} + 18^{NR}$	$1 + 21^{NR}$	132	50	11
curatio	$1 + 6^{NR}$	4, dav. 1^{M}	1	186	18	2
custodire	8^{NR}	$1 + 12^{NR}$	$1 + 17^{NR}$	1	21	1
custos	5^{NR}	13^{NR}	$1 + 3^{NR}$	2	2	-
percurare	-	1^{M}	-	-	3	-
tractare	$1^{M} + 44^{NR}$	39^{NR}	$1 + 8^{NR}$	$8 + 2^{NR}$	$2 + 14^{NR}$	-
tractatio	-	$1 + 4^{NR}$	-	-	-	-

(β) Stärken, heilen, Heilkunde, Heilmittel, (nicht) heilbar, heilsam, pflegen

Wenn die Briefautoren über die grundlegenden therapeutischen Vorgänge und Tätigkeiten der Medizin sowie die Mittel dafür sprechen, verwenden sie folgende Ausdrücke und Formulierungen: *adlevare, confirmare, firmare, focilare, fomentum, fovere, insanabilis, levamentum, levare, mederi, medicamentum, medicatus, medicina, persanare, reficere, remediabilis, remedium, sanabilis, sanare.*

adlevare. Im Briefcorpus findet sich nur ein Passus, in dem das Verb in einem medizinischen Zusammenhang verwendet wird, vgl. Cic. *Att.* 7,1,1 *bono tamen animo esse coepisse quod Acastus ea quae vellem de adlevato corpore tuo nuntiaret.*[891] Es bedeutet hier ‚erleichtern‘ (Cic. *Att.* 7,1,1) und bezieht sich auf den Körper, der anscheinend an einer Krankheit litt, die Cicero seiner Darstellung zufolge als Last empfand;[892] weitere Einzelheiten dazu teilt er jedoch nicht mit.

In der medizinischen Fachliteratur ist *adlevare* nicht attestiert, jedoch gebrauchen die Fachautoren das Simplex levare (S. 282). Die Präfigierung mit *ad-* drückt eine in-

891 Außerdem sei noch auf eine Stelle bei Seneca d. J. hingewiesen, in der ein indirekter Bezug zur Medizin erkennbar ist, vgl. *epist.* 78,4 *multum autem mihi contulerunt ad bonam valetudinem <et> amici, quorum adhortationibus, vigiliis, sermonibus adlevabar*. *adlevare* bezieht sich hier zunächst auf Seneca selbst bzw. dessen Gemütszustand; als davon abhängig lässt sich auch die physische Gesundheit (*valetudo*) betrachten. Das Verb kann daher i. S. v. ‚erheitern‘ wiedergegeben werden. Die weiteren Belegstellen für *adlevare* im Briefcorpus betreffen nicht die Medizin, vgl. Cic. *Att.* 7,1,1; Sen. *epist.* 72,9; 76,27; 80,1; 88,26; 94,30; 110,3.

892 Vgl. TLL s. v. *allevo,* 1675,35.

tensivierte Verbalhandlung aus; diese Formen sind häufig in der Alltagssprache anzutreffen.[893] Möglicherweise wird *adlevare* daher nicht von den Fachautoren gebraucht.

Anstatt wie Cicero *adlevare* verbinden die Fachautoren *levare* mit *corpus* (4mal), vgl. Cels. 2,11,5 *in acutis* (sc. *morbis*) *quoque quibusdam, si et levari corpus debet et ex vena sanguinem mitti vires non patiuntur*; 3,25,2 *adhibenda tum* (…) *inedia; paulum deinde vires reficiendae et ducenda alvus; post haec ubi corpus levatum est, utendum exercitatione praecipueque cursu* sowie Plin. *nat.* 24,46 *corpus obesum levant onere* und 32,123 *corpora levanda sanguine*).[894] Während der Ausdruck in Plin. *nat.* 24,46 im wörtlichen Sinne von ‚den Körper von einer Last erleichtern' zu verstehen ist, bezieht er sich in den übrigen Stellen durchaus auf die Last der gesundheitlichen Beschwerden bzw. auf deren Ursachen wie einen unausgeglichenen „Säftehaushalt" (vgl. Cels. 2,11,5 *sanguinem mittere*; Plin. *nat.* 32,123 *sanguine levare*) oder eine gestörte Verdauung (vgl. Cels. 3,25,2 *ducenda alvus*); vgl. dazu auch z. B. Cels. 2,12,2f *fereque eo modo dempta materia, superioribus partibus levatis, morbum ipsum mollit*.

Falls sich, wie vermutet, *corpus adlevare* bei Cicero ebenfalls auf die Last einer Krankheit oder ihrer Symptome bezieht, stehen beide Ausdrücke also für Maßnahmen, die darauf abzielen, dass es dem Kranken besser geht. Während diese bei Cicero allerdings unerwähnt bleiben, gehen die Fachautoren auf die Maßnahmen ein, vgl. Cels. 2,11,5 *sanguinem mittere* und 3,25,2 *ducenda alvus*.

confirmare. In Bezug auf die Medizin figuriert das Verb im Briefcorpus bei Cicero (8mal) und Plinius d. J. (1mal), vgl. z. B. Cic. *Att.* 10,17,1 *valetudinem tuam iam confirmatam esse et a vetere morbo et a novis temptationibus gaudeo* und Plin. *epist.* 5,19,6 *nam ante aliquot annos, dum intente instanterque pronuntiat, sanguinem reiecit atque ob hoc in Aegyptum missus a me post longam peregrinationem confirmatus redit nuper*.[895] Auch in der medizinischen Fachliteratur ist *confirmare* einige Male attestiert (Cels. 11mal, Plin. *nat.* 20–32 10mal, Scrib. Larg. 9mal).[896]

---

893 Vgl. Pariente (1979), 138, H.-S., 219.

894 Der Ausdruck *corpus levare* wird zwar ebenfalls von Seneca d. J. (1mal) gebraucht, jedoch steht er dort nicht in einem medizinischen Kontext, vgl. *epist.* 15,4 *sunt exercitationes et faciles et breves, quae corpus et sine mora lassent et tempori parcant, cuius praecipua ratio habenda est: cursus et cum aliquo pondere manus motae et saltus vel ille qui corpus in altum levat vel ille qui in longum mittit* (…).

895 Vgl. weiterhin Cic. *fam.* 16,1,1; 16,1,2; 16,3,2; 16,4,1; 16,4,4; 16,5,1; 16,7,1; 16,13,1. Darüber hinaus ist *confirmare* nicht in medizinischen Zusammenhängen belegt, vgl. Cic. z. B. *Att.* 1,16,6; 1,16,8; 1,19,4 (2mal); 2,21,6; 3,15,1; 3,15,2; 3,18,1; 4,6,2; 4,12,1; 4,15,2; 5,2,1 (2mal); 5,21,4; 6,2,3; 10,8,7; 10,15,2; 11,6,3; 11,7,5; 11,12,3; 13,21a,2; 13,46,2; 15,2,4; 15,4,3; 15,6,4 (2mal); 16,5,2 (2mal); 16,16c,3; 16,16d,1; *fam.* 1,4,3; 1,7,6; 1,8,2; 2,13,1; 3,5,1; 3,10,1; 4,5,4; 4,8,1; 5,4,2 (2mal); 5,16,4; 5,21,3 (2mal); 6,1,5; 6,3,1; 6,3,4; 7,16,3; 7,17,3; 7,32,3, 8,11,1; 9,11,2; 9,13,1; 10,3,2; 10,8,3 (2mal); 10,8,6; 11,9,2; 11,11,1; 12,7,2; 12,12,2; 13,22,2; 13,27,3; 14,4,3; 14,4,5; 15,2,8; 15,14,3; 15,14,6; *ad Q. fr.* 1,3,5; 1,3,8; 2,3,4 (2mal); 2,4,1; 3,2,3; *ad Brut.* 5,4; 19,2; 21,2; Sen. *epist.* 11,1; 24,3; 24,24; 76,17; 94,34; 94,47; 95,60; 109,5; 113,18; Plin. *epist.* 1,7,4; 1,20,25; 2,16,2; 2,16,3 (2mal); 3,16,2; 4,7,3; 8,10,3; 10,27,1; 10,43,4; 10,45,1; 10,58,3.

Sowohl die Brief- als auch die Fachautoren gebrauchen das Verb i. S. v. ‚kräftigen, festigen' und beziehen es nicht nur auf den Menschen als Ganzen,[897] sondern auch auf den menschlichen Körper (vgl. *corpus confirmare* in Cic. *fam.* 16,1,1 und Cels. 4,11,4) und auf die Gesundheit (vgl. *valetudinem confirmare* in Cic. *Att.* 10,17,1 und Cels. 2,11,4), wobei beide Autorengruppen dieselben Junkturen gebrauchen. Außerdem modifizieren sowohl Cicero als auch Celsus das Verb mit dem Adverb *bene* (vgl. Cic. *fam.* 16,13,1; Cels. 4,20,4). Darüber hinaus gebrauchen sie jedoch jeweils andere Adverbien, vgl. *confirmare plane* (Cic. *fam.* 16,4,1; 16,5,1), *celerrime* (Cels. 2,10,19), *parum* (Cels. 8,22,2) oder *tarde* (Cels. 4,32,1).[898]

Anders als die Briefautoren beziehen die Fachschriftsteller *confirmare* außerdem auf Körperteile und Organe, vgl. z. B. *confirmare aurem* (Cels. 8,6,1) *intestina* (Cels. 4,20,4; 4,26,5),[899] und darüber hinaus vereinzelt auch auf weitere Sachverhalte wie Narben (vgl. *confirmare cicatriculam* in Cels. 2,10,19; 7,25,3) und Haare (*confirmare capillum defluentem* in Plin. *nat.* 25,132) i. S. v. ‚ausfallendes Haar stärken'.

firmare. Mit Bezug auf die Medizin wird das Verb (‚stärken, festigen') im Briefcorpus nur von Plinius d. J. (1mal) gebraucht. So schreibt er in *epist.* 9,36,4, dass lautes Lesen nicht nur die Stimme festige, sondern auch den Magen stärke, vgl. *paulum redormio, dein ambulo, mox orationem Graecam Latinamve clare et intente non tam vocis causa quam stomachi lego; pariter tamen et illa firmatur*.[900]

In der medizinischen Fachliteratur ist *firmare* ebenfalls nur selten attestiert (Cels. 6mal, Plin. *nat.* 20–32 7mal), vgl. z. B. Cels. 4,13,6 *si malum* (sc. *morbus pleuriticus*) *inveteravit, athletico victu corpus firmandum est* und Plin. *nat.* 23,59 *odorem oris tollit* (sc. *acetum scillinum*), *gingivas adstringit, dentes firmat, colorem meliorem praestat*.[901] Wie Plinius d. J. verwenden die Fachautoren das Verb i. S. v. ‚festigen, stärken' und beziehen es auf die Stimme – vgl. *vocem firmare* (Plin. *epist.* 9,36,4; Plin. *nat.* 20,212) – sowie auf Organe, vgl. *firmare stomachum* (Plin. *epist.* 9,36,4; Plin. *nat.* 24,27) mit *firmare alvus* (Cels. 1,3,14), *intestina* (Cels. 4,23,2) und *venter* (Cels. 8,1,23). Mit *stomachum firmare* und *vocem firmare* gebrauchen die beiden Plinii zudem also dieselben

896 Vgl. Cels. 2,10,19; 2,11,4; 2,14,8; 4,11,4; 4,20,4; 4,26,5; 4,32,1; 5,27,3b[NR] (*confirmare audaciam*); 7,25,3; 8,6,1; 8,10,7k; 8,22,2; Plin. *nat.* 20,38; 20,240; 21,182[NR] (*confirmandas superstitiones*); 25,98; 25,132; 25,166; 27,16; 28,178; 28,179; 28,180; 29,45; Scrib. Larg. ind. 75; ind. 347; 57; 59; 60; 104; 107; 160; 256.

897 Vgl. Cic. *fam.* 16,1,2; 16,3,2; 16,4,1; 16,4,4; 16,5,1; 16,7,1; 16,13,1; Plin. *epist.* 5,19,6. Cels. 4,32,1; Plin. *nat.* 25,98 (*pleuriticos confirmat*).

898 Zum Gebrauch von Adverbien wie *plane* vgl. oben, S. 50 (zu valere).

899 Vgl. weiterhin z. B. *dentes* (Plin. *nat.* 20,38; 28,178; 28,179; 28,180; Scrib. Larg. 57; 59; 60), *nervum* (Cels. 8,22,2 Plin. *nat.* 25,98; Scrib. Larg. 160), *stomachum* (Plin. *nat.* 20,240; 27,16; 29,45; Scrib. Larg. ind. 347; 104; 107).

900 Vgl. Sh.-W. ad loc., 517–8; er verweist u. a. auf Cels. 1,8 (dazu im Folgenden). Darüber hinaus figuriert *firmare* im Briefcorpus nicht in medizinischen Äußerungen, vgl. Cic. *Att.* 2,9,3; 6,1,13; *fam.* 1,7,4; 12,14,2; 12,15,2; 12,15,6; *ad Brut.* 18,4; Sen. *epist.* 15,2; 16,1; 18,6; 24,24; 51,11; 66,31; 91,8; 117,21.

901 Vgl. weiterhin Cels. 1,1,1; 1,3,14; 4,13,6; 4,23,2; 8,1,23; 8,7,6; Plin. *nat.* 20,212; 20,235; 21,180; 23,59; 24,27; 24,119; 25,170.

Wortverbindungen. Den Zusammenhang zwischen der Stimme bzw. dem Lesen und dem Magen erwähnt schließlich auch Celsus, vgl. 1,8,1 *si quis vero stomacho laborat, legere clare debet et post lectionem ambulare*.

Im Unterschied zu Plinius d. J. beziehen die Fachautoren das Verb ebenfalls auf den Körper (vgl. *firmare corpus* in Cels. 1,1,1; 4,13,6) und auf Körperteile, vgl. *firmare dentes* (Plin. *nat.* 20,235; 21,180; 23,59; 24,119; 25,170) oder *maxillam* (Cels. 8,7,6). Schließlich beschreiben sie *firmare* auch mittels Adverbien näher, vgl. Cels. 4,23,2 *paulatim ergo firmari intestina debebunt*.

focilare. Das Wort gebrauchen von den Briefautoren Seneca d. J. (1mal[M]) und Plinius d. J. (2mal), vgl. Sen. *epist.* 13,14[M] *pudet me †ibi† sic tecum loqui et tam lenibus te remediis focilare*; Plin. *epist.* 3,14,4 *ipse paucis diebus aegre focilatus non sine ultionis solacio decessit ita vivus vindicatus, ut occisi solent* und 3,16,12 *dum haec dicit, exsiluit cathedra adversoque parieti caput ingenti impetu impegit et corruit. focilata ‚dixeram' inquit ‚vobis inventuram me quamlibet duram ad mortem viam, si vos facilem negassetis.'* *focilare* ist etymologisch verwandt mit *fovere* (s. u.) und kann mit ‚pflegen, umsorgen; erwärmen, aufmuntern' wiedergegeben werden;[902] die Briefautoren beziehen es stets auf den Menschen als Ganzen.

focilare hat insgesamt nur acht Belege in der lateinischen Literatur (PHI-Corpus);[903] darunter findet sich keiner in der medizinischen Fachliteratur. Vermutlich war das Verb zu abstrakt bzw. zu allgemein für das Anliegen der medizinischen Fachautoren, vgl. die Übertragungen der modernen Lexika: „wieder ins Leben zurückbringen" (Georges) oder „revive" (OLD, siehe Anm. 902); so wies der Wortschatz mit *fovere* zudem ein Wort auf, das semantisch offensichtlich stärker den konkreteren Aspekt des Wärmens und des mit Wärme Behandelns repräsentierte und daher von den Fachautoren verwendet wurde.

fomentum. Von den Briefautoren gebraucht nur Plinius d. J. (3mal[M]) das Wort mit Bezug auf die Medizin, vgl. *epist.* 2,7,3[M] *rarum id in iuvene* (sc. *honor statuae*)*; sed pater hoc quoque merebatur, cuius gravissimo vulneri magno aliquo fomento medendum fuit*; 4,21,4[M] *magno tamen fomento dolor meus adquiescet, si hunc saltem fortem et incolumem, paremque illi patri illi avo fortuna servaverit* und 6,7,2[M] *scribis te absentia mea non mediocriter adfici unumque habere solacium, quod pro me libellos meos teneas, saepe etiam in vestigio meo colloces. gratum est quod nos requiris, gratum quod his fomentis adquiescis.*[904] Dabei scheint das Wort grundsätzlich ein ‚Linderungsmittel' zu bezeichnen, das auf seelische Wunden (*vulnus* in *epist.* 2,7,3[M]) und seelische Schmer-

902 Vgl. Walde-Hofmann s. v. *favilla*, Bd. 1,466: „wärme, erfrische, stelle wieder her", Georges s. v. Bd. 1,2804: „wieder ins Leben zurückbringen, wieder lebend machen", OLD s. v.: „restore health, revive" und *de* Meo (2005), 234–6: „A una terminologia più specifica si rifanno parole come *focil(l)are* ‚riscaldare', quindi ‚rinfrancare' (*epist.* 13,14) che appartiene all'area di *foveo* e *fomentum* largamente rappresentati nell linguagio medico".

903 Vgl. neben den drei Stellen im Briefcorpus noch Lucr. 6,858; Varro, *de vita populi Romani* 67; *Laus Pisonis* 126; Fronto, *ad M. Caesarem et invicem* 5,55,1 und Suet. *Aug.* 17,1.

zen (*dolor* in *epist.* 4,21,4[M], vgl. *absentia* und *solacium* in 6,7,2[M]) angewendet wird. Da mit *vulnus* ein konkreterer medizinischer Sachverhalt (metaphorisch) angesprochen ist, ließe sich für *fomentum* hier auch ‚Umschlag, Verband' interpretieren.

In der medizinischen Fachliteratur ist *fomentum* ebenfalls einige Male belegt (Cels. 24mal).[905] Hier steht das Wort vor allem in der Bedeutung ‚Umschlag, Verband', vgl. z. B. Cels. 3,10,3 *at si neque inflammatio neque febris sed tantum praecordiorum dolor est, protinus calidis et siccis fomentis uti licet* oder 4,8,3 *thorax fomentis cataplasmatisque calidis aut siccis aut etiam umidis adiuvandus est*; darin lassen sich also Parallelen zwischen Plinius d. J. und Celsus sehen. Überdies schreiben beide Autoren, dass das *fomentum* im Falle von Schmerzen angewendet wird, vgl. *dolor* (Plin. *epist.* 4,21,4[M]) mit *praecordium dolor* (Cels. z. B. 3,10,3), *dolor ex inflatione* (Cels. 3,21,9), *dolores in lateribus* (Cels. 4,13,3), *dolores viscerum* (Cels. 4,14,3) und *dolor in morbo tenuioris intestini* (Cels. 4,21,1). Während Celsus *fomentum* in diesen Passagen allerdings i. S. v. ‚Umschlag' gebraucht, bleibt es für die korrespondierenden Pliniusstellen eine Frage der Interpretation, wie das metaphorisch gebrauchte Wort hier jeweils zu verstehen ist – ob beispielsweise i. S. v. ‚Linderungsmittel' oder als ‚Schmerzmittel' und ob damit auch an einen Umschlag (wie bei Celsus) zu denken wäre. Schließlich findet sich der von Plinius geäußerte Gedanke, dass das *fomentum* zur Beruhigung dient (*epist.* 6,7,2[M] *fomento adquiescere*), auch 1mal bei Celsus, vgl. 4,18,5 *si extremae partes corporis frigent (…) calidisque fomentis nutriendae. si ne sub his quidem quies facta est, extrinsecus contra ventriculum ipsum cucurbitula admovenda est, aut sinapi superinponendum*. Allerdings spricht Plinius im Unterschied zu Celsus auch hier metaphorisch; so geht es ihm um die seelische Verfassung (vgl. z. B. *solacium*), während Celsus körperliche Zustände thematisiert. Aus diesem Grund sind vermutlich auch die von Plinius gebrauchten Junkturen *fomento mederi* (*epist.* 2,7,3[M]) und *fomento adquiescere* (*epist.* 4,21,4[M]; 6,7,2[M]) bei Celsus nicht belegt. Zudem dürfte der Ausdruck *fomento mederi* dem Fachmann nicht nur recht allgemein, sondern auch aus sachlich-inhaltlicher Sicht (‚mit Hilfe eines Umschlags heilen, gesund machen') unpassend erscheinen.

Weiterhin zeigt sich im Vergleich beider Autoren, dass sie sich vor allem aus pragmatischen Gründen unterscheiden: Plinius d. J. spricht davon, das *fomentum* im übertragenen Sinne in uneigentlich-medizinischen Situationen anzuwenden und vermittelt auf diese Weise Emotionen; demgegenüber thematisiert Celsus die betreffenden eigentlich-medizinischen Sachverhalte dem Anliegen seiner Ausführungen gemäß differenzierter und ausführlicher. So verwendet er *fomentum* (2mal) auch i. S. v. ‚Bad', vgl. Cels. 6,18,2b *postero die rursum adhibendum isdem rationibus aquae fomentum est* und 8,10,7a *fomentum aquae calidae, dum inflammatio est, libera<l>e*. Überdies wendet er das *fomentum* in seinen Ausführungen weder auf den Menschen als Ganzen (wie Plin.

904 *fomentum* ist überdies auch 4mal bei Seneca d. J. belegt, er gebraucht das Wort jedoch nicht in Bezug auf die Medizin, vgl. *epist.* 51,5; 90,18; 102,26; 122,8.

905 Vgl. Cels. 2,17,9; 3,10,3; 3,11,1; 3,12,4; 3,21,9; 4,6,3, 4,7,2; 4,8,3; 4,9,1; 4,11,8; 4,12,2; 4,13,3; 4,14,3, 4,18,3; 4,18,5; 4,21,1; 4,31,4; 5,26,27c; 6,8,1a; 6,9,5; 6,18,2b; 7,26,5c; 7,26,5i; 8,10,7a.

epist. 6,7,2M), noch auf eine Wunde (wie Plin. *epist.* 2,7,3M) an, sondern z. B. auf den Körper oder auf Körperpartien und -teile[906] sowie bei Krankheiten und ihren Symptomen.[907] Dementsprechend beschreibt Celsus nicht nur die jeweiligen Umschläge genau – vgl. z. B. *calidum* oder *siccum fomentum*[908] –, sondern schildert bisweilen auch detailliert, wann und auf welche Weise ein Umschlag verwendet werden soll, vgl. z. B. Cels. 4,13,3 *deinde, cum paululum inflammatio se remisit, siccis et calidis fomentis uti* oder 4,14,3 *prosuntque adversus dolores imposita calida fomenta vel ea, quae simul et reprimunt et emolliunt.*

fovere. Im Briefcorpus ist das Verb nur bei Cicero (1malM) und Seneca d. J. (2mal) in einem medizinischen Kontext belegt, vgl. Cic. *Att.* 12,18,1 *nam dum illud tractabam de quo ad te ante scripsi, quasi fovebam dolores meos*; Sen. *epist.* 51,7 *si faceremus quod fecit Hannibal, ut interrupto cursu rerum omissoque bello fovendis corporibus operam daremus, nemo non intempestivam desidiam, victori quoque, nedum vincenti, periculosam, merito reprehenderet* und 68,8 *si ostenderem tibi pedem turgidum, lividam manum, aut contracti cruris aridos nervos, permitteres mihi uno loco iacere et fovere morbum meum.*[909] Dabei figuriert *fovere* in den Bedeutungen ‚pflegen, behandeln' (Sen. *epist.* 57,1; 68,8) und ‚lindern' (Cic. *Att.* 12,18,1M).

In der medizinischen Fachliteratur ist *fovere* häufig belegt (Cels. 79mal, Plin. *nat.* 20–32 53mal, Scrib. Larg. 4mal).[910] Wie die Briefautoren gebrauchen auch die Fachautoren das Verb in den Bedeutungen ‚pflegen, behandeln'[911] sowie ‚lindern, beruhigen'.[912] Dabei richtet sich die Verbalhandlung bei beiden Autorengruppen auf den Kör-

906 Vgl. z. B. Cels. 3,11,1 (auf diejenigen Körperteile, die frieren); 3,12,4 (*corpus*); 4,18,5 (*extremae partes corporis frigentes*).

907 Vgl. Cels. 4,7,2 (*angina*); 4,8,3 (bei Atemproblemen; wird auf den Brustkorb (*thorax*) aufgelegt); 4,9,1 (*exulceratio*); 4,11,8 (bei Blutverlust); 4,12,2 (*inflatio stomachi*); 4,18,3 (*tormina stomachi*) usw.

908 Vgl. für *calidum fomentum* z. B. Cels. 2,17,9; 3,10,3; 3,11,1; 3,21,9; 4,6,3; 4,8,3; 4,11,8 sowie für *siccum fomentum* Cels. 3,10,3; 3,11,1; 3,21,9; 4,8,3; 4,12,2; 4,13,3; 4,21,1. Weitere vergleichbare Ausdrücke sind *frigidum fomentum* (Cels. 4,18,3), *umidum fomentum* (Cels. 4,6,3; 4,7,2; 4,8,3; 4,9,1; 4,18,5) und *validum fomentum* (Cels. 3,12,4).

909 Darüber hinaus gebrauchen die Briefautoren das Verb nicht in einem medizinischen Kontext, vgl. Cic. *Att.* 15,13,3; *fam.* 1,9,10; 1,3,8; 3,1,9; Sen. *epist.* 18,15; 66,27; 90,25; 95,70; Plin. *epist.* 1,5,2; 1,14,1; 5,6,21; 7,24,4; 8,12,1; 9,30,3.

910 Vgl. Cels. z. B. 1,2,4; 1,3,4; 1,3,10; 2,17,7; 2,17,10; 3,6,14; 3,18,8 (3mal); 3,18,13; 4,5,4; 4,5,9; 4,6,4; 5,26,23a; 5,28,4d; 5,28,6a; 6,6,8c; 6,6,8e; 6,6,9b; 7,3,3; 7,5,1c; 7,7,2 (2mal); 8,4,11; 8,5,3; 8,5,4; Plin. z. B. *nat.* 20,81 (2mal); 20,112; 20,115; 21,116; 22,59; 22,104; 22,121; 23,13; 23,16; 23,44; 24,43; 24,48; 24,58; 25,142; 26,121; 26,127; 27,33; 27,57; 27,81; 28,66; 28,169; 28,177; 29,48; 29,71; 30,29; 30,120; 31,65 (2mal); 31,100; 31,126 (2mal); 32,84; 32,106; Scrib. Larg. 10; 20; 142; 160.

911 Vgl. z. B. Cels. 7,5,1c *facilius sanescit quod pervium est* (sc. *in extrahendo telo*), *quia utrimque medicamento fovetur* oder Plin. *nat.* 21,116 *quod ad cypiron attinet, Apollodorum quidem sequar, qui negat bibendum, quamquam professus efficacissimum esse adversus calculos. os eo fovet* sowie weiterhin u. a. Plin. *nat.* 22,59; 22,156; 23,44; 23,74; 24,76.

912 Vgl. Plin. *nat.* 24,58 *item podagricis cortice et foliis* (sc. *salicis fructus*) *in vino decoctis foveri nervos utilissimum*.

per – vgl. Sen. *epist.* 68,8 mit Scrib. Larg. 20 *ita ut cum cetero corpore caput quoque et facies calda immergatur et foveatur.* –, auf Krankheiten – vgl. *fovere morbum* (Sen. *epist.* 68,8) mit *fovere psoram* (Plin. *nat.* 23,13) und *fovere podagram* (Plin. *nat.* 23,75; Scrib. Larg. 160) – sowie auf den Schmerz, vgl. Cic. *Att.* 12,18,1 mit Cels. 8,10,7i *saepe enim integra cutis osse abrumpitur, protinusque prurigo et dolor oritur. quae solvere, si accidit, maturius oportet, et fovere aqua per aestatem frigida, per hiemem egelida.* Als gemeinsame Junkturen sind also *fovere corpus* und *fovere dolores* zu nennen. Schließlich stimmt Seneca d. J. auch darin mit den Fachautoren überein, dass er *fovere morbum* (*epist.* 68,8) mit Bezug auf eine Krankheit sagt, deren Auswirkungen äußerlich sind (*pedem turgidum, lividam manum, aut contracti cruris aridos nervos*), so wie die von den Fachautoren genannten Krankheiten *psora* (‚Krätze, Räude', Plin. *nat.* 23,13) und *podagra* (‚Fußgicht', Plin. *nat.* 23,75; Scrib. Larg. 160).[913]

Häufiger jedoch – und darin unterscheiden sie sich von Cicero und Seneca d. J. – verwenden die Fachautoren das Verb in konkreteren Bedeutungen wie ‚erwärmen',[914] ‚etw. auflegen, Umschläge bereiten'[915] und ‚baden, benetzen, einlegen'.[916] Dabei beziehen sie *fovere* auf Körperteile und Organe – vgl. z. B. *fovere articulos* (Plin. *nat.* 20,81), *nares* (Cels. 6,8,1a) –,[917] auf Krankheitssymptome, vgl. z. B. *fovere carcinomata* (Plin. *nat.* 20,81)[918] sowie auf Verletzungen und deren Folgen, vgl. z. B. *fovere fracturam* (Plin. *nat.* 31,126).[919] Hierbei zeichnet sich deutlich ab, dass die Fachautoren *fovere* vor allem dann verwenden, wenn sie von der äußerlichen Behandlung wie beispielsweise durch Bäder oder Umschläge sprechen. Im Unterschied zu den Briefautoren verwenden die Fachautoren *fovere* also in spezifischeren Bedeutungen und dementsprechend auch in konkreteren Zusammenhängen.

---

913 Kontrastierend stellt Seneca d. J. daraufhin dem bisher Gesagten Krankheitssymptome gegenüber, die nur innerlich auftreten, vgl. *epist.* 68,8 *maius malum est hoc, quod non possum tibi ostendere: in pectore ipso collectio et vomica est.*

914 Vgl. z. B. Cels. 4,29,2; 4,31,6; 5,26,23a; 6,8,1a; 6,10,1; 6,13,3; 8,5,3; Plin. *nat.* 25,142; Scrib. Larg. 10; 142; 160.

915 Vgl. z. B. Cels. 6,6,9b; 7,3,3; 7,7,2; 7,30,3d; Plin. *nat.* 20,257; 23,75; 24,48; 27,33; 27,57.

916 Vgl. z. B. Cels. 4,31,7; 5,28,4d; 5,28,6a; 6,6,8c; 6,6,8e; 6,6,15b; 6,6,26; 6,6,27b; 7,7,5; Plin. *nat.* 23,74; 23,100; 24,120; 24,122; 24,157; 24,184; 27,81; 28,169; 30,29; 31,65; 32,106; Scrib. Larg. 20. In diesem Zusammenhang findet sich mehrfach die Konstruktion *ex* + Abl. i. S. v. ‚eingelegt in', vgl. z. B. Cels. 6,19,2 *deinde digiti fovendi aqua ex verbenis, inponendumque super medicamentum ita factum* (…); Plin. *nat.* 30,29 *in hac curatione prius nitro ex aceto faciem foveri praecipiunt*, vgl. Adams (1995), 438–42.

917 Vgl. weiterhin z. B. *fovere caput* (Cels. 3,18,8; 3,18,14; 3,20,4; 4,5,4; 4,5,9; 6,6,8e; 6,6,15b; 6,6,26; 6,7,7b; Plin. *nat.* 24,76; Scrib. Larg. 10; 20), *dentem* (Cels. 6,9,3), *inguina* (Cels. 3,6,14; 4,27,1d (fr. 2)), *nervos* (Plin. *nat.* 20,81; 24,58) oder *stomachum* (Cels. 4,12,4; 4,18,3).

918 Vgl. ferner *fovere gangraena* (Plin. *nat.* 22,156), *perniones* (Plin. *nat.* 22,104; 22,153; 27,33), *tumorem* (Cels. 4,31,7; 8,5,4; Plin. *nat.* 24,184; 28,169; 31,65), *ulcus* (Cels. 5,28,4d; 6,18,2i; 6,18,11; Plin. *nat.* 23,16; 24,120; 24,122) u. a. Eine Ausnahme stellt *fovere tenesmon* (‚Stuhlzwang', Plin. *nat.* 20,227; Scrib. Larg. 142) dar, der nicht als äußerlich bezeichnet werden kann.

919 Vgl. außerdem z. B. *fovere ambusta* (Plin. *nat.* 24,48; 27,33), *cicatricem* (Cels. 8,10,7k), *ictus* (Plin. *nat.* 24,157; 27,57), *pruriginem* (Cels. 8,10,7i) oder *vulnus* (Cels. 7,3,3; 7,19,10; 7,26,5g; 8,10,7f; Plin. *nat.* 20,81; 31,126).

insanabilis, -e. Das Adjektiv (‚unheilbar‘) ist im Briefcorpus bei Seneca d. J. (4mal, dav. 1mal[M]) und Plinius d. J. (2mal, dav. 1mal[M]) belegt, vgl. z. B. Sen. *epist.* 77,5 *Tullius Marcellinus (...) morbo et non insanabili correptus sed longo et molesto et multa imperante, coepit deliberare de morte*; 108,28[M] *senectus enim insanabilis morbus est*; Plin. *epist.* 3,7,2 *causa mortis* (sc. *Silii Italici*) *valetudo. erat illi natus insanabilis clavus, cuius taedio ad mortem inrevocabili constantia decucurrit usque ad supremum diem beatus et felix* (vgl. dazu *clavus* (S. 214)) sowie 1,12,2[M] *in iis vero quos accersita mors aufert, hic insanabilis dolor est, quod creduntur potuisse diu vivere*.[920]

In der medizinischen Fachliteratur ist *insanabilis* relativ selten attestiert (Cels. 4mal, Plin. *nat.* 20–32 7mal, Scrib. Larg. 2mal),[921] erscheint hier aber wie im Briefcorpus i. S. v. ‚unheilbar‘, vgl. z. B. Cels. 5,26,31e *atque initium quidem eius mali* (sc. *cancer*) *recipit curationem; ubi vero penitus insedit, insanabile est* und Plin. *nat.* 29,141 *cum pisselaeo sanare ulcera alias insanabilia* (sc. *vermiculum*), *strumas, panos diebus XXI inpositas, percussa, contusa et cacoëthe, scabiem furunculosque detractis pedibus et pinnis*.

Sowohl die Brief- als auch die Fachautoren beziehen das Wort auf Krankheiten und Krankheitssymptome, vgl. *insanabilis morbus* (Sen. *epist.* 77,5; 94,24; 108,28[M]; Plin. *nat.* 26,100 (i. e. *podagra*)), *insanabile malum* (i. e. *cancer*, Cels. 5,26,31e), *insanabilis clavus* (Plin. *epist.* 3,7,2), *dolor* (Sen. *epist.* 92,25 (*exulcerati ventris*); Plin. *epist.* 1,12,2[M]), *fistula* (Cels. 5,28,12b; 7,4,3a), *duritia in mammis* (Scrib. Larg. 102), *insanabile vitium* (Scrib. Larg. 171). Als gemeinsame Junktur figuriert dabei nur *morbus insanabilis* bei Seneca d. J. und Plinius d. Ä.

Darüber hinaus beziehen die Fachautoren *insanabilis* auch auf Wunden – vgl. *vulnus insanabile* (Cels. 5,26,1c; Plin. *nat.* 32,123) – und speziell auf Tierbisse, vgl. *insanabilis ictus serpentium* (Plin. *nat.* 29,71) sowie *morsus rabidi canis* (Plin. *nat.* 25,17).[922]

Mit Ausnahme von Plinius’ d. J. Ausdruck *insanabilis clavus* (*epist.* 3,7,2) verwenden die Briefautoren das Adjektiv also auf allgemeine Weise, denn sie verbinden es mit den unspezifischen Begriffen *morbus* und *dolor*, während die Fachautoren konkrete Krankheits- und Symptombezeichnungen anfügen. Zumindest für *insanabilis dolor* (Plin. *epist.* 1,12,2[M]) lässt sich dies jedoch damit erklären, dass Plinius d. J. den Ausdruck hier metaphorisch gebraucht.

levamentum. In einem medizinischen Zusammenhang gebraucht von den Briefautoren nur Seneca d. J. das Wort (1mal), vgl. *epist.* 94,24 *ne medicina quidem morbos insanabiles vincit, tamen adhibetur aliis in remedium, aliis in levamentum*.[923] Die Heilkunst

920 Vgl. weiterhin Sen. *epist.* 92,25 (zitiert auf S. 113); 94,24 (zitiert auf S. 281).
921 Vgl. Cels. 5,26,1c; 5,26,31e (im Folgenden zitiert); 5,28,12b; 7,4,3a; Plin. *nat.* 24,157, 25,17; 26,100; 29,71; 29,141 (im Folgenden zitiert); 30,117; 32,123; Scrib. Larg. 102; 171.
922 Ferner sagt Plinius d. Ä. von der Anwendung eines Medikaments, dass sie den (wörtl.) ‚unheilbaren Tod‘ nach sich ziehe, vgl. Plin. *nat.* 24,157 *respersos* (sc. *in aqua decocto suco minyadis*) *insanabili leto perire*.

(medicina (S. 290)) fungiert Seneca zufolge also in einigen Fällen als Heilmittel (remedium (S. 295)), in anderen als Linderungsmittel (*levamentum*, vgl. levare (S. 282)).

Die medizinischen Fachautoren gebrauchen *levamentum* zwar ebenfalls, mit je einem Beleg bei Celsus (2,7,12) und Plinius d. Ä. (*nat.* 30,23) ist das Wort in ihren Schriften jedoch nur sehr selten attestiert. Wie Seneca d. J. verwendet auch Plinius d. Ä. *levamentum* i. S. v. ‚Linderungsmittel', das Erleichterung von der Last der Schmerzen bzw. von den Symptomen einer Krankheit bringt, vgl. *nat.* 30,23 *vermes terreni decocti in oleo infusique auriculae, cuius a parte doleant, praestant levamentum*. Während Plinius d. Ä. das Wort dabei auf konkrete Symptome bezieht, geht Seneca d. J. nicht auf vergleichbare Einzelheiten ein, denn sein Anliegen ist es, den übergeordneten Gedanken anhand des aus der Medizin gegriffenen Beispiels zu veranschaulichen, vgl. Sen. *epist.* 94,24 *‚nihil' inquit ‚efficient monitiones admotae gravibus vitiis.'*

Abweichend davon gebraucht Celsus *levamentum* im engeren Sinne von ‚Erleichterung' von der Last einer vollen Blase, vgl. 2,7,12 [*si*] *urinae crebra cupiditas sed magna difficultas est, et quod inde excretum est, aquae simile vel rufum vel pallidum est, paulum tamen in eo levamenti est, alvus vero cum multo spiritu redditur, utique in renibus vitium est.*

levare. Vor einem medizinischen Hintergrund gebrauchen Cicero (8mal, dav. 2mal[M]) und Seneca d. J. (2mal) das Verb, vgl. z. B. Cic. *Att.* 11,4a,1 *me conficit sollicitudo, ex qua etiam summa infirmitas corporis. qua levatus ero una cum eo qui negotium gerit estque in spe magna*; *ad Brut.* 17,1[M] *teque per litteras consolarer, nisi scirem iis remediis quibus meum dolorem tum levasses te in tuo non egere; ac velim facilius quam mihi nunc tibi tute medeare* sowie Sen. *epist.* 68,7 *nota habet sui quisque corporis vitia. itaque alius vomitu levat stomachum, alius frequenti cibo fulcit, alius interposito ieiunio corpus exhaurit et purgat* und 70,16 *ut dolorem capitis levares, sanguinem saepe misisti.*[924] Das Verb figuriert dabei in den Bedeutungen ‚(wörtl.) erleichtern, lindern' und ‚befreien von' in Bezug auf die als Last empfundene Krankheit oder ihre Symptome. So beziehen es die Briefautoren einerseits auf den Menschen als Ganzen, vgl. *levari, levatus* (Cic. *Att.* 11,4a,1; *fam.* 6,2,1; 12,30,2; 14,7,1), wobei sie bisweilen auch angeben, wovon der Kranke befreit wird, vgl. *levari gravitate infirmitatis* (Cic. *fam.*

923 Die weiteren Belege des Wortes stehen nicht in einem medizinischen Kontext, vgl. Cic. *Att.* 12,43,2; Plin. *epist.* 8,19,1.

924 Vgl. weiterhin Cic. *fam.* 5,16,1[M] (zitiert auf S. 109); 6,2,1; 12,30,2 (zitiert in Anm. 127, S. 70); 14,7,1 (zitiert auf S. 221). Weitere Belege für *dolorem levare* bei Cicero (*Att.* 11,25,1; *fam.* 6,4,2; 6,6,12; 6,12,3; 6,13,1) sowie bei Plinius d. J. (*epist.* 2,7,7) weisen keinen (metaphorischen) Bezug zur Medizin auf (wie in Cic. *fam.* 5,16,1[M] und *ad Brut.* 17,1[M]) und werden daher nicht in die Untersuchung einbezogen. Auch die weiteren Stellen belegen *levare* außerhalb eines medizinischen Kontexts, vgl. Cic. z. B. *Att.* 1,17,4; 1,18,1; 3,12,3; 3,15,2; 4,7,1; 5,4,3; 5,16,3; 6,2,4 (2mal); 7,8,4; 7,13,4; 8,11,1; 9,7,2; 9,19,2; 10,4,11; 11,2,1; 11,3,2; 12,23,3; 12,37a,1; 12,38,1; 13,44,2; 15,2,3; *fam.* 3,8,5; 3,6,5; 3,12,3; 4,3,2; 4,3,3; 4,4,4; 5,13,5; 5,17,5; 5,20,4; 6,4,2 (2mal); 6,6,12; 6,10b,2, 9,11,1; 9,16,1; 15,15,3; 15,17,3; 16,9,2; *ad Q. fr.* 1,4,4; 3,6,3; 3,7,1; 3,7,3; *ad Brut.* 23,2; Sen. *epist.* 14,13; 15,4; 36,11; 40,1; 48,9; 65,16; 81,25; 99,15; 115,5; 117,19 sowie Plin. *epist.* 2,7,7; 10,43,2.

6,2,1), *morbo levari* (Cic. *fam.* 12,30,2). Andererseits beziehen sie das Verb auch auf einzelne Organe – vgl. *stomachum levare* (Sen. *epist.* 68,7) – sowie auf Schmerzen, die bisweilen von seelischen „Wunden" ausgehen – vgl. *dolorem levare* (Cic. *fam.* 15,16,1^{M}; *ad Brut.* 17,1^{M}) – oder Krankheitssymptome darstellen, vgl. *dolorem capitis levare* (Sen. *epist.* 70,16). Je nach Perspektive ändert sich also die grammatische Konstruktion des Verbs: Aus Sicht des Betroffenen wird *levare* (‚befreien') passivisch konstruiert (*levor*), wobei das „Belastende", d. h. die Krankheit oder Beschwerde, im Ablativ hinzutreten kann. Nicht immer wird jedoch der Betroffene in die Satzaussage einbezogen; in diesen Fällen gebrauchen die Briefautoren das Verb aktivisch und transitiv i. S. v. ‚lindern' (*levare stomachum, dolorem*).

In der medizinischen Fachliteratur ist *levare* häufiger attestiert (Cels. 76mal + 4mal^{NR}, Plin. *nat.* 20–32 25mal + 1mal^{NR}, Scrib. Larg. 14mal + 1mal^{NR}).[925] Wie Cicero und Seneca d. J. gebrauchen sie das Verb in der Bedeutung ‚lindern'[926] und beziehen es auf den Menschen – vgl. z. B. *levare aegrum* (Cels. 2,10,12; 3,5,6; 4,14,4) –,[927] auf einzelne Organe und zusätzlich auf Körperteile – vgl. z. B. *levare bilem* (Cels. 2,8,39), *uvam* (Plin. *nat.* 20,196; Scrib. Larg. 71) –[928] sowie auf Krankheiten und Krankheitssymptome einschließlich Schmerzen, vgl. z. B. *levare adversam valetudinem* (Cels. 2,14,7) oder *impetum podagrae* (Plin. *nat.* 28,41).[929] Als gemeinsame Junktur ist hierbei *levare capitis dolorem* zu nennen.[930]

---

925 Vgl. z. B. Cels. 1 pr. 33; 1,3,8; 2,4,5; 2,4,6; 2,7,14; 3,4,6; 3,5,6; 3,6,11; 4,2,7; 4,2,8; 4,5,3; 5,13,1; 5,18,6; 5,22,9 (2mal); 6,6,8f (2mal); 6,6,31c; 6,7,1c; 7,7,8e; 7,7,15c; 7,20,2; 8,10,7f; 8,11,7; Plin. *nat.* 20,88; 20,152; 20,186; 22,34; 22,120; 23,141; 26,42; 27,131; 28,30; 28,36; 28,41; 29,91; 31,8; 31,102; 31,105; 32,12; 32,123; Scrib. Larg. 6; 53; 54; 55; 71; 101; 102; 121; 122 (3mal); 158; 159; 206. Außerdem figuriert *levare* in der Fachliteratur auch einige Male in nicht-medizinischen Bedeutungen wie ‚entlasten' von Lasten, Gewichten (vgl. Cels. 4,2,7 *levare cervicale, vestimentis*; Plin. *nat.* 24,46 *corpus onere*), ‚sich erheben' (vgl. Scrib. Larg. 188 *se levare*), ‚anheben' (vgl. Cels. 8,3,9 (2mal) *levare os laminā*) oder ‚glätten' (vgl. Cels. 8,3,9; 8,3,11 *os*); siehe auch unten, Anm. 931.

926 Vgl. z. B. Cels. 1 pr. 33; 1,3,8; 2,4,5; 2,7,14; 2,8,7; 3,6,11; 3,18,16; 3,23,8; 4,2,8; 4,5,4; 4,7,4 (2mal); 5,18,6; 5,25,1; 5,28,1a; 6,6,8f (2mal); 6,7,1c; 6,9,5; 7,7,15c; 7,20,3; 7,33,2; 8,11,7; Plin. *nat.* 20,88; 20,186; 20,196; 26,42; 27,131; 28,41; 28,42; 28,88; 29,91; Scrib. Larg. 6; 53; 54; 55; 158; 159; 206.

927 Vgl. weiterhin *Sex. Pomponius dolore podagrae correptus levatus* (Plin. *nat.* 22,120), *levare percussos* (sc. *homines*; Plin. *nat.* 28,30), *levare morbo comitiali correptos et caligine impeditos* (Scrib. Larg. 6).

928 Vgl. ferner z. B. *levare membrum* (Cels. 2,14,10), *fauces* (Cels. 4,7,4), *cutem* (Cels. 5,28,1a; 7,7,8e), *scabros angulos* (sc. *oculorum*; Cels. 6,6,31c), *dentem* (Cels. 6,12,1).

929 Vgl. z. B. *levare morbum* (Cels. 1 pr. 33; 2,8,7; 3,18,16; 3,18,20 etc.), *febrim* (Cels. 2,4,5; 2,4,6; 3,4,6; 3,6,11; 3,7,1a; 3,18,2 (*impetum febris*); 4,13,5 etc.), *inflationes* (Cels. 2,26,2), *vitium* (4,5,3; 4,5,4); *tussim* (Cels. 4,13,3), *tormentum* (Cels. 4,22,1), *malum* (Cels. 5,28,2e; 6,6,8f; 7,20,2), *inflammationem* (Cels. 7,26,5f; 8,11,7), *epinyctidas* und *quidquid serpit in corpore* (Plin. *nat.* 20,88), *caliginem* (Plin. *nat.* 20,254) sowie *levare dolorem* (Cels. z. B. 2,7,14, 2,8,2; 2,14,8 (*dolorem capitis*); 4,2,8; 4,6,6; 4,17,2; Plin. *nat.* z. B. 20,152 (*dolores capitis*); 20,187 (*dolorem capitis*); 26,42 (*ischiadicos dolores*); 27,131 (*dolorem pectoris*); 28,42; 28,88; Scrib. Larg. 53 (*dentium dolorem*); 54; 55; 122 (2mal); 158; 159; 206 (*lumborum dolorem*).

930 Vgl. Sen. *epist.* 70,16; Cels. 2,14,8; Plin. *nat.* 20,152; 20,187. Außerdem verbinden die Fachautoren *levare* mit *corpus*, wobei an den Ausdruck *adlevare corpus* bei Cicero zu denken ist, vgl.

Im Unterschied zu den Briefautoren konstruieren die Fachautoren *levare* kaum passivisch i. S. v. ‚von etw. befreien'.[931] Während also Cicero beispielsweise *levari morbo* (Cic. *fam.* 12,30,2) schreibt, sagen die Fachautoren *levare morbum* (vgl. Anm. 929). Diese semantisch-syntaktischen Unterschiede ergeben sich dadurch, dass die Fachautoren – anders als die Briefautoren, die oft aus Sicht des betroffenen Menschen schreiben – ihren Blick in der Regel auf die einzelnen medizinischen Vorgänge, also auf die Krankheiten und Symptome und die betroffenen Körperteile und Organe richten und daher *levare* (‚lindern') zumeist transitiv konstruieren. Außerdem gehen die Fachautoren erwartungsgemäß umfassender als die Briefautoren auf die jeweiligen Sachverhalte ein und sprechen beispielsweise über die intendierte Wirkung eines Eingriffs, aber auch über die Wirkung von Medikamenten und Mitteln, vgl. z. B. Cels. 5,13,1 *levat id, quod exasperatum est, spodium, hebenus, cummi, ovi album, lac, tragacanthum*.[932]

mederi. Mit Bezug auf die Medizin ist das Verb (‚heilen') bei allen drei Briefautoren attestiert: 5mal (dav. 3mal^{M}) bei Cicero, 1mal bei Seneca d. J. und 4mal (dav. 3mal^{M}) bei Plinius d. J., vgl. z. B. Cic. *Att.* 10,10,3 δυσουρία *tua mihi valde molesta; medere, amabo, dum est* ἀρχή; 14,5,2^{M} *o meam stultam verecundiam! qui legari noluerim ante res prolatas, ne deserere viderer hunc rerum tumorem; cui certe si possem mederi, deesse non deberem*; Sen. *epist.* 87,15 *nam et in grammatice et in arte medendi aut gubernandi videmus bona humillimis quibusque contingere* sowie Plin. *epist.* 5,16,11 *ut enim crudum adhuc vulnus medentium manus reformidat, (…) sic recens animi dolor consolationes reicit ac refugit (…)* und 9,37,3^{M} *occurrendum ergo augescentibus vitiis et medendum est. medendi una ratio (…) custodes fructibus ponam*.[933]

<u>adlevare</u> (S. 274).

931 Zu den wenigen Ausdrücken für diese Verwendung gehören *levare ex accessione* (Cels. 3,5,6), *dolore* (Plin. *nat.* 22,34), *siccatis pedibus* (Plin. *nat.* 22,120) und *sanguine* (Plin. *nat.* 32,123). Überdies finden sich einige Passagen, in denen *levare* i. S. v. ‚befreien' ohne einen Bezug zur Medizin figuriert, vgl. *levare vinculis* (sc. *insanientem*; Cels. 3,18,4); *unguem hamulo* (Cels. 7,7,4b); *culpam* (sc. *in homine*; Plin. *nat.* 28,36); siehe auch oben, Anm. 925.

932 Vgl. weiterhin z. B. *levat cura* (Cels. 3,22,9), *ad levandum exercitatione uti* (Cels. 3,23,8), *levat spongia inposita* (Cels. 4,31,6), *levant gargarizationes* (Cels. 5,22,9), *levat lac, cremor vel tisanae vel furfurum* (Cels. 5,22,9), *urina caprae* (Plin. *nat.* 28,192), *brassica inposita* (Plin. *nat.* 20,88), *e puleio corona* (Plin. *nat.* 20,152), *materia detracta* (Scrib. Larg. 6), *pyrethri radix commanducata* (Scrib. Larg. 55).

933 Vgl. weiterhin Cic. *Att.* 3,12,2^{M}; 10,10,3; 11,25,1; *ad Brut.* 17,1^{M} (zitiert auf S. 282); Plin. *epist.* 2,7,3^{M} (zitiert auf S. 277). Zu Plin. *epist.* 9,37,3 vgl. Migliorini (1992), 123. Außerdem figuriert *mederi* im Briefcorpus häufig auch außerhalb eines medizinischen Kontexts, hier i. S. v. ‚abhelfen, Abhilfe schaffen', vgl. Cic. *Att.* 1,17,1; 1,19,9; 10,11,1 (2mal); 11,22,1; 13,9,2; *fam.* 7,28,3; 10,33,1 (Pollio an Cicero); 12,10,4; 12,15,4 (P. Lentulus an die Konsuln, den Prätor, Volkstribun, Senat und das römische Volk); 13,19,2; 16,11,2; *ad Q. fr.* 1,1,31; Plin. *epist.* 5,13,7; 8,14,10. In dieser Weise wird *mederi* schon von Terenz gebraucht, vgl. *Phorm.* 821–2 *quam scitumst ei(u)s modi in animo parare cupiditates / quas, quom res advorsae sient, paullo mederi possis!* Vgl. dazu auch TLL s. v. 522,44–524,8.

In der medizinischen Fachliteratur ist *mederi* häufig belegt: 25mal bei Celsus, 312mal bei Plinius d. Ä. (*nat.* 20–32) und 1mal bei Scribonius Largus.[934] Auch hier bedeutet es ‚heilen', vgl. z. B. Cels. 3,21,5 *si sine febre aeger est, tum demum ad ea veniendum est, quae ipsi morbo* (sc. *quem hydropa Graeci vocant*) *mederi solent* oder Plin. *nat.* 20,127 *strumis cum lomento inlitum opertumque brassica praeclare medetur* (sc. *nasturtium*).

Sowohl die Brief- als auch die Fachautoren beziehen *mederi* auf den Menschen als Ganzen,[935] auf Krankheiten und deren Symptome – vgl. z. B. *mederi* δυσουρίᾳ (Cic. *Att.* 10,10,3), *tenesmo* (Plin. *nat.* 20,54) –,[936] sowie auf Verletzungen, vgl. z. B. *mederi vulneri* (Cic. *Att.* 3,12,1–2[M]; Plin. *epist.* 2,7,3[M]; Cels. 1 pr. 3 etc.).[937] Beiden Autorengruppen gemeinsame Junkturen sind *mederi vulneri, tumori* und *vitio*,[938] jedoch figurieren diese Ausdrücke im Briefcorpus stets in metaphorischen Äußerungen. Darüber hinaus geben sowohl Plinius d. J. als auch die Fachautoren das Hilfsmittel, das den Heilprozess unterstützt, in Form eines instrumentalen Ablativs an, vgl. Plin. *epist.* 2,7,3[M] *magno fomento mederi* und z. B. *mederi medicamentis* (Cels. 1 pr. 4; 1 pr. 9) oder *cibo* (Cels. 3,22,9).[939] Zusätzlich nennen die Fachautoren in diesem Zusammenhang auch die Behandlungsmethoden, ebenso mittels eines Ablativs instrumenti, vgl. z. B. *mederi abstinentiā* (Cels. 3,2,6; 3,22,9) oder *manu* (Cels. 1 pr. 9).

Anders als die Briefautoren beziehen die Fachautoren *mederi* auch auf einzelne Organe und Körperteile, vgl. z. B. *mederi arteriis* (Plin. *nat.* 20,38), *gingivis et dentibus* (Plin. *nat.* 23,111) oder *renibus* (Plin. *nat.* 20,115; 24,86; 26,42).[940] Dass die Ausführun-

---

934 Vgl. Cels. z. B. 1 pr. 3; 1 pr. 6; 1 pr. 9; 2,6,17; 3,2,6; 3,20,4; 4,27,1d (fr. 1); 5,20,4; 5,27,3a; 7,1,2; 7,3,4; 7,7,7c; Plin. *nat.* 20–32 z. B. 20,4; 20,14; 20,16; 21,116; 21,119; 21,120; 22,28; 22,32; 22,33; 23,1; 23,3; 23,4; 24,12; 24,16; 24,22; 25,4; 25,6; 25,28; 26,10; 26,17; 26,21; 27,12; 27,35; 27,42; 28,8; 28,31 (2mal); 29,1; 29,15; 29,37; 30,21; 30,34; 30,40; 31,6; 31,8; 31,9; 32,24; 32,25; 32,29; Scrib. Larg. ep. 2.

935 Vgl. *tibi* (sc. Bruto in Cic. *ad Brut.* 17,1[M]) und z. B. *coeliacis* (Plin. *nat.* 20,189; 26,50; 26,52; 28,132; 28,204; 30,58), *dysintericis* (Plin. *nat.* 20,70; 23,3; 23,148; 26,50; 26,52; 26,134; 28,204; 30,55; 30,58; 32,101 (*dysentericis*)), *melancholicis* (Plin. *nat.* 20,93; 25,60; 28,58), *podagricis* (Plin. *nat.* 31,11).

936 Vgl. ferner *mederi tumori* (Cic. *Att.* 14,5,2[M]; Plin. *nat.* 22,37; 23,4), *morbo* (z. B. Cels. 1 pr. 12; 3,21,5; Plin. *nat.* 20,70; 24,96; 25,28; 26,17; 28,91; 31,63; 32,141 etc.), *inflationibus* (Plin. *nat.* 20,38; 20,93; 20,189), *podagrae* (Plin. *nat.* 20,18; 22,37; 22,160; 24,188; 25,54; 28,66; 28,219; vgl. 31,11 (*podagricis medetur*), *strumae* (Plin. *nat.* 20,127; 22,37; 22,70; 23,103; 25,174; 26,23; 30,40.

937 Weitere Belege für *mederi vulneri* sind Plin. *nat.* 20,17; 20,93; 22,37; 24,36; 25,141; 27,90; 27,138; 31,12. Vgl. weiterhin z. B. *mederi convulsis* (Plin. *nat.* 20,38; 22,40; 24,86), *dolori* (Plin. *nat.* 20,4; 22,160; 23,69; 24,46; 25,134; 26,37; 27,68; 28,58; 30,21; 32,31 etc.), *ossibus fractis* (Plin. *nat.* 20,29; 27,42).

938 Für die Belegstellen für *mederi vulneri* siehe oben und Anm. 937, für *mederi tumori* siehe Anm. 936, für *mederi vitio* vgl. Plin. *epist.* 9,37,3[M]; Cels. 4,27,1d (fr. 1); 5,20,4; Plin. *nat.* z. B. 20,14; 20,44; 21,167; 24,24; 27,135.

939 Außerdem spricht vor allem Plinius d. Ä. über die Mittel selbst in einer vergleichbaren Weise, vgl. z. B. *nat.* 20,18 *aqua decocti eius* (sc. *rapum*) *fervens podagris etiam frigidis medetur*.

940 Vgl. weiterhin z. B. *mederi auribus* (Plin. *nat.* 20,16; 21,172; 22,28; 26,109; 29,135; 29,139; 31,6), *lateri* (Plin. *nat.* 22,33; 26,37; 26,42), *lieni* (Plin. *nat.* 20,151 (2mal); 24,82; 25,45; 26,75; 32,102) oder *interaneis* (Plin. *nat.* 20,117).

gen der Fachautoren spezifischer und detaillierter sind als die der Briefautoren, zeigt sich u. a. auch in ihren Beschreibungen darüber, wie ein Mittel hergestellt und eingenommen werden soll, vgl. z. B. Plin. *nat.* 20,59 *huius* (sc. *lactucae*) *folia trita et cum polenta inlita ulceribus medentur* oder *nat.* 29,46 *putaminis* (sc. *ovorum*) *cinis in vino potus sanguinis eruptionibus* (sc. *medetur*).[941]

Während die Briefautoren *mederi* stets nur mit dem Dativ verbinden, konstruiert Plinius d. Ä. das Verb einige Male auch mit der Präposition *contra* sowie 1mal mit *adversus*, vgl. z. B. Plin. *nat.* 20,50 *ict<ib>us medetur potu vel cibo vel inlitu, privatim contra haemorrhoidas cum vino redditum vomitu* und 22,163 *adversus has* (sc. *bestiolas venenatas*) *omnia eadem medentur, quae contra araneos et phalangia demonstrantur.*[942] Zugleich weisen diese Beispiele auch auf die unterschiedlichen Perspektiven der Brief- und der Fachautoren im Gebrauch von *mederi* hin: Während als Subjekte des Verbs in der Fachliteratur vor allem die Heilmittel fungieren – vgl. z. B. *medetur nuces pineae* (Plin. *nat.* 23,142) oder *myrti sativae semen* (Plin. *nat.* 23,159) –,[943] sind es in den Briefen in der Regel Menschen, die heilen (sollen), vgl. *medere vulneri* (Cic. *Att.* 3,12,1–2[M]), *medere* δυσουρίᾳ (Cic. *Att.* 10,10,3), *si possem mederi* (sc. *tumori*; *Att.* 14,5,2[M]), *proximi utinam mederi maluissent* (sc. *erroribus et miseriis*; *Att.* 11,25,1) und *medentes* (Plin. *epist.* 5,16,11).

medicamentum. Im Briefcorpus ist das Wort (‚Medikament, Arznei') insgesamt 8mal (Cic. 1mal[M], Seneca d. J. 6mal + 1mal[NR]) belegt, vgl. Cic. *Att.* 9,5,2[M] *omitto causam rei publicae, quam ego amissam puto cum vulneribus suis tum medicamentis iis quae parantur* und z. B. Sen. *epist.* 2,3 *non venit vulnus ad cicatricem in quo medicamenta*

941 In diesem Zusammenhang figuriert bisweilen der Ausdruck *inlitu* (‚durch Aufstreichen'), der nur bei Plinius d. Ä. attestiert ist (vgl. z. B. *nat.* 20,50; 20,118; 21,148; 23,164; 24,24 (*illitu*); 24,151) und eine Alternative zum Gebrauch des Adjektivs *inlitus, -a, -um* (z. B. *nat.* 20,70; 20,90; 20,112; 20,117; 21,116) darstellt. In vergleichbarer Weise verfährt Plinius d. Ä. mit *potu* (*nat.* 20,50; 24,96; 27,35; 28,101; 28,265 etc.) und *potus, -a, -um* (z. B. *nat.* 20,62; 29,46; 32,117). *potu* ist jedoch bereits schon bei Cicero (*div.* 1,60) und Varro (z. B. *rust.* 1,31,5) belegt.

942 Vgl. weiterhin Plin. *nat.* 20,172; 21,127; 23,159; 24,16; 25,78; 26,28; 27,35; 28,266 (*mederi* + *contra*). Bisweilen gehen die Konstruktionen des Verbs bei Plinius d. Ä. durcheinander, vgl. z. B. das Nebeneinander von *mederi* mit Dativ und Präposition in *nat.* 24,16 *radix cum foliis trita pota vesicae et stranguriae medetur et contra phalangia* oder 27,35 *radices torminibus medentur et contra serpentium ictus non solum potu, sed et inlitu.* Offensichtlich nennt Plinius d. Ä. die Beschwerden, die das Medikament heilt, im Dativ und die Ursachen bzw. Verursacher, gegen die das Medikament Abhilfe schafft, anhand eines präpositionalen Ausdrucks, vgl. weiterhin *nat.* 28,266 *boves in Cypro contra tormina hominum excrementis sibi mederi* (‚Zypriotische Rinder helfen sich gegen die Ruhr mithilfe der Ausscheidungen der Menschen'). Allerdings bestätigt sich diese Vermutung nicht in allen Stellen, in denen *mederi* präpositional konstruiert wird, denn neben Verursachern – vgl. *contra serpentes* (*nat.* 20,172; 25,78; 27,35), *contra phalangia* (*nat.* 24,16) – gibt Plinius d. Ä. bisweilen auch Krankheitssymptome auf diese Weise an, vgl. z. B. *contra haemorrhoidas* (*nat.* 20,50), *contra lichenas* (*nat.* 21,127), *contra fungos* (*nat.* 23,159).

943 Vgl. weiterhin z. B. *medetur libanotis* (Plin. *nat.* 20,172), *ferula* (*nat.* 20,260), *radix cupressi cum foliis trita pota* (*nat.* 24,16), *mandragora* (*nat.* 25,147), *radices asclepiadis* (*nat.* 27,35); *sanguis caprinus* (*nat.* 28,216).

temptantur oder 64,8 *puta relicta nobis medicamenta quibus sanarentur oculi: non opus est mihi alia quaerere, sed haec tamen morbis et temporibus aptanda sunt*.[944] Während Cicero das Wort in metaphorischer Weise benutzt und Heilmittel auf die Verletzungen des Staates anwenden will, sieht Seneca d. J. diese immer für den Menschen vor.[945] Den Briefen zufolge wird ein *medicamentum* bei der Behandlung von Verletzungen (*vulnus* bzw. *cicatrix* in Sen. *epist.* 2,3), Krankheitssymptomen (*ulcus* in Sen. *epist.* 8,2), speziell auch bei Augenbeschwerden (Sen. *epist.* 64,8; 94,20; 115,6) eingesetzt. Schließlich bezeichnet Seneca d. J. auch eine Salbe als *medicamentum*, die dem Schutz des Gesichts dient, vgl. *epist.* 123,7 *sana facies medicamentum desideret*.[946]

In der medizinischen Fachliteratur ist *medicamentum* mit 276 Belegen bei Celsus, 83 Belegen bei Plinius d. Ä. (*nat.* 20–32) und 207 Belegen bei Scribonius Largus sehr häufig attestiert.[947] Es stellt das wichtigste Wort zur Bezeichnung eines ‚medizinischen Medikaments' dar, wie bereits aus der Einteilung der Heilkunst im Proömium zu Celsus' *de medicina* hervorgeht vgl. Cels. 1 pr. 9 *isdemque temporibus in tres partes medicina diducta est, ut una esset quae victu, altera quae medicamentis, tertia quae manu mederetur*. Außer mit *medicamentum* bezeichnen die Fachautoren ein Medikament oder Heilmittel auch mit *medicina* (S. 290) und *remedium* (S. 295). Beide sind jedoch seltener belegt; zudem werden beide Begriffe noch in weiteren Bedeutungen (‚Heilkunst', ‚Behandlungsmethode') verwendet.

Wie für Seneca d. J. sind *medicamenta* auch für die Fachautoren Mittel für die Behandlung von Wunden – vgl. z. B. *vulneribus medicamentis mederi* (Cels. 1 pr. 3), *vulnus medicamentis curare* (Cels. 5,26,23a), *medicamentum ad implendum vulnus* (Cels. 5,26,30a), *inlinere vulnus medicamento* (Cels. 7,12,2) – sowie von Krankheitssymptomen wie *tremor nervorum* (Cels. 3,27,3a), *deiectio* (Cels. 4,26,5; 4,26,9 (2mal)), *parotis* (Scrib. Larg. 45) oder *dentium dolor* (Scrib. Larg. 56 (3mal); 57; 58 (2mal)).[948] Außerdem setzen die Fachautoren *medicamenta* auch im Falle von Krankheiten wie z.

---

944 Vgl. weiterhin Sen. *epist.* 8,2 (zitiert in Anm. 945); 94,20; 115,6 (zitiert in Anm. 945); 123,7. Ohne Bezug zur Medizin, i. S. v. ‚Zaubermittel', verwendet Seneca d. J. *medicamentum* in *epist.* 9,6[NR], vgl. *Hecaton ait, ‚ego tibi monstrabo amatorium sine medicamento, sine herba, sine ullius veneficae carmine: si vis amari, ama'*.

945 Dies ist auch dann der Fall, wenn *medicamentum* in vergleichenden Aussagen figuriert, vgl. *epist.* 8,2 *salutares admonitiones, velut medicamentorum utilium compositiones, litteris mando, esse illas efficaces in meis ulceribus expertus, quae etiam si persanata non sunt, serpere desierunt*; 115,6 *sed si, quemadmodum visus oculorum quibusdam medicamentis acui solet et repurgari, sic nos aciem animi liberare inpedimentis voluerimus* (…).

946 Zum Begriff siehe auch Courtil (2015), 222.

947 Vgl. Cels. z. B. 1 pr. 4; 1,3,17; 1,4,5; 2,8,9 (2mal); 2,8,42; 2,12,1a; 3,4,3; 3,4,6, 3,7,1a; 4,7,3; 4,12,10; 4,13,2; 5 pr. 1 (2mal); 5,17,2b (2mal); 5,17,2c; 6,1,1; 6,6,1e; 6,6,1m; 7 pr. 1; 7,2,1; 7,2,7; 8,3,10; 8,4,10; 8,4,11; Plin. *nat.* z. B. 20,3; 20,5; 20,81; 21,79; 21,146; 21,154; 22, 98; 22,121; 23,63; 23,65; 23,75; 24,6; 24,88; 24,102; 25,42; 25,52; 25,56; 26,17; 26,19; 26,164; 27,9; 27,16; 27,20; 28,28; 28,44; 28,51; 29,25; 29,33; 29,38; 30,40; 30,82; 30,119; 32,24; 32,44; Scrib. Larg. z. B. ep. 1 (3mal); 10; 13; 16 (3mal); 20 (3mal).

948 Vgl. ferner *suppuratio* (Cels. 3,27,4a), Magenprobleme (Cels. 4,12,10), *tenesmos* (Cels. 4,25,2), *maligna purgatio* (Cels. 4,27,1d (fr. 1)), Harnbeschwerden (Cels. 4,27,1d (fr. 2)), *uvae tumor* (Scrib. Larg. 71), *siccus tonsillarum tumor* (Scrib. Larg. 71) etc.

B. *morbus pleuriticus* (Cels. 4,13,2), *ulcus* (Scrib. Larg. 61) oder *morbus comitialis* (Plin. *nat.* 25,52) ein.[949] Auch Augenkrankheiten im Besonderen werden den Ausführungen der Fachautoren (wie derjenigen Senecas) zufolge medikamentös behandelt. Zwar kennen die Fachautoren dafür zahlreiche *collyrium* genannte Augensalben,[950] den Begriff *medicamentum* gebrauchen sie aber ebenfalls in diesem Zusammenhang, vgl. *medicamentum oculorum* bei Plinius d. Ä.[951] Dass auch bei der Vernarbung von Wunden Medikamente zuhilfe genommen werden, wie Seneca d. J. schreibt, bestätigt sich ebenfalls in der Fachliteratur, vgl. z. B. Cels. 5,19,1a *tum glutinant vulnera* (sc. *emplastra*), *quae id patiuntur, cicatricem isdem inducunt. constant autem ex medicamentis non pinguibus* (…).[952]

Mehrere der von den Briefautoren verwendeten Junkturen mit *medicamentum* sind auch bei den Fachautoren zu lesen, vgl. *medicamentum utile,*[953] *medicamenti compositio,*[954] *parare medicamentum,*[955] *proficit medicamentum*[956] sowie *medicamentum sanat.*[957] Der Phrase *medicamentum desiderare* bei Seneca d. J. (*epist.* 123,7) kommt Celsus' (6,1,1) Formulierung *auxilia medicamentorum desiderare* nahe. Die übrigen Ausdrücke Senecas – *medicamentum temptari in alqo.* (*epist.* 2,3) und *acuit vim oculorum medicamentum* (*epist.* 115,6) – werden nicht von den Fachautoren benutzt.

Anders als die Briefautoren sprechen die Fachautoren differenzierter und spezifischer über die Behandlung mit Medikamenten. Das zeigt sich bereits bei der Frage, was ein Medikament sei: Aus Celsus' Ausführungen geht hervor, dass *medicamentum* je nach Situation sowohl im engeren Sinne eine Substanz oder eine Zusammensetzung verschiedener Substanzen sein kann – vgl. z. B. Cels. 3,22,14 *medicamentum etiam est*

---

949 Weiterhin sind hier beispielsweise zu nennen: *angina* (Cels. 4,7,1), *plenioris intestini morbus* (Cels. 4,21,2 (2mal), Gicht (Cels. 4,31,7), *carcinoma* (Plin. *nat.* 20,81), *cancer* (Scrib. Larg. 63), *carbunculus* (Scrib. Larg. 63), *ignis sacer* (Scrib. Larg. 63).

950 Vgl. Cels. 6,6,2 *multa autem multorumque auctorum collyria ad id apta sunt*; in den folgenden Abschnitten (6,6,3–39c) thematisiert er verschiedene Komplikationen im Bereich der Augen und führt geeignete Medikamente an. Plinius d. Ä. erwähnt *collyria* für die Behandlung der Augen in *nat.* 23,70; 24,23; 24,97; 25,90; 25,153; 29,39; 29,127; 31,99 und Scribonius Largus in den Paragraphen 19 bis 27.

951 Vgl. Plin. *nat.* 22,98; 23,65; 23,77; 24,110; 24,126; 25,147; 25,155; 27,9; 27,20; 27,103; 27,109; 28,146; 29,33; 32,24. Weitere Passus, in denen die Fachautoren das Wort *medicamentum* im Rahmen der Behandlung von Augenkrankheiten verwenden, sind z. B. Cels. 6,6,1e; 6,6,16a; 6,6,35; 6,6,36; 7,7,6c; 7,7,11; 7,7,15a; Plin. *nat.* 20,3; 21,154; 23,108; 29,119; Scrib. Larg. 38.

952 Vgl. ferner Scrib. Larg. 121 *item bene facit ad sanguinem et ex interiore parte: non enim patitur late fieri nec intus vulnus converti, sed cito supprimit sanguinem et vulnus cogit coire. dandum autem his est medicamentum ex aqua polion coctum habente aut rutam.*

953 Vgl. Sen. *epist.* 8,2; Cels. 6,6,34a; Plin. *nat.* 22,121; 23,108; 24,6; Scrib. Larg. 200.

954 Vgl. Sen. *epist.* 8,2 (Plural); Plin. *nat.* 26,19.

955 Vgl. Cic. *Att.* 9,5,2[M]; Scrib. Larg. 107.

956 Vgl. Sen. *epist.* 94,20; Cels. 5,26,1b; 5,26,30a; 5,28,1d; 5,28,4e; 5,28,6b; 5,28,13c; 6,11,6; 6,15,4; 7 pr. 5; Scrib. Larg. 78; 84; vgl. außerdem Cels. 5,26,31a *quicquid medicamenti … proficit* und Scrib. Larg. 156 *medicamentis proficere alqd.*

957 Vgl. Sen. *epist.* 64,8; Cels. 5,26,24c; 6,7,2a; 7,31,2. Plinius d. Ä. (*nat.* 20,81) und Scribonius Largus (102; 152) sagen *medicamento sanare*.

vel plantaginis sucus per se, vel marrubii cum melle incoctus. –, als auch, weiter gefasst, eine therapeutische Maßnahme wie *exercitatio* oder *frictio*, vgl. z. B. Cels. 3,15,5 *in eiusmodi valetudine medicamenta sunt oleum, frictio, exercitatio, cibus, vinum.* Am Beispiel der Behandlung von Wunden ist überdies zu erkennen, dass die Mediziner einer medikamentösen Behandlung bisweilen auch kritisch gegenüberstehen. So merkt Celsus hier an, dass eine Behandlung ebenso ohne Medikamente möglich ist, vgl. Cels. 5,26,23e *licetque sine peregrinis et conquisitis et compositis medicamentis vulnus curare.* Ob und wann ein *medicamentum* benutzt wird, hängt von dessen Zusammensetzung, von der Art der Wunde und vom Behandlungsschritt ab, vgl. beispielsweise die Zusammensetzung betreffend Cels. 5,26,23f *sed si quis huic parum confidit, imponere medicamentum debet, quod sine sebo compositum sit ex is, quae cruentis vulneribus apta esse proposui.*[958] Schließlich werden die von den Fachautoren erwähnten Medikamente oft mit einem eigenen Namen bezeichnet, vgl. z. B. Cels. 4,21,2 *est etiam medicamentum eius rei causa* (sc. *morbi plenioris intestini*) *comparatum, quod colicon nominatur*; Plin. *nat.* 20,3 *ex eo* (sc. *cucumi*) *fit medicamentum, quod vocatur elaterium*; dies trifft auch auf bestimmte Gattungen von Medikamenten zu, wie auf die bereits erwähnten *collyria*, dazu vgl. Scrib. Larg. 24 *collyrium spodiacum a quibusdam cinereum dicitur.*

Insbesondere dieser differenzierte und spezifische Gebrauch von *medicamentum* zeichnet den fachlichen Umgang mit dem Wort aus. Die aufgezeigten Gemeinsamkeiten zwischen den Brief- und Fachautoren bezüglich der Semantik und den Junkturen bewegen sich dagegen in einem allgemeinen, alltagssprachlichen Bereich: *medicamentum* im Briefcorpus weist keine speziellen Bedeutungen auf, wie es z. B. in *de medicina* zu beobachten ist, wo es sowohl im Sinne eines Mittels als auch einer Maßnahme figuriert. Auch die gemeinsamen Wortverbindungen sind eher allgemeiner Natur und deuten nicht auf ein spezifisches Anwendungswissen (der Briefautoren) hin.[959]

medicatus, -a, -um. Das Adjektiv hat im gesamten Briefcorpus nur einen Beleg, vgl. Plin. *epist.* 8,20,4 *color* (sc. *lacus*) *caerulo albidior, viridior et pressior; sulpuris odor saporque medicatus; vis qua fracta solidantur.* Plinius d. J. verwendet das Wort hier i. S. v. ‚heilend, heilsam' und sagt es von Geruch und Geschmack des Wasser des Vadimonis lacus, eines Sees bei Ameria.

In der medizinischen Fachliteratur ist *medicatus* ebenfalls nur selten belegt (Cels. 1mal, Plin. *nat.* 20–32 8mal);[960] wie bei Plinius d. J. bedeutet es auch hier ‚heilend, heilsam', vgl. z. B. Plin. *nat.* 28,128 *stomacho adcommodatissimum caprinum* (sc. *lac*),

958 Vgl. weiterhin z. B. Cels. 7,4,2b; 8,3,10 etc. Vor allem im Abschnitt zur Chirurgie (Bücher 7 und 8) beschreibt Celsus die Verwendung von Medikamenten bei der Wundbehandlung, vgl. z. B. Cels. 7,12,2 *tum ulcus aceto eluere et inlin<e>re vulnus medicamento, quo sanguis supprimitur* oder 8,5,5 *finitisque inflammationibus, inponetur aliquod medicamentum ex is, quae leniter reprimunt.* Darin zeigen sich schließlich verschiedene Behandlungsschritte, vgl. z. B. 5,26,30a *ad implendum autem vulnus proficiunt quidem etiam medicamenta aliqua.*

959 Vgl. dazu auch die Synopsis am Ende dieses Kapitels, S. 379ff.

960 Vgl. Cels. 4,12,7; Plin. *nat.* 23,120; 25,97; 27,133; 28,78; 28,118; 28,124; 28,253; 31,61. Siehe auch Migliorini (1992), 123.

quoniam fronde magis quam herba vescuntur, bubulum medicatius. Weiterhin beziehen auch die Fachautoren das Adjektiv auf Gerüche (vgl. *odor medicatus* in Plin. *nat.* 25,97; 27,133) sowie auf Wasser, vgl. *fons medicata* (Cels. 4,12,7; Plin. *nat.* 31,61).

Anders als Plinius d. J. beschreiben die Fachautoren dabei nicht ausdrücklich den Geruch und Geschmack des Wassers als heilsam; Letzteren thematisieren sie überhaupt nicht in diesem Zusammenhang. Im Mittelpunkt der Äußerungen, in denen sie *medicatus* verwenden, scheint dagegen vor allem zu stehen, ob und unter welchen Umständen ein Mittel eine heilende Wirkung hat, vgl. z. B. Plin. *nat.* 23,120 *novissimae salubriores quam primae* (sc. *fici*), *medicatae vero numquam.*

medicina. Das Wort benutzen von den Briefautoren nur Cicero (15mal, dav. 11mal[M]) und Seneca d. J. (10mal, dav. 4mal[M]), vgl. z. B. Cic. *Att.* 12,21,5 *neque tamen progredior longius quam mihi doctissimi homines concedunt; quorum scripta omnia quaecumque sunt in eam sententiam non legi solum, quod ipsum erat fortis aegroti, accipere medicinam, sed in mea etiam scripta transtuli, quod certe adflicti et fracti animi non fuit. ab his me remediis noli in istam turbam vocare, ne recidam*; 1,18,2[M] *in re publica vero, quamquam animus est praesens, tamen vulnus etiam atque etiam ipsa medicina efficit* und Sen. *epist.* 87,17 *medicina et gubernatio non interdicit sibi ac suis admiratione talium rerum; qui non est vir bonus potest nihilominus medicus esse, potest gubernator, potest grammaticus tam mehercules quam cocus* oder 94,20[M] *‚non est quod post cibum studeas, non est quod plenis oculis ac tumentibus imperes; adflatum et vim frigoris in os occurrentis evita‘ – alia eiusmodi, quae non minus quam medicamenta proficiunt. adicit remediis medicina consilium.*[961] Die Belegstellen lassen drei Bedeutungen für *medicina* erkennen: a) ‚Heilkunst, Wissenschaft des Heilens‘, b) ‚medizinische Behandlung(smethode)‘ und c) ‚Arznei, Heilmittel‘.[962] Jedoch ist es nicht möglich, diese unterschiedlichen Bedeutungen für alle Belegstellen eindeutig voneinander abzugrenzen.[963]

In der medizinischen Fachliteratur ist *medicina* häufig attestiert: 69mal bei Celsus, 118mal bei Plinius d. Ä. (*nat.* 20–32) und 15mal bei Scribonius Largus.[964] Wie bei

961 Vgl. weiterhin Cic. *Att.* 2,1,6–7[M]; 2,20,3[M]; 2,23,2[M]; 3,7,2[M]; 10,14,2[M]; 16,15,5; *fam.* 4,5,5 (Servius an Cicero); 5,15,4[M]; 5,16,6[M]; 6,12,5[M]; 9,3,2[M]; 14,7,1 (zitiert auf S. 221); *ad Q. fr.* 2,16,2[M]; Sen. *epist.* 50,9[M]; 78,3[M]; 89,19[M]; 94,24 (zitiert auf S. 281); 95,9; 95,15 (zitiert auf S. 353); 95,20; 104,18.

962 Für a) ‚Heilkunst‘ vgl. Cic. *fam.* 4,5,5 (Servius an Cicero); Sen. *epist.* 87,17; 94,20[M]; 94,24; 95,9; 95,15; 95,29; für b) ‚Behandlung(smethode) vgl. Cic. *Att.* 3,7,2[M] (Seneca gebraucht *medicina* nicht in dieser Bedeutung); für c) ‚Arznei‘ vgl. Cic. *Att.* 2,20,3[M]; 2,23,2[M]; 16,15,5; Sen. *epist.* 50,9[M]; 78,3[M].

963 Vgl. z. B. Cic. *Att.* 1,18,2[M]; 2,1,6–7[M]; 10,14,2[M]; 12,21,5; *fam.* 5,15,4[M]; 9,3,2[M]; 14,7,1; Sen. *epist.* 50,9[M]; 89,19[M]; 104,18 und Cels. 2,8,29; 2,8,34; 5,26,36c; 5,28,2c; 7,14,4; 7,29,3; Plin. *nat.* 20,21; 20,78; 20,97; 22,100; 24,94.

964 Vgl. z. B. Cels. 1 pr. 1; 1 pr. 4; 1 pr. 5 (2mal); 2,6,16; 2,6,18; 2,8,29 (2mal); 3,1,4; 3,3,1; 3,9,3; 5 pr. 1; 5,26,24c; 5,26,36c; 7 pr. 1 (3mal); 7,4,2b; 7,5,5; Plin. *nat.* 20,21; 20,28; 20,78; 21,40; 21,84; 21,116; 22,15; 22,27; 22,77; 23,7; 23,74; 23,79; 24,1 (2mal); 24,4; 24,5; 25,1; 25,4; 25,7; 26,3; 26,8; 26,10; 27,36; 27,99; 27,146; 28,1; 28,3; 28,5; 29,2; 29,3; 29,4; 30,2 (2mal); 30,6; 30,7; 31,1; 31,59; 31,72; 32,26; 32,45; 32,123 (2mal); Scrib. Larg. ep. 1; ep. 2 (2mal); 17;

den Briefautoren sind auch bei den Fachautoren die drei oben genannten Bedeutungen zu erkennen, wobei auch hier nicht alle Belege eindeutig zugeordnet werden können.[965]

Wie die Briefautoren wenden auch die Fachautoren *medicina* auf Krankheiten an. Zwar erwähnen beide Autorengruppen dabei Krankheiten und Kranke auf allgemeine Weise mit den Wörtern *morbus* und *aeger*;[966] während die Briefautoren jedoch bei solch allgemeinen Äußerungen bleiben,[967] sprechen die Fachautoren in der Regel von konkreten Krankheiten wie z. B. *morbus regius* (Plin. *nat.* 24,94), *morbus comitialis* (Cels. 2,8,29), Wassersucht (Cels. 3,21,8) oder von einzelnen Krankheitssymptomen wie Fieber,[968] Darmbeschwerden[969] oder Furunkeln (Cels. 5,28,8).[970]

Dieser grundlegende Unterschied weist auf die pragmatischen Gegensätze zwischen beiden Autorengruppen hin und ist auch hinsichtlich der weiteren Zusammenhänge zu beobachten, in denen sie *medicina* jeweils thematisieren: So erwähnen die Briefautoren *medicina* (‚Arznei‘) ebenfalls im Kontext von Wunden (vgl. *vulnus* in Cic. *Att.* 1,18,2^{M}) und Schmerzen (vgl. *dolor* in Cic. *Att.* 2,23,2^{M}; 3,7,2^{M}; *fam.* 5,15,4^{M}), wobei es sich hierbei stets um metaphorische Äußerungen handelt, vgl. z. B. Cic. *Att.* 2,23,2^{M} *primum igitur illud te scire volo, Sampsiceramum, nostrum amicum, vehementer sui status paenitere restituique in eum locum cupere ex quo decidit, doloremque suum impertire nobis et medicinam interdum aperte quaerere, quam ego posse inveniri nullam puto.* Wenn die Fachautoren dagegen davon sprechen, eine Arznei oder eine Behandlung auf Wunden oder Verletzungen im Allgemeinen anzuwenden, so handelt es sich u. a. um solche, die im Verlauf chirurgischer Eingriffe entstehen, vgl. z. B. Cels. 7,5,5 *vul-*

199; 200. Gleichsam im übertragenen Sinne gebraucht Plinius d. Ä. das Substantiv, vgl. Plin. *nat.* 28,141 *antiqui axibus vehiculorum perunguendis maxime ad faciliorem circumactum rotarum utebantur, unde nomen, sic quoque utili medicina cum illa ferrugine rotarum ad sedis vitia virilitatisque et per se axungia.*

965 Für a) ‚Heilkunst‘ vgl. z. B. Cels. 1 pr. 1; 1 pr. 4; 1 pr. 9; 1 pr. 10; 1 pr. 11; 2,6,16; 3,1,4; 5 pr. 1; 5 pr. 2; 7 pr. 1 (2mal); 7,7,15d; 7,8,1; Plin. *nat.* 20,169; 21,116; 21,117, 21,137; 22,77; 22,85; 25,16; 26,10; 26,12; 29,4; Scrib. Larg. ep. 1; ep. 2; ep. 4; ep. 5; ep. 6; ep. 7; ep. 8; 17; 199; 200; für b) ‚Behandlung(smethode)‘ vgl. z. B. Cels. 2,8,40; 2,10,12; 2,12,2a; 2,12,2d; 2,14,11; 2,17,4; 3,9,3; 3,9,4; 3,21,15; 5,26,24c; 5,26,36c; 5,28,2c; 7,4,2b; 7,5,5; 7,7,10; 7,715b; 7,7,15h; 7,9,2; 7,12,4 (?); 7,16,1; 7,26,2b; Plin. *nat.* 22,111; 22,136; 23,7; 23,139; 25,36; 26,8; 26,20; 27,36; 28,36; 28,53; 28,64; 29,133 (bezogen auf Tiere); 29,143; für c) ‚Arznei, Medikament‘ vgl. z. B. Cels. 2,12,2d; Plin. *nat.* 20,28; 20,256; 20,262; 22,27; 22,119, 22,138; 23,100; 24,129; 25,97; 27,146; 28,50; 28,264. Für Plinius’ d. Ä. *naturalis historia* ist zu beobachten, dass *medicinae* (Pl.) entweder i. S. v. ‚Behandlungs(methode)‘ oder ‚Arznei‘ verstanden werden kann.

966 Für *medicina* im Zusammenhang mit *morbus* vgl. Cic. *Att.* 2,20,3^{M}; 10,14,2^{M}; *fam.* 4,5,5 (Servius an Cicero); 9,3,2^{M}; Sen. *epist.* 94,24; 95,29; Cels. 1 pr. 12; 1 pr. 30 (2mal); 1 pr. 64; 1 pr. 68; 3,1,4; 3,3,1; Plin. *nat.* 27,146; 29,143. Für *medicina* im Zusammenhang mit *aeger* vgl. Sen. *epist.* 104,18; Cels. 1 pr. 1; 1 pr. 33; 2,6,18 sowie Cic. *Att.* 12,21,5 (*aegrotus*).

967 Eine Ausnahme dazu stellt Cic. *fam.* 14,7,1 dar, wo vermutlich Magenprobleme thematisiert werden, vgl. *quid causae autem fuerit postridie intellexi quam a vobis discessi.* χολὴν ἄκρατον *noctu eieci. statim ita sum levatus ut mihi deus aliquis medicinam fecisse videatur.*

968 Vgl. Cels. 2,10,12; 2,17,4; 3,3,1; 3,9,3; Plin. *nat.* 30,96; 30,98 (verneint).

969 Vgl. Cels. 2,12,2a; 2,12,2d.

970 Vgl. weiterhin z. B. Schleim (Cels. 7,7,15b; 7,7,15h), Blasensteine (Cels. 7,26,2b), Beschwerden im Bereich der Augen (Plin. *nat.* 22,27).

neris autem ipsius extracto telo medicina non alia est, quam quae esset, si corpore icto nihil inhaesisset.[971]

In Bezug auf den Gebrauch von *medicina* im Sinne von ‚Heilkunst' lässt sich beobachten, dass nicht nur die Fachautoren über die verschiedenen Verfahrensweisen und Teildisziplinen der Medizin sprechen – auch die Briefautoren äußern sich bisweilen darüber, vgl. z. B. Cic. *Att.* 2,1,7[M] *quin etiam si mihi nemo invideret, si omnes, ut erat aequum, faverent, tamen non minus esset probanda medicina quae sanaret vitiosas partis rei publicae quam quae exsecaret* oder Sen. *epist.* 94,20[M] *adicit remediis medicina consilium* mit z. B. Cels. 7 pr. 1 *ea* (sc. *medicina*) *non quidem medicamenta atque victus rationem omittit, sed manu tamen plurimum praestat, estque eius effectus inter omnes medicinae partes evidentissimus* oder Scrib. Larg. ep. 2 *quamobrem spernendi quidem sunt, qui medicinam spoliare temptant usu medicamentorum, non a medendo, sed a potentia effectuque medicamentorum ita appellatam, probandi autem, qui omni modo succurrere periclitantibus student.* Natürlich sind auch hier die Unterschiede zwischen beiden Autorengruppen in der Pragmatik zu suchen: Während die Briefautoren das Wissen über die Medizin auf einen eigenen, fachfremden Gedanken übertragen, charakterisieren die Fachautoren die Heilkunst in einem sachlichen Kontext und überdies – einem didaktischen Anliegen verpflichtet – von Grund auf und umfassend.

Mit Blick auf die Syntax sind Gemeinsamkeiten und Unterschiede zwischen den Brief- und den Fachautoren zu beobachten: Wie die Fachautoren bestimmen die Briefautoren *medicina* einige Male anhand eines Adjektivattributes näher, vgl. *imbecilla medicina* (Cic. *Att.* 10,14,2[M]), *perpetua medicina* (Cic. *fam.* 5,15,4[M]) und *acerba medicina* (Sen. *epist.* 50,9[M]) mit z. B. *acris medicina* (Plin. *nat.* 20,28), *debilis medicina* (Cels. 1 pr. 10) oder *valens medicina* (Cels. 2,12,2d; 7,7,15h).[972]

Während die Briefautoren *medicina* dagegen bis auf eine Ausnahme (Cic. *fam.* 5,16,5[M] *medicina temporis*) nicht mit einem Genitivattribut verbinden, ist diese Konstruktion einige Male in der Fachliteratur vorzufinden. Dabei geben die Fachautoren einerseits mittels eines objektiven Genitivs an, worauf sich die Wirkung der Medizin bezieht – vgl. z. B. *medicina corporum* (Plin. *nat.* 22,111), *febrium* (Plin. *nat.* 30,96) *oculorum* (Plin. *nat.* 22,27) oder *vulneris* (Cels. 7,5,5) –,[973] und andererseits mittels eines subjektiven Genitivs, wovon die heilende Wirkung ausgeht, vgl. *medicina arborum* (Plin. *nat.* 22,164; 23,166; 24,129). Auch anhand dieser Beobachtungen zeigt sich, dass die Briefautoren eher allgemein oder abstrakt von *medicina* (in den verschiedenen Bedeutungen des Wortes) sprechen, die Fachautoren dagegen konkret und spezifisch.

971 Vgl. ferner Cels. 5,26,24c; 5,26,36c (*cicatrix*); 7,14,1 (*vitia circa umbilicum*); 7,16,1 (*intestinum perforatum*).

972 Vgl. z. B. weiterhin *certa medicina* (Plin. *nat.* 27,146; 30,95), *contraria medicina* (Plin. *nat.* 29,6), *inanis medicina* (Cels. 7,16,1), *levis medicina* (Cels. 2,12,2d), *multiplex medicina* (Cels. 1 pr. 5), *nova medicina* (Cels. 1 pr. 36), *propria medicina* (Cels. 1 pr. 68), *rationalis medicina* (Cels. 1 pr. 13; 1pr. 74) und *temeraria medicina* (Cels. 3,9,4; 7,26,2b; Plin. *nat.* 25,37).

973 Vgl. außerdem *medicina inguinum* (Plin. *nat.* 27,36) und *morborum* (Plin. *nat.* 27,146).

Hinsichtlich der Junkturen mit *medicina* sind einige Gemeinsamkeiten zwischen beiden Autorengruppen zu beobachten, vgl. *adhibere medicinam,*[974] *facere medicinam,*[975] *petere medicinam,*[976] *probare medicinam,*[977] *proficit medicina*[978] und *sanat medicina.*[979] Die weiteren Verbindungen, die allein im Briefcorpus figurieren wie z. B. *acerba medicina* (Sen. *epist.* 50,9^{M}), *vim medicinae* (Sen. *epist.* 78,3^{M}) oder *egere medicinae* (Cic. *fam.* 9,3,2^{M}), bestätigen die Beobachtung, dass die Briefautoren den Begriff auf eine allgemeinere, abstrakte Weise gebrauchen.

Jedoch wird *medicina* auch in der Fachliteratur gelegentlich eher allgemein gebraucht. Einerseits hat das Wort, wie eingangs erwähnt, mehrere Bedeutungen, die die Fachautoren bisweilen mit spezifischeren Begriffen ausdrücken wie z. B. *medicamentum* (S. 286) für ‚Heilmittel'; andererseits bedürfen auch fachliche Ausführungen allgemeiner, übergeordneter Ausdrücke, um beispielsweise in die Materie einzuführen und eine grundlegende Orientierung darin zu ermöglichen, vgl. dazu auch Kap. III. A. (a), S. 406ff.

persanare. Das Verb ist im Briefcorpus nur bei Seneca d. J. (1mal) belegt, vgl. *epist.* 8,2 *salutares admonitiones, velut medicamentorum utilium compositiones, litteris mando, esse illas efficaces in meis ulceribus expertus, quae etiam si persanata non sunt, serpere desierunt.* Es figuriert hier in der Bedeutung ‚vollständig heilen' und bezieht sich auf ein Krankheitssymptom (*ulcera*).

In der medizinischen Fachliteratur ist *persanare* selten attestiert: 9mal bei Plinius d. Ä. (*nat.* 20–32) und 3mal bei Scribonius Largus.[980] Hier, in Plinius' *naturalis historia*, hat es seinen frühesten Beleg, vgl. aber den bereits von Cato (*agr.* 157,15) gebrauchten Ausdruck *persanum facere*: *in triduo polypus excidet; et, ubi exciderit, tamen aliquot dies idem facito, ut radices polypi persanas facias.*

Wie Seneca d. J. verwenden die Fachautoren das Verb i. S. v. ‚vollständig heilen'[981] und beziehen es auf Krankheitssymptome, vgl. z. B. *persanare carcinoma* (Plin. *nat.* 24,188), *dolorem coli* (Scrib. Larg. 119t), *excrescentia* (Plin. *nat.* 30,114) oder *fistulam* (Plin. *nat.* 23,6). Als gemeinsame Junktur figuriert dabei *ulcus persanare* (Sen. *epist.* 8,2; Plin. *nat.* 26,140; 30,81; 30,117).

Weiterhin beziehen die Fachautoren *persanare* (anders als Seneca d. J.) auch auf den betroffenen Körperteil – vgl. *persanare costam* (Plin. *nat.* 28,227), *lienem* (Plin. *nat.* 30,52) – sowie auf den Kranken, vgl. Scrib. Larg. 40 *ab hoc* (sc. *dolore aurium*)

974 Vgl. Cic. *Att.* 16,15,5; Sen. *epist.* 94,24; Cels. 7,29,3; vgl. Plin. *nat.* 29,63 *tantum medicinae adhibere.*

975 Vgl. Cic. *fam.* 14,7,1^{M}; Plin. *nat.* 26,10; 28,50; Scrib. Larg. ep. 10.

976 Vgl. Cic. *fam.* 5,15,4^{M}; Plin. *nat.* 29,3.

977 Vgl. Cic. *Att.* 2,1,7^{M}; Plin. *nat.* 26,20.

978 Vgl. Sen. *epist.* 89,19^{M}; Cels. 3,1,4; 5,28,2c; 7,26,2b.

979 Vgl. Cic. *Att.* 2,1,7^{M}; Sen. *epist.* 50,9^{M}; Plin. *nat.* 23,7; vgl. Scrib. Larg. ep. 5 *scientia enim sanandi, non nocendi est medicina.*

980 Vgl. Plin. *nat.* 20,244; 23,6; 24,188; 26,140; 28,227; 30,52; 30,81; 30,114; 30,117; Scrib. Larg. ind. 281; ind. 298; 40 (2mal); 119t; 221.

981 Zur Form vgl. Courtil (2015), 219 sowie Kap. III. B. (c), S. 436ff.

sum persanatus et alios complures sanavi. Sie verwenden das Verb also auf umfassendere Weise als Seneca.

reficere. Das Verb ist bei allen drei Briefautoren in Bezug auf die Medizin belegt: 1mal bei Cicero, 3mal (dav. 1mal^{M}) bei Seneca d. Ä. und 2mal (dav. 1mal^{M}) bei Plinius d. J., vgl. Cic. *Att.* 7,3,12 *Tironis reficiendi spes est in M'. Curio, cui ego scripsi tibi eum gratissimum facturum*; Sen. *epist.* 7,1^{M} *quod aegris evenit quos longa inbecillitas usque eo adfecit ut nusquam sine offensa proferantur, hoc accidit nobis quorum animi ex longo morbo reficiuntur*; 78,4 *nihil aeque, Lucili, virorum optime, aegrum reficit atque adiuvat quam amicorum adfectus* und 117,26 *aegro interim nil ventura sanitas prodest, non magis quam currentem luctantemque post multos secuturum menses otium reficit* sowie Plin. *epist.* 6,30,3^{M} *villa Camilliana, quam in Campania possides, est quidem vetustate vexata; et tamen, quae sunt pretiosiora, aut integra manent aut levissime laesa sunt. attendimus ergo, ut quam saluberrime reficiantur*; 8,11,2 *iam hilaris, iam sibi iam mihi reddita incipit refici, transmissumque discrimen convalescendo metiri*.[982] Dabei bedeutet *reficere* ‚wiederherstellen', d. h. ‚wieder in einen gesunden Zustand versetzen'; vgl. auch *se reficere* (‚sich erholen, genesen', S. 57).

Auch in der medizinischen Fachliteratur ist das Verb einige Male belegt (Cels. 9mal, Plin. *nat.* 20–32 7mal, Scrib. Larg. 2mal)[983] und wird dort ebenfalls i. S. v. ‚wiederherstellen' auf den Menschen als Ganzen bezogen, vgl. z. B. Cels. 1,3,8 *levatque lassitudinem etiam laboris mutatio; eumque, quem novum genus eiusdem laboris pressit, id quod in consuetudine est, reficit*.[984] Ferner gebrauchen die Fachautoren *reficere* wie Seneca d. J. (vgl. *epist.* 117,26) auch dann, wenn sie die Erholung von körperlichen Zuständen wie Erschöpfung und Müdigkeit thematisieren, vgl. Cels. 1,3,9 *hunc* (sc. *ambulando fatigatus*) *reficit in ipso quoque itinere frequens frictio, post iter primum sedile, deinde unctio* und Plin. *nat.* 31,119 *lassitudines reficere*.

Anders als die Briefautoren beziehen die Fachautoren *reficere* auch auf einzelne Organe und Körperteile, vgl. z. B. *stomachum reficere* (Cels. 3,11,2; Plin. *nat.* 28,196; 32,64; Scrib. Larg. 107) oder *artus reficere* (Scrib. Larg. 104).[985] Außerdem verwenden sie das Wort in Bezug auf körperliche Fähigkeiten bzw. Merkmale, vgl. *vires reficere* (Cels. 3,25,2) und *aciem oculorum reficere* (Plin. *nat.* 20,254). Schließlich erwähnen die Fachautoren auch entsprechende Medikamente oder Hilfsmittel im Zusammenhang

982 Zu Sen. *epist.* 7,1^{M} und Plin. *epist.* 8,11,2 siehe Anm. 74, S. 58. Darüber hinaus figuriert *reficere* nicht in medizinischen Zusammenhängen im Briefcorpus, vgl. Cic. *Att.* 4,2,7; 4,3,2; 9,9,4; 12,14,3; 16,3,1; *fam.* 12,14,5; Sen. *epist.* 18,10; 65,16; 84,1; 104,9 und Plin. *epist.* 1,24,4; 5,6,13; 9,39,1; 9,36,3; 10,49,1.

983 Vgl. Cels. 1,3,8; 1,3,9; 1,3,12; 3,9,3^{NR} (‚jmd. rehabilitieren'); 3,11,2; 3,19,6; 3,25,2; 5,18,7a; 5,26,25b; Plin. *nat.* 20,254; 26,109^{NR} (von einer Pflanze); 28,196; 30,124; 31,119; 32,19^{NR} (von der Herstellung eines Gerichts); 32,64; Scrib. Larg. 104; 107.

984 Vgl. dazu Cic. *Att.* 7,3,12; Sen. *epist.* 78,4; Plin. *epist.* 8,11,2 sowie weiterhin Cels. 1,3,9; 1,3,12; 3,9,3; 4,12,3; 4,18,5; 5,26,25b.

985 Vgl. weiterhin *mammas tumentes reficere* (Plin. *nat.* 30,124), vgl. Cels. 5,18,7a *si quid in corpore conlisum est* (sc. *reficit malagma*).

mit dem Verb, vgl. z. B. *reficit sucus feniculi* (Plin. *nat.* 20,254) oder *vinum* (Cels. 3,19,6; 5,26,25b).[986]

remediabilis, -e. Das Adjektiv (‚heilbar‘) ist in der lateinischen Literatur (PHI-Corpus) nur in Senecas Luciliusbriefen (1mal) belegt, vgl. *epist.* 95,29[M] *fuit* (sc. *philosophia*) *aliquando simplicior inter minora peccantis et levi quoque cura remediabiles*: *adversus tantam morum eversionem omnia conanda sunt* (‚Die Philosophie war dereinst einfacher, unter denjenigen, die (nur) kleine Sünden begingen und die mit einfacher Behandlung geheilt werden konnten‘). *remediabilis* beschreibt dabei also Menschen.

Während *remediabilis* nicht in der medizinischen Fachliteratur belegt ist, finden sich dort zwei Belege für die verneinte Form *inremediabilis, -e*, vgl. Plin. *nat.* 25,152 *remedio est* (sc. *cicuta*, i. e. *venenum*), *priusquam ad vitalia perveniat, vini natura excalfactoria. sed in vino pota inremediabilis existit* und 28,77 *si in defectus lunae solisve congruat <v>is illa* (sc. *mulieris*), *inremediabilem fieri, non segnius et in silente luna, coitusque tum maribus exitiales esse atque pestiferos*.[987] Im Unterschied zu *remediabilis* bei Seneca d. J. gebraucht Plinius d. Ä. *inremediabilis* jedoch aktivisch i. S. v. ‚nicht heilend‘ (anstatt in der passivischen Bedeutung ‚unheilbar‘). Darin äußert sich vermutlich der fachspezifische Gebrauch des Adjektivs, denn in einem thematisch anderen Abschnitt verwendet Plinius d. Ä. es passivisch, vgl. *nat.* 11,279 *Scythae sagittas tingunt viperina sanie et humano sanguine; inremediabile id scelus: mortem ilico adfert levi tactu.*

remedium. In einem medizinischen Zusammenhang verwenden von den Briefautoren nur Cicero und Seneca d. J. das Substantiv: Cicero 3mal[M], Seneca d. J. 16mal (dav. 10mal[M]), vgl. z. B. Cic. *fam.* 5,15,1[M] *dicerem ‚iucundus‘ nisi id verbum in omne tempus perdidissem, neque ob eam unam causam quam tu suspicaris et in qua me lenissimis et amantissimis verbis utens re graviter accusas, sed quod illius tanti vulneris quae remedia esse debebant ea nulla sunt*; Sen. *epist.* 94,20 *‚(...) adflatum et vim frigoris in os occurrentis evita‘ – alia eiusmodi, quae non minus quam medicamenta proficiunt. adicit remediis medicina consilium* oder 117,33[M] *adice nunc quod adsuescit animus delectare se potius quam sanare et philosophiam oblectamentum facere cum remedium sit.*[988] *remedium* bedeutet ‚Heilmittel‘, kann aber für einige Äußerungen noch weiter

986 Vgl. ferner *reficit fimum murinum* (Plin. *nat.* 30,124), *malagma* (Cels. 5,18,7a), *medicamentum* (Scrib. Larg. 107), *rosa* (Cels. 3,19,6).

987 Zwar ist *inremediabilis* auch bei Seneca d. J. (1mal) belegt, jedoch steht es nicht in einem medizinischen Kontext, vgl. *epist.* 114,5 *quid turpius ‚amne silvisque ripa comantibus‘? vide ut ‚alveum lyntribus arent versoque vado remittant hortos‘. quid? si quis ‚feminae cinno crispat et labris columbatur incipitque suspirans, ut cervice lassa fanantur nemoris tyranni‘. ‚inremediabilis factio rimantur epulis lagonaque temptant domos et spe mortem exigunt.‘* Hier bedeutet das Wort ‚uneinsichtig‘.

988 Vgl. weiterhin Cic. *Att.* 12,21,5[M]; *ad Brut.* 17,1[M] (zitiert auf S. 282); Sen. *epist.* 2,3; 27,1[M] (zitiert auf S. 268); 40,4[M]; 50,9[M]; 64,8[M]; 78,3[M]; 78,5[M] (2mal); 94,7[M]; 94,18; 94,24 (zitiert auf S. 281); 99,29; 104,12[M]; 123,4. Darüber hinaus figuriert *remedium* außerhalb medizinischer Kontexte, vgl. Cic. *Att.* 2,9,1; 7,9,3; *fam.* 5,12,4; Sen. *epist.* 5,7; 13,14; 21,10; 27,9; 28,10; 29,3;

konkretisiert und sowohl im Sinne eines ‚Medikaments' – vgl. z. B. Sen. *epist.* 94,18 *remedio quo purgetur acies* (sc. *opus est*) –[989] als auch einer ‚medizinischen Maßnahme' verstanden werden, vgl. z. B. Sen. *epist.* 78,5^{M} *ad haec ergo remedia te confer. medicus tibi quantum ambules, quantum exercearis monstrabit; (…) ego tibi illud praecipio quod non tantum huius morbi sed totius vitae remedium est: contemne mortem.*[990] Den Aussagen im Briefcorpus lässt sich entnehmen, dass *remedia* bei (seelischen) Krankheiten (vgl. *aegrotus* in Cic. *Att.* 12,21,5^{M} und *morbus* in Sen. *epist.* 78,5^{M}; 94,24), seelischen Wunden (vgl. *vulnus* in Cic. *fam.* 5,15,1^{M}; Sen. *epist.* 104,12^{M}), seelischen Schmerzen (vgl. *dolor* in Cic. *ad Brut.* 17,1^{M}) sowie Augenbeschwerden (vgl. Sen. *epist.* 94,18 (oben zitiert)) angewendet werden; in den übrigen Fällen bleibt hingegen offen, worauf sich das Heilmittel im Einzelnen richtet.

In der medizinischen Fachliteratur ist *remedium* häufig attestiert: 44mal bei Celsus, 171mal bei Plinius d. Ä. und 12mal bei Scribonius Largus.[991] Auch die Fachautoren gebrauchen das Wort i. S. v. ‚Heilmittel' und bezeichnen damit wie die Briefautoren sowohl Medikamente – vgl. z. B. Plin. *nat.* 21,72 *remedium* (i. e. *flos corni arboris*) *sorba contusa e melle praebere vel urinam hominis vel boum aut grana punici mali Ammineo vino conspersa* oder *nat.* 21,118 *radix* (sc. *cyperi*) *adversus serpentium ictus et scorpionum praesentis remedii est* –[992] als auch medizinische Maßnahmen, vgl. z. B. Cels. 3,14,2 *tutius tamen est, ut hoc ipso ordine utamur, tria remedia, vomitus, alvi ductionis, vini per triduum* oder Scrib. Larg. 52 *quia plerumque vexantur nares gravedine (…) non alienum est scire te eius quoque rei remedia. prodest igitur quies unius diei et ab omni re abstinentia.*[993] Wie die Briefautoren sprechen auch die Fachautoren gelegentlich auf allgemeine Weise von *remedia*, beispielsweise in grundlegenden Betrachtungen wie

---

39,6; 56,15; 63,12; 69,2; 78,12; 89,19; 94,28 (Zitat); 95,14 (2mal); 99,32; 105,2; 105,5; 108,12; 110,11; 110,19; 111,2; Plin. *epist.* 3,20,7 (2mal); 3,20,8; 4,13,7; 4,25,5 (2mal); 6,16,13; 10,55,1.

989 Vgl. weiterhin Cic. *fam.* 5,15,1^{M}; *ad Brut.* 17,1^{M}; Sen. *epist.* 2,3; 78,3^{M}; 94,18; 99,29; 104,12^{M}.

990 Vgl. ferner Cic. *Att.* 12,21,5^{M}; Sen. *epist.* 27,1^{M}; 78,5^{M} (2mal); 94,7^{M}; 94,24; 123,4. Für die weiteren Stellen lässt sich die Bedeutung von *remedium* nicht präzisieren, vgl. Sen. *epist.* 40,4^{M}; 50,9^{M}; 64,8^{M}; 94,20; 117,33^{M}. Zum Begriff siehe auch Courtil (2015), 219, 222.

991 Vgl. Cels. z. B. 1 pr. 23; 1 pr. 26 (2mal), 1 pr. 30; 2,7,6; 3,1,4; 3,2,2; 3,4,2; 4,2,1; 4,6,4; 4,6,6; 5,27,2c; 5,27,12a; 5,28,3d; 6,6,39c; 6,11,3; 7,7,15c; 7,29,7; 8,3,11; Plin. *nat.* 20,9; 20,69; 20,73; 21,72; 21,76; 21,78; 22,5; 22,15; 22,16; 23,5; 23,15; 23,31; 24,1; 24,4; 24,5 (2mal); 25,6; 25,18; 25,30; 26,10; 26,12; 26,21; 27,6; 27,36; 27,127; 28,1 (2mal); 28,6; 28,9; 29,1; 29,3; 29,24; 30,34; 30,35; 30,38; 31,40; 31,99; 32,6; 32,7; 32,8; Scrib. Larg. ep 3; 11; 13; 47 (2mal); 52; 53; 163; 171; 172; 178; 200.

992 Vgl. weiterhin z. B. *uti his cibis* (Cels. 4,27,1d (fr. 2)); *ad compositiones veniendum est* (Cels. 5,28,3d); *intubi quoque non extra remedia sunt* (Plin. *nat.* 20,73) oder *in comitialium quoque remediis habent eum* (sc. *Atlantion*) (Plin. *nat.* 28,99).
Dass *remedium* dabei wie in Plin. *nat.* 21,72 das Medikament unmittelbar bezeichnet, kommt jedoch eher selten vor. Dagegen drückt vor allem Plinius d. Ä. dies u. a. in der Weise aus, dass beispielsweise einer Pflanze eine heilende Wirkung innewohne – vgl. z. B. Plin. *nat.* 20,69 *nec beta sine remediis est utraque* – oder dass Pflanzen für bestimmte Beschwerden als Heilmittel zu verwenden sind, vgl. Plin. *nat.* 24,108 *ipsa folia* (sc. *spinae albae*) *vel radices ad remedia opisthotoni bibuntur* oder *nat.* 25,165 *dentibus remedio sunt panacis radix commanducata, praecipue Chironiae, item sucus collutis, radix hyoscyami ex aceto manducata, item Polemoniae.*

z. B. Cels. 1 pr. 30 *quod si morbos haec [causae] facerent, quae ubique eadem essent, eadem remedia quoque ubique esse debuisse.*[994] Darüber hinaus wenden wie die Briefautoren auch die Fachautoren *remedia* bei Krankheiten (und Krankheitssymptomen, dazu im Folgenden) – einschließlich Schmerzen (*dolor*)[995] und Problemen mit den Augen, vgl. *oculi vitium* (Cels. 6,6,39c)[996] – sowie auf Wunden (*vulnus*) an.[997]

Im Unterschied zu den Briefautoren sprechen die Fachautoren von konkreten Krankheiten und Krankheitssymptomen, in deren Fall sie ein Heilmittel anwenden wie z. B. *tussicula* (Cels. 3,22,9), *morbus comitialis* (Cels. 3,23,1), *ulcera* (Cels. 5,28,3d), *vitligo* (Cels. 5,28,19c; 6,11,3), *pituita* (Cels. 7,7,15c), *podagra* (ind. 206), *gravedo* (Scrib. Larg. 52). Dementsprechend konkretisieren sie auch den Schmerz, dem ein *remedium* Abhilfe schaffen soll, anstatt wie die Briefautoren nur allgemein von Schmerzen zu sprechen, vgl. z. B. *capitis dolores* (Plin. *nat.* 20,73) oder *dentium dolores* (Scrib. Larg. 53).

Weiterhin verbinden sowohl die Brief- als auch die Fachautoren *remedium* mit einem Genitivattribut und geben damit einerseits an, worauf sich das Heilmittel richtet (objektiver Genitiv) – vgl. *remedium animi* (Sen. *epist.* 64,8^{M}) und z. B. *remedium lienis* (Plin. *nat.* 23,5) –,[998] und andererseits, wovon die heilende Wirkung ausgeht (subjektiver Genitiv), vgl. *remedium temporis* (Sen. *epist.* 123,4) und z. B. *remedium nardi* (Plin. *nat.* 21,135) oder *olei* (Plin. *nat.* 21,93).

Beiden Autorengruppen gemeinsame Wortverbindungen mit *remedium* sind *remedium animi* (Sen. *epist.* 64,8^{M}; Plin. *nat.* 28,9), *morbi remedium* (Sen. *epist.* 78,5^{M}; Plin. *nat.* 25,30; 29,63; 29,66), *mutatio remediorum* (Sen. *epist.* 2,3; Cels. 3,1,4), *vulneris remedium* (Cic. *fam.* 5,15,2^{M}; Plin. *nat.* 29,3), *invenire remedium* (Sen. *epist.* 64,8^{M}; Cels. 1 pr. 50; Plin. *nat.* 26,107), *opus est remedio* (Sen. *epist.* 94,18; Cels. 5,28,3d), *prodest remedium* (Sen. *epist.* 40,4^{M}; Plin. *nat.* 29,113)[999] sowie *quaerere remedium* (Sen. *epist.* 123,4; Cels. 1 pr. 26; Plin. *nat.* 28,86). Mit Ausnahme von *mutatio remediorum* sind diese Ausdrücke jedoch eher allgemeinen Charakters.

Während überdies Seneca d. J. in der Formulierung *adhibere alqd. in remedio* (Sen. *epist.* 94,24) das Verb *adhibere* präpositional mit *remedium* verbindet, konstruieren die Fachautoren das Verb transitiv, vgl. *adhibere remedium* (Cels. 1 pr. 23; 3,18,6; 7,7,15c; Plin. *nat.* 28,59). Im Unterschied zu den Fachautoren, die damit konkret ausdrücken, dass ein zuvor genanntes Hilfsmittel angewendet wird, spricht Seneca d. J.

993 Vgl. ferner *sanguis missus* (Cels. 4,13,2); *sanguinem mittere aut cucurbitulas admovere* (Cels. 4,20,2); *remedio sunt cucurbitulae admotae* (Cels. 4,27,1d);

994 Vgl. z. B. Cels. 1 pr. 23; 1 pr. 26 (2mal), 1 pr. 30; 1 pr. 36 (2mal); 1 pr. 37; 1 pr. 39; 1 pr. 47; 1 pr. 50; 1 pr. 51.

995 Vgl. Cels. 2,7,6; 4,13,2; 4,27,1d (fr. 2); Plin. *nat.* z. B. 20,73; 23,82; 28,122; 29,112; Scrib. Larg. 11; 53.

996 Vgl. ferner Cels. 7,7,15c; Plin. *nat.* 24,45; 24,118; 25,90; 29,129; 31,99.

997 Vgl. Cels. 1 pr. 30; Plin. *nat.* 29,3.

998 Vgl. weiterhin z. B. *remedium arteriae* (Plin. *nat.* 23,136), *mali* (Cels. 1 pr. 50; 4,27,1d (*diversorum malorum*)), *stomachi* (Plin. *nat.* 20,159; 23,136) oder *oris* (Plin. *nat.* 23,136).

999 Vgl. weiterhin 28,160 *nam contra sanguisugas potas butyrum remedio est cum aceto ferro calefacto, quod et per se prodest contra venena.*

vergleichsweise abstrakt davon, dass die Medizin einen Teil der Hilfsmittel (*remedia*) darstellt. Um dagegen auszudrücken, dass etwas als Medizin verwendet wird, gebrauchen die Fachautoren einen Dativus commodi (*remedio* (*esse*)), vgl. z. B. Cels. 4,27,1d *at si purgatio nimia mulieri nocet, remedio sunt cucurbitulae cute incisa inguinibus vel etiam sub mammis admotae.*[1000] Anders als die Briefautoren geben die Fachautoren schließlich mittels Dativi commodi sowie präpositionalen Ausdrücken (*remedium contra, adversus* oder *ad*) an, gegen welche Beschwerden das betreffende Mittel hilft, vgl. z. B. Plin. *nat.* 25,135 *verum et generatim membratimque singulis corporum morbis remedia subtexemus orsi a capite;*[1001] 28,161 *lac* (sc. *caprinum*) *contra cantharidas remedio est;*[1002] Scrib. Larg. 178 *interdum enim haec* (sc. *remedia*) *melius adversus quaedam quam antidotos faciunt*[1003] oder Cels. 4,27,1d (fr. 2) *commune vero ad urinae difficultatem remedium est his cibis uti.*[1004] Mit Ausnahme von zwei Passagen – in denen *remedium* jedoch keinen Bezug zur Medizin aufweist, sondern allgemein i. S. v. ‚(Hilfs-)Mittel' figuriert –[1005] sind diese Ausdrucksweisen im Briefcorpus nicht belegt.

Wenn die Fachautoren *remedium* also auf eher allgemeine Weise verwenden, lassen sich Gemeinsamkeiten zum Gebrauch des Wortes in den Briefen erkennen. Anhand der Unterschiede zeichnet sich dagegen sein fachsprachlicher Gebrauch ab.

sanabilis, -e. Im Briefcorpus ist das Adjektiv (‚heilbar') nur bei Seneca d. J. (2mal, dav. 1mal[M]) attestiert, vgl. *epist.* 58,36 *morbum morte non fugiam, dumtaxat sanabilem nec officientem animo* und 108,4[M] *qui ad philosophum venit cotidie aliquid secum boni ferat: aut sanior domum redeat aut sanabilior.*

Die medizinischen Fachautoren gebrauchen *sanabilis* selten (Cels. 7mal, Plin. *nat.* 20–32 1mal); auch sie verwenden es in der Bedeutung ‚heilbar', vgl. z. B. Cels. 2,8,15 *umerorum dolores, qui ad scapulas vel manus tendunt, vomitu atrae bilis solvuntur; et quisquis dolor deorsum tendit, sanabilior est* und Plin. *nat.* 29,65 *aspides percussos torpore et somno necant, omnium serpentium minime sanabiles.*[1006]

Wie Seneca d. J. beziehen die Fachautoren das Adjektiv auf Krankheiten, vgl. *sanabilis morbus* (Sen. *epist.* 58,36; Cels. 3,27,1b) und *sanabile vitium* (Cels. 7,7,14a; 7,32,1). Dabei gebrauchen sowohl Seneca als auch Celsus die Junktur *morbus sanabilis*.

1000 Vgl. weiterhin Cels. 7,29,7; Plin. *nat.* z. B. 20,83; 21,108; 22,116; 22,119; 23,43; 23,116; 23,149; 24,74; 25,18; 25,165; 28,45; 29,112; 30,38; 32,56; vgl. auch Anm. 992, S. 296.

1001 Vgl. ferner z. B. *remedium capitis doloribus* (Plin. *nat.* 23,82; 29,112), *dentibus* (Plin. *nat.* 25,165), *tertianae, quartanae vel cotidianae febri* (Plin. *nat.* 28,86), *strumis* (Plin. *nat.* 30,38).

1002 Vgl. weiterhin Plin. *nat.* 21,108; 22,78; 23,43, 23,149; 24,118; 25,18; 25,37; 25,90; 28,52; 28,73; 28,160 (2mal); 29,30; 29,39; 29,68; 29,88; 28,89 (2mal); 32,58.

1003 Vgl. ferner Cels. 5,27,12a; Plin. *nat.* 21,78; 21,118; 22,97; 27,127.

1004 Vgl. weiterhin z. B. Plin. *nat.* 21,180; 23,5; 23,31; 24,41; 24,108; 24,121; 24,180; 28,86; 29,82; 29,100; 29,129; 30,34; Scrib. Larg. 53; 200.

1005 Vgl. Sen. *epist.* 5,7[NR] *sed ut huius quoque diei lucellum tecum communicem, apud Hecatonem nostrum inveni cupiditatum finem etiam ad timoris remedia proficere*; *epist.* 56,15[NR] *experiri et exercere me volui: quid necesse est diutius torqueri, cum tam facile remedium Ulixes sociis etiam adversus Sirenas invenerit?*

1006 Vgl. weiterhin Cels. 3,27,1b; 5,28,19c; 7,4,2b; 7,7,14a; 7,7,15a; 7,32,1.

Im Gegensatz zu den Fachautoren bezieht Seneca d. J. das Adjektiv auch allgemein auf den Menschen (*epist.* 108,4^M), während Celsus damit (anders als Seneca) zusätzlich auch Krankheitssymptome beschreibt, vgl. *dolor sanabilis* (Cels. 2,8,15). Schließlich sagt Plinius d. Ä. (*nat.* 29,65) vom Biss der Natter (*aspis*) bzw. von dessen Auswirkungen, sie seien heilbar. Die Fachautoren verwenden das Adjektiv also erwartungsgemäß spezifischer als Seneca d. J.

sanare. Das Verb (‚heilen') wird von allen drei Briefautoren gebraucht: 9mal^M von Cicero, 13mal (dav. 9mal^M) von Seneca d. J. und 1mal von Plinius d. J., vgl. z. B. Cic. *Att.* 2,1,7^M *quin etiam si mihi nemo invideret, si omnes, ut eram aequum, faverent, tamen non minus esse probanda medicina quae sanaret vitiosas partis rei publicae quam quae exsecaret*; Sen. *epist.* 25,2 *nec desperaveris etiam diutinos aegros posse sanari, si contra intemperantiam steteris, si multa invitos et facere coegeris et pati* oder 40,4^M *quid quod haec oratio quae sanandis mentibus adhibetur descendere in nos debet? remedia non prosunt nisi inmorantur* sowie Plin. *epist.* 6,24,3 *maritus ex diutino morbo circa velanda corporis ulceribus putrescebat; uxor ut inspiceret exegit; neque enim quemquam fidelius indicaturum, possetne sanari.*[1007]

Erwartungsgemäß ist *sanare* auch in der medizinischen Fachliteratur häufig belegt (25mal bei Celsus, 306mal bei Plinius d. Ä. (*nat.* 20–32) und 20mal bei Scribonius Largus),[1008] und wird hier ebenfalls i. S. v. ‚heilen' verwendet. Wie die Briefautoren beziehen auch die Fachautoren *sanare* auf den Menschen als Ganzen – vgl. z. B. *sanare aegrum* (Sen. *epist.* 25,2; Cels. 3,9,2; Plin. *nat.* 29,133)[1009] –, auf einzelne Organe – vgl. *oculi sanarentur* (Sen. *epist.* 64,8) und z. B. *sanare arteriam* (Plin. *nat.* 20,8)[1010] –, auf Krankheitssymptome einschließlich Schmerzen – vgl. *sanare vim ulceris* (Sen. *epist.*

1007 Vgl. ferner Cic. *Att.* 1,17,3^M; 1,18,2^M; 3,12,2^M (zitiert auf S. 46); 5,17,6^M; 12,20,1^M; 13,12,1^M; *fam.* 5,16,1^M (zitiert auf S. 109); 15,4,14^M; Sen. *epist.* 50,9^M; 64,8; 72,6^M; 75,6; 78,6; 94,24^M (zitiert auf S. 100); 98,15^M (zitiert auf S. 180); 99,29^M; 104,18^M (zitiert auf S. 266); 104,20^M; 117,33^M (zitiert auf S. 295). Darüber hinaus figuriert *sanare* im Briefcorpus i. S. v. ‚wiedergutmachen; beseitigen' und betrifft nicht die Medizin, vgl. Cic. *Att.* 1,11,1; *fam.* 10,21,4 (Plancus an Cicero); *ad Q. fr.* 1,2,6; *ad Brut.* 25,3 (Brutus an Atticus); Sen. *epist.* 59,15; 94,23.

1008 Vgl. z. B. Cels. 2,8,14; 2,8,25; 2,8,40 (2mal); 3,1,3; 3,9,2; 3,21,3 (2mal); 4,9,2; 4,29,3; 5,20,1a; 5,25,6; 5,26,24c; 6,7,2a; 7 pr. 4; 7,19,1; 7,31,2; 8,8,1a; 8,10,7k; Plin. *nat.* 20,4; 20,8; 20,9; 21,131; 21,133; 21,142; 23,3; 23,7; 23,16; 24,7; 24,12; 24,16; 25,34; 25,42; 25,47; 26,22; 26,24 (2mal); 26,30; 27,6; 27,18; 27,42; 28,1; 28,7; 28,8; 29,5; 29,31; 29,32; 30,20; 30,27 (2mal); 30,29; 31,6; 31,66; 31,96; 32,34; 32,45; 32,52; Scrib. Larg. ep. 8; ep. 10; 18; 40; 98; 99; 101.

1009 Vgl. weiterhin *ista te res et sanatum manet* (Sen. *epist.* 78,6), *maritus sanari* (Plin. *epist.* 6,24,3) sowie z. B. *sanare mulierem, virginem* (Cels. 2,8,25), *lethargicum* (Cels. 3,23,2), *dysintericum* (Plin. *nat.* 26,46), *phreneticum* (Plin. *nat.* 26,118), *hydropicum* (Plin. *nat.* 26,119; 27,95), *alios* (Scrib. Larg. 40) oder *item sanat* (sc. *antidotus*) *quibus subito tenebrae obversantur oculis cum vertigine quadam* (Scrib. Larg. 99).

1010 Vgl. ferner *sanare iecur* (Cels. 5,25,6), *lienem* (Plin. *nat.* 20,197; 24,76; 27,138; 28,130; vgl. Scrib. Larg. 130 (*lienosos*)), *incommoda pulmonum* (Plin. *nat.* 28,75), *omnia oculorum vitia* (Plin. *nat.* 20,61; 27,18); *iecur* (Cels. 5,25,6).

98,15^{M}) mit z. B. *sanare ulcus* (z. B. Cels. 4,9,2)[1011] sowie *sanare dolorem*[1012] – sowie auf Verletzungen, vgl. z. B. *vulnus sanare*.[1013] Bisweilen verwenden beide Autorengruppen dabei dieselben Junkturen, vgl. *sanare aegrum*, *sanare dolorem* und *sanare vulnus*. Senecas Junktur *sanantur oculi* (*epist.* 64,8) stehen einige zwar inhaltlich vergleichbare, lexikalisch jedoch unterschiedliche Wortverbindungen der Fachautoren wie beispielsweise *sanare omnia oculorum vitia* (Plin. *nat.* 20,61; 27,18) oder *sanare oculorum suffusiones* (Plin. *nat.* 28,7) gegenüber.[1014]

Unter anderem anhand dieser Beobachtungen zeigt sich, dass die Fachautoren sich präziser über das Heilen äußern als die Briefautoren, denn sie benennen die konkreten gesundheitlichen Probleme (vgl. Anm. 1011, 1013, 1014) an einzelnen Organen (vgl. Anm. 1010). So beziehen sie (im Unterschied zu den Briefautoren) *sanare* auch auf Körperteile (vgl. z. B. *sanare coxam* in Cels. 2,8,14)[1015] sowie auf Krankheiten, vgl. z. B. *sanare anginam* (Plin. *nat.* 20,8).[1016]

Alle hier besprochenen Ausdrücke der Briefautoren werden mit Ausnahme von *adlevare*, *remediabilis* und *focilare* ebenfalls von den Fachautoren gebraucht (vgl. Tabelle 32).

1011 Vgl. weiterhin z. B. Cels. 4,29,3; 5,26,32; Plin. *nat.* 20,11; 20,26; 20,39 sowie beispielsweise *sanare destillationes thoracis* (Plin. *nat.* 20,49), *panos* (Plin. *nat.* 20,4; 22,22; 22,32; 22,42; 24,36; 26,92; 28,121) oder *tussim* (Plin. *nat.* 20,49; 20,56; 23,153; 24,20; 26,30; 26,48; 26,134; 28,111; 28,193; 28,231; 31,121; 32,92).

1012 Vgl. Cic. *fam.* 5,16,1^{M} und z. B. Plin. *nat.* 20,9; 22,26; 23,95; 26,90; 27,62; 28,111; 28,116; 28,121; 30,20.

1013 Vgl. Cic. *Att.* 5,17,6^{M}; *fam.* 15,4,14^{M} und z. B. Cels. 5,20,1a; 5,26,32; 8,10,7k; Plin. *nat.* 20,81; 20,216; 21,133; Scrib. Larg. 207. In der Fachliteratur finden sich überdies weitere Beispiele für *sanare* mit Verletzungen wie z. B. *adusta* (Cels. 7,31,2; Plin. *nat.* 22,42; 22,48; 28,89; 32,119; vgl. Plin. *nat.* 20,61 *adustiones*), *fracta membra* (Plin. *nat.* 20,142), *fracta ossa* (Scrib. Larg. 209) sowie *fracturae* (Plin. *nat.* 22,22).

1014 Vgl. weiterhin *albugines oculorum* (Plin. *nat.* 22,22), *epiphoras oculorum* (Plin. *nat.* 21,166), *excrescentia in oculis* (Plin. *nat.* 28,95), *ulcera oculorum* (Plin. *nat.* 29,37), *ruptas oculorum partes* (Plin. *nat.* 29,122), *cicatrices oculorum* (Plin. *nat.* 32,72).

1015 Vgl. ferner z. B. *sanare iugulum* (Cels. 8,8,1a), *lumbos* (Plin. *nat.* 20,197).

1016 Vgl. weiterhin z. B. *morbum* (Cels. 2,8,40) und *morbum comitialem* (Plin. *nat.* 20,56; 28,34), *elephantiam* (Scrib. Larg. 250; vgl. Plin. *nat.* 20,144 *sanare elephantiasin*), *fistulas* (Plin. *nat.* 22,79; 23,75; 27,71; 27,102; 30,114; Scrib. Larg. 206), *lepram* (Plin. *nat.* 20,55; 22,86; 23,3; 29,141; 30,30; Scrib. Larg. 250), *lichenas* (Plin. *nat.* 20,4; 20,55; 20,224; 23,3; 23,71; 23,151; 24,38, 24,63; 24,94; 24,106), *strumas* (Plin. *nat.* 20,180; 22,22; 26,51; 28,45; 29,141; 32,65; Scrib. Larg. 228).

Tabelle 32: Häufigkeiten der hier besprochenen Ausdrücke bei den einzelnen Autoren

Ausdruck	Cicero	Sen. d. J.	Plin. d. J.	Celsus	Plin. d. Ä.	Scrib. Larg.
adlevare	$1 + 1^{NR}$	7^{NR}	-	-	-	-
confirmare	$9 + 97^{NR}$	9^{NR}	$1 + 12^{NR}$	$11 + 1^{NR}$	$10 + 1^{NR}$	9
firmare	7^{NR}	8^{NR}	1	6	7	-
focilare	-	1^{M}	2	-	-	-
fomentum	-	4^{NR}	3^{M}	24	-	-
fovere	$1^{M} + 4^{NR}$	$2 + 4^{NR}$	6^{NR}	79	53	4
insanabilis, -e	-	4, dav. 1^{M}	2, dav. 1^{M}	4	7	2
levamentum	1^{NR}	1	1^{NR}	1	1	-
levare	6, dav. 2^{M} + 59^{NR}	$2 + 10^{NR}$	2^{NR}	$76 + 4^{NR}$	$25 + 1^{NR}$	$14 + 1^{NR}$
mederi	5, dav. 3^{M} + 13^{NR}	1	4, dav. 3^{M} + 2^{NR}	25	312	1
medicamentum	1^{M}	$6 + 1^{NR}$	-	276	83	207
medicatus, -a, -um	-	-	1	1	8	-
medicina	15, dav. 11^{M}	10, dav. 4^{M}	-	69	118	15
persanare	-	1	-	-	9	3
reficere	$1 + 6^{NR}$	3, dav. 1^{M} + 5^{NR}	2, dav. 1^{M} + 3^{NR}	$8 + 1^{NR}$	$5 + 2^{NR}$	2
remediabilis, -e	-	1^{M}	-	-	-	-
inremediabilis, -e	-	1^{NR}	-	-	2	-
remedium	$3^{M} + 3^{NR}$	6, dav. 10^{M} + 22^{NR}	8^{NR}	44	171	12
sanabilis, -e	-	2, dav. 1^{M}	-	7	1	-
sanare	$9^{M} + 4^{NR}$	4, dav. 9^{M} + 2^{NR}	1	25	306	20

Die Fachautoren gebrauchen die gemeinsamen Ausdrücke in denselben Bedeutungen wie die Briefautoren; nur *fovere* und *levamentum* figurieren in der Fachliteratur in weiteren, konkreteren Bedeutungen. Außerdem stimmen beide Autorengruppen weitestgehend hinsichtlich der Bezugspunkte überein (*confirmare, firmare, fomentum, fovere, insanabilis, levare, mederi, medicamentum, medicatus, medicina, persanare, reficere, remedium, sanabilis, sanare*). In vielen Fällen verwenden sie überdies dieselben Wortverbindungen (*confirmare, firmare, fovere, insanabilis, levare, mederi, medicamentum, medicina, persanare, remedium, sanare*). Konkrete syntaktische Gemeinsamkeiten im Gebrauch dieser Ausdrücke sind dagegen seltener zu beobachten (*medicina, remedium*).

Anders als die Briefautoren gebrauchen die Fachautoren die gemeinsam verwendeten Ausdrücke auf spezifischere Weise, indem sie sie, wie bereits erwähnt, nicht nur in konkreteren Bedeutungen benutzen (*fovere, levamentum*), sondern auch auf spezifischere sowie weitere Aspekte wie z. B. einzelne Körperteile und Organe beziehen (*confirmare, firmare, fomentum, insanabilis, mederi, persanare, reficere, sanabilis, sanare*). Dass sich die Fachautoren auch hinsichtlich der Perspektive, aus der sie auf die Medizin und ihre einzelnen Sachverhalte blicken, von den Briefautoren unterscheiden, zeigt sich u. a. anhand syntaktischer Merkmale (*levare, mederi, medicina, remedium*).

(b) Therapie: Methoden und Maßnahmen

(α) Physikalische und rehabilitative Medizin

Die Briefautoren erwähnen nicht selten medizinische Maßnahmen, die in den Bereich der physikalischen und rehabilitativen Medizin fallen, und gebrauchen dabei folgende Begriffe: ἀκοπία, *ambulare, bal(i)neum*, διαφόρησις, *exercere, exercitatio, gestatio, iactatio, lectio, legere, mutatio loci*, περίπατος σύμμετρος, *relaxatio animi, sudatio, sudor, unctio, ung(u)i*, τρῖψις. Vermutlich handelte es sich dabei um ein verbreitetes, gewissermaßen kanonisches medizinisches Wissen, da diese Maßnahmen und Methoden auch außerhalb der Fachkreise bekannt waren.[1017] Ein Grund dafür ist möglicherweise, dass diese Praktiken ohne besondere Voraussetzungen vollzogen werden können, worauf Plinius d. Ä. seine Leserschaft hinweist, vgl. *nat.* 28,53 *eo minus omitti convenit ab animo hominis pendentes medicinas. abstinere se cibo omni aut potu, alias vino tantum aut carne, alias balneis, cum quid eorum postulet valetudo, in praesentissimis remediis habetur. his adnumeratur exercitatio, intentio vocis, ungui, fricari cum ratione; vehemens enim fricatio spissat, lenis mollit, multa adimit corpus, auget modica*.

ἀκοπία. Der griechische Begriff ist im Briefcorpus nur bei Cicero (1mal) belegt, vgl. *fam.* 16,18,1 *indulge valetudini tuae; cui quidem tu adhuc, dum mihi deservis, servisti non satis. ea quid postulet non ignoras:* πέψιν, ἀκοπίαν, περίπατον σύμμετρον, τρῖψιν, εὐλυσίαν κοιλίας. Dabei bedeutet ἀκοπία ‚Nichtstun', wörtl. ‚Nicht-Ermüdung'.[1018] Das Substantiv ist nicht in der griechischen Literatur (TLG-Corpus) attestiert. Im Corpus

1017 Vgl. z. B. Migliorini (1992), 119–20; Migliorini (1997), 30–1, 33–4, 78–82.

1018 Vgl. DGE s. v.: „falta *de* cansancio", LSJ s. v.: „freedom from fatigue", Wöhrle (2010), 172: „Vermeidung von Ermüdung" und Gourevitch (1984), 452, Anm. 34: „éviter la fatigue".

Hippocraticum finden sich jedoch einige Belege für das korrespondierende Adjektiv ἄκοπος (‚nicht ermüdend').[1019] Möglicherweise hat Cicero die Form ἀκοπία von diesem medizinischen, von Hippokrates gebrauchten Adjektiv abgeleitet.[1020] Auch die weiteren griechischen medizinischen Ausdrücke dieser Äußerung sind entweder in ebendiesen Formen bereits im Corpus Hippocraticum zu lesen – vgl. πέψις (S. 344), τρῖψις (S. 322) und περίπατος σύμμετρος (S. 315) – oder lassen sich wie ἀκοπία darauf zurückführen, vgl. εὐλυσία κοιλίας (S. 341). Cicero wendet sich in diesem Brief also mit einschlägigen medizinischen Begriffen an den kranken Tiro und möglicherweise ebenso an dessen griechischen Arzt Metrodorus.[1021]

In der untersuchten lateinischen medizinischen Fachliteratur sind weder ἀκοπία noch ἄκοπος belegt. Zu den Ausdrücken, mit denen die Fachautoren Ruhe und Nichtstun bezeichnen, zählt z. B. *abstinere a negotiis* (Cels. 3,22,9; 4,5,7).

ambulare. Im Sinne einer gesundheitsfördernden Tätigkeit figuriert das Verb (‚spazieren gehen') 4mal bei Cicero, 1mal bei Seneca d. J. und 8mal bei Plinius d. J., vgl. z. B. Cic. *Att.* 2,23,1 *nam cum vacui temporis nihil haberem et cum recreandae voculae causa necesse esset mihi ambulare, haec dictavi ambulans*; Sen. *epist.* 78,5 *medicus tibi quantum ambules, quantum exercearis monstrabit* oder Plin. *epist.* 3,1,4 *mane lectulo continetur, hora secunda calceos poscit, ambulat milia passuum tria nec minus animum quam corpus exercet.*[1022] Dass *ambulare* im Sinne einer therapeutischen Maßnahme zu verstehen ist, geht deutlich aus Sen. *epist.* 78,5 *medicus tibi monstrabit* (…) sowie aus der Konstruktion *causa* + Genitiv bei Cicero (*Att.* 2,23,1) hervor. Außerdem erscheint *ambulare* mehrfach neben weiteren der Gesundheit zuträglichen Handlungen wie sich zu salben (vgl. *ung(u)i* (S. 320) in Cic. *Att.* 9,7,7; 13,52,1), zu ruhen (vgl. *dormire* in Cic. *Att.* 9,7,7; 13,52,1, *lectulo contineri* in Plin. *epist.* 3,1,4, *residere* und *cubiculo se reddere* in Plin. *epist.* 3,1,7), sich körperlich zu betätigen (vgl. *exercere* (S. 307) in Sen. *epist.* 78,5; Plin. *epist.* 3,1,4 und *pilam movere* in Plin. *epist.* 3,1,8 (vgl. *pila* (S. 368)), ein Bad zu nehmen (vgl. *bal(i)neum* (S. 305) in Cic. *Att.* 13,52,1; Plin. *epist.* 3,1,8 und *lavari* in Plin. *epist.* 9,36,3).

Als gesundheitsfördernde Maßnahme figuriert *ambulare* (i. S. v. ‚spazieren gehen') ebenfalls in der medizinischen Fachliteratur (Cels. 26mal, Scrib. Larg. 2mal), vgl. z. B. Cels. 1,8,1 *si quis vero stomacho laborat, legere clare debet et post lectionem am-*

1019 Vgl. DGE s. v. II, LSJ s. v. II. sowie Hp. *Epid.* 6,3,15 αἱ μεταβολαὶ φυλακτέαι· ὀλιγοσιτίη, ἄκοπον, ἄδιψον. Weitere Belegstellen sind *Acut.* 18; *Aph.* 2,48 und *Prorrh.* 2,6.

1020 Siehe dazu Schwyzer, 468–9 sowie von Albrecht (2003), 53–5, 142–4 und vgl. εὐλυσία κοιλίας (S. 341).

1021 Vgl. Gourevitch (1984), 452, Anm. 34 sowie Cic. *fam.* 16,20,1 *indicem cum Metrodoro libebit, quoniam eius arbitratu vivendum est* mit Sh. B. ad loc., Bd. 2,387.

1022 Vgl. weiterhin Cic. *Att.* 9,7,7; 13,52,1 sowie Plin. *epist.* 3,1,7; 3,1,8; 9,36,3 (3mal); 9,36,4; 9,36,5 mit Migliorini (1992), 119. Darüber hinaus gebrauchen die Briefautoren das Verb nur außerhalb eines medizinischen Kontexts, vgl. Cic. *Att.* 4,10,1 (2mal); 7,1,1; 8,14,1; 9,4,3; 15,1,4; *fam.* 8,15,1 (Caelius an Cicero); 10,31,6 (Pollio an Cicero); Sen. *epist.* 10,1; 15,7; 55,1 (2mal); 55,9; 55,11; 66,36; 66,37; 75,1; 85,41; 87,4; 92,11; 94,5; 103,5; 108,3; 111,3; 113,18 (2mal); 113,19 (2mal); 114,4; 117,13 (2mal) und Plin. *epist.* 3,5,16; 8,20,3.

bulare; tum pila et armis aliove quo genere, quo superior pars movetur, exerceri oder Scrib. Larg. 15 *sed cum biberit* (sc. *medicamentum*), *citatus ambulet milia passuum non minus III et dimidium.*[1023] Die von den Briefautoren in Verbindung mit *ambulare* angesprochenen weiteren therapeutischen Maßnahmen werden auch von den Fachautoren thematisiert,[1024] vgl. sich salben (*ungere, unctio*),[1025] ruhen ((*con*)*quiescere, quies*),[1026] sich körperlich üben, betätigen (*exerceri/exercitatio, pila*),[1027] ein Bad nehmen (*lavare/balneum*).[1028] Weiterhin erwähnen sie in diesem Zusammenhang noch das Abreiben bzw. Massieren (*fric*(*a*)*tio/perfricare*)[1029] sowie (lautes) Lesen (*legere/lectio*).[1030]

Wie die Briefautoren sprechen auch die Fachautoren die äußerlichen Umstände an, die beim Spazierengehen zu beachten sind. So schreibt Plinius d. J., dass Spurinna nackt laufen geht, wenn die Sonne scheint und kein Wind weht, vgl. Plin. *epist.* 3,1,8 *ubi hora balinei nuntiata est (est autem hieme nona, aestate octava), in sole, si caret vento, ambulat nudus*; dazu passt z. B. Cels. 3,22,5 *praeter haec convenit ambulare locis quam minime frigidis, sole vitato*. Im Unterschied zu Plinius d. J., dem es dabei um die besondere Lebensweise Spurinnas geht, sind die Angaben über die Bedingungen und Voraussetzungen einer Maßnahme für die Fachautoren obligatorisch, insofern sie über den Erfolg der Behandlung entscheiden.

Weiterhin unterscheiden sich die Ausführungen in der Fachliteratur dadurch von denjenigen im Briefcorpus, dass die Fachautoren auch die gesundheitlichen Voraussetzungen angeben, die der Patient berücksichtigen muss, vgl. z. B. Cels. 3,16,1 *at si duae quartanae sunt, neque eae, quas proposui, exercitationes adhiberi possunt, aut ex toto*

1023 Vgl. weiterhin Cels. 1,3,3; 1,3,4; 1,3,12; 1,3,23; 1,4,2; 1,6,1; 1,8,3; 1,10,1; 1,10,2; 3,15,4; 3,16,1; 3,21,5; 3,21,14; 3,22,5; 4,5,6; 4,9,3; 4,10,1; 4,32,1; 5,26,28c; 5,28,15d; 6,6,29; 6,7,4a; 6,7,7b; 7,4,4a; 7,26,2b; Scrib. Larg. 100. In den weiteren Belegstellen hat *ambulare* keine therapeutische Bedeutung, vgl. Cels. 1,3,9; Plin. *nat.* 20,11; 22,89; 23,26; 28,28; 29,19; 29,138. Überdies gebrauchen die Fachautoren mehrfach das Substantiv *ambulatio*, um einen Spaziergang und damit Bewegung für den Kranken zu verordnen (Cels. 28mal, Plin. *nat.* 20–32 2mal), vgl. z. B. Cels. 3,14,1 *si vero tertiana, quae ex toto intermittit, aut quartana est, mediis diebus et ambulationibus uti oportet aliisque exercitationibus et unctionibus* sowie weiterhin z. B. Cels. 1,2,6; 1,3,16; 1,3,28 (2mal); 3,22,10; 3,23,6 (3mal); 3,27,3a; 4,5,3; 4,5,7; 4,8,4; 5,28,4d; 6,6,15a; 6,6,34b; 6,8,1b; 7,12,1e; Plin. *nat.* 26,13; 28,54. *ambulatio* ist zwar ebenfalls im Briefcorpus attestiert, jedoch lässt das Wort nur i. S. v. ‚Spazierweg' gebraucht einen Bezug zur Medizin erkennen, vgl. *ambulatio* (S. 366). In der Bedeutung ‚Spaziergang' figuriert es dagegen nur außerhalb eines medizinischen Kontexts, vgl. Cic. *Att.* 1,18,1; 2,3,4; 4,10,2; 13,35 (+36),1; *ad Q. fr.* 3,3,1; Sen. *epist.* 15,6; 92,11.

1024 Dabei sind auch diejenigen Stellen berücksichtigt worden, in denen das Spazierengehen als medizinische Maßnahme mit dem Substantiv *ambulatio* (s. Anm. 1023) bezeichnet wird.

1025 Vgl. Cels. 1,3,4; 1,3,23; 1,4,2; 1,6,1; 1,8,3; 1,10,1; 3,14,1; 3,15,4; 3,27,3a; 4,5,3; 4,32,1 (*unctis manibus corpus permulcere*); 6,7,7b.

1026 Vgl. Cels. 1,3,3; 3,15,4; 3,16,1; 3,23,6, vgl. Cels. 1,3,9 (*post iter primum sedile*).

1027 Vgl. Cels. 1,2,6; 1,3,16; 1,3,28; 1,6,1; 1,8,1; 3,14,1; 3,15,4; 3,16,1; 3,22,5; 3,22,10; 3,27,3a; 4,9,3 (*exercitatio ambulandi*); 4,10,1; 5,28,15d; 6,6,15a; 6,6,29; 6,6,34; 6,11,4; 7,26,2b; zum Ball (*pila*) als Mittel der Übung siehe *pila* (S. 368).

1028 Vgl. Cels. 1,3,4; 1,3,12; 1,3,23; 1,3,28; 1,4,2; 1,8,3; 5,28,4d; 6,6,34b; 6,6,29; 6,11,4; 7,4,4a.

1029 Vgl. Cels. 3,15,4; 3,21,5; 3,22,10; 3,23,6 (2mal); 3,27,3a; 3,27,4c; 4,5,3; 4,5,6; 4,5,7; 4,8,4; 4,9,3; 4,26,5; 4,32,1; 6,6,34b; 6,8,1b; 7,12,1e; Plin. *nat.* 26,13.

1030 Vgl. Cels. 1,2,6; 1,8,1; 1,8,3; 4,10,1; siehe dazu *legere* (S. 313).

quiescere opus est, aut, si id difficile est, leviter ambulare, considere diligenter involutis pedibus et capite. Zudem ist bisweilen auch die Reihenfolge der verschiedenen therapeutischen Maßnahmen zu beachten, vgl. z. B. Cels. 5,28,15a *in omnium vero pusularum curatione primum est multum ambulare atque exerceri* oder Cels. 1,8,3 *prodest etiam adversus tardam concoctionem clare legere, deinde ambulare, tum vel ungui vel lavari*. Außerdem beschreiben die Fachautoren anders als die Briefautoren genauer, auf welche Weise der Patient laufen soll, vgl. z. B. Ausdrücke wie *diu ambulare* (Cels. 6,7,7b) oder *paulum ambulare* (Cels. 1,3,3; 1,3,4).[1031]

bal(i)neum.[1032] Als therapeutische Maßnahme erwähnen die Briefautoren einige Male mit *bal(i)neum* auch das ‚Bad' bzw. das ‚Baden' (Cic. 1mal, Sen. d. J. 3mal, Plin. d. J. 3mal), vgl. Cic. *Att.* 13,52,1 *inde ambulavit in litore* (sc. *Caesar*). *post H. viii in balneum. (…) unctus est, accubuit.* ἐμετικὴν *agebat*; Sen. *epist.* 22,1 *quaedam non nisi a praesente monstrantur; non potest medicus per epistulas cibi aut balinei tempus eligere: vena tangenda est* oder Plin. *epist.* 7,21,3 *balineum adsumo quia prodest, vinum quia non nocet, parcissime tamen*.[1033] Überdies wird in zwei Fällen auch gesagt, dass ein Bad zu nehmen sich in bestimmten Situationen negativ auf die Gesundheit auswirken könne und es daher besser sei, sich dessen zu enthalten, vgl. Sen. *epist.* 68,7 *ii quorum pedes dolor repetit aut vino aut balineo abstinent* und Plin. *epist.* 7,1,5 *postea cum vicensimo valetudinis die balineo praepararer, mussantesque medicos repente vidissem, causam requisivi. responderunt posse me tuto lavari, non tamen omnino sine aliqua suspicione*.[1034]

1031 Vgl. weiterhin *lente ambulare* (Cels. 1,3,3; 1,3,12), *leviter ambulare* (Cels. 3,16,1) und *multum ambulare* (Cels. 1,4,2; 3,21,5; 4,5,6; 5,28,15d; 6,6,29; vgl. auch Sen. *epist.* 78,5 *medicus tibi quantum ambules (…) monstrabit*.

1032 Die Schreibung *bal(i)neum* soll darauf verweisen, dass – mit Ausnahme der Briefe Plinius' d. J. – sich in den überlieferten Handschriften aller hier untersuchten Texte Belege sowohl für vom Stamm *baline-* als auch von *baln-* gebildete Formen finden.

1033 Vgl. weiterhin Sen. *epist.* 95,22 (zitiert auf S. 317); 123,4; Plin. *epist.* 2,8,2 (zitiert auf S. 364); 3,1,8 (zitiert auf S. 304). Das Baden, von dem Seneca d. J. in *epist.* 108,16 und 122,6 (beide zitiert auf S. 317) spricht, ist nicht als therapeutische Maßnahme zu verstehen, sondern zielt eher auf körperliche Fitness ab. Auch darüber hinaus figuriert *bal(i)neum* im Briefcorpus nicht in medizinischen Zusammenhängen, vgl. Cic. *Att.* 15,13a,1; Sen. *epist.* 56,1; 56,2; 83,5; 86,8 (2mal); 86,9; 86,10 (2mal); 86,11; 86,12; 90,25; 107,2 (2mal); 122,15; 122,16; Plin. *epist.* 1,3,1; 1,4,1; 2,17,11 (2mal); 2,17,26 (2mal); 3,5,14 (2mal); 3,14,8; 4,14,2; 5,6,25; 5,6,27; 6,16,12; 6,20,2; 7,1,6 (2mal); 7,26,2; 8,8,6; 10,23,1; 10,23,2; 10,24,1; 10,32,2; 10,39,5; 10,39,6; 10,40,3; 10,70,1; 10,70,3; 10,71,1.

1034 Zu Plin. *epist.* 7,1,5 siehe auch Migliorini (1992), 117. Zwar gebraucht wie Plinius d. J. (*epist.* 7,1,4) auch Celsus den Ausdruck *tuto lavari* (‚ohne gesundheitliche Bedenken baden oder sich waschen') im Zusammenhang mit Fieber – vgl. 2,17,3 *quisquis febre liberatus est, simulatque ea uno die non accessit, eo, qui proximus est post tempus accessionis, tuto lavari potest* –, darüber hinaus figuriert *lavari* jedoch nicht als eindeutig medizinische Maßnahme im Briefcorpus. Dies trifft auch zu für Cic. *Att.* 10,13,1 *lavari se velle* (sc. *Antonius*) *et* περὶ κοιλιολυσίαν γίνεσθαι. *hoc here effecit*; hier zeigt die parataktische Aufzählung, dass *lavari* und περὶ κοιλιολυσίαν γίνεσθαι (vgl. κοιλιολυσία (S. 343)) in keinem instrumentalen oder kausalen Verhältnis zueinander stehen. Dagegen erwähnt Celsus *lavari* einmal als Maßnahme gegen eine ge-

In der medizinischen Fachliteratur ist *bal(i)neum* ebenfalls attestiert (insges. 101mal bei Cels., 50mal bei Plin. *nat.* 20–32, 5mal bei Scrib. Larg.);[1035] dabei verwendet Plinius d. Ä. das Substantiv heteroklitisch, d. h. sowohl als Neutrum (*bal(i)neum, -i*) wie als Femininum (*bal(i)nea, -ae*), vgl. z. B. Plin. *nat.* 20,178 *item <ad> scabiem, pruriginem, psoras in d<e>scensione balinearum.*[1036] Wie die Briefautoren bezeichnen die Fachautoren mit *bal(i)neum* das ‚Bad' bzw. das ‚Baden' als eine therapeutische Maßnahme, vgl. z. B. Cels. 2,17,2 *at balnei duplex usus est: nam modo discussis febribus initium cibi plenioris vinique firmioris [valetudinis] facit, modo ipsam febrem tollit* oder Scrib. Larg. 20 *eodemque die in balneum ducere* (sc. *aegrum oportet*), *ita ut cum cetero corpore caput quoque et facies calda immergatur et foveatur.*[1037]

Außerdem weisen auch die Fachautoren darauf hin, dass das Baden in bestimmten Situationen nicht gesundheitsfördernd ist, vgl. z. B. Cels. 3,23,3 *quibus* (sc. *quos morbus comitialis occupat*) *fugere oportet solem, balneum, ignem omniaque calfacientia.*[1038] Dabei gebrauchen sie wie Seneca d. J. die Ausdrücke *bal(i)neo abstinere* (vgl. Sen. *epist.* 68,7; Cels. 3,22,14; 4,5,3; Plin. *nat.* 28,53) und *fugere balneum* (vgl. Sen. *epist.* 108,16; Cels. 3,23,3). Schließlich ist auch Senecas Ausdruck *tempus balinei* (*epist.* 22,1) in den Texten der Fachautoren belegt, vgl. Cels. 2,17,4 *atque in iis quidem febribus, quae certum circuitum habent, duo balnei tempora sunt, alterum ante horrorem, alterum febre finita.*[1039]

διαφόρησις. Den griechischen Begriff gebraucht von den Briefautoren nur Cicero (1mal), vgl. *fam.* 16,18,1 *tibi* διαφόρησιν *gaudeo profuisse; si vero etiam Tusculanum, di boni, quanto mihi illud erit amabilius!* Das Wort bezeichnet eine „Schwitzkur",[1040]

---

störte Verdauung, vgl. 1,8,3 *prodest etiam adversus tardam concoctionem clare legere, deinde ambulare, tum vel ungui vel lavari*. Weitere vergleichbare Stellen sind allerdings nicht zu nennen.

1035 Vgl. Cels. z. B. 1,1,2; 1,2,7; 1,3,4; 2,17,1; 2,17,2; 2,17,3; 3,6,14 (2mal); 3,6,16; 3,7,1a; 4,2,8; 4,5,3; 4,5,4 (2mal); 5,26,28d; 5,26,30b; 5,26,34d; 6,6,1e; 6,6,8b; 6,6,8c; 7,3,4; 7,4,4e; 8,4,22; Plin. *nat.* z. B. 20,156; 20,161; 20,166; 21,125; 22,87; 22,100; 22,137; 23,29; 23,54; 23,62; 24,58; 24,181; 24,185 (2mal); 25,40; 25,57; 25,77; 26,8; 26,14; 26,16; 27,83; 28,51; 28,53; 28,55; 29,10; 29,26; 29,47; 30,87; 30,106; 31,5; 31,40; 31,60; 32,115; Scrib. Larg. 20 (3mal); 134; 214.

1036 Vgl. für *bal(i)nea* weiterhin *nat.* 20,166; 20,178; 20,234; 25,57; 26,16; 28,55; 28,63; 28,183; 29,26; 31,5; 31,102.

1037 In diesem Sinne gebraucht vor allem Celsus das Wort. Plinius d. Ä. erwähnt das Baden in den meisten Fällen, um anzuzeigen, wenn ein Mittel davor, während oder danach eingenommen oder angewendet werden soll, vgl. z. B. Plin. *nat.* 20,161 *morbo regio in vino albo a balineis datur* (sc. *cuminum*).

1038 Vgl. z. B. Cels. 1,3,5; 1,10,3; 2,17,5; 2,17,6; 2,17,7; 3,6,6; 3,21,17; 3,22,11; 4,11,8; 4,12,7; 4,20,4; 4,27,2; 5,26,28d.

1039 Vgl. ferner vgl. Cels. 3,12,1 *nam ubi incerta tempora sunt, neque alvi ductio neque balineum neque vinum neque medicamentum aliud recte datur: incertum est enim, quando febris ventura sit*; 3,24,5 *per omne vero tempus utendum est exercitatione, fricatione, si hiemps est, balneo; si aestas, frigidis natationibus*.

1040 Wöhrle (2010), 184. Vgl. weiterhin DGE s. v. B I: „excreción, exudación, secreción", LSJ s. v. II. 1.: „perspiration" sowie Tyrrell-Purser ad loc., 1,86: „sweating" und Sh. B. ad loc., 2,385:

mit der vermutlich beabsichtigt wurde, schädliche Flüssigkeiten oder Substanzen aus dem Körper herauszuschwitzen.[1041] Hinweise auf diese Praxis finden sich auch in den Briefen Senecas d. J., vgl. dazu sudatio (S. 317) und sudor (S. 317).[1042]

In der überlieferten griechischen medizinischen Fachliteratur ist διαφόρησις erst seit Galen (2. Jh. n. Chr.) attestiert;[1043] dass sich das Wort für die Zeit davor nur bei Cicero findet, kann möglicherweise als Hinweis auf die medizinische Fachkommunikation verstanden werden, die nicht durch Fachtexte bezeugt ist.

Die römischen medizinischen Fachautoren gebrauchen das griechische Wort gar nicht. Dennoch thematisieren auch sie mehrfach das Schwitzen im Sinne einer therapeutischen Maßnahme; dabei verwenden sie die Wörter *sudor* und *sudatio*, vgl. z. B. Cels. 3,21,17 *paulatimque evocandus aeger est ad exercitationes, frictiones, solem, sudationes, navigationes et idoneos cibos, donec ex toto convalescat*. Vermutlich begriffen auch die Fachautoren das Schwitzen u. a. als Methode, dem Körper schädliche Substanzen zu entziehen, vgl. dazu sudor (S. 317) mit Cels. 2,9,2 (ebd. zitiert).

exercere. Im Kontext medizinischer Äußerungen verwenden Seneca d. J. (2mal) und Plinius d. J. (3mal) das Verb, vgl. Sen. *epist.* 78,5 *medicus tibi (…) quantum exercearis monstrabit; (…) ut legas clarius et spiritum, cuius iter ac receptaculum laborat, exerceas* und z. B. Plin. *epist.* 5,6,46 *placida omnia et quiescentia* (sc. *ibi, in Tuscis* (*agris*)), *quod ipsum salubritati regionis ut purius caelum, ut aer liquidior accedit. ibi animo, ibi corpore maxime valeo. nam studiis animum, venatu corpus exerceo* oder *epist.* 9,36,4 *iterum ambulo ungar exerceor lavor*.[1044] Dabei gebrauchen sie es sowohl in

„evaporation i. e. perspiration"; dagegen übersetzt Orth (1925), 101 das Wort mit „Schweißausbruch".

1041 Vgl. Gourevitch (1984), 452, Anm. 34: „il s'agit sans doute ici du traitement qui consiste à évacuer les humeurs nocives ou superflues par la transpiration. En ce sens, le mot ne figure dans les dictionnaires que pour ce texte *de* Cicéron; par contre, le verbe διαφορέω signifie bien «faire évacuer par la transpiration» chez nombre d'auteurs médicaux, notamment Dioscoride (1, 34; 1, 68; 1, 73); Alexandre d'Aphrodisias (Pr. 1, 68) et Galien (par ex. *De* meth. med. 9, 17 = Kühn, 10, 657)."

1042 Zwar ist auch das Verb *sudare* im Briefcorpus belegt, in einem medizinischen Kontext figuriert es jedoch nur im Sinne eines Krankheitssymptoms, vgl. Sen. *epist.* 15,4 und siehe sudare (S. 235).

1043 Vgl. z. B. Gal. *de sanitate tuenda* vol. 6, S. 331 (Kühn) oder *de methodo medendi libri xiv* vol. 10, S. 847 und siehe Anm. 1041.

1044 Vgl. weiterhin Plin. *epist.* 3,1,4 (zitiert auf S. 303) mit Migliorini (1992), 119. Darüber hinaus figuriert *exercere* bei Seneca d. J. häufiger in Passagen, in denen er sich negativ über Menschen äußert, die sich körperlich betätigen. Dabei eröffnet er meist eine zweigeteilte Sicht auf die Dinge: Auf der einen Seite steht der Gebildete, der nicht nur den Körper, sondern auch den Geist beansprucht; diesem stellt Seneca denjenigen entgegen, der nur den Körper trainiert, vgl. *epist.* 15,2[NR] *stulta est enim, mi Lucili, et minime conveniens litterato viro occupatio exercendi lacertos et dilatandi cervicem ac latera firmandi*; 80,2[NR] *cogito mecum quam multi corpora exerceant, ingenia quam pauci* (…) und 124,22[NR] *quid, inquam, vires corporis alis et exerces? pecudibus istas maiores ferisque natura concessit*. Hier bezeichnet *exercere* also eine rein sportliche Betätigung, die sich allein auf körperliche Fitness richtet, nicht aber auf die Gesundheit. Siehe dazu auch Anm. 1052, S. 309 und vgl. Migliorini (1997), 31–2. Diese und die verbleiben-

medialer Form i. S. v. ‚sich körperlich üben, gymnastische Übungen machen' (Sen. *epist.* 78,5; Plin. *epist.* 9,36,4) als auch aktivisch und transitiv in der Bedeutung ‚etwas üben' wie *corpus exercere* (Plin. *epist.* 3,1,4; 5,6,46) oder *spiritum exercere* (Sen. *epist.* 78,5). In beiden Fällen kann *exercere* im Sinne präventiver Maßnahmen verstanden werden.

In der medizinischen Fachliteratur ist *exercere* zwar ebenfalls i. S. v. ‚(sich) körperlich üben' attestiert (insges. 20mal + 8mal^NR bei Celsus und 3mal^NR bei Plin. d. Ä. (*nat.* 20–32)),[1045] jedoch figuriert das Verb hier auch in anderen Bedeutungen, die nicht die Therapeutik betreffen.[1046]

Wie die Briefautoren verwendet Celsus *exercere* (im therapeutischen Sinne) sowohl medial (‚sich üben') – vgl. z. B. Cels. 2,15,1 *utilisque est* (sc. *gestatio*) *et iis corporibus, quae iam ex toto febre carent sed adhuc exerceri per se non possunt* –,[1047] als auch aktivisch (‚etwas üben'), vgl. z. B. *exercere membrum* (Cels. 8,10,7a); dabei gebrauchen er und die Briefautoren den Ausdruck *corpus exercere* (Plin. *epist.* 3,14,1; 5,6,46; Cels. 5,28,7b).[1048]

Anders als die Briefautoren konkretisiert Celsus das Sich-Üben bisweilen, indem er das Mittel angibt, vgl. *lectione exerceri* (Cels. 1,7,1) oder *pila et armis exerceri* (Cels. 1,8,1). Außerdem figurieren bei Celsus das Mittel sowie medizinische Maßnahmen auch als Subjekte zu *exercere*, vgl. Cels. 1,2,6 *commode vero exercent clara lectio, arma, pila, cursus, ambulatio*. Neben dem Hinweis, den Körper (im Ganzen) durch Gymnastik zu üben (*corpus exercere*), verordnet er auch, dass einzelne Körperteile oder -partien berücksichtigt werden sollen, vgl. Cels. 1,6,1 *exercere superiores partes* (und Anm. 1048). Um ‚sich üben' auszudrücken, benutzt Celsus einmal auch den Ausdruck *se exercere* (Cels. 1,1,1).[1049] Schließlich beschreibt er die Verbalhandlung bisweilen ge-

---

den Belegstellen für *exercere* im Briefcorpus figurieren außerhalb eines medizinischen Kontexts, vgl. Cic. *Att.* 1,11,2; 6,1,12; 7,9,4; 9,4,1; 9,4,3; 13,22,4; *fam.* 1,7,9; 7,33,1; 9,8,2; 12,4,1; 12,16,2; 16,21,5; *ad Q. fr.* 2,16,3; *ad Brut.* 8,2; 23,1; Sen. *epist.* z. B. 9,8; 11,2; 15,2; 18,6; 20,13; 24,9; 33,8; 40,6; 45,5; 52,9; 53,9; 56,1; 58,6; 64,5; 66,23; 69,6; 70,18; 73,4; 80,2; 81,19; 82,8; 84,1; 85,39; 86,5; 88,19; 91,1; 92,18; 94,29; 95,8; 97,7; 98,17; 99,13; 104,27; 106,7; 108,27; 109,1; 111,2; 113,1; 121,2; 122,9; 123,13; 124,21; Plin. *epist.* 1,10,10; 1,20,16; 2,14,1; 4,29,3; 6,6,2; 6,8,6; 6,13,1; 7,2,2; 7,6,2; 7,9,12 (2mal); 7,18,4; 8,14,3; 8,14,10; 9,7,2.

1045 Vgl. Cels. 1 pr. 5^NR; 1, pr. 8; 1,1,1; 1,2,6; 1,3,13^NR; 1,6,1 (2mal, dav. 1mal^NR); 1,7,1; 1,8,1; 1,9,1; 2,1,9^NR; 2,1,18^NR; 2,15,1; 3,6,16^NR; 3,15,4; 3,15,5; 3,18,23; 3,22,5; 4,2,9; 4,4,1; 4,10,1; 4,24,2^NR; 5,28,7b; 5,28,15d; 6,6,29; 6,11,4; 7,7,15d^NR; 8,107a; Plin. *nat.* 22,136^NR; 29,17^NR; 31,1^NR.

1046 Vgl. ‚ausüben, ausführen': *exercere medicinam* (Cels. 1 pr. 5; Plin. *nat.* 22,136), *exercere artem* (Cels. 1 pr. 8; Plin. *nat.* 29,17); ‚abmühen': *vires exercent* (sc. *aquatiles*, Plin. *nat.* 31,1) sowie ‚zu schaffen machen, zusetzen', wobei meist Krankheiten oder deren Symptome als Subjekte auftreten, vgl. *exercet resoluta alvus* (Cels. 1,3,13), *cita alvus* (Cels. 1,6,1), *sudor* (Cels. 3,6,16), *exercent quartanae* (Cels. 2,1,9), *inflammationes* (Cels. 2,1,18), *teretes* (Cels. 4,24,2)), vgl. weiterhin *exercent superiores venae* (Cels. 7,7,15d).

1047 Vgl. weiterhin Cels. 1,7,1; 1,8,1; 3,15,4; 3,15,5; 3,18,23; 3,22,5; 4,2,9; 4,4,1; 4,10,1; 5,28,15d; 6,6,29; 6,11,4.

1048 Vgl. ferner *exercere superiores partes* (Cels. 1,6,1), *id* (sc. *quod adfectum est*, Cels. 1,9,1).

1049 Diese Formulierung verwendet zwar auch Seneca d. J., bezieht sich dabei jedoch auf ein nichtmedizinisches, vom Körper auf den Geist übertragenes Üben i. S. v. ‚trainieren, sich „stählen"', vgl. *epist.* 80,3^NR *corpus enim multis eget rebus ut valeat: animus ex se crescit, se ipse alit, se*

nauer, indem er das Verb mittels Adverbien modifiziert, vgl. z. B. *commode* (Cels. 1,2,6) oder *multum* (Cels. 6,6,29).[1050]

Hinsichtlich der grundlegenden sprachlichen Merkmale im Gebrauch von *exercere* stimmen die Brief- mit den Fachautoren also überein; darüber hinaus verwendet Celsus als Fachautor das Verb dagegen erwartungsgemäß spezifischer.

exercitatio. Das Substantiv wird von allen drei Briefautoren verwendet (Cic. 1mal, Sen. d. J. 6mal, Plin. d. J. 2mal), vgl. z. B. Cic. *fam.* 9,18,3 *sequitur illud: ipse melior fio, primum valetudine, quam intermissis exercitationibus amiseram*; Sen. *epist.* 122,4 *ita sine ulla exercitatione iacentibus tumor pigrum corpus invadit* oder Plin. *epist.* 3,1,8 *deinde movetur pila vehementer et diu; nam hoc quoque exercitationis genere pugnat cum senectute.*[1051] In diesem Zusammenhang bedeutet *exercitatio* ‚körperliche, gymnastische Übung'.[1052]

In der medizinischen Fachliteratur ist *exercitatio* ebenfalls attestiert (Cels. 58mal, Plin. *nat.* 20–32 1mal + 1mal[NR]), vgl. z. B. Cels. 4,9,3 *exercitatio quoque ambulandi currendique necessaria est.*[1053] Auch hier figuriert das Wort in der Regel i. S. v. ‚gymnastische Übung'.

Wie die Briefautoren begreifen die Fachautoren die körperliche Übung als Maßnahme einerseits der Heilung von Krankheiten und ihren Symptomen – vgl. z. B. Cels. 3,23,8 *ad levandum id* (sc. *morbus comitialis*) *tantummodo utendum erit exercitatione, multa frictione, cibisque* mit Sen. *epist.* 122,4 –, andererseits im präventiven Sinne zur

exercet.

1050 Vgl. weiterhin *frequenter* (Cels. 1,1,1), *maxime* (Cels. 4,24,2) und *vehementer* (Cels. 3,18,23).

1051 Vgl. ferner Sen. *epist.* 15,4 (im Folgenden zitiert); 83,3 (2mal); 83,4; 83,5; Plin. *epist.* 5,6,27. Die weiteren Belegstellen für *exercitatio* stehen nicht in einem medizinischen Zusammenhang, vgl. Cic. *Att.* 15,13,4; *fam.* 1,9,24; 7,19,1 (2mal); 9,18,3; Sen. *epist.* 15,3; 15,5; 40,14; 53,6; 78,16; 80,3; 82,16; 88,27; 89,10; 90,46; 94,3; 94,47; 95,39; 104,15; Plin. *epist.* 1,8,8; 2,3,4; 7,9,2.

1052 Dabei ist jedoch für die von Seneca d. J. angesprochenen *exercitationes* nicht immer eine klare Unterscheidung möglich zwischen Übungen, die der Gesundheit, und solchen, die der körperlichen Fitness dienen, vgl. *epist.* 53,6 *pedes dolent, articuli punctiunculas sentiunt: adhuc dissimulamus et aut talum extorsisse dicimus nos aut in exercitatione aliqua laborasse*. Insofern sie der Gesundheit und dem Wohlbefinden sowohl des Körpers als auch des Geistes dienen, erachtet Seneca körperliche Übungen in der Regel als gut und notwendig. Jedoch soll der Mensch seinen Körper maßvoll üben, vgl. *epist.* 15,4 *sunt exercitationes et faciles et breves, quae corpus et sine mora lassent et tempori parcant, cuius praecipua ratio habenda est*. Den Körper ordnet Seneca immer dem Geist unter: Jener muss „funktionieren", damit dieser frei beweglich sein kann, vgl. *epist.* 15,5 *quidquid facies, cito redi a corpore ad animum; illum noctibus ac diebus exerce* oder *epist.* 83,3 *minimum* (sc. *diei*) *exercitationi corporis datum*. Daher kritisiert Seneca solche Übungen, die diesen Ansichten widersprechen, vgl. z. B. *epist.* 78,16[NR] *athletae quantum plagarum ore, quantum toto corpore excipiunt! (...) exercitatio ipsa tormentum est*; siehe auch Anm. 1044, S. 307.

1053 Vgl. Cels. z. B. 1,1,3 (2mal); 1,2,2; 1,2,5; 2,9,2; 2,15,4; 2,15,5; 3,2,6; 3,6,6; 3,14,1; 4,5,9; 4,9,3; 4,12,2; 6,6,15a; 6,6,27b; 6,6,34b; 7,26,2b; Plin. *nat.* 28,53 (zitiert auf S. 302); 31,38[NR] *puteis nimirum* (sc. *maxime probabilis continget aqua*), *ut in oppidis video constare, sed <i>is, quibus et exercitationis ratio crebro haustu continget et illa tenuitas colante terra*. Zu Bildungen auf *-tio* in medizinischer Literatur vgl. Kap. III. B. (a), S. 428ff.

Verbesserung des körperlichen Wohlbefindens – vgl. z. B. Cels. 1,2,5 *quem interdiu vel domestica vel civilia officia tenuerunt, huic tempus aliquod servandum curationi corporis sui est. prima autem eius curatio exercitatio est, quae semper antecedere cibum debet, in eo, qui minus laboravit et bene concoxit, amplior; in eo, qui fatigatus est et minus concoxit, remissior* mit Cic. *fam.* 9,18,3 und Plin. *epist.* 3,1,8. Außerdem äußert sich wie Seneca d. J. (*epist.* 83,3) auch Celsus zum Ausmaß einer Übung, vgl. Cels. 1,2,7 *exercitationis autem plerumque finis esse debet sudor aut certe lassitudo, quae citra fatigationem sit, idque ipsum modo minus, modo magis faciendum est. ac ne his quidem athletarum exemplo vel certa esse lex vel inmodicus labor debet.* Dabei verwenden beide Autoren nicht nur den Ausdruck *finis exercitationis*, sondern drücken auch den Gedanken, dass die Übung bis zur Erschöpfung durchgeführt werden soll, auf vergleichbare Weise aus, vgl. – in verbaler Form – *cum lassus sum* bei Seneca (*epist.* 83,3) mit dem bloßen Nominalausdruck *lassitudo* bei Celsus (1,2,7).[1054]

Neben dem bereits erwähnten Ausdruck *finis exercitationis* (Sen. *epist.* 83,3; Cels. 1,2,7) figuriert weiterhin die Formulierung *genus exercitationis* (Plin. *epist.* 3,1,8; 5,6,27; Cels. 2,15,4; 2,15,5, vgl. 1,1,3 (*exercitatio huius generis*)) als gemeinsame Wortverbindung mit *exercitatio*. Überdies ähnelt der Ausdruck *exercitationem intermittere* bei Cicero (*fam.* 9,18,2) Celsus' Formulierung *intermissus ordo exercitationis* (1,1,3). Schließlich beschreiben wie Seneca d. J. auch die Fachautoren *exercitatio* mithilfe von Adjektiven näher, vgl. Sen. *epist.* 15,4 *exercitationes faciles et breves* mit z. B. *exercitatio frequens* (Cels. 3,18,7), *levis* (Cels. 4,12,2) oder *vehemens* (Cels. 1,3,16; 4,27,2).[1055]

Im Unterschied zu den Briefautoren sprechen die Fachautoren erwartungsgemäß ausführlicher und detaillierter über körperliche Übungen. Dies zeigt sich nicht nur im bereits erwähnten Gebrauch von Adjektiven, mit denen Celsus die *exercitationes* spezifiziert, sondern beispielsweise auch darin, dass er beschreibt, bei welchen Krankheiten und Krankheitssymptomen diese angewendet werden sollen, vgl. z. B. *morbus regius vel arquatus* (Cels. 3,24,5), ἐλεφαντίασις (Cels. 3,25,2) oder *vitia urinae difficultate pertinentia* (Cels. 4,27,2 (2mal)).[1056] Auch dann, wenn er allgemeiner über gesundheitliche Zustände spricht und diätetische Überlegungen anstellt, äußert er konkret, in wel-

1054 Zudem bedient sich Seneca d. J. an anderer Stelle ebenso wie Celsus (1,2,7) des Beispiels des Athleten, um das Übermaß an Leibesübungen zu illustrieren, vgl. *epist.* 78,16 *athletae quantum plagarum ore, quantum toto corpore excipiunt! ferunt tamen omne tormentum gloriae cupiditate nec tantum quia pugnant ista patiuntur, sed ut pugnent: exercitatio ipsa tormentum est.*

1055 Vgl. weiterhin *maior* (Cels. 4,12,2), *modica* (Cels. 1,3,8; 1,3,15; 1,3,29; 3,22,10, 4,31,8), *multa* (Cels. 6,6,34b; 6,18,9c).

1056 Ferner sieht Celsus *exercitationes* u. a. bei folgenden Beschwerden vor: *febris* (Cels. 3,14,1; 3,14,3; 3,15,5 (2mal); 3,16,1 (*quartana*); 3,22,10), *insania* (Cels. 3,18,17), *hydrops* (Cels. 3,21,6), *resolutio nervorum* (Cels. 3,27,1c), *nervorum dolor* (Cels. 3,27,2a), *gravedo* (Cels. 4,5,9), *exulceratio in interiore faucium parte* (Cels. 4,9,3), *inflatio* (Cels. 4,12,2), *vitia stomachis* (Cels. 4,12,4; 4,12,5 (2mal); 4,12,7), *ulcus lienis* (Cels. 4,16,1), *tormina* (Cels. 4,23,3), *manuum pediumque articulorum vitia* (Cels. 4,31,1), *phthiriasis* (Cels. 6,6,15a), *lippitudo* (Cels. 6,6,27b), *imbecillitas oculorum* (Cels. 6,6,38), *haemorroida* (Cels. 6,18,9c), *vesica calculosa* (Cels. 7,26,2b).

chen Fällen *exercitationes* anzuwenden sind, vgl. z. B. Cels. 3,22,7 *at si malus corporis habitus est, primum abstinendum est, deinde alvus ducenda, tum paulatim cibi dandi, adiectis exercitationibus, <unctionibus, frictionibus>.*[1057]

gestatio. Im therapeutischen Sinne ist das Wort im Briefcorpus bei Seneca d. J. (3mal) und Plinius d. Ä. (1mal) belegt, vgl. Sen. *epist.* 15,5–6 *quidquid facies, cito redi a corpore ad animum;* (…). (6) *neque ego te iubeo semper inminere libro aut pugillaribus: dandum est aliquod intervallum animo, ita tamen ut non resolvatur, sed remittatur. gestatio et corpus concutit et studio non officit: possis legere, possis dictare, possis loqui, possis audire, quorum nihil ne ambulatio quidem vetat fieri*; 55,2 *mihi tamen necessarium erat* (sc. *gestatione*) *concutere corpus, ut, sive bilis insederat faucibus, discuteretur, sive ipse ex aliqua causa spiritus densior erat, extenuaret illum iactatio, quam profuisse mihi sensi*; 104,18 *animum tot locis fractum et extortum credis locorum mutatione posse sanari? maius est istud malum quam ut gestatione curetur* und Plin. *epist.* 9,15,3 *interdum tamen equum conscendo et patrem familiae hactenus ago, quod aliquam partem praediorum, sed pro gestatione percurro.*[1058] *gestatio* (wörtl. ‚Getragenwerden‘) bedeutet ‚Ausfahrt‘ in einer Kutsche, einem Schiff oder einer Sänfte und wird als eine Maßnahme begriffen, die der Gesundheit zuträglich ist, vgl. besonders Sen. *epist.* 55,1–2.[1059]

In der medizinischen Fachliteratur ist *gestatio* ebenfalls einige Male attestiert (Cels. 20mal, Plin. *nat.* 20–32 2mal).[1060] Auch hier bedeutet es ‚Ausfahrt‘ und figuriert als therapeutische Maßnahme sowohl im Allgemeinen bzw. präventiv – vgl. z. B. Plin. *nat.* 26,13 *quinque res maxume communium auxiliorum professus* (sc. *Asclepiades*), *abstinentiam cibi, alias vini, fricationem corporis, ambulationem, gestationes* –,[1061] als auch bei konkreten Krankheiten und Symptomen wie z. B. bei *ignis sacer* (Cels. 5,28,4d) oder *ulcus* (Cels. 7,3,4) mit *bilis insidet faucibus* (Sen. *epist.* 55,2).[1062] Dem letzgenannten Sachverhalt – dass Gallenflüssigkeit im Rachen „sitzt“ – ähnelt der von

1057 Vgl. weiterhin Cels. 1,2,5; 1,3,8; 1,3,15; 1,3,16; 1,3,28; 1,3,29 (2mal); 2,9,2; 2,15,4; 2,15,5; 2,17,1; 2,17,2.

1058 Vgl. weiterhin Sen. *epist.* 55,1 mit 55,2 *concutere corpus*, vgl. *iactatio* (s. u.). Die übrigen Belege des Wortes weisen keinen medizinischen Zusammenhang auf, vgl. Sen. *epist.* 29,7; Plin. *epist.* 1,3,1; 2,17,14 (2mal); 2,17,15; 2,17,18; 5,6,17; 9,7,4. Dabei figuriert das Wort bei Plinius d. J. stets i. S. v. ‚Reitweg‘, ‚Spazierweg‘.

1059 Vgl. dazu Cels. 2,15,3 (zitiert in Anm. 1064) sowie im Folgenden und siehe Courtil (2015), 220; Courtil (2012), 96–7; Migliorini (1997), 33–4, 55; Migliorini (1992), 119.

1060 Vgl. Cels. 2,9,2; 2,14,1; 2,15,1 (2mal); 2,15,3; 3,6,13, 3,6,15, 3,12,6, 3,15,6; 3,18,15; 3,20,5; 3,21,12; 3,22,13; 3,27,2c; 4,12,5; 4,12,6; 4,14,4; 4,20,4; 5,28,4d; 7,3,4; Plin. *nat.* 26,13; 28,54. Zu Bildungen auf *-tio* in medizinischer Literatur vgl. Kap. III. B. (a), S. 428ff.

1061 Vgl. dazu Sen. *epist.* 15,6; Plin. *epist.* 9,15,3 sowie weiterhin Cels. 2,9,2; 2,14,1; Plin. *nat.* 28,54.

1062 *gestatio* ist ferner hilfreich bei *morbus inclinatus* (Cels. 2,15,1), *febris* (Cels. 2,15,1; 3,12,6; 3,15,6), Verdauungsproblemen (*adstrictum corpus* in Cels. 3,6,13; *si corpus profluit* in Cels. 3,6,15), *insania* (Cels. 3,18,16), *lethargus* (Cels. 3,20,4), λευκοφλεγματία (Cels. 3,21,12), *phthisis* (Cels. 3,22,13), *nervorum dolor* (Cels. 3,27,2c), Magenproblemen (*si pituita stomachus impletur* in Cels. 4,12,5; *si stomachus bile vitiosus est* in Cels. 4,12,6) und περιπλευμονιακός (Cels. 4,14,4).

Celsus beschriebene Fall, dass sich zu viel Gallenflüssigkeit (*bilis*) im Magen befindet, vgl. Cels. 4,12,6 *si stomachus bile vitiosus est (…) necessaria gestatio, navigatio est.* Außerdem gebrauchen wie die Briefautoren auch die Fachautoren den Ausdruck *corpus concutere*, um den Effekt der *gestatio* zu beschreiben, vgl. Sen. *epist.* 15,6; 55,2 mit z. B. Cels. 3,6,13 *in hoc genere morborum emisisse sanguinem, concussisse vehementi<b>us gestationibus corpus, in lumine habuisse, imperasse famem, sitim, vigiliam prodest.*[1063]

Anders als die Briefautoren äußern sich die Fachautoren ausführlicher und spezifischer über diese therapeutische Maßnahme. So erläutert Celsus verschiedene Arten der *gestatio*, vgl. Cels. 2,15,3 *genera autem gestationis plura sunt adhibendaque sunt et pro viribus cuiusque et pro opibus.*[1064] Außerdem schildert er, wie oben bereits erwähnt, die konkreten Krankheitssituationen, in denen eine Ausfahrt lindernde oder heilende Wirkungen haben kann, vgl. Anm. 1062. Folglich teilt Celsus auch mit, wann diese Maßnahme nicht zuträglich ist, vgl. Cels. 4,20,4 *postea quoque vitare oportet balneum, ambulationem, gestationem, ceterosque corporis motus: nam facile id malum redire consuevit.* Weiterhin beschreibt Celsus *gestationes* durch Adjektive näher und gibt auf diese Weise genaue Anweisungen über die Anwendung dieser Maßnahme, vgl. z. B. Cels. 7,3,4 *per quae cum caro producatur, plus tamen (…) victus ratio eo confert; id est (…) balneum rarum, cotidiana sed lenis gestatio, cibi potionesque corpori faciundo aptae.*[1065]

iactatio. Im Sinne einer therapeutischen Maßnahme ist *iactatio* 2mal in den Briefen Senecas d. J. attestiert, vgl. z. B. *epist.* 78,5 *medicus tibi quantum ambules, quantum exercearis monstrabit; (…) ut naviges et viscera molli iactatione concutias.*[1066] Das Wort bezeichnet ‚Hin und Her, Durchschütteln oder Erschüttern' und wird von Seneca als Maßnahme dargestellt, mit deren Hilfe das körperliche Befinden verbessert werden kann: So dient sie dazu, den Gallensaft im Rachen zu beseitigen (vgl. *epist.* 55,2 *bilem discutere*, dazu s. *bilis insidet faucibus* (S. 230)) und das Atmen zu erleichtern (vgl. ebd. *extenuare spiritum*) sowie die inneren Organe (auf angenehme Weise) hin und her zu bewegen (vgl. *epist.* 78,5 *viscera concutere*). In beiden Äußerungen wird *iactatio* mithilfe von Komposita des Verbs *cutere* expliziert, vgl. *concutere* (*epist.* 55,2; 78,5) und *discutere* (*epist.* 55,2). Auffällig ist die Form des Substantivs, die durch die Suffigierung mit *-tio* an typische Bildungen der medizinischen Fachkommunikation erinnert,

1063 Vgl. weiterhin Cels. 3,21,12 sowie *agitare corpus gestatione* (Cels. 3,6,15).

1064 Im Folgenden zählt er die unterschiedlichen Fortbewegungsmittel auf und unterscheidet diese nach ihrer Intensität, vgl. Cels. 2,15,3 *lenissima est navi vel in portu vel in flumine, vehementior vel in alto mari navi vel lectica, etiamnum acrior vehiculo.*

1065 Vgl. weiterhin *gestatio lenis* (Cels. 2,15,3; 3,6,15), *multa* (Cels. 3,21,12) und *vehemens* (Cels. 2,15,3; 3,6,13).

1066 Vgl. außerdem *epist.* 55,2 (zitiert auf S. 311). Weitere Belege des Wortes stehen nicht in einem medizinischen Zusammenhang, vgl. Cic. *Att.* 10,9a,5 (= *fam.* 8,16,5); *fam.* 11,20,2; Sen. *epist.* 2,1; 28,2; 28,3; 95,28; 104,14; 120,20; Plin. *epist.* 1,8,15; 8,24,4.

vgl. dazu Kap. III. B. (a), S. 428ff. Seneca dürfte diese Form bewusst gewählt haben spielt damit möglicherweise auf die Sprache der Fachleute an.

In der medizinischen Fachliteratur ist *iactatio* mit drei Belegen bei Celsus sehr selten belegt, vgl. z. B. Cels. 3,9,2 *at si diu frigus est et torpor et iactatio corporis, non alienum est in ipsa febre mulsi dare tres aut quattuor cyathos, vel cum cibo vinum bene dilutum*; 3,11,3 *quae* (sc. *remissio*) *etiam moratur et iactationem foetoremque quendam oris* (…) *minuit* und 4,20,4 *nam facile id malum* (sc. *intestini morbus*) *redire consuevit, et, sive cum frigus subit sive aliqua iactatio, nisi bene iam confirmatis intestinis revertitur*. Anders als bei Seneca d. J. bezeichnet *iactatio* bei Celsus ‚Erschütterung, Belastung' und beschreibt Einflüsse, die auf den kranken Körper wirken und die es zu vermeiden gilt.

Den Körper im Sinne einer therapeutischen Maßnahme hin und her zu bewegen thematisieren die Fachautoren ebenfalls, fassen diese Maßnahme jedoch unter dem Begriff *gestatio* (s. o.); wie Seneca d. J. beschreiben sie diese auch mit dem Ausdruck *corpus concutere* (Cels. 3,6,13; 3,21,12).

lectio. legere. Aus einigen Mitteilungen der Briefautoren lässt sich entnehmen, dass lautes Lesen als therapeutische Maßnahme bei bestimmten körperlichen Beschwerden betrachtet wurde; dabei figurieren die Wörter *lectio* (Plin. d. J. 1mal) und *legere* (Sen. d. J. 1mal, Plin. d. J. 1mal), vgl. Plin. *epist.* 9,36,5 *si diu iacui vel ambulavi, post somnum demum lectionemque non vehiculo sed* (…) *equo gestor* sowie Sen. *epist.* 78,5 (sc. *medicus tibi praecipiet*) *ut legas clarius et spiritum, cuius iter ac receptaculum laborat, exerceas* und Plin. *epist.* 9,36,3 *paulum redormio, dein ambulo, mox orationem Graecam Latinamve clare et intente non tam vocis causa quam stomachi lego; pariter tamen et illa firmatur. iterum ambulo ungor exerceor lavor.*[1067]

Im Sinne einer therapeutischen Maßnahme gebrauchen auch die medizinischen Fachautoren sowohl *lectio* (Cels. 6mal) als auch *legere* (Cels. 2mal), vgl. z. B. Cels. 1,7,1 *si laxius intestinum dolere consuevit, quod colum nominant* (…), *id agendum est, ut concoquat aliquis; ut lectione aliisque generibus exerceatur* sowie 1,8,1 *si quis vero stomacho laborat, legere clare debet et post lectionem ambulare* (…) und 1,8,3 *prodest etiam adversus tardam concoctionem clare legere, deinde ambulare, tum vel ungui vel lavari.*[1068]

Wie Plinius d. J. verordnet auch Celsus lautes Lesen bei Magenproblemen (vgl. Plin. *epist.* 9,36,3; Cels. 1,8,1; 4,12,7). Weiterhin beschreibt er übereinstimmend mit beiden Briefautoren *legere* mit dem Adverb *clare* näher (Sen. *epist.* 78,5; Plin. *epist.*

1067 Überdies werden beide Wörter natürlich häufiger außerhalb eines medizinischen Kontexts gebraucht; dabei hat *legere* zu viele Belege (ca. 400–500) im Briefcorpus, als dass sie hier aufgezählt werden könnten. Für *lectio* vgl. Cic. *fam.* 5,12,5; 5,20,2; Sen. *epist.* 2,2; 45,1; 65,1; 83,3; 84,1 (2mal); 84,3; 84,5; 108,30; 108,35; Plin. *epist.* 2,3,2; 7,21,1. Vgl. zu dieser Thematik auch Migliorini (1992), 120–2.

1068 Für *lectio* vgl. weiterhin Cels. 1,2,6; 1,8,1; 4,10,1; 4,12,7; 4,13,3. Schließlich findet sich bei Plinius d. Ä. der Ausdruck *vocis intentio*, vgl. *nat.* 28,53 (zitiert auf S. 302). Zu Bildungen auf *-tio* in medizinischer Literatur vgl. Kap. III. B. (a), S. 428ff.

9,36,3; Cels. 1,8,1; 1,8,3); analog dazu qualifiziert er das Substantiv *lectio* durch das Adjektiv *clara* (Cels. 1,2,6). Dagegen werden *intente* oder *intenta* nicht von den Fachautoren in diesem Zusammenhang gebraucht.

Anders als Briefautoren geht Celsus ausführlicher und spezifischer auf das Lesen im therapeutischen Sinne ein. So vermittelt er, dass *legere* und *lectio* auch bei weiteren körperlichen Beschwerden wie Verdauungsproblemen (Cels. 1,8,3), Beschwerden im Bereich des Darms (Cels. 1,7,1), bei Schmerzen in der Seite (*lateris dolor*, Cels. 4,13,3) oder Husten (Cels. 4,10,1) helfen. Außerdem unterscheidet er bezüglich der Intensität der *lectio* und unterrichtet seine Leserschaft darüber, wann welche Form des Lesens – je nach gesundheitlicher Situation des Patienten – angewendet werden soll. So empfiehlt er, bei Husten mit Nachdruck zu lesen (Cels. 4,10,1 *vehemens lectio*), bei schmerzenden Seiten jedoch vorsichtiger zu sein (Cels. 4,13,3 *lenis lectio*).

Dass Celsus schließlich häufiger das Substantiv als das Verb gebraucht, ist vermutlich der Perspektive des Fachautors zuzuschreiben, der sich sachlich, allgemeingültig, kurz und prägnant ausdrückt und daher unter anderem zu unpersönlicher Ausdrucksweise oder Nominalisierung neigt.

mutatio loci. Dem ‚Ortswechsel' spricht Cicero in einem Brief an Gallus eine positive Wirkung im Krankheitsfall zu, vgl. *fam.* 7,26,1 *sane* δυσεντερίαν *pertimueram; sed visa est mihi vel loci mutatio vel animi etiam relaxatio vel ipsa fortasse iam senescentis morbi remissio profuisse.* Ortswechsel, seelische Erholung (relaxatio animi (S. 316)) sowie das Nachlassen der Krankheit (*remissio morbi senescentis*)[1069] haben, so scheint es Cicero, gegen den Durchfall (δυσεντερία (S. 153)) geholfen.[1070] Auffallend an diesem Passus ist, dass sich hier Bildungen auf *-tio* bzw. *-sio* häufen, die zahlreich in der medizinischen Literatur belegt sind, vgl. dazu Kap. III. B. (a), S. 428ff.

Vom Ortswechsel als medizinische Maßnahme sprechen die medizinischen Fachautoren ebenfalls, wenngleich selten (Cels. 3mal + 3mal[NR], Plin. *nat.* 20–32 1mal +

1069 *senescere* ist hier vermutlich i. S. v. ‚nachlassen, schwächer werden' zu verstehen, vgl. auch den Boeft, Drijvers, den Hengst, Teitler (2002), 219–20: „denoting loss of power or beauty" (mit Verweis auf Cic. *fam.* 7,26,1; Liv. 29,22,8; 30,19,10 und Plin. *nat.* 9,115). Zwar wirkt die Formulierung *remissio senescentis morbi* (‚das Nachlassen der schwächer werdenden Krankheit') tautologisch, dennoch spricht die Gedankenfolge für eine solche Interpretation, denn neben den beiden Maßnahmen gegen die Krankheit (*animi relaxatio* und *loci mutatio*) ist auch entscheidend, wie die Krankheit selbst (*ipsa*) sich entwickelt (vgl. *fortasse*).

1070 Zur Stelle s. Anm. 450, S. 153. Weiterhin benutzt Cicero den Ausdruck *mutare locum* (3mal), jedoch bezieht er sich dabei nicht auf die Medizin, vgl. *Att.* 5,18,2; 12,35,1; *fam.* 11,12,2. Zwar thematisiert auch Seneca d. J. den Ortswechsel in seinen Briefen, dabei geht es ihm einerseits jedoch nicht um den physischen, sondern um den psychischen Zustand des Menschen; andererseits stellt er ihn nicht als therapeutische Maßnahme, sondern als Symptom einer seelischen „Krankheit" dar, vgl. *epist.* 2,1[NR] *aegri animi ista iactatio* (sc. *discurrendi et se loci mutatione inquietandi*) *est*; 28,3–4[NR] *quidquid facis, contra te facis et motu ipso noces tibi; aegrum enim concutis.* (4) *at cum istuc exemeris malum, omnis mutatio loci iucunda fiet*; 104,18[M] *quid ergo? animum tot locis fractum et extortum credis locorum mutatione posse sanari?* In der *mutatio locorum* selbst – als Ausdruck von Rastlosigkeit und Getriebenheit – offenbart sich also die „kranke" Seele. Vgl. schließlich *mutatio locorum* in *epist.* 122,8[NR].

2mal[NR]); dabei gebraucht nur Plinius d. Ä. (wie Cicero) die Formulierung *mutatio loci*, vgl. Plin. *nat.* 28,54 *in primis vero prodest ambulatio, gestatio et ea pluribus modis, equitatio stomacho et coxis utilissima, p<h>thisi navigatio, longis morbis locorum mutatio, item somno sibi mederi aut lectulo et rara vomitione*. Celsus benutzt dagegen stets *caelum* anstatt *locus* und wählt nicht nur den nominalen Ausdruck *mutatio caeli* – vgl. 3,22,8 *opus est, si vires patiuntur, longa navigatione, caeli mutatione* –, sondern bedient sich auch der verbalen Formulierung *caelum mutare*, vgl. 3,27,2b *mutandum subinde peregrinationibus caelum* (sc. *orto nervorum dolore*) und 4,32,1 *deinde delectationis causa, quantum iuvat, ambulare, circumcisa omni negotiosa actione; tum gestari diu, multa frictione uti, loca, caelum, cibos saepe mutare*.[1071] Weiterhin führen die Fachautoren wie Cicero konkrete Krankheiten und Krankheitssymptome an, in deren Fall ein Ortswechsel ratsam ist, vgl. *pthisis* (Cels. 3,22,8) und *nervorum dolor* (Cels. 3,27,2b); dass er gegen Durchfall hilft, erwähnen sie jedoch nicht. Ausnahmen dazu stellen zwei einführende bzw. überleitende Passagen dar, in denen die Fachautoren den Hinweis geben, dass ein Ortswechsel gegen Krankheiten im Allgemeinen helfe, vgl. Plin. *nat.* 28, 54 *longis morbis* (sc. *prodest*) *locorum mutatio*; Celsus rät dazu jedoch um des Zeitvertreibs und der Freude wegen, vgl. 4,32,1 (sc. *quocumque morbo*) *delectionis causa loca, caelum, cibos saepe mutare*.

Anders als Cicero erwähnen die Fachautoren auch den Fall, dass ein Ortswechsel gerade die Ursache für gesundheitliche Beschwerden sein kann, vgl. Anm. 1071.

περίπατος σύμμετρος. Diesen Ausdruck gebraucht nur Cicero (1mal), vgl. *fam.* 16,18,1 *ea* (sc. *valetudo*) *quid postulet non ignoras:* πέψιν, ἀκοπίαν, περίπατον σύμμετρον, τρῖψιν, εὐλυσίαν κοιλίας. Er bezeichnet damit einen dem gesundheitlichen Zustand ‚angemessenen Spaziergang' oder ein ‚ausgewogenes Maß an Bewegung'.[1072]

Beide Wörter sind auch im Corpus Hippocraticum attestiert. Zwar werden sie dort nicht in Verbindung miteinander gebraucht, jedoch figurieren sie ebenfalls in Passagen, in denen therapeutische Maßnahmen thematisiert werden, vgl. z. B. Hp. *Vict.* 88 ἢν μὲν οὖν ἰσχυρὸν ᾖ τὸ ἐναντιωθὲν, ἔμετόν τε ξυμφέρει ποιήσασθαι, καὶ τοῖσι σιτίοισι κούφοισι προσάγειν ἐς ἡμέρας πέντε, καὶ τοῖσι περιπάτοισιν ὀρθρίοισι πολλοῖσι καὶ ὀξέσιν ἐκ προσαγωγῆς χρέεσθαι, καὶ τοῖσι γυμνασίοισιν ἐπιγυμνάζεσθαι συμμέτροισι πρὸς τὴν προσαγωγὴν τῶν σιτίων.[1073]

1071 Überdies sehen die Fachautoren im Ortswechsel auch eine potentielle Ursache für gesundheitliche Probleme, es geht dabei also nicht um die Therapie, vgl. Cels. 1,3,20[NR] (*caelum vel locum mutare*); 1,5,2[NR] (*locum mutare*); Plin. *nat.* 20,50[NR] (*mutatio aquarum et locorum*). In *nat.* 21,73[NR] spricht Plin. d. Ä. von Bienen, vgl. *egressae luce apes pastaeque ad naves cotidie remeant mutantes locum*.

1072 Vgl. Wöhrle (2010), 172: „ausreichende Bewegung" und Gourevitch (1984), 452, Anm. 34: „se promener avec mesure". Zur Stelle vgl. auch ἀκοπία (S. 302).

1073 Vgl. weiterhin Hp. *Morb.* z. B. 2,48; 2,55; *Salubr.* 7; *Aff.* 20; *Vict.* z. B. 68; 73 etc. (für περίπατος) und Hp. *Vict.* 2; 66 (für σύμμετρος).

Im Sinne einer gesundheitsfördernden Maßnahme wird das Spazierengehen auch in anderen Passagen des Briefcorpus angesprochen, dabei benutzen die Briefautoren jedoch in der Regel das Verb *ambulare* (S. 303).

In der lateinischen medizinischen Fachliteratur ist περίπατος σύμμετρος nicht attestiert. Allerdings sprechen auch die Fachautoren vom Spazierengehen als medizinischer Maßnahme und gebrauchen dabei wie die Briefautoren *ambulare* (S. 303) und außerdem ebenfalls das Substantiv *ambulatio* (s. Anm. 1023, S. 304).

relaxatio animi. Dieser Ausdruck ist im Briefcorpus nur bei Cicero (1mal) attestiert, vgl. *fam.* 7,26,1 *sane* δυσεντερίαν *pertimueram; sed visa est mihi vel loci mutatio vel animi etiam relaxatio vel ipsa fortasse iam senescentis morbi remissio profuisse*. Er bedeutet ,geistige Entspannung', ,Erholung' und wird von Cicero als eine der Maßnahmen gegen Dysenterie bezeichnet.[1074]

In der medizinischen Fachliteratur ist weder *relaxatio animi* belegt, noch sind dort vergleichbare Formulierungen wie z. B. *relaxare animum* oder *laxare animum* zu lesen. Geistige Entspannung thematisieren die Fachautoren eher selten; dabei äußern sie diese Forderung indirekt, vgl. z. B. Cels. 1,6,2 *semper autem post cibum conquiescere, ac neque intendere animum, neque ambulatione quamvis levi dimoveri*.[1075]

Das Substantiv *relaxatio* gebraucht von den Fachautoren Scribonius Largus zwar einmal – und hier hat es neben drei Belegen bei Cicero (*de orat.* 2,22; *fin.* 2,95; *fam.* 7,26,1) den einzigen weiteren Beleg im PHI-Corpus –, jedoch bezieht er es i. S. v. ,Lockerung' auf die Haut, vgl. 10 *prodest, cum diu caput dolet, et adtondere ad cutem et radere et diutius siccum ad relaxationem cutis fricare*.[1076] Ein sprachlicher Zusammenhang zwischen beiden Autoren im Gebrauch des Substantivs ist dabei jedoch nicht zu erkennen, denn während Cicero die Form vermutlich entweder um sprachlicher Variation[1077] oder einer parallelen Konstruktion willen bildet,[1078] fügt sie sich bei Scribonius Largus in die fachsprachliche Tendenz zu Substantivbildungen auf *-tio* ein.[1079]

1074 Zur Stelle vgl. δυσεντερία (S. 153) mit Anm. 450; vgl. außerdem *mutatio loci* (S. 314) und *remissio* (S. 251).
Weiterhin gebrauchen die Briefautoren einige vergleichbare Formulierungen wie *relaxare animum* (Cic. *fam.* 11,14,1; Sen. *epist.* 58,25) und *laxare animum* (Sen. *epist.* 15,2; Plin. *epist.* 7,24,5), jedoch figurieren diese nicht in einem medizinischen Zusammenhang.

1075 Vgl. weiterhin Cels. 1,5,2 *inutilis post cibum aut contentio aut agitatio animi*; 3,22,9 *a negotiis abstinendum est omnibusque rebus, quae sollicitare animum possunt*.

1076 In diesem Sinne verwendet Celsus einige Male das korrespondierende Verb *relaxare*, vgl. z. B. Cels. 2,17,2 *fereque adhibetur* (sc. *balneum*), *ubi summam cutem relaxari evocarique corruptum umorem et habitum corporis mutari expedit*, und weiterhin Cels. 2,14,3; 3,22,5; 7,7,8a; 7,25,2.

1077 Vgl. *fin.* 2,94–5 *sic Epicurus: ,Philocteta, st! brevis dolor.' at iam decimum annum in spelunca iacet. ,si longus, levis; dat enim intervalla et relaxat.'* (95) *primum non saepe, deinde quae est ista relaxatio, cum et praeteriti doloris memoria recens est et futuri atque inpendentis torquet timor? ,moriatur', inquit*.

1078 Vgl. *de orat.* 2,22 *otium autem quod dicis esse, adsentior; verum oti fructus est non contentio animi, sed relaxatio* sowie *fam.* 7,26,1 *mutatio* neben *relaxatio*.

1079 Vgl. Sconocchia (1991), 334–6 sowie Kap. III. B. (a), S. 428ff.

sudatio. Das Wort ist im Briefcorpus nur bei Seneca d. J. (1mal) belegt, vgl. *epist.* 86,6 *at nunc quis est, qui sic lavari sustineat? pauper sibi videtur ac sordidus, nisi parietes magnis et pretiosis orbibus refulserunt* (...) (es folgt eine längere Beschreibung eines luxuriös eingerichteten Bades), *nisi Thasius lapis* (...) *piscinas nostras circumdedit, in quas multa sudatione corpora exsaniata demittimus*. Wie der Stelle zu entnehmen ist, entledigt sich der Körper durch *sudatio* (,Schwitzen') schädlicher oder überflüssiger Substanzen, vgl. *sanies* in *exsaniare*.[1080] Vermutlich soll auch die Morphologie des Wortes, d. h. die Bildung auf *-tio*, seinen fachlichen Charakter unterstreichen.[1081]

In der medizinischen Fachliteratur ist *sudatio* selten attestiert (Cels. 6mal).[1082] Wie bei Seneca d. J. figuriert das Wort auch hier i. S. v. ,Schwitzen' (2mal), vgl. Cels. 3,2,6 *plurimique falluntur, dum se primo die protinus sublaturos languorem aut exercitatione aut balneo aut coacta deiectione aut vomitu aut sudationibus aut vino sperant* sowie Cels. 3,21,17 (zitiert auf S. 306).

Häufiger gebraucht Celsus das Wort dagegen in der Bedeutung ,schweißtreibendes Mittel' (4mal), vgl. Cels. 2,17,1 *sudor etiam duobus modis elicitur, aut sicco calore aut balneo. siccus calor est et harenae calidae et Laconici et clibani et quarundam naturalium sudationum*.[1083] Außerdem verwendet es Celsus im Gegensatz zu Seneca d. J. immer im Plural.

Um ,Schwitzen' auszudrücken, verwendet Celsus vor allem *sudor* (s. u.), so auch in einem Passus, in dem er auf allgemeine Weise mitteilt, mit welchen Methoden dem Körper *materia* abgenommen werden kann, vgl. Cels. 2,9,2 *demitur materia* (...) *sudore* (vollständig zitiert auf S. 318). Ob dies inhaltlich vergleichbar ist mit dem Gedanken Senecas d. J., dass Schwitzen den Körper reinigt oder entgiftet, lässt sich nicht mit Gewissheit entscheiden. Das von Seneca benutzte Verb exsaniare ist in der Fachliteratur überhaupt nicht belegt.

sudor. Mit Bezug auf die Medizin ist das Wort nur bei Seneca d. J. (3mal) belegt, vgl. *epist.* 95,22 *antiqui medici nesciebant dare cibum saepius et vino fulcire venas cadentis, nesciebant sanguinem mittere et diutinam aegrotationem balneo sudoribusque laxare*; *epist.* 108,16 *inde in omnem vitam balneum fugimus; decoquere corpus atque exinanire sudoribus inutile simul delicatumque credidimus*[1084] und *epist.* 122,6 *atqui frequens hoc adulescentium vitium est, qui vires excolunt <ut> in ipso paene balinei limine inter nudos bibant, immo potent et sudorem quem moverunt potionibus crebris ac ferventibus subinde destringant*.[1085] Während *sudores* in *epist.* 95,22 und 108,16 hier i. S. v.

1080 Vgl. auch διαφόρησις (S. 306). Dagegen drückt sich für R. M. Gummere darin nicht der Aspekt der Reinigung aus, wie seine Übersetzung zeigt, vgl. „pools into which we let down our bodies after they have been drained weak by abundant perspiration." (5,313).

1081 Zu Bildungen auf *-tio* in medizinischer Literatur vgl. Kap. III. B. (a), S. 428ff.

1082 Vgl. Cels. 2,17,1; 3,2,6; 3,21,6; 3,21,17; 3,25,3; 3,27,3a.

1083 Vgl. Georges s. v. Bd. 2,2901 sowie weiterhin Cels. 3,21,6; 3,25,3 und 3,27,3a.

1084 Vgl. dazu Plin. *nat.* 29,26 *illa autem, quae timuit Cato atque providit* (...) *balineae ardentes, quibus persuasere in corporibus cibos coqui, ut nemo non minus validus exiret* (...).

1085 Darüber hinaus steht *sudor* im Briefcorpus außerhalb eines medizinischen Kontexts, vgl. Sen. *epist. epist.* 11,2; 31,7; 51,6; 67,12; 86,11; 95,3; 95,37; Plin. *epist.* 2,7,1; 3,9,14; 9,2,4.

‚Schwitzen' bzw. ‚Schwitzkur' aufgefasst werden können, ist das singularische *sudor* in *epist.* 122,6 eher i. S. v. ‚Schweiß' zu verstehen. Ungeachtet von Senecas Haltung dazu[1086] erscheint das hier thematisierte Schwitzen als Handlung, die im Grunde dazu dienen soll, die Gesundheit zu erhalten oder zurückzuerlangen, vgl. *epist.* 95,22 *laxare diutinam aegrotationem*.

In der medizinischen Fachliteratur ist *sudor* häufig belegt (Cels. 58mal, Plin. *nat.* 20–32 40mal, Scrib. Larg. 6mal).[1087] Auch hier bedeutet das Wort ‚Schwitzen' und ‚Schweiß'. Wie bei Seneca d. J. figuriert es auch in der Fachliteratur bisweilen als therapeutische Maßnahme, vgl. z. B. Cels. 3,6,13 *nam si adstrictum est, ducenda alvus est, movenda urina, eliciendus omni modo sudor.*[1088]

Weiterhin lässt sich die von Seneca geäußerte Vorstellung, das Schwitzen diene dazu, den Körper von schädlichen Substanzen zu befreien, in einer Passage in Celsus' *de medicina* wiedererkennen, vgl. Cels. 2,9,2 *omne vero auxilium corporis aut demit aliquam materiam aut adicit* (…). *demitur materia sanguinis detractione, cucurbitula, deiectione, vomitu, frictione, gestatione omnique exercitatione corporis, abstinentia, sudore.* Allerdings geht Celsus in keiner der Belegstellen für *sudor* näher auf den Aspekt des *demere sudore materiam* ein, so dass nicht mit Gewissheit zu sagen ist, ob das von Seneca beschriebene Vorgehen in vergleichbarer Weise auch den Fachautoren bekannt war. Schließlich gebrauchen sowohl Seneca als auch die Fachautoren die Junktur *movere sudorem* (‚Schweiß anregen').[1089]

Dagegen sind die weiteren Wortverbindungen mit *sudor* in Senecas d. J. Briefen, *laxare sudoribus* (*epist.* 95,22) und *exinanire sudoribus* (*epist.* 108,16), nicht in der medizinischen Fachliteratur belegt. Zwar gebrauchen auch die Fachautoren die Verben *laxare* (Cels. 7mal, Plin. *nat.* 20–32 10mal)[1090] und *exinanire* (Cels. 3mal, Plin. *nat.* 20–32

1086 Offensichtlich distanziert sich Seneca von dem geschilderten Verhalten, vgl. *epist.* 108,16 *balneum fugimus*; 122,6 *vitium*. Dies ergibt sich auch durch die Steigerung *in omnem vitam* (*epist.* 108,16) sowie durch die pointierte Darstellung in beiden Briefen, vgl. z. B. *epist.* 108,16 *decoquere corpus* (‚den Körper abkochen'), ebd. *inutile simul delicatumque* (‚nutzlos und zugleich schnöselig') oder *epist.* 122,6 *bibant, immo potent* (‚sie trinken, ja tränken sich'). Dabei entsteht der Eindruck, dass sich Senecas Kritik vor allem gegen die Praxis des Schwitzens richtet, die dazu dient, sich „schlechter" Substanzen zu entledigen (vgl. *epist.* 108,16 *exinanire*, (pointiert ausgedrückt:) ‚ausleeren'), denn die in *epist.* 95,22 erwähnte Schwitzkur unterliegt dagegen keiner Wertung, vgl. dazu Migliorini (1997), 32. Diese Vermutung bestätigt sich auch durch Senecas Haltung diesbezüglich in *epist.* 86,6, vgl. sudatio (S. 317). Wie auch schon in Kap. II. B. mehrfach beobachtet wurde, sind Senecas Briefe durchzogen von Kritik an Verhalten und Gewohnheiten der Menschen seiner Zeit, vgl. dazu Kap. III. Anhang.

1087 Vgl. Cels. z. B. 1 pr. 67; 1 pr. 70; 1,2,7; 2,1,7; 2,1,15; 2,3,2; 3,3,4 (2mal); 3,6,7; 3,6,8 (2mal); 4,5,9; 4,8,4; 4,15,4; 5,26,8; 5,26,15; 5,26,31e; 6,6,8f (2mal); 6,6,34b; 6,9,7; 7,23,1; 7,26,5c; Plin. *nat.* z. B. 20,104; 20,142; 20,195; 21,75; 21,125; 21,127; 22,35; 23,50; 23,79; 23,82; 24,30; 24,60; 24,100; 25,139; 26,16; 26,124; 26,151; 27,72 (2mal); 27,97; 27,101; 28,31; 28,50; 28,260; 29,35; 29,90; 31,92; 31,115; 31,116; Scrib. Larg. 160; 180; 182; 188; 198; 217. Zu Bildungen auf *-or* in der medizinischen Fachliteratur Kap. III. B. (a), S. 428ff.

1088 Vgl. weiterhin Cels. 1,10,3; 2,9,2; 2,17,1; 2,17,8; 3,21,6; 3,22,7; 3,25,3; 3,27,2a; 4,16,1; 6,6,8f.

1089 Vgl. Sen. *epist.* 122,6; Cels. 2,17,8; 3,3,4; 3,9,3; 3,27,2a; Plin. *nat.* 23,120; 24,101; 24,155; 26,124; 27,97.

11mal) einige Male,[1091] jedoch thematisieren sie die von Seneca damit ausgedrückten Sachverhalte nicht oder nicht in einer vergleichbaren Weise.

Anders als Seneca d. J. gebrauchen die Fachautoren *sudor* auch in weiteren medizinischen Zusammenhängen. So bezeichnet Celsus damit oft den Schweiß oder den Zustand des Schwitzens als symptomatische Erscheinung im Krankheitsfall. Plinius d. Ä. und Scribonius Largus erwähnen *sudor* dagegen als eine Wirkung der von ihnen beschriebenen Medikamente, Mittel oder Substanzen.[1092] Zudem beschreibt Plinius d. Ä. auch Mittel, die den Schweiß unterdrücken oder verhindern.[1093] Schließlich figuriert das Schwitzen in der Fachliteratur auch als eine der Begleiterscheinungen weiterer therapeutischer Maßnahmen, vgl. z. B. Cels. 2,17,6 *ubi in balneum venit, paulisper resistere experirique, num tempora adstringantur, et an sudor aliqui oriatur*.[1094]

Zwar verwendet Seneca d. J. *sudor* in Kontexten, die als medizinisch bezeichnet werden können; da diese Sachverhalte jedoch häufiger Ausgangspunkte und Anlass gesellschaftskritischer Betrachtungen (*epist.* 108,16; 122,6) sind als medizinische Hinweise (*epist.* 95,22) und im ersten Fall die Sachlichkeit der Schilderung in den Hintergrund tritt, ergeben sich nur wenige und lediglich allgemeine Übereinstimmungen (Lexik, Semantik) zwischen Senecas Äußerungen über das Schwitzen im therapeutischen Sinne und vergleichbaren Äußerungen der medizinischen Fachautoren. Dass Seneca d. J. dabei mehrere Ausdrücke gebraucht, die ebenfalls in der Fachliteratur belegt sind (*sudor, exinanire, laxare* sowie auch z. B. *decoquere*), könnte ein Hinweis darauf sein, dass er sich auf die Fachsprache der Ärzte bezieht, möglicherweise sogar in der Absicht, seinen Ansichten und Argumenten Autorität zu verleihen, vgl. Kap. III. Anhang.

unctio. Im Sinne einer therapeutischen Maßnahme verwendet das Wort von den Briefautoren nur Seneca d. J. (1mal), vgl. *epist.* 53,5 *ut primum stomachum (...) collegi, ut*

1090 Vgl. Cels. 2,14,3; 7,5,4b; 7,7,8g; 7,7,11; 7,19,2; 7,33,2; 8,10,1l; Plin. *nat.* 21,23; 23,157; 24,35; 24,88; 26,160; 28,197; 32,11; 32,12; 32,13; 32,123.

1091 Vgl. Cels. 3,4,9; 4,19,2; 4,31,9; Plin. *nat.* 20,89; 20,122; 20,204; 22,58; 22,133; 25,45; 26,57; 27,58; 32,47; 32,96.

1092 Vgl. Plin. *nat.* 20,195; 21,75; 21,127; 22,35; 23,95; 23,120; 24,30; 24,60; 24,100; 24,101; 24,155; 25,139; 26,16; 26,123; 26,151; 27,72 (2mal); 27,97; 27,135; 31,115; Scrib. Larg. 160; 180; 182; 188; 198; 217.

1093 Vgl. Plin. *nat.* 20,104; 20,142; 20,260; 21,125; 23,50; 23,79; 23,82; 23,89 (2mal); 23,161; 28,260; 31,92; 31,116.

1094 Vgl. ferner Cels. 1 pr. 70; 1,6,1; 2,17,7; 3,6,8; 3,9,3; 4,5,9; 4,8,4; 4,15,4; 4,27,1d (fr. 2); 5,28,19d; 6,6,34b; 7,26,5c.

corpus unctione recreavi, hoc coepi mecum cogitare.[1095] *unctio* bedeutet hier ‚Salben, Salbung' und dient der körperlichen Erfrischung oder Erholung.

In der medizinischen Fachliteratur ist *unctio* ebenfalls belegt: 22mal bei Celsus und 1mal bei Plinius d. Ä. (*nat.* 20–32).[1096] Wie Seneca d. J. bezeichnen die Fachautoren mit dem Substantiv ‚Salben, Salbung' und erwähnen dies als therapeutische Maßnahme, vgl. z. B. Cels. 1,3,9 *hunc* (sc. *quidam ambulando fatigatus*) *reficit in ipso quoque itinere frequens frictio, post iter primum sedile, deinde unctio*. Bisweilen beziehen auch die Fachautoren *unctio* explizit auf den Körper, vgl. Cels. 1,3,15 *implet autem corpus modica exercitatio, frequentior quies, unctio et, si post prandium est, balineum.*[1097] Häufiger formuliert Celsus diese Hinweise jedoch unpersönlich, so dass davon auszugehen ist, dass er sich an den Patienten wendet und die Salbung also dem Menschen (im Ganzen) zukommen soll, vgl. z. B. Cels. 3,27,3a *bibenda aqua est; acri ambulatione utendum, itemque unctionibus frictionibusque, maxime per se ipsum*.

Weiterhin im Unterschied zu Seneca d. J. gebrauchen die Fachautoren das Wort nicht nur dann, wenn es um Erholung von kurzfristiger Anstrengung geht, sondern auch im Kontext von grundsätzlichen gesundheitserhaltenden oder -fördernden Maßnahmen – vgl. neben Cels. 1,3,15 (oben zitiert) z. B. Cels. 1,3,29 *contra siccat modica exercitatio, fames, unctio sine aqua, calor, sol modicus* (…) – sowie auch dann, wenn Maßnahmen gegen konkrete gesundheitliche Probleme angesprochen werden wie z. B. bei Fieber (Cels. 3,14,1; 3,14,3; 3,16,1 etc.), Lähmung (Cels. 3,27,1d) oder Blähungen (Cels. 4,12,3).[1098] Selten bezieht Celsus das Wort dabei auch auf einzelne Körperteile, vgl. *membra* (Cels. 8,10,7a).

ung(u)i. Mit Bezug auf die Medizin ist das Verb im Briefcorpus bei Cicero und Plinius d. J. (je 2mal) belegt, vgl. z. B. Cic. *Att.* 9,7,7 *in Epirum quod me non invitas, comitem non molestum, subirascor. sed vale. nam ut tibi ambulandum, ungendum, sic mihi dormiendum. etenim litterae tuae mihi somnum attulerunt*; 13,52,1 *inde ambulavit in litore* (sc. *Caesar*). *post H. viii in balneum.* (…) *unctus est, accubuit.* ἐμετικὴν *agebat* sowie Plin. *epist.* 7,1,4 *quin etiam cum perustus ardentissima febre, tandem remissus unctus-*

1095 Das Verb *colligere* ist hier i. S. v. *recipere* ‚wiedererlangen' zu verstehen, vgl. TLL s. v. *colligo*, 1614,67–8: „id. q. recipere". *stomachum colligere* bedeutet demzufolge wörtlich ‚den Magen wiedererlangen', d. h. ‚die Kontrolle über den Magen wiedererlangen'. Vermutlich hat die Seefahrt Senecas Magen zugesetzt, so dass er seine Gedanken auf seinen Körper richten musste und nicht über andere Dinge nachdenken konnte. Offen bleibt dabei jedoch, ob *stomachum colligere* im Sinne einer medizinischen Maßnahme zu denken ist.
Vgl. weiterhin Sen. *epist.* 56,1[NR] *cum in aliquem inertem et hac plebeia unctione contentum incidi, audio crepitum inlisae manus umeris*. Das hier dargestellte Salben geschieht dagegen nicht im Rahmen einer therapeutischen Maßnahme, sondern eines Fitnessprogramms.

1096 Vgl. Cels. z. B. 1,2,7; 1,3,9; 1,3,15; 2,14,4; 3,14,1; 3,14,3; 3,15,2; 4,5,3; 4,12,3; 4,12,7; 6,7,7b; 8,10,7a; Plin. *nat.* 28,171. Zu Bildungen auf *-tio* in medizinischer Literatur vgl. Kap. III. B. (a), S. 428ff.

1097 Vgl. weiterhin Cels. 3,15,2 *si febris redierit, ducere alvum; ubi ex eo corpus conquieverit, in unctione vehementer perfricari*.

1098 Vgl. weiterhin *tremor nervorum* (Cels. 3,27,3a), *destillatio* (Cels. 4,3,5).

que, acciperem a medico potionem und 9,36,4 *iterum ambulo ungor exerceor lavor.*[1099] *ung(u)i* bedeutet ‚sich (ein)salben, sich einreiben' und wird als therapeutische (Plin. *epist.* 7,1,4) sowie prophylaktische (Cic. *Att.* 9,7,7; 13,52,1; Plin. *epist.* 9,36,4) Maßnahme angewendet.

In der medizinischen Fachliteratur ist *ung(u)i* ebenfalls belegt (Cels. 43mal, Plin. *nat.* 20–32 10mal, Scrib. Larg. 4mal).[1100] Wie die Briefautoren gebrauchen sie das Verb in der Regel intransitiv-medial i. S. v. ‚sich salben, sich einreiben', wobei es sich auf den Menschen als Ganzen bezieht, vgl. z. B. Cels. 1,3,23 *qui vomuit, si mane id fecit, ambulare debet, tum ungi, dein cenare; si post cenam, postero die lavari et in balneo sudare.* Zudem erwähnen auch die Fachautoren das Einsalben sowohl als allgemeine gesundheitsfördernde Maßnahme – vgl. Cic. *Att.* 9,7,7; 13,52,1; Plin. *epist.* 9,36,4 mit z. B. Cels. 1,1,2 *prodest etiam interdum balineo, interdum aquis frigidis uti; modo ungui, modo id ipsum neglegere* –,[1101] als auch im Falle konkreter Beschwerden wie z. B. bei Fieber (Plin. *epist.* 7,1,4; Cels. 3,6,9; 3,11,2; 3,15,4 (2mal).[1102]

Anders als die Briefautoren verwenden die Fachautoren das Verb auch transitiv-aktivisch bzw. -passivisch (‚etwas (ein)salben, einreiben'), vgl. z. B. Cels. 2,14,4 *ungui enim leviterque pertractari corpus etiam in acutis et recentibus morbis oportet, in remissione tamen et ante cibum* oder 3,6,9 *at ubi sudor omnis finitus est, (...) ubi quam maxime potuit idoneus esse cibo aeger videtur, leviter sub veste ungendus est, tum detergendus, deinde ei cibus dandus.*[1103] So ergibt sich, dass das Verb nicht nur auf den Menschen (im Ganzen), sondern u. a. auch auf den Körper bezogen wird, vgl. Cels. 2,14,4.

Außerdem äußern sich die Fachautoren erwartungsgemäß spezifischer als die Briefautoren über das Einsalben, indem sie *ung(u)i* auch auf einzelne Körperpartien und -teile beziehen, vgl. z. B. *extremae partes corporis* (Cels. 4,18,5), *lingua* (Cels. 3,10,4 (2mal)), *palatum* (Cels. 4,7,3), *caput* (Cels. 1,4,3; 3,23,7; 6,6,8e), *femur* (Cels. 7,30,3c) sowie *cicatrix* (Cels. 5,26,36b). Zudem erwähnen sie das Mittel, das zum Salben verwendet werden soll – *oleum* (Cels. 1,3,4; 3,6,16; 3,23,7; 4,18,5; Plin. *nat.* 24,60; 26,22), *rosa* (Cels. 3,10,4; 4,2,6), *acetum* (Cels. 4,2,6), *mel* (Cels. 3,10,4) – und beschreiben den Vorgang mittels Adverbien näher, vgl. *leniter* (Cels. 8,10,1l), *leviter* (Cels. 3,6,9; 4,32,1; 6,5,3).

1099 Außerhalb eines medizinischen Zusammenhangs steht *ung(u)i* in Cic. *Att.* 12,6,2; Sen. *epist.* 51,11; 66,25.

1100 Vgl. Cels. z. B. 1,1,2; 1,3,4 (2mal); 1,3,10; 2,14,4; 3,6,9; 3,6,14; 3,6,16 (2mal); 4,2,6; 4,7,3; 4,18,5; 5,26,20c; 5,26,36b; 5,27,12b; 6,5,2; 6,6,8e; 7,26,2e; 7,29,2; 7,30,3c; 8,10,5l; Plin. *nat.* 24,60; 25,139; 26,22; 26,132; 28,53; 28,198; 29,109; 31,17; 31,124 (2mal); Scrib. Larg. 38; 71; 184; 186.

1101 Vgl. weiterhin z. B. Cels. 1,3,4; 1,3,10; 1,8,3; Plin. *nat.* 28,53 (zitiert auf S. 302).

1102 Vgl. weiterhin bei Durchfall (Cels. 3,6,16), bei trockener und rauer Zunge (Cels. 3,10,4 (2mal)), bei Tuberkulose (Cels. 3,22,5 (*tabes*), beim *morbus cardiacus* (Cels. 3,19,6), beim *morbus comitialis* (Cels. 3,23,7), bei κεφάλαια (Cels. 4,2,6), bei *angina* (Cels. 4,7,3), *cholera* (Cels. 4,18,5), bei rheumatischen Beschwerden (Cels. 4,32,1).

1103 Vgl. weiterhin Cels. 3,6,16 *quisquis autem fluore aeger est, cum venit in balineum, prius ungendus, deinde in solium d<e>mittendus est.*

τρῖψις. Der Begriff ist im Briefcorpus nur bei Cicero (1mal) belegt, vgl. *fam.* 16,18,1 *ea* (sc. *valetudo*) *quid postulet non ignoras:* πέψιν, ἀκοπίαν, περίπατον σύμμετρον, τρῖψιν, εὐλυσίαν κοιλίας. τρῖψις bedeutet (wörtl.:) ‚Abreibung', d. h. auch „Massage", und ist im Sinne einer therapeutischen Maßnahme zu verstehen.[1104] In dieser Bedeutung figuriert das Wort schon im Corpus Hippocraticum, vgl. z. B. *Vict.* 76 τοῖσι δὲ τροχοῖσιν ὀλίγοισι καὶ ὀξέσι καὶ ἀνακινήμασι καὶ τρίψει, καὶ διατριβῇ πολλῇ χρήσθω ἐν τῷ γυμνασίῳ.[1105]

In der römischen medizinischen Fachliteratur hat τρῖψις keine Belege. Abreibungen oder Massagen zählen jedoch auch zu den dort genannten therapeutischen Maßnahmen und werden häufig erwähnt. Neben *ung(u)i* (S. 320) und *unctio* (S. 319) gebrauchen die Fachautoren dabei vor allem die Ausdrücke *frictio* (Cels. 77mal),[1106] *fricatio* (Cels. 3mal, Plin. *nat.* 20–32 2mal)[1107] und *perfricare* (Cels. 53mal, Plin. *nat.* 20–32 6mal, Scrib. Larg. 3),[1108] vgl. z. B. Cels. 3,18,14 *praecepit autem* (sc. *Asclepiades*), *ut primo die a cibo, potione, somno abstineretur* (sc. *lethargus*), *vespere ei daretur potui aqua, tum frictio admoveretur lenis, ut ne manum quidem qui perfricaret vehementer inprimeret.* Zwar verwenden auch die Briefautoren *perfricare* und *fricare* (je 1mal), jedoch äußern sie sie nicht in einem medizinischen Kontext.[1109]

Von den Ausdrücken der Briefautoren, die die physikalische und rehabilitative Medizin betreffen, werden bis auf die Graeca sowie den Ausdruck *relaxatio animi* alle Begriffe auch von den medizinischen Fachautoren gebraucht (vgl. Tabelle 33).

Mit Ausnahme von *iactatio* stimmen die Briefautoren und die Fachautoren hinsichtlich der Semantik dieser Begriffe und Ausdrücke überein. So ergeben sich in einigen Fällen auch konkretere inhaltliche Gemeinsamkeiten (*ambulare, bal(i)neum, exercitatio, legere, ung(u)i*). Zudem gebrauchen beide Autorengruppen bisweilen dieselben Wortverbindungen (*bal(i)neum, exercere, exercitatio, gestatio, legere, sudor*).

1104 Wöhrle (2010), 172; vgl. ferner LSJ s. v. IV.: „massage"; Gourevitch (1984), 452, Anm. 34 übersetzt „se faire masser".

1105 Vgl. weiterhin Hp. *Vict.* z. B. 35; 64; 65; 66; 68; 78.

1106 Vgl. Cels. z. B. 1,3,9; 2,9,2; 2,14,1; 2,14,2 (2mal); 3,9,1; 3,11,2; 3,12,5; 4,3,2; 4,5,6; 4,5,9; 5,26,28d; 6,6,29; 6,6,38; 6,7,8b; 7,12,1e; 8,11,8.

1107 Vgl. Cels. 3,12,6; 3,24,5; 4,5,7; Plin. *nat.* 26,13; 28,53.

1108 Vgl. Cels. z. B. 1,3,4; 1,3,5; 1,4,1; 2,14,9; 2,14,10; 3,11,2; 3,15,2 (2mal); 3,15,4 (2mal); 4,2,7; 4,2,8; 4,2,9; 6,6,8c; 6,6,15a; 6,6,34b; 8,10,1l; 8,10,2d; 8,10,7n; Plin. *nat.* 20,27; 20,169; 20,221; 28,190; 28,192; 28,198; Scrib. Larg. 8; 68; 95. Überdies gebrauchen die Fachautoren noch *fricare* (vgl. Plin. *nat.* z. B. 20,156; 22,75; 22,121; 28,53; 28,60; 28,64; 29,36; 30,27; 32,82; 32,110; Scrib. Larg. 10; 61; 70; 71; 104 (2mal); 133; 156; 180; 198; 249; 253) und *fricatus* (Plin. *nat.* 23,124) in diesem Sinne.

1109 Vgl. Sen. *epist.* 40,13 *eo autem magis te deterreo ab isto morbo quod non potest tibi ista res contingere aliter quam si te pudere desierit: perfrices frontem oportet et te ipse non audias.* Der Ausdruck *frontem perfricare* bedeutet dabei ‚sich die Scham abreiben' (vgl. Georges, s. v. *perfrico* Bd. 2,1592 und TLL s. v. 1402,42–56). Vgl. schließlich *fricare dentes* (‚die Zähne bürsten') in Plin. *epist.* 8,18,9 *quippe omnibus membris extortus et fractus, tantas opes solis oculis obibat, ac ne in lectulo quidem nisi ab aliis movebatur; quin etiam (foedum miserandumque dictu) dentes lavandos fricandosque praebebat.*

Tabelle 33: Häufigkeiten der hier besprochenen Ausdrücke bei den einzelnen Autoren

Ausdruck	Cicero	Sen. d. J.	Plin. d. J.	Celsus	Plin. d. Ä.	Scrib. Larg.
ἀκοπία	1	-	-	-	-	-
ambulare	4 + 8^{NR}	1 + 23^{NR}	8 + 2^{NR}	26 + 1^{NR}	6^{NR}	2
bal(i)neum	1 + 1^{NR}	3 + 17^{NR}	3 + 28^{NR}	101	50	5
διαφόρησις	1	-	-	-	-	-
exercere	15^{NR}	2 + 65^{NR}	3 + 15^{NR}	20 + 8^{NR}	3^{NR}	-
exercitatio	1 + 5^{NR}	6 + 14^{NR}	2 + 3^{NR}	58	2	-
gestatio	-	3 + 1^{NR}	1 + 7^{NR}	20	2	-
iactatio	2^{NR}	2 + 6^{NR}	2^{NR}	3^{NR}	-	-
lectio	2^{NR}	10^{NR}	1 + 2^{NR}	6	-	-
legere	?^{NR}	1 + ?^{NR}	1 + ?^{NR}	2	-	-
mutatio loci	1	4^{NR}	-	-	1 + 1^{NR}	-
περίπατος σύμμετρος	1	-	-	-	-	-
relaxatio animi	1	-	-	-	-	-
sudatio	-	1	-	6	-	-
sudor	-	3 + 7^{NR}	3^{NR}	58	40	6
unctio	-	1 + 1^{NR}	-	22	1	-
ung(u)i	2 + 1^{NR}	2^{NR}	2	43	10	4
τρῖψις	1	-	-	-	-	-

Im Unterschied zu den Briefautoren gehen die Fachautoren stets ausführlicher und genauer auf die thematisierten Sachverhalte ein. Dies zeigt sich vor allem darin, dass sie verschiedene konkrete Anwendungsfälle anführen und dabei auch auf die jeweiligen Krankheitsumstände eingehen, um anzuzeigen, in welchen Fällen welche Maßnahme geeignet ist. Außerdem beschreiben sie die Vorgänge oft mithilfe von Adjektiven oder Adverbien näher (z. B. *ambulare, exercere, exercitatio, gestatio, ung(u)i*). Den Ortswechsel betrachten sie nicht nur als medizinische Maßnahme, sondern sehen in ihm auch eine Ursache für gesundheitliche Probleme; sie blicken also auch differenzierter auf die angesprochenen Sachverhalte.

Weiterhin sind ein lexikalisch-morphologischer – Plinius' d. Ä. heteroklitischer Gebrauch von *bal(i)neum, -i* und *bal(i)nea, -ae* – sowie einige syntaktische (*exercere, ung(u)i*) Unterschiede zwischen beiden Autorengruppen zu beobachten.

(β) Diätetik

In den Briefen Ciceros und seiner Briefpartner sowie Senecas d. J. und Plinius' d. J. finden sich folgende Ausdrücke und Formulierungen, die die Diätetik unter dem Aspekt der Nahrungsaufnahme betreffen: *abstinentia, abstinere,* ἀσιτεῖν, ἀφαίρεσις, *diaeta, exhaurire corpus et purgare, ieiunium, ieiunus, -a, -um, inedia,* προσανατρέφειν und *purgatio.*[1110]

abstinentia. Mit Bezug zur Medizin gebraucht von den Briefautoren nur Plinius d. J. das Substantiv (1mal), vgl. *epist.* 1,12,5 *hunc* (sc. *dolorem pedum*) *abstinentia sanctitate, quoad viridis aetas, vicit et fregit.*[1111] *abstinentia* bedeutet ‚Abstinenz, Enthaltsamkeit' und erscheint hier als Maßnahme gegen Schmerzen (*vicit et fregit dolorem pedum*). Dabei handelt es sich wahrscheinlich um die Symptome der Fußgicht, die Plinius hier vermutlich aus stilistischen Gründen nur umschreibend erwähnt, vgl. dazu *pedum dolor* (S. 168, mit Anm. 518). Vielleicht geht er aus diesem Grund auch nicht näher darauf ein, worauf sich *abstinentia* bezieht. Unter der Annahme, dass sie als Maßnahme gegen die Gicht figuriert, dürfte sie die Enthaltsamkeit von (bestimmten) Nahrungsmitteln bzw. Speisen bezeichnen und im Sinne einer gemäßigten Ernährungsweise oder einer besonderen Diät zu verstehen sein.[1112]

In der medizinischen Fachliteratur ist *abstinentia* ebenfalls einige Male attestiert (Cels. 32mal, Plin. *nat.* 20–32 7mal, Scrib. Larg. 2mal).[1113] Auch hier steht das Wort i. S. v. ‚Abstinenz, Enthaltsamkeit'.[1114] Während Plinius d. Ä. durch Zusätze klar macht, wessen sich der Kranke enthalten soll – vgl. z. B. *abstinentia cenae* (Plin. *nat.* 25,59),

---

1110 Vgl. auch den Ausdruck *corpus extenuare* bei Seneca d. J. (*epist.* 70,16), siehe *venam percutere ad extenuandum corpus* (S. 356).

1111 Die übrigen Belegstellen im Briefcorpus sind nicht relevant, vgl. Cic. *Att.* 5,9,1; 5,15,2; 5,16,3; 5,17,2; 5,17,5; 5,18,2; 5,21,5; *fam.* 13,54,1; Sen. *epist.* 49,12; 70,9; 78,11; 78,22; 108,16 (2mal); 108,22; Plin. *epist.* 7,1,6; 7,31,3; 8,6,9.

1112 Die Gicht war eine verbreitete Krankheit in der Antike, vgl. Gourevitch (1984), 221. Dass ein Zusammenhang zwischen der Lebensweise und dem Vorkommen der Krankheit besteht, dürfte daher ebenso über die Fachkreise hinaus bekannt gewesen sein, vgl. ebd., 237–40. Mithin ist anzunehmen, dass auch Calestrius Tiro, der Adressat dieses Pliniusbriefs, den Gedanken verstanden hatte.
Zwar erläutert Plinius d. J. *abstinentia* auch in den weiteren Passagen seiner Briefe nie mit einem Genitivattribut oder einem vergleichbaren Zusatz, jedoch geht dort aus dem Zusammenhang hervor, worauf sich das Wort bezieht: In *epist.* 7,1,6 betrifft es das Baden, in *epist.* 7,31,3 Reichtümer, Ämter u. a. und in *epist.* 8,6,9 ebenfalls Reichtümer.

1113 Vgl. Cels. z. B. 1,2,8; 2,9,2; 2,16,1; 2,16,2; 3,2,5 (2mal); 3,2,6; 3,4,8; 4,12,2; 4,12,4; 4,31,8; 5,26,34c; 5,28,4c; 6,6,1e (2mal); 6,6,1g; 7,7,4a; 7,7,14f; 7,20,2; 8,4,20; 8,6,2; 8,10,7a; Plin. *nat.* 25,59; (2mal); 26,13; 27,80; 28,125; 28,224; 30,92; Scrib. Larg. 22; 52.

1114 Celsus unterscheidet *abstinentia* von *ieiunium* (S. 333), dazu siehe dort mit Anm. 1159.

cibi (Plin. *nat.* 26,13) oder *vini* (Plin. *nat.* 25,59; 26,13; 28,224; 30,92) –, erläutert Celsus dies außer in 8,10,7a (*abstinentia a vino*) nicht näher. Jedoch geht bei mehr als der Hälfte der Belegstellen aus dem Kontext hervor, dass *abstinentia* sich wie bei Plinius d. J. auf die Nahrungsaufnahme (*cibus*) bezieht, vgl. z. B. die einführende Erläuterung in Cels. 1,2,8 *ubi ad cibum ventum est, numquam utilis est nimia satietas, saepe inutilis nimia abstinentia.*[1115] Scribonius Largus äußert sich diesbezüglich ungenauer, vgl. z. B. 52 *ab omni re abstinentia.*

Sowohl Plinius d. J. als auch die Fachautoren begreifen *abstinentia* als medizinische Maßnahme, vgl. z. B. Cels. 2,16,2 *neque ulla res magis adiuvat laborantem quam tempestiva abstinentia.* So zählt die Enthaltsamkeit auch für Celsus zu den Maßnahmen gegen die Gicht (*podagra cheragrave* in Cels. 4,31,1), vgl. Cels. 4,31,8 *ubi dolor et inflammatio se remiserunt, quod intra dies quadraginta fit, nisi vitium hominis accessit, modicis exercitationibus, <abstinentia, unctionibus> lenibus utendum est, sic ut etiam <t>um acopo vel liquido cerato cyprino articuli perfricentur.*[1116] Dass die Gicht im Zusammenhang mit der Ernährungs- und Lebensweise steht, wie es Plinius' Äußerung zu entnehmen ist, findet sich in den grundlegenden Hinweisen in *de medicina* bestätigt, vgl. Cels. 4,31,2 *quidam etiam, cum asinino lacte poto sese eluissent, in perpetuum hoc malum evaserunt: quidam, cum toto anno a vino, mulso, venere sibi temperassent, securitatem totius vitae consecuti sunt.* Erwartungsgemäß äußert sich Celsus dabei konkreter als Plinius d. J.

Darüber hinaus geht nicht nur Celsus ausführlich auf die Behandlung der Gicht ein und vermittelt beispielsweise, dass im Falle eines Anfalls ein Aderlass Abhilfe schaffe – vgl. Cels. 4,31,1 *ubi sentire coeperunt, sanguis mittendus est* –, auch verordnen die Fachautoren die Abstinenz u. a. von Nahrung zur Behandlung weiterer Krankheiten und Krankheitssymptome wie dem *comitialis morbus* (Plin. *nat.* 28,224), der *gravedo* (Scrib. Larg. 52) oder im Falle einer Magenentzündung (Cels. 4,12,4).[1117] Außerdem geben die Fachautoren auch an, wie lange die Abstinenz andauern soll, vgl. z. B. Plin. *nat.* 27,80 *radix eius* (sc. *pteridis vel blachni*) *pondere II obolorum ex aqua post unius diei abstinentiam bibitur.*[1118] Doch nicht nur sprechen sie spezifischer und

---

1115 Vgl. weiterhin Cels. 2,16,1; 2,16,2; 3,2,5 (2mal); 3,4,8; 3,7,1c; 3,17,1; 3,21,8; 3,22,9; 4,12,2; 5,26,34c; 6,6,1f; 6,11,6; 7,7,14f; 7,26,5i; 8,4,20. Celsus unterscheidet dabei zwei Arten der Abstinenz, vgl. 2,16,1 *abstinentiae vero duo genera sunt, alterum ubi nihil adsumit aeger, alterum ubi non nisi quod oportet.* Dementsprechend bezeichnet auch das Verb *abstinere* bei Celsus in den meisten Fällen ein Sich-Enthalten von Nahrung, vgl. Anm. 1123, S. 327.

1116 *abstinentia, unctionibus* ist jedoch nur in Handschrift J (15. Jh.) überliefert, während das Übrige auch in F und P (beide 9.–10. Jh.) zu lesen ist.

1117 Zu den weiteren gesundheitlichen Beschwerden, bei denen die Fachautoren Abstinenz verordnen, zählen *insania* (Cels. 3,18,17), *rheumatismus* (Plin. *nat.* 27,80), *hydrops* (Cels. 3,21,8), *phthisis* (3,22,9), *inflatio* (Cels. 4,12,2), *gangrena* (Cels. 5,26,34c), *tumor oculorum* (Cels. 6,6,1e (2mal)), 6,6,1g)), *ulcera* (Cels. 6,11,6) *uvae inflammatio* (Cels. 6,14,1), *febris* (Cels. 2,17,6; 3,4,8; 3,7,1c; 3,15,2 (*quartana*); 3,17,1 (*cottidiana*)) oder *conturbationes et epiphoras oculorum* (Scrib. Larg. 19).

1118 Vgl. weiterhin Cels. 3,15,2 *tot dierum abstinentia ut febrem tollat*; 3,17,1 *per biduum abstinentia*; 3,21,8 *uti abstinentia bidui*; 7,7,4a *post abstinentiam unius diei*; 7,20,2 *imperanda tridui abstinentia*; Plin. *nat.* 30,92 *antecedens V dierum abstinentia vini.*

konkreter als Plinius d. J. über *abstinentia*, sondern auch differenzierter, denn im Allgemeinen fungiert das Sich-Enthalten von Nahrung Celsus zufolge als Maßnahme, um dem Körper *materia* zu entnehmen, vgl. Cels. 2,9,2 *demitur materia sanguinis detractione, cucurbitula, deiectione* (…) *abstinentia, sudore*.

abstinere. Mit Bezug auf die Medizin gebrauchen Cicero (1mal) und Seneca d. J. (2mal) das Verb, vgl. Cic. *fam.* 7,26,2 *ita ego, qui me ostreis et murenis facile abstinebam, a beta et a malva deceptus sum;* Sen. *epist.* 68,7 *ii quorum pedes dolor repetit aut vino aut balineo abstinent* und 75,7 *urendus, secandus, abstinendus sum. ad haec adhibitus es; curare debes morbum veterem, gravem, publicum*.[1119] Es bedeutet ‚sich enthalten'. Während Cicero dabei i. S. v. präventiven Überlegungen über die Verdaulichkeit bestimmter Gemüsesorten spricht, thematisiert Seneca d. J. Maßnahmen im Krankheitsfall, wobei als Krankheiten bzw. Symptome Durchfall (Cic. *fam.* 7,26,2) sowie Schmerzen an den Fußgelenken (Gicht (?) in Sen. *epist.* 68,7) genannt werden.[1120] Die Briefautoren beziehen *abstinere* auf Nahrung (Cic. *fam.* 7,26,2), darunter Wein (Sen. *epist.* 68,7), sowie auf das Baden (Sen. ebd.).

Auch die medizinischen Fachautoren gebrauchen *abstinere* (Cels. 61mal, Plin. *nat.* 20–32 9mal, Scrib. Larg. 3mal).[1121] Wie im Briefcorpus bedeutet es hier ‚sich enthalten'; es figuriert als Maßnahme gegen Krankheiten und ihre Symptome bzw. als Teil der Behandlung und bezieht sich in den meisten Fällen auf Nahrung, vgl. z. B. Cels. 1,2,8 *ubi ad cibum ventum est, numquam utilis est nimia satietas, saepe inutilis nimia abstinentia: si qua intemperantia subest, tutior est in potione quam in esca* oder 7,19,1 *in utraque curatione homo ante triduum bibere aquam, pridie abstinere etiam a cibo debet*.[1122] Wie Cicero erwähnen auch die Fachautoren dabei einzelne Nahrungsmittel,

---

1119 Vgl. weiterhin Plin. *epist.* 1,12,9 *increverat valetudo, quam temperantia mitigare temptavit; perseverantem constantia fugit. iam dies alter tertius quartus: abstinebat cibo*. In diesem Brief berichtet Plinius d. J. unter anderem, dass sein Freund Corellius Rufus sich mit der Absicht, sein Leben zu beenden, der Nahrung enthielt (*abstinebat cibo*), da er die Schmerzen der Gicht (pedum dolor (S. 168)) nicht länger ertrug; daraufhin schildert Plinius noch, wie Corellius Rufus seine Entscheidung, bis zum Ende zu hungern, bekräftigt, vgl. *epist.* 1,12,10 *dixerat sane medico admoventi cibum:* Κέκρικα (…). *abstinere* bezeichnet hier also keine medizinische Maßnahme. Dagegen figuriert jedoch das Substantiv abstinentia (s. o.) in diesem Brief als diätetische Maßnahme. Auch die weiteren Belege für *abstinere* im Briefcorpus beziehen sich nicht auf die Medizin, vgl. Cic. *Att.* 3,7,2; 5,21,5; 5,21,6; 9,7,4; *fam.* 13,64,2; *ad Q. fr.* 1,1,32; *ad Brut.* 25,1; Sen. *epist.* 14,7; 18,3; 70,6; 77,9; 78,11; 83,19; 95,66; 108,16; 108,17, 108,21; 108,22; 114,7 und Plin. *epist.* 1,23,2; 4,14,4; 5,13,9; 6,27,2; 7,21,1; 8,21,3; 8,22,2; 9,26,11; 10,48,1.

1120 Seneca d. J. nennt dabei in *epist.* 75,7 weitere Maßnahmen, die ein Arzt an einem Kranken vollzieht, vgl. urere (S. 355) und secare (S. 354) und siehe *de* Meo (2005), 234–5, der auf Cels. 2,12,2d *abstineri debet aeger* verweist.

1121 Vgl. Cels. z. B. 1,3,11; 1,3,12; 1,3,39; 2,12,2d; 3,2,6; 3,2,7; 3,4,4; 4,2,5; 4,5,3; 4,5,7; 5,26,25a; 5,28,1d; 5,28,3c; 6,6,1f; 6,7,1b; 6,7,8c; 7,7,14c; 7,14,8; 7,19,1; 8,11,7; Plin. *nat.* 20,143; 26,22; 26,124; 28,53; 28,73; 28,76; 29,113; 30,58; 32,101; Scrib. Larg. 6; 105; 122.

1122 Vgl. überdies die Ausdrücke *abstinere a cibo* (Cels. 1,3,11; 3,2,7; 3,4,4; 3,18,14; 4,2,5; 4,26,2; 5,28,1d; 5,28,3c; 6,18,2b; 6,18,6a; 7,19,1) und *abstinere cibo* (Cels. 6,9,1; 6,10,3; Plin. *nat.* 20,143; 28,53; 28,73; 28,76). Vor allem in den ersten Büchern von *de medicina*, in denen es im

derer es sich zu enthalten gilt, wie z. B. *fruges* (Plin. *nat.* 30,58) oder *olus* (Plin. *nat.* 26,124).[1123] Sich im Sinne einer präventiven Maßnahme der Nahrungsaufnahme zu enthalten, wird wie von Cicero somit auch von den Fachautoren mit *abstinere* zur Sprache gebracht, vgl. Cels. 1,3,39 *aestate in totum, si fieri potest, abstinendum est*. Darüber hinaus beziehen die Fachautoren *abstinere* wie Seneca d. J. ebenfalls auf das Baden (Cels. 3,22,14; 4,5,3; Plin. *nat.* 28,53). Auch dann, wenn sie über die Behandlung der Gicht sprechen, erwähnen sie die Abstinenz von Wein und vom Baden als Gegenmaßnahmen, gebrauchen dabei jedoch andere Ausdrücke, vgl. Cels. 4,31,2 *quidam, cum toto anno a vino, mulso, venere sibi temperassent, securitatem totius vitae consecuti sunt* sowie 4,31,3 *tum, antequam cibum capiat, sine balneo loco calido leviter perfricari, sudare, perfundi aqua egelida*.[1124] Schließlich weisen auch die Fachautoren (wie Cicero) im Falle von Durchfall und weiteren Beschwerden im Darmbereich den Patienten an, sich der Nahrung zu enthalten, vgl. z. B. Cels. 4,26,2 *si per se desiit* (sc. *deiectio*), *balneo uti, paulum cibi capere; si mansit, abstinere non solum a cibo sed etiam a potione*.[1125]

Mit Blick auf die Syntax ist zu beobachten, dass die Konstruktion *abstinere* + Abl. nicht nur von Seneca d. J., sondern bisweilen auch von den Fachautoren gebraucht wird, vgl. vor allem die Belege bei Plinius d. Ä. (s. Anm. 1121). Als gemeinsame Wortverbindungen figurieren dabei *abstinere vino* (Sen. *epist.* 68,7; Plin. *nat.* 28,53; 28,73; 28,76) und *abstinere bal(i)neo* (Sen. *epist.* 68,7; Cels. 3,22,14; 4,5,3; Plin. *nat.* 28,53). Dagegen konstruiert Celsus das Verb meist präpositional (*abstinere a* + Abl.);[1126] dementsprechend gebraucht er einige Male die Ausdrücke *abstinere a vino* und *abstinere a balneo*.[1127] Weiterhin verwenden die Fachautoren wie Seneca d. J. (*epist.* 75,7) *abstinere* auch in Form eines Gerundivums (*abstinendus*).[1128] Diese Ausdrucksweise ist charakteristisch für die medizinische Fachsprache, nicht nur weil sie durch die Konstruktion – als passivisches adjektivisches Attribut – prägnante und sachliche Aussagen gestattet, sondern auch aufgrund des Anweisungscharakters, der den Gerundiva innewohnt.[1129] Da Seneca hier aus der Perspektive eines Patienten spricht, der sich einem Arzt gegenüber sieht, liegt die Annahme nahe, dass er nicht nur mithilfe des Vokabulars

Allgemeinen um diätetische Fragen geht und *abstinere* auch darüber hinaus öfter thematisiert wird, bezieht sich das Verb oftmals auch ohne diese Zusätze auf die Nahrungsaufnahme, wie aus dem Zusammenhang ersichtlich ist, vgl. Cels. 1 pr. 33; 1 pr. 34; 1,3,11; 1,3,39; 1,10,3; 2,12,2d; 3,4,8; 3,7,1c; 3,12,2; 3,13,1; 3,15,2 (2mal); 3,15,3; 3,16,1, 3,17,1; 3,22,4; 3,22,7; 5,26,34c; 6,17,1; 7,7,14c; 7,14,8; 8,11,7.

1123 Vgl. weiterhin *abstinere carne* (Plin. *nat.* 28,53; 32,101), *hortensiis* (Plin. *nat.* 26,22) oder *ab omnibus inflantibus* (sc. *cibis*) (Cels. 3,21,10).

1124 Vgl. zur Behandlung der Gicht auch Cels. 4,31,8 *ubi dolor et inflammatio se remiserunt* (…), *modicis exercitationibus, <abstinentia, unctionibus> lenibus utendum est*.

1125 Vgl. weiterhin Scrib. Larg. 122 zu *coli dolor*, Plin. *nat.* 30,58 zu *dysinteria*, Cels. 4,18,3 und 4,18,5 zu *cholera*, Cels. 3,2,10 zu *inflatio* sowie Cels. 2,12,2d zu *morbus maioris intestini*.

1126 Ausnahmen sind z. B. *abstinere cibo* (Cels. 6,9,1; 6,10,3) und *abstinere curis* (Cels. 3,27,3b).

1127 Vgl. Cels. 3,2,6; 3,2,7; 3,22,14; 3,26,1; 4,5,3; 4,14,4; 5,28,1d; 6,7,8c (*abstinere a vino*) sowie Cels. 3,22,14; 4,5,3 (*abstinere a balneo*).

1128 Vgl. Cels. 1,3,39; 1,10,3; 3,4,4; 3,15,3; 3,21,10 (2mal); 3,22,7; 3,22,9; 3,26,1; 3,27,3b; 4,5,7; 4,11,8; 4,14,3; 4,15,3; 4,18,3; 5,28,1d; 5,28,19c; 6,7,8c; 6,9,1; 6,10,3; 6,18,6a.

(*urere, secare, abstinere, curare morbum veterem*), sondern ebenfalls anhand der grammatikalischen Ausdrucksweise medizinisches Sprechen nachbildet. Schließlich erfährt die Äußerung durch die persönliche Konstruktion des intransitiven Gerundivums *abstinendus* gegenüber den beiden transitiven Verben *urere* und *secare* eine ironische oder humorvolle Wendung: ‚Ich muss gebrannt, geschnitten, enthalten werden.‘

Da die Fachautoren anders als Seneca d. J. (epist. 68,7) nicht mit dem allgemeinen Ausdruck pedum dolor (S. 168) Bezug auf die Gicht nehmen, sondern damit lediglich Fußschmerzen bezeichnen (vgl. Cels. 5,18,34; Plin. *nat.* 24,15; 30,77), figuriert *abstinere* in der Fachliteratur nicht im Zusammenhang mit *pedum dolor*.

Darüber hinaus gehen die Fachautoren anders als die Briefautoren ausführlicher auf die thematisierten Sachverhalte ein: So beziehen sie *abstinere* beispielsweise nicht nur auf die Nahrungsaufnahme und das Baden, sondern auch z. B. auf körperliche Bewegungen (Cels. 3,2,7 *abstinere a motu corporis*), Schlaf (Cels. 3,18,14 *somno abstinere*) oder Arbeit (Cels. 3,22,9 *asbtinere a negotiis*).[1130] Aber auch die Abstinenz von Nahrung konkretisieren sie, wie folgende Anweisungen beispielhaft illustrieren: *abstinere ab omnibus acribus et extenuantibus* (Cels. 5,28,15d) oder *ab omnibus quibus urinae movendae sunt* (Cels. 4,27,1d (fr. 2)).[1131] Ferner geben sie auch an, wie lange der Patient abstinent sein soll, vgl. z. B. *per biduum* (Cels. 3,17,1), *die ac nocte* (Plin. *nat.* 29,113) oder *proximis diebus* (Scrib. Larg. 105).[1132]

ἀσιτεῖν. Den griechischen Ausdruck gebraucht von den Briefautoren nur Cicero (1mal), vgl. *Att.* 14,5,1 *spero tibi iam esse ut volumus, quoniam quidem* ἠσίτησας, *cum leviter commotus esses; sed tamen velim scire quid agas*. ἀσιτεῖν bedeutet (wörtl.) ‚nicht-essen‘, also ‚hungern‘.[1133] Dass Cicero hier diesen Ausdruck wählt, kann als bewusster Rückgriff auf die griechische medizinische Terminologie verstanden werden, denn das Verb ist bereits im Corpus Hippocraticum attestiert, vgl. z. B. Hp. *Aph.* 2,32.[1134] Nähere Informationen über Atticus' gesundheitliche Probleme (*leviter commotus*) teilt Cicero nicht mit. Vermutlich litt Atticus an einer Magenverstimmung;[1135] ἀσιτεῖν ließe sich da-

1129 Zum Gebrauch von Gerundiva in der medizinischen Fachliteratur vgl. Adams (1995), 197–8, 467.

1130 Weitere Beispiele sind u. a. *abstinere in frictione a ventre abstinere* (Cels. 3,21,10), *ab omnibus rebus, quae sollicitare animum possunt* (Cels. 4,5,7), *a venere* (Cels. 3,22,14; 4,5,3), *curis* (Cels. 3,27,3b), *a sole* (Cels. 4,5,3;), *a thorace* (Cels. 4,11,8).

1131 Vgl. weiterhin z. B. *abstinere ab omnibus frigidis* (sc. *cibis*, (Cels. 4,15,3), *ab omnibus praeterquam aqua egelida* (Cels. 4,14,3) oder *ab omnibus salsis, acidis, acribus, pomis* (Cels. 4,17,1).

1132 Vgl. ferner *uno die* (Cels. 3,22,4), *pluribus diebus* (Cels. 4,14,4), *primis diebus* (Cels. 5,28,3c), *triduo vel quinque diebus* (Cels. 8,11,7), *pridie* (Scrib. Larg. 22; 122).

1133 Vgl. DGE s. v. 1 „estar sin comer, ayunar“ und LSJ s. v. 1.

1134 Zwar ist ἀσιτεῖν auch in nicht-medizinischen Schriften (z. B. Pl. *Smp.* 220a oder Arist. *HA* 594b) belegt, häufiger wird es aber von (späteren) griechischen medizinischen Fachautoren wie Galen, Paulus von Aegina, Aretaeus oder Oribasius verwendet.

1135 Vgl. Sh. B. ad loc. (Bd. 6,215): „Atticus' commotiuncula was gastric.“ Er verweist hier auf *nauseola* in *Att.* 14,8,2. Tatsächlich könnten sich Ciceros Äußerungen in beiden Briefen auf dieselbe gesundheitliche Beschwerde beziehen, denn zwischen ihnen liegt ein zeitlicher Abstand von nur fünf Tagen, vgl. die überlieferten Datierungen für *Att.* 14,5 – *iii Id. Apr. 44* = 11. April

her als eine medizinische Maßnahme gegen Magenprobleme erklären. Diese Annahme wird durch die kausale Anbindung (*quoniam*) des Nebensatzes gestützt: ‚Ich hoffe, es geht dir schon besser, da du ja auf das Essen verzichtetest, als du ein leichtes Unwohlsein verspürtest.‘

In der lateinischen medizinischen Fachliteratur hat ἀσιτεῖν keinen Beleg. Um Enthaltsamkeit von Nahrung zu thematisieren, gebrauchen die Fachautoren die lateinischen Wörter abstinere (S. 326) und abstinentia (S. 324) sowie inedia (S. 335).

ἀφαίρεσις. Der Ausdruck ist im Briefcorpus nur bei Cicero (1mal) attestiert, vgl. *Att.* 6,1,2^{M} *ut si medicus, cum aegrotus alii medico traditus sit, irasci velit ei medico qui sibi successerit si quae ipse in curando constituerit immutet ille, sic Appius, cum* ἐξ ἀφαιρέσεως *provinciam curarit, sanguinem miserit, quicquid potuit detraxerit, mihi tradiderit enectam,* προσανατρεφομένην *eam a me non libenter videt sed modo suscenset, [et] modo gratias agit*. ἀφαίρεσις bezeichnet in dieser Passage die ‚Wegnahme‘ von Nahrung;[1136] der präpositionale Ausdruck ἐξ ἀφαιρέσεως gibt an, auf welche Weise die Verbalhandlung *curare* vonstatten geht.[1137] Auf ironische Weise figuriert ἀφαίρεσις also als medizinische Maßnahme. Die „Behandlung“ stellt Cicero weiterhin wie folgt dar: Appius habe die Provinz zur Ader gelassen, ihr alles genommen, was nur möglich ist, und sie schließlich ausgemergelt an Cicero als nächsten Verwalter übergeben, an dem es nun liege, sie wieder aufzupäppeln (προσανατρέφειν (S. 336)). Die dieser Äußerung zugrundeliegende medizinische Metapher (vgl. *ut medicus,* sanguinem mittere (S. 351)) wird also ebenso anhand griechischer Ausdrücke getragen.

Die medizinischen Fachautoren gebrauchen das griechische ἀφαίρεσις nicht. Der damit ausgedrückte Gedanke, körperliche Substanz abzunehmen bzw. zu entfernen, findet sich jedoch auch in der Fachliteratur, vgl. im Allgemeinen Cels. 2,9,2 *omne vero auxilium corporis aut demit aliquam materiam aut adicit, aut <e>vocat aut reprimit, aut refrigerat aut calefacit, simulque aut durat aut mollit: quaedam non uno modo tantum sed etiam duobus inter se non contrariis adiuvant.* Ebenso wie in Ciceros Äußerung figuriert das Wegnehmen von körperlicher Materie hier als medizinische Maßnahme; da aber Celsus im Unterschied zu Cicero nicht metaphorisch-ironisch darüber spricht, erscheint sie als ein Vorgehen, das dem Körper hilft (*auxilium corporis*). Auf welche Weisen Stoff entfernt werden kann, teilt er im Folgenden mit, vgl. ebd.: *demitur materia sanguinis detractione, cucurbitula, deiectione, vomitu, frictione, gestatione omnique exercitatione corporis, abstinentia, sudore*. Neben dem Ausdruck *materiam*

---

44 – und *Att.* 14,8 – *xvi Kal. Mai. 44* = 16. April 44.

1136 Vgl. Shackleton Bailey (1963), 88: „by a lowering régime“. Shackleton Bailey verweist weiterhin auf ἀφαίρεσις in Hp. *Vict.* 89 und ἀφαιρεῖν in Hp. *Salubr.* 7. Vgl. auch Tyrrell-Purser 1,86: „ἀφαίρεσις ‚depletion‘“ sowie DGE s. v. 2 „disminución, reducción, sustracción“. Dagegen fassen LSJ den Ausdruck als Anspielung auf einen Begriff aus der Logik auf, vgl. s. v. II. 1.; Orth (1925), 105 führt die Stelle unter der Überschrift „Chirurgie“ an.

1137 Vgl. zur Konstruktion K.-G., Satzlehre, Bd. 1,461. Lexikalisch und semantisch ähnlich ist der Ausdruck *diaeta curare incipio* in Cic. *Att.* 4,3,3

demere (Cels. 5mal)[1138] sagen die Fachautoren weiterhin *materiam detrahere* (Cels. 1mal, Scrib. Larg. 3mal),[1139] um ‚Materie entfernen' auszudrücken. Schließlich sind je 1mal die Formulierungen *materiam minuere* (‚Stoff, Materie verringern') sowie *materiam trahere* und *materiam educere* (beide: ‚Stoff herausziehen') bei Celsus zu finden.[1140] Die Briefautoren wiederum gebrauchen diese Ausdrücke nicht.

diaeta. Mit Bezug auf die Medizin verwendet das Wort nur Cicero (1mal), vgl. *Att.* 4,3,3[M] *itaque (…) insecutus est me cum suis* (sc. P. Clodius Pulcher). *clamor, lapides, fustes, gladii; et haec improvisa omnia. (…) qui erant mecum facile operas aditu prohibuerunt. ipse occidi potuit; sed ego diaeta curare incipio, chirurgiae taedet.*[1141] Das Substantiv bezeichnet die ‚Diätetik' als Bereich der Medizin, der sich mit der Lebensweise des Menschen im Allgemeinen und u. a. Fragen der Ernährung im Speziellen befasst.[1142] Wie resümierend äußert Cicero also, er wolle die Auseinandersetzung mit P. Clodius Pulcher nun mithilfe der Diätetik behandeln, da er der Chirurgie überdrüssig sei.[1143] Da diese mit körperlicher Gewalt assoziiert wird, repräsentiert der Bezug auf die Diätetik ein gewaltloses Vorgehen, das jedoch aufgrund der metaphorischen Ausdrucksweise nicht expliziert wird. Passend zum Bezug auf die Medizin wählt Cicero dabei das Verb *curare* (S. 266).[1144]

diaeta ist in dieser Form nicht in der medizinischen Fachliteratur attestiert; lediglich das korrespondierende Adjektiv *diaeteticus, -a, -um* (bzw. διαιτητικός, -ή, -όν) hat hier drei Belege, vgl. z. B. Cels. 1 pr. 9 *isdemque temporibus in tres partes medicina diducta est, ut una esset quae victu, altera quae medicamentis, tertia quae manu mederetur. primam* ΔΙΑΙΤΗΤΙΚΗΝ *secundam* ΦΑΡΜΑΚΕΥΤΙΚΗΝ *tertiam* ΧΕΙΡΟΥΡΓΙΑΝ *Graeci nominarunt* sowie Scrib. Larg. 200 *implicitas medicinae partes inter se et ita conexas esse [constat], (…) ex eo intelligitur, quod neque chirurgia sine diaetetica neque haec sine chirurgia, utraque sine pharmacia (…) perfici possunt (…). itaque quamvis ex magna parte ad diaeteticos pertinentes compositiones iam exhibuerimus, tamen quasi claudicat et vacillat hic liber, nisi eas quoque compositiones, quae ad chirurgos pertinent, posuerimus, quarum initium ab emplastris faciemus.*[1145]

1138 Vgl. Cels. 2,9,1; 2,9,2; 2,10,9; 2,12,2f; 3,2,3.

1139 Vgl. Cels. 2,10,19, Scrib. Larg. 6; 9; 135.

1140 Vgl. Cels. 3,4,4 (*materiam minuere*); 4,14,4 (*materiam trahere*); 5,28,13b (*materiam educere*).

1141 Mit Bezug auf die Medizin ist das Wort in der lateinischen Literatur (PHI-Corpus) nur noch bei dem späteren medizinischen Autor Philumenos medicus (2mal) belegt. Zwar gebraucht außerdem auch Plinius d. J. *diaeta* in seinen Briefen, jedoch steht es hier i. S. v. ‚Wohnzimmer' und Vergleichbarem, vgl. *epist.* 2,17,12; 2,17,15; 2,17,20; 2,17,24; 5,6,20; 5,6,21; 5,6,27; 5,6,28; 5,6,31; 6,16,14; 7,5,1. In diesem Sinne verwenden auch weitere lateinische Autoren wie Petron, Sueton und vor allem Iustinian das Wort.

1142 Vgl. DGE s. v. δίαιτα 2 und LSJ s. v. II. 2.

1143 Vgl. TLL s. v. *diaeta*, 947,62–3 (ad loc.): „i. e. moderatione quam severitate uti malo". Clodius Pulcher war gemäß Ciceros Darstellungen berüchtigt für sein gewaltsames Vorgehen und das seiner Banden, vgl. Will (1997), 38–9; siehe auch *chirurgia* (S. 347).

1144 Vgl. TLL s. v. 1503, 65–1504,69.

1145 Da die Fachautoren griechische Termini in der Regel vermeiden – außer dann, wenn sie wie im Falle von *diaeteticus, -a, -um* (bzw. διαιτητικός, -ή, -όν) Fachbegriffe erläutern oder übersetzen

Mit *diaeta* nimmt Cicero also Bezug auf den von den Fachautoren hier mit διαιτητική (sc. τέχνη) bzw. *diaetetica* (sc. *ars*) bezeichneten Bereich. Während bei Cicero aufgrund der Metapher jedoch offen bleibt, wie ein diätetischer Umgang mit P. Clodius Pulcher bzw. dem Konflikt mit diesem im Einzelnen aussehen könnte, konkretisieren die Fachautoren das Wesen der Diätetik, vgl. z. B. Cels. 1 pr. 9 *quae victu medetur* oder Scrib. Larg. ep. 6 *nam primum cibis ratione aptoque tempore datis temptat prodesse languentibus* (sc. *medicina*).

Anders als in der Auffassung der Fachautoren stehen sich die Chirurgie und die Diätetik in Ciceros Darstellung konträr gegenüber, während sie Scribonius Largus zufolge sich ergänzende Teildisziplinen darstellen, die getrennt voneinander nicht wirksam sind, vgl. 200 *implicitas medicinae partes* und *nullo modo diduci sine detrimento*.

exhaurire et purgare corpus. Diese diätetische Maßnahme (‚den Körper ausschöpfen und reinigen') erwähnt Seneca d. J. 1mal in den Luciliusbriefen, vgl. *epist.* 68,7 *alius vomitu levat stomachum, alius frequenti cibo fulcit, alius interposito ieiunio corpus exhaurit et purgat* (vollständig zitiert auf S. 282). Mit dem Zusatz *interposito ieiunio* nennt Seneca die Methode, wie der Körper entleert und gereinigt werden soll; vgl. *ieinunium* (S. 333). Während die zuvor geäußerten Maßnahmen sich nur auf den Magen beziehen (*stomachum vomitu levare, cibo fulcire*), figurieren *exhaurire* und *purgare* als Behandlungsschritte, die den ganzen Körper betreffen. Deutlich verschafft sich darin eine Wertung Ausdruck, der zufolge der Weg des Fastens, der allein aus Verzicht besteht, zu einem höheren Ziel – dem Wohlbefinden nicht nur eines Organs, sondern des ganzen Körpers – führt und andere Wege (erzwungenes Erbrechen, weiterhin Essen) moralisch beurteilt.

Die Verbindung *exhaurire et purgare corpus* findet sich nicht in der medizinischen Fachliteratur, jedoch gebrauchen auch die Fachautoren beide Verben:[1146]

exhaurire ist 10mal bei Celsus und 1mal^{NR} bei Plinius d. Ä. (*nat.* 20–32) belegt.[1147] Wie Seneca d. J. gebraucht auch Celsus das Verb i. S. v. ‚ausschöpfen' und bezieht es unter anderem auf den menschlichen Körper, vgl. z. B. Cels. 2,12,2c *servanda vero illa sunt, ne ante tertium diem ducatur; ne ulla cruditate substante; <ne> in corpore infirmo diuque in adversa valetudine exhausto, neve in eo, cui satis alvus cottidie reddit quive eam liquidam habebit*. Zwar liegt auch hier die Junktur *exhaurire corpus* vor, inhaltlich unterscheidet sich diese Äußerung jedoch von derjenigen Senecas, denn

–, gebrauchen sie δίαιτα bzw. *diaeta* nicht, sondern verwenden entsprechende lateinische Ausdrücke wie z. B. *victu mederi* (Cels. 1 pr. 9), *cibus ratione aptoque tempore datus* (Scrib. Larg. ep. 6) oder *victus ratio* (Cels. 2,7,33; 2,33,1; 4,25,2; 5 pr. 1; 5 pr. 2; 5 pr. 3; 5,26,24c; 5,26,34c; 5,28,3c; 5,28,16b; 6,6,1h; 6,6,11; 6,6,27a; 6,7,8c; 7 pr. 1; 7,3,4; 7,7,15b).

1146 Einzeln sind beide Verben auch im Briefcorpus einige Male belegt, beziehen sich jedoch bis auf eine Ausnahme – vgl. Sen. *epist.* 94,18 *remedium quo purgatur acies* (sc. *visūs*) – nicht auf die Medizin, vgl. für *exhaurire* Sen. *epist.* 15,3; 24,20; 36,2; 46,1; 51,6; 52,5; 55,6; 66,12; 84,2; 94,68; 108,26; Plin. *epist.* 3,9,1; 3,19,6; 4,30,9; 5,1,9; 5,5,7; 8,17,2; 10,61,1 sowie für *purgare* Sen. *epist.* 87,16; 98,14.

1147 Vgl. Cels. 2,10,10; 2,10,13; 2,11,3; 2,12,2c; 2,12,2f; 5,26,3b; 5,26,23a; 5,27,11; 7,2,6; 7,7,15k; Plin. *nat.* 29,8^{NR}.

Celsus spricht hier von den Bedingungen oder Voraussetzungen, die beim Abführen beachtet werden müssen. Damit betrifft *exhaurire* also die körperlichen Kräfte, nicht aber wie bei Seneca den Inhalt des Verdauungstraktes. Mit Bezug auf den Magen gebraucht Celsus das Verb zwar auch, bezeichnet diesen jedoch mit *praecordia* (anstatt mit *stomachus* wie Seneca) und beschreibt, was auf eine Vergiftung hin zu tun sei; die Verdauung wird dabei also ebenfalls nicht thematisiert, vgl. Cels. 5,27,11 *commodissimum est tamen, ubi primum sensit aliquis, protinus oleo multo epoto vomere; deinde ubi praecordia exhausit, bibere antidotum: si id non est, vel merum vinum*. Die weiteren Stellen, in denen Celsus *exhaurire* auf den Körper bezieht, betreffen einzelne Körperstellen, um die es im Zusammenhang mit chirurgischen Eingriffen geht, vgl. *exhaurire locum* (Cels. 2,10,13) und *partes* (Cels. 7,7,15k).[1148]

Anders als Seneca d. J. bezieht Celsus das Verb darüber hinaus auf den Patienten (im Ganzen), vgl. z. B. *hominem exhaurire* (5,26,3b),[1149] sowie auf die herauszuschöpfende Substanz selbst, vgl. z. B. *exhaurire materiam* (Cels. 2,10,10) oder *sanguinem* (Cels. 5,26,23a).[1150]

purgare ist häufig in der medizinischen Fachliteratur attestiert: 46mal bei Celsus, 147mal bei Plinius d. Ä. (*nat.* 20–32) und 23mal bei Scribonius Largus.[1151] Die Grundbedeutung des Verbs in der Fachliteratur ist ‚reinigen' und bezogen auf die Verdauungsorgane ‚abführen'.[1152] Verhältnismäßig selten beziehen die Fachautoren *purgare* wie Seneca d. J. auf den Körper im Ganzen; in diesen Fällen gebrauchen sie aber wie dieser die Junktur *corpus purgare* (4mal), vgl. z. B. Cels. 4,26,1 *sed uno die fluere alvum saepe pro valetudine est (…). purgatur enim corpus, et quod intus laesurum erat, utiliter effunditur* oder Plin. *nat.* 31,64 *bibitur quoque* (sc. *aquam maris*), *quamvis non sine iniuria stomachi, ad purganda corpora bilemque atram aut sanguinem concretum reddendum alterutra parte*.[1153] Wie Seneca geht es dabei also auch den Fachautoren um

1148 Dabei ist die Rede einerseits von der Praxis des Aderlassens (Cels. 2,10,13) sowie davon, dass eine durch einen chirurgischen Eingriff verursachte Wunde nicht gänzlich frei von Eiter (*pus*) sein muss oder darf (Cels. 7,7,15k).

1149 Hier thematisiert Celsus Verletzungen der Lunge, bei denen viel Blut ausströmt. Vgl. ferner Cels. 2,12,2f und 7,2,6.

1150 Vgl. ferner Cels. 2,11,3 (*vitium exhaurire*). Die Methoden sind dabei Aderlass (Cels. 2,10,10; 2,10,13 (s. Anm. 1148) und der Schröpfkopf (*cucurbitula* in Cels. 2,11,3).

1151 Vgl. Cels. z. B. 2,8,3; 2,8,42; 2,12,1a; 3,10,4; 3,18,20 (2mal); 4,17,2; 4,27,2; 5,5,1; 5,16,1; 5,18,25; 6,6,18; 6,11,6; 6,18,7a; 7,3,3; 7,4,2b; 7,8,3; Plin. *nat.* z. B. 20,8; 20,9; 20,12; 21,69; 21,124; 21,129; 22,33; 22,66; 22,100; 23,6; 23,9; 23,16; 24,30; 24,38 (2mal); 24,48; 25,41; 25,49; 25,51; 26,29; 26,54; 26,55; 27,13; 27,20; 27,27; 28,136; 28,138; 28,241; 29,34; 29,70; 29,133; 30,30; 30,114; 31,12; 31,34; 31,64; 32,84; 32,87; Scrib. Larg. z. B. 74; 76; 89; 96; 106.

1152 Vgl. auch *purgatio* (S. 337). Bisweilen gebraucht Celsus die Formulierungen *purgare alvum* und *ducere alvum* nebeneinander, vgl. z. B. Cels. 3,23,3 *necessarium autem est ducere alvum, vel nigro veratro purgare, vel utrumque facere, si vires patiuntur* sowie weiterhin 4,27,2 und 4,31,9. Offensichtlich unterscheidet er beide Vorgänge; möglicherweise liegen die Unterschiede in der Art und Weise, wie bzw. wodurch jeweils purgiert wird.

1153 Vgl. schließlich Cels. 5,28,3e *adustum vel medicamentis vel ferro corpus primum purgandum, deinde implendum esse apparere cuilibet ex prioribus potest* und Plin. *nat.* 31,12 *tungri civitas Galliae fontem habet insignem plurimis bullis stillantem, ferruginei saporis, quod ipsum non nisi in fine potus intellegitur. purgat hic corpora, tertianas febres discutit, calculorum vitia*.

eine innere Reinigung des Körpers. Inhaltlich am nächsten kommt ihm dabei Cels. 4,26,1, wo dem Durchfall eine positive, reinigende Wirkung zugeschrieben wird und der Vorgang also wie bei Seneca den Verdauungsapparat betrifft. Dagegen spricht Celsus in 5,28,3e von der Reinigung eines Geschwürs als Teil von dessen Behandlung und Plinius d. Ä. berichtet von der reinigenden Wirkung verschiedener Wässer (*fons* in *nat.* 31,12; *aqua* in *nat.* 31,64).

Anders als Seneca d. J. beziehen die Fachautoren *purgare* auf einzelne Organe, vgl. z. B. *purgare alvum, purgare stomachum* oder *purgare interiora;*[1154] hier steht das Verb i. S. v. ‚abführen, purgieren'. Außerdem wird das Verb in der Fachliteratur nicht nur in solchen fachlich-spezifischen Bedeutungen gebraucht, sondern figuriert dort auch im allgemeineren Sinne von ‚reinigen', vgl. *faciem purgare*[1155] – bezogen auf das Äußere des Menschen – und z. B. *purgare columbina ova* (Cels. 6,18,7a) oder *nuces* (Plin. *nat.* 20,188) – bezogen auf Zutaten für Heilmittel.[1156]

Der Ausdruck *exhaurire et purgare corpus* repräsentiert Senecas d. J. Vorstellung, den Verdauungsapparat im Körper zu entleeren und zu säubern, auf allgemein verständliche und anschauliche Weise. Mit dem Verb *purgare* wählt Seneca sogar einen Ausdruck, der in vergleichbaren Zusammenhängen von den Fachautoren gebraucht wird; dagegen verwenden diese *exhaurire* nicht im Kontext der Reinigung des Verdauungsapparats.

ieiunium. Der Ausdruck findet sich im Briefcorpus nur bei Seneca d. J. (1mal), vgl. *epist.* 68,7 *alius vomitu levat stomachum, alius frequenti cibo fulcit, alius interposito ieiunio corpus exhaurit et purgat* (vollständig zitiert auf S. 282). Er bezeichnet ein ‚Sich-Enthalten von Speise, Fasten' und figuriert in Senecas Darstellung als Methode, mit der der ganze Körper gereinigt werden soll, vgl. *exhaurire et purgare corpus* (s. o.).[1157]

In der medizinischen Fachliteratur ist *ieiunium* nur bei Celsus (6mal) belegt.[1158] Dieser unterscheidet zwischen *ieiunium* und dem semantisch ähnlichen *abstinentia* (S. 324, ‚Enthaltsamkeit'), denn *lippitudo*-Patienten empfiehlt er zwar *abstinentia,* rät aber gleichzeitig vom *ieiunium* ab, vgl. Cels. 6,6,1g *<at> modica inflammatio neutrum ex his auxilium desiderat, satisque est uti quiete et abstinentia. neque tamen lippientibus longum ieiunium necessarium est, ne pituita tenuior atque acrior fiat.*[1159] Celsus bezeichnet mit *ieiunium* also den Zustand der ‚Nüchternheit', ohne dass dabei die Hand-

1154 Für *purgare alvum* vgl. Cels. 3,23,3; 4,27,2; Plin. *nat.* 20,8; 20,62; 20,127; 20,205; 20,209; 21,134; 22,66; 23,140; 24,48; 24,133; 26,54; 26,55; 26,65; 27,27; 27,86; 32,94; für *purgare stomachum* vgl. Plin. *nat.* 20,23; 20,64; 20,244; für *purgare interiora* vgl. Plin. *nat.* 20,101; 27,20.

1155 Vgl. Plin. *nat.* 20,12; 23,19; 23,81; 23,84; 24,126; 30,30.

1156 Vgl. ferner *uva passa purgata* (Scrib. Larg. 74; 176).

1157 Zu *ieiunium* vgl. auch Courtil (2012), 221.

1158 Vgl. Cels. 1,3,27; 3,18,16; 3,21,17; 4,12,2; 6,6,1g; 7,26,2c.

1159 Vgl. auch Cels. 4,12,2 *si inflatio est, prosunt admotae cucurbitulae neque incidere cutem necesse est (…). interponenda abstinentia est; utilis in ieiunio potio est apsinthi vel hysopi vel rutae.*

lung impliziert wird, sie herbeizuführen,[1160] während *abstinentia* genau diese Handlung des Sich-Enhaltens repräsentiert.[1161] Daher verwendet Celsus *ieiunium*, um die gesundheitlichen Bedingungen und Umstände zu spezifizieren, in denen bestimmte Behandlungsschritte vollzogen werden sollen, vgl. z. B. Cels. 3,21,14 *balneum rarum res* (sc. *id genus morbi, quo in uterum multa aqua contrahitur*) *amat, frequentiorem in ieiunio vomitum. si aestas est, in mari natare commodum est.*[1162]

Während Seneca d. J. *ieiunium* also als Handlung (Sich-Enthalten) begreift, bezeichnet Celsus damit einen Zustand. Dieser Unterschied zwischen den beiden Autoren zeigt sich auch deutlich im Vergleich der beiden lexikalisch ähnlichen Junkturen *interponere ieiunium* bei Seneca (*epist.* 68,7) und *interponere abstinentiam* bei Celsus (4,12,2, zitiert in Anm. 1159). Beide Autoren drücken also mit unterschiedlichen Begriffen denselben Gedanken aus (zu fasten bzw. sich der Nahrungsaufnahme zu enthalten). Daher sind auch die von Seneca d. J. im Zusammenhang mit der Nüchternheit gebrauchten Verben *exhaurire* und *purgare* (sc. *corpus*) in der Fachliteratur nicht in Verbindung mit *ieiunium* attestiert.

ieiunus, -a, -um. Das Adjektiv wird im Briefcorpus nur von Cicero (1mal) in einem medizinischen Zusammenhang gebraucht, vgl. *fam.* 7,26,1 *cum decimum iam diem graviter ex intestinis laborarem* (…) *fugi in Tusculanum, cum quidem biduum ita ieiunus fuissem ut ne aquam quidem gustarem.*[1163] Es steht hier i. S. v. ‚nüchtern, mit leerem Magen'.[1164] Dass Cicero nichts zu sich nimmt und nüchtern bleibt, hat seinen Grund in den zu Beginn des Briefes erwähnten Darmbeschwerden, vgl. *fam.* 7,26,1 *cum decimum iam diem graviter ex intestinis laborarem*, siehe dazu *ex intestinis laborare* (S. 156). Die Nüchternheit fungiert also als medizinische Maßnahme, durch die dem Leiden kein weiterer Vorschub geleistet werden soll.

In der medizinischen Fachliteratur ist *ieiunus* häufig belegt (Cels. 34mal, Plin. *nat.* 20–32 46mal, Scrib. Larg. 9mal).[1165] Auch hier steht das Adjektiv in der Bedeutung

1160 Vgl. das Adjektiv *ieiunus, -a, -um* ‚nüchtern', von dem *ieiunium* abgeleitet worden ist, mit fr. déjeuner oder span. desayunar ‚frühstücken', d. h. etwas gegen den Zustand des Nüchternseins tun.

1161 Darauf weist offensichtlich die Herkunft der Form aus *abstinere, abstinens* hin, die das Verbale deutlich erkennen lässt, vgl. Leumann, 373.

1162 Vgl. weiterhin Cels. 1,3,27 (in allgemeinen Ausführungen zu körperlichen Reaktionen und Mechanismen); 3,18,16 (bei *insania*); 4,12,2 (bei *inflatio*, zitiert in Anm. 1159); 7,26,2c (im Falle einer *vesica calculosa*).

1163 Die weiteren Belegstellen für *ieiunus* im Briefcorpus weisen keinen Zusammenhang zur Medizin auf, vgl. Cic. *Att.* 1,16,11; 2,7,3; *fam.* 2,17,7; 3,10,8; 10,21,2; 15,4,14; Sen. *epist.* 15,3; 47,4; 75,3; 88,19; 122,6; Plin. *epist.* 1,20,21.

1164 Vgl. *ieiunium* (s. o., mit Anm. 1160) und siehe Courtil (2015), 221.

1165 Vgl. Cels. z. B. 1,3,3 (2mal); 1,3,16 (2mal); 1,4,4; 3,18,17; 3,21,6; 3,22,5; 4,1,7; 4,8,3; 4,12,4; 5,20,6; 5,25,14; 5,26,2; 6,6,15a; Plin. *nat.* z. B. 20,24; 20,38; 20,42; 21,159; 22,83; 22,87; 22,139; 23,35; 23,41; 23,59; 24,65; 24,104; 24,168; 26,91; 26,93 (2mal); 26,84; 28,35; 28,36; 28,37 (2mal); 29,26; 30,76 (2mal); 31,101; 32,91; 32,112; Scrib. Larg. 12; 15; 77; 78; 109; 111; 112; 113; 150.

‚nüchtern' und wird auf den Menschen bezogen, vgl. *ieiunus homo* (Plin. *nat.* 23,149).[1166] Wie Cicero gebrauchen es die Fachautoren im Zusammenhang mit Darmbeschwerden (Cels. 4,22,1 *tormina intestinorum*), vgl. Cels. 4,22,2 *oportet inprimis conquiescere, siquidem omnis agitatio exulcerat; deinde ieiunum sorbere vini cyathum, cui contrita radix quinquefolii sit adiecta*. Anders als Cicero, für den nüchtern zu sein eine Maßnahme gegen die Darmbeschwerden ist, will Celsus hier vermitteln, dass der Patient nüchtern sein muss, damit bestimmte medizinische Maßnahmen vollzogen werden können oder ein Medikament eingenommen werden kann. Auch darüber hinaus gebrauchen die Fachautoren das Adjektiv in der Regel auf diese Weise, vgl. weiterhin z. B. Cels. 3,21,6 *ieiuno recte catapotia dantur, facta ex apsinthi duabus, murrae tertia parte*; Plin. *nat.* 20,98 *salutare est* (sc. *scillae acetum*) *stomachi, laterum doloribus <ie>i<u>nis sumptum* oder Scrib. Larg. 77 *fiunt globuli ciceris amplitudinis, dantur ieiuno ante cibum quaterni aut quini*. Während Cicero also mit *ieiunus* nicht nur den Zustand, nüchtern zu sein, bezeichnet, sondern – ähnlich wie Seneca d. J. mit ieiunium (s. o.) – auch den Vorgang impliziert, der dazu führt, bezeichnen die Fachautoren mit dem Adjektiv lediglich den Zustand. So gebrauchen sie das Adjektiv in der Regel substantivisch zur Bezeichnung des (nüchternen) Patienten, vgl. Anm. 1166.

Weitere Unterschiede zu Ciceros Gebrauch von *ieiunius* bestehen darin, dass die Fachautoren das Adjektiv auch auf Körperteile beziehen, vgl. *ieiunum os* (Plin. *nat.* 22,140),[1167] sowie von Medikamenten – vgl. Plin. *nat.* 24,181 *ieiuno ieiunum medicamentum dare* – und körperlichen Substanzen sagen, vgl. *ieiuna saliva* (Cels. 5,28,18b; Plin. *nat.* 28,35; 28,36; 28,76).

inedia. Mit Bezug auf die Medizin gebraucht diesen Ausdruck von den Briefautoren nur Cicero (1mal), vgl. Cic. *fam.* 16,10,1 *gravissime aegrotasti, inedia et purgationibus et vi ipsius morbi consumptus es*.[1168] *inedia* bedeutet ‚(wörtl.:) Nicht-Essen', d. h. ‚Fasten oder Hungern'. Cicero schreibt: „Durch den Verzicht auf Nahrung, Abführmittel sowie das Wirken der Krankheit selbst bist du ausgezehrt." Es bleibt hierbei jedoch offen, ob *inedia* als Symptom der Krankheit oder als medizinische Maßnahme zu verstehen ist.

In der medizinischen Fachliteratur ist *inedia* ebenfalls einige Male attestiert: 14mal bei Celsus, 3mal bei Plinius d. Ä. (*nat.* 20–32) und 2mal bei Scribonius Largus.[1169] Auch hier steht das Wort in der Bedeutung ‚Nicht-Essen, Hungern'. Dabei figu-

1166 Häufiger gebrauchen die Fachautoren das Adjektiv jedoch substantivisch, vgl. z. B. Cels. 1,5,2; 1,8,2; 1,10,2; 3,22,7; 3,23,7; 4,16,2; 4,22,2; 4,24,2; 5,27,10; 5,28,12h; 6,6,15a; Plin. *nat.* 20,82; 20,98; 20,128; 22,155; 23,35; 23,41; 23,147; 24,66; 26,94; 28,262; 32,91; 32,112; Scrib. Larg. 12; 15; 77; 78; 109; 111; 112; 113; 150.

1167 Vgl. außerdem die Bezeichnung des Leerdarms als *ieiunum intestinum* (Cels. 4,1,7; 5,26,16).

1168 Zwar ist *inedia* auch je 1mal bei Seneca d. J. und Plinius d. J. belegt, jedoch figuriert es i. S. v. ‚Hungern' in beiden Passagen als Methode, sich selbst zu töten, vgl. Sen. *epist.* 70,9 *Socrates potuit abstinentia finire vitam et inedia potius quam veneno mori*; Plin. *epist.* 3,7,1–2 *modo nuntiatus est Silius Italicus in Neapolitano suo inedia finisse vitam. causa mortis valetudo*. (2) *erat illi natus insanabilis clavus* (…); vgl. clavus (S. 214) und insanabilis (S. 281).

1169 Vgl. Cels. 1 pr. 41; 1 pr. 73; 1,2,10; 1,3,25; 1,3,32; 2,6,2; 2,12,2b; 2,16,1; 3,21,4; 3,25,2; 6,6,8g; 7,18,4; 8,9,1d; 8,10,7c; Plin. *nat.* 28,130; 29,23; 29,113; Scrib. Larg. 104; 110.

riert es sowohl als Krankheitssymptom – vgl. z. B. Scrib. Larg. 104 *remediat (…) eos* (sc. *medicamentum vel compositio*), *qui adsidue inflationibus urgentur vel dolore eius vexantur aut adsidue nauseant aut saliva abundant vel inedia consumuntur stomachumque ita solutum habent.* –[1170] als auch als Maßnahme, vgl. z. B. Cels. 3,21,4 *inter initia tamen non difficilis curatio* (sc. *hydropis*) *est, si inperata <sunt> corpori sitis, requies, inedia* oder 6,6,8g *his utique, si vires patiuntur, sanguinem mitti; si id fieri non potest, alvum duci, longioremque inediam indici necessarium est.*[1171] Überdies gebraucht Celsus *inedia* auch in allgemeineren diätetischen Ausführungen sowie dann, wenn er die Umstände beschreibt, in denen sich der Patient befindet, vgl. z. B. Cels. 1,3,32 *quod ad aetates vero pertinet, inediam facillime sustinent mediae aetates, minus iuvenes, minime pueri et senectute confecti* oder 1 pr. 41 *cum corpor<a> inviolata sint, haec tamen metu, dolore, inedia, cruditate, lassitudine, mille aliis mediocribus adfectibus saepe mutentur.*[1172]

Beide möglichen Deutungen von *inedia* bei Cicero, ob im Sinne eines Krankheitssymptoms oder einer medizinischen Maßnahme, sind also auch in der Fachliteratur vorzufinden. Außerdem ist dort 1mal auch die von Cicero gebrauchte Verbindung *consumi inedia* belegt, vgl. Scrib. Larg. 104 (oben zitiert).

προσανατρέφειν. Cicero gebraucht das Verb 1mal metaphorisch in Bezug auf die Medizin, vgl. *Att.* 6,1,2 *ut si medicus, cum aegrotus alii medico traditus sit, irasci velit ei medico (…) sic Appius (…) mihi tradiderit enectam* (sc. *provinciam*), προσανατρεφομένην *eam a me non libenter videt sed modo suscenset*; siehe zur Stelle auch ἀφαίρεσις (S. 329). προσανατρέφειν bedeutet ‚Nahrung zuführen'[1173] und steht damit der Wegnahme (ἀφαίρεσις) körperlicher Substanz bzw. von Substanzen im Körper gegenüber. In dem von Cicero in *Att.* 6,1,2 entworfenen Bild der völlig geschwächten Provinz Cilicia kann es mit ‚wieder aufpäppeln' wiedergegeben werden. Im Gegensatz zu ἀφαίρεσις ist προσανατρέφειν nicht in griechischen medizinischen Texten belegt.[1174] Jedoch hat die nicht mit προσ- präfigierte Form ἀνατρέφειν dort viele Belege, vgl. z. B. Hp. *Art.* 33,50 ἰσχναίνειν δὲ χρὴ τὸ σῶμα ἄχρι ἡμερέων δέκα, ἔπειτα ἀνατρέφειν μὴ βραδέως.[1175]

1170 Vgl. weiterhin Scrib. Larg. 110 *medicamentum siccum ad stomachi inflationem et dolorem et inediam.*

1171 Vgl. ferner Cels. 2,12,2b; 2,16,1; 3,25,2; 8,9,1d; 8,10,7c; Plin. *nat.* 28,130; 29,113.

1172 Vgl. weiterhin Cels. 1 pr. 73; 1,2,10; 1,3,25; 2,6,2.

1173 Vgl. LSJ s. v.

1174 Das Verb hat weiterhin nur einen weiteren Beleg in der griechischen Literatur (TLG-Corpus), vgl. Hekataios Fragm. 25 43,2 (FGrHist 264) (= D. S. 1,43,2).

1175 Vgl. weiterhin z. B. Hp. *VM* 14, *Epid.* 6,3,16; *Superf.* 17, Gal. *de sanitate tuenda*, vol. 6, S. 117 (Kühn); *de methodo medendi*, vol. 10, S. 261 (Kühn) oder Ruf. *ren.ves.* 2,10. Indem Cicero ἀνατρέφειν zusätzlich mit προσ- präfigiert, betont er vermutlich den Aspekt des „*Wiederauf*päppelns"; im semantischen Spektrum der Präposition πρός findet dies m. E. in der Verbindung mit dem Akkusativ seine Repräsentation, bei der die Bewegung in eine bestimmte Richtung bzw. auf ein bestimmtes Ziel hin ausgedrückt wird, vgl. z. B. K.-G., Satzlehre, Bd. 1,518–21, bes. 518-20, oder LSJ s. v. πρός C.

In der lateinischen medizinischen Fachliteratur ist (προσ)ανατρέφειν nicht belegt. Antonymisch zu Formulierungen wie *materiam demere* etc. (vgl. ἀφαίρεσις (S. 329) am Ende), mit denen die Fachautoren ausdrücken, dass dem Körper Substanz entfernt werden soll, figuriert nur wenige Male der Ausdruck *materiam adicere*, vgl. Cels. 2,9,2 *omne vero auxilium corporis aut demit aliquam materiam aut adicit.*[1176] Da (προσ)ανατρέφειν vor allem beschreibt, dass Nahrung aufgenommen wird, kommen auch weitere von den Fachautoren verwendete Ausdrücke wie z. B. *cibum adsumere,*[1177] *cibum capere*[1178] oder *cibum dare*[1179] als lateinische Entsprechungen für das Verb in Betracht.

purgatio. Mit Bezug zur Medizin gebraucht von den Briefautoren nur Cicero das Wort (1mal), vgl. Cic. *fam.* 16,10,1 *ego vero cupio te ad me venire, sed viam timeo. gravissime aegrotasti, inedia et purgationibus et vi ipsius morbi consumptus es.*[1180] *purgatio* bedeutet allgemein ‚Reinigung'; wie hier – im Kontext einer Krankheit des Verdauungsapparates (vgl. *inedia* (S. 335), *consumptus es*) – dürfte das Wort i. S. v. ‚Abführen' zu verstehen sein.[1181] Dabei bezieht es Cicero auf den Menschen als Ganzen.

In der medizinischen Fachliteratur ist *purgatio* ebenfalls belegt (Cels. 14mal, Plin. *nat.* 20–32 42mal, Scrib. Larg. 2mal).[1182] Das Wort bezeichnet auch hier grundsätzlich ‚Reinigung', und wird von den Fachautoren auf verschiedene Körperteile und Organe bezogen: auf den Darm (‚Abführen'),[1183] den Magen,[1184] die weiblichen Geschlechtsorgane[1185] sowie auf den Kopf (z. B. bei Kopfschmerzen und Schwindelgefühl (*vertigo*)).[1186] Darüber hinaus gebraucht Celsus es für die Reinigung wunder Stellen

1176 Vgl. ferner Cels. 3,6,11; 3,22,11.

1177 Vgl. z. B. Cels. 1 pr. 19; 1 pr. 33; 1,3,10; 2,12,2f; 3,5,6; 3,15,4; 3,19,6; 4,1,3; 4,17,1; 4,26,4; 6,6,1f.

1178 Vgl. z. B. Cels. 1,1,2; 1,3,34; 3,15,4; 4,7,4; 4,31,3; 5,28,3c; 7,4,4a; Plin. *nat.* 30,60.

1179 Vgl. z. B. Cels. 1 pr. 21; 3,4,6; 3,4,7; 3,4,8; 4,12,8; 4,27,1c; 7,4,4e; 7,27,5; Plin. *nat.* 22,136; 24,68; Scrib. Larg. 52.

1180 Vgl. ferner Plin. *epist.* 10,32,2[NR] *purgationes cloacarum.*

1181 Vgl. OLD s. v. 2 sowie *exhaurire et purgare corpus* (S. 331).

1182 Vgl. Cels. 1 pr. 70; 1,3,17; 1,3,26; 2,12,1c; 3,18,17; 3,18,23; 3,24,3; 3,24,4; 3,27,1e; 4,27,1d; 4,27,1d (fr. 1); 4,31,9; 6,18,9a; 7,2,7; Plin. *nat.* z. B. 20,21; 20,74; 20,86; 21,135; 22,133; 23,17; 23,20; 23,83; 24,116; 25,40; 25,41; 25,58; 26,61; 26,68; 27,17; 27,22; 27,27; 28,130; 28,246; 28,250; 30,126; 30,129 (2mal); 31,59; 31,68; 32,96; 32,131; 32,132 (2mal); Scrib. Larg. z. B. ind. 177; ind. 178; 99; 133. Zu Bildungen auf *-tio* in medizinischer Literatur vgl. Kap. III. B. (a), S. 428ff.

1183 Vgl. Cels. 1 pr. 70; 1,3,17; 1,3,26; 2,12,1c; 3,18,17; 3,18,23; 3,24,3; 3,24,4; 3,27,1e; 4,31,9; Plin. *nat.* 25,41; 27,22; 27,27; Scrib. Larg. ind. 177; ind. 178; 133.

1184 Vgl. Plin. *nat.* 23,83; 23,158; 25,58; 27,17; 27,48; 31,68.

1185 Dabei benutzt Plinius d. Ä. häufig die Ausdrücke *purgatio feminarum* (Plin. *nat.* 20,21; 20,139; 20,148; 24,116) oder *mulierum* (Plin. *nat.* 20,74; 20,213; 21,135; 25,40; 28,246; 32,96); weitere Belegstellen für *purgatio* mit Bezug auf die Reinigung der weiblichen Geschlechtsorgane sind Plin. *nat.* 20,86; 28,250; 28,253; 30,126; 30,129 (2mal); 32,132 (2mal). Überdies benutzt Plinius d. Ä. das Wort auch für die Reinigung der Gebärmutter nach der Geburt (*purgatio a partu*), vgl. Plin. *nat.* 20,180; 20,214; 32,131.

1186 Vgl. Plin. *nat.* 28,130; Scrib. Larg. ind. 6; ind. 7; ind. 8; ind. 9; 99.

nach einem chirurgischen Eingriff, vgl. 7,2,7 *in ceteris partibus, si aeque linamenta supervacua sunt, purgationis causa paulum mellis infundendum, deinde glutinantia super danda*; Plinius d. Ä. bezieht es auf äußerliche Verschmutzungen, vgl. *nat.* 23,164 *purgationes lentiginum.*[1187] Dass *purgatio* den Magen oder den Darm betrifft und dabei i. S. v. ‚Abführen' zu verstehen ist, lässt sich also sowohl für Ciceros Gebrauch des Wortes als auch für den der Fachautoren beobachten. Überdies geht auch aus der Fachliteratur hervor, dass das Purgieren zu körperlicher Schwäche führt und somit eine Gefahr für die Gesundheit darstellt, vgl. Cels. 1,3,26 *sed purgationes quoque, ut interdum necessariae sunt, sic, ubi frequentes sunt, periculum adferunt: adsuescit enim non ali corpus, cum omnibus morbis obnoxia maxime infirmitas sit.*[1188] Das Verb *consumere* gebrauchen die Fachautoren dabei jedoch nicht.[1189]

Die im Briefcorpus belegten „diätetischen" Ausdrücke sind bis auf die griechischen Wörter (einschließlich *diaeta*) sowie die Verbindung *exhaurire et purgare corpus* auch in der medizinischen Fachliteratur attestiert (vgl. Tabelle 34).

Vor allem hinsichtlich der Bedeutungen dieser gemeinsam verwendeten Ausdrücke stimmen die Brief- mit den Fachautoren überein (*abstinere, abstinentia, exhaurire, purgare, ieiunius, inedia, purgatio*); bisweilen betrifft dies auch weitergehende semantische Aspekte, wie z. B. dass ein von den Briefautoren beschriebenes Vorgehen sich auch in der Fachliteratur wiederfindet (*abstinere, abstinentia, purgare, purgatio*). Selten liegen dagegen gemeinsame Junkturen vor (*abstinere, exhaurire, purgare*) und nur im Falle von *abstinere* sind vergleichbare syntaktische Merkmale in beiden Corpora zu beobachten – jedoch ebenso Unterschiede.

In abweichender Bedeutung wird nur *ieiunium* von beiden Autorengruppen gebraucht. Darüber hinaus liegen die Unterschiede vor allem im Bereich der Pragmatik; so sind die Ausführungen der Fachautoren im Zusammenhang mit den hier besprochenen Ausdrücken und Formulierungen stets umfangreicher, spezifischer, konkreter und differenzierter als die vergleichbaren Äußerungen der Briefautoren.

1187 In mehreren weiteren Passagen der Fachliteratur ist aus dem unmittelbaren Zusammenhang, in dem *purgatio* steht, nicht eindeutig ersichtlich, welche Art von Reinigung bezeichnet wird, vgl. Cels. 4,27,1d; 4,27,1d (fr. 1); 6,18,9a; Plin. *nat.* 22,133; 23,17; 23,20; 26,61; 26,68; 28,255; 31,59. In zwei Stellen bei Plinius d. Ä. betrifft das Wort zudem die Behandlung von Tieren, vgl. *nat.* 25,53; 28,79.

1188 Vgl. ferner z. B. Cels. 1 pr. 70; 1,3,17.

1189 Gleichwohl benutzt Celsus *consumere* in diesem Sinne in einem anderen Zusammenhang, vgl. Cels. 5,22,1 *misy quoque et galla, si paribus portionibus misceantur, corpus consumunt.*

Tabelle 34: Häufigkeiten der hier besprochenen Ausdrücke bei den einzelnen Autoren

Ausdruck	Cicero	Sen. d. J.	Plin. d. J.	Celsus	Plin. d. Ä.	Scrib. Larg.
abstinentia	8^{NR}	7^{NR}	$1 + 3^{NR}$	32	7	2
abstinere	$1 + 7^{NR}$	$2 + 12^{NR}$	10^{NR}	61	9	3
ἀσιτεῖν	1	-	-	-	-	-
ἀφαίρεσις	1^{M}	-	-	-	-	-
diaeta	1^{M}	-	11^{NR}	-	-	-
διαιτητική/*diaetetica*	-	-	-	1	-	2
exhaurire et purgare corpus	-	1	-	-	-	-
exhaurire	-	$1 + 11^{NR}$	7^{NR}	10	1^{NR}	
purgare	-	-	$2 + 2^{NR}$	46	147	23
ieiunium	-	1	-	6	-	-
ieiunus, -a, -um	$1 + 6^{NR}$	5^{NR}	1^{NR}	34	46	9
inedia	1	1^{NR}	1^{NR}	14	3	2
προσανατρέφειν	1^{M}	-	-	-	-	-
purgatio	1	-	1^{NR}	14	42	2

(γ) Verdauung

In Verbindung mit gesundheitlichen Maßnahmen, die die Verdauung betreffen, gebrauchen die Briefautoren die Ausdrücke ἐμετική, εὐλυσία κοιλίας, κοιλιολυσία, πέψις sowie *stomachum levare vomitu* und *stomachum fulcire cibo*.[1190]

ἐμετική (sc. δίαιτα). Das griechische Wort verwendet von den Briefautoren nur Cicero (1mal), vgl. *Att.* 13,52,1 *post H. viii in balneum. (…) unctus est, accubuit.* ἐμετικὴν *agebat; itaque et edit et bibit.* ἐμετικός, -ή, -όν (zu ἔμεσις ‚Erbrechen') bedeutet zunächst ‚das Erbrechen betreffend'. Die Form ἐμετική in Ciceros Brief verlangt ein Bezugswort; das allgemein angenommene δίαιτα passt lexikalisch und semantisch gut dazu:[1191] Der Ausdruck *agere* ἐμετικὴν δίαιταν wäre dann so zu verstehen, dass die Einnahme des Brechmittels Teil einer vorgeschriebenen (medikamentösen) Behandlung (δίαιτα) ist. Er bedeutet demzufolge ‚die Brechmittelkur durchführen', d. h. ‚ein Brech-

1190 Zu Senecas Vorstellung der Verdauung vgl. Migliorini (1997), 24–6.
1191 Vgl. Sh. B. ad loc., Bd. 5, 396; DGE s. v. ἐμετικός I. 2.

mittel einnehmen'[1192] und stellt eine medizinische Maßnahme dar.[1193] Es ist jedoch zu bedenken, dass die Junktur ἐμετική δίαιτα nicht belegt ist.[1194] Das Corpus Hippocraticum, aus dem sich einzelne sprachliche und inhaltliche Elemente mehrfach auch bei Cicero wiederfinden, weist keinen zu δίαιταν *agere* passenden Ausdruck auf;[1195] angenommen δίαιτα hat sein lateinisches Pendant im Wort *curatio,*[1196] so sind auch für die Verbindung *curationem agere* keine Belege zu finden, die auf einen phraseologischen Ausdruck hinweisen.[1197] δίαιτα als Ergänzung zu ἐμετική ließe sich möglicherweise mithilfe eines assoziativen Sprachgebrauchs sowohl des Griechischen als auch des Lateinischen denken. So bezeichnet δίαιτα das ‚Leben' im Allgemeinen, aber u. a. auch die ‚Behandlung' im Speziellen.[1198] Der erstgenannten Bedeutung entspricht lat. *vita,* das zusammen mit *agere* den festen Ausdruck *vitam agere* bildet.[1199] Es sei nicht vorgeschlagen, *vitam* anstelle von δίαιτα zu ergänzen, aber vielleicht hatte Cicero die erwähnte Assoziation im Sinn und setzte daher für sich *agere* als Verb hinzu. Seine Beherrschung des Griechischen sowie die Kenntnis einschlägiger medizinischer Literatur stützen diese Annahme.[1200]

Abgesehen von der sprachlichen Problematik deutet der inhaltliche Gegenstand der Passage daraufhin, dass ἐμετική als medizinische Maßnahme verstanden werden kann. So zählt Cicero auf, welche Schritte der Körperpflege und für körperliches Wohlergehen Caesar macht: spazieren, baden, salben, ausruhen.[1201] Daraufhin führt er seine (reguläre) emetische Behandlung an sich durch, die darin besteht, ein Emetikum einzu-

---

1192 Vgl. DGE s. v. ἐμετικός I 2: „llevaba una dieta emética", LSJ s. v. II. 2. b.: „he was taking a course of emetics", vgl. auch LSJ s. v. δίαιτα II. 2.: „prescribed manner of life, regimen"; Tyrrell-Purser 1,86: „to be under a régime of daily emetics".

1193 Zwar impliziert eine Brechmittelkur die Einnahme eines Brechmittels, die grammatische Form ἐμετική widerspricht jedoch der Deutung des Wortes i. S. eines Konkretums, d. h. ἐμετικόν als ‚Brechmittel' (wie heute Emetikum). Dieser Gebrauch scheint später erst aufgekommen zu sein, denn in der griechischen Literatur (TLG-Corpus) vor Cicero, aber auch später, z. B. in den sehr ausführlichen medizinischen Schriften Galens, findet sich kein Beleg dafür.

1194 In der Funktion eines Attributs steht die weibliche Form des Adjektivs bisweilen mit δύναμις, vgl. z. B. Galen *de simplicium medicamentorum temperamentis ac facultatibus* vol. 11 S. 380 (Kühn); Aët. 50. Häufiger ist jedoch die Junktur ἐμετικὸν φάρμακον belegt und damit die sächliche Form des Adjektivs, vgl. z. B. Hp. *Loc.Hom.* 42 καὶ εἴ τις βούλεται φάρμακον πίσαι ὑποχωρητικὸν καὶ ἐμετικὸν (…).

1195 Nicht unüblich für das Corpus Hippocraticum ist die Phrase δίαιταν διαιτεῖσθαι (z. B. Hp. *Aff.* 37, 51; *Int.* 42).

1196 Vgl. auch Ciceros Ausdruck *diaetā curare* (*Att.* 4,3,3).

1197 Vgl. Liv. 4,13,8 *hic Minucius eandem publice curationem agens quam Maelius privatim agendam susceperat, cum in utraque domo genus idem hominum versaretur, rem compertam ad senatum defert* sowie die Formulierung *genus curationis agere* in Cels. 3,15,3 *si vero nihilo minus remanet, aliud ex toto sequendum est curationis genus, idque agendum, ut id, quod diu sustinendum est, corpus facile sustineat.*

1198 Vgl. DGE s. v. I 1 und 2.

1199 Belege dafür bei Cicero sind *Lucullus* 109; *fin.* 3,65; 4,69; *Tusc.* 1,36; 1,99; *div.* 2,95; *off.* 2,39.

1200 Vgl. auch von Albrecht (2003), 53–5, 60–1.

1201 Vgl. dazu den Abschnitt II. C. (b) (α) (S. 302).

nehmen, und trinkt und speist im Anschluss. Was die Gründe für die Brechmittelkur waren, bleibt jedoch ungesagt.

In der medizinischen Fachliteratur hat weder ἐμετική (einschließlich der weiteren Formen) noch eine transliterierte Form *emeticus, -a, -um* Belege. Auch ein vergleichbares Wort, das das Sich-Erbrechen als übergeordnete Behandlungsmethode bezeichnet, findet sich nicht in den Schriften der medizinischen Fachautoren. Gleichwohl ist das Erbrechen für die Fachautoren eine dezidierte Maßnahme, wie Celsus' kurze Auseinandersetzung mit der Lehrmeinung des Asklepiades darüber zeigt (Cels. 1,3,17–8), woraufhin er resümiert: *ergo ille quoque ipse, si quid iam corruptum esset, expelli debere confessus est: ita non ex toto res condemnanda est. sed esse eius etiam plures causae possunt; estque in ea quaedam paulo subtilior observatio adhibenda*. Er macht damit auch deutlich, dass es viele Gründe geben kann, aus denen heraus Erbrechen aus medizinischer Sicht notwendig ist, und erörtert diese in den folgenden Abschnitten (1,3,19–24). Um das Erbrechen zu bezeichnen, benutzt er dabei die Wörter *vomere* und *vomitus*, die auch von Plinius d. Ä. und Scribonius Largus gebraucht werden; Plinius d. Ä. gebraucht zudem häufig die Form *vomitio*.[1202]

Ein Wort für das Brechmittel selbst ist ebenfalls nicht in der medizinischen Fachliteratur belegt;[1203] jedoch legt Celsus dar, welche Mittel zum Erbrechen führen,[1204] und auch Plinius d. Ä. erwähnt in seinen Ausführungen über die verschiedenen pflanzlichen, tierischen und weiteren Substanzen, wenn eine von diesen Brechreiz hervorruft, vgl. z. B. Plin. *nat.* 20,12 *cortex* (sc. *peponis*) *quoque vomitionem movet, faciem purgat*. Dabei gebraucht er die Ausdrücke *vomitionem concitare, movere* und *facere*.[1205]

εὐλυσία κοιλίας. Den Ausdruck gebraucht von den Briefautoren allein Cicero (1mal), vgl. *fam.* 16,18,1 *indulge valetudini tuae; cui quidem tu adhuc, dum mihi deservis, servisti non satis. ea quid postulet non ignoras:* πέψιν, ἀκοπίαν, περίπατον σύμμετρον, τρῖψιν, εὐλυσίαν κοιλίας. Er bezeichnet einen „leichten Stuhl" und dieser zählt zu den gesundheitlichen Ratschlägen, die Cicero an Tiro richtet.[1206] Die Verbindung εὐλυσία κοιλίας ist in den griechischen Texten des TLG-Corpus zuerst bei Paulos von Aegina

1202 Vgl. die Häufigkeiten dieser Wörter in der Fachliteratur: *vomere* (Cels. 43mal, Plin. *nat.* 20–32 10mal), *vomitus* (Cels. 82mal, Plin. *nat.* 20–32 8mal, Scrib. Larg. 5mal), *vomitio* (Plin. *nat.* 20–32 62mal). Zu *vomitus* vgl. noch Courtil (2015), 220–1.

1203 Im Gegensatz dazu gebraucht Celsus umschreibende Formulierungen, wenn er von einem harntreibenden Mittel spricht, vgl. beispielsweise *medicamentum urinam movens* (Cels. 3,27,2a; 3,27,3a) oder *quae urinam movent* (z. B. Cels. 1,3,6; 3,21,6; 3,24,3; 4,9,2). Analog zu ἐμετικός kennt das Griechische auch dafür mit οὐρητικός, -ή, -όν ein eigenständiges Adjektiv.

1204 Vgl. Cels. 1,3,22 *qui vomere post cibum volt, si ex facili facit, aquam tantum tepidam ante debet adsumere; si difficilius, aquae vel salis vel mellis paulum adicere. at qui mane vomiturus est, ante bibere mulsum vel hysopum, aut esse radiculam debet, deinde aquam tepidam, ut supra scriptum est, bibere*.

1205 Vgl. für *vomitiones movere* Plin. *nat.* 20,12; 22,153; 23,153; 26,55; 27,134 und für *vomitiones concitare nat.* 20,11; 20,221; 24,186; 25,56; 32,91; für *vomitiones facere*: *nat.* 20,207; 27,31.

1206 Die Übersetzung ist Wöhrle (2010), 172 entnommen. Vgl. überdies LSJ s. v. εὐλυσία I.: „a healthy motion of the bowels" und Gourevitch (1984), 452, Anm. 34: „avoir le ventre libre".

(3,22,2) belegt, einem medizinischen Autor des 7. Jh. n. Chr. Auch der Bestandteil εὐλυσία ist im TLG-Corpus erst in nachchristlicher Zeit attestiert, zuerst bei C. Musonius Rufus (*dissertationum a Lucio digestarum reliquiae* 19) im 1. Jh. n. Chr. Allein κοιλία figuriert häufig bereits vor Ciceros Lebzeiten; in demselben Sinn, in dem er es hier verwendet (‚Stuhl, Ausscheidung'), ist das Wort auch im Corpus Hippocraticum belegt.[1207] Dass Cicero jedoch die sprachliche Gewandtheit besaß, auch im Griechischen neue Wörter zu bilden, lässt sich z. B. anhand der Ausdrücke κακοστόμαχος (S. 209) oder εὐστομάχως (siehe Anm. 687, S. 210) erkennen. Ebenso leicht – durch Präfigierung und Substantivierung des Adjektivs λύσιος – lässt sich die Form εὐλυσία bilden.[1208] Darüber hinaus muss gleichermaßen angenommen werden, dass sich in Ciceros Verwendung des Wortes ein sprachgebrauch manifestiert, der durch kein anderes überliefertes Zeugnis belegt ist und dadurch also nicht der Realität entsprechend abgebildet wird.

Im Gegensatz zu den meisten anderen in dieser Passage aufgezählten Hinweisen – ἀκοπία (S. 302), περίπατος σύμμετρος (S. 315), τρῖψις (S. 322) –, die Maßnahmen für Gesundheit und Wohlbefinden darstellen, kann εὐλυσία κοιλίας, ebenso wie die zuvor genannte πέψις (S. 344), weniger als Maßnahme denn als Voraussetzung dafür verstanden werden. Beide Hinweise implizieren lediglich entsprechende Maßnahmen, deren erwünschte Resultate sie erst sind. Darin und ebenso im Gebrauch eines von medizinischer Terminologie geprägten Griechisch wird deutlich, dass der Adressat sowohl Griechisch beherrschen als auch zumindest über grundlegendes Wissen zur griechischen Medizin verfügen musste. Möglicherweise wandte sich Cicero mit diesen Ratschlägen indirekt also an Tiros Arzt, den Griechen Metrodorus, vgl. ἀκοπία (S. 302) mit Anm. 1021.

In der medizinischen Fachliteratur ist die griechische Junktur εὐλυσία κοιλίας nicht attestiert. Jedoch verwenden die Fachautoren häufiger das Adjektiv *coeliacus, -a, -um* (Cels. 1mal, Plin. *nat.* 20–32 50mal, Scrib. Larg. 7mal),[1209] das eine Übertragung des griechischen, mit κοιλία korrespondierenden Adjektivs κοιλιακός, -ή, -όν (‚die Eingeweide betreffend') darstellt. *coeliacus* bedeutet im Allgemeinen ‚den Darm betreffend'; hinsichtlich der konkreten Bedeutung und des Gebrauchs des Adjektivs unterscheiden sich die Fachautoren aber untereinander: Während Celsus das Wort nur zur Klärung von fachlichen Begriffen benutzt und *coeliacus* (sc. *morbus*, ‚Darmkrankheit') dabei mit dem Zusatz *a Graecis nominatur* erwähnt,[1210] verwenden Plinius d. Ä. und

1207 Vgl. z. B. Hp. *Aër.* 3; 4; *Epid.* 1,2,4; 3,3,13; 4,1,23.

1208 Das Suffix -ία ist zu allen Zeiten produktiv und häufig bei substantivierten zusammengesetzten Adjektiven wie z. B. ἀδικία (aus α + δίκαιος) anzutreffen, vgl. Schwyzer, 468–9. Zu Neologismen bei Cicero und dessen Gebrauch von Graeca siehe von Albrecht (2003), 142–4, 53–5.

1209 Vgl. Cels. 4,19,1 (zitiert in Anm. 1210); Plin. *nat.* z. B. 20,26; 20,65; 20,86; 21,150; 22,48; 22,158; 23,8; 23,13; 23,14; 24,7; 24,9; 24,70; 26,44; 26,50; 26,52; 27,103; 27,129; 27,142; 28,72; 28,96; 28,132; 29,43; 29,49; 30,58 (2mal); 31,97; 31,122; Scrib. Larg. ind. 143; 95; 111t; 111; 112; 121 (2mal); 170; 206.

1210 Vgl. Cels. 4,19,1 *sed hic quidem morbus et acutus est, et inter intestina stomachumque versatur sic, ut cuius potissimum partis sit, non facile dici possit. in ipsius vero ventriculi porta consistit is, qui * * et longus esse consuevit: coeliacus a Graecis nominatur.*

Scribonius Largus es substantivisch zur Bezeichnung des ‚Darmkranken, Darmpatienten'.[1211] Im Vergleich mit Ciceros Äußerung sind also bis auf verwandte lexikalische Beziehungen (κοιλία, *coeliacus*) keine weiteren Gemeinsamkeiten zu beobachten.

κοιλιολυσία. Diesen Begriff benutzt von den untersuchten Briefautoren allein Cicero, vgl. *Att.* 10,13,1 *primum dormiit ad H. iii, deinde, cum esset nuntiatum venisse Neapolitanos et Cumanos (his enim est Caesar iratus), postridie redire iussit; lavari se velle et* περὶ κοιλιολυσίαν γίνεσθαι. *hoc here effecit.* κοιλιολυσία ist ebenso wie der Ausdruck εὐλυσία κοιλίας (s. o.) außer hier bei Cicero erst in nachchristlicher Zeit in der überlieferten griechischen Literatur (TLG-Corpus) einige Male belegt.[1212] Die Überlieferungslage u. a. für das erste Jahrhundert v. Chr. bildet also vermutlich nicht die sprachliche Wirklichkeit ab. Mit Blick auf die einzelnen Elemente, aus denen sich das Wort zusammensetzt – λύειν und κοιλία – sowie auf den Sinnzusammenhang, in dem es gebraucht wird, bezeichnet es einen ‚lockeren, gelösten Stuhl'.[1213] Folglich bedeutet die Formulierung περὶ κοιλιολυσίαν γίνεσθαι: ‚den Zustand der κοιλιολυσία herbeiführen'. Wahrscheinlich implizieren beide Äußerungen die Einnahme eines Medikaments.[1214] Die Umstände bzw. Ursachen, die diese Maßnahme erfordern, werden hier ebenso wie im Fall der εὐλυσία κοιλίας nicht angesprochen.

In der lateinischen medizinischen Fachliteratur ist κοιλιολυσία nicht belegt. Zwar kommen einige Ausdrücke der Fachautoren dem griechischen Wort aus lexikalischer Sicht nahe – vgl. *resolutio alvi*, *resolutio ventris*, *solutio stomachi* oder *solutio ventris*[1215] –, hinsichtlich ihrer Bedeutung weichen sie jedoch von dem ab, was Cicero mit κοιλιολυσία bezeichnet. Denn während er an Maßnahmen denkt, um einen gelösten Stuhl herbeizuführen, bezeichnen die Fachautoren mit den genannten Ausdrücken ‚Durchfall' und ‚Magenschwäche', möglicherweise auch das, was heute ‚Magen-Darm-Infektion' genannt wird. Sie figurieren daher auch als etwas zu Vermeidendes bzw. zu Behandelndes, vgl. z. B. Scrib. Larg. 108 *medicamentum, quod proprie adversus solu-*

1211 Den Begriff erklärt Scribonius Largus 111 *ad coeliacos, id est, qui subito et multa deiciunt, item et ad alvum citatam et interdum levia tormina* (vgl. 95). Plinius d. Ä. setzt das Verständnis des griechischen Wortes offenbar voraus und bietet keine Erklärung; dass er sich damit auf Darmbeschwerden bezieht, bestätigt sich jedoch anhand der vielen Belegstellen, in denen *coeliacus, -a, -um* neben *dysintericus, -a, -um* steht und daher als Rezept oder Heilmittel bzw. medizinischer Ratschlag für die Betroffenen beider Beschwerden zu verstehen ist, vgl. z. B. *nat.* 20,122; 20,234; 20,250; 21,150; 23,46; 23,100; 23,124; 24,7; 24,9; 24,116; 26,50; 26,52; 27,129; 27,142; 28,204 (2mal); 28,207 (2mal); 30,58.

1212 Vgl. z. B. Sor. 1,46,2; 1,65,4; 3,48,4; Aët. 69.

1213 Vgl. Sh. B. ad loc., Bd. 4, 420: „*alvi solutionem*".

1214 Vgl. LSJ s. v. κοιλιολυσία: „to take laxative medicine"; Orth (1925), 100: „Die purgatio dient zur Lösung des harten Leibs (…)." Vgl. auch die Ausdrücke ἐμετικήν *agere* (S. 339) und *purgatio* (S. 337).

1215 Vgl. für *resolutio alvi* Cels. 2,7,28; für *resolutio ventris* vgl. Cels. 2,6,2; 3,24,4 sowie 4,12,7 *vulgatissimum vero pessimumque stomachi vitium est [resolutio est], cum cibi non tenax est, soletque desinere ali corpus ac sic tabe consumi*; für *solutio stomachi* vgl. Plin. *nat.* 20,249; 23,112; 27,115; 28,61; Scrib. Larg. ind. 117; ind. 140; 108 und für *solutio ventris* vgl. Plin. *nat.* 23,112; 24,81; 27,88.

tionem stomachi facit (…); oder Plin. *nat.* 23,112 *sistunt* (sc. *balaustia*) *potu menses feminarum, sanant ulcera oris, tonsillas, uvam, sanguinis excreationes, ventris et stomachi solutiones, genitalia, ulcera quacumque in parte manantia.* Eine Ausnahme dazu stellt eine Äußerung Celsus' dar, in der die *resolutio ventris*, da es um abführende Maßnahmen geht, zunächst noch anhalten soll, vgl. Cels. 3,24,4 *si purgatio fit, post eam triduo primo modice cibum oportet adsumere ex media materia, et vinum bibere Graecum salsum, ut resolutio ventris maneat.*

πέψις. Diesen Begriff gebraucht von den Briefautoren nur Cicero (1mal), vgl. *fam.* 16,18,1 (zitiert auf S. 341). πέψις bedeutet ‚Verdauung‘[1216] und ist wie weitere griechische Ausdrücke dieser Äußerung bereits im Corpus Hippocraticum belegt.[1217] Cicero empfiehlt Tiro, dem Adressaten dieses Briefs, also unter anderem eine gute Verdauung als Schritt hin zur Gesundheit. Im Unterschied zu den Ratschlägen ἀκοπία (S. 302), περίπατος σύμμετρος (S. 315) und τρῖψις (S. 322), die unmittelbar als gesundheitsfördernde Maßnahmen verstanden werden können, stellt πέψις, ebenso wie εὐλυσία κοιλίας (S. 341), eher eine Voraussetzung dafür dar.[1218]

In der medizinischen Fachliteratur wird der griechische Ausdruck πέψις nicht verwendet. Jedoch gebraucht Plinius d. Ä. (1mal) die latinisierte Form des damit korrespondierenden Adjektivs πεπτικός, -ή, -όν, lat. *pepticus, -a, -um*, vgl. *nat.* 20,201 *ego tamen damnaverim collyriis addi* (sc. *papaver*), *multoque magis quas vocant* ληξιπυρέτους *quasque pe<p>ticas et coeliacas*. Entsprechend dem griechischen Substantiv πέψις bezieht *pepticus* sich auf die Verdauung und bezeichnet hier, unter Auslassung des Bezugswortes, ein Medikament, das die Verdauung unterstützt.

stomachum fulcire cibo. stomachum levare vomitu. Im Sinne medizinischer Maßnahmen, die die Verdauung betreffen, gebraucht Seneca d. J. diese beiden Formulierungen, vgl. *epist.* 68,7 *nota habet sui quisque corporis vitia. itaque alius vomitu levat stomachum, alius frequenti cibo fulcit, alius interposito ieiunio corpus exhaurit et purgat.* ‚Den Magen durch Erbrechen zu erleichtern‘ und ‚ihn durch reichlich Nahrung zu stützen‘ sind also zwei Maßnahmen (vgl. *curatio* in *epist.* 68,7 (s. Anm. 879, S. 270)), mit deren Hilfe Magenproblemen begegnet werden könne. Da Seneca mit diesem gedanklichen Rückgriff auf körperliche, medizinische Sachverhalte vor allem seine Ausführungen über den *animus* veranschaulichen will,[1219] äußert er sich nicht eingehend über die *vitia stomachi*. Jedoch ist eine moralische Wertung in dieser Aussage erkennbar, vgl. dazu *exhaurire et purgare corpus* (S. 331) und *ieiunium* (S. 333).

1216 Vgl. LSJ s. v. III. 1., Wöhrle (2010), 184; Gourevitch (1984), 452, Anm. 34: „bien digérer“.

1217 Vgl. Hp. *Coac.* 384; *Ep.* 23.

1218 Vgl. dazu sowie zu Ciceros Wechsel ins Griechische εὐλυσία κοιλίας (S. 341) und ἀκοπία (S. 302).

1219 Vgl. *epist.* 68,6 *cum secesseris, non est hoc agendum, ut de te homines loquantur, sed ut ipse tecum loquaris.* (…) *id autem maxime tracta quod in te esse infirmissimum senties.* (7) *nota habet sui* (…). *sic in animo nostro sunt quaedam quasi causariae partes quibus adhibenda curatio est.*

In der medizinischen Fachliteratur sind die Verbindungen *levare stomachum* und *fulcire stomachum* nicht belegt. Vergleichbare Ausdrücke, die die Fachautoren benutzen, um zu thematisieren, dass der Magen gestärkt werden soll, sind z. B. *stomachum confirmare, stomachum corroborare* oder *stomachum reficere*.[1220] Über ein Erleichtern des Magens – wie Seneca d. J. mit *levare stomachum* – sprechen die Fachautoren nicht.

Von den hier besprochenen, die Verdauung betreffenden Ausdrücken wird keiner in derselben Weise von den medizinischen Fachautoren wie von den Briefautoren verwendet (vgl. Tabelle 35).

Tabelle 35: Häufigkeiten der hier besprochenen Ausdrücke bei den einzelnen Autoren

Ausdruck	Cicero	Sen. d. J.	Plin. d. J.	Celsus	Plin. d. Ä.	Scrib. Larg.
ἐμετική (sc. δίαιτα)	1	-	-	-	-	-
εὐλυσία κοιλίας	1	-	-	-	-	-
coeliacus, -a, -um	-	-	-	1	50	7
κοιλιολυσία	1	-	-	-	-	-
πέψις	1	-	-	-	-	-
pepticus, -a, -um	-	-	-	1	1	-
stomachum fulcire cibo	-	1	-	-	-	-
stomachum levare vomitu	-	1	-	-	-	-

Lediglich für εὐλυσία κοιλίας und κοιλιολυσία sowie für πέψις sind mit den lateinischen Adjektiven *coeliacus* und *pepticus* Formen in der Fachliteratur anzutreffen, die mit den griechischen Ausdrücken lexikalisch verwandt sind. Parallelen in Bezug auf die Semantik sind dabei jedoch nur für *pepticus* zu beobachten. Die Ursachen für diese lexikalischen Abweichungen zwischen den Brief- und den Fachautoren liegen vermutlich darin, dass die Fachautoren griechische Ausdrücke in der Regel zur Erklärung der griechischen medizinischen Terminologie einbringen, darüber hinaus aber vermeiden, vgl. dazu Kap. III. A. (b), S. 421ff.

1220 Vgl. für *stomachum confirmare* Plin. *nat.* 20,240; 27,16; 29,45; Scrib. Larg. ind. 347; 104; 107; für *stomachum corroborare* vgl. Plin. *nat.* 20,213; 20,263; 21,144; 26,32; 27,46 und für *stomachum reficere* vgl. Cels. 3,11,2; Plin. *nat.* 28,196; 32,64; Scrib. Larg. 107. Weitere inhaltlich dazu passende Ausdrücke sind *stomachum adiuvare* (Plin. *nat.* 23,66; 23,115), *firmare* (Plin. *nat.* 24,27), *fovere* (Cels. 4,12,4; 4,18,3), *iuvare* (Plin. *nat.* 21,174; 23,113), *nutrire* (Plin. *nat.* 23,39), *recreare* (Plin. *nat.* 23,38; 30,46), *restituere* (Cels. 4,12,11), *sanare* (Plin. *nat.* 27,86), *sistere* (Plin. *nat.* 23,106; 23,161).

(δ) Chirurgie

Eine Reihe von medizinischen Wörtern und Formulierungen der Briefautoren betreffen die Chirurgie: *amputare, chirurgia, dividere praecordia, exsecare, fractam partem iungere* und *fracta solidare* sowie *luxatam partem reponere* (sc. *in locum*), *sanguinem mittere, sanguinem sistere, secare* und *urere, venam percutere ad extenuandum corpus.*[1221]

amputare. Im Briefcorpus hat das Verb insgesamt vier Belege (zwei je bei Seneca d. J. und Plinius d. J.), in einem möglicherweise medizinischen Zusammenhang figuriert jedoch nur eine Stelle, vgl. Sen. *epist.* 9,4 *si illi* (sc. *sapienti*) *manum aut morbus aut hostis exciderit, si quis oculum vel oculos casus excusserit, reliquiae illi suae satisfacient et erit inminuto corpore et amputato tam laetus quam [in] integro fuit; sed <si> quae sibi desunt non desiderat, non deesse mavult.*[1222] Dabei bleibt jedoch offen, ob Seneca mit *amputare* Bezug auf das vorangehende Kolon *morbus manum exciderit* nimmt und darin ein Verweis auf die Chirurgie gesehen werden kann. Da *amputare* häufig im Kontext von Landwirtschaft und Gärtnerei gebraucht wird, um das Beschneiden von Bäumen und Pflanzen zu bezeichnen,[1223] handelt es sich möglicherweise um eine Übertragung aus dieser Domäne. Sowohl im chirurgischen als auch im landwirtschaftlichen Sinne kann *amputare* mit ‚abschneiden, beschneiden' wiedergegeben werden. Zu denken wäre jedoch auch an eine weniger konkrete Bedeutung wie ‚ein- oder beschränken', die schon bei Cicero vorliegt, vgl. *Cael.* 76 *etenim semper magno ingenio adulescentes refrenandi potius a gloria quam incitandi fuerunt; amputanda plura sunt illi aetati, si quidem efflorescit ingeni laudibus, quam inserenda*. Dafür sprechen zwei Argumente: Erstens, als einschlägiger medizinischer bzw. chirurgischer Begriff kann *amputare* für den Zeitraum vom 1. Jh. v. Chr. bis ins 1. Jh. n. Chr. vermutlich nicht bezeichnet werden, denn Celsus gebraucht das Verb gar nicht und Plinius d. Ä., bei dem es drei Belege in den „medizinischen" Büchern hat, bezieht es stets auf Tiere.[1224] In Bezug auf die Humanmedizin verwendet es nur Scribonius Largus (1mal). Hier beschreibt er das Entfernen des Zäpfchens (*uva iacens*), jedoch geschieht dies gerade nicht durch einen chirurgischen Eingriff, sondern mithilfe eines *tryphera* genannten Medikaments, vgl. 230 *melior tryphera* (…) *facit ad omnia, quae ferro debent tolli sine magno dolore* (…). *uvam nimis iacentem sine periculo per auriscalpium lana involutum perunctam ex parte, qua*

1221 Darüber hinaus erwähnen die Briefautoren auch einige chirurgische Werkzeuge wie *ferramentum, puxis* oder *scalpellus*, vgl. dazu den Abschnitt II. C. (d) (S. 366). Auf die Bedeutung der Chirurgie in Senecas philosophischen Schriften geht Courtil (2017) ausführlich ein.

1222 Vgl. *de* Meo (2005), 234–6 sowie weiterhin Sen. *epist.* 86,17[NR]; Plin. *epist.* 1,20,19[NR]; 7,27,12[NR].

1223 Vgl. z. B. Colum. *de arboribus* 5,2; 5,3; 6,5; 7,6 etc.; *de re rustica* 3,15,3, 3,16,1; 4,8,2; 4,11,1 (2mal) etc. sowie TLL s. v. 2020,26–78.

1224 Vgl. Plin. *nat.* 29,70; 32,26; 32,33. Jedoch gebraucht Curtius Rufus in seiner vermutlich in der 2. Hälfte des 1. Jh. n. Chr. entstandenen Geschichte Alexanders des Großen mehrfach das Verb *amputare*, wenn er schildert, dass Menschen Körperteile wie Hände, Gliedmaßen oder Ohren abgetrennt werden, vgl. 3,8,16; 4,15,17; 5,5,6 etc. In einem ausdrücklich medizinischen Kontext stehen diese Äußerungen aber nicht.

tollenda est, amputat.[1225] Dabei bezeichnet *amputare* gewissermaßen auf metaphorische Weise ‚ab- oder herausschneiden' und beschreibt so die Wirkung des Medikaments. Zweitens spricht die Parallelstellung zu *inminutum* (‚beeinträchtigt') in Sen. *epist.* 9,4 dafür, *amputatum* im semantisch ähnlichen Sinne von ‚eingeschränkt' zu interpretieren.

chirurgia. Den Terminus selbst benutzt von den Briefautoren nur Cicero (1mal), vgl. *Att.* 4,3,3^{M} *sed ego diaeta curare incipio, chirurgiae taedet* (vollständig zitiert auf S. 330). Die Äußerung bezieht sich dabei im übertragenen Sinne auf die Chirurgie als Teildisziplin der Medizin, vgl. dazu *diaeta* (S. 330).[1226] Die Chirurgie repräsentiert in dieser Darstellung ein gewaltsames Vorgehen, während die Diätetik als Alternative dazu erscheint.[1227] Indem Cicero sich des Verbs *curare* bedient, bekräftigt er den metaphorischen Bezug zur Medizin.[1228]

In der medizinischen Fachliteratur ist *chirurgia* (Scrib. Larg. 2mal) bzw. χειρουργία (Cels. 1mal) sehr selten belegt.[1229] Celsus und Scribonius Largus erläutern den Begriff jedoch, vgl. Cels. 1 pr. 9 *tertia* (sc. *pars medicinae*) *quae manu medetur* (vollständig zitiert auf S. 330) und Scrib. Larg. ep. 6 *post, ubi ne ad haec* (sc. *diaeticam et pharmaciam*) *quidem cedunt difficultates adversae valetudinis, tunc coacta ad sectionem vel ultimo ad ustionem devenit.* Die Mittel der Chirurgie sind demnach das Schneiden und Brennen (*sectio, ustio*). Weitere Charakterisierung erfährt die Chirurgie anhand einiger Belegstellen für das Wort *chirurgus* (Cels. 4mal, Scrib. Larg. 13mal),[1230] in dessen Bereich die Behandlung von Wunden und Geschwüren falle, vgl. Cels. 7 pr. 5 *vulnerum quoque ulcerumque multorum curationes (…) chirurgi sibi vindicant.*[1231]

1225 Zu *tryphera* vgl. Gal. *de compositione medicamentorum per genera* 12,844–5 ἡ τῶν παγκρατιαστῶν λεγομένη τρυφερὰ, ποιεῖ καὶ πρὸς πυρίκαυστα, ὥστε χωρὶς οὐλῆς ἀπαλλάττειν.

1226 Vgl. Orth (1925), 104–5: „Chirurgie ist nicht nur Schneiden, sondern jede Handhilfe." (104) und „Chirurgie umfasst Massage, Schneiden und Brennen." (105).

1227 Vgl. TLL s. v. *diaeta*, 947,62–3 (ad loc.): „i. e. moderatione quam severitate uti malo".

1228 Vgl. TLL s. v. *curo*, 1503,65–1504,69.

1229 Vgl. Cels. 1 pr. 9; Scrib. Larg. ep. 6; 200. Darüber hinaus kennt die lateinische Literatur (PHI-Corpus) lediglich einen weiteren Beleg für *chirurgia*, vgl. Serv. *Aen.* 12,396 *alii ‚mutas* (sc. *artes*)*', quia apud veteres manibus magis medicina tractata est: unde et chirurgia dicta*. Zur Frage, warum *chirurgia* selten von den Fachautoren gebraucht wird, vgl. *diaeta* (S. 330) mit Anm. 1145. Zu den lateinischen Ausdrücken der Fachautoren, die chirurgische Maßnahmen bezeichnen, zählen *curatio, quae manu redditur* (Cels. 5,27,9), *curatio, quae corpori manu adhibetur* (Cels. 6,15,4), *manus curatio* (Cels. 7,7,13a; 7,8,1), *manu curatio* (Cels. 7,7,15a), *manu mederi* (Cels. 1 pr. 9), *manu curare* (Cels. 6,6,35; 7 pr. 1; 7 pr. 2; 7,11,1; 7,12,1a; 7,23,1).

1230 Vgl. Cels. 6,7,2b; 7 pr. 4; 7 pr. 5; 7,11,1; Scrib. Larg. 200; 201; 202; 203; 204; 205; 206; 208; 209; 211; 212; 215; 240 (ohne die Belege im Inhaltsverzeichnis und den Kapitelüberschriften). Anders als Celsus spricht Scribonius Largus hier jedoch nicht weiter über den Chirurgenberuf, sondern erwähnt die Chirurgen lediglich beim Namen, wenn er von Heilmitteln und Rezepten spricht, die diesen zugeschrieben wurden, vgl. z. B. 202 *emplastrum Megetis chirurgi* oder 240 *Tryphon chirurgus carnem eminentem hoc medicamento compescebat.* In derselben Weise wird das nur in Hs. *F* überlieferte *chirurgicus* in Cels. 5,28,7a gebraucht.

1231 Weiteres lässt sich aus der Profilbeschreibung eines Chirurgen bei Celsus schließen, vgl. 7 pr. 4 *esse autem chirurgus debet adulescens aut certe adulescentiae propior; manu strenua, stabili, nec umquam intremescente, eaque non minus sinistra quam dextra promptus; acie oculorum*

Schließlich äußern sich beide Autoren auch zum Verhältnis der medizinischen Teilbereiche, vgl. Scrib. Larg. 200 *implicitas medicinae partes inter se et ita conexas esse* (vollständig zitiert auf S. 330) und vgl. Cels. 7,11,1 *id autem vitium, quod ozena Graece vocatur, si medicamentis non cederet, quemadmodum manu curandum esset, apud magnos chirurgos non rep<p>eri*. Anders als in Scribonius Largus' Darstellung entsteht hier aber der Eindruck, Pharmazie und Chirurgie stellten je Alternativen zueinander dar.

Zwischen Ciceros Äußerung über die Chirurgie und der Charakterisierung der Disziplin in der Fachliteratur lassen sich einige Parallelen erkennen: Sie mit körperlicher Gewalt zu assoziieren passt zu ihrer Definition als medizinische Behandlung, die der Hände bedarf (Cels. 1 pr. 9; 7,11,1) und zu deren konkreten Handlungen das Schneiden und Brennen gehören (Scrib. Larg. ep. 6); dass die Chirurgie bisweilen schmerzende körperliche Eingriffe vornimmt, impliziert auch Celsus' Beschreibung des idealen Chirurgen in 7 pr. 4 (*animo intrepidus, non clamore* (sc. *aegri*) *motus, secare*; vgl. Anm. 1231). Im Unterschied zu Scribonius Largus' Darstellung, dass Diätetik, Pharmazie und Chirurgie ineinander übergreifen (vgl. 200), verhalten sich diese Disziplinen Cicero zufolge nicht komplementär zueinander, sondern lösen sich gegenseitig ab und schließen sich dadurch aus. Darin sind Parallelen zu Cels. 7,11,1 zu erkennen. Dass Ciceros Auffassung über die Medizin und die sie konstituierenden Teildisziplinen nicht so stringent ist wie diejenige der medizinischen Fachautoren, zeigt sich auch in *Att.* 2,1,7 *non minus esset probanda medicina quae sanaret* (…) *quam quae exsecaret*, vgl. *exsecare* (S. 349). Anders als den Fachautoren dienen ihm derartige Referenzen auf die Medizin zumeist zur Veranschaulichung eines nicht-medizinischen Sachverhalts.

dividere praecordia. Diesen Ausdruck gebraucht von den Briefautoren nur Seneca d. J. (1mal), vgl. *epist.* 70,16 *non opus est vasto vulnere dividere praecordia: scalpello aperitur ad illam magnam libertatem via et puncto securitas constat.* Er beschreibt damit also das Öffnen der Brust (*aperitur*); wozu dieser Eingriff nötig ist, äußert Seneca jedoch nicht. Vielmehr geht es ihm um eine Gegenüberstellung der Methoden (und damit auch der Mittel), mit denen eine solche Operation durchgeführt wird bzw. wurde: Während sie früher offenbar mit einer großen Wunde (*vastum vulnus*) einherging – was sowohl für das grobe Operationswerkzeug als auch für die Gefahr des Vorgangs spricht –, kommen dafür nun Skalpelle zum Einsatz, die kleine Stiche (*punctum*) bzw. Schnitte ermöglichen und die Operation ungefährlicher machen (*securitas, libertas*); vgl. auch *scalpellus* (S. 370). Der Gedanke dient Seneca d. J. als Beleg für die vorausgegangene Behauptung, dass es doch gut um die Menschheit stünde – vgl. *epist.* 70,15 *bono loco res humanae sunt, quod nemo nisi vitio suo miser est* –, da sich die Medizin auf einem modernen Stand befinde, vgl. *epist.* 70,16 *ut dolorem capitis levares, sanguinem saepe misisti; ad extenuandum corpus vena percutitur* (hier schließt sich die eingangs zitierte

---

acri claraque; animo intrepidus; misericors sic, ut sanari velit eum, quem accepit, non ut clamore eius motus vel magis quam res desiderat properet, vel minus quam necesse est secet; sed perinde faciat omnia, ac si nullus ex vagitibus alterius adfectus oriatur.

Passage an). Physische Leiden könnten also ohne Schmerzen und Gefahr für den Patienten behandelt werden.

Die medizinischen Fachautoren gebrauchen den Ausdruck *dividere praecordia* nicht. Überdies finden sich nur zwei Passagen, in denen eine vergleichbare Operation thematisiert und dabei das Wort *praecordia* gebraucht wird, vgl. Cels. 1 pr. 40 *id vero, quod restat, etiam crudele, vivorum hominum alvum atque praecordia incidi* und 1 pr. 42 *simul atque vero ferrum ad praecordia accessit*. Diese Gedanken sind jedoch nur in Celsus' Proömium zu lesen, in dem er u. a. einen geschichtlichen Überblick über die Entstehung der Medizin gibt. Seine eigentlich fachlichen Ausführungen beinhalten den Sachverhalt also gar nicht oder bringen ihn auf andere Art und Weise zur Sprache. Vermutlich ist der Ausdruck ‚die Brust öffnen' zu allgemein für ein medizinisches Handbuch, das bisweilen auch sehr diffizile Operationen beschreibt.[1232]

exsecare. In einem medizinischen Zusammenhang gebrauchen Cicero und Seneca d. J. das Verb (je 1mal), vgl. Cic. *Att.* 2,1,7^{M} *quin etiam si mihi nemo invideret, si omnes, ut erat aequum, faverent, tamen non minus esset probanda medicina quae sanaret vitiosas partis rei publicae quam quae exsecaret* und Sen. *epist.* 78,18 *tunc tibi fortissimus quisque et victor doloris occurrat: ille qui dum varices exsecandas praeberet legere librum perseveravit, ille qui non desiit ridere cum hoc ipsum irati tortores omnia instrumenta crudelitatis suae experirentur.*[1233] In beiden Stellen steht *exsecare* in der Bedeutung ‚herausschneiden' und bezieht sich auf „Körperpartien" – vgl. *vitiosae partes* (des Staates) bei Cicero oder auf kranke Organe, vgl. *varix* bei Seneca d. J. Zudem stellt Cicero dem chirurgischen Eingriff des Herausschneidens das Heilen (*sanare*) gegenüber; vermutlich bezieht er sich dabei auf eine medizinische Behandlung mithilfe entweder diätetischer oder pharmazeutischer Maßnahmen.[1234] Zur Präfigierung mit *ex-* siehe Kap. III. B. (c), S. 436ff.

In der medizinischen Fachliteratur ist *exsecare* nicht attestiert, jedoch hat das Simplex *secare* (S. 354) dort mehrere Belege. Außerdem ist mit Bezug auf Cic. *Att.* 2,1,7^{M} hinzuzufügen, dass gemäß der Auffassung der Fachautoren auch die Chirurgie der Heilung verpflichtet ist, vgl. z. B. Cels. 5,26,32 *si scalpello aliquis uti non vult, potest sanare id emplastrum, quod ex ladano fit*: Das Heilen (*sanare*) geht hier sowohl vom Pflaster (*emplastrum*) als auch vom Skalpell aus.

fractam partem iungere. ***luxatam partem in locum reponere***. Von diesen medizinischen Tätigkeiten – ‚den gebrochenen Körperteil (wieder) zusammenfügen' sowie ‚den ausgerenkten Körperteil zurück an seine Stelle setzen' – spricht Seneca d. J. (je 1mal)

1232 So unterscheidet sich auch die fachliche medizinische Repräsentation des Begriffs *praecordia* von der allgemeinen oder alltagssprachlichen, vgl. TLL s. v. 511,39–512,6; OLD s. v. 1 b, c sowie z. B. Cels. 5,27,11 (zitiert auf S. 332), wo *praecordia* den Magen bezeichnet.

1233 Weitere Belege des Verbs im Briefcorpus betreffen nicht die Medizin, vgl. Sen. *epist.* 86,8 und Plin. *epist.* 2,12,3.

1234 Zu Ciceros Darstellung der medizinischen Disziplinen vgl. auch *diaeta* (S. 330) und *chirurgia* (S. 347), zu Seneca siehe Courtil (2017), 144–7, bes. 146.

und schreibt sie ausdrücklich dem Aufgabengebiet des Arztes zu, vgl. *epist.* 104,18 *fregit aliquis crus aut extorsit articulum: non vehiculum navemque conscendit, sed advocat medicum ut fracta pars iungatur, ut luxata in locum reponatur.*[1235] Weiterhin ist in diesem Zusammenhang der Ausdruck ***fracta solidare*** bei Plinius d. J. zu erwähnen, vgl. *epist.* 8,20,1 *color* (sc. *lacus*) *caerulo albidior, viridior et pressior; sulpuris odor saporque medicatus; vis qua fracta solidantur.*[1236] Wie Plinius mitteilt, habe das Wasser des *Vadimonus lacus* die Kraft, ‚Brüche zu festigen', also deren Heilung zu unterstützen.

In der medizinischen Fachliteratur sind Senecas Formulierungen *fractam partem iungere* und *luxatam partem reponere* (*in locum*) nicht belegt. Jedoch gebrauchen die Fachautoren die Adjektive *fractus, -a, -um* (Cels. 42mal, Plin. *nat.* 20–32 16mal, Scrib. Larg. 1mal)[1237] und *luxatus, -a, -um* (Cels. 1mal, Plin. *nat.* 20–32 40mal, Scrib. Larg. 1mal),[1238] wenn sie Brüche und Verrenkungen thematisieren. Selten wird *fractum* dabei wie bei Plinius d. J. substantivisch gebraucht (Cels. 8,3,11; Plin. *nat.* 31,6). Zwar finden sich zwei Passus, in denen die Fachautoren *solidare* mit *fractus* verbinden, jedoch figuriert es dort stets als Attribut zu *os*, vgl. Cels. 8,4,17 *hoc genus curationis efficit, ut qua parte fracta ossa tamen inhaerent, solidentur* und Plin. *nat.* 28,227 *lardum elixum atque circumligatum mira celeritate solidat* (sc. *fracta ossa*). Ebenso ist die Verbindung *pars fracta* (bei Seneca) mit einem Beleg bei Celsus (8,9,1a) sehr selten in der Fachliteratur attestiert. Senecas Junktur *luxata pars* wird schließlich überhaupt nicht von den Fachautoren benutzt.

Anders als für Seneca d. J., der sich die Behandlung ausgerenkter oder verrenkter Körperteile als einfachen, ohne Schnitte vonstattengehenden Vorgang vorstellt (*reponere*), erfordert dies Celsus zufolge einen chirurgischen Eingriff, vgl. Cels. 7,1,1 *luxata igitur, in quacumque parte corporis sunt, quam primum sic curari debent, ut, qua dolor est, ea scalpello cutis crebro incidatur, detergeaturque eodem averso profluens sanguis*. Indes beschreibt Celsus mithilfe des Verbs *reponere*, dass gebrochene Knochen wieder in ihre ursprüngliche Position zurückgebracht werden müssten, vgl. z. B. Cels. 8,5,3 *<s>in <os> fractum est, id quo<que> digitis in suam sedem reponendum est.*[1239] Dass zudem das Wasser eines Sees eine heilende Wirkung auf Knochenbrüche habe, wie Plinius d. J. zu berichten weiß, erwähnen die Fachautoren nicht.

Weiterhin im Unterschied zu den Briefautoren gebrauchen die Fachautoren *fractus* in der Regel mit Bezugswörtern wie *os,*[1240] *caput*[1241] oder *iugulum,*[1242] *luxatus* dage-

1235 Vgl. hierzu auch Courtil (2017), 144–7, bes. 146.

1236 Siehe zur Stelle auch medicatus, -a, -um (S. 289) und vgl. Migliorini (1992), 123.

1237 Vgl. für *fractus* i. S. v. ‚gebrochen' bzw. ‚Bruch' Cels. z. B. 2,10,14; 5,19,7; 5,19,11b; 6,13,4; 7,12,1d (2mal); 8,3,10; 8,4,1; 8,4,2 (2mal); 8,4,3; 8,5,1 (2mal); 8,5,2; 8,5,3; 8,7,2; 8,7,5; 8,8,1a; 8,8,1d (2mal); 8,9,1a; 8,10,1b; 8,10,1g; 8,10,2a; 8,11,1; 8,16,4; 8,25,4; Plin. *nat.* 20,29; 20,126; 20,142; 20,250; 21,142; 22,160; 24,145; 25,138; 25,141; 26,142; 27,42; 28,227 (2mal); 29,114; 30,119; 31,6; Scrib. Larg. ind. 250; ind. 264; 209.

1238 Vgl. Cels. 7,1,1; Plin. *nat.* z. B. 20,66; 20,82; 20,105; 21,129; 21,157; 21,163; 22,32; 22,49; 22,74; 23,4; 23,47; 23,75; 24,63; 24,87; 24,116; 26,122; 27,42; 28,21; 28,50; 28,140; 29,30 (2mal); 30,79; 31,6; 31,71; 31,104; 32,141; Scrib. Larg. 206.

1239 Vgl. weiterhin Cels. 8,7,5 und 8,16,4.

gen vor allem ohne Bezugswort im Neutrum Plural;[1243] Ausnahmen hiervon sind *luxatum articulamentum* (Scrib. Larg. 206), *corpus* (Plin. *nat.* 31,71), *membrum* (Plin. *nat.* 28,21; 29,30), *luxatus articulus* (Plin. *nat.* 23,87; 30,79) und *pes* (Plin. *nat.* 22,74; vgl. *luxata in pedibus* (Plin. *nat.* 20,105)). Die Verben, die die Fachautoren im Kontext der Behandlung von Brüchen und Verrenkungen verwenden, sind bisweilen eher allgemeinen Charakters, vgl. *mederi fractis ossibus* (Plin. *nat.* 20,29; 27,42), (sc. *aquae) prosunt luxatis fractisve* (Plin. *nat.* 31,6) oder *sanare luxata* (Plin. *nat.* 20,105; 22,32; 28,140);[1244] andere figurieren in detaillierten Schilderungen einer Behandlung und sind spezifischer, vgl. z. B. *extrahere fracta ossa,*[1245] *imponere alqd. super fractum os* (Cels. 8,4,10), *imponere alqd. fractis ossis* (Plin. *nat.* 24,145) oder *fracto capiti* (Plin. *nat.* 29,114)[1246] sowie *fovere luxata* (Plin. *nat.* 20,81–2), *inlinere luxatis* (Plin. *nat.* 28,234) oder *inponere luxatis.*[1247]

Neben den wenigen lexikalischen Gemeinsamkeiten im Gebrauch der hier verwendeten Lexeme unterscheidet sich Seneca d. J. vor allem in der inhaltlichen Darstellung der Zusammenhänge von den Fachautoren.

sanguinem mittere. Im Briefcorpus ist der Terminus bei Cicero (2mal[M]) und bei Seneca (2mal) belegt, vgl. Cic. *Att.* 1,1,16[M] *apud bonos iidem sumus quos reliquisti, apud sordem urbis et faecem multo melius quam reliquisti. missus est sanguis invidiae sine dolore, atque etiam hoc magis quod omnes illi fautores illius flagiti rem manifestam illam redemptam esse a iudicibus confitentur*; 6,1,2[M] *sanguinem miserit, quicquid potuit detraxerit, enectam* (sc. *provinciam*) *tradiderit* (vollständig zitiert auf S. 329); Sen. *epist.* 70,16 *ut dolorem capitis levares, sanguinem saepe misisti; ad extenuandum corpus*

1240 Vgl. Cels. 7,12,1d (2mal); 8,3,10; 8,4,1; 8,4,2 (2mal); 8,4,3; 8,4,7; 8,4,10 (2mal); 8,4,12; 8,4,15; 8,4,17; 8,5,1 (2mal); 8,5,3; 8,5,6; 8,8,1d; 8,10,1b; 8,10,1g; 8,10,2c; 8,10,3a; 8,11,1; 8,25,4; Plin. *nat.* 20,29; 20,126; 20,250; 21,142; 22,160; 24,145; 25,138; 25,141; 26,142; 27,42; 28,227; 30,119; Scrib. Larg. ind. 264; 209.

1241 Vgl. Cels. 2,10,14; 5,19,7; 5,19,11b; 8,4,22; Plin. *nat.* 29,114.

1242 Vgl. Cels. 8,8,1a; 8,8,1d. Weitere Junkturen sind z. B. *fractum bracchium* (Cels. 8,10,3a), *crus* (Cels. 8,10,5b), *cubitum* (Cels. 8,16,4; vgl. 8,10,4), *femur* (Cels. 8,10,5b), *membrum* (Plin. *nat.* 20,142), *fracta costa* (Plin. *nat.* 28,227), *maxilla* (Cels. 8,7,2) oder *fractus umerus* (Cels. 8,10,2a; 8,10,2d).

1243 Vgl. Cels. 7,1,1; Plin. *nat.* 20,66; 20,82; 20,105; 20,173; 20,175; 20,230; 21,129; 21,157; 21,163; 22,32; 22,49; 22,76; 22,112; 22,138; 23,4; 23,47; 23,75; 23,90; 23,148; 24,63; 24,87; 24,116; 24,147; 24,171; 24,188; 26,122; 27,42; 28,50; 28,140; 28,234; 29,30; 31,6; 31,104; 32,141.

1244 Vgl. ebenso *curare luxata* (Cels. 7,1,1), *mederi luxatis* (Plin. *nat.* 23,4; 24,87; 24,171; 26,122; 32,141), *prodesse luxatis* (Plin. *nat.* 21,129; 21,163; 22,76; 23,90; 24,147)

1245 Vgl. Plin. *nat.* 20,126; 20,251; 21,142; 22,160; 25,138; 25,141; 26,142.

1246 Weitere Verben, die die Behandlung von Brüchen betreffen, sind *glutinare* (Cels. 8,10,4), *inlinere* (Plin. *nat.* 30,119), *movere* (sc. *fracta ossa sedibus suis*; Cels. 8,11,1), *reverti* (i. e. *revertitur femur in anticum statum* (Cels. 8,10,5b), *tractare* (Cels. 8,4,7).

1247 Vgl. Plin. *nat.* 21,157; 22,49; 23,47; 23,75; 23,148; 27,42; 29,30; 31,104. Außerdem verwendet Plinius d. Ä. einige Male den Ausdruck *lenire luxata* (Plin. *nat.* 20,66; 22,112; 28,50).

vena percutitur und 95,22 *antiqui medici nesciebant (...) sanguinem mittere (...)* (vollständig zitiert auf S. 317). Er bedeutet ‚zur Ader lassen'.[1248]

Mit *sanguinem mittere* beschreiben auch die medizinischen Fachautoren den Vorgang des Aderlassens (Cels. 64mal, Scrib. Larg. 1mal),[1249] vgl. z. B. Cels. 3,7,1a *si vires sinunt, sanguinem mittere optimum est* (sc. *in febribus pestilentiae casus*), *praecipueque si cum dolore febris est* oder Scrib. Larg. 17 *nam sunt et qui sanguinem ex vena sua missum bibant aut de calvaria defuncti terna coclearia sumant per dies triginta*. Außerdem gebrauchen die Fachautoren einige Variationen dieses Ausdrucks, um den Aderlass zu bezeichnen, vgl. z. B. *emittere sanguinem* (Cels. 10mal, Plin. nat. 20–32 2mal, Scrib. Larg. 1mal) oder *missio sanguinis* (Cels. 4mal).[1250]

Wie Seneca d. J. (*epist.* 70,16) erwähnt auch Celsus (1mal), dass ein Aderlass eine hilfreiche Maßnahme gegen Kopfschmerzen ist, vgl. 4,27,1d (fr. 1) *si nusquam sanguis se ostendit, ideoque graves capitis dolores urgent, e<x> brachio ille mittendus est.* Anders als Seneca, der die Kopfschmerzen eher als allgemeines Beispiel für Unwohlsein heranzieht, spricht Celsus im Kontext einer konkreten Krankheit (vgl. 4,27,1a *ex vulva quoque feminis vehemens malum nascitur*) von Kopfschmerzen.

Wie Cicero (*Att.* 1,1,16[M]) mitteilt, ist der (metaphorische) Aderlass ohne Schmerzen (*sine dolore*) vonstattengegangen. In der Fachliteratur wird Schmerz zwar ebenso im Zusammenhang mit dem Aderlass thematisiert, ob dieser selbst jedoch Schmerzen verursacht, darüber äußern sich die Fachautoren nicht. Dagegen figurieren Schmerzen in ihren Schriften als Symptom, dem mithilfe eines Aderlasses beizukommen ist, vgl. z. B. Cels. 4,13,2 *remedium vero est magni et recentis doloris sanguis missus*.[1251]

Darüber hinaus merken die Fachautoren häufiger an, in welchem Zustand der Patient sein soll, damit er den Aderlass und die damit möglicherweise einhergehenden Schmerzen verträgt und diese Maßnahme ihm zur Besserung verhilft, vgl. z. B. Cels. 3,7,1b *quod si puer est qui laborat, neque tantum robur eius est, ut ei sanguis mitti possit, siti ei utendum est, ducenda alvus vel aqua vel tisanae cremore, tum denique is levibus cibis nutriendus.*[1252]

1248 Schon seit babylonischer Zeit existiert die Vorstellung, sich mittels eines Aderlasses schädlicher Substanzen im Blut zu entledigen. Seine grundlegende Wirkung bestünde zudem darin, dass sich ein Gefühl des Wohlbefindens einstelle, vgl. Nutton (1996), 110–1.

1249 Vgl. Cels. z. B. 2,10,1 (2mal); 2,10,7; 2,10,9; 3,7,1a (im Folgenden zitiert); 3,7,1b (im Folgenden zitiert); 3,7,1c; 3,8,2; 3,18,6 (2mal); 3,18,7; 3,18,16; 3,22,7; 4,2,5; 4,3,2; 4,6,2; 5,26,33a; 5,26,34b; 5,27,2a; 6,6,1f; 6,6,1m; 6,6,8g; 7,7,15h; 7,20,2; 8,4,7; 8,9,1d; 8,10,7c; Scrib. Larg. 17 (im Folgenden zitiert).

1250 Vgl. für *emittere sanguinem* Cels. 2,10,2; 2,10,13; 2,10,14; 2,10,16; 4,6,2; 5,26,32; 5,28,14e; 6,6,16c; 6,6,26; 7,18,1; Plin. *nat.* 25,56; 28,43; Scrib. Larg. 16 und für *missio sanguinis* Cels. 2,10,17; 3,23,4; 3,27,1b; 4,6,3. Überdies ist der Ausdruck *detractio sanguinis* 1mal bei Scribonius Largus (67) attestiert. Dass sich bei Plinius d. Ä. und Scribonius Largus nur wenige Belege für die Ausdrücke für ‚Aderlass' finden, dürfte vor allem daran liegen, dass die Chirurgie in deren Schriften nicht oder nur untergeordnet thematisiert wird. Zu den Ausdrücken für den Aderlass vgl. schließlich noch Courtil (2015), 224–5.

1251 Vgl. außerdem z. B. Cels. 3,7,1a; 6,7,1b; 8,12,4.

1252 Vgl. weiterhin Cels. 2,10,3; 2,10,11. Oft zeigt sich dies auch an Zusätzen wie *si vires patiuntur* oder *si vires sinunt* und Ähnlichem, vgl. Cels. 2,11,5; 3,7,1a; 3,18,7; 4,7,2; 4,14,1; 5,26,33a;

Die Fachautoren unterscheiden sich also in Bezug auf die sachlich-inhaltliche Darstellung eines Aderlasses von den Briefautoren, denn die von diesen angesprochenen Aspekte sind nur in Ansätzen auch in der Fachliteratur wiederzufinden. Die Ursachen liegen u. a. darin, dass die Briefautoren den Aderlass eher zur Veranschaulichung eines eigenen, hinsichtlich der Medizin sachfremden Gedankens thematisieren: Cicero, indem er sich Metaphern bedient, Seneca d. J., indem er den Aderlass als Beispiel heranzieht (*epist.* 70,16). Weiterhin sind die Ausführungen der Fachautoren zum Aderlass erwartungsgemäß spezifischer und umfassender als das, was die Briefautoren darüber schreiben.

sanguinem sistere. Diesen Ausdruck gebraucht Seneca d. J. (1mal) in seinen Luciliusbriefen, vgl. *epist.* 95,15 *medicina quondam paucarum fuit scientia herbarum quibus sisteretur fluens sanguis, vulnera coirent.*[1253] Wie er schreibt, zähle das Wissen darüber, wie mithilfe von Kräutern und Pflanzen eine ‚Blutung zu stoppen' sei (*sanguinem sistere fluentem*), zu den Kenntnissen der Medizin. Zur Stelle siehe auch Kap. III. Anhang.

Der Ausdruck *sanguinem sistere* ist auch in der medizinischen Fachliteratur einige Male attestiert (Plin. *nat.* 20–32 39mal).[1254] Wie Seneca d. J. verwendet Plinius d. Ä. ihn in der Bedeutung ‚die Blutung stoppen'; als Hilfsmittel nennt er dabei ebenfalls Pflanzen, vgl. z. B. *nat.* 23,4 *cortex vitium et folia arida vulnerum sanguinem sistunt ipsumque vulnus conglutinant* oder 22,32 *sanguinem trita naribus indita sistit* (sc. *urtica*) *et magis radice.*[1255] Wie bei Seneca findet sich in diesem Kontext auch bei Plinius d. Ä. einige Male der Zusatz *fluens*, vgl. z. B. *nat.* 24,13 *suberis cortex tritus ex aqua calida potus sanguinem fluentem ex utralibet parte sistit*;[1256] beide Autoren gebrauchen also die Verbindung *sanguinem fluentem sistere*.

Anders als Seneca d. J. spricht Plinius d. Ä. nicht nur allgemein vom Blut, sondern konkretisiert, woher es kommt bzw. welcher Körperteil oder welches Organ blutet;

5,26,34b; 6,6,8g; 8,9,1d.

1253 Vgl. auch Plin. *epist.* 8,1,2–3 *quis deinde libellos meos sic leget, sic amabit? quem aures meae sic sequentur? sed di laetiora promittunt. stetit sanguis, resedit dolor. praeterea continens ipse, nos solliciti, medici diligentes.* Im Unterschied zur Senecastelle figuriert *sistere* hier intransitiv (‚das Blut steht'). Plinius d. J. beklagt den schlechten Gesundheitszustand seines Vorlesers Encolpius, vgl. dazu sanguinem reicere (S. 225). Dessen Erkranken bedeute für ihn eine körperliche Wunde, die geblutet habe; inzwischen sei die Blutung jedoch gestillt und der Schmerz habe nachgelassen; siehe auch sanguis fluit (S. 234).

1254 Vgl. Plin. *nat.* z. B. 20,59; 20,102; 20,137; 21,124; 22,23; 22,26; 22,32; 23,4; 23,137; 23,144; 24,13; 24,44; 24,50; 25,83 (2mal); 26,22; 26,84; 26,134 (2mal); 27,18; 28,71; 28,239; 28,240; 29,31; 29,32; 29,114; 30,61; 31,40; 31,130; 32,121. Außerdem gebraucht Plinius d. Ä. einige weitere gleichbedeutende Ausdrücke, vgl. z. B. *sistere abundantiam sanguinis* (Plin. *nat.* 27,93), *excreationes sanguinis* (Plin. *nat.* 23,112), *fluctiones sanguinis* (Plin. *nat.* 24,183) oder *profluvium sanuinis* (Plin. *nat.* 20,44; 20,158; 24,119; 26,131; 26,133; 31,121; 31,129); vgl. schließlich Scrib. Larg. 240 *sistere eruptionem sangunis*.

1255 Vgl. ferner z. B. Plin. *nat.* 20,137; 20,261.

1256 Vgl. weiterhin Plin. *nat.* 26,134; 27,18 sowie *nat.* 23,137 *hi* (sc. *ricini mororum*) *terram si non attigere, sanguinem sistunt adalligati, sive ex vulnere fluat sive ore sive naribus sive haemorrhoidis*; siehe auch sanguis fluit (S. 234).

so unterscheidet er Nasenbluten (*narium sanguis*)[1257] von einer blutenden Wunde (*vulnerum sanguis*)[1258] sowie von weiteren Fällen, vgl. z. B. *nat.* 24, 169 *sanguinem quoque, qui defluit a renibus, pota cum ture masculo mirifice sistit* (sc. *stratiotes*) oder 26,131 *sanguinis profluvia sistit* (…) *clymenus vero, sive ore sanguis reiciatur sive naribus sive alvo fluat sive feminarum utero.*[1259]

secare. In einem medizinischen Kontext wird das Verb nur von Seneca d. J. (2mal) verwendet, vgl. *epist.* 52,9–10 *numquid aeger laudat medicum secantem?* (10) *tacete, favete et praebete vos curationi* und *epist.* 75,6–7 *non tamen erit quare gratuletur sibi quod inciderit in medicum etiam disertum;* (…) (7) *quid aures meas scabis? quid oblectas? aliud agitur: urendus, secandus, abstinendus sum. ad haec adhibitus es; curare debes morbum veterem, gravem, publicum.*[1260] In diesen Äußerungen figuriert *secare* i. S. v. ‚schneiden' als medizinischer Vorgang, vgl. auch exsecare (S. 349). Dabei fungiert das Paar „schneiden und brennen" (*epist.* 75,7) als eine nahezu stereotype Chiffre, die die (chirurgische) Medizin bzw. das Handeln ihrer Vertreter assoziieren lässt.[1261]

Auch die medizinischen Fachautoren gebrauchen *secare* im chirurgischen Sinne von ‚schneiden' (Cels. 12mal, Plin. *nat.* 20–32 8mal).[1262] Das von Seneca d. J. ebenfalls im Zusammenhang mit dem Schneiden angesprochene Brennen (*urere* in *epist.* 75,7) erwähnt auch Plinius d. Ä. in Verbindung mit *secare*, vgl. Plin. *nat.* 29,13 (zitiert in Anm. 1261). Darüber hinaus lässt sich lediglich anhand Senecas Gebrauch des Gerundivums *secandus* (*epist.* 75,7) eine Nähe zur Ärztesprache erkennen. Denn weil diese Formen den Charakter einer Anweisung in sich tragen, gebrauchen auch die Fachautoren häufig Gerundivformen, um auf sachliche und kurzgefasste Weise auszudrücken, was Arzt oder Patient tun sollen.[1263]

1257 Vgl. Plin. *nat.* 20,137; 20,160; 20,179; 22,36; 26,131; 26,134; 29,31; 30,112.

1258 Vgl. Plin. *nat.* 22,147; 23,4; 27,18; 31,130 sowie *nat.* 22,26 *sanguinem ex vulnere* und 29,114 *vulneribus sanguinem sistere*.

1259 Vgl. ferner z. B. Plin. *nat.* 20,137 *sanguinem sistere interiorem* oder 23,112 *excreationes sanguinis sistere*.

1260 Vgl. *de* Meo (2005), 234–6. Weitere Belegstellen des Verbs stehen nicht in einem medizinischen Zusammenhang, vgl. Sen. *epist.* 58,11; 76,14; 118,17; 121,21; Plin. *epist.* 5,6,12.

1261 Dieser Topos findet sich schon bei Platon *Gorg.* 456b κάμνων τις οὐχὶ ἐθέλων ἢ φάρμακον πιεῖν ἢ τεμεῖν ἢ καῦσαι παρασχεῖν τῷ ἰατρῷ. Vgl. auch die kurze historische Anmerkung Plinius' d. Ä. über die Ankunft des griechischen Arztes Archagathus in Rom, *nat.* 29,13 *vulnerarium eum fuisse <eg>reg<i>u<m>, mireque gratum adventum eius initio, mox a saevitia secandi urendique transisse nomen in carnificem et in taedium artem omnesque medicos*. Vgl. schließlich *ustio* neben *sectio* in Scrib. Larg. ep. 6 (zitiert auf S. 347) sowie chirurgia (S. 347) und urere (s. u.). Zu *secare* und *urere*, sinnbildlich für die Chirurgie, siehe Courtil (2017).

1262 Vgl. Cels. 7 pr. 4; 7,2,3; 7,4,4c; 7,6,3; 7,7,8f; 7,7,8g; 7,7,11; 7,19,6; 7,20,4; 7,26,2n; 7,26,3b; 8,4,7; Plin. *nat.* 26,5; 26,112; 26,126; 28,110; 29,13; 30,36; 31,126 (2mal). Darüber hinaus figuriert *secare* in der Fachliteratur einige Male in anderen Bedeutungen wie beispielsweise i. S. v. ‚schneiden' – gesagt von den Schneidezähnen (Cels. 8,12,1) und wenn es darum geht, dass Pflanzen abgeschnitten werden (Plin. *nat.* 21,111; 25,69; 25,76; 26,121) – oder i. S. v. ‚(ein)teilen' in anatomischen Beschreibungen (Cels. 8,1,3; 8,1,4; 8,1,9); vgl. ferner Plin. *nat.* 25,50; 32,121.

Im Unterschied zu Seneca d. J., dem an vergleichbarer inhaltlich-fachlicher Tiefe nicht gelegen ist, gehen die Fachautoren ausführlich auf eine solche chirurgische Operation ein – vgl. z. B. Cels. 7,19,6 *sed primo rectus scalpellus quam levissima manu teneri debet, donec scrotum ipsum diducat; tum inclinandus mucro est, ut trans<versa membrana> secet, quae infra summam mediamque tunicam sunt.*

urere. Im Briefcorpus wird *urere* 1mal in einem medizinischen Zusammenhang verwendet, vgl. Sen. *epist.* 75,7 *urendus, secandus, abstinendus sum. ad haec adhibitus es; curare debes morbum veterem, gravem, publicum* (vollständig zitiert auf S. 354).[1264] *urere* ‚etw. od. jmd. brennen' figuriert hier wie secare (‚schneiden', s. o.) als eine chirurgische Handlung, die in der Antike als charakteristisch für den Arztberuf gilt und ihn daher gewissermaßen in metonymischer Weise bezeichnet, vgl. Anm. 1261.

In der medizinischen Fachliteratur ist *urere* ebenfalls i. S. v. ‚etw. od. jmd. brennen' attestiert (Cels. 13mal, Plin. *nat.* 20–32 3mal),[1265] vgl. z. B. Cels. 5,26,34c *si nihilo magis malum* (sc. *gangrena*) *constitit, uri, quod est inter integrum ac vitiatum locum, debet* oder Plin. *nat.* 23,69 *decoctum eorum* (sc. *olearum foliarum*) *cum melle iis* (sc. *medetur*), *quae medici usserint, gingivarum inflammationibus et paronychiis sordidisque ulceribus et putrescentibus*.

Mit Blick auf die Lexik und die Semantik stimmt Seneca d. J. also mit den Fachautoren im Gebrauch des Verbs überein. Auch dass Seneca mit *urendus* eine Gerundivform wählte, kommt der Sprache der Fachautoren nah, denn solche Formen finden sich häufig in ihren Schriften, da sie es ermöglichen, dem Patienten oder Arzt auf prägnante Weise Anweisungen zu geben.[1266] Zwar ist *urendus, -a, -um* in der Fachliteratur nur 1mal attestiert (Cels. 6,18,5), jedoch verwendet Celsus beispielsweise das synonymische Kompositum *adurere* häufiger als Gerundivum (19mal).

Darüber hinaus zeigt die Verwendung des Kompositums *adurere* vor allem die Unterschiede zwischen den Briefen und der Fachliteratur auf: So gebraucht Celsus, der von den Fachautoren die medizinische Vorgehensweise des Brennens am ausführlichsten thematisiert, häufiger *adurere* (Cels. 89mal) als *urere*,[1267] vgl. z. B. Cels. 5,26,33c *si ne haec quidem evincunt* (sc. *nigritiem*), *aduri locus debet, donec ex eo nullus umor feratur: nam quod sanum est, siccum est, cum aduritur*. Weiterhin verwendet er noch das

1263 Vgl. Adams (1995), 197–8, 467. Belege für *secandus, -a, -um* in der Fachliteratur sind Cels. 7,2,3; 7,6,2; 7,7,11.

1264 Die weiteren Belege für *urere* im Briefcorpus sind Cic. *Att.* 9,7,4; *ad Q. fr.* 2,11,5; Sen. *epist.* 3,4; 7,5; 22,12; 24,3; 24,5; 37,1; 48,7; 66,37; 67,3; 67,17 (2mal); 71,23; 71,27; 88,29; 95,25; 104,17; 119,13; 121,21.

1265 Vgl. Cels. 5,26,34c; 5,27,2a (3mal); 6,18,3a; 6,18,5; 6,19,3; 7,7,7c; 7,14,7; 7,15,2 (2mal); 7,22,1; 8,9,1h; Plin. *nat.* 23,69; 28,220; 29,13. Darüber hinaus wird das Verb oft – 1mal von Celsus, 57mal von Plin. d. Ä. (*nat.* 20–23) und 37mal von Scribonius Largus – auch in anderen Zusammenhängen gebraucht, z. B. wenn es um die Zubereitung oder die Wirkung von Heilmitteln geht.

1266 Vgl. Adams (1995), 197–8, 467.

1267 Dagegen gebrauchen Plinius d. Ä. (*nat.* 20–32 17mal) und Scribonius Largus (2mal) *adurere* seltener als *urere*, vgl. oben und Anm. 1265.

Substantiv *ustio* in diesem Zusammenhang, vgl. Cels. 5,28,2e *procedere curatio potest et ad scalpellum et ad ustionem* (vollständig zitiert auf S. 370). Im Briefcorpus sind diese Formen nicht belegt. Während die Präfigierung (*ad-urere*) im Sinne einer Spezifizierung verstanden werden kann,[1268] dient der Gebrauch von Substantiven wie *ustio* einer kurzen und sachlichen Ausdrucksweise, wie sie charakteristisch für Fachsprache ist.[1269] Zudem sprechen die Fachautoren erwartungsgemäß spezifischer als Seneca d. J. über das Brennen, wie die wiedergegebenen Beispiele zeigen.

venam percutere ad extenuandum corpus. Dieses Vorgehen erwähnt von den Briefautoren nur Seneca d. J. (1mal), vgl. *epist.* 70,16 *ut dolorem capitis levares, sanguinem saepe misisti; ad extenuandum corpus vena percutitur*; zur Stelle vgl. auch *dividere praecordia* (S. 348). Um den Körper abzumagern (*extenuare corpus*), werde, wie Seneca schreibt, eine Ader durchtrennt (*percutitur*); insofern damit ebenso ausgedrückt wird, dass eine Ader geöffnet wird, figuriert der Ausdruck *venam percutere* synonymisch zu den Bezeichnungen für ‚Aderlass', z. B. *sanguinem mittere* (S. 351). Vermutlich wählte Seneca hier diese Formulierung um der Anschaulichkeit willen.[1270]

Zwar hat der Ausdruck *venam percutere* zwei Belege in der medizinischen Fachliteratur, jedoch steht der dort angesprochene Sachverhalt in keinem Zusammenhang mit dem Ziel, den Körper abzumagern, vgl. Scrib. Larg. 84 *si quis super laqueum percusserit venam in brachio, quae est animalis, animadvertet aeque incitari sanguinem ex ea parte quam ex inferiore loco, cum percussa est vena*. Vielmehr geht Scribonius Largus hier darauf ein, wie damit umzugehen sei, wenn große Mengen Blut aus der Lunge oder der Pulsader hervorstürzen (vgl. die Überschrift dieses Abschnitts: *ad sanguinis eruptionem*).

Umso häufiger ist dagegen das Verb *extenuare* i. S. v. ‚ausdünnen, verdünnen, dünn machen' in der Fachliteratur attestiert (Cels. 46mal, Plin. *nat.* 20–32 29mal, Scrib. Larg. 4mal).[1271] Wie Seneca d. J. beziehen es die Fachautoren u. a. auf den menschlichen Körper und gebrauchen dabei ebenso wie dieser die Verbindung *extenuare corpus* (8mal), vgl. z. B. Cels. 1,3,16 *extenuat corpus aqua calida* (…), *ieiuno balineum, inurens sol ut omnis calor, cura, vigilia; somnus nimium vel brevis vel longus* (…); *cursus, multa ambulatio, omnisque vehemens exercitatio; vomitus, deiectio* (…). Einerseits führen also Lebensumstände und -weise (vgl. *cura, vigilia, somnus nimium brevis* etc.) zur Abmagerung des Körpers, andererseits tragen verschiedene Maßnahmen (vgl. *cursus, exercitatio, deiectio* etc.) dazu bei, vgl. beispielsweise auch Cels. 4,8,2 *quibus* (sc. *sanguinis detractione vel lacte ventre solvendo, liquanda interdum etiam ducenda alvo*)

1268 Vgl. dazu Kap. III. B. (c), S. 436ff.

1269 Vgl. dazu Kap. III. B. (a), S. 428ff.

1270 Vgl. hierzu auch Courtil (2017), 144–7, bes. 146, sowie Courtil (2015), 224–5.

1271 Vgl. Cels. z. B. 1,3,14; 1,3,16; 1,3,17; 2,6,8; 2,8,9; 2,8,31; 3,21,8 (2mal); 3,24,3; 4,8,2; 4,9,2; 4,15,2; 5,27,3e; 5,28,15d; 6,4,1; 6,6,1g; 6,6,8c; 7,2,4; 7,2,5; 7,4,4c; 8,1,3; 8,9,1f; 8,10,7c; Plin. *nat.* z. B. 20,23; 20,25; 20,53; 21,131; 21,155; 22,83; 22,101; 24,54; 24,185; 25,142; 25,158; 26,14; 27,134; 28,245; 29,127; 30,28; 31,31; 31,97; 31,98; 32,24; 32,37; 32,128; Scrib. Larg. ind. 36; ind. 46; 26; 28; 35; 153.

extenuatum corpus incipit spiritum trahere commodius. Darüber hinaus können auch eine Krankheit (Cels. 2,6,8; 2,8,31) sowie Hunger und Verzicht auf Nahrungsaufnahme (Cels. 8,91f; Cels. 8,10,7c) eine den Körper abmagernde Wirkung haben.[1272] Dabei stellt die Blutentnahme (wie für Seneca) auch für die Fachautoren eine abmagernde Maßnahme dar, vgl. *detractio sanguinis* in Cels. 4,8,2 (oben zitiert) sowie ferner Cels. 2,9,2 *demitur materia sanguinis detractione cucurbitula* (…) (vollständig zitiert auf S. 318). Anders als Seneca gebrauchen die Fachautoren jedoch nicht den Ausdruck *venam percutere* in diesem Zusammenhang.

Weiterhin, und im Unterschied zu Seneca d. J., beziehen die Fachautoren *extenuare* auch auf Organe und Körperteile wie z. B. *cutis* (Cels. 6,18,2a; 7,2,4; 7,2,5; 7,4,4c) oder *ventrem* (Cels. 2,8,9),[1273] auf Krankheiten und Symptome, wie beispielsweise *morbum regium* (Plin. *nat.* 20,110; 31,121) oder *tumor* (Cels. 7,14,3; 8,10,70),[1274] auf Narben und Schwielen[1275] oder weitere Beschwerden.[1276] Neben den oben bereits angeführten Maßnahmen und Mitteln kennen die Fachautoren auch Medikamente, die eine abmagernde Wirkung haben, vgl. z. B. Scrib. Larg. 35 *collyrium acre ad extenuandas cicatrices et quamvis veteres caliginemque et aspritudinem angulorum* (…) *praestat;*[1277] Plinius d. Ä. erwähnt Pflanzen und weitere natürliche Substanzen mit dieser Wirkung, vgl. z. B. *fel vituli* (Plin. *nat.* 28,245), *muria* (Plin. *nat.* 31,97), *nitrum* (Plin. *nat.* 31,115; 31,116), *curalium* (Plin. *nat.* 32,24). Für solche Mittel gebraucht Celsus bisweilen den Sammelbegriff *extenuantia* (Cels. 1,3,17; 5,28,15d; 6,6,8c; vgl. 6,6,1g).

Von den Begriffen und Formulierungen der Briefautoren, die die Chirurgie betreffen, sind alle bis auf *dividere praecordia, exsecare* und *fractam partem iungere, luxatem partem reponere* (sc. *in locum*) auch in der medizinischen Fachliteratur belegt (vgl. Tabelle 36).

Neben den sich dadurch ergebenden lexikalischen Gemeinsamkeiten zwischen den Brief- und den Fachautoren, stimmen beide Autorengruppen vor allem hinsichtlich der Semantik der gemeinsamen Ausdrücke im Allgemeinen überein (*chirurgia, sanguinem mittere, sanguinem sistere, secare, urere, extenuare*). Weitere Gemeinsamkeiten bestehen darin, dass einige Junkturen der Briefautoren auch von den Fachautoren verwendet werden (*extenuare corpus, fractus, -a, -um* mit *solidare, fracta pars, sanguinem*

1272 Weitere Belege für *corpus extenuare* sind schließlich Cels. 3,21,8; 7,29,6.

1273 Vgl. weiterhin *extenuare lienem* (Cels. 4,16,3; Plin. *nat.* 20,25, vgl. 22,83), *membrum* (Cels. 8,11,6), *palpebras asperas* (Scrib. Larg. 28, vgl. 26), *pectus* (Cels.4,15,2), *scrotum* (Cels. 7,19,10), *tunicam* (Cels. 7,7,13b).

1274 Weitere Beispiele sind *extenuare destillationes* (Plin. *nat.* 21,155), *fistulam* (Cels. 7,26,1c), *morbum* (Plin. *nat.* 26,14), *vitia stomachi et ventris* (Plin. *nat.* 21,155), *vitia nervorum* (Plin. *nat.* 22,101).

1275 Vgl. *extenuare cicatricem* (Cels. 6,6,34a; 7,7,4a; Plin. *nat.* 25,142; 28,145; 31,116; 32,24; 32,37; Scrib. Larg. 26; 28; 35), *callum* (Cels. 8,10,70).

1276 Dazu zählen z. B. *extenuare raucitatem* (Plin. *nat.* 20,53), *scabritiam* (Plin. *nat.* 31,116; 32,128), *albugines* (Plin. *nat.* 25,142; 29,127), *furfures in facie* (Plin. *nat.* 24,185) oder *maculas in facie* (Plin. *nat.* 30,28).

1277 Weitere *collyria* mit dieser Wirkung finden Erwähnung in Cels. 6,6,25b und Scrib. Larg. 28.

sistere fluentem) und dass im Gebrauch von *fractum* als Substantiv sowie der Gerundivformen *secandus, -a, -um* und *urendus, -a, -um* syntaktische Parallelen vorliegen.

Tabelle 36: Häufigkeiten der hier besprochenen Ausdrücke bei den einzelnen Autoren

Ausdruck	Cicero	Sen. d. J.	Plin. d. J.	Celsus	Plin. d. Ä.	Scrib. Larg.
amputare	-	1 + 1^{NR}	2^{NR}	-	3	1
chirurgia	1^{M}	-	-	1 (χειρουργία)	-	2
dividere praecordia	-	1	-	-	-	-
exsecare	1^{M}	1 + 1^{NR}	1^{NR}	-	-	-
fractam partem iungere	-	1	-	-	-	-
luxatam partem reponere	-	1	-	-	-	-
fracta solidare	-	-	1	1	1	-
mittere sanguinem	2^{M}	2	-	64	-	1
sistere sanguinem	-	1	-	-	39	-
secare	-	2 + 4^{NR}	1^{NR}	12 + 4^{NR}	8 + 6^{NR}	-
urere	2^{NR}	1 + 18^{NR}	-	13 +1^{NR}	3 + 57^{NR}	37^{NR}
venam percutere	-	1	-	-	-	2
extenuare	2^{NR}	1 + 5^{NR}	-	46	29	4

Abgesehen davon, dass die Fachautoren *amputare* und *venam percutere* in anderen Bedeutungen als die Fachautoren gebrauchen, unterscheiden sich beide Autorengruppen vor allem in speziellen semantischen Aspekten der hier behandelten Wörter und Formulierungen. So zeigt die nähere Betrachtung der entsprechenden Passus in der Fachliteratur, dass die Fachautoren die medizinischen Sachverhalte, die lexikalisch auf vergleichbare Weise von den Briefautoren thematisiert werden, inhaltlich-sachlich anders darstellen als jene (*chirurgia, sanguinem mittere*, vgl. auch *fractam partem iungere* und *luxatam partem reponere*). Überdies äußern sich die Fachautoren erwartungsgemäß ausführlicher und spezifischer als die Briefautoren.

(c) Pharmazie: Medikamente und Behandlungsmittel

Die Wörter und Formulierungen im Briefcorpus, die im Sinne von substantiellen Mitteln in den Bereich der Pharmazie fallen, sind neben *ius, lolium, medicamentum, medicina* und *remedium* einige Formulierungen mit *cibus* und *vinum.*[1278]

cibus. Das Wort *cibus* (‚Speise, Nahrung') ist zwar nicht spezifisch medizinisch, spielt aber auch in der Medizin, vor allem im Bereich der Diätetik, eine wichtige Rolle. Das zeigen nicht nur Celsus' allgemeine diätetische Ausführungen – vgl. z. B. Cels. 1,3,36 *aestate vero et potione et cibo saepius corpus eget; ideo prandere quoque commodum est.* –, sondern auch seine Gedanken über die Behandlung von Fieber, vgl. z. B. Cels. 3,4,6 *optimum vero medicamentum eius* (sc. *febris*) *est oportune cibus datus; qui quando primum dari debeat, quaeritur. plerique ex antiquis tarde dabant, saepe quinto die, saepe sexto.* Dass Nahrung in medizinischen Sachverhalten von Bedeutung ist, wird einige Male auch in Senecas d. J. Briefen thematisiert. Dabei gebraucht er die Ausdrücke ***dare cibum saepius*** – vgl. *epist.* 95,22 *antiqui medici nesciebant dare cibum saepius et vino fulcire venas cadentis* (…) –, ***eligere tempus cibi*** – vgl. *epist.* 22,1 *quaedam non nisi a praesente monstrantur; non potest medicus per epistulas cibi aut balinei tempus eligere: vena tangenda est* – und ***quo uti cibo***, vgl. *epist.* 78,5 *medicus tibi quantum ambules* (…) *monstrabit;* (…) *ut naviges et viscera molli iactatione concutias; quibus cibis utaris, vinum quando virium causa advoces, quando intermittas ne inritet et exasperet tussim.*[1279] Es spielt also nicht nur der Zeitpunkt der Nahrungsaufnahme eine Rolle (*epist.* 22,1), sondern auch ihre Häufigkeit (*epist.* 95,22) sowie die Art der Nahrung (*epist.* 78,5). Dabei erwähnt Seneca immer, dass diese Überlegungen und Fragen in den Kompetenzbereich von Ärzten fallen.

Zu ***dare cibum saepius***. Der Ausdruck *dare cibum* ist in der medizinischen Fachliteratur häufiger belegt (Cels. 58mal, Plin. *nat.* 20–32 4mal, Scrib. Larg. 2mal),[1280] vgl. z. B. Plin. *nat.* 22,136 *Hippocrates tamen sorbitionis gratia laudavit,* (…) *quoniam facile redderetur et adsuetis hic cibus solus in febri bis die posset dari* oder Scrib. Larg. 134 *oportet autem his diebus dare eis cibos assae carnis agrestis aut volucrum ac vinum austerum meraclum.* Wie der eingangs zitierte Passus bei Celsus (3,4,6) bereits zeigt, finden sich auch in der Fachliteratur Überlegungen zur Häufigkeit der Nahrungsaufnahme (*dabant* (sc. *cibum*) *saepe quinto die, saepe sexto*), vgl. weiterhin z. B. Cels. 3,5,9 *quae res efficit, ut et a primo die protinus cibus dari cotidie debeat, si protinus venae conciderunt; et saepius eodem die, si inter plures accessiones subinde vis corpori deest* oder 3,19,3 *tertium auxilium est inbecillitati iacentis cibo vinoque succurrere. cibus non multus quidem, sed saepe tamen nocte ac die dandus est, ut nutriat, neque one-*

1278 Zum Ausdruck *solacium stomachi aestuantis* (Sen. *epist.* 95,21) vgl. *aestuans stomachus* (S. 211). Möglicherweise bezeichnet auch *levamentum* (Sen. *epist.* 94,24; S. 281) ein ‚Linderungsmittel' im pharmazeutischen Sinne.

1279 Vgl. überdies *fulcire stomachum cibo* (*epist.* 68,7; S. 344).

1280 Vgl. Cels. z. B. 1 pr. 21; 1 pr. 72; 3,4,6 (4mal); 3,4,7; 3,4,8; 4,12,8; 4,19,3; 4,27,1c; 7,4,4e; Plin. *nat.* 22,136; 24,68; 24,117; 29,9; Scrib. Larg. 133; 134.

ret. Wie Seneca d. J. modifiziert Celsus dabei den Ausdruck *cibum dare* mit *saepe* oder *saepius*. Zudem erwähnt auch Celsus einen fallenden Puls in diesem Zusammenhang (vgl. 3,5,9) und benutzt dabei mit *concidere* ein Verb, das mit dem von Seneca gebrauchten *cadere* verwandt ist, vgl. Cels. 3,5,9 *si venae conciderunt* mit Sen. *epist*. 95,22 *vino fulcire venas cadentis*. Leider teilt Seneca nicht mit, welche Krankheit dies betrifft; die aufgezeigten Parallelen zu Celsus könnten jedoch ein Hinweis darauf sein, dass auch er vom Fieber spricht.

Darüber hinaus gebrauchen die Fachautoren weitere mit *dare cibum* vergleichbare Formulierungen, die sie mit *saepe* näher beschreiben, vgl. z. B. *cibum saepius adsumere* (Cels. 1,3,32), *cibo saepius corpus eget* (Cels. 1,3,36), *cibus non multus, sed saepe dandus est* (Cels. 3,19,3) oder *cibo saepius uti* (Cels. 1,3,37; 1,3,39).

Zu ***eligere tempus cibi***. Celsus' eingangs zitierte Äußerung über die Rolle der Nahrung bei der Behandlung von Kranken (Cels. 3,4,6) beinhaltet nicht nur, *dass* sie einen wichtigen Aspekt darstellt (*cibus optimum medicamentum*), sondern thematisiert ebenso die Frage, *wann* die Nahrung einzunehmen ist (*oportune datus*; *cuando dari debeat*), damit ihr diese Stellung zukommt. Celsus' Äußerung *quando dari debeat* (sc. *cibus*), *magna dissensio est* (3,5,4) sowie die im Folgenden dargestellten (bis 3,5,11) verschiedenen Ansichten sind Hinweise auf einen fachlichen Diskurs zur Frage, wann dem Fieberpatienten Nahrung zu reichen sei, vgl. auch 3,4,6–10. Senecas d. J. Ausdruck *tempus cibi eligere* (*epist*. 22,1) ist dabei zwar nicht in der Fachliteratur belegt, ihm kommt dort jedoch eine Passage nahe, vgl. Cels. 3,5,8 *si semper febricula manet, sed alterum tamen longius tempus remissionis est, id potius eligendum est, adeo ut, ubi accessiones continuantur, protinus inclinata priore dandus cibus sit*.[1281] Überhaupt figurieren *cibus* und *tempus* in der Fachliteratur stets dann in Bezug aufeinander, wenn es sich um Fieber handelt.[1282]

Anders als Seneca d. J. fügen die Fachautoren dann jedoch *cibus* nicht als Genitivattribut, sondern als Dativobjekt (meist Dat. commodi) an *tempus* an, vgl. z. B. Cels. 3,5,10 *scire licet optimum cibo tempus esse febre finita*.[1283] Außerdem gebrauchen sie einige Male die Formulierung *cibus tempestivus* (‚rechtzeitige Nahrungsaufnahme'), um zu vermitteln, wann die Nahrung am besten einzunehmen sei, vgl. z. B. Cels. 3,22,9 zur Behandlung der Phthisis: *et quamdiu quidem febricula incursat, huic interdum abstinentia, interdum etiam tempestivis cibis medendum; eoque tempore bibenda aqua*.[1284] Weitere Angaben über den Zeitpunkt der Nahrungsaufnahme entbehren schließlich der

1281 Vgl. auch Scrib. Larg. ep. 6 *nam primum cibis ratione aptoque tempore datis temptat prodesse languentibus* (sc. *medicina*); *deinde, si ad hos non responderit curatio, ad medicamentorum decurrit vim: potentiora enim haec et efficaciora quam cibi*.

1282 Vgl. Cels. 3,5,8; 3,5,10 (im Folgenden zitiert); 3,6,4; 3,6,5.

1283 Zwar existiert ein Beleg in der Fachliteratur für die Junktur *tempus cibi*, jedoch handelt es sich bei dieser Stelle um eine Symptombeschreibung, vgl. Cels. 2,8,24 *at in tabe sputum mixtum, purulentum, febris adsidua, quae et cibi tempora eripit et siti adfligit, in corpore tenui subesse periculum testantur*. Vgl. ferner die korrupte Stelle in Cels. 2,16,2 *intemperantes homines apud nos ipsi cibi * * * tempora curantibus dantur*.

1284 Vgl. weiterhin Cels. 3,20,6 (zu *lethargus* (‚Schlafsucht')); 7,26,5i (über Entzündungen der Blase, die nach der Behandlung von Blasensteinen auftreten können).

Ausdrücke für ‚Zeit', sind also relativ, vgl. z. B. Cels. 4,21,2 *nisi finito vero tormento recte neque cibus neque potio adsumitur*.

Zu ***quo cibo uti***. Die Junktur *uti cibo* ist auch in der medizinischen Fachliteratur attestiert: 16mal bei Celsus und 1mal bei Plinius d. Ä. (*nat.* 20–32).[1285] Ergänzt um Adjektive wie z. B. *modicus, mollis, plenior* oder *tenui* bestimmt Celsus damit häufiger die Art der Nahrung näher, die eingenommen werden soll, vgl. z. B. Cels. 6,9,1 *cibo quoque primo abstinendum, deinde eo modico mollique utendum, ne mandentis dentes inritet*.[1286] Senecas d. J. Bemerkung (*epist.* 78,5), dass ein Mediziner dem Patienten mitteilt, wie er sich ernähren solle, bestätigt sich also in der Fachliteratur.

Darüber hinaus drückt sich Celsus auf verschiedene weitere Weisen aus, um Art oder Beschaffenheit der nötigen Nahrung zu konkretisieren, vgl. z. B. *sumere cibos extenuantes* (Cels. 6,6,27b), *adhibere cibos glutinosos* (Cels. 4,12,5), *opus est cibo infirmo* (Cels. 3,18,16), *adsumere salubres cibos* (Cels. 7,26,2b) oder *cibus valens esse debet* (Cels. 3,21,12). Ferner präzisiert Celsus solche Hinweise, indem er beispielsweise bestimmte Speisen anführt, die den genannten Kriterien entsprechen, sowie weitere mögliche Krankheitsumstände berücksichtigt, vgl. Cels. 3,6,17 *ubi ad cibum ventum est, dari debet is valens, frigidus, siccus, simplex, qui quam minime corrumpi possit, panis tostus, caro assa, vinum austerum vel certe subausterum; si venter profluit, calidum, si sudores nocent vomitusve sunt, frigidum.*

ius. Von den Briefautoren gebraucht das Wort nur Cicero (1mal) im Zusammenhang mit der Medizin, vgl. *fam.* 16,4,1 *de medico et tu bene existimari scribis et ego sic audio, sed plane curationes eius non probo. ius enim dandum tibi non fuit cum* κακοστόμαχος *esses*.[1287] *ius* bezeichnet hier ‚Brühe, Sud', die bzw. der ausdrücklich als Mittel einer medizinischen Behandlung (*curatio*) fungiert. Welche Art von Brühe Tiro verschrieben bekommen hatte, stand vermutlich in dem uns nicht überlieferten Brief Tiros an Cicero. Da Cicero, wie er schreibt, sich inzwischen selbst an Tiros Arzt gewendet hatte, war es nicht nötig, dies im Einzelnen noch einmal aufzugreifen, vgl. *Att.* 16,4,1 *sed tamen et ad illum scripsi accurate et ad Lysonem*.

In der medizinischen Fachliteratur ist das Wort ebenfalls belegt: 8mal bei Celsus, 47mal bei Plinius d. Ä. (*nat.* 20–32) und 5mal bei Scribonius Largus.[1288] Auch hier be-

---

1285 Vgl. Cels. 1 pr. 34; 1,3,37 (2mal); 1,3,38; 3,6,14; 3,16,1; 3,27,3a; 4,5,3; 4,20,4; 6,7,4a; 6,9,1; 6,11,1; 6,17,1; 7,714b; 7,12,1e; 8,11,8; Plin. *nat.* 20,134.

1286 Vgl. für *uti cibo modico* Cels. 6,7,4a; 6,9,1; 6,17,1; 7,7,14b; für *uti cibo molli* vgl. Cels. 6,9,1; für *uti cibo pleniore* vgl. Cels. 1 pr. 34; 1,3,37; 4,20,4; 6,6,8c (*paulo pleniore*) und für *uti cibo tenui* vgl. Cels. 3,6,14. Weitere Ausdrücke sind z. B. *uti cibo non acri* (Cels. 6,11,1; 7,12,1e), *bono* (Cels. 8,11,8), *calido* (Cels. 3,6,14), *simplici* (Cels. 3,6,14) oder *uti quolibet cibo* (Cels. 3,27,3a).

1287 Die weiteren Belegstellen des Wortes im Briefcorpus beziehen sich nicht auf die Medizin, vgl. Cic. *fam.* 9,20,2; Sen. *epist.* 95,28.

1288 Vgl. Cels. 2,29,2; 3,6,14; 3,16,2; 4,6,6; 4,13,4; 5,27,3d; 5,27,12b (2mal); Plin. *nat.* z. B. 20,87; 20,115; 20,145; 22,18; 22,31; 22,61; 24,146; 26,137; 26,163; 27,22; 27,75; 27,95; 28,120; 28,156; 28,189; 29,78; 29,99; 29,103; 30,46; 30,57; 30,58; 32,33; 32,45; 32,58 (2mal); Scrib. Larg. 185; 188; 189; 190; 200.

deutet es ‚Brühe, Sud' und wird als Mittel zur Behandlung von Krankheiten oder deren Symptomen eingesetzt, vgl. z. B. Cels. 4,13,4 *si acutus quoque morbus is* (sc. *pleuriticus*) *factus est* (…) *haec animadvertenda sunt; ut cibus sit quam maxime tenuis et lenis, praecipueque sorbitio eaque ex tisana potissimum, aut ius, in quo porrus cum pullo gallinaceo coctus sit, idque non nisi tertio quoque die detur, si tamen per vires licebit* oder Plin. *nat.* 28,204 *vituli quoque ius vulgariter da<r>i inter auxilia coeliacorum et dysintericorum tradunt.*[1289] Die von Cicero gebrauchte Junktur *dare ius* ist also auch einige Male in der Fachliteratur belegt, vgl. weiterhin Plin. *nat.* 20,87; 28,156. Dass eine Brühe oder ein Sud gegen Magenbeschwerden hilft, erwähnen die Fachautoren jedoch nicht.

Erwartungsgemäß und anders als Cicero äußern sich die Fachautoren ausführlicher und spezifischer über den Sud. So geben sie an, woraus er bestehen soll, wobei sowohl Pflanzen als auch Tiere verwendet werden, vgl. z. B. *ius malvae* (Cels. 5,27,12b), *ius agninum* (Scrib. Larg. 185, 189) oder *ius ex carne arietum* (Plin. *nat.* 29,10) sowie *ius, in quo porrus cum pullo gallinaceo decoctus sit* (Cels. 4,13,3). Überdies teilen sie weitere Eigenschaften der herzustellenden Brühe mit, vgl. beispielsweise *ius salsum* (Plin. *nat.* 30,57; Scrib. Larg. 185; 200) oder *ius pingue* (Scrib. Larg. 185; 189, 200). Schließlich erläutern die Fachautoren auch die krankheitsbezogenen Umstände oder Fälle, in denen der Patient eine Brühe zu sich nehmen soll, vgl. z. B. Cels. 4,13,4 (oben zitiert).

lolium. Den ‚Lolch' erwähnt Cicero in einer kurzen Bemerkung an Atticus, vgl. *Att.* 2,2,3 *de lolio, sanus non es; de vino, laudo* (‚Was den Lolch betrifft, bist du nicht ganz bei Trost, bezüglich des Weines lobe ich dich.'). Offensichtlich nimmt Cicero Bezug auf Atticus' vorausgegangenen Brief, der jedoch nicht überliefert ist. Ohne Kontext lassen sich nur Vermutungen darüber anstellen, ob *lolium* hier eine medizinische Rolle als Heilmittel bzw. Zutat zu einem Heilmittel spielt oder für etwas Anderes steht. Es spricht zumindest gegen Shackleton Baileys Auffassung, den Lolch als Medikament für den jungen Quintus zu betrachten, da Cicero ihn hier gar nicht erwähnt.[1290] Vermutlich hatte Atticus vorher etwas zum Lolch geschrieben, woraufhin Cicero ihn ermahnt, vorsichtig zu sein. Denn dass der Lolch, d. h. die Gattung *lolium temulentum* (‚Taumellolch', ‚Schwindelkorn'), auch bewusstseinstrübende Eigenschaften besitzt, war in der Antike bereits bekannt; so wurde er als Narkotikum verwendet.[1291] In der antiken Literatur wird er zudem mehrfach als minderwertiges Gewächs mit schlechten Eigenschaften darge-

1289 Überdies empfiehlt Scribonius Largus eine Brühe auch als Maßnahme gegen eine Medikamentenvergiftung, vgl. 200 *quotiens autem suspicio mali medicamenti accepta fuerit, primo adsumere oportet, quae nauseam faciunt, ut oleum per se vel cum aqua, et reicere; deinde ea, quae ventrem molliunt, tamquam lac, album ius pingue et salsum* (…)*; postea remedia propria ad singula quaeque et antidotos sumere.*

1290 Vgl. Sh. B. ad loc., Bd. 1,354. Offensichtlich hat Sh. B. den jungen Quintus mit dem jungen Cicero verwechselt, von dem Cicero zu Beginn des Briefes spricht, vgl. *Att.* 2,2,1 *cura, amabo te, Ciceronem nostrum. ei nos* θεῖοι *videmur.*

1291 Vgl. Meyers Konversationslexikon (^{4}1885–92), s. v. Lolium, Bd. 10,892 und Schulze (2001), 793–4.

stellt.[1292] Was Atticus bezüglich des Weines schrieb, billigt Cicero hingegen. Vielleicht wollte Atticus sich berauschen, schrieb darüber in dem vorausgehenden Brief an Cicero und erwähnte dabei Lolch und Wein.

In der medizinischen Fachliteratur ist *lolium* ebenfalls attestiert (Cels. 8mal, Plin. *nat.* 20–32 2mal).[1293] Das Wort bezeichnet auch hier den ‚Lolch', jedoch ist nicht mit Gewissheit zu sagen, ob die Fachautoren dieselbe oder eine andere Art der Pflanze meinen;[1294] zumindest sehen sie nicht von deren Gebrauch ab, sondern verwenden ihn als Zutat zu medizinischen Mitteln, beispielsweise für die Herstellung von Umschlägen (*cataplasmata*), vgl. z. B. Cels. 2,33,5 *calfacit vero ex qualibet farina cataplasma sive ex tritici sive farris sive hordei sive ervi sive lolii sive milii* (…).[1295] Plinius d. Ä. bezeichnet den Lolch zwar zunächst als *pestis frugum*, räumt ihm jedoch auch Positives ein; so wirke er heilend gegen Krätze, Podagra und andere Schmerzen, vgl. *nat.* 22,160 *quin et ipsae frugum pestes in aliquo sunt usu.* (…) *ex aceto coctum inpositumque sanat inpetigines celerius, quo saepius mutatum est. medetur et podagrae aliisque doloribus cum oxymelite.*

Möglicherweise bezeichnen Cicero und die Fachautoren mit *lolium* unterschiedliche Gattungen der Pflanze, vgl. die moderne Unterscheidung in *lolium temulentum* und *lolium perenne* sowie weitere.

medicamentum. Als grundlegender Begriff für ‚Medikament' figuriert sowohl im Briefcorpus als auch in der Fachliteratur *medicamentum*; siehe dazu *medicamentum* in Kapitel II. C. (a) (β), S. 286.

medicina. Unter anderem i. S. v. ‚Arznei, Medizin' wird *medicina* sowohl von den Brief- als auch von den Fachautoren gebraucht; vgl. dazu *medicina* in Kapitel II. C. (a) (β), S. 290.

remedium. Das Wort bezeichnet im Briefcorpus wie in der medizinischen Fachliteratur sowohl eine ‚medizinische Maßnahme' als auch ein ‚Medikament', vgl. dazu *remedium* in Kapitel II. C. (a) (β), S. 295.

vinum. Wie im Falle von *cibus* (S. 359) finden sich im Briefcorpus auch einige Äußerungen, in denen *vinum* in einem medizinischen Zusammenhang als ein Hilfsmittel erscheint, vgl. Sen. *epist.* 78,5 *medicus tibi* (…) *monstrabit;* (…) *vinum quando virium causa advoces, quando intermittas ne inritet et exasperet tussim*; 95,22 *antiqui medici*

1292 Vgl. *vile* (Pl. *Mil.* 321), *infelix* (Verg. *ecl.* 5,37; *georg.* 1,154; Servius erläutert dazu *ecl.* 5,37 *inutile, infecundum. ‚steriles' autem avenas secundum situm dixit Italiae: nam in Thracia fructuosae sunt*), *oculos vitians* (Ov. *fast.* 1,691), *fatigat triticeas messes* (Ov. *met.* 5,485).

1293 Vgl. Cels. 2,33,5; 4,29,2; 5,12,1; 5,22,2c; 5,23,3a; 5,27,9; 5,28,18b; 8,9,1e; Plin. *nat.* 22,160 (2mal).

1294 Meyers Konversationslexikon (ebd., siehe Anm. 1291) kennt neben dem Taumellolch, auch den Wiesenlolch („lolium perenne"), der sehr nahrhaft sei.

1295 Vgl. auch Cels. 4,29,2; 8,9,1e.

nesciebant dare cibum saepius et vino fulcire venas cadentis sowie Plin. *epist.* 2,8,2 *sed sive omnia* (sc. *studere, piscari, venari*) *simul sive aliquid facis, non possum dicere ‚invideo'; angor tamen non et mihi licere, qui sic concupisco ut aegri vinum balinea fontes.*[1296] Die dabei verwendeten Ausdrücke sind ***vinum advocare*** (‚Wein hinzuziehen', Sen. *epist.* 78,5), ***vino fulcire venas cadentis*** (‚fallenden Pulsschlag mithilfe von Wein stützen', Sen. *epist.* 95,22) und ***concupiscere vinum*** (sc. *ut aegri*; ‚(wie Kranke) ein Verlangen nach Wein verspüren', Plin. *epist.* 2,8,2). Wie im Falle der Ausdrücke mit *cibus* bemerkt Seneca d. J. auch in diesen Passagen, dass die erwähnten Praktiken oder Maßnahmen zu den Tätigkeiten von Ärzten gehören.

Zu ***vinum advocare***. Der Ausdruck ist nicht in der medizinischen Fachliteratur attestiert. Auch der weiterhin von Seneca d. J. erwähnte Aspekt, der Wein würde der Kräfte wegen zu sich genommen werden (*virium causa*), hat nur eine Parallele in der Fachliteratur, vgl. Plin. *nat.* 23,37 *vino aluntur vires, sanguis colosque hominum.* Hier wird die Wirkung des Weines auf den Gesunden im Allgemeinen beschrieben. Wie ein Kranker Gebrauch vom Wein machen kann, darüber äußern sich die Fachautoren dagegen konkreter, vgl. z. B. Cels. 3,19,6 *ubi esse in tuto videtur, verendum tamen, ne in eandem infirmitatem cito recidat; itaque vino tantummodo remoto cotidie validiorem cibum debet adsumere, donec satis virium corpori redeat.*

Anders als Seneca d. J., der ferner schreibt, dass der Weinkonsum ebenso unterbrochen werden müsse (*intermittere*), um nicht Husten zu provozieren und zu verschlimmern (*inritare et exasperare tussim*), raten die Fachautoren bei Husten sogar dazu, Wein zu trinken, oder verschreiben Medikamente, die mit Wein zubereitet werden, vgl. z. B. Cels. 4,10,3 *at si sicca tussis est, cum vehementissime urget, adiuvat vini austeri cyathus adsumptus* oder Plin. *nat.* 28,193 *tussim iocur lupi ex vino tepido sanat.*[1297] Dementsprechend betreffen Senecas weitere Ausdrücke *tussim exasperare* und *tussim inritare*, die auch die Fachautoren einige wenige Male verwenden, nicht den Genuss von Wein, vgl. z. B. Cels. 2,1,9 *hiemps autem capitis dolores, tussim et quicquid in faucibus in lateribus in visceribus mali contrahitur, inritat* und Plin. *nat.* 23,143 *fauces videntur exasperare et tussim* (sc. *nuclei nucis pineae*); lediglich den Früchten der Weinrebe, jedoch auch denjenigen des Olivenbaums sagt Plinius d. Ä. nach, Husten herbeizuführen, vgl. *nat.* 23,97 *a vitibus oleisque proxima nobilitas palmis. inebriant recentes, capitis dolorem adferunt minus siccae, nec, quantum videtur, utiles stomacho. tussim exasperant, corpus alunt.* Darüber hinaus verbinden die Fachautoren *exasperare* bisweilen mit *fauces* (Cels. 2,1,10; 4,5,1; Plin. *nat.* 23,143), gebrauchen das Verb hier also in der Bedeutung ‚rau machen', vgl. dazu *fauces exasperatae* (S. 189).

Zu ***vino fulcire venas cadentis***. Aussagekräftige Parallelen zu Senecas' d. J. Ausdruck *vino fulcire venas cadentis* (*epist.* 95,22) finden sich nicht in der Fachliteratur: Weder erwähnen die Fachautoren Wein als medizinisches Mittel zur Beeinflussung des

1296 Vgl. dazu auch Plin. *epist.* 7,21,3 *balineum adsumo quia prodest, vinum quia non nocet, parcissime tamen.*

1297 Vgl. ferner z. B. Cels. 3,22,13 und 4,13,6. Der Ausdruck *intermittere vinum* ist nicht in der Fachliteratur attestiert.

Pulsschlags, noch verwenden sie das Verb *fulcire* in einem solchen Zusammenhang.[1298] Um auszudrücken, dass der Pulsschlag angeregt wird, gebrauchen sie die Verben *concitare* und *excitare*, vgl. Cels. 3,6,6 *contra saepe eas* (sc. *venas*) *concitare solet balneum et exercitatio et metus et ira et quilibet alius animi adfectus* oder Plin. *nat.* 23,35 *nullo aeque venae excitantur* (sc. *quam frigido Falerni potu*).[1299] Lediglich darin, dass Celsus 1mal die Junktur *venae concidunt* benutzt, um einen fallenden Pulsschlag zu bezeichnen (vgl. Cels. 3,5,9 (zitiert auf S. 359)), ist eine Parallele zu Senecas d. J. Formulierung (*venae cadentes*) zu erkennen, denn beide verwenden miteinander verwandte Verben.

Zu ***concupiscere vinum***. Der von Plinius d. J. gebrauchte Ausdruck *concupiscere vinum* (*epist.* 2,8,2) ist nur 1mal auch in der medizinischen Fachliteratur attestiert, vgl. Cels. 1,8,2 *neque credendum utique nostris est, qui cum in adversa valetudine vinum aut frigidam aquam concupiverunt, deliciarum patrocinium in accusatione[m] non merentis stomachi habent*. Wie Plinius d. J. schreibt auch Celsus dem Kranken (*qui in adversa valetudine*) ein Verlangen nach Wein zu; möglicherweise ist dieses Verlangen jedoch lediglich darauf zurückzuführen, dass die Kranken Wein nicht trinken sollen bzw. dürfen (?). Ob weitere Übereinstimmungen zwischen den beiden Autoren bestehen – z. B. ob Plinius d. J. den Gedanken mit Bezug auf Magenbeschwerden äußerte wie Celsus hier –, ist anhand Plinius' kurzer und pointierter Bemerkung nicht zu beurteilen.

Mehrere der hier behandelten Wörter und Formulierungen der Briefautoren werden auch von den medizinischen Fachautoren verwendet (vgl. Tabelle 37).

Neben diesen lexikalischen Gemeinsamkeiten stimmen beide Autorengruppen vor allem in den Bedeutungen überein, in denen sie diese Ausdrücke verwenden (*dare cibum, uti cibo, ius, vinum concupiscere*, vgl. zu *cibi tempus eligere* für die Passagen, in denen *tempus* und *cibus* in Bezug zueinander stehen); für einige gebrauchen sie sogar dieselben Junkturen (*dare cibum saepius, ius*).

Semantische Unterschiede sind erkennbar für die Junktur *tempus cibi* sowie vermutlich für *lolium*; schließlich ist für Ausdrücke, die inhaltlich mit Senecas d. J. Worten *vinum advocare* vergleichbar sind, zu beobachten, dass die Fachautoren hier anderer Auffassung sind als Seneca und nicht berichten, dass Wein den Husten begünstigt.

Der grundlegende Unterschied zwischen den Brief- und den Fachautoren besteht jedoch darin, dass die Ausführungen der Fachautoren in der Regel genauer, umfangreicher und spezifischer als die Äußerungen der Briefautoren sind, wie vor allem die Beobachtungen zu *uti cibo* und *ius* zeigen.

1298 In der medizinischen Fachliteratur ist *fulcire* nur 1mal belegt; es bezieht sich hier i. S. v. ‚stützen' auf einen Verband für eine Wunde, die auf einen chirurgischen Eingriff zurückgeht, vgl. Cels. 7,19,5 *quod ubi incidit, lin<a>menta super <non> fulcienda sed leviter tantum ponenda sunt*.

1299 Vgl. weiterhin Cels. 2,7,24 *insania timenda est, (…) ubi raro quis et vehementer spirat, venasque concitatas habet praecordiis duris et tumentibus*.

Tabelle 37: Häufigkeiten der hier besprochenen Ausdrücke bei den einzelnen Autoren

Ausdruck	Cicero	Sen. d. J.	Plin. d. J.	Celsus	Plin. d. Ä.	Scrib. Larg.
cibi tempus (eligere)	-	1	-	1^{NR}	-	-
(quo) cibo uti	-	1	-	16	1	-
cibum dare (saepius)	-	1	-	58	4	2
ius	$1 + 1^{\text{NR}}$	1^{NR}	-	8	47	5
lolium	1	-	-	8	2	-
vino venas cadentis fulcire	-	1	-	-	-	-
vinum advocare	-	1	-	-	-	-
vinum concupiscere	-	-	1	1	-	-

(d) nicht-substantielle Behandlungsmittel und Einrichtungen

Mit *ambulatio, ferramentum, Laconicum* (sc. *sudarium*), *pila, puxis, scalpellus, solium* und *vinculum* gebrauchen Cicero, Seneca d. J. und Plinius d. J. in ihren Briefen schließlich auch Begriffe, die medizinische Gerätschaften und Einrichtungen bezeichnen.[1300]

ambulatio. Im Sinne von ‚Spazierweg' verwendet Cicero das Wort (1mal) in einem vermutlich medizinischen Zusammenhang, vgl. *Att.* 4,10,2 *nostram ambulationem et Laconicum* (sc. *sudarium*) *eaque quae circa sunt velim quo<ad> poteris invisas.*[1301] Anscheinend diente der Spazierweg – ebenso wie das Schwitzbad, vgl. dazu *Laconicum* (S. 368) – gewissermaßen als Einrichtung zur Erholung. Außerdem erwähnen sowohl die Brief- als auch die Fachautoren eine Reihe von Maßnahmen, die der Regeneration und bisweilen auch der Heilung dienen, oft im Zusammenhang miteinander; dazu zählen u. a. Spazierengehen (*ambulare* (S. 303)), Baden (*bal(i)neum*, S. 305) und Schwitzen (vgl. διαφόρησις (S. 306), περίπατος σύμμετρος (S. 315), *sudatio* (S. 317) und *sudor* (S. 317)), vgl. dazu den Abschnitt II. C. (b) (α) (S. 302).

1300 Der Form nach gehört auch *balineum* hierher, jedoch bezeichnen die Briefautoren damit nicht das Bad als Einrichtung, sondern beziehen sich auf die Tätigkeit des Badens; daher wird das Wort in Abschnitt II. C. (b) (α) (S. 302) besprochen.

1301 Darüber hinaus bedeutet *ambulatio* im Briefcorpus auch ‚Spaziergang', jedoch figuriert es in diesem Sinne nicht in einem medizinischen Zusammenhang, vgl. Cic. *Att. Att.* 14,13,1; *ad Q. fr.* 3,1,1; 3,1,2; 3,1,5; 3,5,8; Plin. *epist.* 5,6,17; 5,6,40. Siehe auch *ambulare* (S. 303).

Zwar ist *ambulatio* auch in der medizinischen Fachliteratur attestiert, jedoch gebrauchen die Fachautoren es nicht i. S. v. ‚Spazierweg', sondern bezeichnen damit stets den ‚Spaziergang' (als Tätigkeit), vgl. Anm. 1023, S. 304.

ferramentum. Mit Bezug auf die Medizin verwendet von den Briefautoren nur Seneca d. J. das Wort (1mal), vgl. *epist.* 95,18 *corpora opere ac vero labore durabant, aut cursu defatigati aut venatu aut tellure versanda; excipiebat illos cibus qui nisi esurientibus placere non posset. itaque nihil opus erat tam magna medicorum supellectile nec tot ferramentis atque puxidibus. simplex erat ex causa simplici valetudo: multos morbos multa fericula fecerunt.*[1302] *ferramentum* bezeichnet ein metallenes chirurgisches Instrument, das, wie Seneca schreibt, neben der *puxis* (S. 369) zur Ausstattung eines Arztes gehört (*medicorum supellex*).[1303] Weiteres über dieses Instrument teilt er jedoch nicht mit.

In der medizinischen Fachliteratur ist *ferramentum* ebenfalls belegt (Cels. 39mal, Plin. *nat.* 20–32 3mal).[1304] Das Wort bezeichnet auch hier ein chirurgisches Instrument, worauf allein die Tatsache hinweist, dass es am häufigsten (31mal) in den „chirurgischen" Büchern 7 und 8 von Celsus' *de medicina* zu lesen ist. Vor allem aber zeigt sich dies anhand Celsus' Ausführungen über die Anwendung dieses Werkzeugs, vgl. z. B. Cels. 7,2,4 *nam si sine nervis est* (sc. *locus*), *candenti ferramento aperiri debet; cuius haec gratia est, quod exigua plaga diutius ad pus evocandum patet, parvaque postea cicatrix fit*. Vermutlich handelt es sich um eine Klinge, die in verschiedenen Ausführungen vorlag und dementsprechend in unterschiedlichen Situationen angewendet wurde. So steht *ferramentum* häufiger mit den Attributen *candens*[1305] und *tenue*.[1306] Dass es erhitzt bzw. glühend (*candens*) gebraucht worden ist, zeigt auch das Verb *adurere*,[1307] mit dem oft die Handlung beschrieben wird, bei der dieses Werkzeug zum Einsatz kommt. Das *ferramentum* wird auch dann angewendet, wenn eine Körperstelle im Rahmen der Behandlung wund zu machen ist; dabei gebrauchen die Fachautoren das Verb *exulcerare* (S. 176).

1302 Vgl. weiterhin Sen. *epist.* 90,11[NR] *in illo quoque dissentio a Posidonio, quod ferramenta fabrilia excogitata a sapientibus viris iudicat; isto enim modo dicat licet sapientes fuisse per quos „tunc laqueis captare feras et fallere visco / inventum et magnos canibus circumdare saltus"* (Sen. zitiert hier Verg. *georg.* 1,139–40).

1303 Vgl. TLL s. v. 570,74–571,9; OLD s. v. 1 a: „an iron implement or tool (as u*sed* in any sort of manual activity)" und siehe Courtil (2017), 145; Courtil (2015), 224.

1304 Vgl. Cels. z. B. 2,17,10; 3,21,10; 4,2,8; 4,6,5; 4,29,2; 5,26,35b; 6,19,3; 7,2,4; 7,5,2b; 7,5,3a; 8,2,2 (2mal); 8,2,3; 8,2,4; Plin. *nat.* 28,47; 28,148; 31,48; 32,22.

1305 Vgl. Cels. 3,21,10; 4,2,8; 4,6,5; 4,29,2; 4,29,3; 7,2,4; 7,11,1 (2mal); 7,12,1a; 7,31,2; 8,2,4; 8,9,1g.

1306 Vgl. Cels. 6,19,3; 7,7,10; 7,7,15g; 7,7,15h; 7,11,1; 7,12,6; 7,22,1; 7,31,2. Weitere Attribute sind z. B. *acer* (Plin. *nat.* 32,22) oder *acutum* (Cels. 7,10,1; 7,22,1). Dass es verschiedene Arten dieses Instruments gab, bestätigt auch Cels. 7,5,3a *evellendum est ergo genere quodam ferramenti, quod Diocleum cyathiscum Graeci vocant, quoniam auctorem Dioclen habet*.

1307 Vgl. Cels. 4,6,6; 6,19,3; 7,7,7c; 7,7,10; 7,7,15g; 7,7,15h; 7,12,6; 7,22,1; 8,2,2 (2mal).

Dass Seneca d. J. und die Fachautoren mit *ferramentum* dasselbe bezeichnen, lässt sich letztlich nur aufgrund Senecas Bemerkung *nihil opus erat* (…) *medicorum supellectile nec* (…) *puxidibus* vermuten.

fomentum. Im Sinne von ‚Umschlag, Verband' und damit als Behandlungsmittel lässt sich auch dieses Wort verstehen, das Plinius d. J. 3mal in metaphorischer Weise verwendet, siehe fomentum (S. 277) in Abschnitt II. C. (a) (β).

Laconicum (sc. *sudarium*). Den Begriff gebraucht von den Briefautoren nur Cicero, vgl. *Att.* 4,10,2 *nostram ambulationem et Laconicum (sc. sudarium) eaque quae circa sunt velim quo<ad> poteris invisas*. Er bezeichnet ein ‚spartanisches Schwitzbad', in der Funktion vergleichbar mit der modernen Sauna.[1308] Cicero besaß ein solches Schwitzbad auf seinem Gut bei Cumae. In diesem Brief wendet er sich mit der Bitte an Atticus, er möge ein Auge darauf haben. Vermutlich hatte das *Laconicum*, insofern es zum Baden und Schwitzen als gesundheitserhaltende und -fördernde Maßnahmen genutzt wurde, (auch) einen medizinischen Zweck, dazu siehe ambulatio (S. 366).

In der medizinischen Fachliteratur ist *Laconicum* sehr selten belegt (Cels. 2mal). Wie bei Cicero bezeichnet das Wort auch auch hier das ‚spartanische Schwitzbad', wie Celsus' Äußerungen über das Schwitzen erkennen lassen, vgl. 2,17,1 *sudor etiam duobus modis elicitur, aut sicco calore aut balneo. siccus calor est et harenae calidae et Laconici et clibani et quarundam naturalium sudationum* (…) und 3,21,6 *evocandus est sudor non per exercitationem tantum, sed etiam in harena calida vel Laconico vel clibano similibusque aliis*. Dabei gebrauchen beide Autoren übereinstimmend nur das substantivierte Adjektiv *Laconicum*, d. h. ohne ein Bezugswort wie *sudarium*. Zum Schwitzen als medizinische Maßnahme vgl. sudor (S. 317).

pila. In einem Brief an Calvisius Rufus schildert Plinius d. J., wie sich Vestricius Spurinna körperlich fit hält, vgl. *epist.* 3,1,8 *deinde* (sc. *post balineum ambulationemque*) *movetur pila vehementer et diu; nam hoc quoque exercitationis genere pugnat cum senectute*.[1309] Wie Plinius mitteilt, trainiere Spurinna also mithilfe eines Balles (*pila*), um den (körperlichen) Erscheinungen des Alterns entgegenzutreten (*pugnare cum senectute*); vgl. auch exercere (S. 307) und exercitatio (S. 309). Dass dieses Training vermutlich auch darauf zielt, gesund zu bleiben, legen Spurinnas weitere Aktivitäten wie das Baden und Spazierengehen nahe, denn diese bildeten gewissermaßen einen Kanon, der sich nicht nur in der medizinischen Fachliteratur nachverfolgen lässt, sondern auch in nicht-fachlichen Texten erwähnt wird, vgl. dazu Abschnitt II. C. (b) (α) (S. 302).

Vergleichsweise selten ist *pila* auch in der medizinischen Fachliteratur belegt (Cels. 4mal), vgl. z. B. Cels. 1,2,6 *commode vero exercent clara lectio, arma, pila, cursus, ambulatio, atque haec non utique plana commodior est*; 1,6,1 *quem vero frequenter*

1308 Vgl. dazu Nielsen (1997), 398–9 (Abschnitt C.) und ausführlich Schneider (1924), 347–50.

1309 Weitere Belegstellen für *pila* ‚Ball' im Briefcorpus sind nicht relevant im Hinblick auf die Medizin, vgl. Sen. *epist.* 56,1 und 104,33.

cita alvus exercet, huic opus est pila similibusque superiores partes exercere oder 3,27,3a (sc. *in tremore nervorum*) *pila similibusque superiores partes dimovendae.*[1310] Außer in 3,27,3a sagt Celsus dabei stets ausdrücklich, dass diese Aktivitäten der körperlichen Übung dienen, vgl. *exercere* in Cels. 1,2,6; 1,6,1; 1,8,1.

Sowohl Plinius d. J. als auch Celsus betrachten die *pila* also als ein therapeutisches Mittel. Überdies finden sich die weiteren von Plinius geschilderten Aktivitäten Spurinnas – *ambulare, pilam movere, lavare, legere* – ebenfalls bei Celsus wieder, der sie ausdrücklich als medizinische Maßnahmen dem Kranken empfiehlt, vgl. 1,6,1 *pilā exercere, ambulare, balinea*; 1,8,1 *legere, ambulatio, pilā exerceri*; 3,27,3a *ambulatio, unctiones frictionesque, pilā dimovere superiores partes.*[1311] Auch dass Celsus' Ausführungen über körperliche Übungen und Weiteres in 1,2,6–7 zunächst allgemeine diätetische Hinweise darstellen, passt zu der von Plinius d. J. geschilderten Situation, der zufolge Spurinna nicht krank war, sondern sich auf die beschriebene Weise gesund halten wollte; dieses Training diente also der Prävention.

In den weiteren Passus bei Celsus bilden die Ballübungen dagegen einen Teil der Maßnahmen gegen konkrete gesundheitliche Beschwerden, vgl. *exercens alvus* (Cels. 1,6,1), *stomacho laborans* (sc. *aeger*, 1,8,1), *in tremore nervorum* (3,27,3a). Plinius' Ausdruck *movere pilam* ist zudem nicht in *de medicina* zu lesen; stattdessen gebraucht Celsus fast immer die prägnantere Formulierung *pilā exercere*. Schließlich beschreibt zwar auch er die Ballübungen näher, verwendet dabei jedoch andere Adverbien als Plinius d. J., vgl. Cels. 1,2,6 *commode exercet pila* und Plin. *epist.* 3,1,8 *vehementer et diu movetur pila*.

puxis. Den Begriff benutzt von den Briefautoren nur Seneca d. J. (1mal), vgl. *epist.* 95,18 *itaque nihil opus erat tam magna medicorum supellectile nec tot ferramentis atque puxidibus* (vollständig zitiert auf S. 367). Das Wort ist dem griechischen πυξίς entlehnt und bezeichnet ‚Dose, Büchse'.[1312] Diese zählt Seneca zusammen mit dem *ferramentum* (S. 367) zu den chirurgischen Werkzeugen eines Arztes (*medicorum supellex*).

Von den medizinischen Fachautoren gebraucht nur Scribonius Largus (1mal) das Wort in dieser Form, vgl. 74 *hoc medicamentum pipere detracto et ad tumorem arteriae facit, servandum autem puxide buxea*. Weiterhin ist lediglich noch das Deminutivum *puxidicula* 1mal bei Celsus belegt, vgl. 6,6,5b *Attalium* (sc. *collyrium*) *quoque ad idem est, maxime ubi multa pituita profluit:* (… Es folgt die Aufzählung der Bestandteile mit Mengenangaben …). *quod <cum> cummis <q>uid hoc non habet, liquidum in puxidicula servatur*. Aus beiden Passagen geht hervor, dass *puxis* bzw. *puxidicula* zum Auffangen von Flüssigkeiten dient, also wie bei Seneca d. J. ein Gefäß, also eine ‚Dose' oder ‚Büchse' bezeichnet. Zwar teilt Seneca keine weiteren Einzelheiten über ihren Ge-

1310 Vgl. weiterhin Cels. 1,8,1 (zitiert auf S. 303). Nicht im Sinne eines Behandlungsmittels figuriert *pila* in Cels. 7,20,1[NR]; Plin. *nat.* 30,99[NR]; 31,70[NR].

1311 Dazu vgl. auch Sh.-W. ad loc., 208.

1312 Vgl. OLD s. v. *pyxis* 1: „a small box or casket (…) u*sed* to contain medicines, etc.", LSJ s. v. πυξίς I.: „box of box-wood" sowie *de* Meo (2005), 235: „vasetto". Siehe schließlich noch Courtil (2015), 223.

brauch mit; dass er sie jedoch zum Instrumentarium eines Arztes rechnet, beweist, dass er von demselben Operationswerkzeug spricht wie Scribonius Largus und Celsus.

scalpellus. Der Terminus (‚Skalpell') ist im Briefcorpus 1mal belegt, vgl. Sen. *epist.* 70,16 *non opus est vasto vulnere dividere praecordia: scalpello aperitur ad illam magnam libertatem via et puncto securitas constat*. Aus dem Kontext geht deutlich hervor, dass *scalpellus* das chirurgische Instrument bezeichnet, denn es dient Senecas Äußerung zufolge u. a. dazu, die Brust zu öffnen (*praecordia scalpello aperire*), vgl. dazu *dividere praecordia* (S. 348).[1313]

In der medizinischen Fachliteratur ist *scalpellus* erwartungsgemäß oft bezeugt: 65mal bei Celsus und 2mal bei Plinius d. Ä. (*nat.* 20–32);[1314] mit 44 Belegen ist das Wort dabei am häufigsten in den „chirurgischen" Büchern 7 und 8 von Celsus' *de medicina* zu lesen. Während Plinius d. Ä. das Skalpell lediglich erwähnt – vgl. *nat.* 28,110 *corii utriusque cinis ex aceto inlitus <i>is partibus, quas secari opus sit, aut nidor cremati sensum omnem scalpelli aufert.* –,[1315] geht Celsus ausführlich auf die *scalpelli curatio*,[1316] d. h. die Behandlung damit ein. So beschreibt er die Operation mit dem Skalpell oft sehr genau, vgl. z. B. Cels. 7,13,2 (Forts. von oben) *medio tumore una linea inciditur usque ad tunicam; deinde vitiosus sinus ab integro corpore separatur digito, totusque cum velamento suo eximitur*. Diese Genauigkeit zeigt sich u. a. in der Wahl der Verben, vgl. z. B. *scalpello ampliare* (Cels. 7,5,1c), *deducere* (Cels. 7,6,4; 7,7,3; 7,7,4b; 7,25,1c; 7,31,2), *eradere* (Cels. 6,6,27a), *exasperare* (Cels. 6,4,3) oder *subsecare* (Cels. 7,7,6b).[1317] Bisweilen begründet er auch die Wahl einer chirurgischen Maßnahme – vgl. z. B. Cels. 7,13,2 *sed scalpelli curatio brevior est.* – bzw. erwähnt die Umstände oder Voraussetzungen dafür, vgl. Cels. 5,28,2e *si levatur malum* (sc. *carcinoma*)*, minuuntur eius indicia, procedere curatio potest et ad scalpellum et ad ustionem*.

Nicht nur verwenden Seneca d. J. und die Fachautoren *scalpellus* in derselben Bedeutung; auch der von Seneca d. J. vorgebrachte Gedanke, die moderne Chirurgie vermöge es, mittels kleiner Schnitte Operationen vorzunehmen, findet sich bei Celsus wieder, vgl. 7,2,5 *semper autem ubi scalpellus admovetur, id agendum est, ut et quam minimae et paucissimae plagae sint, cum eo tamen ut necessitati succurramus et in modo et in numero*. Weiterhin gebraucht auch Celsus in seinen Ausführungen einige Male den Ausdruck *scalpello aperire* (Cels. 4,15,4; 5,26,23g; 7,20,5).

1313 Vgl. dazu auch Courtil (2015), 224.

1314 Vgl. Cels. z. B. 2,10,15; 2,10,16; 2,11,3; 4,2,9; 4,15,4; 4,27,1d (fr. 2); 5,26,1b; 5,26,23g; 5,26,32 (2mal); 6,4,3; 6,6,9c; 6,6,27a; 7,1,1; 7,1,2; 7,2,4; 8,2,2; Plin. *nat.* 28,110; 30,75.

1315 Vgl. weiterhin Plin. *nat.* 30,75 *cantharides mixtae calce panos scalpelli vice auferunt, inguinum tumorem cocleae minutae cum melle inlitae leniunt*.

1316 Vgl. Cels. 4,27,1d (fr. 2); 7,13,2 sowie 7,4,4c (*adcuratio scalpelli*).

1317 Vgl auch die verschiedenen Komposita von *caedere*, mit denen Celsus die mit dem Skalpell auszuführenden Tätigkeiten beschreibt: *scalpello abscidere* (Cels. 7,19,2), *concidere* (Cels. 2,11,3; 5,26,32), *excidere* (Cels. 5,28,2c; 7,12,2; 7,30,1a), *incidere* (Cels. 5,27,3a; 7,1,2; 7,4,4d; 7,7,1b; 7,7,15f; 7,8,2; 7,20,6; 7,33,1) bzw. *incidet scalpellus* (Cels. 6,6,9c) sowie *praecidere* (Cels. 6,18,3b).

Im Unterschied zu Seneca, der vom Öffnen der *praecordia* spricht und damit einen aus medizinischer Sicht ungenauen Begriff benutzt (‚die Brust (?) öffnen'),[1318] verbindet Celsus den Ausdruck mit konkreten Stellen am Körper oder Organen, vgl. *aperire scalpello* mit *iecur* (Cels. 4,15,4), *cutis* (Cels. 5,26,23g) und *inguen* (Cels. 7,20,5). Celsus äußert sich also auch dabei spezifischer als Seneca d. J.

solium. In einem medizinischen Kontext benutzt von den Briefautoren nur Seneca d. J. das Wort (1mal), vgl. *epist.* 77,9 *solium deinde inlatum est, in quo diu iacuit et calda subinde suffusa paulatim defecit.*[1319] Er spricht hier von Tullius Marcellinus, der sich offenbar aufgrund einer langwierigen und komplizierten Erkrankung zu sterben entschieden hatte.[1320] Nach drei Tagen des Fastens legte man ihn in eine Badewanne (*solium*), wo er schließlich starb (*defecit*). Zwar steht der Gebrauch des *solium* hier nicht unmittelbar in Verbindung mit einer Krankheit; dennoch kann es als medizinisches Mittel betrachtet werden, denn die damit verbundenen warmen Güsse (*calda suffusa*) dienten dazu, Marcellinus bzw. seinem kraftlosen Körper wohl zu tun und seine Schmerzen zu lindern.

In der medizinischen Fachliteratur ist *solium* ebenfalls einige Male attestiert (Cels. 18mal, Plin. *nat.* 20–32 6mal, Scrib. Larg. 1mal).[1321] Auch hier steht das Wort in der Bedeutung ‚Badewanne'; Plinius d. Ä. gebraucht es außerdem auch i. S. v. ‚(Bade-)Becken' vor, vgl. *solium bal(i)nearum* (Plin. *nat.* 20,234; 28,63; 28,183).

Wie bei Seneca d. J. fungiert auch bei den Fachautoren die Badewanne als medizinisches Mittel. Inhaltliche Parallelen zu der von Seneca geschilderten Situation sind dort zu erkennen, wo die Fachautoren das *solium* im Zusammenhang mit allgemeinen gesundheitsfördernden Maßnahmen erwähnen, vgl. Cels. 1,3,4 *communia deinde omnibus sunt post fatigationem cibum sumpturis: ubi paulum ambulaverunt, si balneum non est, calido loco vel in sole vel ad ignem ungui atque sudare; si est, ante omnia in tepidario sedere, deinde ubi paululum conquierunt, intrare et descendere in solium* (…). Zwar sind diese Wannen auch mit warmem Wasser (*aqua calida*) gefüllt,[1322] jedoch ordnen die Fachautoren keine warmen Güsse zusätzlich zum Bad an, wie Seneca es schildert; diese scheinen eher als Alternative zum Bad verschrieben worden zu sein, vgl. Cels. 1,4,2 *ubi sudavit, in solium non descendere, sed multa calida aqua per caput se totum perfundere, tum tepida, deinde frigida.*

Darüber hinaus sind die Ausführungen über die *solia* in der Fachliteratur erwartungsgemäß ausführlicher und spezifischer als Senecas Mitteilung darüber. So wenden

1318 Zu den verschiedenen Bedeutungen des Wortes *praecordia* siehe Anm. 1232, S. 349.

1319 Zwei weitere Belege des Wortes bei Seneca d. J. (*epist.* 83,5; 86,8) haben keinen Bezug zur Medizin.

1320 Vgl. *epist.* 77,5 *Tullius Marcellinus* (…) *morbo et non insanabili correptus sed longo et molesto et multa imperante, coepit deliberare de morte.*

1321 Vgl. Cels. 1,3,4 (2mal); 1,3,10; 1,4,2; 2,17,7; 3,6,14 (3mal); 3,6,16; 3,12,3; 3,22,6; 3,22,13; 5,27,9; 5,28,15d; 7,20,3; 7,26,5c; 7,26,5e; 7,26,5g; Plin. *nat.* 20,234; 26,8; 28,63; 28,183; 31,5; 31,122; Scrib. Larg. ind. 280; 130.

1322 Vgl. Cels. 3,6,16–7; 3,22,13; 7,20,3; 7,26,5c; Scrib. Larg. 130.

die Fachautoren das Bad auch dann an, wenn konkrete Krankheiten zu behandeln sind, vgl. z. B. Cels. 5,27,9 *ubi vero phalangium nocuit, praeter eam curationem, quae manu redditur, saepe homo demittendus in solium est* oder Plin. *nat.* 31,122 *podagris in balneis uti. solia nitri prosunt atrophis, opisthotonis, tetanis*. Auch was die heißen Güsse betrifft, äußern sie sich eingehender, indem sie bisweilen genau beschreiben, wie der Patient mit heißem Wasser benetzt werden soll, vgl. Cels. 7,26,5c *deinde interpositis duabus horis in solium is aquae calidae resupinus d<e>mittendus est sic, ut a genibus ad umbilicum aqua teneat.*[1323]

Den von Seneca gebrauchten Ausdruck *iacēre in solio* benutzen die Fachautoren nicht. Dagegen beschreiben sie eher, wie der Patient sich in die Badewanne bzw. das Becken begeben soll, und gebrauchen dabei mehrfach die Verben *demittere* und *descendere*, vgl. z. B. Cels. 2,17,7 *tum in solio descendendum est* oder Scrib. Larg. 130 *postea solio calido demittantur* (sc. *aegri*).[1324]

vinculum. Diesen Begriff gebraucht von den Briefautoren nur Seneca d. J. (2mal) mit Bezug zur Medizin, vgl. *epist.* 9,8 *sapiens etiam si contentus est se, tamen habere amicum vult, si nihil aliud, ut exerceat amicitiam, ne tam magna virtus iaceat, non ad hoc quod dicebat Epicurus in hac ipsa epistula, ‚ut habeat qui sibi aegro adsideat, succurrat in vincula coniecto vel inopi', sed ut habeat aliquem cui ipse aegro adsideat, quem ipse circumventum hostili custodia liberet* und *epist.* 95,22 *antiqui medici (…) nesciebant crurum vinculo brachiorumque latentem vim et in medio sedentem ad extrema revocare.*[1325] Während *vinculum* in *epist.* 9,8 lediglich im Zusammenhang mit einem Kranken (*aeger*) erwähnt wird, der verbunden oder durch einen Verband gestützt (*in vincula coniectus*) und dadurch eingeschränkt in seinen Bewegungen und hilflos (*inops*) ist, figuriert das Wort in *epist.* 95,22 explizit als Mittel, um (wörtl.:) ‚die verborgene und in der Mitte sitzende Kraft der Unterschenkel und -arme zu den äußeren Partien zurückzurufen'.[1326]

Auch in der medizinischen Fachliteratur hat *vinculum* einige Belege (Cels. 14mal, Plin. *nat.* 20–32 2mal + 4mal[NR]; Scrib. Larg. 1mal).[1327] Das Wort erscheint hier

1323 Der Körper des Patienten wird dabei nicht gänzlich in die Badewanne hinabgelassen. Zwar ergibt sich dadurch ein weiterer Unterschied zu Senecas Gebrauch des Wortes, zugleich wird diese Einschränkung im Zusammenhang mit dem Wort *solium* in der Fachliteratur nur hier explizit erwähnt, stellt also eine Ausnahme dar.

1324 Weitere Belege für *descendere in solium*: Cels. 1,3,4 (2mal); 1,3,10; 1,4,2; 2,17,7; 5,28,15d sowie für *demittere in solium:* Cels. 3,6,14; 3,6,16; 3,22,13; 5,27,9; 5,28,15d; 7,20,3; 7,26,5c; 7,26,5e.

1325 Die übrigen Belege für *vinculum* im Briefcorpus weisen keinen Bezug zur Medizin auf, vgl. Cic. *Att.* 2,24,3; *fam.* 3,4,2; 3,10,9; 13,17,1; 13,29,1; 15,11,2; Sen. *epist.* 37,1; 58,9; 65,24; 70,12; 76,33; 85,26; 95,35; 102,30; 117,6; Plin. *epist.* 1,8,9; 4,15,2; 5,14,5; 7,20,7; 7,27,5; 7,27,8; 7,27,10; 7,27,11; 10,26,1; 10,58,2.

1326 Vgl. dazu *vis latens* (S. 238) und siehe Courtil (2017), 144–7, bes. 147.

1327 Vgl. Cels. 3,18,4; 3,18,21; 5,26,23d; 6,18,8b; 7,14,5; 7,14,7; 7,17,1b; 7,21,1b; 7,22,1; 7,22,2; 7,22,5; 7,25,1b; 7,26,5d; 8,5,6; Plin. *nat.* 21,8[NR]; 21,88; 23,110[NR]; 24,65; 30,2[NR]; 32,2[NR]; Scrib. Larg. 104.

in mehreren Bedeutungen: 1. i. S. v. ‚Band, Strick, Fessel' (für medizinische Zwecke), z. B. in Celsus' Kapitel über die *insania,* wenn es darum geht, den Patienten festzubinden, vgl. Cels. 3,18,4 *neque credendum est, si vinctus aliqui, dum levari vinculis cupit, quamvis prudenter et miserabiliter loquitur, quoniam is dolus insanientis est.*[1328] 2. i. S. v. ‚chirurgischer Faden' für Nähte und Ligaturen, vgl. z. B. Cels. 5,26,23d *si nimis rara est* (sc. *sutura*), *non continet; si nimis crebra est, vehementer adficit, quia quo saepius acus corpus transuit quoque plura loca iniectum vinculum mordet, eo maiores inflammationes oriuntur magisque aestate*[1329] sowie 3. i. S. v. ‚Verband', vgl. Cels. 6,18,8a *vinculum autem ei loco linteolum aut panniculus quadratus est, qu<i> ad duo capita duas ansas, ad latera duo totidem fascias habet.*[1330]

In der Bedeutung ‚Verband' gebrauchen also sowohl Seneca d. J. (*epist.* 9,8) als auch die Fachautoren das Wort. Während Seneca (bzw. Epikur) aber den Verband lediglich erwähnt, beschreiben die Fachautoren die Beschaffenheit des Verbandes näher, vgl. *vinculum linteolum* (Cels. 6,18,8a) und *utendumque eo vinculo, quod idoneum esse ani curationibus posui* (Cels. 7,22,1).

Weitere Unterschiede zeigen sich mit Blick auf den Gebrauch von *vinculum* in Sen. *epist.* 95,22: Zwar würde die erste der oben genannten Bedeutungen (‚Band, Strick') zu der von Seneca d. J. in *epist.* 95,22 beschriebenen Praxis passen, allerdings wird diese Praxis selbst gar nicht in der Fachliteratur erwähnt; zusätzlich weist auch das Phänomen, das Seneca hier mit der Formulierung *vis latens* beschreibt, keine Parallele in der medizinischen Fachliteratur auf.

Alle hier behandelten Ausdrücke und Formulierungen, mit denen die Briefautoren nicht-substanzielle medizinische Mittel und Einrichtungen bezeichnen, sind auch in der medizinischen Fachliteratur attestiert (vgl. Tabelle 38).

Die Brief- und die Fachautoren stimmen vor allem hinsichtlich der Bedeutung dieser Ausdrücke überein (*ferramentum, Laconicum* (für ‚Schwitzbad'), *pila, puxis, scalpellus, solium, vinculum* (teilweise)); einzige Ausnahme dazu ist *ambulatio.* In wenigen Fällen werden auch konkretere inhaltliche Aspekte übereinstimmend von beiden Autorengruppen angesprochen (*pila, scalpellus, solium*). Gemeinsame Wortverbindungen sind nur für *scalpellus* zu beobachten (*scalpello aperire*), jedoch ergeben sich hier im Einzelnen auch Unterschiede.

1328 Vgl. weiterhin Cels. 3,18,21; 21,88; 24,6; Scrib. Larg. 104.
1329 Vgl. ferner Cels. 7,14,5; 7,14,7; 7,17,1b; 7,21,1b; 7,22,2; 7,22,5; 7,25,1b.
1330 Vgl. noch Cels. 7,22,1; 7,26,5d; 8,5,6.

Tabelle 38: Häufigkeiten der hier besprochenen Ausdrücke bei den einzelnen Autoren

Ausdruck	Cicero	Sen. d. J.	Plin. d. J.	Celsus	Plin. d. Ä.	Scrib. Larg.
ambulatio	1	-	-	28^{NR}	2^{NR}	-
ferramentum	-	$1 + 1^{NR}$	-	39	3	-
Laconicum (sc. *sudarium*)	1	-	-	2	-	-
pila	-	2^{NR}	1	$4 + 1^{NR}$	2^{NR}	-
puxis	-	1	-	-	-	1
puxidicula				1	-	-
scalpellus	-	1	-	65	2	-
solium	-	$1 + 2^{NR}$	-	18	6	1
vinculum	-	2	-	14	6	1

Für alle gemeinsamen Ausdrücke ist zu beobachten, dass die Fachautoren grundsätzlich differenzierter, spezifischer und ausführlicher über die damit angesprochenen Sachverhalte sprechen als die Briefautoren. Das zeigt sich bisweilen darin, dass sie die Wörter in weiteren Bedeutungen (*vinculum*) oder in anderen Wortverbindungen verwenden (*pila, scalpellus*), wodurch ihre Aussagen genauer und konkreter sind.

Synopsis: Kapitel II. C.

Lexik

Das folgende Diagramm (Abbildung 11) zeigt die lexikalischen Übereinstimmungen zwischen den Briefautoren und den medizinischen Fachautoren für die hier untersuchten Begriffe und Formulierungen aus dem Bereich der Therapie und der Pharmazie.

Demnach zählen vor allem die Ausdrücke, mit denen die Briefautoren nicht-substantielle Behandlungsmittel (z. B. *pila* oder *scalpellus*) bezeichnen, die als Grundbegriffe behandelten Ausdrücke (z. B. *curare, fomentum, medicina* oder *sanare*) sowie die Begriffe der physikalischen und rehabilitativen Medizin (z. B. *ambulare, exercitatio* oder *sudor*) zu den Wortfeldern mit den größten Übereinstimmungen mit den Fachautoren (je mehr als 70%). Die geringere Übereinstimmung im Bereich der Diätetik lässt sich damit erklären, dass hier mehrere griechische Begriffe vertreten sind (ἀσιτεῖν, ἀφαίρεσις, προσανατρέφειν sowie *diaeta*), denn die römischen medizinischen Fachautoren vermeiden griechische Ausdrücke in der Regel zu Gunsten von lateinischen Entsprechungen. Auch dass die im Abschnitt ‚Verdauung' untersuchten Ausdrücke in der Fachliteratur gänzlich ausbleiben, geht zum Teil auf diese Ursache zurück. So werden einerseits auch hier mehrere griechische Formulierungen aus den Cicerobriefen behandelt (ἐμετική, εὐλυσία κοιλίας, κοιλιολυσία), die zwar Gemeinsamkeiten jedoch keine Übereinstimmungen mit der griechischen medizinischen Terminologie der überlieferten Zeugnisse aufweisen. Andererseits repräsentieren die weiteren hier untersuchten Ausdrücke – zwei Wortgruppen aus Senecas d. J. Luciliusbriefen, *stomachum levare vomitu* und *stomachum fulcire cibo* – den Topos der *philosophia medicans*, d. h. sie ziehen die Analogie zwischen der Behandlung des Körpers und derjenigen der Seele, und stellen daher vermutlich Auffassungen über medizinische Sachverhalte dar, die die Fachautoren so nicht teilen.

Abbildung 11: lexikalische Übereinstimmungen zwischen den Brief- und den Fachautoren

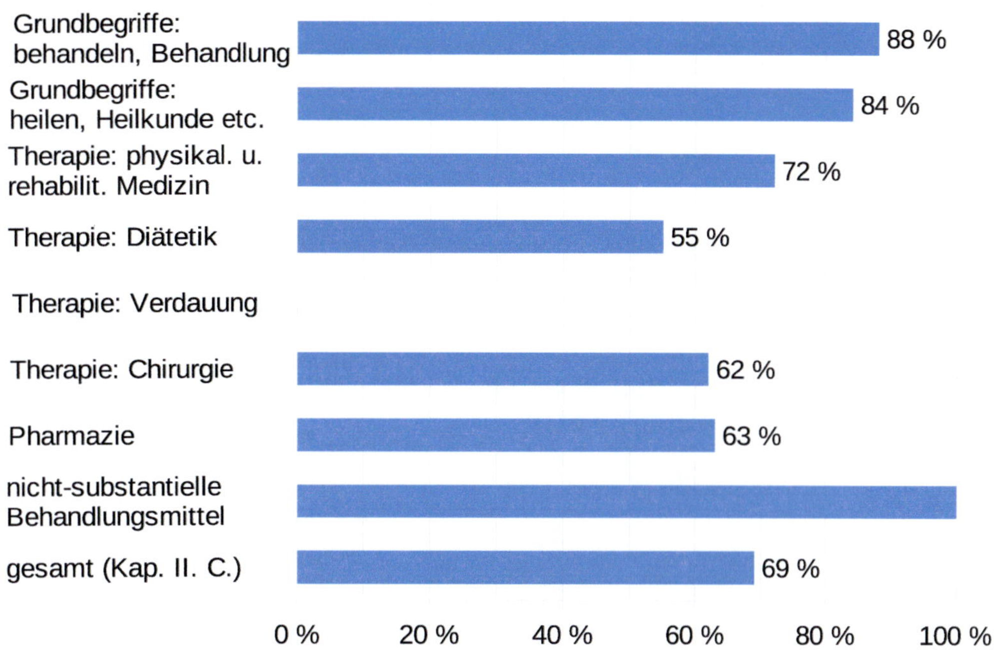

Semantik

a) Bedeutungen. Die folgende Grafik (Abbildung 12) veranschaulicht, inwiefern die gemeinsam gebrauchten Ausdrücke in denselben Bedeutungen von den Brief- wie von den Fachautoren verwendet werden und in welchen thematischen Bereichen weitere Bedeutungen entweder nur im Briefcorpus oder nur in der Fachliteratur vorliegen.

Beide Autorengruppen gebrauchen demnach 94% der gemeinsam verwendeten Begriffe und Formulierungen in derselben Bedeutung. Gänzlich stimmen sie dabei bei den Ausdrücken überein, mit denen sie das Heilen, die Heilkunde und Vergleichbares (Abschnitt II. C. (β), S. 274) sowie die Chirurgie und die Pharmazie thematisieren. Zugleich werden vergleichsweise wenige Ausdrücke in weiteren Bedeutungen gebraucht, die nicht im jeweils anderen Corpus vorliegen.[1331] Dieser Befund weist einerseits darauf hin, dass viele der hier untersuchten Wörter allgemein gebräuchlich (in Bezug auf Lexik und Semantik) waren,[1332] und andererseits, dass die Briefautoren auch spezifischere medizinische Begriffe benutzen, die also ein engeres Bedeutungsspektrum aufweisen.[1333]

Abbildung 12: gemeinsame und nicht-gemeinsame Bedeutungen

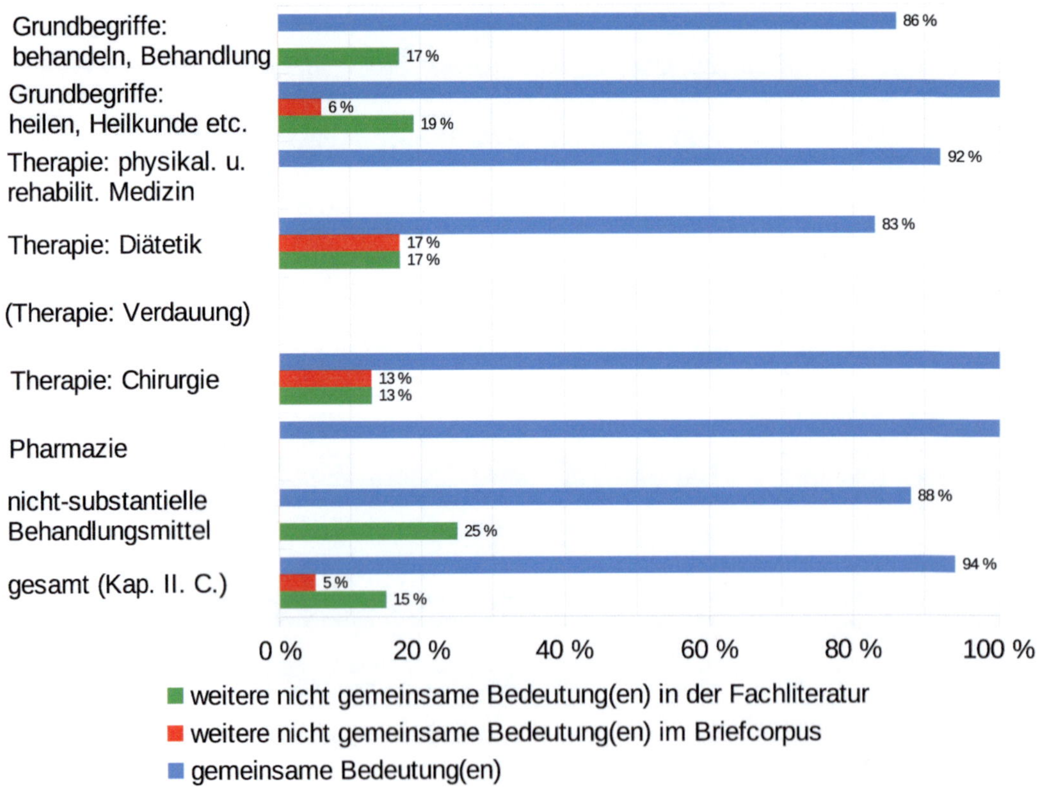

b) Bezugspunkte der untersuchten Grundbegriffe. Abbildung 13 veranschaulicht, worauf die Briefautoren einerseits und die Fachautoren andererseits die untersuchten

1331 Im Briefcorpus trifft das auf *levare*, *ieiunus* und *amputare* zu, in der Fachliteratur auf *tractare*, *fomentum*, *fovere*, *levamentum*, *sudatio*, *purgatio*, *ambulatio* und *vinculum*.

1332 Vgl. *(per)curare*, *cura*, *tractare*, *(con)firmare*, *fovere*, *(in)sanabilis*, *levare*, *mederi*, *medicamentum*, *medicina*, *(per)sanare*, *reficere*, *remedium*, *ambulare*, *bal(i)neum*, *exercere*, *exercitatio*, *lectio*, *legere*, *sudor*, *unctio*, *ung(u)i*, *abstinentia*, *abstinere*, *ieiunium*, *ieiunus*, *secare*, *urere*, *ambulatio*, *pila*, *vinculum*.

1333 Vgl. *curatio*, *sudatio*, *inedia*, *chirurgia*, *sanguinem mittere*, *ius*, *ferramentum*, *Laconicum*, *puxis* oder *scalpellus*.

Grundbegriffe wie *curare, tractare, fomentum, medicina, remedium* oder *sanare* beziehen.[1334]

Abbildung 13: die häufigsten gemeinsamen Bezugspunkte

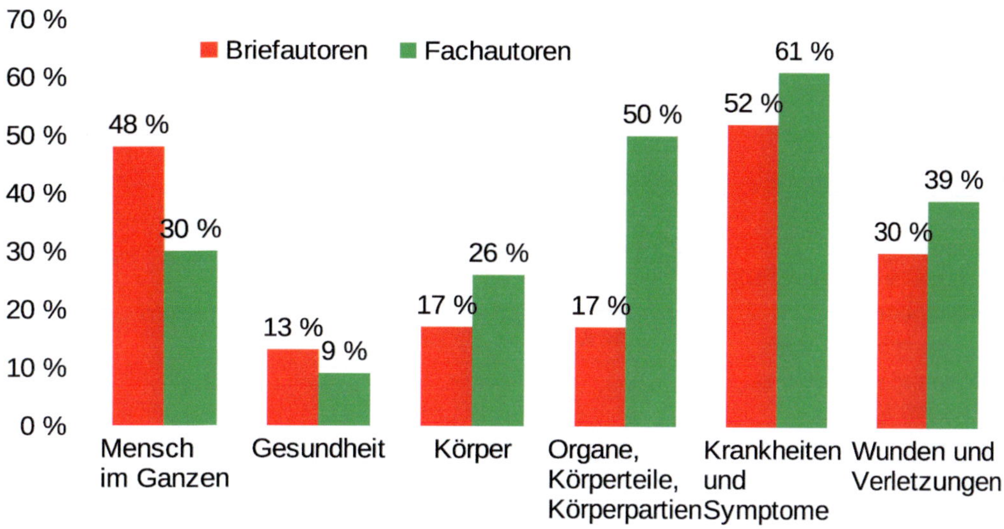

Diese Verteilung ist vergleichbar mit derjenigen, die auch für die Ausdrücke des Kapitels II. A. beobachtet worden ist (vgl. S. 126f.): Die Briefautoren beziehen mehr Wörter auf den Menschen als Ganzen[1335] und die Gesundheit des Menschen[1336] als die Fachautoren, während diese mehr Begriffe vor allem auf einzelne Organe, Körperteile oder -partien,[1337] aber auch auf den Körper[1338] sowie auf Krankheiten und Symptome[1339] sowie

1334 Während für die Grundbegriffe aufgrund ihres eher allgemeinen Charakters wiederholt zu beobachten ist, dass sie auf bestimmte Aspekte wie den Menschen als Ganzen, den Körper, einzelne Organe und Körperteile oder Krankheiten und Krankheitssymptome bezogen werden, trifft dies für die weiteren hier untersuchten Ausdrücke und Formulierungen (Abschnitte (b) bis (d)) selten oder gar nicht zu. In den meisten Fällen lassen sich diese Kategorien aus semantischen Gründen überhaupt nicht oder in gänzlich anderer Weise anwenden, vgl. z. B. *ambulare, legere, abstinentia, exsecare* oder *scalpellus*.

1335 Vgl. *curare, curatio, tractare, confirmare, fomentum, levare, mederi, medicina, reficere, sanabilis, sanare*. Die Fachautoren beziehen *curare, confirmare, levare, mederi, medicina, reficere* und *sanare* auf den Menschen als Ganzen.

1336 Vgl. *curare, custodire, confirmare* sowie für die Fachautoren *custodire, confirmare*.

1337 Vgl. *curare, curatio, custodire, tractare, confirmare, firmare, fomentum, fovere, levare, mederi, persanare, sanare*. Dagegen beziehen die Briefautoren nur *curatio, firmare, levare* und *sanare* auch auf Organe, Körperteile und Körperpartien.

1338 Vgl. *curare, curatio, confirmare, fomentum, fovere, persanare* sowie für die Briefautoren *curare, percurare*[M], *confirmare, fovere*.

1339 Vgl. *curare, curatio, percurare, fomentum, fovere, insanabilis, levamentum, levare, mederi, medicina, persanare, remedium, sanabilis, sanare*. Die Briefautoren beziehen *curare, fovere, insanabilis, levamentum, levare, mederi, medicamentum, medicina, persanare, remedium, sana-*

Wunden und Verletzungen[1340] beziehen. Der Befund führt noch einmal vor Augen, dass die Fachautoren spezifischer und detaillierter auf die beiderseits angesprochenen medizinischen Sachverhalte eingehen als die Briefautoren.

c) metaphorisch verwendete Ausdrücke. Auch der Blick auf die Verteilung metaphorisch verwendeter Ausdrücke im Briefcorpus (vgl. Abbildung 14) weist auf die Unterschiedlichkeit zwischen den als Grundbegriffen bezeichneten Wörtern und Formulierungen und den weiteren hier behandelten Ausdrücken hin:

Abbildung 14: metaphorischer Gebrauch im Briefcorpus

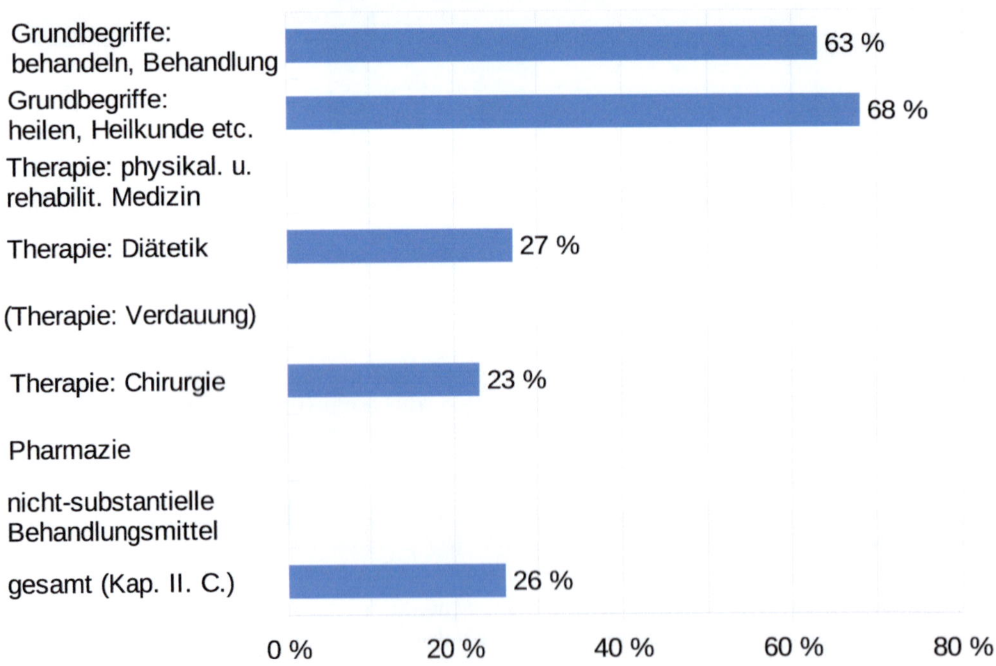

So gebrauchen die Briefautoren ca. 2/3 der Grundbegriffe auch metaphorisch,[1341] von den übrigen Ausdrücken trifft dies dagegen nur auf ἀφαίρεσις, *diaeta* und προσανατρέφειν aus dem Abschnitt zur Diätetik sowie *chirurgia*, *exsecare* und *sanguinem mittere* aus dem Abschnitt zur Chirurgie zu. Zu erklären ist diese Verteilung damit, dass die Grundbegriffe eher allgemein gebräuchlich und damit einer größeren Gruppe von Sprechern vertraut sind, so dass eine Übertragung eines solchen Wortes eher nachvollzogen werden kann. Wird dagegen ein Fachbegriff übertragen gebraucht, den Laien-

---

bilis und *sanare* auf Krankheiten und Symptome.

1340 Vgl. *curare, curatio, fovere, insanabilis, mederi, medicina, remedium, sanabilis, sanare* und für die Briefautoren *tractare, fomentum*[M], *mederi, medicamentum, medicina, remedium*[M], *sanare*.

1341 Vgl. *cura, (per)curare, curatio, tractare, focilare, fomentum, fovere, insanabilis, levare, mederi, medicamentum, medicina, reficere, remediabilis, remedium, sanabilis, sanare.*

Rezipienten mit größerer Wahrscheinlichkeit nicht kennen, kann die Metapher ihre Wirkung möglicherweise gar nicht entfalten. Zugleich ist in Betracht zu ziehen, dass der metaphorische Gebrauch von speziellen Fachbegriffen mit dem Ziel, einen außerfachlichen Zusammenhang zu illustrieren, eher eine seltsame, eigentümliche Wirkung hätte, wie bereits oben (S. 128) zu zeigen versucht wurde. Daher finden sich unter den wenigen weiteren metaphorisch verwendeten Ausdrücken ebenfalls eher allgemeine Begriffe wie *diaeta* und *chirurgia,* die lediglich Teilbereiche der Medizin, aber keine konkreten Sachverhalte bezeichnen. Als medizinischer Topos erscheint weiterhin das „Schneiden und Brennen" immer wieder in der antiken Literatur, so dass die Übertragung von als medizinisch verstandenem *exsecare* vermutlich ebenfalls gut von Laien nachvollzogen werden konnte. Ferner ist auch der Aderlass (*sanguinem mittere*) eine in der Antike schon traditionsreiche Praxis, die daher auch Laien ein Begriff gewesen sein dürfte. Schließlich gebraucht Cicero – an Medizin interessiert und vertraut mit ihren Sachverhalten und ihrer Sprache – die griechischen Begriffe ἀφαίρεσις und προσανατρέφειν in einem Brief an Atticus; zumindest als Muttersprachler, wenn nicht ebenfalls vertraut mit der griechischen Medizin, dürfte dieser die Übertragung dieser Wörter aus dem Bereich der Heilkunde in den der Politik verstanden haben. Schließlich vermag es metaphorisches Sprechen, abstrakte Bereiche wie beispielsweise den der Seele sprachlich greifbar und dadurch mitteilbar zu machen. In dieser Weise verwendet vor allem Cicero Ausdrücke wie *tractare* oder *fovere* und bringt so Emotionen zur Sprache.

Junkturen

In welchen semantischen Bereichen die Briefautoren dieselben Junkturen gebrauchen wie die Fachautoren, zeigt die folgende Grafik (Abbildung 15).

Die meisten Überschneidungen sind demnach bei den Grundbegriffen für ‚heilen, pflegen, Heilkunde'[1342] und ‚behandeln, Behandlung'[1343] sowie bei den Ausdrücken aus den Bereichen der Therapie zu beobachten, mit denen physikalische und rehabilitative[1344] sowie diätetische Maßnahmen[1345] bezeichnet oder beschrieben werden. Weniger gemeinsame Junkturen finden sich für die chirurgischen Begriffe und Formulierungen (vgl. *sistere sanguinem*) sowie für diejenigen, die nicht-substantielle Behandlungsmittel bezeichnen (vgl. *puxis*); keine gemeinsamen Wortverbindungen liegen schließlich für die pharmazeutischen Ausdrücke vor. Diese Verteilung bestätigt die Beobachtung, die sich auch für die Junkturen der anderen Wortfelder (Kap. II. A. und B.) ergeben hat, dass nämlich die eher grundlegenden, allgemeinen Begriffe und Formulierungen der Behandlung auch außerhalb fachlicher Kreise gebräuchlich waren.

1342 Vgl. *confirmare, firmare, fovere, insanabilis, levare, mederi, medicamentum, medicina, persanare, remedium, sanabilis, sanare.*

1343 Vgl. *curare, curatio, custodire.*

1344 Vgl. *bal(i)neum, exercere, exercitatio, lectio, sudor.*

1345 Vgl. *abstinere, inedia.*

Abbildung 15: gemeinsame Junkturen

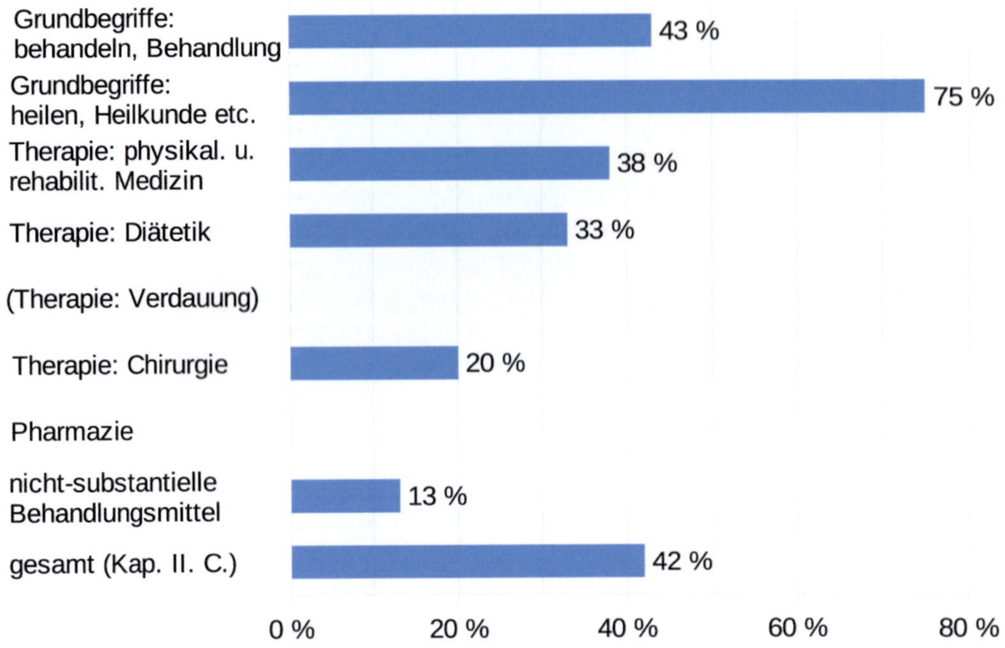

Einen Überblick über die gemeinsamen Junkturen der Brief- und Fachautoren der in diesem Kapitel untersuchten Lemmata gewährt Tabelle 39.

Tabelle 39: Brief- und Fachautoren gemeinsame Junkturen

Lemma	Junkturen
abstinere	*abstinere vino* (Sen., Plin. d. Ä.) *abstinere bal(i)neo* (Sen., Cels., Plin. d. Ä.)
bal(i)neum	*tempus balinei* (Sen., Cels. 2,17,4) *abstinere bal(i)neo* (Sen., Cels., Plin. d. Ä.) *fugere balneum* (Sen., Cels.)
curare	*corpus curare* (Sen., Plin. d. J., Cels.) *malum curare* (Sen., Plin. d. Ä.) *morbum curare* (Sen., Cels., Plin. d. Ä.) *plagam curare* (Sen., Cels.) *suffusionem curare* (Sen., Plin. d. Ä.) *ulcus curare* (Sen., Cels., Plin. d. Ä.)
curatio	*curationem probare* (Cic., Cels.) *adhibere curationem* (Sen., Cels.)

Lemma	Junkturen
confirmare	*corpus confirmare* (Cic., Cels.) *valetudinem confirmare* (Cic., Cels.) *bene confirmare* (Cic., Cels.)
exercere	*corpus exercere* (Plin. d. J., Cels.)
exercitatio	*finis exercitationis* (Sen., Cels.) *genus exercitationis* (Plin. d. J., Cels.)
firmare	*stomachum firmare* (Plin. d. J., Plin. d. Ä.) *vocem firmare* (Plin. d. J., Plin. d. Ä.)
fovere	*fovere corpus* (Sen., Scrib. Larg.) *fovere dolorem* (Cic., Cels.)
inedia	*consumi inedia* (Cic., Scrib. Larg.)
insanabilis	*morbus insanabilis* (Sen., Plin. d. Ä.)
legere	*legere clare* (Sen., Plin. d. J., Cels.)
levare	*levare capitis dolorem* (Sen., Cels., Plin. d. Ä.)
mederi	*mederi vulneri* (Cic., Plin. d. J., Cels., Plin. d. Ä.) *mederi tumori* (Cic., Plin. d. Ä.) *mederi vitio* (Plin. d. J., Cels., Plin. d. Ä.)
medicamentum	*compositio medicamenti* (Sen., Plin. d. Ä.) *medicamentum utile* (Sen., Cels., Plin. d. Ä., Scrib. Larg.) *parare medicamentum* (Cic., Scrib. Larg.) *proficit medicamentum* (Sen., Cels., Scrib. Larg.) *sanat medicamentum* (Sen., Cels.)
medicina	*adhibere medicinam* (Cic., Sen., Cels.) *facere medicinam* (Cic., Plin. d. Ä., Scrib. Larg.) *petere medicinam* (Cic., Plin. d. Ä.) *probare medicinam* (Cic., Plin. d. Ä.) *proficit medicina* (Sen., Cels.) *sanat medicina* (Cic., Sen., Plin. d. Ä.)
persanare	*ulcus persanare* (Sen., Plin. d. Ä.)
remedium	*remedium animi* (Sen., Plin. d. Ä.) *remedium morbi* (Sen., Plin. d. Ä.) *remedium vulneris* (Cic., Plin. d. Ä.) *mutatio remediorum* (Sen., Cels.) *invenire remedium* (Sen., Cels., Plin. d. Ä.) *opus est remedio* (Sen., Cels.) *prodest remedium* (Sen., Plin. d. Ä.) *quaerere remedium* (Sen., Cels., Plin. d. Ä.)

Lemma	Junkturen
sanabilis	*sanabilis morbus* (Sen., Cels.)
sanare	*sanare aegrum* (Sen., Cels., Plin. d. Ä.) *sanare dolorem* (Cic., Plin. d. Ä.) *vulnus sanare* (Cic., Cels., Plin. d. Ä., Scrib. Larg.)
scalpellus	*scalpello aperire* (Sen., Cels.)
sudor	*movere sudorem* (Sen., Cels., Plin. d. Ä.)

Die meisten der insgesamt 55 hier beobachteten gemeinsamen Junkturen sind für die Wörter *remedium* (8), *curare* (6), *medicina* (6), *medicamentum* (5), *mederi* (3), *bal(i)neum* (3), *confirmare* (3), *sanare* (3) zu beobachten. Davon sind 32 bei Seneca d. J., 17 bei Cicero und 8 bei Plinius d. J. sowie aufseiten der Fachautoren 34 bei Celsus, 31 bei Plinius d. Ä. und 7 bei Scribonius Largus belegt. Wie die gemeinsamen Junkturen der in den vorangehenden beiden Kapiteln II. A. und B. untersuchten Wörter sind auch die hier angeführten gemeinsamen Wortverbindungen inhaltlich eher allgemeiner Natur; dies zeigt sich bereits an den oben hervorgehobenen häufigen Wörtern wie *remedium, mederi, curare* oder *sanare*, die als grundlegende Begriffe der Therapie bezeichnet werden können. Darüber hinaus ist dies daran zu erkennen, dass viele dieser Begriffe mit weiteren eher allgemeinen Wörtern wie *corpus* (*confirmare corpus, curare corpus, exercere corpus*), *morbus* (*curare morbum, remedium morbi*), *valetudo* (*confirmare valetudinem*), *dolor* (*levare capitis dolorem, sanare dolorem*) oder *vulnus* (*mederi vulneri, remedium vulneris, sanare vulnus*) verbunden werden. Seltener liegen dagegen Verbindungen mit spezifischen Begriffen vor, vgl. u. a. *suffusionem curare, genus exercitationis, stomachum firmare, mederi tumori* oder *scalpello aperire*.

Diejenigen Junkturen, die häufiger in der Fachliteratur belegt sind, könnten auf Formulierungen der Fachleute hinweisen, die auch in der alltäglichen Kommunikation verbreitet sind. Dazu sind von den hier angeführten Junkturen mit 10 oder mehr Belegen demnach *ulcus curare, adhibere curationem, mederi vulneri, mederi vitio, sanare dolorem, sanare vulnus, movere sudorem* und *proficit medicamentum* zu zählen sowie schließlich *morbum curare* mit 7 und *medicamentum utile* mit 5 Belegen. Mit Ausnahme von *curationem adhibere* – *curatio* hat sich als einschlägiger Begriff für die medizinische Behandlung(smethode) herausgebildet – sind diese Ausdrücke ebenso allgemeiner Natur; dieser Befund stützt also die These, es handle sich dabei um verbreitete medizinische Formulierungen. Die übrigen Junkturen sind dagegen nur 3mal und seltener in der Fachliteratur attestiert; etwas spezifischer sind davon nur wenige, vgl. *genus exercitationis, scalpello aperire, suffusionem curare, mederi tumori* oder *mutatio remediorum*; ob diese möglicherweise einschlägige fachliche Formulierungen sind, müsste im Einzelnen untersucht werden; zumindest die Junkturen mit *curare* und *mederi* sprechen jedoch dagegen, da beide aus fachlicher Sicht keine hinreichend spezifischen Handlungen repräsentieren. Andere der selten in der Fachliteratur belegten Junkturen bezeichnen Sachverhalte, die sonst kaum anders auf sachliche und prägnante Weise auszudrücken sein dürften, vgl. *abstinere vino, abstinere bal(i)neo* oder *legere clare*; weitere Übereinstimmungen ergeben sich wohl eher zufällig, wobei zu betonen ist, dass der jeweilige Sprecher sie hinsichtlich seiner Intention und der Kommunikationssituation bewusst wählte, vgl. z. B. *curationem probare, consumi inedia, proficit medicinam, quaerere remedium* oder *compositio medicamenti*.

Die Vermutung, dass die eher allgemeinen Begriffe und Junkturen der Therapie und Pharmazie auch außerhalb fachlicher Kreise gebräuchlich waren, wird gestützt von einigen weiteren Wortverbindungen in beiden Corpora, die zwar lexikalisch nicht übereinstimmen, sich einander aber nahekommen (vgl. Tabelle 40).

Tabelle 40: vergleichbare Wortverbindungen bei Brief- und Fachautoren

Briefautoren	Fachautoren
adlevare corpus (Cic. *Att.* 7,1,1)	*levare corpus* (Cels. 2,11,5; 3,25,2; Plin. *nat.* 24,46; 32,123)
exercitationem intermittere (Cic. *fam.* 9,18,2)	*intermissus ordo exercitationis* (Cels. 1,1,3)
vino fulcire venas cadentis (Sen. *epist.* 95,22)	*si venae conciderunt* (Cels. 3,5,9)

Die Briefautoren scheinen also nicht nur, wie oben bereits ausgeführt, mit den grundlegenden Sachverhalten und ihren Begriffen bzw. Formulierungen vertraut zu sein – vgl. hier *(ad)levare* –, sondern bisweilen auch mit spezifischeren Themen wie die Ähnlichkeiten zwischen *exercitationem intermittere* bei Cicero und *intermissus ordo exercitationis* bei Celsus sowie *venae cadentis* bei Seneca d. J. und *si venae conciderunt* bei Celsus andeuten.

Syntax

In den vorangehenden beiden Kapiteln II. A. und B. ist mehrfach beobachtet worden, dass die Briefautoren, vor allem Seneca d. J., Partizipien und Adjektive substantivisch gebrauchen und damit den Betroffenen bezeichnet. Bei den hier untersuchten Ausdrücken ist dieses Merkmal dagegen kaum vorzufinden. Im Briefcorpus betrifft es nur das Adjektiv *fractus*, womit jedoch betroffene Körperteile bezeichnet werden (vgl. *fracta solidare* (S. 350)); *fractus* wird auch von den Fachautoren in dieser Weise verwendet. Weiterhin substantivieren diese noch die Formen *curans* und *tractans*, um den behandelnden Arzt, sowie *ieiunus*, um den betroffenen Patienten zu bezeichnen.

Weitere Gemeinsamkeiten sind nur vereinzelt zu beobachten. So wird *exercere* beiderseits medial (*exerceri* ‚sich üben') und aktivisch (‚etwas üben, trainieren') gebraucht, wobei Celsus auch einmal *se exercere* sagt. Im Briefcorpus sticht eine Stelle in den Luciliusbriefen heraus, in der Seneca d. J. mit Bezug auf das Handeln eines *medi-*

cus sagt: *urendus, secandus, abstinendus sum* (*epist.* 75,7). Der Gebrauch von nd-Formen ist charakteristisch für die Ausdrucksweise der medizinischen Autoren, vgl. dazu abstinere (S. 326) sowie Kap. III. C., S. 441f. Schließlich figuriert *Laconicum* sowohl im Briefcorpus als auch in der Fachliteratur ohne Bezugswort.

Weitere Lemmata weisen (neben Gemeinsamkeiten) auch Unterschiede hinsichtlich der Syntax in den verglichenen Corpora auf, wie die folgende Gegenüberstellung (Tabelle 41) zeigt.

Tabelle 41: syntaktische Unterschiede bei Brief- und Fachautoren

Briefautoren	Fachautoren
levare bisweilen intransitiv, passivisch, z. B. *levari morbo* (Cic. *fam.* 12,30,2), bisweilen transitiv, aktivisch, z. B. *levare dolorem capitis* (Sen. *epist.* 70,16)	*levare* in der Regel transitiv, aktivisch, z. B. *levare morbum* (Cels. 1 pr. 33; 2,8,7; 3,18,16; 3,18,20 etc.)
mederi + Dat. (z. B. Cic. *Att.* 10,10,3; Plin. *epist.* 2,7,3^{M})	*mederi* + Dat. (z. B. Plin. *nat.* 20,54) und präpositional: *mederi* + *contra* (z. B. Plin. *nat.* 20,50), *mederi* + *adversus* (Plin. *nat.* 22,163)[1346]
abstinere +Abl. (z. B. Sen. *epist.* 86,7)	*abstinere* + Abl. (z. B. Plin. *nat.* 28,53), häufiger jedoch *abstinere a* + Abl. (z. B. Cels. 1,3,11)
tempus cibi (Sen. *epist.* 22,1)	*tempus cibo* (z. B. Cels. 3,5,10)
ung(*u*)*i* intransitiv-medial (‚sich salben', z. B. Plin. *epist.* 7,1,4)	*ung*(*u*)*i* intransitiv-medial (z. B. Cels. 1,3,23) und transitiv-aktivisch/passivisch (‚etwas salben', z. B. Cels. 3,6,9)

Dabei fallen besonders der Umgang der Fachautoren mit Präpositionen und Transitivität auf. Die Verwendung der Präpositionen *contra* und *adversus* in Verbindung mit *mederi* folgt vermutlich dem Anliegen, sich klar und verständlich auszudrücken.[1347] Weiterhin zeigt der transitive Gebrauch der Verben *levare* und *ung*(*u*)*ere*, dass die Fachautoren sich spezifischer ausdrücken als die Briefautoren, indem sie diese nicht nur allgemein

1346 Vergleichbar damit verbinden die Fachautoren auch *remedium* mit den Präpositionen *contra* (z. B. Plin. *nat.* 21,108), *ad* (z. B. Cels. 4,27,1d (fr. 2)) oder *adversus* (z. B. Scrib. Larg. 178), um anzugeben, gegen welche Beschwerden ein Mittel hilft. Zudem konstruieren sie diese Aussagen auch mittels eines bloßen Dativus commodi (*remedium* + Dat., z. B. Plin. *nat.* 25,135).

1347 Möglicherweise zeigt sich daran die sprachliche Entwicklung, dass die Kasusfunktionen mit der Zeit seltener anhand bloßer adnominaler Verbindungen und häufiger mittels Präpositionen zum Ausdruck gebracht wurden, vgl. Pinkster (2015), 1237.

auf den Menschen als Ganzen, sondern konkreter auf einzelne Organe bzw. Körperteile und Körperpartien beziehen.

Pragmatik

Die pragmatischen Unterschiede zwischen den Brief- und den Fachautoren sind bei den hier behandelten Ausdrücken mehrfach darin zu erkennen, dass die Fachautoren – erwartungsgemäß – spezifischer, ausführlicher und differenzierter über die thematisierten Sachverhalte schreiben. Dies äußert sich, wie oben bereits gezeigt wurde, nicht nur dadurch, dass sie die Begriffe seltener – und in mehreren Fällen überhaupt nicht – in allgemeiner Weise auf den Menschen (im Ganzen) oder dessen Gesundheit beziehen, sondern auf konkretere Aspekte wie einzelne Organe oder Körperteile, bzw. im Fall von anderen Ausdrücken auf Krankheiten oder Symptome. Darüber hinaus zeigt sich dies auch darin, dass die Fachautoren die hier untersuchten Begriffe bisweilen in weiteren Bedeutungen verwenden (*tractare, fomentum, fovere, levamentum, sudatio, purgatio, secare, ambulatio, vinculum*), dass sie Krankheiten und Krankheitssymptome, in deren Kontext sie ein therapeutisches oder pharmazeutisches Eingreifen beschreiben, genau benennen und beschreiben (vgl. z. B. zu *medicina* (S. 290), *remedium* (S. 295), *exercitatio* (S. 309), *unctio* (S. 319), *abstinentia* (S. 324), *legere/lectio* (S. 313), *pila* (S. 368), *solium* (S. 371)), dass sie Mittel und Maßnahmen konkretisieren (vgl. z. B. zu *remedium* (S. 295), *exercere* (S. 307), *ung(u)i* (S. 320), *quo cibo uti* (S. 361), *ius* (S. 361)) und auf weitere Aspekte eingehen. Dazu zählen beispielsweise Ausführungen darüber, welche Hintergründe und Voraussetzungen für eine Behandlung gegeben sein müssen (vgl. zu *ambulare* (S. 303), *sanguinem mittere* (S. 351)), in welcher Form und welcher Weise Maßnahmen durchgeführt werden sollen (vgl. u. a. zu *ambulare* (S. 303), *legere/lectio* (S. 313), *vinculum* (S. 372)), wie lange eine Maßnahme dauern bzw. angewendet werden soll (vgl. zu *abstinentia* (S. 324) und *abstinere* (S. 326)) und welche Wirkungen sich einstellen können (vgl. z. B. zu *levare* (S. 282), *purgatio* (S. 337)). Nicht zuletzt werden auch verschiedene Behandlungsmöglichkeiten diskutiert (vgl. zu *scalpellus* (S. 370)). Zudem äußert sich diese sachliche und fachliche Vertiefung auch sprachlich, indem die Fachautoren die verwendeten Ausdrücke z. B. mittels Genitivattributen oder Adjektiven näher bestimmen (vgl. *curatio, medicina, remedium, exercitatio, gestatio, lectio, ung(u)i* oder *cibus*, vgl. zu *quo cibo uti* (S. 361)).[1348] Weiterhin unterscheiden sich die Fachautoren von den Briefautoren auch hinsichtlich der Perspektive, aus der heraus sie auf die Phänomene und Vorgänge blicken: So figurieren in der Fachliteratur seltener der Mensch bzw. Patient als Subjekt, sondern der jeweilige medizinische Vorgang oder ein angesprochenes Mittel (vgl. z. B. zu *levare* (S. 282), *mederi* (S. 284), *exercere* (S. 307) oder *lectio* (S. 313) sowie Kap. III. C. (b), S. 444ff.). Weitere einzelne sprachliche Beobachtungen stellt die folgende Übersicht gegenüber (Tabelle 42).

Die hier angeführten Beispiele zeigen bisweilen eine große lexikalische und semantische Übereinstimmung zwischen den Brief- und den Fachautoren, jedoch sind stets auch Unterschiede zu beobachten, die belegen, dass die Fachautoren sachlicher

1348 Siehe dazu auch Kap. III. A. (c), S. 423ff.

(vgl. a), spezifischer (vgl. b, c, e, f, g) und genauer (vgl. d) über die beiderseits thematisierten medizinischen Themen sprechen.

Tabelle 42: weitere grammatische Unterschiede zwischen Brief- und Fachautoren mit Blick auf die Pragmatik

Briefautoren	Fachautoren
a) *confirmare plane* (Cic. *fam.* 16,4,1; 16,5,1)	*confirmare celerrime* (Cels. 2,10,19), *parum* (Cels. 8,22,2) oder *tarde* (Cels. 4,32,1)
b) *levari morbo* (Cic. *fam.* 12,30,2), vgl. oben zur Syntax	*levare morbum* (Cels. 1 pr. 33; 2,8,7; 3,18,16; 3,18,20 etc.)
c) *adhibere alqd. in remedio* (Sen. *epist.* 94,24)	*adhibere remedium* (Cels. 1 pr. 23; 3,18,6; 7,7,15c; Plin. *nat.* 28,59)
d) *ieiunium interponere* (Sen. *epist.* 68,7)	*interponere abstinentiam* (Cels. 4,12,2)
e) *iacere in solio* (Sen. *epist.* 77,9)	*in solio descendendum est* (Cels. 2,17,7), *postea solio calido demittantur* (sc. *aegri*) (Scrib. Larg. 130)
f) *movere pilam* (Plin. *epist.* 3,1,8)	*pilā exercere* (z. B. Cels. 1,2,6)
g) *vehementer et diu movetur pila* (Plin. *epist.* 3,1,8)	*commode exercet pila* (Cels. 1,2,6)

Diese Merkmale sind Ausdruck einer fachlichen Intention: Die Fachautoren wollen ihrer Leserschaft medizinisches Wissen und Erfahrungen hinsichtlich unterschiedlicher sachlicher Aspekte vermitteln. Dass den Briefen Ciceros, Senecas d. J. und Plinius' d. J. jeweils andere, aber davon abweichende Absichten zugrunde liegen, ist bereits oben schon ausführlicher dargelegt worden (vgl. die Synopsis zu Kapitel II. A., S. 134ff.). Die hier untersuchten Ausdrücke, die die Therapie und die Pharmazie betreffen, bestätigen diese Beobachtungen: Für Cicero sind insbesondere die Freundschaftsbriefe Mittel eines persönlichen Austauschs; daher spricht er hier über die gesundheitlichen Probleme einzelner, ihm persönlich bekannter Menschen (vgl. z. B. zu *curare* (S. 266), *levare* (S. 282)). Am Gebrauch von *curare* zeigt sich auch, dass Seneca das Heilen zur Veranschaulichung seiner Gedanken thematisiert – vgl. *epist.* 85,36 *ad eos quos vehit pertinet* (sc. *gubernatoris ars*), *quomodo medici ad eos quos curat* –, um auf diese Weise seine ethisch-philosophischen Überzeugungen zu vermitteln. Auf Plinius' Intentionen wirft schließlich sein Gebrauch von *ambulare* und *exercere* in *epist.* 3,1,4 ein Licht, denn nahezu bewundernd stellt er hier die Lebensweise Spurinnas heraus, indem er u. a. dessen tägliches Fitnessprogramm schildert. Brief und Thema figurieren hier als Medium und Ausdruck des intellektuellen und gesellschaftlichen Zeitgeists der höhergestellten Kreise.

Synopsis: Kapitel II

Wie in den vorangehenden Synopseis sollen im Folgenden die bisherigen Ergebnisse der Untersuchung zusammenfassend unter den Aspekten Lexik, Semantik und Junkturen veranschaulicht werden.

Lexik

Die folgende Grafik (Abbildung 16) zeigt die lexikalischen Übereinstimmungen der Brief- mit den medizinischen Fachautoren bei den Ausdrücken, mit denen die Briefautoren den Gesundheitszustand eines Menschen beschreiben (Kap. II. A.), den pathologischen (Kap. II. B.) sowie therapeutischen und pharmazeutischen Ausdrücken (Kap. II. C.).

Abbildung 16: lexikalische Übereinstimmungen zwischen den Brief- und den Fachautoren

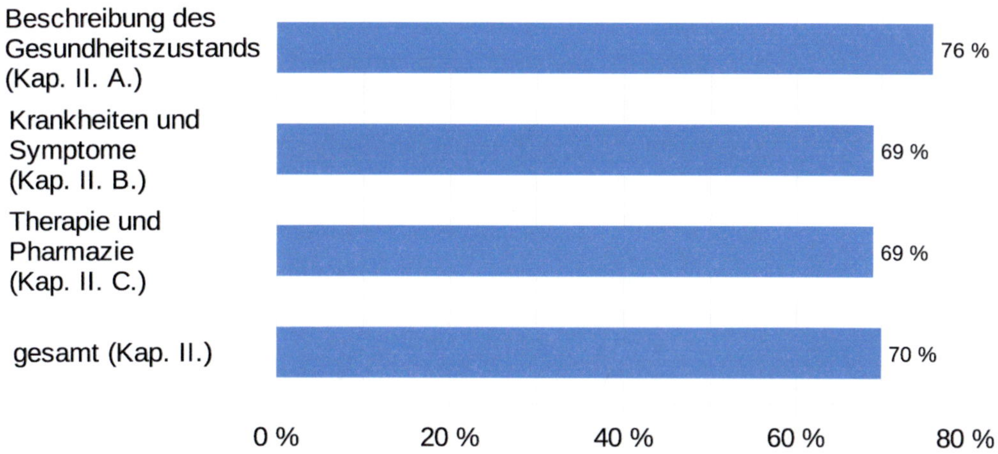

70% der untersuchten Ausdrücke der Briefautoren werden auch von den Fachautoren verwendet. In höherem Maße (76%) stimmen beide Autorengruppen bei den eher allgemeineren Ausdrücken überein, mit denen die Briefautoren den Gesundheitszustand des Menschen beschreiben (Kap. II. A.). Dagegen liegt die Übereinstimmung hinsichtlich der pathologischen Ausdrücke (Kap. II. B.) sowie der therapeutischen und pharmazeutischen Begriffe und Formulierungen (Kap. II. C.) jeweils nur bei 69%.
Die Ausdrücke, die die Fachautoren nicht verwenden, lassen sich vier Gruppen zuordnen:

a) alltagssprachliche Wörter und Formulierungen:

Kap. II. A.: *belle se habere, belle esse, bellus, commotiuncula, graviter se habere, melior fieri, melius(cule) est alicui, recte esse*

Kap. II. B.: *dies tuus*

b) griechische Ausdrücke:

Kap. II. A.: ἀκίνδυνος, ἐπιδήμιος, χρόνιος

Kap. II. B.: *arthriticus*, διάρροια, δυσεντερικὸν πάθος, κακοστόμαχος, στραγγουρικὸν πάθος, χολὴν ἄκρατον *eicere*

Kap. II. C.: ἀκοπία, ἀσιτεῖν, ἀφαίρεσις, *diaeta*, διάλειψις, διαφόρησις, ἐμετική, εὐλυσία κοιλίας, *hebdomas*, κοιλιολυσία, λῆψις, περίπατος σύμμετρος, πέψις, προσανατρέφειν, τρῖψις[1349]

c) bestimmte beschreibende und veranschaulichende Formulierungen:

Kap. II. B.: *asperitas oculorum, bilis insidet faucibus, crassitudo palpebrarum, decolor vultus, pedum manuum omnium articulorum depravatio, digiti retorridi articulis obrigescentibus, manus livida, nervi aridi, nervorum torpor, pedibus insidet dolor, pedes repetit dolor, ex pedibus laborare, quassatio membrorum, sanguis deest, sanguis superest, stomachus clausus, stomachus fastidiens, vertebrarum dolor, vesicae tormentum, vis latens*

Kap. II. C.: *dividere praecordia, eligere tempus cibi, exhaurire et purgare corpus, fracta solidare, fractam partem iungere, luxatam partem in locum reponere, relaxatio animi, stomachum fulcire cibo, stomachum levare vomitu, umor in totam cutem admissus, vinum advocare, vino fulcire venas, viscera distendit merum*

d) weitere Wörter (von denen jedoch verwandte Formen in der Fachliteratur belegt sind):

Kap. II. A.: *aegrotus* und *aegrotatio* (neben *aeger* und *aegrotare*), *morbidus* (neben *morbus*)

Kap. II. B.: *nauseabundus* und *nauseator* (neben *nauseare* und *nausea*), *temptatio* (neben *temptare*)

Kap. II. C.: *adlevare* (neben *levare*), *exsecare* (neben *secare*), *focilare* (neben *fovere* und *fomentum*), *remediabilis* (neben *remedium* und *inremediabilis*), *tractatio* (neben *tractare*)

Die Ursachen für das Ausbleiben dieser Wörter und Formulierungen in der Fachliteratur dürften vielfältig sein. Im Folgenden sollen einige sprachliche Kriterien erwogen wer-

1349 Die weiterhin im Briefcorpus belegten Graeca δυσεντερία, ἐπιφορά, δυσουρία, παράλυσις und καχέκτης sind auch in der Fachliteratur attestiert, wobei δυσεντερία, ἐπιφορά und δυσουρία vereinzelt in griechischer, παράλυσις bzw. *paralysis* und καχέκτης bzw. *cachectes* nur in lateinischer Schreibung figurieren.

den, die dabei vermutlich eine Rolle spielen. Zudem sei an dieser Stelle auf Kap. III. A., verwiesen, wo im Zusammenhang mit der Frage nach den sprachlichen Merkmalen der Fachkommunikation die sowohl von den Brief- als auch von den Fachautoren verwendeten Begriffe und Ausdrücke in den Blick genommen werden.

- Ein Wort/Ausdruck wird einem sprachlichen Register zugerechnet, das den Fachautoren für ihr Anliegen unpassend erschien. Dazu sind vor allem die unter a) angeführten umgangssprachlichen Wendungen zu zählen sowie die unter d) genannten Wörter *aegrotus* (und möglicherweise *aegrotatio*), *morbidus* und *adlevare*; vgl. dazu auch die Überlegungen in Kap. III. A. (a), S. 406ff.
- Ein Wort/Ausdruck ist (zu) allgemein, sachlich unspezifisch. Da dies ein Merkmal u. a. von umgangssprachlichen Formulierungen ist, sind hier zunächst die unter a) genannten Ausdrücke anzuführen. Weiterhin betrifft dies die Graeca ἀκίνδυνος, χρόνιος, ἐπιδήμιος (b) sowie diejenigen der unter c) genannten Formulierungen, die Begriffe und Termini beinhalten, die aus Sicht der Experten offensichtlich ungenau und uneindeutig sind, vgl. *vertebrae* in *vertebrarum dolor, nervus* in *nervi aridi* und *nervorum torpor, praecordia* in *dividere praecordia.*[1350] Hierzu ist auch der Fall zu rechnen, dass ein Wort/Ausdruck von den Briefautoren anders als von den Fachautoren verwendet wird, vgl. *stomachus* in *stomachus clausus* (S. 145) bei Plinius d. J. Es lässt sich hier auch an die bereits in der Antike belegte Forderung an Fachliteratur denken, Bezeichnungen zu vereinheitlichen, vgl. Kap. I. B. (b), S. 16f.
- Ein Wort/Ausdruck ist nicht lateinisch; dadurch bleibt es den Adressaten der medizinischen Schriften möglicherweise unverständlich, vgl. die griechischen Begriffe und Formulierungen unter b). Dies widerstrebt der Forderung an Fachliteratur nach *claritas* und *perspicuitas*, vgl. Kap. I. B. (b), S. 16f. und siehe unten, Kap. III. A. (b), S. 421f.
- Das mit einem Wort/Ausdruck bezeichnete oder beschriebene Symptom thematisieren die Fachautoren auf lexikalisch teilweise oder gänzlich andere Weise, vgl. *asperitas oculorum* (Sen. d. J.) gegenüber *aspritudo* (*oculorum*) (Fachautoren), *crassitudo palpebrarum* (Sen.) gegenüber *crassae palpebrae* (Fachautoren), *pedibus insidet dolor* und *pedes repetit dolor* (Plin. d. J.) gegenüber *dolor pedum* (Fachautoren, Sen.), *ex pedibus laborare* (Cic.) gegenüber *pedes laborant* (Fachautoren, Sen.), *vesicae tormentum* (Sen.) gegenüber *vesicae dolor* (Fachautoren, Sen.). Hierher gehören auch Formulierungen, die zwar in der in den Briefen vorgefundenen Form nicht von den Fachautoren geäußert werden, deren einzelne Bestandteile jedoch durchaus als Begriffe im medizinischen Diskurs figurieren, vgl. *exhaurire* und *purgare* (in *exhaurire et purgare corpus*), *frangere* bzw. *fractus* (in *fractam partem iungere* und *fracta solidare*), *luxatus* (in *luxatam partem in locum reponere*) oder *cibus* (in *stomachum fulcire cibo, eligere tempus cibi*). Vgl. diesbezüglich die Beobachtungen und Überlegungen

1350 Vgl. dazu vertebrarum dolor (S. 173), nervorum dolor (S. 199) und dividere praecordia (S. 348) mit Anm. 1232.

zur Lexik (Kap. III. A.) und zur Morphologie (Kap. III. B.) sowie den Anhang zu Seneca d. J. (Kap. III. Anhang).

- Ein Wort/Ausdruck bezeichnet im Briefcorpus ein Symptom oder eine therapeutische Maßnahme, das bzw. die in der untersuchten Fachliteratur nicht (in dieser Weise) thematisiert wird, vgl. *decolor vultus, quassatio membrorum, pedum manuum omnium articulorum depravatio, stomachus fastidiens, bilis insidet faucibus, manus livida, sanguis deest, sanguis superest, vis latens, relaxatio animi, stomachum levare vomitu, vinum advocare, vino fulcire venas*. Die Ursachen können unterschiedlicher Natur sein, vgl. dazu die Überlegungen in Kap. III. A. und B. sowie den Anhang zu Seneca d. J.

Für einige weitere von den Briefautoren gebrauchte Wörter ist nicht erkennbar, warum sie nicht oder nicht in dieser Form auch von den Fachautoren verwendet werden, vgl. *temptatio* (neben *temptare*), *tractatio* (neben *tractare*), *focilare* (neben *fovere* und *fomentum*), *remediabilis* (neben *remedium* und *inremediabilis*), *exsecare* (neben *secare*) sowie die hapax legomena *nauseabundus* und *nauseator* (neben *nauseare* und *nausea*); siehe dazu auch Kap. III. A. (a), S. 406.

In Ergänzung der hier gegebenen Übersicht soll anschließend ein Überblick über die lexikalische Verteilung der untersuchten Begriffe bei den einzelnen Autoren geboten werden. So zeigen die folgenden Diagramme, zu welchen Anteilen die untersuchten Ausdrücke in den Briefen Ciceros, Senecas d. J. und Plinius' d. J. einerseits sowie in den Fachschriften Celsus', Plinius' d. Ä. und Scribonius Largus' andererseits belegt sind und zu welchen Anteilen sie nur bei dem jeweiligen Autor vorliegen. Dabei sind nur die medizinisch gebrauchten Ausdrücke – d. h. diejenigen, die unmittelbar oder in übertragenem Sinne mit Bezug auf die Medizin geäußert werden – berücksichtigt worden; die im Laufe der Untersuchung als nicht medizinisch relevant (Index ^{NR}) identifizierten Ausdrücke wurden hier also nicht einbezogen.

Die Briefautoren

Cicero, *epistulae ad Atticum, familiares, ad Q. fratrem, ad Brutum* (vgl. Abbildung 17).

Insgesamt 46% der untersuchten medizinischen Begriffe sind in den Cicerobriefen zu finden; 23% davon figurieren ausschließlich dort. Dazu zählen neben alltagssprachlichen[1351] und griechischen Ausdrücken[1352] einige konkrete medizinische Begriffe – vgl.

1351 Vgl. *belle se habere, belle esse, bellus, recte esse, melior fieri, melius(cule) est alicui, se reficere, aegrotus, graviter se habere, commovere, labor* (alle Kap. II. A.), *dies tuus* (Kap. II. B.), *adlevare* (Kap. II. C.).

1352 Vgl. aus Kap. II. A.: ἀκίνδυνος, χρόνιος, ἐπιδήμιος, aus Kap. II. B.: διάρροια, δυσεντερία, δυσεντερικόν πᾶθος, ἐπιφορά, δυσουρία, στραγγουρικόν πάθος, παράλυσις, κακοστόμαχος, χολὴν ἄκρατον *eicere*, καχέκτης, διάλειψις, λῆψις und aus Kap. II. C.: ἀκοπία, διαφόρησις, περίπατος σύμμετρος, τρῖψις, ἀσιτεῖν, ἀφαίρεσις, προσανατρέφειν, ἐμετική, εὐλυσία κοιλίας, κοιλιολυσία, πέψις.

quartana, arthriticus, gravedo, struma, hebdomas, diaeta und *chirurgia* – sowie weitere allgemeine, bisweilen beschreibende Wörter und Formulierungen, vgl. *consanescere, vitiosus, laborare ex intestinis, articulorum dolor, ex pedibus laborare, stomachus languens, temptatio, relaxatio animi, ieiunus, inedia, ius, lolium, ambulatio* und *Laconicum*.

Abbildung 17: prozentuale Anteile der untersuchten Ausdrücke in den Briefen Ciceros

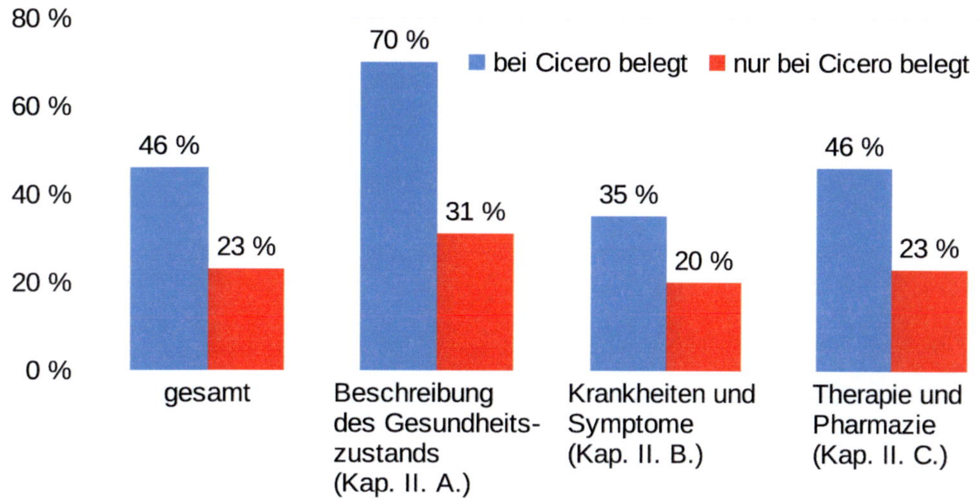

Die meisten der von Cicero gebrauchten Ausdrücke (70%) sind Beschreibungen des Gesundheitszustands; aber auch von den Begriffen und Formulierungen der Therapie und Pharmazie sind mit 46% viele in den Cicerobriefen belegt. Die kleinste Gruppe bilden die Ausdrücke, mit denen Cicero Krankheiten und Symptome bezeichnet oder beschreibt (35%).

Seneca d. J., *epistulae morales ad Lucilium* (vgl. Abbildung 18).

Von den untersuchten Ausdrücken figurieren insgesamt 66% in den Luciliusbriefen; 39% liegen ausschließlich dort vor.[1353] Dazu zählen neben allgemeineren Ausdrücken[1354] und medizinischen Termini[1355] vor allem beschreibende und veranschaulichende Formu-

1353 Vgl. dazu auch Courtil (2015), 183.

1354 Vgl. aus Kap. II. A.: *refectio, firmitas, integritas, sanitas, gravare, pestis, dolere, torquere, vexatio,* aus Kap. II. B.: *pallere, pallidus, pallor, tabes, tabescere, offensa, offensio* und aus Kap. II. C. *levamentum, percurare, persanare, sudare, tractatio, remediabilis, sanabilis, iactatio, sudor, unctio, ieiunium, solium*.

1355 Vgl. aus Kap. II. B.: *suspirium, suffusio, deiectio, febricitare, cheragra, podagricus, collectio, suppuratio, vomica, angina, destillare, destillatio, urinae difficultas, cardiacus, stomachicus, p(h)thisis, accessio, impetus, intermissio, remissio,* und aus Kap. II. C.: *sudatio, ferramentum, puxis, scalpellus, vinculum*.

lierungen wie z. B. *quassatio membrorum, stomachus fastidiens, umor in totam cutem admissus* oder *luxatam partem in locum reponere;*[1356] schließlich sind einige weitere Ausdrücke hier zu nennen, die sonst eher im Kontext der Philosophie in Erscheinung treten wie *morbidus* und *aegrotatio* sowie die Ad-hoc-Bildungen *nauseabundus* und *nausiator*.

Abbildung 18: prozentuale Anteile der untersuchten Ausdrücke in den Briefen Senecas d. J.

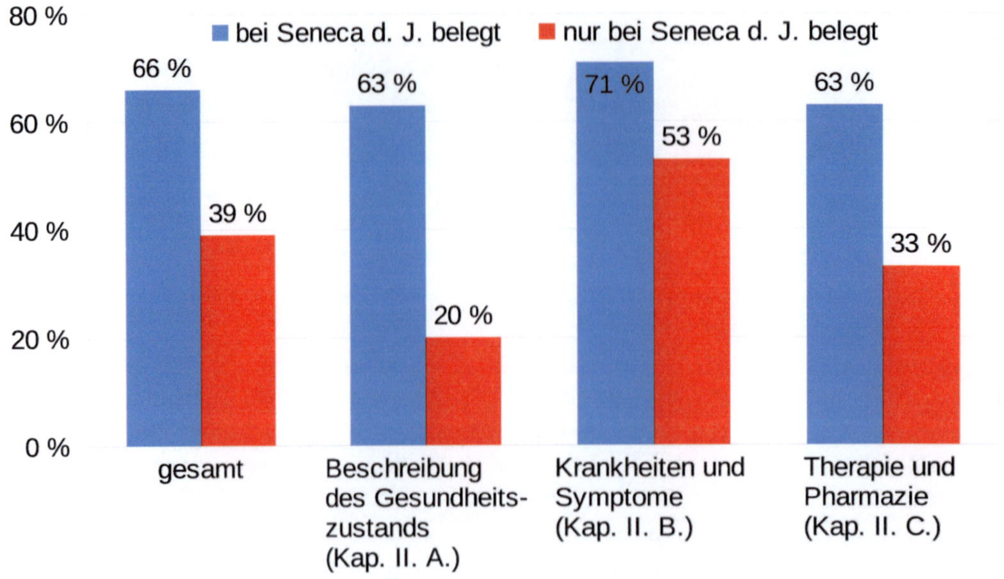

Anders als bei Cicero zählen die meisten der von Seneca d. J. gebrauchten Ausdrücke zu den Krankheits- und Symptombeschreibungen (71%), von denen mit 53% mehr als die Hälfte der besprochenen Lemmata nur in Senecas Briefen attestiert sind. Aber auch den übrigen Kategorien sind mit je 63% viele der von Seneca verwendeten Begriffe und Formulierungen zuzuschreiben.

1356 Vgl. weiterhin aus Kap. II. B.: *asperitas oculorum, crassitudo palpebrarum, decolor vultus, quassatio membrorum, digiti retorridi articulis obrigescentibus, pedum manuum omnium articulorum depravatio, pedes laborant, vertebrarum dolor, verminatio, pus(t)ularum eruptio, vesicae dolor, vesicae tormentum, crus contractum, nervi aridi, nervorum contractio, nervorum dolor, nervorum torpor, nervorum tremor, stomachus aestuans, stomachus fastidiens, pes turgidus, bilis insidet faucibus, livida manus, palpitatio, sanguis deest, sanguis superest, sanguis fluit, umor in totam cutem admissus, venter distentus, viscera distendit merum, vertigo capitis, vis latens* und aus Kap. II. C.: *exhaurire et purgare corpus, stomachum levare vomitu, stomachum fulcire cibo, dividere praecordia, fractam partem iungere, luxatam partem in locum reponere, sanguinem sistere, venam percutere, extenuare, dare cibum (saepius), eligere tempus cibi, quo cibo uti, vinum advocare, vino fulcire venas.*

Plinius d. J., *epistulae* (vgl. Abbildung 19).

Abbildung 19: prozentuale Anteile der untersuchten Ausdrücke in den Briefen Plinius' d. J.

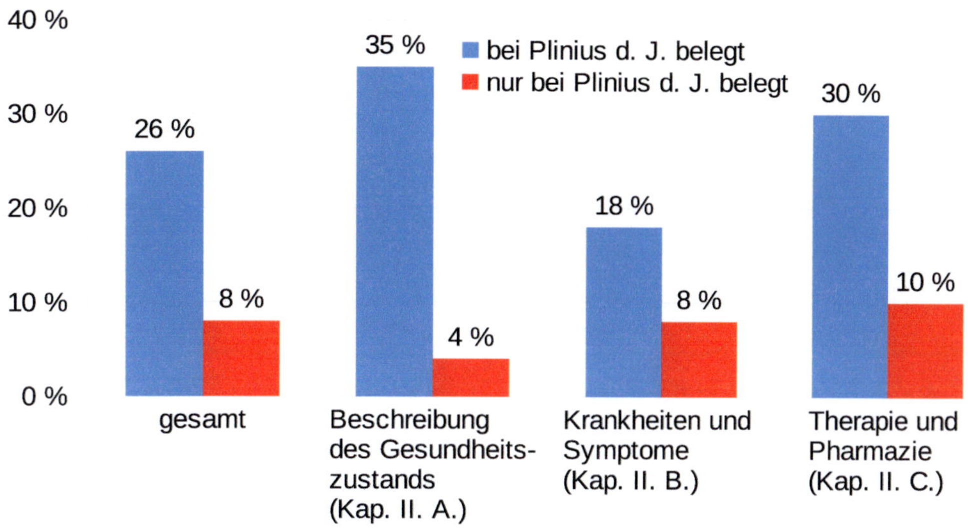

Insgesamt figurieren 26% der untersuchten Ausdrücke in den Briefen des jüngeren Plinius; 8% davon finden sich allein hier. Dazu zählen vor allem Ausdrücke, die mit der Therapie und Pharmazie zu assoziieren sind, vgl. *custos, firmare, fomentum, medicatus, lectio, abstinentia, fracta solidare, concupiscere vinum* und *pila*. Neben einigen allgemeineren Begriffen wie *discrimen* oder *pestilens* (Kap. II. A.) sind die weiteren Ausdrücke eher umschreibenden Charakters, vgl. *stomachus clausus, pedibus insidet dolor, pedes repetit dolor, fauces exasperatae, sanguinem reddere, sanguinem reicere* (Kap. II. B.). Ausnahmen stellen lediglich *lippus* und *clavus* dar, wobei *lippus*, wie die Ausführungen dazu oben (S. 90) gezeigt haben, zwar eindeutig den Triefäugigen bezeichnet, jedoch vermutlich ein verbreiteter Begriff war, dem also keine allzu technisch anmutende oder gelehrte Färbung anhaftete und daher Plinius' Stilvorstellung als passend erschienen sein dürfte.

Ähnlich wie bei Cicero sind die meisten der von Plinius verwendeten Ausdrücke und Formulierungen Beschreibungen des Gesundheitszustands (35%) oder fallen in den Bereich von Therapie und Pharmazie (30%). Die Gruppe der pathologischen Ausdrücke ist mit 18% dagegen verhältnismäßig klein.

Das folgende Diagramm (Abbildung 20) bietet abschließend einen Überblick über die lexikalische Verteilung bei allen drei Briefautoren und soll – die zuvor beschriebenen Resultate noch einmal aufgreifend – die Verhältnisse der Briefautoren zueinander veranschaulichen.

Abbildung 20: lexikalische Verteilung der untersuchten Ausdrücke bei den Briefautoren

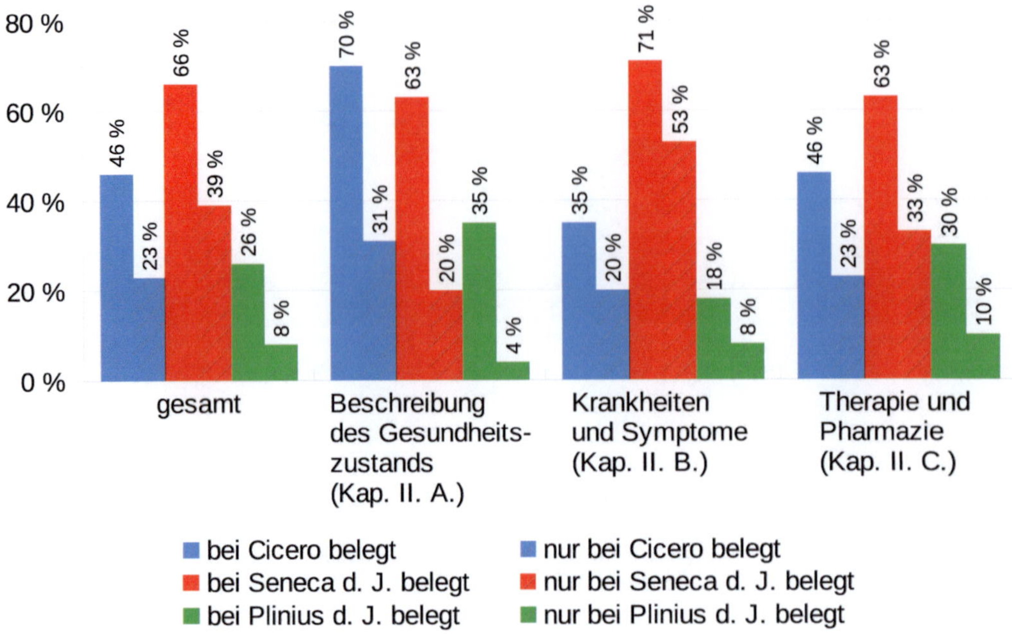

Für eine ausführlichere Betrachtung der „medizinischen" Lexik der Briefautoren sowie Auswertung, die die Unterschiede zwischen den Briefautoren sichtbar macht, vgl. Kap. III.

Die Fachautoren

Celsus, *de medicina* (vgl. Abbildung 21).

Von den untersuchten medizinischen Ausdrücken der Briefautoren sind insgesamt 58% auch in Celsus' *de medicina* zu lesen. 7% davon figurieren allein hier, also nicht auch bei Plinius d. Ä. und Scribonius Largus; es handelt sich dabei um folgende Begriffe bzw. Formulierungen: *consanescere, integritas* (Kap. II. A.), *crus contractum, offensa, pallere, pedes laborant, stomachus aestuans, stomachus languens, sudare* (i. S. v. eines Symptoms), *tremor nervorum* (Kap. II. B.), *fomentum, ieiunium, Laconicum* (sc. *sudarium*), *lectio, legere, pila, sudatio* und *vinum concupiscere* (Kap. II. C.). Umgekehrt werden folgende Ausdrücke, die Plinius d. Ä. und/oder Scribonius Largus verwenden, nicht von Celsus gebraucht: *commovere, firmitas, pestis, vexatio* (Kap. II. A.), *collectio*, δυσουρία, ἐπιφορά/*epiphora*, καχέκτης/*cachectes, lippus, nauseare/nausiare, nervorum contractio, offensio, palpitatio, pus(t)ularum eruptio, sanguinem reicere, stomachicus, suspirium, verminatio, vertigo capitis* (Kap. II. B.), *amputare, mutatio loci, percurare, persanare, puxis, sanguinem sistere* und *venam percutere* (Kap. II. C.).

Abbildung 21: prozentuale Anteile der untersuchten Ausdrücke bei Celsus

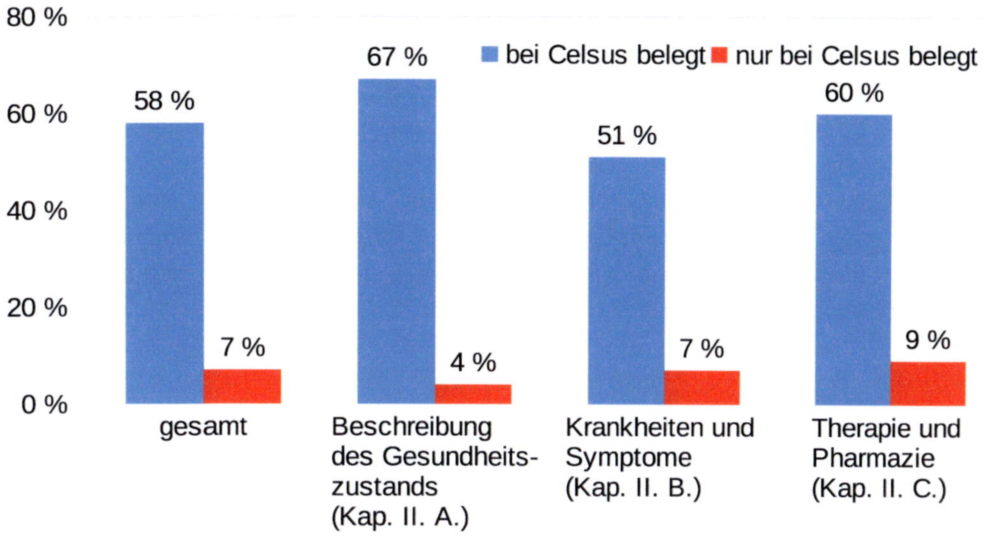

Plinius d. Ä., *naturalis historia* 20–32 (vgl. Abbildung 22).

Abbildung 22: prozentuale Anteile der untersuchten Ausdrücke bei Plinius d. Ä. (nat. 20-32)

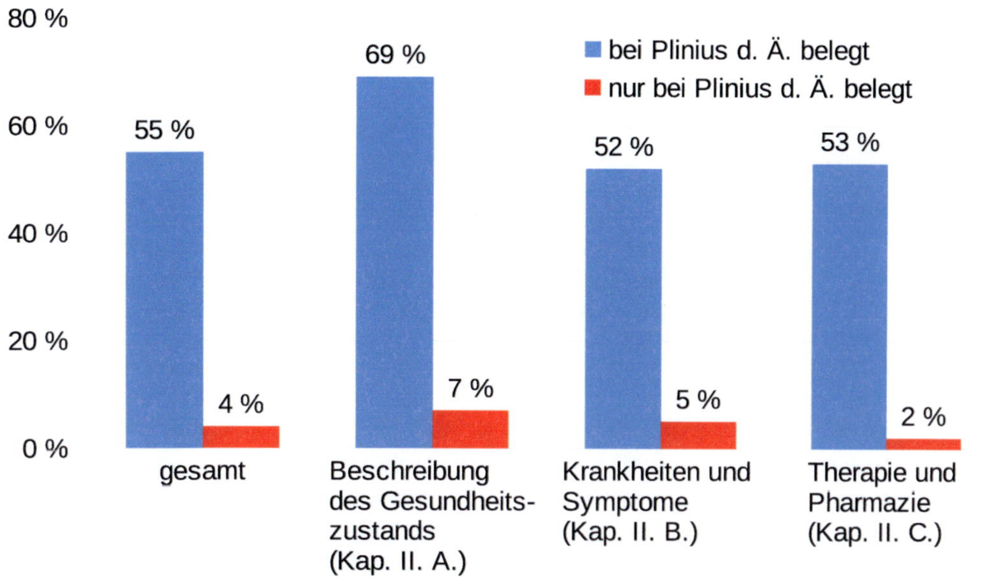

Die Verteilung des medizinischen Vokabulars der Briefautoren in Plinius' d. J. „medizinischen" Büchern (*nat.* 20–32) ist ähnlich wie bei Celsus: Insgesamt sind 55%

der Ausdrücke und Formulierungen der Briefautoren hier belegt, davon 4% allein hier, vgl. *commovere, firmitas, pestis, vexatio* (Kap. II. A.), *cachectes, eruptio pusularum, lippus, palpitatio, venter distentus, verminatio, vertigo capitis* (Kap. II. B.), *mutatio loci, sistere sanguinem* (Kap. II. C.).

Die Ausdrücke, die zwar bei den übrigen Fachautoren vorkommen, von Plinius d. Ä. jedoch nicht verwendet werden, sind *consanescere, integritas, (per)imbecillus* (Kap. II. A.), *crus contractum, deiectio, δυσουρία, febricitare, febricula, intermissio, offensa, offensio, pallere, pedes laborant, stomachus aestuans, stomachus languens, sudare, tremor nervorum* (Kap. II. B.), *ambulare, chirurgia, exercere, fomentum, ieiunium, Laconicum, lectio, legere, pila, puxis, sanguinem mittere, sudatio, venam percutere* und *vinum concupiscere* (Kap. II. C.).

Scribonius Largus, *compositiones* (vgl. Abbildung 23).

Abbildung 23: prozentuale Anteile der untersuchten Ausdrücke bei Scribonius Largus

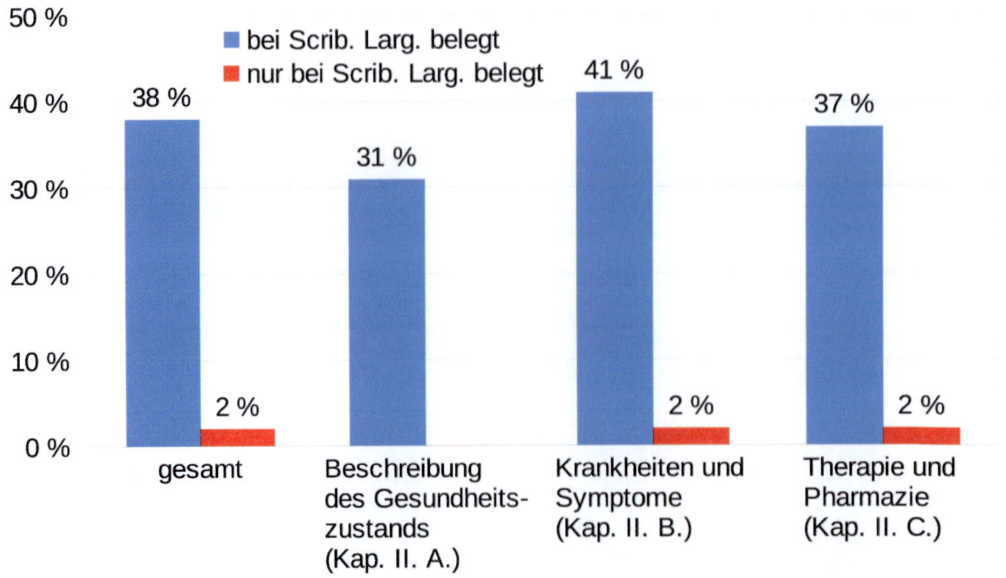

In Scribonius Largus' *compositiones* liegen deutlich weniger Ausdrücke der Briefautoren vor als in Celsus' und Plinius' d. Ä. Schriften. Lediglich insgesamt 38% der medizinischen Formulierungen der untersuchten Briefe sind bei Scribonius Largus belegt; darunter fallen 2%, die nicht bei Celsus und Plinius d. Ä. zu lesen sind, vgl. δυσουρία, *offensio* (Kap. II. B.) sowie *venam percutere* und *puxis* (Kap. II. C.). Dagegen gebrauchen diese viele Ausdrücke, die Scribonius Largus nicht verwendet, vgl. *aegrotare, commovere, consanescere, convalescere, firmitas, firmus, gravare, incommodum, infirmitas, infirmus, integer, integritas, melior fieri, pestilens, pestilentia, pestis, refectio, sanitas, se reficere, torquere, validus, vexatio, vitiosus* (Kap. II. A.), *cardiacus, cheragra, crudi-*

tas, crus contractum, destillare, δυσεντερία/dysinteria, καχέκτης/cachectes, lippitudo, lippus, macies, offensa, pallere, pallor, palpitatio, pedum dolor, pedes laborant, podagricus, pus(t)ularum eruptio, quartana, stomachus aestuans, stomachus languens, sudare, tabescere, tremor nervorum, urinae difficultas, verminatio, vertigo capitis (Kap. II. B.), *cibo quo uti, custos, exercere, exercitatio, ferramentum, firmare, fomentum, fracta solidare, gestatio, ieiunium, Laconicum, lectio, legere, levamentum, lolium, medicatus, mutatio loci, percurare, pila, sanabilis, sanguinem sistere, scalpellus, secare, sudatio, tractare, unctio, urere, vinum concupiscere* (Kap. II. C.).

Abschließend soll das folgende Schaubild (Abbildung 24) die lexikalische Verteilung der untersuchten Wörter noch einmal für alle Fachautoren abbilden.

Abbildung 24: lexikalische Verteilung der untersuchten Ausdrücke bei den Fachautoren

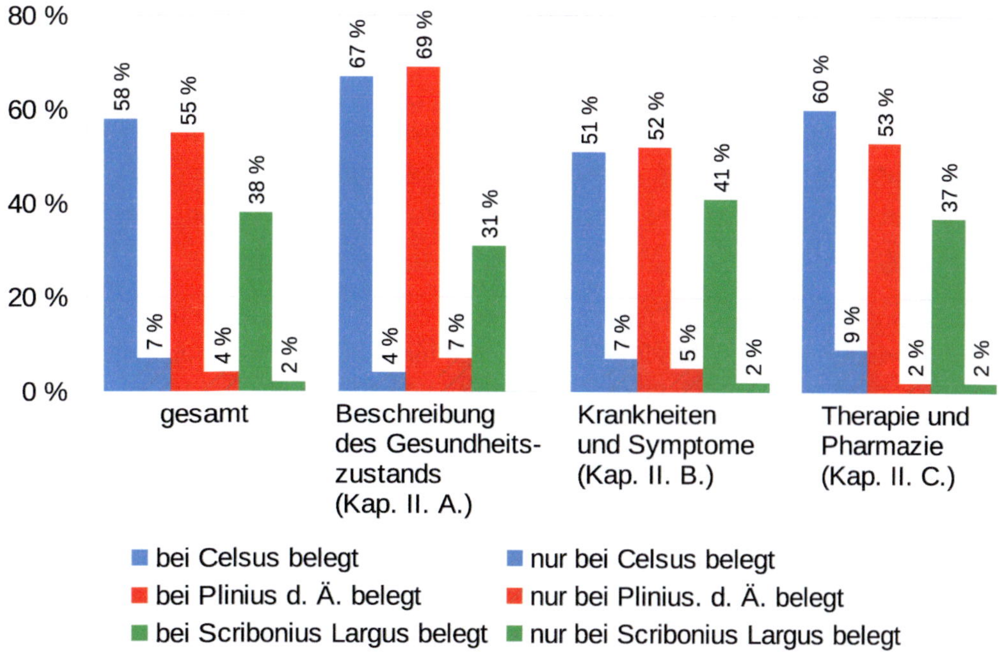

Da die Grundlage dieser statistischen Befunde der lexikalische Vorrat bildet, den das Briefcorpus umfasst – nicht aber beispielsweise ein medizinischer Wortschatz des 1. Jh. n. Chr. –, lassen sich keine allgemeingültigen Aussagen über die Lexik der hier untersuchten Fachtexte treffen. Jedoch kann konstatiert werden, dass vor allem die Ausdrücke, die bei Celsus und Plinius d. Ä. zu verzeichnen sind, sich dort in ähnlichen Proportionen (Kap. II. A.: Cels. 67%, Plin. d. Ä. 69%; Kap. II. B.: Cels. 51%, Plin. d. Ä. 52%; Kap. II. C.: Cels. 60%, Plin. d. Ä. 53%) über die einzelnen medizinischen Bereiche verteilen; eine Ausnahme sind dabei lediglich die therapeutischen und pharmazeutischen Ausdrücke (Kap. II. C.), von denen Celsus mehr Ausdrücke verwendet als Plinius

d. Ä. Dazu passt, dass auch die ausschließlich von Celsus hierbei gebrauchten Ausdrücke (9%) diejenigen zahlenmäßig übertreffen, die allein Plinius d. Ä. verwendet (2%). Anhand dieser Ausdrücke – vgl. für Celsus z. B. *fomentum, lectio, legere, pila* und *sudatio* gegenüber *mutatio loci* und *sistere sanguinem* bei Plinius d. Ä. – zeigt sich, dass Celsus ausführlicher auf die Therapie eingeht, indem er konkrete Mittel und Techniken der Behandlung thematisiert.

Für Scribonius Largus ist zu beobachten, dass weniger der von ihm gebrauchten Begrifflichkeiten den Beschreibungen des Gesundheitszustands zuzurechnen sind als den weiteren Bereichen (31% in Kap. II. A. gegenüber 41% in Kap. II. B. und 37% in Kap. II. C. Darin unterscheidet sich die lexikalische Verteilung bei ihm von derjenigen der anderen Fachautoren, bei denen die Ausdrücke der Gesundheitsbeschreibung (Cels. 67%, Plin. d. Ä. 69%) diejenigen der Pathologie (Cels. 51%, Plin. d. Ä. 52%) sowie der Therapie und Pharmazie (Cels. 60%, Plin. d. Ä. 53%) zahlenmäßig überwiegen. Seine *compositiones* beziehen sich also in konkreterer und spezifischerer Weise auf Krankheiten und Symptome sowie auf deren Behandlung.

Insgesamt werden verhältnismäßig wenige Ausdrücke ausschließlich von nur einem der untersuchten Fachautoren verwendet, von Celsus 7%, von Plinius d. Ä. 4% und von Scribonius Largus 2%. Dies weist darauf hin, dass die Fachautoren auf ein verbreitetes, gemeinsames medizinisches Vokabular zurückgreifen.

Semantik

a) Bedeutungen. Das folgende Diagramm (Abbildung 25) zeigt noch einmal zusammenfassend, inwiefern die Brief- und die Fachautoren hinsichtlich der Bedeutungen der gemeinsam verwendeten Ausdrücke übereinstimmen und abweichen.

Besonders die Krankheits- und Symptombezeichnungen bzw. -beschreibungen (Kap. II. B.) figurieren bei beiden Autorengruppen in übereinstimmenden Bedeutungen; darunter finden sich viele medizinische Termini, für die charakteristisch ist, dass sie ein konkretes, in der Regel enges Bedeutungsspektrum haben und daher ein fachliches Phänomen eindeutig bezeichnen, vgl. z. B. *cheragra, angina, quartana* oder *lippitudo*. Dementsprechend weisen diese Begriffe und Formulierungen auch verhältnismäßig wenige weitere medizinische Bedeutungen auf, vgl. dazu Kap. III. A., bes. Abschnitt (b), S. 416. Im Vergleich dazu stimmen die Brief- und die Fachautoren bei den Ausdrücken, mit denen sie den Gesundheitszustand des Menschen beschreiben (Kap. II. A.), ein wenig seltener überein und gebrauchen diese Ausdrücke zudem in weiteren medizinischen Bedeutungen, vgl. z. B. *discrimen, iacēre, incommodum, ingravescere, integritas, pestis, validus, vexare*. Der Befund lässt sich u. a. damit erklären, dass viele dieser Wörter wie z. B. *(in)firmus, integer, sanitas, laborare, temptare, imbecillitas* oder *tormentum* allgemeiner Natur sind und in unterschiedlichen Kontexten gebraucht werden. Bedeutungen der gemeinsam verwendeten Ausdrücke übereinstimmen und abweichen.

Abbildung 25: gemeinsame und nicht gemeinsame Bedeutungen

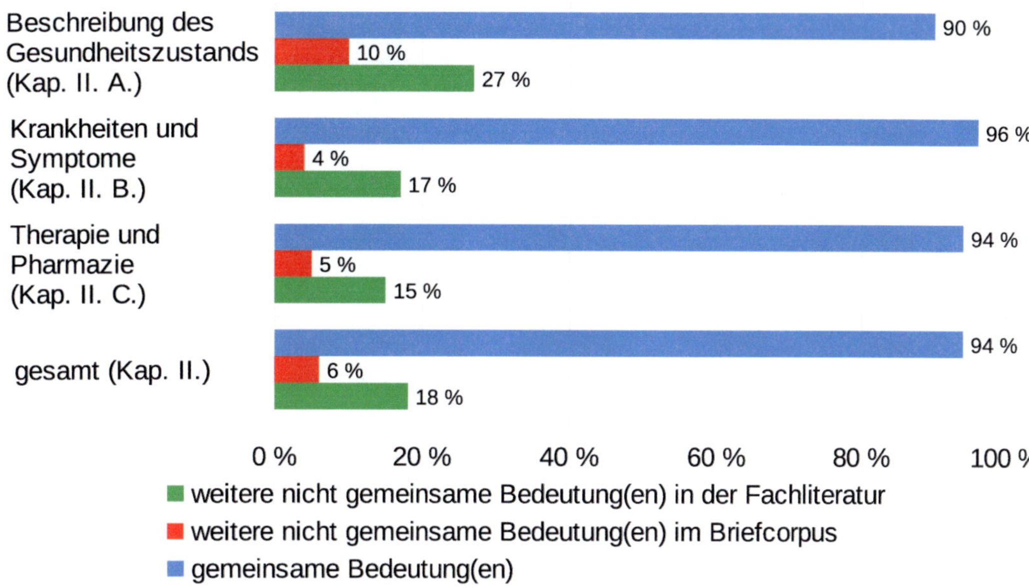

Die therapeutischen und pharmazeutischen Begriffe und Formulierungen (Kap. II. C.) nehmen im Spektrum der Ergebnisse eine mittlere Position ein: Viele der hier untersuchten Ausdrücke werden in derselben Bedeutung von den Brief- wie von den Fachautoren gebraucht und weisen gleichzeitig nur selten weitere medizinische Bedeutungen in beiden Corpora auf.[1357] Erklären lässt sich dies einerseits damit, dass hier mehrere der eher allgemeinen Grundbegriffe (Kap. II. C. (a)) etwas spezifischer sind als die ebenfalls allgemeinen Ausdrücke aus Kap. II. A. bzw. seltener in anderen als medizinischen Zusammenhängen figurieren, vgl. z. B. *curatio, (in)sanabilis, medicamentum* oder *sanare*. Andererseits zeichnet sich für die Briefautoren ab, dass sie über ein grundlegendes insbesondere therapeutisches Wissen verfügen, wie sich allein an der Vielzahl der Ausdrücke erkennen lässt, mit denen sie physikalische und rehabilitative sowie diätetische Maßnahmen thematisieren, vgl. Kap. II. C. (b) (α) und (β).[1358]

b) Bezugspunkte der Ausdrücke in Kap. II. A. und II. C. (a). Wiederkehrende gemeinsame Bezugspunkte sind vor allem für die Ausdrücke aus Kap. II. A. und die als Grundbegriffe bezeichneten Wörter in Kap. II. C. (a) zu beobachten. Die folgende Grafik (Abbildung 26) zeigt deren Verteilung auf die häufigsten Bezugspunkte:

1357 Zu unterscheiden ist hierbei jedoch zwischen Grundbegriffen (Abschnitt (a)) und den spezifischeren Begriffen (Abschnitte (b) bis (d)), vgl. dazu die Synopsis zu Kap. II. C. zur Semantik, S. 375.

1358 Vgl. z. B. Migliorini (1992), 119, 124 oder Migliorini (1997), 30–1, 78, 82.

Abbildung 26: die häufigsten gemeinsamen Bezugspunkte

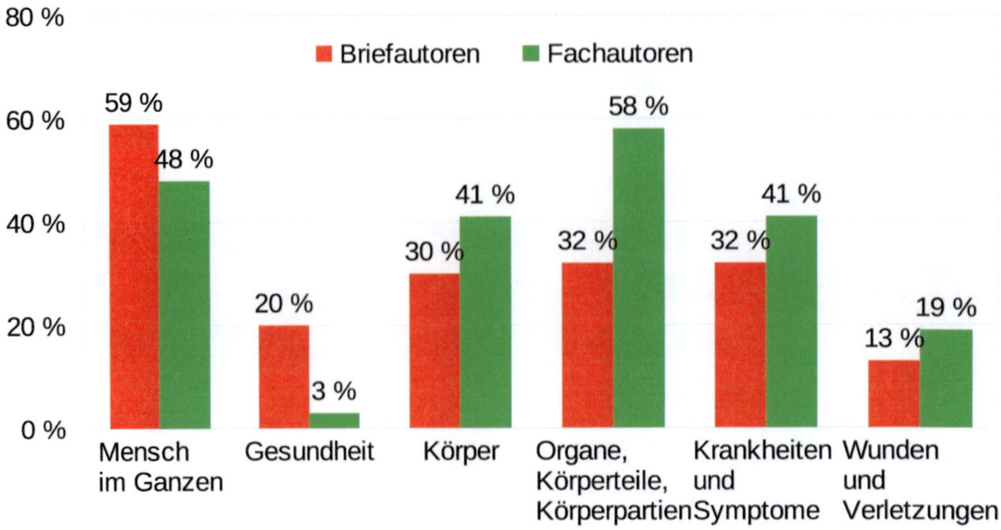

Wie bereits wiederholt konstatiert wurde, ist dabei zu erkennen, dass die Briefautoren auf einem aus medizinischer Sicht allgemeineren Niveau über Medizinisches sprechen – indem sie mehr Ausdrücke als die Fachautoren auf den Menschen als Ganzen und dessen Gesundheit beziehen –, während die Fachautoren mehr Ausdrücke auf den Körper, auf Organe, Körperteile und -partien oder auf Krankheiten und Symptome sowie Wunden und Verletzungen beziehen und dieselben medizinischen Phänomene damit konkreter und spezifischer thematisieren, vgl. dazu auch die Synopseis zu Kap. II. A., S. 126ff., und II. C., S. 376f.

c) metaphorisch gebrauchte Ausdrücke. Bei welchen Themen die Briefautoren medizinische Ausdrücke (auch) metaphorisch verwenden, zeigt das folgende Diagramm (Abbildung 27).

Es sind vor allem die eher allgemeinen Begriffe – mit denen der Gesundheitszustand beschrieben wird (Kap. II. A.) sowie die therapeutischen Grundbegriffe (Kap. II. C. (a))[1359] –, die die Briefautoren in übertragenem Sinne gebrauchen. Zu den Gründen dafür vgl. die Synopsis: Kap. II. C., S. 378f.

1359 Tatsächlich zeichnet sich hier ein deutlicher Unterschied ab: Während von den Grundbegriffen (Abschnitt (a)) 67% metaphorisch gebraucht werden, sind es von den übrigen Wörtern und Formulierungen (Abschnitte (b)–(d)) nur insgesamt 9%.

Abbildung 27: metaphorischer Gebrauch im Briefcorpus

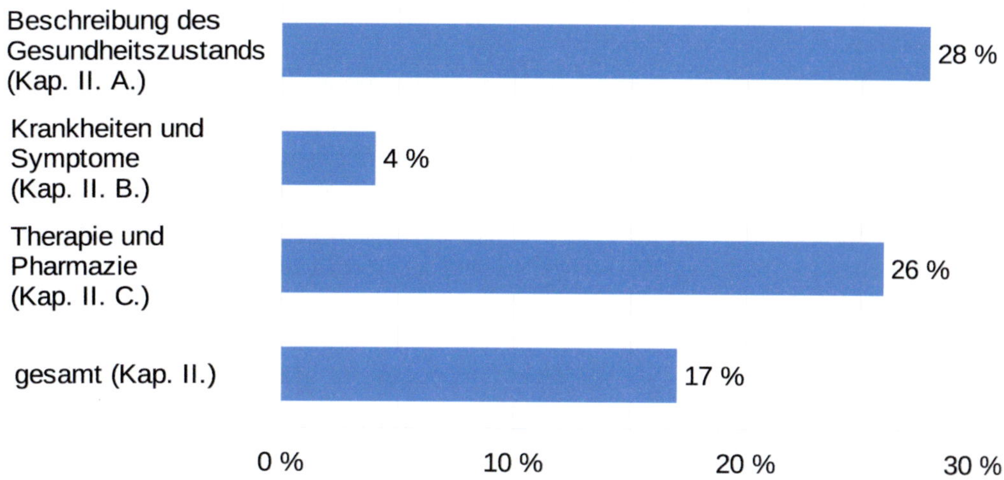

Junkturen

Das folgende Diagramm (Abbildung 28) zeigt die Verteilung der Junkturen, die sowohl in den Briefen als auch in der Fachliteratur belegt sind.

Abbildung 28: prozentualer Anteil der Lemmata, für die gemeinsame Junkturen vorliegen

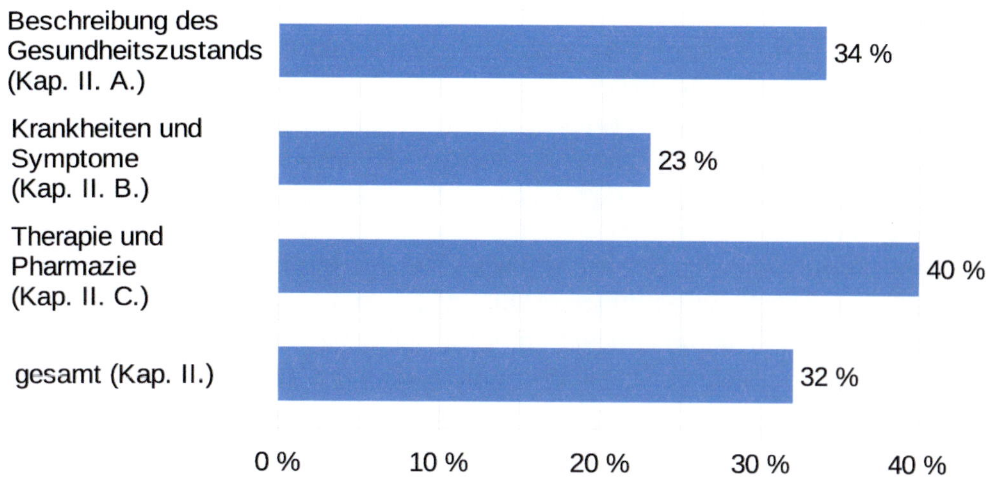

Die meisten Übereinstimmungen sind für die therapeutischen Grundbegriffe (Kap. II. C. (a)) zu beobachten: Für 40% der hier untersuchten Lemmata liegen gemeinsame

Junkturen vor.[1360] Im Falle der Formulierungen, mit denen die Briefautoren den Gesundheitszustand des Menschen beschreiben (Kap. II. A.), figurieren 34% der Lemmata in gemeinsamen Junkturen und bei den pathologischen Begriffen und Ausdrücken (Kap. II. B.) 23%. Diese Übereinstimmungen weisen vermutlich auf Formulierungen hin, die auch außerhalb der fachlichen Kommunikation verbreitet waren, denn es sind es vor allem Verbindungen mit den grundlegenden und allgemein gebräuchlichen Wörtern der Therapie – wie z. B. *(con)firmare, curare, mederi, medicamentum, medicina, remedium* oder *sanare* aus Kap. II. C. (a) – und der Pathologie, wobei hier zwar vor allem Grundbegriffe wie beispielsweise *aeger, dolor, morbus* oder *valetudo* aus Kap. II. A., aber auch einige spezifischere Begriffe wie *febris, macies, tussis, ulcus* oder *vulnus* aus Kap. II. B. zu nennen sind.[1361] Der hohe Anteil an übereinstimmenden Junkturen für die Ausdrücke der Therapie erklärt sich dadurch, dass die Briefautoren, wie oben (S. 399) bereits geäußert, grundlegendes Wissen über therapeutische Maßnahmen wie Bewegung und Leibesübungen, Massagen, Bäder und Schwitzkuren sowie über diätetische Zusammenhänge hatten.

Zu welchen Anteilen die gemeinsamen Junkturen bei den einzelnen untersuchten Autoren vorliegen, zeigt das folgende Diagramm (Abbildung 29).

Aufseiten die Briefautoren sind die meisten gemeinsamen Junkturen bei Seneca d. J., aufseiten der Fachautoren je nach Themenbereich bei Celsus und bei Plinius d. Ä. attestiert. Insbesondere Seneca benutzt in seinen Briefen an Lucilius also Formulierungen, die, wie oben in den vorangehenden Synopseis (vgl. Anm. 1361) argumentiert wurde, als feste medizinische Wortverbindungen betrachtet werden können; dazu sind Junkturen wie *dolor capitis, magnus dolor, levare dolorem, longus morbus, adversa valetudo, mederi vitio, facere abortum, serpit ulcus, mederi vulneri, adhibere curationem, sanare vulnus, movere sudorem* oder *proficit medicamentum* zu zählen. Sie bezeichnen oder beschreiben fachliche Sachverhalte und Phänomene aus fachlicher Perspektive vor allem auf allgemeine Weise. Mit Blick auf deren Pragmatik lässt sich daher konstatieren, dass sie aus Sicht der Briefautoren so konkret wie nötig und dabei so verständlich wie möglich, aus Sicht der Fachautoren dagegen so allgemein wie nötig und zugleich so prägnant wie möglich sind.

Schließlich finden sich darüber hinaus auch einige spezifischere Junkturen in den Briefen, die ebenfalls in der Fachliteratur belegt sind, vgl. z. B. *intumescit vulnus, suffusionem curare* oder *mutatio remediorum*; diese näher zu untersuchen, wäre lohnenswert und könnte zu weiteren Erkenntnissen u. a. über die Verbreitung des fachlichen medizinischen Wortschatzes in außerhalb dezidiert fachlicher Kontexte führen.

1360 Für eine getrennte Betrachtung einzelnen therapeutischen und pharmazeutischen Themenbereiche hinsichtlich der Junkturen vgl. die Synopsis zu Kap. II. C., S. 379ff.

1361 Vgl. dazu auch die Synopseis zu den Junkturen der einzelnen Unterkapitel, S. 129ff. (Kap. II. A.), S. 257ff. (Kap. II. B.) und S. 379ff. (Kap. II. C.).

Abbildung 29: prozentuale Verteilung der gemeinsamen Junkturen auf die untersuchten Autoren

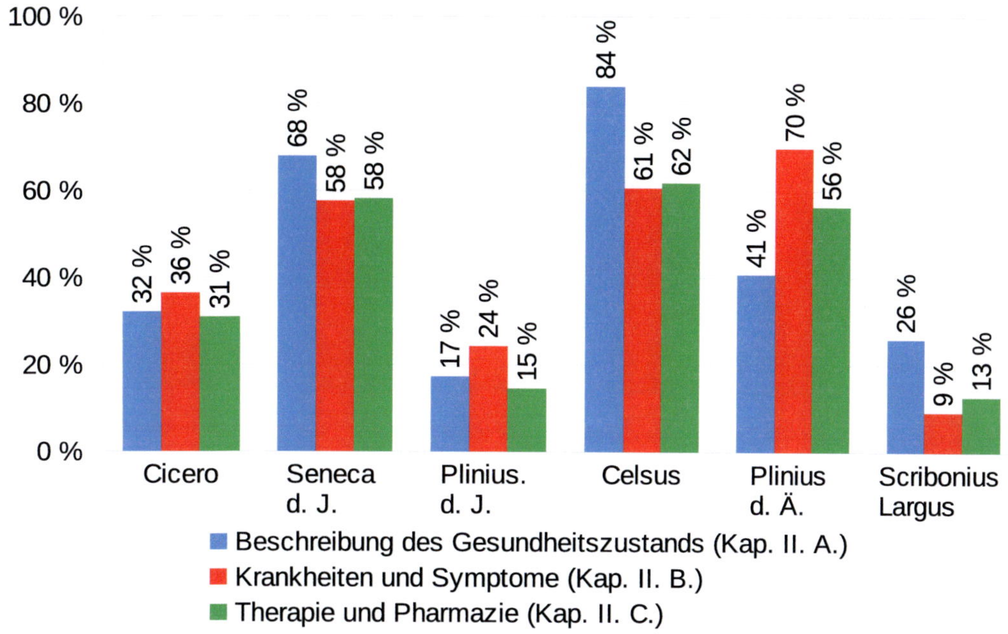

III. Sprachliche Merkmale fachlicher Kommunikation in den Briefen

Während im vorangehenden Kapitel Briefe medizinischer Nicht-Fachleute medizinischen Fachtexten gegenübergestellt wurden, um grammatische Gemeinsamkeiten und Unterschiede herauszustellen, soll im Folgenden aus einer anderen Perspektive auf diese Ergebnisse geblickt und damit weitergearbeitet werden. Die hier zugrundeliegende Frage lautet, ob und inwiefern die medizinischen Äußerungen in den Briefen Ciceros, Senecas d. J. und Plinius' d. J. Merkmale fachlicher medizinischer Kommunikation aufweisen. Um diese Frage zu beantworten, werden in den folgenden Abschnitten die lexikalischen, semantischen, morphologischen und syntaktischen Gemeinsamkeiten und Unterschiede zwischen beiden Corpora noch einmal aufgegriffen. Herausgearbeitet werden soll nun jedoch, welche sprachlichen Merkmale der untersuchten Wörter und Ausdrücke aus Sicht der Fachautoren wichtig für die Darstellung und Vermittlung des fachlichen Wissens und der Sachverhalte sind und wie diese ausgeprägt sein müssen.

Das Kapitel beschließt ein Anhang, der sich dem sprachlichen Vorgehen Senecas d. J. widmet. Anhand zweier kontrastierender Passagen der Luciliusbriefe wird Senecas sprachliche Gestaltung im Hinblick auf die mutmaßlichen Intentionen analysiert, die der Autor jeweils verfolgt. Die Erkenntnisse sowohl des vergleichenden Teils (Kap. II.) als auch dieses Kapitels werden so exemplarisch veranschaulicht.

A. Lexikalisch-semantische Merkmale

Die folgenden Ausführungen gehen der Frage nach, inwiefern lexikalische Merkmale der medizinischen Fachkommunikation in den medizinischen Äußerungen der Briefautoren vorliegen. Einerseits sind dabei die vielen allgemeinen, weniger spezifischen und bisweilen nicht ausschließlich medizinischen Wörter wie *infirmus*, *valere*, *remedium* oder *curare*, die in Kap. II. A. und II. C. (a) behandelt wurden, daraufhin zu untersuchen, warum die Fachautoren diese Wörter häufig gebrauchen und warum sie andere Wörter oder Formulierungen selten oder gar nicht verwenden. Andererseits müssen auch die vielen von den Briefautoren verwendeten medizinischen Begriffe und Termini (vgl. insbesondere Kap. II. B. und II. C. (b)–(d)), in den Blick genommen werden, wobei zu fragen ist, was „terminologisch" bedeutet und inwiefern eine Formulierung, wenngleich sie nicht in Gänze als Terminus bezeichnet werden kann, so doch terminologische Merkmale aufweist. Was sich mit der Beantwortung dieser Fragen für die Rolle der Lexik in den Briefen ergibt, warum die Briefautoren diese Ausdrücke und Begriffe gebrauchen und inwiefern sie als Merkmale der medizinischen Fachkommunikation betrachten werden können, dies zu beantworten soll am Ende dieses Abschnitts möglich sein.

Um sich der Beantwortung dieser Fragen zu nähern, soll der untersuchte medizinische Wortschatz der Briefautoren, wie schon angedeutet, in allgemeine oder grundlegende Begriffe (Kap. II. A. und C. (a)) einerseits und spezifischere Begriffe, Termini oder terminologische Ausdrücke (Kap. II. B. und C. (b)–(d)) andererseits aufgeteilt werden. Kriterium für die Unterscheidung sind die Bezugspunkte, d. h. die Aspekte, worauf sich die Ausdrücke und Formulierungen beziehen (Mensch als Ganzes, Körper, Körperteil, Organ, Gesundheit, Krankheit etc.). So weisen erstgenannte in der Regel mehrere Bezugspunkte auf,[1] während letztere oft nur auf einen Aspekt bezogen werden; dazu und zu diesem Kriterium siehe unten, S. 416f. Die folgenden zwei Abschnitte behandeln also das gesamte untersuchte lexikalische Material in zwei Teilen, die allgemeinen, nicht ausschließlich medizinischen Ausdrücke in Abschnitt (a) und die spezifischeren Ausdrücke und Termini in Abschnitt (b). Um auch die Bedeutung von zusammengesetzten Ausdrücken in der medizinischen Terminologie zu berücksichtigen, werden in einem dritten Abschnitt (c) Verbindungen von Substantiv und Genitivattribut sowie Substantiv und Adjektivattribut behandelt.

Ausgangspunkt sowie Orientierungs- und Strukturierungshilfe für die hier entwickelten Überlegungen stellen die Häufigkeiten der untersuchten Ausdrücke und Formulierungen in den beiden untersuchten Corpora dar.

(a) allgemeine, nicht ausschließlich medizinische Ausdrücke

In diesem Abschnitt sollen die allgemeineren, nicht ausschließlich medizinischen Ausdrücke und Formulierungen zunächst mit der Frage in den Blick genommen werden, was diese „attraktiv“ oder „unattraktiv“ für die Fachautoren macht. Das Ziel besteht darin, die lexikalischen Gemeinsamkeiten und Unterschiede zwischen beiden Autorengruppen zu beurteilen und die Frage zu beantworten, ob und inwiefern die Kommunikation der Briefautoren lexikalische Merkmale der zeitgenössischen medizinischen Fachkommunikation aufweist.

Tabelle 43 stellt die betreffenden Wörter zusammen und ordnet sie nach den Kriterien Häufigkeit (Zeilen) und Semantik (Spalten):[2]

1 Vgl. dazu die Synopseis zu Kap. II. A., S. 126ff. und C., S. 376f.

2 In Klammern sind die Häufigkeiten angegeben (Briefautoren : Fachautoren), wobei die Werte nur die im eigentlichen und/oder metaphorischen Sinne ([M]) medizinisch gebrauchten Belege berücksichtigen; Belege ohne Bezug zur Medizin ([NR]) sind also nicht einbezogen worden. Die mit * gekennzeichneten Wörter werden von den Briefautoren in anderen Bedeutungen verwendet als von den Fachautoren; für *iacēre* und *discrimen* ist zu ergänzen, dass sie jeweils nur einmal übereinstimmend, sonst abweichend von beiden Autorengruppen gebraucht werden.

Tabelle 43: Häufigkeiten allgemeiner, nicht ausschließlich medizinischer Ausdrücke

	a) Wörter, die neben medizinischen, auch nicht-medizinische Bedeutungen haben		**b)** Wörter, die nur medizinische Bedeutung(en) haben
1.) Ausdrücke, die entweder häufiger bei den Fach- als bei den Briefautoren oder höchstens genauso häufig bei beiden Autorengruppen belegt sind	Kap. II. A.[3] *commovere* (3 : 3)[4] *discrimen* (3 : 15)* *dolere* (4 : 84) *dolor* (46 : 847) *firmitas* (1 : 4) *firmus* (13 : 29) *gravare* (1 : 4) *iacēre* (7 : 27)* *imbecillitas* (3 : 35) *(per)imbecillus* (4 : 28) *infirmitas* (10 : 14) *infirmus* (9 : 37) *integer* (7 : 77) *integritas* (1 : 6)* *labor* (3 : 35)*	*laborare* (10 : 51) *melior fieri* (1 : 2)[5] *refectio* (1: 5) *sanitas* (11 : 54) *sanus* (13 : 54) *se reficere* (2 : 3) *validus* (4 : 37)* *temptare* (14 : 26) *tormentum* (7 : 14) *torquere* (3 : 10) *vexare* (7 : 33) *vexatio* (1 : 4) *vitiosus* (1 : 16) *vitium* (15 : 431)	*aeger* (57 : 152) *consanescere* (1 : 1) *convalescere* (14 : 16) *morbus* (127 : 515)[6] *pestilentia* (2 : 11)
	Kap. II. C. (a) *confirmare* (19 : 30) *cura* (2 : 57) *(per)curare* (41 : 196) *custodire* (1 : 9) *custos* (1 : 4) *firmare* (1 : 13) *fomentum* (3 : 24) *fovere* (3 : 136)[7]	*levamentum* (1 : 2) *levare* (8 : 115)[8] *mederi* (10 : 338) *reficere* (6 : 18) *remedium* (19 : 227)[9] *(per)sanare* (24 : 363) *tractare* (2 : 10)[10]	*curatio* (6 : 206) *insanabilis* (6 : 13) *medicamentum* (7 : 566) *medicatus* (1 : 9) *medicina* (25 : 202) *sanabilis* (2 : 8)

3 Weitere in Kap. II. A. behandelte nur von den Briefautoren gebrauchte Ausdrücke sind ἀκίνδυνος (2 : 0), *belle se habere* (5 : 0), *belle esse* (1 : 0), *bellus* (1 : 0), ἐπιδήμιος (1 : 0), *graviter se habere* (2 : 0), *recte esse* (2 : 0), χρόνιος (1 : 0): vgl. dazu auch die zusammenfassenden lexikalischen Beobachtungen in der Synopsis zu Kapitel II, S. 387ff.

4 Vgl. noch *(com)motiuncula* (2 : 0) sowie *motio* (0 : 1).

5 Vgl. auch *melius(cule) esse alicui* (5 : 0) und *meliusculus esse* (0 : 1).

6 Vgl. noch *morbidus* (2 : 0).

7 Vgl. auch *focilare* (3: 0).

8 Vgl. noch *adlevare* (1 : 0).

9 Vgl. dazu *remediabilis* (1 : 0) und *inremediabilis* (0 : 2).

10 Vgl. auch *tractatio* (1 : 0).

2.) Ausdrücke, die häufiger im Briefcorpus als bei den Fachautoren belegt sind	Kap. II. A. *incommodum* (13 : 6) *ingravescere* (4 : 1^{NR})* *pestilens* (4 : 3)	*pestis* (4 : 2) *valere* (50 : 17)	*aegrotare* (18 : 10)[11] *valetudo* (140 : 71)

zu 1.a): Bis auf wenige Ausnahmen (*commovere, levamentum, melior fieri, se reficere*) sind die unter 1.a) aufgeführten Wörter signifikant häufiger in der Fachliteratur belegt als im Briefcorpus. Bei vielen dieser Ausdrücke handelt es sich also um grundlegende Wörter der medizinischen Kommunikation; die Gründe dafür sind pragmatischer Natur und können anhand grammatischer Merkmale erschlossen werden: So kommen die Adjektive *firmus, imbecillus, infirmus, integer, sanus, validus* und *vitiosus* (Kap. II. A.) nicht nur hinsichtlich ihrer Bedeutungen (‚stark, gesund, wohlauf, kräftig', ‚schwach, kraftlos, krank') in Frage, wenn es darum geht, medizinische Zustände und Sachverhalte zu bezeichnen oder zu beschreiben; dabei ermöglichen diese Ausdrücke einerseits inhaltliche Abstufungen (z. B. von ‚schwach' über ‚versehrt' zu ‚krank') und damit eine differenzierte Darstellung, andererseits aber auch stilistische Variationen. Außerdem lassen sie sich als Attribute zu einer Vielzahl von Bezugswörtern unterschiedlicher semantischer Kategorien stellen (z. B. Mensch als Ganzes, Körper, Organ und Körperteil). Weiterhin können diese Adjektive auch substantiviert verwendet werden – vgl. z. B. *infirmus* ‚der Schwache, Angeschlagene, Kranke' – und gestatten so eine allgemeingültige, d. h. auf viele Fälle zu beziehende, aber dennoch knappe und differenzierte Darstellung.[12] Schließlich ist es möglich, diese Wörter mittels Adverbien auf prägnante Weise weiter zu präzisieren.

Die korrespondierenden Substantive *firmitas, sanitas, imbecillitas* und *infirmitas*, aber auch die Begriffe *dolor* und *vitium* weisen vergleichbare Eigenschaften in der Fachliteratur auf: Wie die Adjektive können sie mehrere semantische aber auch syntaktische Bindungen eingehen, indem sie sich nicht nur beispielsweise auf den menschlichen Körper, sondern auch auf einen einzelnen Körperteil beziehen lassen, diesen als Genitivattribut zu sich nehmen oder durch Adjektive modifiziert werden können.[13] Auch diese Wörter sind damit Teil eines wichtigen und praktischen lexikalischen Grundstocks der medizinischen Kommunikation.

Diese Eigenschaften treffen auch auf weitere in Kap. II. A. untersuchte Wörter zu, vgl. *dolere, laborare, temptare, vexare*. So sind sie semantisch weder zu allgemein noch zu eingeschränkt für fachliche Inhalte oder werden, wie es offensichtlich für *temptare* der Fall ist, idiomatisch in einem medizinischen Kontext verwendet, vgl. z. B.

---

11 Vgl. dazu *aegrotatio* (1 : 0) und *aegrotus* (6 : 0).

12 Vgl. dazu unten, Kap. III. C. (a), S. 442f.

13 Dies trifft theoretisch auch auf *integritas* zu, jedoch verwenden die Briefautoren es in einer anderen Bedeutung (‚Unversehrtheit, Unverletztheit') als die Fachautoren (‚Freisein von Fieber'). Im Gegensatz zu den oben genannten Substantiven stellt *integritas* für Letztere also einen spezifischeren Begriff dar.

morbus temptat (Cels. 3,21,4; Plin. *nat.* 22,135 etc.). Zudem lassen sie sich jeweils nicht nur allgemein auf den Menschen beziehen, sondern auch konkreter auf den menschlichen Körper oder einzelne Körperteile. Schließlich können sie auch syntaktisch auf verschiedene Weisen eingebunden werden: aktivisch, passivisch (außer *dolere*), als Partizip substantiviert (*dolens, laborans, vexatus*); dadurch sind verschiedenartige Aussagen über die Ursachen und Folgen bzw. die Betroffenen möglich, mittels derer unterschiedlich spezifische Sachverhalte prägnant dargestellt werden können.

Diese Merkmale weisen auch mehrere der in Kapitel II. C. (a) behandelten Wörter auf, vgl. *confirmare* (vgl. dazu auch im Folgenden zu *firmare*), (*per*)*curare, fovere* (vgl. dazu auch unten zu *fomentum*), *levare, mederi* (vgl. dazu im Folgenden), *reficere*, (*per*)*sanare* und *tractare*. Diese Wörter können auf verschiedene Weisen semantisch und syntaktisch eingesetzt und modifiziert werden, indem sie auf unterschiedliche Aspekte bezogen (vgl. *confirmare, curare, fovere, levare, mederi, reficere, sanare, tractare*) durch Adverbien modifiziert (vgl. z. B. *confirmare, curare*) oder substantiviert (z. B. *tractans, curans*) gesetzt werden. Damit erweisen sich auch diese Wörter als wichtig und nützlich, um grundlegende, aber auch spezifischere medizinische Sachverhalte zu thematisieren.

Andere der unter 1.a) geführten Wörter weisen weniger oder keine dieser Eigenschaften auf und sind daher weniger vielseitig einsetzbar, wenn es darum geht, medizinische Sachverhalte in fachlicher Weise zu thematisieren.

Mit Blick auf die Bezugspunkte fällt für *firmare* im Vergleich zu *confirmare* auf, dass es auf weniger Kategorien bezogen wird als jenes: *firmare* auf den Körper, auf Organe und Körperteile, *confirmare* dagegen zusätzlich auf den Menschen im Ganzen, dessen Gesundheit und auf Verletzungen. Zudem ist es in der Fachliteratur seltener belegt als *confimare* (13mal : 30mal). Wie dies zu begründen ist, bleibt ungewiss, da beide Verben in übereinstimmender Bedeutung verwendet werden und bisweilen auch gleichermaßen in konkreten Sachverhalten figurieren, so im Falle von Verdauungsproblemen, vgl. *confirmare intestina* (Cels. 4,20,4; 4,26,5) und *firmari intestina debebunt* (Cels. 4,23,2). Möglicherweise verleiht die mit der Präfigierung ausgedrückte semantische Modifikation[14] *confirmare* eine „fachlichere" soziolektale Färbung und es wird aus diesem Grund öfter verwendet.

Für mehrere weitere Ausdrücke im Bereich 1.a) scheinen es vor allem semantische Gesichtspunkte zu sein, die sich auf deren Gebrauch in der Fachliteratur auswirken: Sichtlich allgemeine Bedeutungen haben mithin die Ausdrücke *melior fieri, se reficere* und *refectio*. Der Befund bestätigt sich auch mit Blick auf die Bezugspunkte, als die (mit einer Ausnahme für *refectio*)[15] nur der Mensch als Ganzes zu nennen ist. Weil diese Ausdrücke daher kaum konkrete Aussagen über das Genesen und Gesunden zulas-

14 Pariente (1979) bes. 138–9 folgend repräsentieren deverbale und deadjektivische Komposita u. a. auf *con-* eine intensivierte Wortbedeutung, vgl. dazu auch Haverling (2000), 251 und siehe die Ausführungen zu *convalescere* unten, zu 1.b).

15 Celsus bezieht *refectio* weiterhin 1mal auf den menschlichen Körper im Ganzen, vgl. Cels. 3,22,2.

sen, werden sie fast gar nicht von den Fachautoren verwendet (*melior fieri* 2mal, *se reficere* 3mal, *refectio* 5mal). Unspezifische Bedeutungen weisen auch *vexatio* und *custodire* auf und auch diese werden nur auf wenige Aspekte bezogen (beide auf Körperteile und Organe, *custodire* zudem auf die Gesundheit). Dagegen sind *commovere* und *gravare* hinsichtlich der Bezugspunkte und der syntaktischen Verwendung zwar ähnlich vielseitig wie die oben genannten Verben, jedoch ist der Befund, dass sie selten in der Fachliteratur attestiert sind (*commovere* 3mal, *gravare* 4mal), wohl ebenfalls mit ihren für Fachleute unspezifischen Bedeutungen (‚erschüttern' bzw. pass. ‚erschüttert werden' (durch eine Krankheit o.ä.) und ‚belasten' bzw. pass. ‚belastet werden') zu erklären. Dass jedoch semantische Unspezifik in bestimmten Fällen auch vorteilhaft für den fachlichen Austausch zwischen Experten und Laien sein kann, wird im Folgenden noch zu zeigen sein.

Aufgrund der Bedeutung nur eingeschränkt zu gebrauchen sind vermutlich *tormentum* und *torquere* (‚Qual, quälender Schmerz' bzw. ‚quälen, etw. schmerzt sehr stark'); wenngleich sie aus syntaktischer Sicht – vgl. z. B. *intestinorum tormenta* (Cels. 5,25,3a) oder *paulum torqueri* (Cels. 7,5,3b) – sowie mit Blick auf die Bezugspunkte – als die sowohl der Mensch als Ganzes (als Subjekt) als auch Schmerzen (als Subjekte) sowie Organe und Körperteile (als Subjekte und Objekte) in Erscheinung treten – „anschlussfähige", flexible Wörter darstellen, sind sie hinsichtlich ihrer Bedeutungen nicht so universell zu verwenden wie die oben genannten Wörter (*dolere, dolor, vexare*) und werden vermutlich deswegen seltener von den Fachautoren gebraucht.

Für weitere unter 1.a) genannte Wörter ist zu beobachten, dass die Brief- und die Fachautoren sie in abweichenden Bedeutungen verwenden. Deutlich zeigt sich dies am Wort *custos*: Während Plinius d. J. es bildlich und allgemein verwendet (‚Pfleger, Arzt'), gibt Celsus damit einen griechischen Terminus (μηνιγγοφύλαξ, etwa ‚Hirnhautschutz') wieder und gebraucht das Wort auf konkrete Weise. Weiterhin werden auch *integritas* (vgl. Anm. 13, S. 408), *labor* (‚Beschwerde, Leiden' im Briefcorpus, ‚Mühe, Strapaze' in der Fachliteratur) und *validus* (‚gesund' im Briefcorpus, ‚kräftig, nahrhaft, wirksam' in der Fachliteratur) in unterschiedlichen Bedeutungen von den Brief- und den Fachautoren verwendet. Im Fall von *levamentum* sind dagegen unterschiedliche Bedeutungen innerhalb der Fachliteratur zu beobachten: Während es bei Celsus ‚Erleichterung' (von der Last einer vollen Blase) bedeutet, verwendet Plinius d. Ä. es i. S. v. ‚Linderungsmittel'; es figuriert daher in diesen Passus eher als beschreibender Ausdruck denn als ein konkreter Begriff.

Auch in den sich teilweise unterscheidenden Bedeutungen, mit denen *discrimen*, *iacēre* sowie *cura* von den Brief- und den Fachautoren verwendet werden, lassen sich Rückschlüsse auf die Pragmatik dieser Wörter ziehen: Während *iacēre* in den medizinischen Aussagen in den Briefen hauptsächlich in der Bedeutung ‚krank darniederliegen' figuriert, verwenden es die Fachautoren bis auf eine Ausnahme i. S. v. ‚liegen', um damit vor allem bestimmte Körperpositionen oder -haltungen zu beschreiben; sie gebrauchen das Verb also in einem verhältnismäßig konkreten Zusammenhang. *discrimen* wird von den Fachautoren bis auf eine Ausnahme nicht wie von Plinius d. J. im Sinne von

,Gefahr für die Gesundheit' gebraucht, sondern in der Bedeutung ,Unterschied'. Im Falle von *cura* werden zudem feinere semantische Unterschiede erkennbar, die auf eine Spezifizierung oder Präzisierung des fachlichen Vokabulars hinweisen: Zwar gebrauchen beide Autorengruppen *cura* übereinstimmend i. S. v. ,Behandlung, Pflege', jedoch ist dies eher selten zu beobachten, u. a. deswegen, weil sich in der Fachkommunikation dafür der Begriff *curatio* (vgl. zu 1.b)) etabliert hat.[16] Interessant ist *cura* für die Fachautoren eher in seiner Bedeutung ,Sorgfalt, Aufmerksamkeit, Vorsicht', womit sie beispielsweise einzelne Schritte einer medizinischen Behandlung charakterisieren.

Inwiefern sich schließlich in semantischer Unspezifik das flexible Moment – und damit eine aus Sicht der Fachleute nützliche, sachdienliche Eigenschaft konstituiert –, lässt sich u. a. am Beispiel von *fomentum* demonstrieren: Von seiner Grundbedeutung ,Wärmendes, Pflegendes' ausgehend kann es je nach Zusammenhang einen ,Umschlag' für unterschiedlichste Anwendungsfälle oder auch ein ,wärmendes Bad' bezeichnen. Dieselbe Charakteristik lässt sich weiterhin nicht nur dem korrespondierenden Verb *fovere* attestieren, sondern insbesondere auch anderen grundlegenden Wörtern der Therapie wie *(per)curare, mederi, (per)sanare* sowie *remedium*. So ist *mederi* durch seine einschlägige Etymologie[17] zwar ein technischer, zugleich jedoch auch ein unspezifischer Begriff, insofern er i. S. v. ,heilen' zwar die Absicht konkret repräsentiert, die Wege und Mittel jedoch nicht benennt. Für die spezifischen medizinischen Handlungen und Vorgänge haben die Fachautoren ein spezielles Vokabular zur Hand, vgl. z. B. *inlinere, extrahere, siccare, imponere, ungere, exulcerare, repurgare* oder *concidere*, um nur einige zu nennen. Analog dazu erscheint auch *remedium* oft als Oberbegriff und allgemeines Wort für ein Medikament oder eine Behandlung(sweise), bezeichnet diese aber an anderer Stelle auch konkret.[18] Die pragmatischen Vorzüge der hier besprochenen Wörter für die den untersuchten Fachtexten zugrundeliegende Kommunikationssituationen zwischen Fachleuten und Nicht-Fachleuten liegt also genau darin, dass sie technisch und (aus fachlicher Sicht) zugleich unspezifisch sind. Dadurch fungieren sie gleichsam als Bindeglied der unterschiedlichen Verständnisse und Vorstellungen der Kommunizierenden und ermöglichen in dieser Funktion einerseits eine allgemeinverständliche, sachliche Strukturierung und Orientierung, während sie es andererseits erlauben, an die konkreten und spezifischen Handlungen und Vorgänge anzuknüpfen, um dezidiert fachliches Wissen darzulegen.

---

16 Zu den Faktoren einer lexikalischen Differenzierung innerhalb fachlicher Kommunikation vgl. Mazzini (1991), 185.

17 Die Bedeutung der Wurzel **med-* ist ,ermessen', wodurch sich ,sich auskennen', schließlich ,Rat wissen' ergibt, vgl. Walde-Hofmann II s. v. *medeor*, 55; *de* Vaan s. v. 368.

18 Vgl. z. B. Cels. 1 pr. 36 *repertis deinde iam remediis, homines de rationibus eorum disserere coepisse* oder Scrib. Larg. 11 *capitis dolorem quamvis veterem et intolerabilem protinus tollit et in perpetuum remediat torpedo nigra viva imposita eo loco, qui in dolore est, donec desinat dolor et obstupescat ea pars. quod cum primum senserit, removeatur remedium, ne sensus auferatur eius partis.*

zu 2.a): Die hier geführten Wörter sind häufiger im Briefcorpus belegt als in der Fachliteratur. Die Ursache dürfte einerseits in der für ein fachliches Anliegen mangelnden Spezifik dieser Ausdrücke zu suchen sein, wie es unschwer für *incommodum* und *valere* zu erkennen ist. *incommodum* wird zwar von den Fachautoren nicht nur (wie von Seneca d. J.) allgemein auf den Körper, sondern bisweilen auch konkret auf einzelne Organe bezogen – vgl. z. B. *vesicae incommoda* (Plin. *nat.* 27,126) –, jedoch gebrauchen es die Fachautoren insgesamt sehr selten (6mal); möglicherweise hat es einen eher allgemeinen, alltagssprachlichen Charakter wie z. B. *melior fieri*.[19] *valere* ist dagegen eindeutig in der alltäglichen Kommunikation verwurzelt, wie u. a. der Gebrauch des Verbs in Briefformeln zeigt; dass es ein für fachliche Ansprüche allgemeines Wort ist, zeigt sich aber auch anhand der Bezugspunkte. So beziehen es die Fachautoren vor allem allgemein auf den Menschen im Ganzen und einige Male auf den menschlichen Körper, vgl. z. B. *valet corpus* (Cels. 5,28,11e); um spezifischer – beispielsweise bezogen auf einzelne Körperteile – über den Gesundheitszustand zu sprechen, eignet sich *valere* jedoch offensichtlich nicht.

Zu den Gründen, warum *pestis* und *pestilens* kaum in der Fachliteratur belegt sind, zählt sicherlich das eher konkrete semantische Moment des Ansteckenden, Seuchenartigen, das beide Wörter in sich tragen; dies schränkt die Möglichkeiten, sie zu setzen ein. Außerdem wird *pestis* häufiger im übertragenen Sinne (‚Übel, Verderben‘) verwendet als in einer medizinischen Bedeutung (‚ansteckende Krankheit‘).[20] Dies zeigt möglicherweise, dass das Wort einem für fachliche Kommunikation nicht als passend empfundenen sprachlichen Register angehörte. So gebrauchen die Fachautoren häufiger *pestilentia* (vgl. 1.b)) als *pestis*.

Das Verb *ingravescere* schließlich wird in abweichenden Bedeutungen von den Brief- und den Fachautoren gebraucht (‚sich verschlechtern‘ im Briefcorpus, ‚schwer werden‘ in der Fachliteratur).

zu 1.b): Die hier genannten Wörter haben nur (eine) medizinische Bedeutung(en) und werden bis auf *consanescere* und *convalescere* deutlich häufiger von den Fach- als von den Briefautoren verwendet. Für die grundlegenden medizinischen Wörter *aeger* und *morbus* (Kap. II. A.) sowie *medicina* und *medicamentum* (Kap. II. C. (a)) lässt sich ebenfalls das konstatieren, was oben zu 1.a) für Wörter wie *mederi*, (*per*)*sanare* oder *remedium* beobachtet wurde: Es sind zwar einschlägige medizinische Begriffe, jedoch sind sie – weil sie u. a. basale Seinszustände oder -phänomene bezeichnen und mit Blick auf ihre Bedeutungen nicht sonderlich spezifisch sind – auch Begriffe der alltäglichen bzw. überhaupt der nicht-fachlichen Kommunikation. Für die Fachautoren sind diese Wörter aus zweifacher Hinsicht wichtig: So weist die Art und Weise, wie die Fachautoren *morbus* verwenden, einerseits auf eine gewisse Flexibilität oder Vielseitig-

---

19 Diese Vermutung scheint auch der Befund zu bestätigen, dass Celsus *incommodum* nur 1mal verwendet, Plinius d. Ä. in seiner lockereren, an „Dilettanten“ (vgl. S. 33) gerichtete *naturalis historia* mit 5mal (*nat.* 20–32) dagegen ein wenig öfter.

20 Vgl. TLL s. v. 1928,74–1931,65.

keit des Wortes hin, denn die damit bezeichneten Krankheiten betreffen in der fachlichen Darstellung sowohl den Menschen im Ganzen als auch dessen Körper sowie einzelne Körperteile und Organe, wobei semantische Modifikationen auf prägnante Weise realisiert werden können (z. B. mittels Adjektiv- oder Genitivattributen). Andererseits besteht die pragmatische Bedeutung dieses allgemeinen Begriffs für die Kommunikation der Fachautoren mit Nicht-Fachautoren u. a. darin, verschiedene Krankheiten als Oberbegriff zusammenzufassen oder Aussagen über Krankheiten im Allgemeinen zu treffen, wie oben auf S. 98 bereits ausgeführt wurde. Diese Charakteristik trifft auch auf *medicamentum* (Kap. II. A. (c)) zu: Das Wort fungiert in der Fachliteratur oft als allgemeiner Oberbegriff, der konkrete Medikamentenbezeichnungen unter sich versammelt wie beispielsweise *collyrium* (‚Augensalbe') und speziell z. B. *Philonis* (sc. *collyrium*; ‚Philos Augensalbe' in Cels. 6,6,3). Schließlich muss auch *medicina* als zwar einschlägiger, aber zugleich unpräziser Begriff bezeichnet werden, denn wie die Untersuchung gezeigt hat, repräsentiert er sowohl für die Brief- als auch für die Fachautoren mehrere Bedeutungen (‚Heilkunde', ‚Behandlungsmethode', ‚Arznei'). Entscheidend für die Kommunikationssituation der Fachtexte ist jedoch, dass *medicina* – ebenso wie *aeger*, *morbus* und *medicamentum* – aus pragmatischer Sicht als Bindeglieder zwischen allgemeinen, einführenden oder strukturierenden Inhalten einerseits und konkreten fachlichen Sachverhalten andererseits fungieren.

Die weiteren unter 1.b) genannten Wörter sind keine vergleichbar grundlegenden und verbreiteten medizinischen Begriffe wie *morbus* oder *medicina*. So sind die Wörter *curatio*, *insanabilis* und *sanabilis* sowie *medicatus* aus Kap. II. C. (a) spezifischerer Natur: Wie oben im Vergleich mit *cura* (zu 1.a)) bereits erwähnt, stellt *curatio* für die Fachautoren den Terminus für die ‚medizinische Behandlung' dar. *insanabilis* und *sanabilis* werden von den Fachautoren vor allem auf Krankheiten und Krankheitssymptome bezogen, *insanabilis* zudem auf Wunden. Aus fachlicher Sicht eigneten sich beide Adjektive offensichtlich besonders für eben diesen Kontext. Ebenso zeigt sich die Spezifik von *medicatus* darin, dass die Fachautoren in der Regel die Wirkung von Medikamenten mit dem Adjektiv beschreiben. Hinsichtlich seiner Bedeutung eher spezifisch ist auch *pestilentia*. So bezeichnet es die ‚ansteckende Krankheit, Seuche' im eigentlichen Sinne, während das semantisch verwandte *pestis* (vgl. 1.a)) häufiger übertragen verwendet wird und ein ‚sich ausbreitendes Übel' bezeichnet;[21] daher gebrauchen die Fachautoren häufiger *pestilentia* als *pestis*.

Als semantisch eher eingeschränktes Wort kann offenbar *convalescere* charakterisiert werden, denn es wird in der Regel nur auf den Menschen im Ganzen bezogen.[22]

21 Vgl. TLL s. v. pestilentia, 1925,8–69 und s. v. pestis, 1928,74–1931,65.

22 Haverling (2000), 252 konstatiert für *sco*-Verben mit *con-*, dass sie eine terminative und punktuelle semantische Konnotation haben. Die Bedeutung von *convalescere* gibt er mit „become strong and healthy, regain one's health" wieder, vgl. ebd. 258. Mit Blick auf den Befund, dass *convalescere* nur auf den Menschen bezogen wird, entsteht der Verdacht, dass sich die Möglichkeit, ein Verb semantisch vielfältig zu setzen, reduzieren kann, wenn seine Bedeutungen durch morphologische Modifizierungen konkretisiert wird. Im Widerspruch dazu steht allerdings *confirmare*, das, wie oben zu 1.a) gezeigt wurde, vielseitiger medizinisch verwendet wird, als das

Anders als die Fachautoren schreiben die Briefautoren nicht selten in einer so allgemeinen Weise über Gesundheit und Krankheit; in diesem Sinne sind auch die Häufigkeiten zu verstehen, mit denen das Verb in beiden Corpora attestiert ist: Während *convalescere* im Briefcorpus selten bis durchschnittlich oft gebraucht wird (14mal, vgl. dazu z. B. *valere* mit 50 Belegen im Briefcorpus), ist es in der Fachliteratur, die sich ausschließlich mit medizinischen Themen befasst, mit 16 Belegen vergleichsweise selten attestiert. Praktisch für die Fachautoren ist es dagegen dann, wenn sie ein prägnantes Wort für den Genesenden benötigen, wie die Belege für das substantivierte Partizip *convalescens* zeigen.

Über die pragmatische Bedeutung von *consanescere* kann schließlich kaum etwas gesagt werden: Mit je einem Beleg im Brief- und im Fachcorpus ist es nahezu gar nicht in den hier untersuchten Texten belegt. Zudem gebraucht Cicero das Verb in einem metaphorisch-medizinischem Zusammenhang, wodurch sich ein zusätzlicher Interpretationsspielraum ergibt.

zu 2.b): Die hier angeführten Wörter weisen eine oder mehrere ausschließlich medizinische Bedeutung(en) auf und sind häufiger im Briefcorpus als in der Fachliteratur belegt. An *aegrotare* lässt sich offensichtlich erkennen, dass die sprachlichen Vorbehalte gegenüber einem Wort aufgrund seiner empfundenen soziolektalen Färbung – wie sie oben, s. v. (S. 68), für das Verb angenommen wurde, vgl. auch *aegrotus* (S. 73) – bisweilen in den Hintergrund treten, wenn es andere gesuchte Kriterien erfüllt und sich darin als nützlich und opportun erweist; obwohl sie Wörter vom Stamm *aegrot-* sonst eher vermeiden, greifen die Fachautoren also vereinzelt auf *aegrotare* zurück. Wie oben ausgeführt wurde, könnte dies entweder mit der Semantik zusammenhängen – insofern in dem Verb eine besondere Bedeutungsnuance (‚erkranken') anklingt – oder (ausgehend von der Bedeutung ‚krank sein') mit sprachökonomischen Überlegungen, da sonst kein eigenständiges Verb mit dieser Bedeutung belegt ist und auf Umschreibungen wie *aeger esse* zurückgegriffen werden muss. *valetudo* stellt für die Fachautoren schließlich ein semantisch eher allgemeines, unspezifisches Wort dar. Dies zeigt sich u. a. daran, dass es drei Bedeutungen aufweist (‚Gesundheit', ‚Gesundheitszustand', ‚Krankheit') und damit dem spezifischen Merkmal eines Terminus zuwiderläuft, eindeutig zu sein;[23] außerdem verbinden die Fachautoren das Wort vor allem allgemein mit dem Menschen im Ganzen und nur selten mit spezielleren Aspekten wie dem menschlichen Körper oder einzelnen Körperteilen.

Das folgende Schaubild (Abbildung 30) soll die wichtigsten Merkmale dieser bisweilen eher allgemeinen, nicht ausschließlich medizinischen Wörter und Ausdrücke zusammenstellen, die sie für die medizinischen Fachautoren in den zugrundeliegenden Kommunikationssituation (zwischen Fachleuten und Nicht-Fachleuten) „attraktiv", d. h. hilf-

Simplex *firmare*.

23 Vgl. dazu Kap. I. B. (b), S. 16f. mit Anm. 28.

reich, nützlich und praktikabel machen, und die übergeordneten Prinzipien herausstellen, die sich darin erkennen lassen.

Abbildung 30: grundlegende Merkmale allgemeiner, nicht ausschließlich medizinischer Wörter, die die Fachautoren gebrauchen

Möglichkeit, semantisch zu modifizieren

- durch Attribute wie Adverbien, Adjektive, Genitivattribute
- „Skalierbarkeit“, d. h.:
  + unterschiedliche und damit unterschiedlich spezifische Bezugspunkte
  + semantische Spezifik und Unspezifik

Möglichkeit, syntaktisch zu modifizieren

- Substantivierung von Adjektiven und Partizipien
- unterschiedliche syntaktische Mittel, die eine sachliche, neutrale, unpersönliche Darstellung ermöglichen:
  + aktivisch/passivisch
  + Gerundi(v)a in Anweisungen
  + „fachliche“ Perspektive, bei der Vorgänge zum Subjekt der Handlung werden

Flexibilität und Prägnanz
im Sinne der Möglichkeit, unterschiedlichste fachliche Sachverhalte (von allgemein bis konkret und spezifisch) auf sprachlich angemessene (sachliche, differenzierte sowie eindeutige, verständliche und zugleich kurze) und ansprechende (abwechslungsreiche, nicht-technokratische) Weise darzustellen

Die von den Fachautoren häufig verwendeten allgemeineren medizinischen Wörter sind also flexibel sowohl auf semantischer als auch auf syntaktischer Ebene und ermöglichen dadurch eine prägnante Darstellung der fachlichen Sachverhalte. Dagegen weisen die seltener verwendeten Begriffe u. a. eine zu allgemeine (vgl. z. B. *melior fieri, se reficere, refectio, vexatio, custodire* oder *valere*) oder eine zu konkrete Bedeutung (vgl. z. B. *tormentum, torquere, pestis, convalescere*) auf, was sich oft auch in der Beobachtung widerspiegelt, dass diese Wörter auf vergleichsweise wenige Aspekte bezogen werden (z. B. *melior fieri* oder *convalescere* nur auf den Menschen im Ganzen). Überwiegen schließlich die pragmatischen Einschränkungen, die das Wort durch seine semantische Spezifik oder Unspezifik erfährt – indem es beispielsweise nur auf wenige Bezugspunkte bezogen wird bzw. bezogen werden kann –, ist es weniger „attraktiv“ und dementsprechend nur eingeschränkt oder gar nicht geeignet für die Anliegen der Fachautoren. Wie anhand grundlegender medizinscher Begriffe wie *mederi, medicina* oder *morbus* gezeigt wurde, kann in bestimmten Fällen jedoch auch Unspezifik von praktischem

Wert für die Fachliteratur sein, wenn sie die verschiedenen didaktischen Anforderungen an die Darstellung erfüllt.

Für die Briefautoren dürften diese grundlegenden pragmatischen Prinzipien nicht von vergleichbarer Bedeutung sein, da ihren Briefen andere Intentionen und Funktionen zugrundeliegen als den Fachtexten. Um eine sachliche, differenzierte und prägnante Darstellung medizinischer Sachverhalte geht es ihnen dabei nicht. Vielmehr stellen viele Briefe Ciceros und seiner Korrespondenzpartner eine Möglichkeit des Austauschs dar und bieten u. a. Raum, um Emotionen und persönliche Überzeugungen mitzuteilen. Auch Plinius d. J. wendet sich in seinen Briefen im Bedürfnis nach Austausch über private, soziale und politische Themen an Andere; seine Ausführungen folgen dabei den sprachlichen Konventionen seines gebildeten Freundeskreises, dessen Korrespondenz sowohl von bisweilen belehrenden Exempla als auch von unterhaltsamen, pointierten Anekdoten geprägt ist; da diese Briefe auch das Feld für rhetorische Betätigung eröffnen, orientieren sie sich an den Sprachvorstellungen der Rhetorik, die Prinzipien wie Prägnanz zwar einschließt, diesen aber je nach Kontext und Aussageabsicht unterschiedliche Bedeutungen beimisst. Auch die medizinischen Äußerungen in Senecas d. J. Briefen, die eindeutig pädagogische und didaktische Züge aufweisen und daher den Fachtexten in einigen Aspekten nahekommen, werden nicht in vergleichbarer Weise von Sachlichkeit, Differenziertheit und Prägnanz bestimmt. Seneca geht es nicht um eine sachliche, wissenschaftliche Unterweisung, sondern darum, seine Vorstellungen vom *recte vivere* zu vermitteln; um dies zu erreichen, spielen die sprachlichen Prinzipien, die für Fachtexte maßgeblich sind, keine vergleichbar bedeutende Rolle.

Da, wo die Brief- und die Fachautoren im Gebrauch der allgemeinen Ausdrücke übereinstimmen, ist dies somit der Tatsache zuzuschreiben, dass sich der Wortschatz von Fachkommunikation aus dem gesamten lexikalischen Vorrat einer Sprache speist; beide Autorengruppen greifen also auf einen gemeinsamen Wortschatz zurück. Die Unterschiede liegen dabei in den Intentionen und Funktionen, die hinter dem Gebrauch dieser allgemeinen Ausdrücke stehen.

(b) spezifischere medizinische Begriffe, Termini und terminologische Ausdrücke

Ein wesentliches Merkmal fachlicher Kommunikation ist der Gebrauch technischer Begriffe und Formulierungen, insofern diese die „Fachlichkeit von Handlungen“ (Hoffmann (1998b), 163) widerspiegeln. Mithilfe dieses Kriteriums lassen sich technische Begriffe oder Termini als Wörter oder Ausdrücke beschreiben, die den engen sachlichen Bezug einer Handlung, aber auch eines Vorgangs oder Phänomens zu einem Fach klar und deutlich in dem Sinne abbilden, dass sie die für ein Fach relevanten Aspekte prägnant zum Ausdruck bringen. Notwendigerweise machen sie dadurch die Grenzen eines Faches deutlich und sind oft auch selbst nur eingeschränkt – innerhalb dieser Grenzen – zu gebrauchen; beide Merkmale finden sich im Begriff „Terminus“ wieder. Schließlich sind in der „Abgegrenztheit“ von Termini und terminologischen Ausdrücken eben jene oben hervorgehobenen pragmatischen Forderungen wiederzuerkennen, die die Fachkommunikation an das Vokabular erhebt, das sie benötigt, insbesondere die Prägnanz:

Gerade die (idealerweise) eindeutige Zuordnung eines bezeichneten Sachverhalts zu einem Kontext ermöglicht prägnante Aussagen, da Vorbemerkungen oder Erklärungen (d. h. Kontextualisierung) dadurch hinfällig werden.

Spezifischere medizinische Begriffe und Ausdrücke gebrauchen Cicero, Seneca d. J. und Plinius d. J. vor allem dann, wenn sie Krankheiten und Krankheitssymptome (Kap. II. B.) bezeichnen oder beschreiben und wenn sie Therapie und Pharmazie (Kap. II. C. (b)-(d)) thematisieren. Im Gegensatz zu den oben behandelten allgemeineren Wörtern werden diese spezifischeren Ausdrücke oft auf nur einen Sachverhalt bezogen, d. h. denjenigen, der sich aus der konkreteren Semantik dieser Wörter und Ausdrücke ergibt, vgl. z. B. *febris* oder *febricitare,* die auf den fiebernden Menschen, nicht aber z. B. auf ein Organ bezogen werden. Unter anderem in dieser Eigenschaft äußert sich das terminologische Wesen eines Ausdrucks, da das Bezeichnete eine enge Beziehung zu einem Fach aufweist und das Bezeichnende sich nur auf ein oder wenige dieser bezeichneten Dinge bezieht oder beziehen lässt. In vergleichbarer Weise wie *febris* und *febricitare* sind z. B. auch *angina, cachectes, gravedo, tussis* oder *deiectio* sowie die per definitionem mit bestimmten Organen oder Körperteilen assoziierten Krankheitsbezeichnungen wie z. B. *cheragra* und *podagra,* δυσουρία, *lippitudo* oder *stomachicus* zu erklären. Dies trifft notwendigerweise auch auf die beschreibenden Ausdrücke wie beispielsweise *urinae difficultas, dolor nervorum* oder *eruptio pus*(*t*)*ularum* zu. Bei anderen Ausdrücken muss die Frage nach der Bezugskategorie anders bestimmt werden wie beispielsweise bei therapeutischen und pharmazeutischen Mitteln und Geräten wie *balineum, ferramentum, ius, lolium, scalpellus* oder *puxis,* für die u. a. zu fragen ist, wie, wofür, worauf sie angewendet werden; vergleichbar damit sind auch einige Ausdrücke der Behandlung wie u. a. *chirurgia, diaeta, sanguinem mittere, secare* oder *urere.* Schließlich gibt es auch Ausnahmen, d. h. Wörter und Ausdrücke mit mehreren Bezugspunkten, die aber durchaus spezifisch oder gar technisch sind, vgl. z. B. *destillare, pallidus* oder *suffusio* aus Kap. II. B. sowie *abstinentia* und *abstinere, exercere, ieiunus, purgatio* oder *ung*(*u*)*i* aus Kap. II. C. (b)-(d).[24]

Um die Frage beantworten zu können, welche lexikalischen Merkmale fachlicher Kommunikation die Briefe aufweisen, soll im Folgenden näher betrachtet werden, welche dieser Begriffe und Ausdrücke als Termini bezeichnet werden können und welche – aufgrund welcher Kriterien – terminologischer Natur sind.

1.) Die folgende Übersicht (Tabelle 44) beinhaltet diejenigen in den Briefen belegten Krankheits- und Symptombezeichnungen oder -beschreibungen (Kap. II. B.) sowie therapeutische und pharmazeutische Begriffe (Kap. II. C. (b)-(d)), die mindestens 10mal in der medizinischen Fachliteratur vorkommen (zum Verständnis der Angaben in Klammern siehe Anm. 2, S. 406).

24 Die hier angedeutete Systematik soll lediglich die Struktur der Untersuchung als eine mögliche Vorgehensweise begründen, sie erhebt jedoch keinen Anspruch auf Vollständigkeit oder gar endgültige Konsistenz; zudem sind freilich je nach Perspektive und Herangehensweise andere Darstellungen möglich.

Tabelle 44: mindestens 10mal im Briefcorpus belegte medizinische Ausdrücke

Kap. II. B.		Kap. II. C. (b)-(d)
abortus (4 : 32)	*impetus* (3 : 62)	*abstinentia* (1 : 41)
accessio (4 : 83)	*lippire* (2 : 13)	*abstinere* (3 : 73)
angina (1 : 51)	*lippitudo* (7 : 40)	*ambulare* (13 : 28)
cardiacus (1 : 12)	*nausea/nausia* (5 : 17)[25]	*bal(i)neum* (7 : 156)
cicatrix (2 : 151)	*pallidus* (1 : 35)	*cibum dare* (1 : 64)
clavus (1 : 21)	παράλυσις/*paralysis*	*cibo uti* (1 : 17)
collectio (1 : 61)	(1 : 19)	*exercere* (5 : 20)
cruditas (6 : 41)	*p(h)thisis* (2 : 18)	*exercitatio* (9 : 60)
crudus (2 : 104)	*podagra* (4 : 89)	*ferramentum* (1 : 42)
deiectio (1: 35)	*podagricus* (2 : 14)	*gestatio* (4 : 22)
destillare (1 : 21)	*quartana* (7 : 58)	*ieiunus* (1 : 89)
destillatio (5 : 38)	*remissio* (3 : 32)	*ius* (1 : 60)
difficultas urinae (1 : 21)	*sanguis fluit* (1 : 32)	*lolium* (1 : 10)
dolor articulorum (1 : 12)	*sanguinem reddere* (1 : 11)	*purgatio* (1 : 58)
dolor nervorum (1 : 20)	*sanguinem reicere* (2 : 22)	*sanguinem mittere* (4 : 65)
dolor vesicae (1 : 15)	*struma* (1 : 96)	*sanguinem sistere* (1 : 39)
δυσεντερία/*dysinteria*	*suffusio* (3 : 28)	*scalpellus* (1 : 67)
(1 : 18)	*suppuratio* (1 : 71)	*secare* (2 : 20)
ἐπιφορά/*epiphora* (1 : 97)	*suspirium* (2 : 19)	*solium* (1 : 25)
exulcerare (5 : 93)	*tabes* (2 : 26)	*sudor* (3 : 104)
febricitare (1 : 18)	*tumor* (4 : 192)	*unctio* (1 : 23)
febricula (6 : 32)	*tussis* (6 : 159)	*ung(u)i* (4 : 57)
febris (17 : 378)	*ulcus* (5 : 544)	*urere* (1 : 16)
gravedo (3 : 24)	*vomica* (1 : 29)	*vinculum* (2 : 21)
horror (3 : 48)	*vulnus* (30 : 325)	

Die Mehrzahl davon sind Bezeichnungen, die aus nur einem Wort bestehen. Dies weist auf die Eigenschaft eines Terminus hin, einen fachlichen Sachverhalt nach dem innerfachlichen Verständnis mehr oder weniger eindeutig und prägnant zu bezeichnen.[26] Ausnahmen davon stellen lediglich die mehrteiligen Ausdrücke *dolor articulorum, dolor nervorum, dolor vesicae, sanguis fluit, sanguinem mittere, sanguinem reddere, sanguinem reicere, sanguinem sistere* und *urinae difficultas* dar und von diesen können nur *urinae difficultas* und *sanguinem mittere* als terminologische Ausdrücke bezeichnet werden, da sie insofern konkreter als die übrigen sind, als sie ein konkretes Krankheitsbild (‚Harnbeschwerden') bzw. eine konkrete Behandlungsmethode (‚zur Ader lassen') bezeichnen.[27] Die weiteren Ausdrücke sind eher allgemeiner Natur, insofern sie wie *dolor articulorum* als Sammelbegriffe fungieren oder Phänomene bezeichnen oder be-

25 Vgl. weiterhin *nauseola* (1 : 0).

26 Vgl. dazu Kap. I. B. (b), S. 16f.

27 Zudem ist *urinae difficultas* das lateinische Äquivalent zum griechischen Terminus στραγγουρία.

schreiben, die unterschiedliche Ursachen haben und in verschiedenen Fällen auftreten können (*dolor nervorum, dolor vesicae, sanguis fluit, sanguinem reddere, sanguinem reicere, sanguinem sistere*); sie bezeichnen also keine konkreten Krankheiten oder Krankheitssymptome. Dennoch können sie als terminologisch bezeichnet werden, da sie eindeutig dem Bereich der Medizin zuzuordnen sind und Wörter beinhalten, die zum Grundstock des medizinischen Wortschatzes gehören.[28]

Wenngleich nicht alle der verbleibenden Begriffe in der Übersicht ausschließlich in medizinischen Kontexten figurieren – vgl. z. B. *ambulare, crudus, horror, impetus, ius, pallidus, sudor* oder *urere* – so weist doch die Tatsache, dass sie mehrfach bis häufig von den Fachautoren verwendet werden, darauf hin, dass sie einen nicht geringen lexikalischen Teil der medizinischen Fachkommunikation darstellen. Diese Eigenschaft kommt ihnen deswegen zu, weil diese Wörter fachliche Handlungen und Vorgänge nach den pragmatischen Vorstellungen der Fachautoren bezeichnen oder beschreiben, vgl. dazu oben, Abschnitt (a). So bezeichnet *crudus* in der Medizin einen schlecht verdauenden Magen und *horror* den Schüttelfrost, *pallidus* wird bei der äußerlichen Beschreibung von Patienten verwendet und *impetus* dann, wenn die Symptome einer Krankheit einsetzen. Von den hier genannten Wörtern der Therapie und Pharmazie sind die mit *ambulare* und *sudor* repräsentierten Tätigkeiten des Spazierens und Schwitzens als therapeutische Maßnahmen zu verstehen; mit *ius* bezeichnen die Mediziner oft die wohltuende, zur Heilung beitragende Brühe und *urere* bildet schließlich einen Teil der chirurgischen Behandlungspraxis. Figurieren diese Wörter also in einem medizinischen Kontext, kommt ihnen eine terminologische Rolle zu, da sie dann dezidiert fachliche Handlungen oder Vorgänge repräsentieren, die – assoziiert mit einem konkreten semantischen Bereich – ohne weitere Erläuterungen verstanden werden können.

2.) Welche Ausdrücke und Formulierungen der Briefautoren weniger als 10mal in der Fachliteratur belegt sind, zeigt Tabelle 45.

Auch davon lassen sich einige Ausdrücke eindeutig als medizinische Termini identifizieren, insofern sie eine unzweifelhaft medizinische (Grund-)Bedeutung haben, vgl. *cheragra/chiragra*, δυσουρία, καχέκτης/*cachectes*, *stomachicus*, *tussicula* und *ulcusculum* aus Kap. II. B. sowie *chirurgia*/χειρουργία und *sudatio* aus Kap. II. C. (b)–(d); auch bei diesen Termini handelt es sich um einzelne Wörter. Auch das nur 3mal im Lateinischen (PHI-Corpus) belegte griechische Fremdwort *puxis* kann für das Lateinische als medizinischer Terminus bezeichnet werden, denn es bezeichnet in den lateinischen Passagen stets eindeutig ein medizinisches Gefäß, während es im Griechischen auch allgemein ein Gefäß auf metonymische Weise anhand des Materials bezeichnet, woraus es besteht (Buchsbaum).[29] Dagegen wird *lippus*, wenngleich es auf gewissermaßen terminologische Weise eindeutig den Triefäugigen bezeichnet, üblicherweise in satirischen Texten, sehr selten in der Fachliteratur verwendet; für die Kommunikation der

28 Zu zusammengesetzten Ausdrücken vgl. unten, S. 423ff.
29 Vgl. LSJ s. v. πυξίς I.

Mediziner fungiert es, vermutlich aus soziolektalen Gründen, daher nicht als Terminus.[30]

Tabelle 45: weniger als 10mal belegte medizinische Ausdrücke

Kap. II. B.		Kap. II. C. (b)–(d)
cheragra/chiragra (1 : 6) *contractio nervorum* (1 : 9)[31] *crus contractum* (1 : 2)[32] *dolor pedum* (4 : 4)[33] δυσουρία (1 : 1) *eruptio pus(t)ularum* (1 : 1) *fauces exasperatae/exasperare* (1 : 5) *intermissio* (1 : 5) (*ex*) *intestinis laborare* (1 : 1) καχέκτης/*cachectes* (1 : 2) *lippus* (1 : 1) *macies* (5 : 9) *nauseare/nausiare* (4 : 6) *offensa* (1 : 3) *offensio* (4 : 1) *pallere* (1 : 8)	*pallor* (1 : 7) *palpitatio* (1 : 2) *pedes laborant* (1 : 1)[34] *stomachicus* (1 : 6) *stomachus aestuans* (1 : 1) *stomachus languens* (1 : 1)[35] *sudare* (1 : 2) *tabescere* (1 : 3) *tremor nervorum* (2 : 2)[36] *tussicula* (1 : 3) *ulcusculum* (1 : 2) *venter distentus* (1 : 1) *verminatio* (2 : 2) *vertigo capitis* (2 : 1)	*chirurgia*/χειρουργία (1 : 3) *extenuare corpus* (1 : 8) *ieiunium* (1 : 6) *Laconicum* (1 : 2) *lectio* (1 : 6) *legere* (2 : 2) *mutatio loci* (1 : 1) *pila* (1 : 4) *puxis* (1 : 1)[37] *sudatio* (1 : 6) *venam percutere* (1 : 2) *vinum concupiscere* (1 : 1)

Von den übrigen in der Übersicht angeführten Lemmata sind die meisten der zusammengesetzten – und dadurch beschreibenden – Formulierungen zwar keine Termini, jedoch insofern terminologisch, als dass sie Wörter enthalten, die eindeutig einen Teil der medizinischen Fachkommunikation bilden, vgl. aus Kap. II. B. *crus contractum, dolor pedum, eruptio pus(t)ularum, fauces exasperatae/exasperare,* (*ex*) *intestinis laborare, Laconicum* (sc. *sudarium*), *pedes laborant, stomachus aestuans, stomachus languens, tremor nervorum, venter distentus, vertigo capitis* sowie aus Kap. II. (b)–(d) *extenuare corpus, venam percutere* und siehe hierzu die Ausführungen zu zusammengesetzten Ausdrücken, unten, S. 423ff.

Die verbleibenden Ausdrücke sind – da sie bis auf *mutatio loci* und *vinum concupiscere* gerade nicht in festen Junkturen im Briefcorpus vorkommen und ihnen u. a. da-

30 Jedoch könnte mit Verweis auf seine Funktion in satirischen Texten gesagt werden, dass es ein medizinischer Terminus der Satire ist.

31 Vgl. zudem *nervos contrahere* (0 : 5).

32 Vgl. dazu *crus contrahitur* (0 : 2).

33 Vgl. noch *pedibus insidet dolor* (1 : 0) und *pedes repetit dolor* (1 : 0).

34 Vgl. auch *ex pedibus laborare* (1 : 0).

35 Vgl. noch *stomachus languet* (0 : 1).

36 Vgl. ferner *nervorum torpor* (2 : 0).

37 Vgl. dazu *puxidicula* (0 : 1).

her das beschreibende Moment fehlt – eher allgemeiner Natur, unspezifisch ohne weiteren Kontext und deswegen nicht eindeutig fachbezogen, vgl. *intermissio, macies, nauseare/nausiare, offensa, offensio, pallere, pallor, palpitatio, sudare, tabescere, verminatio* aus Kap. II. B. und *ieiunium, lectio, legere, mutatio loci, pila* und *vinum concupiscere* aus Kap. II. C. (b)–(d). Dass sie zudem selten von den Fachautoren verwendet werden, spricht dagegen, ihnen in medizinischen Zusammenhängen eine terminologische Funktion zuzuschreiben. Damit handelt es sich um Wörter des allgemeinen lexikalischen Vorrats, die bisweilen auch von Medizinern verwendet werden.

3.) Die dritte Gruppe nach dieser Betrachtungsweise stellt diejenigen Ausdrücke und Formulierungen dar, die zwar im Corpus der Briefe, nicht aber in dieser Form in der medizinischen Fachliteratur attestiert sind (vgl. Tabelle 46).

Medizinische Termini und Ausdrücke terminologischen Charakters sind auch hier zu finden; die Besonderheit liegt aber darin, dass es sich dabei um mehrere griechische Begriffe handelt, die von den untersuchten Autoren nur Cicero gebraucht:[38] Wie die vorangehenden Einzeluntersuchungen gezeigt haben, können einige dieser Graeca nachweislich als medizinische Termini betrachtet werden, vgl. aus Kap. II. B. *arthriticus* und διάρροια sowie aus Kap. II. C. (b)–(d) ἀκοπία, ἀσιτεῖν, ἀφαίρεσις, *diaeta*, ἐμετική, *hebdomas*, λῆψις, πέψις und τρῖψις; anderen Wörtern und Formulierungen lässt sich dies nicht mit Gewissheit zuschreiben: So ist anstatt προσανατρέφειν (Kap. II. B.) nur ἀνατρέφειν in vergleichbarer Bedeutung in griechischen medizinischen Texten attestiert; κακοστόμαχος (Kap. II. B.) figuriert erst ab ca. dem 1. Jh. n. Chr. und διαφόρησις (Kap. II. B.) erst ab ca. dem 2. Jh. n. Chr. in der griechischen medizinischen Fachliteratur. Ebenso findet sich die Junktur περίπατος σύμμετρος (Kap. II. C. (b)–(d)) nicht im Corpus Hippocraticum, das als wichtige und bisweilen einzige überlieferte Referenz für Ciceros medizinisches Sprachwissen herangezogen werden kann; jedoch sind beide Wörter dort belegt. Zwar ist auch διάλειψις (Kap. II. B.) nicht im Corpus Hippocraticum attestiert, jedoch findet sich das korrespondierende Verb διαλείπειν dort. Die Ausdrücke δυσεντερικὸν πάθος und στραγγουρικὸν πάθος (Kap. II. B.) hat Cicero von Diogenes Laertios übernommen und sind eher beschreibender Natur. Schließlich liegen mit εὐλυσία κοιλίας und κοιλιολυσία (Kap. II. C. (b)–(d)) noch zwei von Cicero verwendete Formulierungen vor, die nicht in den überlieferten vorciceronianischen griechischen Texten vorzufinden sind. Ob sie im medizinischen Diskurs verwendet wurden, lässt sich daher nicht sagen.

38 Die Fachautoren lassen deutlich die Tendenz erkennen, griechische Termini zugunsten von lateinischen Begriffen und Umschreibungen zu vermeiden, vgl. dazu Langslow (2000a), 76–139 (u. a. zu Celsus und Scribonius Largus), Healy (1999), 86–90 und Healy (1987), 5–7 zu Plinius d. Ä. sowie Sconocchia (1991), 320–34 (zu Scribonius Largus).

Tabelle 46: allein im Briefcorpus belegte medizinische Ausdrücke und Formulierungen

Kap. II. B.		Kap. II. C. (b)–(d)
arthriticus (1 : 0) *asperitas oculorum* (1 : 0) *bilis insidet faucibus* (1 :0) *crassitudo palpebrarum* (1 : 0) *decolor vultus* (1 : 0) *depravatio pedum manuum omnium articulorum* (1 : 0) διάλειψις (1 : 0) διάρροια (1 : 0) δυσεντερικὸν πάθος (1 : 0) *dies tuus* (5 : 0) *digiti retorridi articulis obrigescentibus* (1 : 0) *dolor vertebrarum* (1 : 0) *hebdomas* (1 : 0) κακοστόμαχος (1 : 0) λῆψις (2 : 0) *manus livida* (1 : 0) *nauseabundus* (2 : 0) *nausiator* (1 : 0) *nervi aridi* (1 : 0) *pedibus insidet dolor* (1 : 0)	*pedes repetit dolor* (1 : 0) *ex pedibus laborare* (1 : 0) *pes turgidus* (1 : 0)[39] *quassatio membrorum* (1 : 0) *sanguis deest* (1 : 0) *sanguis superest* (1 : 0) στραγγουρικὸν πάθος (1 : 0)[40] *stomachus clausus* (1 : 0) *stomachus fastidiens* (1 : 0) *temptatio* (1 : 0) *torpor nervorum* (2 : 0) *umor in totam cutem admissus* (1 : 0) *vesicae tormentum* (1 : 0) *viscera distendit merum* (1 : 0) *vis latens* (1 : 0) χολὴν ἄκρατον *eicere* (1 : 0)	*ambulatio* (1 : 0) *amputare* (1 : 0) ἀκοπία (1 : 0) ἀσιτεῖν (1 : 0) ἀφαίρεσις (1 : 0) *cibi eligere tempus* (1 : 0) *corpus exhaurire et purgare* (1 : 0) *diaeta* (1 : 0)[41] διαφόρησις (1 : 0) ἐμετική (1 : 0) εὐλυσία κοιλίας (1 : 0) *exsecare* (2 : 0) *fracta solidare* (1 : 0) *iactatio* (2 : 0) *inedia* (1 : 0) κοιλιολυσία (1 : 0)[42] *partem fractam iungere* (1 : 0) *partem luxatam in locum reponere* (1 : 0) πέψις (1 : 0)[43] περίπατος σύμμετρος (1 : 0) *praecordia dividere* (1 : 0) προσανατρέφειν (1 : 0) *relaxatio animi* (1 : 0) *stomachum levare vomitu* (1 : 0) *stomachum fulcire cibo* (1 : 0) *tractatio* (1 : 0) τρῖψις (1 : 0) *vinum advocare* (1 : 0) *vino fulcire venas* (1 : 0)

Von den übrigen Ausdrücken dieser Gruppe setzt sich ein kleiner Teil aus Einzelwörtern zusammen, die ohne Kontext nicht als medizinische oder medizinisch relevante Begriffe zu erkennen sind, vgl. *nauseabundus, nausiator* und *temptatio* aus Kap. II. B. sowie *ambulatio, amputare, exsecare, iactatio* und *inedia* aus Kap. II. C. (b)–(d). Den größeren Teil stellen zusammengesetzte Ausdrücke dar. Davon sind viele beschreibend und

39 Vgl. noch *pes turget* (0 : 1).

40 Vgl. aber στραγγουρία/*stranguria* (0 : 35).

41 Vgl. aber *diaeteticus*/διαιτητικός (0 : 3).

42 Vgl. auch *coeliacus* (0 : 58).

43 Vgl. noch *pepticus* (0 : 1).

lassen sich eindeutig der Medizin zuordnen, insofern sie medizinisch relevante Phänomene adressieren, vgl. z. B. *asperitas oculorum, bilis insidet faucibus* oder *umor in totam cutem admissus* aus Kap. II. B. sowie *corpus exhaurire et purgare, fracta solidare* oder *stomachum fulcire cibo* aus Kap. II. C. (b)–(d).[44] Andere sind allgemeiner Natur und ohne Weiteres nicht zwingend als medizinisch zu identifizieren, vgl. *decolor vultus* oder *vis latens* aus Kap. II. B. sowie *cibi eligere tempus* oder *relaxatio animi* aus Kap. II. C. (b)–(d).[45] Diese und die zuvor angeführten Einzelwörter können nicht als terminologisch beschrieben werden, da sie gar nicht in der Fachliteratur belegt sind. Für die weiterhin genannten zusammengesetzten, Medizinisches beschreibenden Ausdrücke wäre hingegen noch zu fragen, inwiefern in ihrer Form, d. h. als zusammengesetzte Ausdrücke Merkmale der medizinischen Fachkommunikation zu sehen sind; dies soll Gegenstand des folgenden Abschnitts sein.

Wie gezeigt wurde, finden sich in den Briefen nicht nur medizinische Termini, sondern auch Ausdrücke und Formulierungen mit terminologischem Charakter. Dieser zeichnet sich dadurch aus, dass ein (zusammengesetzter) Ausdruck inhaltlich eindeutig der Medizin zugeordnet werden kann (vgl. z. B. *dolor nervorum, sanguis fluit*) oder, wenngleich er auch nicht-medizinisch verwendet wird, er in medizinischem Kontext einen konkreten medizinischen Sachverhalt oder ein Phänomen weitestgehend eindeutig bezeichnet (vgl. z. B. *crudus* oder *purgatio*).

(c) zusammengesetzte Ausdrücke

Die abschließenden Ausführungen zur Lexik widmen sich den zusammengesetzten Ausdrücken in den Briefen. Wie die Forschung gezeigt hat, bilden im Lateinischen nicht selten insbesondere Verbindungen von Substantiven mit Genitivattribut sowie mit Adjektivattribut Termini oder terminologische Ausdrücke.[46] Darin ist insbesondere die

---

44 Vgl. weiterhin *crassitudo palpebrarum, depravatio pedum manuum omnium articulorum, digiti retorridi articulis obrigescentibus, dolor vertebrarum, pedibus insidet dolor, pedes repetit dolor, ex pedibus laborare, pes turgidus, sanguis deest, sanguis superest, stomachus clausus, stomachus fastidiens, torpor nervorum, vesicae tormentum, viscera distendit merum,* χολὴν ἄκρατον *eicere* (Kap. II. B.) sowie *partem fractam iungere, partem luxatam in locum reponere, praecordia dividere, stomachum levare vomitu, vino fulcire venas* (Kap. II. C. (b)–(d)).

45 Vgl. außerdem *dies tuus, manus livida, nervi aridi, quassatio membrorum* (Kap. II. B.) und *vinum advocare* (Kap. II. C. (b)–(d)).

46 Vgl. Langslow (2000a), 206–68, bes. 206, 212-53 sowie allgemein Hoffmann (1998a), 422–4. Da unter den Wortarten insbesondere das Substantiv aufgrund seiner syntaktischen Möglichkeiten für die Fachkommunikation interessant, die Rolle des Verbs diesem aber in dieser Hinsicht untergeordnet ist, haben vor allem die nominalen Gruppen einen besonderen Stellenwert im fachlichen Austausch, vgl. im Folgenden und siehe ebd., 425–6 zur syntaktischen Rolle des Verbs.
Zusammengesetzte Ausdrücke spielen auch bei der Wiedergabe griechischer Termini im Lateinischen eine Rolle. Anhand der Art und Weise, wie die römischen Autoren diese ins Lateinische übertragen und in das eigene Werk einbetten, werden stilistische und pragmatische Überlegungen sichtbar, vgl. Langslow (2000a), 206–10, 252–3, 377–430. Während beispielsweise Celsus eine Muskellähmung, gr. παράλυσις, in der Regel mit den Worten *resolutio nervorum,* bisweilen aber auch mit *nervi resoluti* und *nervi resolvuntur* wiedergibt, wahren Plinius d. J. und Scribonius Largus den griechischen Begriff und schreiben *paralysis*, vgl. dazu παράλυσις (S. 202) mit

Tendenz fachlicher Kommunikation zur Kompression zu erkennen, die sich u. a. aus dem Wunsch ergibt, fachliches Wissen kurz und bündig darzustellen.[47] Wie sich dies im Einzelnen für die genannten Verbindungen verhält, soll hier in Kürze dargelegt werden, um im Folgenden die Ausdrücke in den Briefen daraufhin zu untersuchen.[48]

Verbindungen von Substantiven mit einem Genitivattribut weisen vor allem eine wichtige Funktion für die Fachautoren auf: Sie bringen eine (längere) verbale Beschreibung beispielsweise eines gesundheitlichen Zustands auf einen prägnanten nominalen Ausdruck, vgl. z. B. *difficultas spiritus, profluvium alvi* oder *dolor capitis*.[49] Da das Substantiv und damit die nominale Gruppe viele syntaktische Aufgaben in einem Satz übernehmen kann, also nicht nur als Subjekt oder Objekt, sondern auch attributiv oder adverbiell auftreten kann,[50] ermöglichen diese Junkturen nicht nur, einen Sachverhalt prägnant, sondern auch auf flexible Weise zu beschreiben.

Diese Eigenschaften haben auch Verbindungen, die sich aus Substantiv und Adjektiv zusammensetzen. Ausdrücke wie *urina difficilis* benennen das Phänomen kurz und – indem das Substantiv das *genus proximum* und das Adjektiv die *differentia specifica* bezeichnen – zugleich klar und eindeutig.[51] Als ebenfalls nominaler Ausdruck zeichnen sich auch diese Junkturen durch die oben beschriebene syntaktische Valenz aus. Ihre Flexibilität hinsichtlich Semantik und Syntax, illustriert ein Passus bei Plinius d. Ä., vgl. *nat.* 23,165 *radix eius* (sc. *myrti silvestri*) (…), *decocta vino ad renium dolores pota et difficili urinae praecipueque crassae et graveolenti*, *morbo regio et vulvarum purgationi trita cum vino*. Ohne die Konstruktion verändern zu müssen lässt sich der Ausdruck um weitere Attribute (*crassa, graveolens*) erweitern und damit inhaltlich konkretisieren. Zudem erhält in diesen Verbindungen das Adjektiv, wenn es lexikalisiert ist, d. h. sich in bestimmten Junkturen im Wortschatz etabliert hat, einen terminologischen Charakter, vgl. beispielsweise *vetus* in *morbus vetus*, *aridus* in *tussis arida*, *siccus* in *lippitudo sicca* oder die Junktur *morbus comitialis*.[52] Aus lexikalischer Sicht dürfte dabei jedoch entscheidend sein, mit welchem substantivischen Bezugswort sich das Adjektiv verbindet; so gebrauchen die Fachautoren *aridus* durchaus häufig (Cels. 95mal, Plin. *nat.* 20–32 70mal, Scrib. Larg. 41mal), verbinden es jedoch nie wie Seneca d. J. mit *nervus*. Während also die Verbindungen von *aridus* mit u. a. *tussis* oder *lippitudo* typisch für die Fachkommunikation und daher gewissermaßen terminologisch sind, wäre es falsch zu sagen, die Junktur *nervus aridus* sei terminologisch im Sinne

---

Anm. 652 sowie Cels. 2,10,8; 2,12,1b (*nervi resoluti*) und Cels. 5,26,17 und 5,26,31c (*nervi resolvuntur*). Wie ebd., 252 beobachtet hat, misst Celsus den Kriterien Klarheit und Eindeutigkeit bisweilen eine höhere Bedeutung bei als der Kürze.

47 Vgl. Hoffmann (1998a), 421–2.

48 Die hier aufgeführten Kategorien (Subst. + Genitivattr., Subst. + Adjektivattr.) sind vereinfacht und unterscheiden nur grundlegende Attributarten (Genitivattribut, adjektivisches Attribut, nicht aber z. B. Partizip als adjektivisches Attribut). Für eine spezifischere Aufteilung vgl. z. B. Langslow (2000a), 212–53.

49 Vgl. Langslow (2000a), 225–6.

50 Vgl. Hoffmann (1998a), 424–5.

51 Vgl. Langslow (2000a), 219.

52 Vgl. Langslow (2000a), 219–20.

von lexikalisiert. Es wäre jedoch denkbar, wenngleich nicht zu verifizieren, dass diese „typisch medizinischen“ Adjektive bei einigen Sprechern die Assoziation mit der Sprache der Ärzte auslösten, wenn sie in medizinischen Kontexten außerhalb der Fachkommunikation in „untypischen“ Verbindungen (wie *nervus aridus*) verwendet wurden.

Im Folgenden werden die untersuchten zusammengesetzten Ausdrücke des Briefcorpus aufgeführt.[53] Mit Hilfe der vorangegangenen Ausführungen sollen diese nun daraufhin in den Blick genommen werden, ob sie die genannten oder vergleichbare Eigenschaften aufweisen und dadurch in die Nähe der fachlichen Kommunikation rücken:

a) Substantiv + Genitivattribut:[54] *asperitas oculorum*[B] (Sen. 1 : 0), *contractio nervorum*[B] (Sen. 1 : 9),[55] *crassitudo palpebrarum*[B] (Sen. 1 : 0), *depravatio pedum manuum omnium articulorum*[B] (Sen. 1 : 0), *difficultas urinae*[B] (Sen. 1 : 21), *dolor articulorum*[B] (Cic. 1 : 12), *dolor nervorum*[B] (Sen. 1 : 20), *dolor pedum*[B] (Cic. 1, Sen. 1, Plin. 2 : 4), *dolor vertebrarum*[B] (Sen. 1 : 0), *dolor vesicae*[B] (Sen. 1 : 15), *eruptio pus(t)ularum*[B] (Sen. 1 : 1), εὐλυσία κοιλίας[C] (Cic. 1 : 0), *mutatio loci*[C] (Cic. 1 : 1), *quassatio membrorum*[B] (Sen. 1 : 0), *relaxatio animi*[C] (Cic. 1 : 0), *tormentum vesicae*[B] (Sen. 1 : 0), *torpor nervorum*[B] (Sen. 2 : 0), *tremor nervorum*[B] (Sen. 2 : 2), *vertigo capitis*[B] (2 : 1)
b) Substantiv + Adjektivattribut:[56] *crus contractum*[B] (Sen. 1 : 2),[57] *digiti retorridi articulis obrigescentibus*[B] (Sen. 1 : 0), *fauces exasperatae*[B] (Plin. 1 : 0),[58] *manus livida*[B] (Sen. 1 : 0), *nervi aridi*[B] (Sen. 1 : 0), πάθος δυσεντερικόν[B] (Cic. 1 : 0), πάθος στραγγουρικόν[B] (Cic. 1 : 0), περίπατος σύμμετρος[C] (Cic. 1 : 0), *pes turgidus*[B] (Sen. 1 : 0),[59] *stomachus aestuans*[B] (Sen. 1 : 1), *stomachus clausus*[B] (Plin. 1 : 0), *stomachus fastidiens*[B] (Sen. 1 : 0), *stomachus languens*[B] (Sen. 1 : 1),[60] *umor in totam cutem admissus*[B] (Sen. 1 : 0), *venter distentus*[B] (Sen. 1 : 1), *vis latens*[B] (Sen. 1: 0), *vultus decolor*[B] (Sen. 1: 0)

Von den 19 unter a) geführten Verbindungen betreffen 16 die Pathologie (Kap. II. B.) und drei die Therapie (Kap. II. C.). Diese Verteilung bestätigt, dass Ausdrücke vom Typ Substantiv + Genitivattribut gut dafür geeignet sind, physische Zustände oder Vorgänge mit wenigen Worten zu bezeichnen oder zu adressieren. Insbesondere dürfte das für die-

53 Die im Folgenden verwendeten Indizes (A, B, C), zeigen an, in welchem Kapitel des lexikalischen Teils (Kap. II.) das Lemma behandelt wurde und lässt dadurch auch Rückschlüsse auf sein Wortfeld zu (A: allgemein Gesundheit und Krankheit beschreibend, B. Pathologie, C. Therapie und Pharmazie).

54 Siehe dazu Langslow (2000a), 222–6.

55 Vgl. zudem *nervos contrahere* (5mal in der Fachliteratur).

56 Siehe dazu Langslow (2000a), 212–22 bes. 217-22; vgl. noch den allein von Cicero (5mal) in medizinischem Kontext gebrauchten Ausdruck *dies tuus*.

57 Vgl. auch *crus contrahitur* (0: 2).

58 Vgl. aber *fauces exasperare* (0 : 5).

59 Vgl. aber *pes turget* (0: 1).

60 Vgl. dazu *stomachus languet* (0: 1).

jenigen Ausdrücke gelten, bei denen das Substantiv auf *-tio* (z. B. *contractio nervorum, eruptio pus(t)ularum*), *-tas* (z. B. *asperitas oculorum, difficultas urinae*) und *-tudo* (*crassitudo palpebrarum*) sowie -or (z. B. *dolor nervorum, dolor vesicae*) endet, da hier der deverbale bzw. deadjektivische Aspekt deutlich anklingt.[61] Weiterhin bestätigt diese Verteilung auch, dass die medizinischen Ausführungen der Briefautoren, insbesondere Senecas d. J., durch diese Ausdrücke lexikalische Merkmale der Fachkommunikation aufweisen, denn nicht zufällig betreffen diese Junkturen überwiegend die Pathologie und sind bei Seneca belegt: Gerade im Thema Krankheit und Krankheitssymptome sieht dieser ein geeignetes nachdrückliches Mittel, mit dem er seine Leserschaft beeinflussen und gemäß seinen moralischen Vorstellungen vom Leben lenken kann, vgl. dazu auch Kap. III. Anhang. Dass er sich dabei die Sprache der Mediziner auf verschiedene Weisen zunutze macht – d. h. sie übernimmt und wohl auch nachahmt –, zeigt sich u. a. anhand der oben angeführten pathologischen Junkturen; zudem ist dies aber auch an seinem Umgang mit Substantiven, besonders denjenigen, die auf *-tio* auslauten, deutlich erkennbar, vgl. dazu unten, Kap. III. B. (a), S. 428ff. Auf die aus Sicht der Fachautoren semantischen und syntaktischen Vorzüge dieser zusammengesetzten Ausdrücke, d. h. auf Prägnanz und Flexibilität, dürfte es Seneca dabei jedoch nicht ankommen. Auch für Cicero, bei dem die weiteren Verbindungen dieser Art – mit Ausnahme von *dolor articulorum* und *dolor pedum* handelt es sich um Ausdrücke der Therapie – belegt sind, spielen diese Eigenschaften vermutlich keine Rolle. Interessant sind jedoch die beiden Formulierungen *relaxatio animi* und *mutatio loci*: Sie finden sich in ein und demselben Brief (*fam.* 7,26), in dem Cicero mehrere medizinische Sachverhalte thematisiert, darunter vor allem Durchfall und Verdauungsprobleme sowie Möglichkeiten, damit umzugehen.[62] In der Art der Zusammensetzung (Subst. + Genitivattr.), aber auch in der Bildung der Substantive (jeweils auf *-tio*) lassen sich Parallelen zur medizinischen Fachliteratur erkennen. Da für Ciceros Zeit durch die Überlieferung jedoch keine vergleichbare Fachliteratur vorliegt, kann für diese Ausdrücke nicht beurteilt werden, ob darin möglicherweise ein fachlicher Duktus bzw. lexikalische Merkmale der Fachkommunikation zu sehen sind.

Auch die unter b) geführten Ausdrücke fallen mit Ausnahme von περίπατος σύμμετρος alle in den Bereich von Krankheiten und deren Symptomen. Davon sind zwölf bei Seneca d. J. und nur zwei jeweils bei Plinius d. J. und Cicero attestiert. Die Adjektive, die auch zur medizinischen Lexik gehören, sind *aridus, lividus* und *acer* sowie unter Berücksichtigung ihrer in der Fachliteratur häufig gebrauchten korrespondierenden Verbform auch *contractus* und *exasperatus*. Wenngleich dies nicht mit Gewissheit behauptet werden kann, so ist doch denkbar, dass Seneca mit diesen Attributen (das von Plinius d. J. verwendete *exasperatus* ausgenommen) den Eindruck professionellen medizinischen Sprechens evoziert; damit würde sich auch der Gebrauch dieser Verbin-

61 Vgl. z. B. H.-S., 742; zu den genannten Bildungen siehe auch unten, Abschnitt B. (a), S. 428ff.

62 Vgl. Cic. *fam.* 7,26,1 *sane* δυσεντερίαν *pertimueram; sed visa est mihi vel loci mutatio vel animi etiam relaxatio vel ipsa fortasse iam senescentis morbi remissio profuisse* und siehe mutatio loci (S. 314) und relaxatio animi (S. 316).

dungen in das oben beschriebene Bild Senecas einfügen. Die übrigen Adjektivattribute sind dagegen selten (*retorridus, turgidus, aestuans, clausus, languens, distentus, latens, decolor*) oder gar nicht (*obrigescens, fastidiens*) in der überlieferten medizinischen Fachliteratur des 1. Jh. n. Chr. belegt; vor diesem Hintergrund ist also zu konstatieren, dass es sich dabei nicht um lexikalisierte medizinische Attribute handelt.

Anhand der zusammengesetzten Ausdrücke sind also lexikalische Merkmale der Fachkommunikation im Briefcorpus zu erkennen. So liegen dort Verbindungen, überwiegend aus dem Bereich der Pathologie vor, die mit denen der Fachliteratur übereinstimmen oder vergleichbar sind. Außerdem finden sich im Briefcorpus auch Substantivverbindungen mit lexikalisierten medizinischen Adjektivattributen wie *aridus* oder *vetus*.

Während die zunächst betrachteten allgemeinen, nicht ausschließlich medizinischen Wörter und Ausdrücke (Abschnitt (a)) als lexikalische Merkmale der grundlegenden, allgemeinen Kommunikation in der medizinischen Fachliteratur betrachtet werden können, trifft bei vielen spezifischeren medizinischen Begriffe (Abschnitt (b)) der umgekehrte Fall zu: Insofern sie medizinische Termini und weitere terminologische Ausdrücke beinhaltet, weist die Kommunikation der Briefautoren Merkmale der medizinischen Fachkommunikation auf. Dies lässt sich auch für die zuletzt untersuchten zusammengesetzten Ausdrücke (Abschnitt (c)) konstatieren.

Unterschiede zwischen den Briefen und der Fachliteratur bestehen dabei jedoch darin, dass den Briefen andere Intentionen und Funktionen sowie eine andere Kommunikationssituation unterliegen als den Fachtexten; dies zeigt sich in der Art und Weise, wie die Briefautoren die Termini und terminologischen Ausdrücke verwenden. So dürften sie diese nicht mit der Absicht gewählt haben, einen Sachverhalt prägnant, deutlich, sachlich oder differenziert darzustellen, sondern um einen Sachverhalt in einer Weise mitzuteilen oder zu thematisieren, die – vor allem im Falle Ciceros und Plinius' d. J. – den unterschiedlichen Absichten und den individuellen Adressaten entspricht. Dabei gehörten diese Begriffe und Ausdrücke sowohl zu ihrem eigenen Vokabular als auch zu dem der Adressaten, was es ermöglichte, die jeweiligen Sachverhalte auf einfache und der jeweiligen Situation angemessene Weise zur Sprache zu bringen. Für Seneca d. J. hat die Thematisierung medizinischer Sachverhalte dagegen oft eine pädagogische, didaktische oder moralisch-normative Funktion, die darauf abzielt, zu belehren, zu beeinflussen, zu überzeugen; die sprachliche und sachliche medizinische Kompetenz dient dazu, sich Autorität zu verschaffen und dem Gesagten dadurch Gewicht und Glaubwürdigkeit zu verleihen. Zudem liegt den Äußerungen Senecas eine andere Kommunikationssituation zugrunde als den Cicero- und den Pliniusbriefen, da er sich nicht an einzelne Adressaten, sondern an eine ganze Leserschaft wendet. Indem er viele Termini und terminologische Ausdrücke verwendet und dadurch seinen Ausführungen bisweilen einen medizinischen Duktus verleiht, verfolgt er eine Darstellung der medizinischen Sachverhalte, die seinen Absichten entsprechend Wirkung haben soll.

B. Morphologische Merkmale

Merkmale fachlicher Kommunikation zeichnen sich bisweilen auch anhand morphologischer Phänomene ab.[63] Im Vergleich der medizinischen Äußerungen in den Briefen mit Äußerungen in der medizinischen Fachliteratur wurde dies insbesondere für die Bildung von Substantiven deutlich. Im Folgenden sollen diese, aber auch Adjektive und Verben, die die Briefautoren in ihren medizinischen Äußerungen gebrauchen, auf morphologische Merkmale hin untersucht werden, die charakteristisch für die medizinische Fachkommunikation sind.

(a) Substantive

In den Briefen findet sich eine Reihe von Substantiven, die durch ihre Endungen insofern herausstechen, dass entsprechende Bildungen häufig in der medizinischen Fachliteratur zu beobachten sind. Dazu zählen Bildungen insbesondere mithilfe folgender Suffixe:[64]

- *-or* (8mal im Briefcorpus):[65] *dolor*[A] (46 : 847) – mit z. B. *dolor articulorum*[B] (1 : 12), *nervorum*[B] (1 : 20), *pedum*[B] (4 : 4), *vertebrarum*[B] (1 : 0), *vesicae*[B] (1 : 15) –, *horror*[B] (3 : 48), *labor*[A] (3 : 35), *pallor*[B] (1 : 7), *sudor*[C] (3 : 104), *torpor nervorum*[B] (2 : 0), *tremor nervorum*[B] (2 : 2), *tumor*[B] (4 : 192)[66]
- *-sio/-tio* (31mal im Briefcorpus):[67] *ambulatio*[C] (1 : 0), *accessio*[B] (4 : 83), *aegrotatio*[A] (1 : 0), *collectio*[B] (1 : 61), *contractio nervorum*[B] (1 : 9), *curatio*[C] (6 : 206), *deiectio*[B] (1: 35), *depravatio pedum manuum omnium articulorum*[B] (1 : 0), *destillatio*[B] (5 : 38), *eruptio pus(t)ularum*[B] (1 : 1), *exercitatio*[C] (9 : 60), *gestatio*[C] (4 : 22), *iactatio*[C] (2 : 0), *intermissio*[B] (1 : 5), *lectio*[C] (1 : 6), *mutatio loci*[C] (1 : 1), *offensio*[B] (4 : 1), *palpitatio*[B] (1 : 2), *purgatio*[C] (1 : 58), *quassatio membrorum*[B] (1 : 0), *refectio*[A] (1 : 5), *relaxatio animi*[C] (1 : 0), *remissio*[B] (3 : 32), *sudatio*[C] (1 : 6), *suffusio*[B] (3 : 28), *suppuratio*[B] (1 : 71), *tractatio*[C] (1 : 0), *temptatio*[B] (1 : 0), *unctio*[C] (1 : 23), *verminatio*[B] (2 : 2), *vexatio*[A] (1 : 4)
- *-tas* (8mal Briefcorpus):[68] *asperitas oculorum*[B] (1 : 0), *cruditas*[B] (6 : 41), *difficultas urinae*[B] (1 : 21), *firmitas*[A] (1 : 4), *imbecillitas*[A] (3 : 35), *infirmitas*[A] (10 : 14), *integritas*[A] (1 : 6), *sanitas*[A] (11 : 54)
- *-tudo* (3mal im Briefcorpus):[69] *crassitudo palpebrarum*[B] (1 : 0), *lippitudo*[B] (7 : 40), *valetudo*[A] (140 : 71)

63 Vgl. dazu z. B. Langslow (2000a), 269–70.

64 Zur Bedeutung der Indizes siehe Anm. 53, S. 425.

65 In der Fachliteratur lassen sich hierfür u. a. *ardor*, *fluor* oder *rigores* anführen; vgl. hierzu Langslow (2000a), 293–9; Healy (1987), 11.

66 Vgl. weiterhin *umor* im Ausdruck *umor in totam cutem admissus* (S. 236).

67 Vgl. für die Fachliteratur z. B. *inflammatio, perturbatio, missio sanguinis* oder *contusio* und siehe Langslow (2000a), 279–93; Sconocchia (1991), 334–6; Healy (1987), 11; Flammini (1993) sowie H.-S. 750: In der Semantik von Bildungen auf *-sio/-tio* und *-tas* liege die für fachliche Kommunikation charakteristische Konkretisierung.

68 In der Fachliteratur figurieren beispielsweise *deformitas, raucitas* oder *siccitas*; vgl. Langslow (2000a), 304–9; Healy (1987), 11.

- Deminutiva (5mal im Briefcorpus):[70] *articulus*[B] (1 (*articulus obrigescens*) : 106), (*com*)*motiuncula*[A] (2 : 0), *febricula*[B] (6 : 32), *tussicula*[B] (1 : 3), *ulcusculum*[B] (1 : 2), *scalpellus*[C] (1 : 67), *vinculum*[C] (2 : 21)[71]

Zu den im untersuchten Material seltener vorzufindenen Suffixbildungen zählen noch *-edo* (1mal im Briefcorpus: *gravedo*[B] (3 : 24)),[72] *-ies* (1mal im Briefcorpus: *macies*[B] (5 : 9)),[73] *-igo* (1mal im Briefcorpus: *vertigo capitis*[B] (2 : 1))[74] und *-us* (2mal im Briefcorpus: *abortus*[B] (4 : 32), *impetus*[B] (3 : 62)).[75]

Diese Formen weisen verschiedene Charakteristika auf, die deren Verwendung in der medizinischen Fachkommunikation begründen; dazu zählen insbesondere semantische Merkmale. So bezeichnen die deverbalen Substantive auf *-or* in der Medizin zumeist pathologische Merkmale oder Symptome (vgl. z. B. *ardor, fervor, rubor*),[76] Formen auf *-tio*/*-sio* sind deverbal und beschreiben oft pathologische Vorgänge (vgl. z. B. *deiectio, inflammatio, perturbatio*) oder therapeutische Handlungen (vgl. z. B. *curatio, lavatio, potio*),[77] deadjektivische Bildungen auf *-tas* drücken pathologische Eigenschaften aus (vgl. z. B. *difficultas urinae, debilitas, gravitas, siccitas*),[78] ebenso die Substantive auf *-tudo* (vgl. *aspritudo* oder *lassitudo*).[79] Welche Motivationen und sprachlichen

---

69 Die Fachautoren gebrauchen davon beispielsweise *aspritudo* oder, wie ebenfalls die Briefautoren, *lippitudo*; vgl. Langslow (2000a), 309–13.

70 Weitere in der Fachliteratur attestierte Deminutiva sind beispielsweise *venula, deiectiuncula, tuberculum, papilla, glandula* oder *maxilla*, siehe dazu Langslow (2000a), 323–36; Adams (1995), 543–64.

71 Vgl. auch *articulus* in dolor articulorum (S. 164) sowie *pus(t)ula* in eruptio pus(t)ularum (S. 178).

72 Das Suffix *-edo* liegt erst in späterer Zeit in anderen Lexemen als dem klassischen *gravedo* vor; so finden sich bei Theodorus Priscianus (4.–5. Jh. n. Chr.) und bei Cassius Felix (5. Jh. n. Chr.) neben *gravedo* noch *acredo* oder *putredo*, vgl. Langslow (2000a), 31–4.

73 Vgl. für die Fachliteratur z. B. *caries, sanies* oder *scabies* und siehe dazu Langslow (2000a), 319–23.

74 Aus der Fachliteratur können hierfür z. B. *impetigo, prurigo* oder *vitiligo* angeführt werden; vgl. Langslow (2000a), 315–9.

75 Beispiele hierfür sind *partus, pulsus, vomitus* oder *circu(m)itus*, siehe dazu Langslow (2000a), 279–93. Vgl. schließlich noch *vomitus* in stomachum levare vomitu (S. 344).

76 Vgl. Langslow (2000a), 295.

77 Vgl. Langslow (2000a), 286.

78 Vgl. Langslow (2000a), 307.

79 Vgl. Langslow (2000a), 310–1. Von den weiteren oben angeführten Bildungen sind diejenigen auf *-edo* deverbal (z. B. *torpedo*) oder deadjektivisch (z. B. *dulcedo* ‚Reiz, Jucken') und beschreiben physische und psychische Reizzustände bzw. Unwohlsein, vgl. ebd., 313. Wie *macies* sind auch andere Formen auf *-ies* von nominalen Wortstämmen abgeleitet (z. B. *pauperies, sanies*) und beschreiben Eigenschaften, vgl. ebd., 319–20. Bildungen auf *-igo* in der Medizin sind denominal (z. B. *aurigo, vitiligo*) und beschreiben zumeist pathologische Erscheinungen und Reizungen der Haut (z. B. *prurigo*), vgl. ebd., 317–8; der hier angeführte Begriff *vertigo capitis* fällt damit heraus aus dieser semantischen Gruppe, kann jedoch vermutlich über *caligo* angebunden werden, vgl. dazu ebd., 318, Anm. 191. Formen auf *-us* in der Medizin sind schließlich deverbal und bezeichnen u. a. grundlegende Körperfunktionen (z. B. *pulsus, tactus*). *abortus* ist dabei wie andere Begriffe (z. B. *vomitus*) als pathologische körperliche Reaktion des Absonderns zu verstehen, vgl. ebd., 288.

Merkmale im Zusammenhang mit Deminutivbildungen (in der Medizin) stehen, lässt sich nicht im Allgemeinen sagen;[80] bei der Beurteilung kommt es vor allem auf die Motivation dieser Bildungen an, vgl. z. B. *febricula* gegenüber *tussicula*.[81] Von den oben angeführten Deminutivbildungen scheinen sich *scalpellus* und *vinculum* tatsächlich an einer Art innerfachlichen Konvention zu orientieren, gemäß derer medizinische Behandlungswerkzeuge mittels Wörter auf *-lus, -la, -lum* bezeichnet werden, vgl. z. B. *cucurbitula* oder *fibula*.[82]

Die hier skizzierten semantischen Entwicklungen, vor allem bei den deverbalen Bildungen, stehen im Zusammenhang mit syntaktischen Charakteristika der Fachkommunikation (und, übergeordnet, mit den Funktionen des fachlichen Austauschs sowie den Schlussfolgerungen daraus für die Darstellung fachlicher Inhalte, die zu Kriterien wie Klarheit, Kürze, Systematik etc. führen): Da dem Substantiv in der Fachkommunikation, vornehmlich aufgrund seiner syntaktischen Valenz, eine besondere Stellung zukommt, tendiert diese zu Substantivierung und Nominalisierung von Satzgliedern.[83]

Von den oben angeführten Ausdrücken der Briefautoren dürften viele zum allgemein gebräuchlichen lexikalischen Vorrat des Lateinischen zu zählen sein, da sie sowohl nicht-medizinische als auch medizinische Bedeutungen aufweisen, vgl. von den Formen auf *-or dolor, horror, labor, pallor, sudor, tumor*, von den Formen auf *-tio ambulatio, accessio, collectio, curatio, exercitatio, gestatio, iactatio, intermissio, lectio, mutatio loci, offensio, palpitatio, purgatio, refectio, relaxatio animi, remissio, sudatio, temptatio, tractatio, unctio, vexatio*, von den Formen auf *-tas cruditas, firmitas, imbecillitas, infirmitas, integritas* und *sanitas*, von den Formen auf *-tudo valetudo* sowie *impetus* und *macies*. Bei den übrigen Ausdrücken – und hier sind auch die aus allgemeinen Wörtern zusammengesetzten Ausdrücke zu nennen – handelt es sich dagegen entweder um medizinische Termini – vgl. *deiectio, destillatio, suffusio, suppuratio, difficultas urinae, lippitudo* – oder um Ausdrücke, die eindeutig ein medizinisches Phänomen bezeichnen oder beschreiben, vgl. *dolor articulorum, dolor nervorum, dolor pedum, dolor vertebrarum, dolor vesicae, torpor nervorum, tremor nervorum, aegrotatio, contractio nervorum, depravatio pedum manuum omnium articulorum, eruptio pustula-*

80 Vgl. allgemein Langslow (2000a), 323–36 und Adams (1995), 543–64; auf die angesprochene, bei Wölfflin und Adams geäußerte Forderung, dass individuelle Untersuchungen nötig sind, vgl. Langslow (2000a), 323–6.

81 Vgl. das von Langslow vorgeschlagene System, Langslow (2000a), 326. Von den untersuchten Deminutiva zeigt sich am Beispiel von *febricula*, dass die Form semantisch nicht lediglich die Verkleinerung der Ausgangsform *febris* repräsentiert, sondern eine eigene Bedeutung (‚(zwar) leichtes, aber langanhaltendes bzw. wiederkehrendes Fieber‘) aufweist, vgl. dazu *febris* (S. 159). Dagegen nehmen die beiden weiteren Deminutivformen, welche im Briefcorpus figurieren – *tussicula* (S. 190) und *ulcusculum* (S. 180) –, keine andere Bedeutung(snuance) als die der Verkleinerung an; darin drückt sich bisweilen ein lockerer, alltäglicher Sprachgebrauch aus, vgl. z. B. von Albrecht (2003), 52–3 zu Deminutiva in Ciceros Briefen. Im Gegensatz zu *febricula* werden diese sehr selten von den Fachautoren verwendet.

82 Vgl. Langslow (2000a), 334–5.

83 Vgl. Hoffmann (1998a), 424–5.

rum, verminatio, asperitas oculorum, crassitudo palpebrarum sowie *gravedo, abortus* und *vertigo capitis*.[84]

Während die zuerst angeführten Wörter zeigen, dass sich die medizinische Kommunikation des allgemeinen Wortschatzes bedient und dabei einzelne Lexeme semantisch um (eine) medizinische Bedeutung(en) erweitert, ist anhand der zweiten Gruppe von Begriffen zu erkennen, dass die Briefautoren sich in hohem Maße mit der medizinischen Terminologie auskennen: Viele dieser Ausdrücke sind häufig in der Fachliteratur attestiert, vgl. *contractio nervorum, deiectio, destillatio, suffusio, suppuratio, dolor articulorum, dolor nervorum, dolor pedum, dolor vesicae, difficultas urinae, lippitudo, gravedo*. Auffallend viele davon sind nur bei Seneca d. J. belegt; Cicero gebraucht dagegen nur *lippitudo* (auch bei Seneca attestiert), *gravedo, dolor articulorum* sowie *dolor pedum* und nur Letzteres verwendet auch Plinius d. J. Während diese Beobachtungen zunächst vor allem die Lexik betreffen und die Gedanken des vorangehenden Abschnitts (Kap. III. A.) bestätigen bzw. ergänzen, lässt sich mit Blick auf die Suffixe bei Seneca die Tendenz erkennen, dass er „medizinische" Formen wählt oder gar bildet. So liegen andere der oben angeführten spezifischeren medizinischen Formulierungen nur selten – vgl. *tremor nervorum, eruptio pus(t)ularum, verminatio, vertigo capitis* – oder gar nicht in der Fachliteratur vor, vgl. *dolor vertebrarum, torpor nervorum, aegrotatio, depravatio pedum manuum omnium articulorum, quassatio membrorum, asperitas oculorum, crassitudo palpebrarum*. Seneca scheint die Sprache der Mediziner also nachzubilden.

Die Tendenz zu „medizinischen" Substantivbildungen in Senecas d. J. Briefen soll Tabelle 47 sichtbar machen; sie zeigt die Verteilung der oben angeführten häufigsten Formen bei den Briefautoren.

Seneca gebraucht also nicht nur die meisten dieser „medizinischen" Substantivbildungen, sondern verwendet dabei als einziger der Briefautoren einschlägige Termini wie u. a. *deiectio* oder *difficultas urinae*. Für Cicero und Plinius d. J. gibt es dagegen weniger Indizien dafür, eine vergleichbare Tendenz wie bei Seneca anzunehmen. Bei beiden Autoren fallen zwar mehrere therapeutische Ausdrücke auf *-tio* auf (*ambulatio, curatio, exercitatio, gestatio, lectio, mutatio loci, relaxatio animi, purgatio*), jedoch handelt es sich dabei nicht um Ausdrücke, die ausschließlich medizinische Bedeutungen haben. Lediglich für die von Cicero gebrauchten Ausdrücke *mutatio loci* und *relaxatio animi* ist eine in Anlehnung an fachliche medizinische Kommunikation denkbar, da beide auf dieselbe, auch bei medizinischen Begriffen zu beobachtende Weise (Substantiv auf *-tio* + Genitivattribut) geformt sind und da in einer Passage zu lesen sind, die die Medizin betrifft.[85]

Mit Bezug auf die von Seneca d. J. gebrauchten Formen, lässt sich jedoch festhalten, dass das Briefcorpus nicht nur lexikalische, sondern auch morphologische Merkmale der medizinischen Fachkommunikation aufweist. Dass Seneca diese Formen

84 Vgl. schließlich den weniger eindeutig medizinischen Ausdruck *quassatio membrorum* sowie das philosophisch geprägte, aber nicht allgemein verbreitete *aegrotatio*.

85 Siehe dazu oben, S. 426.

insbesondere für Pathologisches verwendet, passt zum pädagogischen, moralisch-normativen Charakter seiner Briefe, die offensichtlich dazu bestimmt sind, seine Leserschaft zu lenken. Dazu versucht er, sich Autorität und Glaubwürdigkeit zu verschaffen, indem er sprachlich auf gezielte Weise agiert und in medizinischen Zusammenhängen u. a. fachliche bzw. fachlich erscheinende Begriffe verwendet.[86] Bisweilen missbraucht er sein medizinsprachliches Wissen sogar, wie die Beobachtung zeigt, dass er in einigen Fällen, in denen er dieselben medizinischen Ausdrücke gebraucht wie die Fachautoren, den damit bezeichneten Phänomenen andere Ursachen zuschreibt als diese.[87]

Tabelle 47: häufigste „medizinische" Substantivbildungen bei den Briefautoren

	Cicero	Seneca d. J.	Plinius d. J.
-or	*labor*[A], *dolor*[A], *horror*[B], *tumor*[B]	*dolor*[A], *horror*[B], *pallor*[B], *torpor nervorum*[B], *tremor nervorum*[B], *tumor*[B], *sudor*[C]	*dolor*[A]
-sio/-tio	*offensio*[B], *remissio*[B], *temptatio*[B], *ambulatio*[C], *curatio*[C], *exercitatio*[C], *mutatio loci*[C], *relaxatio animi*[C], *purgatio*[C]	*aegrotatio*[A], *refectio*[A], *vexatio*[A], *accessio*[B], *collectio*[B], *contractio nervorum*[B], *deiectio*[B], *depravatio pedum manuum omnium articulorum*[B], *destillatio*[B], *eruptio pus(t)ularum*[B], *intermissio*[B], *offensio*[B], *palpitatio*[B], *quassatio membrorum*[B], *remissio*[B], *suffusio*[B], *suppuratio*[B], *verminatio*[B], *curatio*[C], *exercitatio*[C], *gestatio*[C], *iactatio*[C], *sudatio*[C], *tractatio*[C], *unctio*[C]	*curatio*[C], *exercitatio*[C], *gestatio*[C], *lectio*[C]
-tas	*imbecillitas*[A], *infirmitas*[A], *cruditas*[B]	*firmitas*[A], *imbecillitas*[A], *integritas*[A], *sanitas*[A], *asperitas oculorum*[B], *cruditas*[B], *difficultas urinae*[B]	*infirmitas*[A]
-tudo	*valetudo*[A], *lippitudo*[B]	*valetudo*[A], *crassitudo palpebrarum*[B], *lippitudo*[B]	*valetudo*[A]
Deminutiva	*commotiuncula*[A], *febricula*[B]	*motiuncula*[A], *febricula*[B], *ulcusculum*[B], *scalpellus*[C], *vinculum*[C]	*febricula*[B], *tussicula*[B]

Anders als in Senecas sprachlichem Handeln lässt sich in demjenigen Ciceros kaum ein vergleichbares moralisierendes, belehrendes Moment erkennen, sondern eher das Anliegen, die Phänomene anhand der fachlichen – oft griechischen – Begriffe zu benennen oder zu beschreiben, bisweilen auch, um wohlwollende Ratschläge zu geben.[88] Zwar

86 Vgl. dazu die Synopseis zu Kap. II. A., S. 134ff., B., S. 262f. sowie Kap. III. Anhang.

87 Vgl. dazu z. B. pallere (S. 149), pallor (S. 150), laborant pedes (S. 169), nervorum contractio (S. 198), nervorum tremor (S. 200), cardiacus (S. 205), stomachus aestuans (S. 211), macies (S. 232), vertigo capitis (S. 237) und siehe Kap. III. Anhang.

88 Vgl. z. B. Cic. *fam.* 16,18,1 *indulge valetudini tuae; (…). ea quid postulet non ignoras:* πέψιν, ἀκοπίαν, περίπατον σύμμετρον, τρῖψιν, εὐλυσίαν κοιλίας.

kann die Darbietung dieses Wissens je nach Gesprächssituation und Verhältnis der Kommunizierenden gleichermaßen zu Autorität verhelfen, jedoch beansprucht Cicero – mitunter an enge Freunde schreibend – diese nicht in einer vergleichbaren Absicht wie Seneca.

Auch der briefliche Austausch Plinius' d. J. ist nicht in vergleichbarer Weise moralisierend wie die Briefe Senecas. Weiterhin im Gegensatz zu Seneca tendiert Plinius vermutlich aus stilistischen Gründen dazu, terminologische Begriffe sogar zu meiden.[89]

Mit Blick auf die Funktionen, mit denen diese Substantivbildungen verwendet werden, lässt sich mithin festhalten, dass die Fachautoren sie verwenden, weil sie ihnen ermöglichen, das fachliche Wissen auf eine als angemessen und notwendig empfundene sprachliche Weise – u. a. prägnant, sachlich, klar – darzustellen und zu vermitteln. Diese Funktion dürfte für die Briefautoren nicht im Mittelpunkt stehen. Vielmehr bedient sich Seneca d. J. „medizinischer" Substantivbildungen offenbar, um wie die Fachautoren zu „klingen", sich dadurch den Anschein eines Experten zu geben und seine Leserschaft so zu beeinflussen. Eine sachliche und prägnante Darstellung medizinischer Sachverhalte rückt dabei in den Hintergrund. Für Cicero und Plinius d. J. zeichnet sich dagegen nicht bzw. nicht in einer so deutlichen Weise ab, dass sie die Sprache der Mediziner nachahmen. Zudem würde es ihnen dabei vermutlich ebenfalls weder um Prägnanz oder Sachlichkeit gehen, noch darum, sich in vergleichbarer Weise und mit ähnlichen Intentionen wie Seneca Autorität zu verschaffen, sondern eher darum, ein Phänomen oder einen Sachverhalt kurz und bündig mit seinem Begriff zu bezeichnen, weil dieser sowohl ihnen als Briefschreibern als auch den Adressaten geläufig war.

(b) Adjektive

Neben den besprochenen Substantivbildungen stechen auch einige Adjektivformen heraus, die mehrfach unter den untersuchten Lemmata figurieren. Dazu zählen:

- Adjektive auf *-idus, -a, -um* (7mal im Briefcorpus):[90] *aridus*^{B} (1 (*aridus nervus*) : 207), *lividus*^{B} (1 (*manus livida*) : 28), *morbidus*^{A} (2 : 0), *pallidus*^{B} (1 : 35), *retorridus*^{B} (1 (*retorridus digitus*) : 1), *turgidus*^{B} (1 (*pes turgidus*): 1), *validus*^{A} (4 : 37)
- Adjektive auf *-icus, -a, -um* (aus gr. -ικός, -ή, -όν; 3mal im Briefcorpus):[91] *arthriticus*^{B} (1 : 0), *podagricus*^{B} (2 : 14), *stomachicus*^{B} (1 : 6)[92]

89 Vgl. z. B. *dolor pedum* (S. 168, mit Anm. 518) und siehe auch die Ausführungen zur Verteilung der Lemmata bei den einzelnen Autoren in der Synopsis zu Kap. II., S. 390ff.

90 Weitere aus der medizinischen Fachliteratur gegriffene Bildungen dieses Typs sind beispielsweise *calidus, egelidus, frigidus, liquidus, madidus, solidus, subalbidus, umidus* oder *tumidus*, vgl. Leumann, 329–30.

91 Beispiele aus der Fachliteratur sind u. a. *hydropicus, coeliacus, pthisicus* oder *diaeteticus*, vgl. Langslow (2000a), 361–70.

92 Ebenso gehört *cardiacus* (1 : 12) hierher (vgl. Langslow (2000a), 363) und schließlich sei noch auf Ciceros Ausdrücke στραγγουρικὸν und δυσεντερικὸν πάθος hingewiesen.

- Adjektive auf *-bilis, -e* (3mal im Briefcorpus):[93] *sanabilis*[C] (2: 8), *insanabilis*[C] (6 : 13), *remediabilis*[C] (1 : 0)[94]

Darüber hinaus sind im untersuchten Corpus vereinzelt noch Adjektive auf *-osus, -a, -um* (*vitiosus*[A] (1 : 16))[95] und mit *per-* (*perimbecillus*[A] (1 : 0))[96] zu lesen. Schließlich sei noch auch auf die den Adjektiven nahestehenden Partizipien hingewiesen, die jedoch vor allem aus syntaktischer Sicht – als Substantive gebraucht – eine Bedeutung für die fachliche Kommunikation haben, siehe dazu unten, Kap. III. C. (a), S. 442.

Mit Ausnahme von *morbidus* handelt es sich bei den Formen auf *-idus* um Adjektive, die sich von Zustandsverben ableiten, also einen Zustand beschreiben (einschließlich *morbidus*).[97] In dieser Eigenschaft dürften sie u. a. deswegen interessant und wichtig für die fachlichen Ausführungen sein, weil sie eine variierende und alternative Ausdrucksmöglichkeit zur verbalen Phrase bieten, die sprachlich ebenso prägnant realisiert und auch modifiziert werden kann wie jene, vgl. z. B. *pes graviter turget* gegenüber *pes graviter turgidus*. Die Entlehnung der adjektivischen Formen auf *-icus* aus dem griechischen Suffix -ικός ermöglicht es, entsprechende griechische Begriffe wie z. B. φθισικός gleichsam unverändert zu übernehmen, vgl. *phthisicus*, das mehrfach bei Plinius d. Ä. und Scribonius Largus belegt ist.[98] Wo römische Sprecher also auf griechisches bzw. griechisch bezeichnetes Wissen zurückgreifen, gestattet dies eine eindeutige und knappe Wiedergabe des Gedankens. Zudem sind die Anwendungsmöglichkeiten dieser Adjektive in der Medizin vielfältig; so bezeichnen sie substantiviert verwendet nicht nur Krankheiten (z. B. *cardiacus, hydropicus*), sondern auch Kranke (z. B. *stomachicus, phreneticus*) sowie Medikamente (z. B. *stomatice*).[99] Wie die Formen auf *-icus* werden auch die Adjektive auf *-osus* zumeist denominal gebildet. Während sie noch verhältnismäßig selten in der medizinischen Fachliteratur des 1. Jh. n. Chr. vorkommen, sind sie bei späteren Fachautoren häufig vertreten: Langslow zählt 14 solcher Wörter bei Celsus und 8 bei Scribonius Largus, jedoch 26 bei Cassius Felix (5. Jh. n. Chr.).[100] Ihren praktischen Nutzen dürften diese Autoren jedoch gleichermaßen darin gesehen haben, konkrete und spezifische Eigenschaften von Stoffen oder Gewebe (vgl. z. B. *carnosus, glu-*

---

93 Bei den Fachautoren finden sich hierfür u. a. *(in)tolerabilis, innumerabilis, probabilis, inexpugnabilis, spectabilis, notabilis, inextinguibilis* oder *terribilis, credibilis* oder *immobilis*, vgl. dazu Leumann, 348–50.

94 Vgl. noch *inremediabilis* (1mal[NR] bei Sen. d. J., 2mal bei Plin. d. Ä. (*nat.* 20–32)).

95 Als Beispiele aus der medizinischen Fachliteratur lassen sich hierfür u. a. *carnosus, biliosus* oder *rabiosus* anführen, vgl. Langslow (2000a), 340–5.

96 Weitere in der Fachliteratur belegte Bildungen dieses Typs sind beispielsweise *perasper, perinfirmus* oder *perpallidus*, vgl. Langslow (2000a), 338–40.

97 Vgl. H.-S., 329; Pariente (1979), bes. 130.

98 Vgl. <u>*p(h)thisis*</u> (S. 224) mit Anm. 729 und siehe Langslow (2000a), 362 zur Entlehnung des Suffixes ins Lateinische.

99 Siehe dazu Langslow (2000a), 363–5; zu *stomatice* vgl. z. B. Plin. *nat.* 23,108 *ex acerbo fit medicamentum quod stomatice vocatur, utilissimum oris vitiis, narium, aurium, oculorum caligini, pterygiis, genitalibus et <i>is, quas nomas vocant et quae in ulceribus excrescunt.*

100 Vgl. Langslow (2000a), 341–2.

tinosus, venosus) sowie Krankheiten und Symptomen (vgl. z. B. *perniciosus, pustulosus*) mithilfe dieser Adjektive auf kurzgefasste Weise bezeichnen oder beschreiben zu können. Nicht selten in der Fachliteratur belegt sind Formen auf *-bilis*.[101] Sie werden aus Verben der a-, ē- und e-Konjugation gebildet und drücken die Verbalhandlung des korrespondierenden Verbs als Möglichkeit aus. Die Fachautoren qualifizieren damit einerseits unterschiedliche fachliche Sachverhalte, vgl. z. B. *fecunditas restibilis* (Plin. *nat.* 28,248), *aphronitrum* (‚Schaumsalpeter') *friabilis* (Plin. *nat.* 31,113), *vitium excreabile* (sc. *facere*; Plin. *nat.* 20,157) oder *dolor inflexibilis* (Plin. *nat.* 28,192); andererseits dienen Wörter wie z. B. *inexplicabilis, spectabilis, notabilis, probabilis, inenarrabilis, memorabilis, mirabilis* oder *intestabilis* auch dazu, das Thematisierte zu kommentieren und zu beurteilen. Beide Funktionen können dabei auf einfache und knappe Weise realisiert werden. Schließlich bieten auch die vergleichsweise selten in der Fachliteratur attestierten Bildungen mit *per-* als Präfix die Möglichkeit, auf effektive Weise die Bedeutung eines Adjektivs zu modifizieren, d. h. zu intensivieren.[102]

Für die Briefautoren dürften die hier angesprochenen Eigenschaften und Funktionen dieser Adjektivbildungen sekundär gewesen sein, denn den Briefen, auch denjenigen Senecas d. J., liegen in der Regel andere pragmatische Überlegungen und Prämissen zugrunde, insofern es bei den dort thematisierten medizinischen Sachverhalten nicht oder kaum um sprachliche Prägnanz und Flexibilität (in Bezug auf das Medizinische) im oben, Kap. III. A., dargestellten Sinne geht.

Von diesen Adjektiven stellen diejenigen auf *-icus*, weil deren Gebrauch mit Sicherheit der Briefautoren Kenntnis der medizinischen Terminologie zuzuschreiben ist, als fachliche Formen deutliche Merkmale der Sprache der Ärzte dar. Auf die fachliche Ausdrucksweise deuten vermutlich auch die Adjektive auf *-idus* hin: Nicht zufällig, dürften gerade bei Seneca d. J. davon einige Formen zu lesen sein, die aus dem Bereich der Pathologie stammen, vgl. *aridus, lividus, pallidus, retorridus* und *turgidus*. Diese Beobachtung und der Befund, dass diese Formen nicht selten in der Fachliteratur vorkommen,[103] führt zur Annahme, dass er sie motiviert oder beeinflusst vom Duktus der medizinischen Fachkommunikation verwendet, wie dies beispielsweise auch im Falle der Substantive auf *-tio* zu vermuten steht. Weiterhin ließe sich noch für *vitiosus* bei Cicero denken, dass er die Form im Bewusstsein auf ihren möglicherweise fachlichen Charakter wählte. Dafür spräche das explizit auf die Medizin Bezug nehmende Bild (vgl. *Att.* 2,1,7^{M} *non minus esset probanda medicina quae sanaret vitiosas partis rei publicae quam quae exsecaret*); weiter stützen lässt sich diese Vermutung doch kaum; zwar sind auch die Formen auf *-osus* in der Fachliteratur belegt, jedoch dokumentiert diese die römische medizinische Fachkommunikation erst ab dem 1. Jh. n. Chr.

101 Bei Celsus, Plinius *nat.* 20–32 und Scribonius Largus sind ca. 40 unterschiedliche Adjektive auf *-bilis* attestiert.

102 Vgl. Langslow (2000a), 338; Pariente (1979), 136, 141, 144, 145. Während Scribonius Largus diese Formen gar nicht verwendet, finden sich zwei bei Plinius d. Ä (*nat.* 20–32) und 14 bei Celsus.

103 Bei Celsus, Plinius *nat.* 20–32 und Scribonius Largus sind mehr als 25 Formen zu zählen, Komposita wie *subalbidus* oder *perpallidus* ausgenommen.

Für die verbleibenden Formen auf *-bilis* und *per-* lassen sich ähnliche Annahmen kaum halten. So ist nicht nur das Suffix *-bilis* produktiv, auch die im Briefcorpus belegten Formen *sanabilis, insanabilis* und *remediabilis* stellen keine besonders spezifischen Wörter dar, die nur unter Fachleuten gebräuchlich wären. Schließlich spricht auch der einzige Beleg für Adjektive mit *per-* im Briefcorpus, *perimbecillus* bei Cicero (*Att.* 10,18,1), für eine affektisch motivierte Steigerung, nicht aber für eine intensivierende Modifizierung des Adjektivs *imbecillus,* wie dies für entsprechende Bildungen in der Fachliteratur zu beurteilen ist.[104]

(c) Verben

Wie die Substantive und Adjektive sollen an dieser Stelle schließlich auch die von den Briefautoren gebrauchten Verben auf morphologische Besonderheiten hin in den Blick genommen werden, die möglicherweise Bezüge zur medizinischen Fachkommunikation erkennen lassen. Am Häufigsten sind dabei präfigierte Formen folgenden Typs zu beobachten:

- mit *ex-* (5mal im Briefcorpus):[105] *exasperare*[B] (1 (*fauces exasperatae*) : 5 (*fauces exasperare*)), *exhaurire*[C] (1 (*corpus exhaurire*) : 10), *exsecare*[C] (2 : 0), *extenuare*[C] (1 (*extenuare corpus*) : 79), *exulcerare*[B] (5 : 93)
- mit *con-* (5mal im Briefcorpus):[106] *commovere*[A] (3 : 4), *confirmare*[A] (10 : 30), *consanescere*[A] (1 : 1), *contrahere*[B] (1 (*crus contractum*) : 2 (*crus contrahitur*)), *convalescere*[A] (14 : 16)
- auf *per-* (3mal im Briefcorpus):[107] *percurare*[C] (1 : 3), *percutere venam*[C] (1 : 2), *persanare*[C] (1 : 12)

Diese Präfixe stellen nur eine Auswahl derjenigen dar, die wichtig für die Beantwortung der Fragen dieser Untersuchung sind, dazu im Folgenden; weiterhin finden sich in den Briefen weitere präfigierte Verbformen wie z. B. mit *re-* (5mal im Briefcorpus: *sanguinem reddere*[B] (1 : 11), *se reficere*[A] (2 : 3) und *reficere*[C] (6 : 18), *sanguinem reicere*[B] (2 : 22), *reponere*[C] (1 (*reponere in locum partem luxatam*) : 0) sowie *retorrere*[C] (1 (*digitus retorridus*) : 0) oder mit *ad-* (3mal im Briefcorpus: *adlevare*[C] (1 : 0), *advocare*[C] (1 (*vinum advocare*): 0), *admittere* (1 (*umor in totam cutem admissus*) : 0)); zu *adlevare* siehe im Folgenden.

Die hier angeführten Präfixbildungen sind mit Blick auf zwei Aspekte oder Merkmale interessant für die Frage nach deren Bedeutung für die medizinische Fach-

104 Vgl. *imbecillus* (S. 76) mit Anm. 155.

105 Bei Celsus, Plinius d. Ä. und Scribonius Largus sind als speziellere Komposita mit *ex-* beispielsweise *expuere, expurgare, exurere, exinanire, excreare, excernere, expergisci, exacuere, exuere, excalfacere* oder *exedere* zu nennen.

106 Für die medizinische Fachliteratur vgl. z. B. *componere, comburere, computrescere, commanducare, combibere, comedere, contundere, concoquere, condere, convellere, consectare, corroborare, conglutinare* oder *concalefacere.*

107 Verben dieses Typs in der Fachliteratur sind z. B. *persecare, perflare, perturbare, perfricare, perfundere, perpurgare, pertractare, percoquere, permaturare, permiscere, perurere, perlucere, perforare, perstringere, percribrare*; siehe dazu H.-S. 240.

kommunikation. Einerseits erlangen Verben durch Präfigierung bisweilen eine konkretere Bedeutung, wie anhand einiger beispielhaft aus der Fachliteratur gegriffener Komposita deutlich wird: *exhaurire* ‚ausschöpfen' oder *expuere* ‚ausspucken', *componere* ‚zusammenstellen' oder *commiscere* ‚zusammenmischen', *perforare* ‚durchbohren' oder *percolare* ‚durchseihen'. Bedeutsam für die Terminologie eines Faches ist dies also dann, wenn mit dem Präfix eine für das Fach wichtige Bedeutung(snuance) ausgedrückt bzw. eine Bedeutung präzisiert werden kann. Andererseits kann Präfigierung auch die Bedeutung des Wortes verstärken; in diesem Fall tritt die primäre Bedeutung des präfigierten Elements zugunsten einer übertragenen in den Hintergrund, wie Ángel Pariente am Beispiel von *per-* erläutert: „Pues su significado *de* ‚a traves *de*' y ‚a lo largo *de*' referido a ideas verbales, llevaba anejo un sentido secundario *de* ‚esfuerzo', o a veces *de* ‚acabamiento' (‚todo a lo largo hasta el fin'), que en el fondo se confundía con el sentido intensivo." (Pariente (1979), 136) Zwar ist dieses Phänomen am deutlichsten bei *per-* zu erkennen, jedoch dürfte es auch für die Komposita mit *ex-* und *con-* nachzuvollziehen sein, vgl. dazu einige Beispiele aus der Fachliteratur: *exasperare* ‚(stark) aufrauen', *exulcerare* ‚wund machen' oder *excalfacere* ‚erwärmen, erhitzen',[108] *comburere* ‚(völlig) verbrennen', *commanducare* ‚zerkauen', *computrescere* ‚zu verfaulen beginnen' oder *combibere* ‚austrinken'[109] sowie schließlich *percoquere* ‚gar kochen', *perfricare* ‚tüchtig abreiben' oder *perungere* ‚gänzlich salben'.[110] Sowohl die konkretisierende bzw. präzisierende als auch die intensivierende Wirkung der Präfigierung dürften für die fachliche Kommunikation also nützliche Funktionen hinsichtlich der Semantik darstellen. Zudem lassen sich diese Verben ohne syntaktische Umstellungen modifizieren, wodurch die Kürze des Ausdrucks gewahrt werden kann.

Die von den Briefautoren verwendeten Präfixkomposita fallen unter beide oben dargestellten Kategorien; so findet sich in *exhaurire, exsecare, extenuare* und *contrahere* deutlich die primäre Bedeutung des Präfix' wieder, während es im Falle von *exasperare, exulcerare, commovere, confirmare, consanescere, convalescere, percurare, percutere* und *persanare* einen intensivierenden Impuls auf die Bedeutung gibt. Von den Verben der ersten Gruppen dürften *extenuare* und *contrahere,* weil sie spezifische Ausdrücke sind, die fachlich relevante Vorgänge beschreiben, zum Vokabular der Fachleute gehören.[111] Dasselbe lässt sich in jedem Fall auch für *exasperare, exulcerare* und *percutere* aus der zweiten Gruppe sagen,[112] während die übrigen Verben bis auf *exsecare* (das in der Fachliteratur nicht belegt ist), *commovere* und *exhaurire,* obgleich dezidiert fachliche, so jedoch weniger spezifische Bedeutungen haben (*confirmare, consanescere, convalescere, percurare, persanare*).

---

108 Vgl. noch Pariente (1979), 139.

109 Vgl. auch Pariente (1979), 138–9 sowie Haverling (2000), 251–2.

110 Vgl. Pariente (1979), 136, Leumann, 401, H.-S., 240. Je nach Kontext sind z. B. auch *exurere* ‚ausbrennen oder völlig verbrennen', *concoquere* ‚zusammen kochen oder zerkochen, verdauen' hier zu nennen.

111 *extenuare* ist 81mal in der Fachliteratur belegt, *contrahere* 35mal.

112 *exasperare* hat 34, *exulcerare* 93 und *percutere* 72 Belege in der Fachliteratur.

Bei der Verteilung dieser Komposita innerhalb der Briefautoren fällt auf, dass Seneca d. J. am häufigsten Bildungen mit *ex-* (*exhaurire, exsecare, extenuare, exulcerare*) und mit *per-* (*percurare, percutere, persanare*) verwendet und nur zwei Formen auf *con-* (*contrahere, convalescere*); Plinius d. J. gebraucht jeweils zwei Komposita mit *ex-* (*exasperare, exulcerare*) und mit *con-* (*confirmare, convalescere*) und bei Cicero liegen schließlich mit *exsecare* nur ein *ex*-Kompositum, darüber hinaus aber nur mit *con-* präfigierte Formen vor (*commovere, confirmare, consanescere, convalescere*). Wenn die Spezifik dieser Ausdrücke als Kriterium herangezogen werden kann, um einen möglichen Einfluss der Fachterminologie im Gebrauch dieser Komposita zu sehen, so bestätigt sich zunächst anhand der Verben *extenuare, exulcerare, exasperare, contrahere, percutere*, dass Seneca und Plinius tiefere Einblicke in die Lexik der zeitgenössischen Mediziner haben. Die Präfigierung in *exsecare* bei Cicero und Seneca modifiziert lediglich die Bedeutung des Simplex *secare* und beschreibt dadurch eine andere Handlung (‚herausschneiden' statt ‚schneiden'); in beiden Stellen entsteht sogar der Eindruck, dass *exsecare* auf plakative, überspitzte Weise eine volkstümliche Vorstellung einer medizinischen Behandlung aufgreift, der zufolge ein Arzt „herausschneidet".[113] Während Plinius nur tatsächlich in der Fachliteratur belegte speziellere Formen sowie einige weitere allgemeinere gebraucht, finden sich bei Cicero weiterhin nur allgemeinere Wörter; von diesen stechen *commovere* und *consanescere* heraus, weil sie sehr selten (*commovere* 4mal, *consanescere* 1mal) von den Fachautoren verwendet werden. Zwar kann *con-* in *commovere* als intensivierendes Präfix aufgefasst werden, jedoch lässt sich dies nicht in einen nachweisbaren Zusammenhang mit Ciceros Äußerungen über Gesundheit und Krankheit bringen. Beim Verb *consanescere* dürfte das Präfix *con-* dagegen die inchoative Bedeutung von *sanescere* terminieren, um die Dauer des Heilens auszudrücken, dazu siehe im Folgenden.

Einen Sonderfall stellt die Form *adlevare* dar, die von den Briefautoren nur Cicero gebraucht und die auch in der Fachliteratur nicht belegt ist.[114] Gegenüber den übrigen untersuchten *ad*-Komposita im Briefcorpus, *advocare* und *admittere*, die die eigentliche Bedeutung des Präfix in sich aufnehmen (‚hinzurufen' und ‚(wörtl.:) hinzu lassen, zulassen') modifiziert *ad-* die Grundform *levare* auf andere, vermutlich intensivierende Weise; dies kann möglicherweise als ein Phänomen alltäglichen Kommunizierens gesehen werden.[115]

Weiterhin relevant für die Frage nach den morphologischen Merkmalen der Fachterminologie und -kommunikation sind die mit *-sc-* infigierten Formen, die als Inchoativa bezeichnet werden (6mal im Briefcorpus),[116] vgl. *concupiscere* (*vinum*)[C] (1 :

113 Siehe <u>*exsecare*</u> (S. 349) für die beiden Passagen bei Cicero und Seneca d. J.; diese Deutung des Gebrauchs von *exsecare* wird gestützt von der Beobachtung, dass „schneiden" und „brennen" oft als stereotype Handlungen einer medizinischen Behandlung assoziiert werden, vgl. <u>*secare*</u> (S. 354) mit Anm. 1261.

114 Beispiele für *ad*-Komposita aus der Fachliteratur sind u. a. *adsumere, adhibere, adiuvare, apparere, accipere, admiscere* oder *adicere*.

115 Vgl. <u>*adlevare*</u> (S. 274) mit Anm. 893.

1), *consanescere*^A (1 : 1), *convalescere*^A (14 :16), *ingravescere*^A (4 : 0), *obrigescere*^B (1 (*obrigescens articulus*) : 0) und *tabescere*^B (1 : 3).[117]

Die semantische Modifizierung inchoativer Verben im Vergleich mit ihren korrespondierenden Simplicia liegt darin, dass sie in Bezug auf die bezeichnete Handlung dynamisch und nicht-terminativ sind. Das heißt einerseits, dass sie der Handlung den Aspekt der Bewegung, der Veränderung, hinzufügen, vgl. *nigrere* ‚schwarz sein' gegenüber *nigrescere* ‚schwarz werden'. Andererseits beschreiben die mittels Inchoativa ausgedrückten Handlungen diese punktuell, also ohne den Aspekt der Dauer zu fassen;[118] dafür wäre ein Präfix wie *con*- nötig.[119]

Mit Blick auf diese Charakterisierung wird deutlich, dass Inchoativa deswegen wichtig und attraktiv für die Fachautoren sind, weil sie ihrem Anliegen entsprechen, spezifisch und detailliert medizinische Vorgänge zu beschreiben. So lassen sich damit beispielsweise Zustandsänderungen sowohl von Stoffen als auch von Menschen im Ganzen oder einzelnen Organen und Körperteilen recht genau beschreiben, vgl. z. B. *candescere, livescere, glaciescere, liquiescere, maturescere, obstupescere, conquiescere, increscere, emacrescere* oder *intumescere*. Dabei gestatten es Inchoativa den Fachautoren, ihre semantische Nuance auf prägnante Weise auszudrücken, auch wenn weitere semantische oder syntaktische Modifizierungen nötig sind, vgl. z. B. Plin. *nat.* 21,2 *celerrime marcescere* und 20,154 *semen* (sc. *puleii*) *obmutescentibus olfactu admovetur*.

Von den oben angeführten Inchoativa wird nur *convalescere* von allen drei Briefautoren (14mal) gebraucht; aufseiten der Fachautoren verwenden es Celsus und Plinius d. Ä. (16mal), vgl. dazu oben, S. 413. Die übrigen Formen sind dagegen deutlich seltener und nur bei einzelnen Autoren belegt, wobei die Fachautoren *ingravescere* und *obrigescere* gar nicht gebrauchen, vgl. *concupiscere vinum* (Plin. d. J. 1mal, Cels. 1mal), *consanescere* (Cic. 1mal, Cels. 1mal), *ingravescere* (Cic. 2mal, Plin. d. J. 2mal), *obrigescere* (Sen. d. J. 1mal), *tabescere* (Sen. d. J. 1mal, Cels. 2mal, Plin. d. Ä. 1mal). Ob die Inchoativform dabei auf einen Einfluss der medizinischen Fachkommunikation zurückgeht, ist anhand dieses spärlichen Materials nicht zu sagen. Auffällig ist lediglich der von Seneca d. J. gebrauchte Ausdruck *articulus obrigescens* in *epist.* 95,16 *inde* (…) *retorridi digiti articulis obrigescentibus nervorumque sine sensu iacentium torpor*

---

116 Beispiele für Inchoativa aus der Fachliteratur sind u. a. *putrescere, (con)quiescere, coacescere, emacrescere, rubescere, maturescere, nigrescere, siccescere, intumescere, effervescere, hebetescere, livescere, liquescere*. Vgl. dazu zunächst Leumann, 535–9 und H.-S., 298.

117 Darüber hinaus finden sich weitere Inchoativa im Briefcorpus, die jedoch nicht als eigenständige Lemmata untersucht worden sind, vgl. u. a. *putrescere* (Sen. *epist.* 95,16 *tabes †in se† putrescentium*, Plin. *epist.* 6,24,3 *putrescere ulceribus*), *effervescere* (Sen. *epist.* 83,21 *effervescit merum*), *intumescere* (Sen. *epist.* 78,19 *intumescit vulnus*), *recrudescere* (Cic. *fam.* 4,6,2 *recrudescunt illa quae consanuisse videbantur*), *adquiescere* (Sen. epist. 54,3 *cogitationibus adquiescere*, Plin. *epist.* 4,21,4 und 5,16,11 *dolor adquiescit*, 6,7,2 *fomentis adquiescere*), *interquiescere* (Sen. *epist.* 78,9 *interquiescit dolor*), *senescere* (Cic. *fam.* 7,26,1 *morbus senescens*, Sen. *epist.* 91,18; 98,15 (absolut bezogen auf einen Menschen)).

118 Vgl. Haverling (2000), 159–60 mit Anm. 139.

119 Vgl. Haverling (2000), 251–2 und Leumann, 564.

aut palpitatio sine intermissione vibrantium. Seneca zeichnet hier ein Schreckensbild der Folgen einer ausschweifenden Lebensweise, das sich auf subtile Weise sowohl fachlicher oder fachlich wirkender und veranschaulichender Begriffe und Ausdrücke zusammensetzt, vgl. Kap. III. Anhang. Vermutlich wählte Seneca die Form mit der Absicht, ein möglichst detailliertes, den Vorgang gleichsam minutiös beschreibendes Bild zu zeichnen, das gerade dadurch seine abschreckende Darstellung Wirkung erhält. Morphologie und Klang des Verbs – *ob-ri-ges-cens* – dürften dieses Bild in zweifacher Weise unterstützen: sowohl durch das intensivierende Präfix *ob-* (‚auf etwas hin, gegen') als auch durch die vielen Silben, die den Lesefluss bremsen oder verlangsamen. Demzufolge ließe sich die Wahl der Form durch semantische Überlegungen erklären. In der Wahl der Inchoativform dagegen bzw. zusätzlich einen Einfluss der Medizinersprache anzunehmen, wie er für Senecas *epistulae* an anderen Stellen zu vermuten steht, ermangelt konkreter Hinweise.

Der Blick auf die Morphologie der untersuchten medizinischen Ausdrücke der Briefautoren zeigt Merkmale fachlicher Kommunikation also vor allem für die in den Briefen belegten Substantive auf *-tio*/*-sio* sowie für einige mittels *ex-* präfigierte Verben. Diese morphologischen Merkmale sind insbesondere in den Briefen Senecas d. J. zu beobachten; er ist mithin nicht nur mit dem medizinischen Wortschatz vertraut, sondern kennt die Ausdrucksweise der Ärzte auch in Bezug auf die Wortbildung. Dieses Wissen scheint er bisweilen dafür einzusetzen, um seinen Ausführungen einen deutlich medizinischen Duktus zu verleihen, indem er typische „medizinische" Bildungen favorisiert und vermutlich bisweilen selbst formt.[120] Mit Blick auf die Motivation und Intention dahinter bestätigt sich darin die These, dass Seneca sich der Sprache der Mediziner ermächtigt, um sich auf diese Weise Autorität zu verschaffen. Somit unterscheidet sich Senecas Gebrauch dieser sprachlichen Mittel durch ihre Funktionen von dem Gebrauch dieser Mittel in der Fachliteratur: Während Seneca, um Einfluss zu nehmen, wie ein Mediziner „klingen" möchte, wählen die Fachautoren bestimmte sprachliche Darstellungsformen und -weisen, weil diese sich in besonderem Maße dazu eignen, medizinisches Wissen zu vermitteln, also den Anforderungen an und Vorstellungen von Fachliteratur entsprechen.

120 Vgl. dazu auch Langslow (2000a), 374–5.

C. Syntaktische Merkmale

Die lexikalische Untersuchung (Kap. II.) konnte auf vergleichsweise wenige syntaktische Merkmale der Fachliteratur aufmerksam machen. Dies ist einerseits damit zu begründen, dass sich der Blick nur eingeschränkt auf die Kommunikation der medizinischen Fachautoren richtete, nämlich stets ausgehend von den medizinischen Passagen in den Briefen und sich insbesondere auf vergleichbare Stellen in der Fachliteratur konzentrierend; die Fachliteratur wurde also nicht systematisch untersucht. Andererseits muss eine syntaktische Untersuchung, anders als die vorliegende, weniger stark an der Lexik ausgerichtet werden, da syntaktische Charakteristika der Fachkommunikation nicht in vergleichbarer Weise wie Lexik, (notwendigerweise) Semantik oder Morphologie an einen konkreten inhaltlichen Kontext gebunden sind. Vielmehr orientiert sich die Syntax fachlicher Kommunikation an der Frage, wie die grammatischen Kategorien zusammengefügt werden müssen, damit das Fachwissen adäquat sprachlich ausgedrückt und erfolgreich vermittelt werden kann. Zu untersuchende syntaktische Aspekte wären beispielsweise die Satzarten, die Komplexität der Sätze oder die Bedeutung von Subjekt- und Prädikatgruppen sowie im Einzelnen von Substantiv, Adjektiv und Verb. Eine entsprechende Untersuchung wäre nicht nur sehr viel umfangreicher und anspruchsvoller, sondern erforderte gänzlich andere Vorbereitungen und Ansätze, als die hier zugrundeliegenden.[121]

Veranschaulichen lässt sich dies anhand des Gebrauchs von Gerundiva: Wie auch weitere Formen mit imperativischem Charakter (z. B. Imperativ Präsens, Imperativ Futur, 3. Pers. Präs. Ind. Pass.) ermöglichen es Gerundiva den Fachautoren Handlungsanweisungen auszudrücken.[122] Als adjektivische Attribute sind sie zudem syntaktisch leicht zu handhaben, vgl. als Beispiel Cels. 2,10,18 *illud* (sc. *sanguis mittendus*) *magis fieri solet, ut aeque niger adsidue ac primo die profluat* (sc. *sanguis*)*; quod quamvis ita est, tamen si iam satis fluxit, supprimendus est, semperque ante finis faciendus est, quam anima deficiat, deligandumque brachium superinposito expresso ex aqua frigida penicillo, et postero die averso medio digito vena ferienda, ut recens coitus eius resolvatur iterumque sanguinem fundat*. Während von den hier vorliegenden Ausdrücken *sanguis mittendus* (S. 351) zwar ein medizinischer Terminus (insges. 65mal in der Fachliteratur belegt) und daher nicht nur aufgrund der grammatischen Kategorie Gerundivum ins Auge fällt, sondern auch aufgrund der Lexik, verhält es sich mit den übrigen Gerundiv-Ausdrücken anders: *sanguis supprimendus*, *brachium deligandum* und *vena ferienda* weisen mit Blick auf ihre Lexik zwar ebenfalls auf die Medizin hin, gehen aber nicht auf vergleichbar feste Junkturen wie *sanguinem mittere* zurück; so ist *sanguinem*

121 Vgl. dazu z. B. die Ausführungen Langslows (2005), der theoretische Überlegungen zur Frage, wie nicht-lexikalische Merkmale von Fachliteratur untersucht werden können, vorbringt und diese mit vielen Beispielen veranschaulicht; siehe auch Kap. I. B. (b), S. 18f. Einen detaillierten Über- und Einblick in die Erforschung der Syntax moderner Fachkommunikation gibt Hoffmann (1998a).

122 Zu den imperativischen Formen in der lateinischen Fachprosa vgl. Adams (1995), 460–8, speziell zu den Gerundiva vgl. ebd., S. 197–8 und 467.

supprimere mit insgesamt zwölf Belegen am häufigsten attestiert, gefolgt von *brachium deligare* mit fünf Belegen und *vena ferire* mit einem Beleg.[123] Dagegen verweist der verbleibende Ausdruck *finis faciendus* ohne weiteren Kontext allein aufgrund der Lexik gar nicht auf die Medizin, obgleich er, wie die Parallelstellung zu den zuvor genannten Ausdrücken beweist, durch seine Konstruktion charakteristisch für die medizinische Fachkommunikation ist. Diese Beispiele verdeutlichen, dass die systematische Erforschung syntaktischer Merkmale es beim Zusammentragen des Forschungsmaterials bisweilen erfordert, die Lexik außer Acht zu lassen; folglich sind dazu andere, u. a. morphologische und syntaktische Kriterien nötig.

Dass der „medizinische" Gebrauch von Gerundiva auch im Corpus der Briefe zu beobachten ist, zeigt sich deutlich in einer Passage bei Seneca d. J., vgl. *epist.* 75,6–7 *non tamen erit quare gratuletur sibi quod inciderit in medicum etiam disertum; hoc enim tale est quale si peritus gubernator etiam formosus est.* (7) *quid aures meas scabis? quid oblectas? aliud agitur: urendus, secandus, abstinendus sum. ad haec adhibitus es; curare debes morbum veterem, gravem, publicum; tantum negotii habes quantum in pestilentia medicus*. Hier sind es die drei Gerundiva *urendus, secandus* und *abstinendus*, in deren Form und Inhalt – im Kontext dieser Äußerung – die Sprache der Ärzte anklingt. Ähnlich wie oben, im Fall von *sanguis mittendus*, fallen diese Wörter bereits allein aus lexikalischer Sicht auf, insbesondere das beinahe stereotype Wortpaar ‚schneiden' (*secare*) und ‚brennen' (*urere*), das die Chirurgie assoziieren lässt;[124] der durch die Gerundiv-Form mitschwingende Anweisungscharakter evoziert zusätzlich den Eindruck eines medizinischen Duktus'. Ob in weiteren Passagen im Briefcorpus dem Gebrauch von Gerundiva ein medizinischer Charakter attestiert werden kann, müsste also eingehender, d. h. unter anderem auch anders als in der vorliegenden Arbeit losgelöst von der Lexik untersucht werden. Dann ließe sich vermutlich ebenfalls eine Aussage darüber treffen, ob auch in den Gerundiva der folgenden Passage, die ebenso Senecas Luciliusbriefen entstammt, Elemente des fachlichen medizinischen Diskurses gesehen werden können, vgl. *epist.* 40,5 *lenienda sunt quae me exterrent, conpescenda quae inritant, discutienda quae fallunt, inhibenda luxuria, corripienda avaritia: quid horum raptim potest fieri? quis medicus aegros in transitu curat?*

Die im Folgenden präsentierten syntaktischen Charakteristika der untersuchten medizinischen Fachliteratur erheben also keinerlei Anspruch auf Vollständigkeit, sondern beschränken sich auf die im Vergleich mit den Briefen augenfällig hervorgetretenen Phänomene; dabei ist zu fragen, ob und inwiefern diese Charakteristika in den Briefen als Merkmale der Fachkommunikation bezeichnet werden können.

(a) substantivischer Gebrauch von Adjektiven und Partizipien

123 Für *sanguinem supprimere* vgl. Cels. 2,10,17 (2mal); 4,9,2; 5,1,1; 6,18,3c; 6,18,9b; 7,7,15k; 7,10,1; 7,12,2; Plin. *nat.* 27,113; Scrib. Larg. 46; 121; für *brachium deligare* vgl. Cels. 2,10,18; 2,10,19; 4,11,6; 8,15,5; für *vena ferire* vgl. Cels. 2,10,18.

124 Vgl. dazu auch abstinere (S. 326), secare (S. 354) und urere (S. 355).

Die Untersuchung der medizinischen Wörter und Formulierungen der Briefautoren hat vor allem immer wieder auf die Rolle der substantivierten Adjektive und Partizipien für die medizinische Fachkommunikation hingewiesen. Auf diese Weise bezeichnen die Fachautoren oft den Patienten – vgl. z. B. *aeger* ‚der Kranke', *convalescens* ‚der Genesende', *podagricus* ‚der an Fußgicht Leidende' oder *sanguinem reddens* ‚der Blut Ausstoßende' – bisweilen aber auch betroffene Körperteile wie z. B. *luxata* ‚verrenkte Gliedmaßen' oder den praktizierenden Arzt, vgl. z. B. *tractans* ‚der Behandelnde' oder *curans* ‚der Pfleger, der Sorgende'.[125] Diese Ausdrucksweise dient damit als generische Bezeichnung, die es ermöglicht, Bezug auf einen unbekannten Menschen oder einen konkreten medizinischen Sachverhalt zu nehmen, der nur anhand des jeweiligen Attributs qualifiziert wird. So können Phänomene und Sachverhalte prägnant, spezifisch, eindeutig und semantisch wie syntaktisch flexibel bezeichnet werden. In dieser Eigenschaft tragen sie den pragmatischen Anforderungen und Vorstellungen von fachlicher Kommunikation Rechnung.[126]

Die substantivische Verwendung von Adjektiven und Partizipien ist mehrfach auch für die untersuchten Briefe beobachtet worden. Tabelle 48 zeigt zusammenfassend, welche Wörter die Briefautoren und welche die Fachautoren substantivisch gebrauchen.

Tabelle 48: von Brief- und Fachautoren substantivisch gebrauchte Adjektive und Partizipien

	Briefautoren	Fachautoren
Kap. II. A.	*aeger* (Cic. 1mal, Sen. 11mal, Plin. 1mal) *firmus* (Plin. 1mal) *integer* (Sen. 1mal) *sanus* (Sen. 8mal, Plin. 1mal) *valens* (Sen. 1mal)[127] *validus* (Sen. 1mal)	*aeger, aegrotans, commotus, convalescens, dolens, firmus, gravatus, iacens, imbecillus, infirmus, integer, laborans, se reficiens, sanus, temptatus, valens, validus, vexatus*
Kap. II. B.	*cardiacus* (Sen. 1mal) *febricitans* (Sen. 1mal) *pallens* (Sen. 1mal) *podagricus* (Sen. 1mal) *stomachicus* (Sen. 1mal)	*cardiacus, crudus, dysentericus, febricitans, lippiens, lippus, lividus, podagricus, sanguinem reddens, sanguinem reiciens, stomachicus*
Kap. II. C.	*fractus* (Plin. 1mal)	*curans, fractus, ieiunus, tractans*

125 Zur Rolle der substantivierten präsentischen Partizipien vgl. Langslow (2000a), 345–52; siehe auch Pinkster (2005), 243–4 zu Plinius d. Ä. sowie Hoffmann (1998a), 425 zu moderner Fachkommunikation.

126 Vgl. dazu auch oben, Abschnitt A. (a), S. 408 sowie die Zusammenfassung ebd., S. 414f.

127 Formal findet sich eine weitere Stelle bei Cicero, vgl. dazu Anm. 121, S. 441.

Im Briefcorpus sind diese Formen insbesondere bei Seneca d. J. belegt, während Cicero und Plinius d. J. sie nahezu gar nicht in ihren Briefen gebrauchen, vgl. dazu z. B. die Synopsis zu Kap. II. A., S. 134ff. Außer *fractus, -a, -um* bei Plinius (sowie bei den Fachautoren), das sich auf gebrochene Körperteile bezieht, und *pallens* bei Seneca, das er auf den menschlichen Körper bezieht, bezeichnen diese substantivierten Partizipien im Briefcorpus jeweils den betroffenen Menschen. Wie die Fachautoren gebrauchen auch die Briefautoren diese Ausdrucksweise als generische Bezeichnung. Vor allem für Seneca, der oft allgemeine, exemplarische Fälle und Situationen anbringt, um seine Ausführungen zu belegen oder zu illustrieren, liegt vermutlich darin die wichtigste Funktion dieser Ausdrucks- bzw. Konstruktionsweise. Die Merkmale, die weiterhin für die Fachliteratur wichtig sind – Prägnanz und Flexibilität – dürften für seine Darstellung dagegen nicht vergleichbar bedeutend sein.

(b) Körper, Körperteile und Organe, Krankheiten und Symptome als Subjekt oder Objekt

Im Verlauf der Untersuchung ist wiederholt festgestellt worden, dass die Fachautoren häufig menschliche Körperteile und Organe sowie Krankheiten und Symptome als Subjekte oder Objekte einer verbalen Handlung oder einer Zustandsbeschreibung darstellen und diese daher grammatisch „direkt“ mit dem Verb verbinden, vgl. z. B. *valet corpus* (Cels. 5,28,11e; 7,26,5a), *laborat pes* (Cels. 5,2628c), *levare morbum* (Cels. 1 pr. 33; 2,8,7; 3,18,16; 3,18,20 etc.); auch anhand der Verbindungen von Substantiven mit Adjektivattributen zeigt sich dieses Phänomen, vgl. *integer dens* (Plin. *nat.* 30,23), *imbecillus stomachus* (Cels. z. B. 1,2,9; Scrib. Larg. 92; 154).[128] Darin drückt sich eine Sicht auf die medizinischen Sachverhalte und Vorgänge aus, die diese aus deren eigener Perspektive darzustellen sucht, wie der folgende Passus veranschaulicht, vgl. Cels. 2,8,36 *si sine causa longus dolor capitis est, et in cervices ac scapulas transit, rursusque in caput revertitur, aut a capite ad cervices scapulasque pervenit, perniciosus est, nisi vomicam aliquam excitavit, sic ut pus extussiretur, aut nisi sanguis aliqua parte prorupit, aut nisi in capite multa porrigo totove corpore pustulae ortae sunt.* Der Kopfschmerz (*dolor capitis*) erscheint hier als Subjekt und wird dadurch gewissermaßen personifiziert; er bewegt sich nicht nur (*transit, revertitur, pervenit*), sondern sorgt auch für körperliche Reaktionen (*vomicam excitat*). Die Art und Weise, wie die Fachautoren allein die Bewegungen und Entwicklungen von Schmerzen beschreiben sind vielfältig, wie die Verben zeigen, die sie dabei gebrauchen, vgl. z. B. *dolor crescit* (‚Schmerz wird größer‘, z. B. Cels. 4,6,5), *debilitat* (‚schwächt‘, z. B. Cels. 4,29,1), *efficit* (‚führt zu, bewirkt, dass‘, z. B. Cels. 5,28,8), *fatigat* (‚erschöpft‘, z. B. Cels. 2,1,23), *hebetescit* (‚wird stumpf‘, Scrib. Larg. 56), *incidit* (‚fällt ein‘, z. B. Cels. 1 pr. 25), *nascitur* (‚entsteht‘, z. B. Cels. 1 pr. 23), *praecedit* (‚geht voraus‘, z. B. Cels. 2,7,10), *quiescit* (‚beruhigt sich‘, z. B. Cels. 4,20,3; 4,20,4), *repetit* (‚greift wieder an‘, z. B. Scrib. Larg. 56, 122), *subsequitur* (‚folgt nach‘, z. B. Cels. 7,30,3b). Dementsprechend verhält sich dies

128 Vgl. dazu auch die Synopseis zu den Kap. II. A., B. und C. zur Syntax, S. 132ff., 260ff. und 383ff.

auch für andere körperliche Reaktionen und Vorgänge in vergleichbarer Weise. Aus dieser Perspektive heraus die Sachverhalte und Phänomene darzustellen, ermöglicht es den Fachautoren nicht nur, den Fokus auf die einzelnen Vorgänge und Erscheinungen im konkreten Blickfeld zu legen und diese dadurch detailliert und spezifisch zu beschreiben, sondern auch den ohnehin generischen, anonymen Patienten, an dem sich diese Vorgänge und Erscheinungen beobachten lassen, nicht als Akteur in die Aussage einbeziehen zu müssen; dies vereinfacht und strafft die Darstellung sowohl aus semantischer als auch aus syntaktischer Sicht.

Im Gegensatz dazu begeben sich die Briefautoren in der Regel nicht sozusagen in die Materie hinein oder auf die Ebene der Vorgänge selbst, wenn sie sich über Medizinisches äußern, sondern blicken auf den betroffenen (oft ihnen bekannten) Menschen. Mithin figuriert dieser als grammatisches Subjekt oder Objekt; was ihm medizinisch widerfährt, wird häufig adnominal und daher anders als bei den Fachautoren „indirekt" angeschlossen. So formulieren die Briefautoren beispielsweise *valere corpore* (Cic. *fam.* 16,14,2; Plin. *epist.* 5,6,45) anstatt *valet corpus* wie die Fachautoren (Belege siehe oben), *levari morbo* (Cic. *fam.* 12,30,2) anstatt *levare morbum* (Belege siehe oben) oder (sc. *homo*) *putrescere ulceribus* (Plin. *epist.* 6,24,3) anstatt *putrescens ulcus* (Plin. z. B. *nat.* 20,59; 22,68) sowie mit Blick auf die Junkturen von Substantiven mit Adjektivattributen (in der Fachliteratur) *integer omnibus membris* (Sen. *epist.* 66,25) anstatt *integer dens* (Plin. *nat.* 30,23) oder *imbecillus valetudine* (Cic. *ad Q. fr.* 2,9,4) anstatt *imbecillus stomachus* (Belege siehe oben).[129] Ausnahmen sind hierbei jedoch immer wieder insbesondere bei Seneca d. J. festzustellen, der öfter als Cicero und Plinius d. J. wie die Fachautoren konstruiert, vgl. beispielsweise *valet corpus* (Sen. *epist.* 80,3), *laborant pedes* (Sen. *epist.* 95,20) oder *levare dolorem capitis* (Sen. *epist.* 70,16).[130] Diese Übereinstimmung mit den Fachautoren ergibt sich daraus, dass Seneca in seinen Briefen selten (wie Cicero und Plinius) von bestimmten Personen, sondern häufig allgemein und

129 Vgl. weiterhin *melior fieri valetudine* (Cic. *fam.* 9,18,3) anstatt *melior fit color* (Plin. *nat.* 22,153) und *melior fit* (sc. der Kranke, Cels. 3,20,2); *aeger oculis* (Sen. *epist.* 94,19) anstatt z. B. *aegra pars* (Cels. 7,33,1); *habere febrim* (nur 2mal in der Fachliteratur; Cic. *fam.* 7,26,1; Sen. *epist.* 104,1; 119,12 sowie Cels. 3,4,18; Plin. *nat.* 28,130) anstatt z. B. *instat febris* (Cels. 2,1,16; 3,5,10); (sc. *homo*) *ex pedibus laborat* (Cic. *fam.* 9,23,1) anstatt *pes laborat* (Cels. 5,26,28c) oder *iecur vomicā laborat* (Cels. 4,15,4). Mit Blick auf die Therapie äußern sich die abweichenden Perspektiven der Brief- und der Fachautoren auch beispielsweise dadurch, dass Menschen als Subjekte der Behandlung fungieren (d. h. als diejenigen, die die Behandlung veranlassen), während in der Fachliteratur Heilmittel als Subjekte figurieren, vgl. z. B. *medere vulneri* (Cic. *Att.* 3,12,1–2[M]), *medere* δυσουρίᾳ (Cic. *Att.* 10,10,3) anstatt *medentur nuces pineae* (Plin. *nat.* 23,142) oder *medetur myrti sativae semen* (Plin. *nat.* 23,159); *exerceas spiritum* (Sen. *epist.* 78,5), *animum, corpus exerceo* (Plin. *epist.* 5,6,46), *ambulo ungar exerceor lavor* (Plin. *epist.* 9,36,4) anstatt *exercent clara lectio, arma, pila, cursus, ambulatio* (Cels. 1,2,6).

130 Vgl. zudem *motiuncula decipit* (Sen. *epist.* 53,6) und *motio manet* (Cels. 3,5,8), *pedes dolent* (Sen. *epist.* 53,6; Cels. 4,31,7; 5,18,7a). In wenigen Fällen ist diese Ausdrucks- und Darstellungsweise auch bei Cicero und Plinius d. J. zu beobachten, vgl. *gravedo (…) molesta est* (Cic. Att. 16,11,3) und *ceteros (…) gravedines atque destillationes male habent* (Cels. 2,1,14) sowie z. B. *vulnus medentium manus reformidat* (Plin. *epist.* 5,16,11) oder *vulnera coirent* (Sen. epist. 95,15) und *vulnus insedit* (Cels. 5,26,35a) oder *vulnus accessit* (Cels. 8,5,6; 8,10,7b; 8,25,5).

beispielhaft von Menschen in generischen oder fingierten Situationen spricht. Darin erfüllt diese Ausdrucks- und Konstruktionsweise für Seneca also dieselbe Funktion wie für die Fachautoren; wie diese dagegen damit fokussiert die einzelnen Aspekte eines Phänomens zu beschreiben, dürfte dagegen nicht der von Seneca gesuchte Vorzug dieser Ausdrucksweise sein.

Die im Vergleich der medizinischen Äußerungen der Brief- und der Fachautoren herausstechenden syntaktischen Merkmale der Fachkommunikation sind in den Briefen in der Regel nur bei Seneca d. J. zu beobachten. Den größten Anteil hat dabei der substantivische Gebrauch von Adjektiven und Partizipien, sodann die direkte Verbindung von Verben oder Adjektiven mit einem Subjekt oder Objekt. Diese Merkmale dürften lediglich aus dem Grund sowohl bei Seneca als auch bei den Fachautoren vorliegen, weil dieser – oft anhand von Beispielen und Vergleichen veranschaulichend – und jene – aus der Perspektive der medizinischen Vorgänge diese selbst beschreibend – gleichermaßen von generischen Sachverhalten und Situationen sprechen, ohne dass eine individuelle, persönliche Beziehung dazu bzw. zu konkreten Personen besteht. Hinsichtlich weiterer Funktionen dieser Darstellungsweisen – vor allem der konkreten, spezifischen und prägnanten Beschreibung von Zusammenhängen – stimmen Seneca und die Fachautoren dabei jedoch nicht überein.

Zusammenfassung

Wie die Ausführungen der vorangehenden Abschnitte gezeigt haben, weisen die Briefe sprachliche Merkmale – vor allem lexikalischer und semantischer, zudem aber auch morphologischer und syntaktischer Art – auf, die charakteristisch für die fachliche medizinische Kommunikation sind. Im Folgenden sollen diese Merkmale in Kürze zusammenfassend erläutert werden und, auch mit Blick auf die Funktionen der konkreten sprachlichen Mittel, beurteilt werden, inwiefern gesagt werden kann, dass die Briefautoren wie Fachleute sprechen.

Zwar gebrauchen sowohl die Briefautoren als auch die Fachautoren grundlegende medizinische Begriffe wie *firmus, sanus, valere, valetudo, aeger, imbecillus, infirmus, morbus, vitium* oder *dolor* (vgl. Kap. III. A. (a), S. 406ff.), jedoch wäre es falsch zu konstatieren, es lägen aufgrund dieser Übereinstimmungen lexikalische Merkmale der Fachkommunikation im Briefcorpus vor. Auch wenn diese Wörter nachweislich häufig von Medizinern verwendet werden, sind sie zuvorderst Teil des allgemeinen lexikalischen Vorrats der lateinischen Sprache. So ist auch heute der Gebrauch solcher Wörter und Ausdrücke nicht nur in der Kommunikation von Medizinern zu beobachten, sondern ebenso im Austausch anderer sozialer Gruppen wie Familie und Freunde oder weiterer Berufsgruppen wie Erzieher, Lehrerinnen, Sportwissenschaftlerinnen, Biologen usw. – sie alle sprechen über Gesundsein und Gesundheit, Kranksein und Krankheit, (physischen) Schmerz und weiteres Grundlegendes in dieser Thematik. Daher trifft also die umgekehrte Feststellung zu, dass die Überschneidungen zwischen beiden untersuchten Autorengruppen auf Merkmale der allgemeinen, alltäglichen Kommunikation in der medizinischen Fachliteratur hinweisen.

Lexikalische Merkmale der medizinischen Fachkommunikation liegen jedoch dann in den Briefen vor, wenn die Briefautoren Termini und terminologische Ausdrücke (vgl. Kap. III. A. (b), S. 416ff.) verwenden, denn darin äußert sich explizit der Bezug auf ein konkretes Sach- und Wissensgebiet. Indem ein Sprecher also zu Termini greift – d. h. zu Ausdrücken, deren Gebrauch ein bestimmtes, über das Allgemeine hinausgehende Wissen voraussetzt –, erhält die Kommunikation fachliche Züge; analog kann dies für die oben als terminologische Ausdrücke bezeichneten, meist zusammengesetzten Formulierungen sowie für bestimmte Junkturen geäußert werden, die übereinstimmend von den Brief- und den Fachautoren gebraucht werden.[131]

Merkmale medizinischer fachlicher Kommunikation in den Briefen lassen sich weiterhin anhand der Morphologie erkennen (vgl. Kap. III. B.). Hier sind es insbesondere die auf *-tio/-sio* endenden Substantive sowie einige Verbalkomposita mit *ex-*, die mit der medizinischen Fachkommunikation in Verbindung gebracht werden können. Beide Merkmale sind in höherem Maße bei Seneca d. J. als bei Cicero und Plinius d. J. zu beobachten; wie insbesondere anhand der Substantive auf *-tio* erkennbar wird, imitiert Seneca bisweilen sogar die Sprache der Ärzte.

131 Vgl. dazu die Synopseis zu den Junkturen, S. 129ff. (Kap. II. A.), S. 257ff. (Kap. II. B.) und S. 379ff. (Kap. II. C.).

Zu den beobachteten syntaktischen Merkmalen der Fachkommunikation, die ebenfalls im Briefcorpus figurieren, sind schließlich der substantivische Gebrauch von Adjektiven und Partizipien sowie die „direkte“ Verbindung von Verben und Adjektiven mit Subjekt oder Objekt zu zählen (vgl. Kap. III. C.), die sich daraus ergibt, dass die Fachautoren die konkreten medizinischen Objekte und Phänomene wie u. a. Körperteile und Organe oder Krankheiten und ihre Symptome gewissermaßen zu den Akteuren der sachlichen und fachlichen Vorgänge machen. Wie im Falle der morphologischen Merkmale sind auch diese Merkmale in den Briefen vor allem bei Seneca d. J. anzutreffen.

Aus übergeordneter Perspektive lassen sich diese Beobachtungen mit den von Hoffmann herausgestellten grundlegenden Prinzipien fachlicher Kommunikation in Verbindung bringen, die er in der Selektion und im Funktionswandel sieht, vgl. dazu Kap. I. B. (a), S. 14. Demnach stellen die sprachlichen Mittel der Fachliteratur eine Auswahl aus dem gesamten Vorrat des Lateinischen dar. Da, wo der fachliche Sprachgebrauch Funktionen erfüllen soll, die über den allgemeinen Sprachgebrauch hinausgehen, kommt den einzelnen grammatischen Kategorien dieser Auswahl eine vom Allgemeinen gesonderte Stellung zu. Gewissermaßen aus einer empirischen Perspektive werden diese sprachlichen Mittel – weil sie als in besonderer Weise gebraucht wahrgenommen werden – erst als „fachlich“ qualifiziert, d. h. den Sprechern einer sozialen Gruppe von Fachleuten zugeordnet.

Mit Blick auf die grammatischen Kategorien oder Mittel lässt sich zunächst festhalten, dass dort, wo grammatische Merkmale der medizinischen Fachkommunikation in den Briefen vorliegen, diese vergleichbare grammatische Funktionen aufweisen, auch wenn Kontext und Pragmatik sich jeweils unterscheiden. So spricht in der Wahl eines Terminus zuerst die Wahl für dessen spezifische Funktion: Ein Begriff wie *collectio*, den Seneca d. J. und die Fachautoren verwenden, hat die Funktion, das medizinische Phänomen des Abszesses eindeutig und prägnant zu bezeichnen. Auf diese Funktion blickend wählt Cicero beispielsweise den Begriff παράλυσις oder Plinius d. J. *clavus*. Wenn Seneca, wie in einigen Fällen zu vermuten steht, Substantivbildungen auf *-tio* oder auch *-tas* und weiteren Suffixen, die sich in der fachlichen Kommunikation etabliert haben, überdies imitiert, bezieht er sich ebenfalls auf diese Funktion: *palpitatio, quassatio* oder *verminatio* bezeichnen mithin in derselben Weise prägnant und eindeutig einzelne Phänomene; dabei suggeriert die „medizinische“ bzw. als „medizinisch“ wahrgenommene Form, dass es sich um reale medizinische, zumeist pathologische, Erscheinungen handle. Weiterhin liegt im substantivischen Gebrauch eines Adjektivs die Funktion, auf eine Person aber auch auf einen Gegenstand, einen Sachverhalt und Weiteres anhand der mit dem Adjektiv ausgedrückten Qualifizierung Bezug zu nehmen: eine bzw. die Gesunde, der Magenkranke, das Schwärende etc. Davon machen nicht nur die Fachautoren häufig Gebrauch, sondern mehrfach auch Seneca. Einen medizinischen Sachverhalt schließlich aus der Perspektive der medizinischen Kategorien (Körper, Körperteil, Organ, Krankheit, Symptom, Medikament etc.) zu beschreiben, d. h. deren konkrete grammatische Repräsentationen wie z. B. *pes, stomachus, febris, dolor* oder *collyrium* zum Subjekt oder Objekt der Verbalhandlung zu machen, lenkt den Fokus auf das betreffende Phänomen mit seinen Charakteristika. Auf diese Weise kann das Phänomen konkret und spezifisch sowie anschaulich dargestellt werden. Weniger auf Konkretheit und Spezifik (wie die Fachautoren), umso mehr jedoch auf Anschaulichkeit ist auch Seneca in den medizinischen Äußerungen seiner Luciliusbriefe bedacht.

Vergleichbare grammatische Formen haben also vergleichbare sprachliche Funktionen, auch wenn diesen Äußerungen wesentliche intentionale und pragmatische Unterschiede zugrundeliegen, wie es oben im Rahmen der Betrachtung einzelner sprachlicher Merkmale (Kap. III. A.–C.) für die Briefe und die Fachliteratur bereits ausführlich dargelegt wurde. Die sprachlichen Gemeinsamkeiten bzw. Überschneidungen zwischen den Brief- und den Fachautoren kommen mithin einerseits deswegen zustande, weil die Fachkommunikation auf Mittel der allgemeinen Kommunikation zurückgreift (allgemeine medizinische Ausdrücke), andererseits weil die Briefautoren gezielt Mittel der Fachkommunikation wählen (Termini etc., vgl. auch das in der Einleitung zu Kap. III. C. genannte Gerundiv-Beispiel bei Sen.), schließlich weil Merkmale der verschiedenen Kommunikationssituationen sich ähneln (substantivierte Adjektive und Partizipien bei Seneca d. J. und den Fachautoren) sowie weil bisweilen vergleichbare Intentionen bei den Autoren(gruppen) (Anschaulichkeit einer „personifizierten“ Darstellung medizinischer Phänomene) zu erkennen sind.

Im Sinne einer Bewertung der Kommunikationsmerkmale, die die Briefe und ebenso oder in vergleichbarer Weise die medizinische Fachliteratur aufweisen, ließe sich abschließend festhalten: Die Briefautoren sprechen dann wie Fachleute, wenn sie spezifische Begriffe, Termini und terminologische Ausdrücke verwenden und wenn sie auf „medizinische“ Wortbildungsmuster zurückgreifen.[132] Die weiterhin beobachteten lexikalischen, morphologischen und syntaktischen Überschneidungen können jedoch nicht mit Gewissheit dahingehend interpretiert werden, denn wie der Gebrauch allgemeiner, grundlegender medizinischer Wörter und Ausdrücke oder allgemein gebräuchlicher Wortbildungsmuster, so ist beispielsweise auch der substantivierte Gebrauch von Adjektiven und Partizipien ein Mittel aus dem grundlegenden Vorrat der sprachlichen Möglichkeiten des Lateinischen, dessen elementare Funktion sich nicht ausschließlich einer bestimmten Kommunikationssituation wie z. B. dem fachlichen Austausch auf dem Gebiet der Medizin zuschreiben lässt.

---

132 Vgl. dazu Langslow (2000a), 374–5.

Anhang: Sprachliche Performanz in Senecas d. J. *epistulae morales ad Lucilium*

Dass Seneca d. J. in seinen Briefen an Lucilius oft auf medizinische Themen rekurriert, dürfte zwar auch persönlichem Interesse oder gar konkretem Betroffensein zuzuschreiben sein,[133] steht allerdings ebenso in einer Tradition philosophischen Denkens und Schreibens.[134] Darin wird, vereinfacht ausgedrückt, die Philosophie als Ärztin der Seele imaginiert – analog zur Medizin als Ärztin des Körpers. Dadurch erhalten die individuellen, immateriellen Strukturen und Mechanismen des Inneren eine plastische, erkenn- und vermittelbare Gegenständlichkeit; ethisch-philosophische Zusammenhänge können so anschaulich thematisiert werden. Dass Seneca sich dieser Narrationsweise bedient, um seine Positionen und Überzeugungen zu vermitteln, bekundet er dabei von sich aus, wie beispielsweise folgende Stelle zeigt:

> Sen. *epist.* 8,2 *salutares admonitiones, velut medicamentorum utilium compositiones, litteris mando, esse illas efficaces in meis ulceribus expertus, quae etiam si persanata non sunt, serpere desierunt.*
>
> ‚Heilsame Warnungen gleich nützlichen medizinischen Rezepten schreibe ich nieder, da ich weiß, dass sie wirksam gegen meine Geschwüre sind, die, wenngleich sie nicht gänzlich geheilt sind, so doch aufgehört haben, schleichend weiter sich auszubreiten.‘

Seneca lässt nicht nur die Philosophie als Heilerin auftreten, sondern offenbart auch die Absicht, die er damit verfolgt: *admonitiones mandare litteris* und damit seiner Leserschaft. Notwendigerweise spiegeln die *admonitiones* Wahrnehmung, Geisteshaltung und Charakter ihres Urhebers wider und sollen also *admonere*: ermahnen, zum Denken anregen, auf etwas aufmerksam machen, auffordern, belehren. Dass die *admonitiones* in Senecas Briefen moralischer Natur sind – d. h. die ethische Frage nach dem *recte vivere* nicht nur aufwerfen, sondern diesbezüglich belehren und lenken – verrät bereits der Titel *epistulae morales*. Als besonders ausgeprägtes Merkmal von Senecas Werken erscheint dabei das tiefgehende Interesse an der Medizin, die er nicht nur anhand allgemeiner medizinischer Begrifflichkeiten thematisiert, sondern auch anhand einer Vielzahl spezieller Termini.[135] Das moralische bzw. moralisierende Moment der besagten philosophischen Tradition, das davon ausgeht, die Übel der Gesellschaft als etwas Krankes in den Blick zu nehmen (vgl. Migliorini (1997), 22: „osservare in chiave sim-

---

133 Vgl. zur Frage nach Senecas gesundheitlicher Verfassung insbesondere Courtil (2015), 127–46 und Courtil (2012), der dies die vorangegangene Forschung einbeziehend ausführlich beleuchtet; siehe außerdem Migliorini (1997), 21 mit Anm. 68 sowie Gourevitch (1974), 311.

134 Vgl. z. B. Migliorini (1997), 21–3 (mit weiterer Literatur in Anm. 72) und siehe auch Courtil (2012), 97–8.

135 Vgl. dazu die in Kapitel II. B. behandelten Krankheits- und Symptombezeichnungen mit der Synopsis zu Kap. II. (S. 387ff.), speziell die Verteilung der untersuchten Lemmata bei den einzelnen Briefautoren, S. 390ff; siehe hierzu auch Courtil (2015), 225–52 und Migliorini (1997), 22, 23–4.

bolico i mali di una società"), ist für Senecas medizinische Äußerungen schon mehrfach in der Forschung beobachtet und betont worden.[136]

Die folgenden Ausführungen sollen an diesem Punkt anknüpfen und in einem ersten Abschnitt anhand einer prominenten Passage der Briefe an Lucilius neben dem argumentativen Vorgehen Senecas (bzw. der von ihm geschaffenen literarischen Figur des Briefschreibers) insbesondere die sprachlichen Methoden und Mittel herausstellen, derer er sich bedient, um seine Leserschaft zu moralisch gutem Leben und Handeln aufzufordern bzw. zu bewegen. In einem kurzen zweiten Abschnitt soll anhand einer anderen Briefpassage gezeigt werden, dass Seneca dieselben psychischen Bewegungen – maßgeblich: Angst vor körperlichen Schmerzen –, die er einerseits auszulösen beabsichtigt, um seine Leserschaft zu lenken, andererseits aufzufangen versucht, um sie zu einer vernünftigen, sachlichen Sicht auf die Dinge anzuleiten.

I. *multos morbos multa fericula fecerunt*

Besonders deutlich zeigt sich das moralisierende Vorgehen Senecas d. J. in *epistula* 95. Seneca spricht hier über die Lebensweise einiger seiner Zeitgenossen; insbesondere geht es ihm dabei um deren Ernährungsweise und den Umgang mit Alkohol:

> Sen. *epist.* 95,15 *medicina quondam paucarum fuit scientia herbarum quibus sisteretur fluens sanguis, vulnera coirent; paulatim deinde in hanc pervenit tam multiplicem varietatem. nec est mirum tunc illam minus negotii habuisse firmis adhuc solidisque corporibus et facili cibo nec per artem voluptatemque corrupto: qui postquam coepit non ad tollendam sed ad inritandam famem quaeri et inventae sunt mille conditurae quibus aviditas excitaretur, quae desiderantibus alimenta erant onera sunt plenis.* (16) *inde* ***pallor*** *et* ***nervorum*** *vino madentium* ***tremor*** *et miserabilior ex* ***cruditatibus*** *quam ex fame* ***macies****; inde incerti labantium pedes et semper qualis in ipsa ebrietate* ***titubatio****; inde* ***in totam cutem umor admissus distentus****que* ***venter*** *dum male adsuescit plus capere quam poterat; inde* ***suffusio luridae bilis*** *et* ***decolor vultus tabes****que †in se† putrescentium et* ***retorridi digiti articulis obrigescentibus nervorum****que sine sensu iacentium* ***torpor*** *aut* ***palpitatio*** *sine intermissione vibrantium.* (…)
>
> ‚Einst war die Medizin eine einfache Kräuter- und Pflanzenkunde, mit deren Hilfe Blutungen gestoppt und Wunden geschlossen wurden. Nach und nach erlangte sie diese so mannigfache Vielfalt. Es verwundert also nicht, dass sie damals weniger zu verrichten hatte an gesunden und noch kräftigen Körpern und bei einer einfachen Ernährungsweise, die nicht verdorben war durch eine haute cuisine und durch Genusssucht. Seitdem wurde die Speise nicht mehr zubereitet, um den Hunger zu stillen, sondern um ihn anzuregen; und so erfand man tausende Soßen, die den Appetit wecken. Was den Hungernden Nahrung war, ist Last den Gesättigten. (16) So kommt es zu Blässe und zitternden Muskeln, die von Wein getränkt sind, und zu Magerkeit, die schlimmer ist, weil sie nicht vom Hunger, sondern von Unverdaulichkeit herrührt. So kommt es zum unsicheren Gang der Wankenden und zu immerwährendem Schwanken gerade wie bei Trunkenheit. So kommt es dazu, dass Wasser überall in die Haut eindringt und der Bauch sich aufbläht, solange er sich eher schlecht als recht daran gewöhnt hat mehr zu fassen, als er eigentlich zu fassen vermocht hatte. So kommt es zu erhöhter Gallensaftproduktion, farblosen Gesichtern, Zersetzung (im Inneren des Körpers ?)[137] der

136 Vgl. z. B. Courtil (2015), 305–10; Gazzarri (2014); Migliorini (1997), 23, 32, 36, 42; Gourevitch (1974).

verderblichen Nahrung, steifen Fingern aufgrund von erstarrenden Gelenken und entweder Taubheit in den Muskeln, die daher gefühllos daliegen, oder Zucken, so dass sie unablässig zittern.‘

Seneca fährt in derselben Weise fort (*epist.* 95,17) und nennt als weitere Folgen der geschilderten Entwicklung Schwindelgefühl (***capitis vertigines***), qualvolle Ohren- und Augenschmerzen (***oculorum auriumque tormenta***), Kopfschmerzen und Migräne (*cerebri exaestuantis* ***verminationes***), Erkrankungen, die mit inneren Geschwüren einhergehen (*omnia per quae exoneramur* ***internis ulceribus*** *adfecta*) und unzählige Fieberarten (*innumerabilia* ***febrium genera****: aliarum impetu saevientium, aliarum tenui* ***peste*** *repentium, aliarum cum* ***horrore*** *et multa membrorum* ***quassatione*** *venientium*; ‚einige Fieber, die gleich zu Beginn wüten, andere, die zwar schwächer sich äußern, aber wiederkehren, wieder andere, die mit Schüttelfrost und schlotternden Gliedern aufwarten‘).

Worin er die Ursache für diesen Zustand sieht, darüber lässt Seneca keinen Zweifel; so fragt er *epist.* 95,18 rhetorisch: *quid alios referam innumerabiles morbos, supplicia luxuriae?* (‚Wozu soll ich noch die weiteren unzähligen Krankheiten anführen, die Bestrafungen (oder: Qualen) der Ausschweifung?‘) Es ist also die ausschweifende Sucht nach Genuss und Vergnügen (*luxuria*), in der Seneca die Ursache für die geschilderten Krankheiten und gesundheitlichen Probleme sieht.[138]

Im Folgenden verdeutlicht er seine Position, indem er noch einmal wie oben (*epist.* 95,15) auf ein idealisiertes, stark vereinfachtes und verkürztes Vergangenheitsbild rekurriert:

epist. 95,18 *immunes erant ab istis malis qui nondum se delicis solverant, qui sibi imperabant, sibi ministrabant. corpora opere ac vero labore durabant, aut cursu defatigati aut venatu aut tellure versanda; excipiebat illos cibus qui nisi esurientibus placere non posset.*

‚Unberührt von diesen Übeln waren diejenigen, die sich diesen Freuden noch nicht geöffnet hatten, die sich beherrschten, sich achteten. Ihre Körper stärkten sie durch Arbeit und wahrhaftige Strapazen; sie erschöpften sich entweder im Laufen oder Jagen oder indem sie die Gegenden durchstreiften. Diejenige Speise bewirtete die (Menschen), die ihnen nur, wenn sie hungrig waren, schmecken konnte.‘

Am Ende dieses Passus resümiert Seneca – *itaque nihil opus erat tam magna medicorum supellectile nec tot* ***ferramentis*** *atque* ***puxidibus*** (‚Daher war ein so umfangreich bestückter Arztkoffer gar nicht vonnöten, ebenso wenig die zahlreichen metallenen

137 Die Stelle lässt an *epist.* 95,25 denken, wo Seneca den *garum*, eine von Kennern offensichtlich geschätzte Fischbrühe, in herablassend-pointierter Weise mit den Worten *pretiosa sanies* (‚wertvoller Sud‘), insbesondere aber mit *salsa tabes* (‚salzige, sich zersetzende Lake‘) beschreibt, vgl. *quid? illud sociorum garum, pretiosam malorum piscium saniem, non credis urere salsa tabe praecordia?* (‚Wie? Jenes Qualitäts-*garum*, der wertvolle Sud minderwertiger Fische, denkst du nicht, dass er im Magen brennt, wenn er dort zur sich zersetzenden Salzlake wird?‘); dazu vgl. Courtil (2018b), 121 (siehe ebd. zur Bedeutung des Ausdrucks *garum sociorum*) mit S. 125–8 (zu Senecas Konzept der Verdauung), S. 127–8 (zu *sanies* und *tabes*) sowie S. 130 (zu *pretiosa sanies*).

138 Dies spricht er auch in *epist.* 95,15 bereits aus, vgl. z. B. *qui postquam coepit non ad tollendam sed ad inritandam famem quaeri et inventae sunt mille conditurae quibus aviditas excitaretur, quae desiderantibus alimenta erant onera sunt plenis.*

Schneidewerkzeuge und die Arzneibüchsen.‘) – und reduziert seine Beobachtungen und Erkenntnisse mit aller Konsequenz auf eine einfache Formel: *simplex erat ex causa simplici valetudo: multos morbos multa fericula fecerunt* (‚Denn einfach war die Krankheit, die aus einfachen Ursachen entstanden war: Dagegen haben viele Speisegänge zu vielen Krankheiten geführt.‘).[139]

Senecas Darstellung lässt sich auf zwei Ebenen beschreiben, der inhaltlichen und der sprachlichen. Den inhaltlichen Rahmen bildet ein teilweise mythologisierendes Narrativ, das von einer starken Dichotomisierung geprägt ist, die beinahe zur Form der Darstellung wird. Dies zeigt sich deutlich im Bezug auf eine Vorzeit (*quondam*), in der die Medizin eine einfache Kräuterheilkunde (*scientia herbarum paucarum*), die Menschen gesund und kräftig (*corpora firma solidaque*), die Speise leicht und schlicht (*cibus facilis*) gewesen seien und diese zudem nur eingenommen wurde, um den Hunger zu stillen (*tollere famem*).[140] Dem stellt Seneca das Bild seiner Gegenwart gegenüber, in der die Medizin komplex sei (*in tam multiplicem varietatem pervenit medicina*), die Speise verdorben (*cibus per artem voluptatemque corruptus*) und vor allem dazu diene, den Hunger anzuregen (*inritare famem*), und in der die Menschen an allerlei gesundheitlichen Beschwerden leiden, die Seneca in der Folge aufzählt (*epist.* 95,16–17 *inde pallor* etc.; dazu ausführlicher im Folgenden). Als Ursache für diese so gegensätzliche Entwicklung erscheint in Senecas Darstellung die Kochkunst (*ars*), die tausend Soßen hervorbrachte (*mille conditurae inventae*),[141] die Speise verdarb (*corrumpere*), dadurch die Genusssucht (*aviditas*, vgl. zuvor *voluptas*) entfachte und auf diese Weise schließlich zu den genannten körperlichen Beschwerden und Krankheiten führte. Diese gedankliche Bewegung – dass die Medizin früher einfach, die Menschen gesund waren, es sich gegenwärtig mehr oder weniger entgegengesetzt verhält sowie dass die Ursachen dafür in der Ernährungsweise liegen – wird im Anschluss in derselben Form noch einmal vollzogen (vgl. *epist.* 95,18).

Wie Courtil gezeigt hat, ist der rein positive, verklärende Bezug auf die Vergangenheit und die daraus sich ableitende Skepsis gegenüber Neuem einerseits stark von Senecas traditionalistisch-konservativer Einstellung geprägt, die sich am *mos maiorum*,

---

139 Vgl. dazu auch *epist.* 95,23 *innumerabiles esse morbos non miraberis: cocos numera* (‚Wundere dich nicht, dass es unzählige Krankheiten gibt, die Köche zähle (dir auf)!‘) und siehe Courtil (2018b), 131–2.

140 In vergleichbarer Weise charakterisieren u. a. auch Celsus und Plinius d. Ä. die Medizin des in den homerischen Epen besungenen, mythischen Zeitalters, vgl. Cels. 1 pr. 3 *quos* (sc. *filios Aesculapii*) *tamen Homerus non in pestilentia neque in variis generibus morborum aliquid adtulisse auxilii, sed vulneribus tantummodo ferro et medicamentis mederi solitos esse proposuit* (‚Die Söhne des Aesculapius haben Homer zufolge dennoch weder während der Seuche noch bei verschiedenen Krankheitsarten medizinische Hilfe geleistet, sondern üblicherweise lediglich Wunden mit Messer und Medikamenten behandelt.‘) und Plin. *nat.* 29,3 *clara* (sc. *ars medendi*) *Troianis temporibus, a quibus fama certior, vulnerum tamen dumtaxat remediis* (‚Berühmt war die Heilkunde in trojanischen Zeiten, als die Überlieferung greifbarer wurde, dennoch lediglich aufgrund der Heilmittel für Wunden.‘)

141 Vgl. Courtil (2018b), 123 zu *conditura* i. S. v. ‚Soße‘ bei Seneca.

der Sitte der Alten, orientiert und in einer Betonung von Frugalität als römischer Tugend sich manifestiert. Die Anwendung von Gewürzen und die Zubereitung von Soßen stellen aus dieser Perspektive einen Bruch damit dar, da Gewürze teuer und fremd bzw. exotisch sind, sowie der Vorstellung von Einfachheit widersprechen.[142] Andererseits dürfte Senecas stoisch-epikureisches Denken dazu beitragen, dass er sich so entschieden gegen das Würzen und Verfeinern von Speisen wendet, denn vor diesem Hintergrund bedeutet es, sich von dem, was die lokale natürliche Umgebung bietet, zu entfernen und insofern gegen die Natur zu leben.[143] Weiterhin gegen die *eigene* Natur sei es, zu viel zu essen, die Begierde also nicht beherrschen zu können (vgl. *epist.* 95,18 *immunes erant* (…) *qui sibi imperabant, sibi ministrabant*).[144] Was Seneca als Folgen dessen behauptet – die eindrücklich geschilderten gesundheitlichen Probleme, die sich aus der Unbeherrschtheit ergeben – basiert auf seiner Theorie der Verdauung, derzufolge reguläre Verdauung Verbrennung, davon abweichende, pathologische Verdauung oder Unverdaulichkeit (vgl. *cruditas* in *epist.* 95,16) jedoch Verwesung der Speise im Magen ist. Zu viel zu essen führt, dieser Theorie folgend, zu einer Erhitzung des Magens (vgl. *stomachus aestuans* in *epist.* 95,21), was eine Verbrennung der Speise verunmögliche und zu Verwesung im Magen führe, die also gesundheitliche Probleme mit sich bringe.[145] Seneca spitzt diese These zu, indem er behauptet, diese Unverdaulichkeit führe zu Ekelempfinden (*fastidium*, vgl. *stomachus fastidiens* in *epist.* 2,4) gegenüber jeder Speise; infolgedessen werde die Nahrungsaufnahme irgendwann gänzlich verhindert (vgl. *epist.* 95,16 *inde* (…) *ex cruditatibus* (…) *macies*).[146] Dieser Sachverhalt findet sich jedoch nicht in den medizinischen Schriften wieder; vermutlich handelt es sich um eine Erfindung Senecas.[147]

Ausgehend von seinen subjektiven philosophischen und auf konservativen Werten beruhenden Überzeugungen sowie mit dem Wunsch, Veränderung anzuregen, formuliert Seneca also eine Kritik an der Gesellschaft, indem er sie auf eine objektive Kategorie, die der Gesundheit, bezieht. In das Zentrum seiner Kritik stellt Seneca Gier und Genusssucht und behauptet einen unmittelbaren kausalen Zusammenhang zwischen diesen und Krankheiten.[148] Indem er auf deren (vermeintliche) gesundheitliche Folgen

142 Vgl. Courtil (2018b), 130–1 und siehe auch Gourevitch (1974), 329.

143 Vgl. Courtil (2018b), 131–2. Für eine ausführliche Darstellung von Senecas stoischem Denken siehe Wildberger (2006), vgl. auch Courtil (2015), 349–487.

144 Ganz im Sinne des Sprichworts ist so auch für Seneca „Hunger der beste Koch", vgl. dazu Courtil (2018b), 134 (mit Belegen in Anm. 91).

145 Vgl. Courtil (2018b), 126–7.

146 Vgl. auch die Ausführungen zu cruditas (S. 207), stomachus aestuans (S. 211) und stomachus fastidiens (S. 211) in Kap. II. B.

147 Vgl. Courtil (2018b), 133: „Cette agueusie, cette perte *de* goût, est totalement absente des textes médicaux: il s'agit d'une maladie *de* civilisation plus ou moins inventée par Sénèque, ou du moins largement exagérée, pour rendre particulièrement édifiantes les conséquences *de* la gourmandise."

148 Vgl. Courtil (2018b), 127: „Ainsi, l'indigestion, dont la symptomatologie est très abondamment décrite par Sénèque, présente une étiologie profondément liée au mode *de* vie, et plus précisément à l'alimentation." Zu Senecas moralistischen Ursachenerklärungen von Krankheiten, die jedoch zu seiner Zeit keineswegs neu, sondern eine bereits bei den Pythagoreern vorzufindende

abhebt, kann er verhüllen, dass er sich eigentlich (aus persönlicher Überzeugung) gegen Gier und Genusssucht als Ausdrücke einer „falschen“ Lebensweise wendet. Vielmehr erscheint es, als wolle Seneca vor allem verhindern, dass die Menschen krank werden und leiden. Entscheidend ist dabei Senecas rhetorische Strategie: Einige Aspekte und Zusammenhänge der Argumentation und der Gedankenführung werden besonders stark betont, andere werden verkürzt, wieder andere als Behauptungen hergestellt oder gänzlich übergangen.[149] So wird mit der oben bereits erläuterten Dichotomisierung und dem damit verbundenen Bezug auf die Vergangenheit eine stark vereinfachende und idealisierende Sicht auf die Geschichte geäußert, in der die ursprüngliche und daher „wahre“ Natur und entsprechend eine „natürliche“ Lebensweise und -form des Menschen nur noch in der Vergangenheit – als imaginierter natürlicher Ur- oder zumindest Davor-Zustand – zu finden seien.[150] Dass Seneca so vorgeht, verweist u. a. auf die Empfänglichkeit (zumindest eines Teils) seiner Zeitgenossen für einfache Erklärungen beispielsweise in manichäischer Form; diese Empfänglichkeit, so steht zu vermuten, ist Ausdruck eines Gefühls der Ohnmacht, Hilflosigkeit sowie Unzufriedenheit mit der eigenen Lebenslage. Mithin dürfte Seneca diese dichotome Darstellung an die emotionale Seite der Persönlichkeiten seiner Leserinnen und Leser gerichtet haben, die u. a. mit der Sehnsucht nach einer (vermeintlich) besseren Zeit verknüpft ist. Wie zudem am Beispiel der offensichtlich populären Erzählung deutlich wird, die betont, dass die Medizin ursprünglich eine einfache Kräuterheilkunde gewesen sei, war Seneca nicht der Erste, der die schlichte Behauptung geäußert hat, die Welt sei früher eine bessere, da einfachere, gewesen (vgl. z. B. *epist.* 95,18 *simplex erat ex causa simplici valetudo*). Zu ergänzen ist hier nicht nur, dass auch Senecas Projektion der Schuld an den behaupteten

Haltung ist, siehe Courtil (2015), 305–10.

149 Vgl. Courtil (2015), 76–126 zu den rhetorischen und stilistischen Mitteln, derer Seneca sich bedient.

150 Darüber hinaus lassen sich weitere dogmatische Positionen in Senecas Darstellung erkennen, auf denen die Argumentation gründet. So setzt Seneca beispielsweise die Begierde (nach Speise, *aviditas/voluptas*) kategorisch als etwas Schlechtes, ohne dabei nach den individuellen und gesellschaftlichen Umständen zu fragen, die sie hervorbringen, oder – idealistisch gesprochen – ohne die Frage aufzuwerfen, inwiefern *aviditas* nicht auch Teil der menschlichen Natur ist. Jedoch dürfte insbesondere Senecas stoische Haltung die Vorstellung kategorisch ablehnen, dass es auch Lust und Freude am Genuss geben könnte und dass ein offener Umgang damit zu einer – zumindest theoretisch – emanzipatorischen Vermittlung zwischen den individuell und gesellschaftlich positiven und negativen Aspekten von Lust und Genuss führen könnte, d. h. gänzlich anders als die hier zugrundegelegte dogmatische Einstellung.
Als weiteres Beispiel ließe sich anführen, dass Seneca die wichtige und vielschichtige Rolle von Gewürzen, Bestandteilen der *conditurae*, in der Medizin ausblendet, wie sie bereits im Corpus Hippocraticum zu erkennen ist, vgl. Courtil (2018b), 124–5.
Auch suggeriert Senecas Erzählung, dass die Medizin sich nur deswegen zu einer so vielfältigen Wissenschaft entwickelt hat, weil die Menschen „auf den Geschmack gekommen“ sind und dadurch die Begierde für sich entdeckt hätten (d. h. durch den *cibus per artem voluptatemque corruptus*). An weitere Faktoren, die zur Entwicklung der Medizin beigetragen haben, wie etwa Erkenntnisinteresse oder gesellschaftliche Entwicklungen, die wissenschaftlichen Fortschritt ermöglichen, soll offensichtlich zugunsten einer reinen Kausalerklärung auch gar nicht gedacht werden.

Missständen auf Gewürze sowie auf Köche – da sie sozusagen die Erfinder der tausend Gewürzmischungen und Soßen sind – sich an bereits gängige Meinungen und Erklärungsmuster anschließt;[151] auch die moralistisch motivierte und darin verkürzende kausale Verbindung von Lebensweise und Gesundheitszustand blickt auf eine lange Tradition zurück, die bis zur pythagoreischen Schule zurückreicht (vgl. oben, Anm. 148).

Die wichtigste Rolle in Senecas Darstellung spielt jedoch die Schilderung der gesundheitlichen Konsequenzen (*epist.* 95,16–7). Dabei handelt es sich zunächst um eine besonders bildhafte, anschauliche Darstellung von krankhaften körperlichen Entwicklungen und Zuständen, die in der Regel mit körperlichen Schmerzen verbunden sind – als Beispiel sei noch einmal die kurze Erläuterung der „unzähligen Fieberarten" in Erinnerung gerufen, die aus der besagten Lebensweise resultierten: *epist.* 95,16 *innumerabilia febrium genera: aliarum impetu saevientium, aliarum tenui peste repentium, aliarum cum horrore et multa membrorum quassatione venientium*.[152] Hinzu kommt auch, dass einige der von Seneca behaupteten pathologischen Zusammenhänge nicht in der überlieferten zeitgenössischen medizinischen Literatur wiederzufinden sind. Um einer drastischen Wirkung willen spitzt Seneca seine Schilderung zu; wie im Folgenden zu zeigen sein wird, spiegelt sich dies auch auf lexikalischer Ebene wieder.[153] Auf diese Weise provoziert er Angst vor körperlichen Schmerzen und Leiden und stellt der vernunftbezogenen Einsicht, entsprechend zu handeln und zu leben, auf die sein Verweis auf die gesundheitlichen Konsequenzen abhebt, die Angst gewissermaßen als einen Hebel zur Seite.

Auf sprachlicher Ebene lassen sich mit Blick auf das Medizinische drei Aspekte in Senecas Agieren ausmachen, den der Lexik, den der Morphologie und den der Semantik.[154]

---

151 So äußert bereits Platon Vorbehalte gegen Gewürzmischungen, vgl. *rep.* 3,404b–e οὐδὲ μὴν ἡδυσμάτων, ὡς ἐγῷμαι, Ὅμηρος πώποτε ἐμνήσθη. ἢ τοῦτο μὲν καὶ οἱ ἄλλοι ἀσκηταὶ ἴσασιν, ὅτι τῷ μέλλοντι σώματι εὖ ἕξειν ἀφεκτέον τῶν τοιούτων ἁπάντων; (…) ἡ ποικιλία ἐνέτικτεν (…) νόσον, ἡ δὲ ἁπλότης (…) ἐν σώμασιν ὑγίειαν und siehe Courtil (2018b), 129. Eine Linie der Kritik an Köchen lässt sich von Plautus über Petron bis zu Seneca und Plutarch nachzeichnen, vgl. ebd., 131–2.

152 Vgl. Courtil (2015), 77–96 zum stilistischen Mittel der *evidentia* bei Seneca, die das Gesagte mittels Anschaulichkeit und Plausibilität als wahr ausgibt. Zur philosophischen Bedeutung des physischen Schmerzes für Seneca siehe ebd., 349–487.

153 Dass Seneca bisweilen die Rhetorik über die eigene Erfahrung stellt, um seine Positionen zu veranschaulichen und zu untermauern, hat z. B. auch Gourevitch für das Thema Trunkenheit beobachtet, vgl. Gourevitch (1974), 320: „La réalité vécue n'intéresse pas la rhétorique; deux masques *de* théâtre, dans le reste *de* la même lettre des exemples historiques figés par leur emploi, font infiniment mieux l'affaire: Sénèque ne choisit pas pour point *de* départ une anecdote vécue par lui ou par son correspondant, mais un syllogisme *de* Zenon."

154 Zwar wäre es lohnend, die Briefpassage, die im Zentrum dieser Ausführungen steht, auch auf ihre stilistischen Merkmale hin genauer zu betrachten (vgl. z. B. gnomische Äußerungen wie *epist.* 95,15 *quae desiderantibus alimenta erant onera sunt plenis* oder die stets mit *inde* wiederaufgegriffene, elliptische Aufzählung der gesundheitlichen Beschwerden in *epist.* 95,16–17), jedoch möchte ich mich im Folgenden auf diejenigen sprachlichen Merkmale konzentrieren, die die Medizin betreffen. Verwiesen sei an dieser Stelle jedoch auf Courtil (2015), 76–126, insbe-

Aus lexikalischer Sicht zeichnet sich die Darstellung durch eine bewusste Wortwahl aus, die zwar bisweilen dezidiert medizinisch ist, aber dennoch allgemein verständlich gewesen sein dürfte. So gebraucht er einerseits mit *febris, tabes* und *ulcus* allgemein bekannte medizinische Ausdrücke, andererseits verwendet er mehrere Wörter der allgemeinen, nicht-fachlichen Kommunikation, die zwar nicht ausschließlich medizinisch sind, aber dennoch auch einen wichtigen Teil des Vokabulars von Medizinern bilden, vgl. *cruditas, ferramentum, horror, macies, pallor, palpitatio, pestis, quassatio, titubatio, tormentum, verminatio.* Zudem figurieren diese und weitere von Seneca gebrauchten Wörter oft in beschreibenden und (dadurch) anschaulichen und eindrücklichen Formulierungen, vgl. u. a. *tremor vino madentium nervorum, miserabilior ex cruditatibus quam ex fame macies, in totam cutem umor admissus distentusque venter, nervorum sine sensu iacentium torpor aut palpitatio sine intermissione vibrantium* oder *capitis vertigines*. Dabei beschreibt Seneca mit einigen dieser illustrierenden Formulierungen die Symptome und Phänomene von Krankheiten, ohne deren Bezeichnungen zu gebrauchen, vgl. *suffusio luridae bilis* und *decolor vultus* (Ikterus oder „Gelbsucht“),[155] *umor in totam cutem admissus* und *venter distentus* (Hydropsie oder „Wassersucht“),[156] *retorridi digiti articulis obrigescentibus* (Gicht).[157] Ohne sie namentlich zu nennen – also auch ohne deren für Laien unverständliche und daher vermutlich wenig effektvolle Fachbezeichnungen zu verwenden –, spricht Seneca also von konkreten Krankheiten.[158]

Anhand der weniger verbreiteten und allgemein gebräuchlichen Ausdrücke der Passage, den beiden Termini *suffusio* und *puxis*, aber auch anhand des gebräuchlichen Wortes *tabes* lässt sich ein subtilerer Umgang mit der Sprache erkennen. So ist *suffusio* (wörtl. ‚Unterlaufen(-Sein)‘) ein medizinischer Fachbegriff; in der lateinischen Literatur (PHI-Corpus) hat das Wort insgesamt nur 35 Belege, von denen 31 in der medizinischen Fachliteratur vorkommen. Die Fachautoren bezeichnen damit eine Augenkrankheit, vermutlich den „grauen Star“.[159] Indem Seneca diesen Begriff anhand des Zusatzes *luridae bilis* (‚Unterlaufen-Sein von fahler Gallenflüssigkeit‘)[160] näher bestimmt bzw. beschreibt, illustriert er seinen Gedanken. Dass er *suffusio* damit in einem von der medizinischen Bedeutung abweichenden Sinn verwendet, tritt in den Hintergrund. So erscheint die Verbindung *suffusio bilis luridae* also als gewichtige, weil fachliche (bzw. fachlich wirkende), und zugleich anschauliche und daher verständliche Formulierung. Auch anhand des Wortes *tabes* zeigt sich, wie Senecas Gebrauch von Termini zwischen alltäglicher und fachlicher Kommunikation changiert. Er verwendet *tabes* hier im allgemeineren Sinne von ‚Zersetzung, Fäulnis‘, vgl. *epist.* 95,15 *inde (...) tabesque †in se†*

---

sondere auf dessen Beobachtungen zu Aufzählungen (ebd., 96–110) und zu stilistischen Mitteln (ebd., 110–9).

155 Vgl. dazu *decolor vultus* (S. 148) und *suffusio* (S. 142).

156 Vgl. dazu *umor in totam cutem admissus* (S. 236).

157 Vgl. dazu *digiti retorridi articulis obrigescentibus* (S. 166).

158 Vgl. dazu auch Courtil (2015), 225–58, bes. 225-41 und 249-52.

159 Vgl. dazu *suffusio* (S. 142).

160 Die Haut sei also vom Gallensaft unterlaufen, so dass der Betroffene fahl und ungesund aussähe, vgl. *suffusio* (S. 142).

putrescentium. Diese Bedeutung findet sich zwar auch in der Fachliteratur wieder, dies jedoch nur selten; häufiger figuriert das Wort dort im Sinne von ‚Auszehrung, Schwund', worin es dem griechischen medizinischen Terminus φθῖσις entspricht.[161] Da *tabes* also sowohl zum allgemeinen Wortschatz des Lateinischen gehört als auch medizinischer Fachbegriff ist, dürfte sein Gebrauch medizinisch-fundiert gewirkt haben und zugleich verständlich für Nicht-Fachleute gewesen sein. Der Terminus *puxis* (ein medizinisches ‚Gefäß aus Buchsbaumholz') schließlich ist ein mit nur drei Belegen im PHI-Corpus sehr seltenes Wort im Lateinischen.[162] Möglicherweise hat es durch seinen fremden, griechischen Klang Assoziationen mit der Medizin geweckt; in seinem Kontext (*nihil opus erat tam magna medicorum supellectile nec tot ferramentis atque puxidibus*), d. h. als konkreter Bestandteil des Arztkoffers (*medicorum supellex*) war es für die medizinisch unbewanderte Leserschaft nicht zwingend erforderlich, seine genaue Bedeutung und praktische Verwendung zu verstehen. Es genügte zu wissen, dass es sich offensichtlich um ein Utensil der Ärzte handelt – ebenso wie das vorangehende Wort *ferramentum*, das allgemein ein ‚metallenes Werkzeug' bezeichnet, in diesem Zusammenhang aber ohne Weiteres als *medizinisches* metallenes Schneidewerkzeug verstanden worden sein dürfte.[163]

Wie diese Beobachtungen gezeigt haben, passt Seneca seine Sprache auf sehr subtile Weise an seine Aussageabsichten (und damit auch an den Adressatenkreis) an, vgl. dazu z. B. Migliorini (1997), 93: „Il diverso impiego di questi vocaboli è legato (…) sia alla finalità del contesto sia ad esigenze retorico-letterarie. (…) Da notare anche che certi vocaboli, sia pure tecnici, sono scelti sempre con grande attenzione al loro valore semantico e impiegati a seconda della loro adeguatezza al contesto."

Der Blick auf die Wörter und Formulierungen, die Seneca in *epist.* 95,15–8 bemüht, zeigt jedoch nicht nur, dass er lexikalische Mittel der fachlichen Kommunikation benutzt, sondern weist auch auf morphologische Mittel hin. Dabei stechen die Substantivbildungen besonders heraus, denn Seneca gebraucht viele Formen, die auch im medizinischen Diskurs vermehrt anzutreffen sind, vgl. die Bildungen auf *-tio/-sio* (*palpitatio, quassatio membrorum, suffusio, titubatio, verminatio*), *-or* (*horror, umor, pallor, torpor nervorum, tremor nervorum*), *-tas* (*cruditas*) und *-ies* (*macies*).[164] Während einige davon tatsächlich häufig in der Fachliteratur attestiert sind – vgl. *cruditas, horror, suffusio, umor* –, haben andere dort nur wenige – vgl. *macies, pallor, palpitatio, tremor nervorum, verminatio* – oder gar keine Belege, vgl. *quassatio membrorum, titubatio, torpor nervorum*. Der Gebrauch dieser Bildungen, insbesondere jener auf *-tio/-sio*, macht deutlich, dass Senecas Formenwahl sensibel für die typischen Wortbildungsmuster der Sprache der Ärzte ist; außerdem liegt es für diejenigen Formen, die überhaupt nicht oder nur sehr selten in der Fachliteratur belegt sind, nahe anzunehmen, dass Seneca die Sprache der Ärzte sogar imitiert. Dass er dabei vor allem Ausdrücke verwendet, die Teil des all-

161 Vgl. dazu *tabes* (S. 226) sowie *phthisis* (S. 224).
162 Vgl. dazu *puxis* (S. 369).
163 Vgl. auch *ferramentum* (S. 367).
164 Zu den einzelnen Bildungen und deren Bedeutung für die medizinische Fachkommunikation siehe Kap. III. B. (a), S. 428.

gemeinen Wortschatzes sind – vgl. u. a. *pallor, palpitatio, tremor, torpor, quassatio* – bekräftigt diese Annahme: Durch den „medizinischen“ Kontext wecken diese auch in der Medizin verwendeten Formen Assoziationen mit dem Duktus der Ärztesprache und vermitteln oder bestärken den Eindruck, in Seneca spräche ein Mediziner.[165]

Schließlich zeigt sich Senecas sprachlich gezieltes Auftreten auch auf semantischer Ebene. Viele Begriffe, die Seneca in *epist.* 95,15–8 gebraucht, sind auch in der medizinischen Fachliteratur belegt, vgl. *capitis vertigo* (Plin. *nat.* 20–32 1mal),[166] *cruditas* (Cels. 25mal, Plin. *nat.* 20–32 16mal),[167] *febris* (Cels. 269mal, Plin. *nat.* 20–32 98mal, Scrib. Larg. 11mal),[168] *macies* (Cels. 4mal, Plin. *nat.* 20–32 5mal),[169] *pallor* (Cels. 6mal, Plin. *nat.* 20–32 4mal),[170] *palpitatio* (Plin. *nat.* 20–32 2mal),[171] *puxis* (Scrib. Larg. 1mal; vgl. noch *puxidicula* 1mal bei Cels.),[172] *suffusio* (Cels. 7mal, Plin. *nat.* 20–32 20mal, Scrib. Larg. 1mal),[173] *tabes* (Cels. 24mal, Plin. *nat.* 20–32 1mal, Scrib. Larg. 1mal),[174] *tormentum* (Cels. 11mal, Plin. *nat.* 20–32 3mal, Scrib. Larg.

165 Vgl. dazu auch Courtil (2015), 225–35 zu Senecas „*sermo medicus*“.

166 Vgl. Plin. *nat.* 23,35 *tertii* (sc. *generis alterci vel hyoscyami*) *semen <i>rionis semini simile est, omnia insaniam gignentia capitisque vertigines* (‚Der Samen der dritten Gattung des Bilsenkrauts ist dem des Hederich ähnlich; sie alle führen zu Tollheit und Schwindelzuständen.‘) und siehe *vertigo capitis* (S. 237).

167 Vgl. z. B. Plin. *nat.* 20,196 *sumptum ex aqua* (sc. *anetum*) *sedat cruditates* (‚Dill, in Wasser eingelegt, hilft gegen Unverdaulichkeiten.‘) und siehe *cruditas* (S. 207).

168 Vgl. z. B. Cels. 2,1,15 *ubi vero calor a primo vere orsus aestatem quoque similem exhibet, necesse est multum sudorem in febribus subsequi* (‚Wo aber die erste Frühlingswärme gleich wie die Hitze des Sommers sich ausnimmt, schwitzt man bei Fieber notwendigerweise sehr.‘) und siehe *febris* (S. 159).

169 Vgl. z. B. Plin. *nat.* 32,117 *cachectis, quorum corpus macie conficitur, tethea utilia sunt cum ruta ac melle* (‚Hilfreich für Schwindsüchtige, deren Körper von Magerkeit betroffen ist, sind Weichtiere mit Raute und Honig.‘) und siehe *macies* (S. 232).

170 Vgl. z. B. Cels. 1,8,2 *stomachum autem infirmum indicant pallor, macies, praecordiorum dolor, nausea, et nolentium vomitus, ieiuno dolor capitis* (‚Einen schwachen Magen zeigen an: Blässe, Magerkeit, Schmerz in der Brust, Übelkeit, zwanghafter Brechreiz, Kopfschmerzen bei Nüchternheit.‘) und siehe *pallor* (S. 150).

171 Vgl. z. B. Plin. *nat.* 32,132 *iidem* (sc. *siluri*) *in febri, quae sit cum capitis doloribus et oculorum palpitatione, mulieribus in vino austero dati prodesse dicuntur* (‚Welse, heißt es, helfen auch Frauen, die unter Kopfschmerzen und zuckenden Augen leiden, wenn diese in trockenem Wein dargereicht werden.‘) und siehe *palpitatio* (S. 202).

172 Vgl. Scrib. Larg. 74 *hoc medicamentum pipere detracto et ad tumorem arteriae facit, servandum autem puxide buxea* (‚Dieses Medikament, aus Pfeffer gewonnen, hilft auch bei Gelenkschwellungen, und muss in einer Buchsbaumdose aufbewahrt werden.‘) und siehe *puxis* (S. 369).

173 Vgl. z. B. Scrib. Larg. 38 *hygra, ad suffusiones oculorum, quas Graeci hypochymata dicunt, medicamentum liquidum: feniculi suci X̶ p. III* (…) (‚Hygra (hilft) gegen *suffusiones* (vermutl. ‚grauer Star‘), die die Griechen ὑποχύματα nennen; es ist ein flüssiges Medikament; es braucht dafür Fenchelsaft (…).‘) und siehe *suffusio* (S. 142).

174 Vgl. z. B. Scrib. Larg. 186 *oculi eorum exulcerantur, genae inflantur, coloris mali et velut plumbei fiunt minutatimque per tabem quasi phthisici consumuntur* (‚Ihre Augen werden wund, die Wangen blähen sich auf, sie bekommen eine schlechte Farbe wie von Blei und zergehen nach und nach wie Schwindsüchtige.‘) und siehe *tabes* (S. 202).

1mal),[175] *tremor nervorum* (Cels. 1mal),[176] *ulcus* (Cels. 215mal, Plin. *nat.* 20–32 302mal, Scrib. Larg. 27mal)[177] und *verminatio* (Plin. *nat.* 20–32 2mal).[178] Mit wenigen Ausnahmen gebrauchen Seneca und die Fachautoren diese Ausdrücke in übereinstimmenden Bedeutungen, lediglich bei *suffusio* (Sen.: ‚Überlaufen der Galle', Fachautoren: ‚grauer Star'), *tabes* (Sen. (und Plin. d. Ä.): ‚Zersetzung', Fachautoren (Cels., Scrib. Larg.) ‚Auszehrung, *phthisis*') und *verminatio* (Sen.: ‚juckender (Kopf-)Schmerz, Migräne', Fachautoren: ‚Befall von Würmern' bei Tieren) weichen sie voneinander ab. Im Unterschied zu Seneca erwähnen die Fachautoren jedoch nie die von ihm geschilderte Ernährungsweise oder den Umgang mit Alkohol im Zusammenhang mit diesen Symptomen. Seneca stellt demnach kausale Zusammenhänge her, die die zeitgenössische wissenschaftliche Medizin entweder nicht oder nicht in vergleichbarer Weise thematisiert – vermutlich weil sie nicht ihrer Erkenntnis entsprachen.[179] Offenbar benutzt Seneca also seine Kenntnis der Medizin und der Sprache der Mediziner sogar, um falsche Behauptungen wahr erscheinen zu lassen.

Senecas sprachliche Performanz in dieser Passage besteht mithin darin, dass er sich sprachlich in einer strategisch gewählten und brillierend ausgefüllten Mittelposition zwischen alltäglicher und fachlicher medizinischer Kommunikation bewegt. Seine Darstellung von (vermeintlichen) gesundheitlichen Folgen eines (aus seiner Sicht:) ausschweifenden Lebensstils weist ein hohes Maß an Anschaulichkeit einerseits und eine Vielzahl einschlägiger sprachlicher Merkmale der medizinischen Fachkommunikation andererseits auf. Auf diese Weise lässt Seneca den Duktus der Sprache der Ärzte in der bildhaften Schilderung medizinischer und pseudomedizinischer Phänomene aufgehen. Die anschaulichen Symptombeschreibungen sollen Angst vor körperlichen Schmerzen hervorrufen; der fachmännische Ton untermauert das Gesagte nicht nur, sondern soll den Sprecher selbst als Arzt erscheinen lassen. Wie bereits oben mit Bezug auf den in-

---

175 Vgl. z. B. Scrib. Larg. 9 *sed si per os magis detrahere materiam visum fuerit, quia non sine tormento per nares ea deduceretur, suadebimus pyrethri radiculam commanducare atque subinde hiantem pati fluere salivam* (‚Doch wenn es scheint, dass die Materie besser durch den Mund entzogen werden könne, weil man sie durch die Nase nicht ohne Qualen entziehen würde, werden wir dazu raten, Bertramwurzel zu kauen und daraufhin bei geöffnetem Rachen den Speichel herausfließen zu lassen.') und siehe *tormentum* (S. 112).

176 Vgl. Cels. 3,27,3a *tremor autem nervorum aeque vomitu medicamentisque urinam moventibus intenditur* (‚Muskelzittern verschlimmert sich gleichermaßen durch Erbrechen und Medikamente, die den Harndrang anregen.') und siehe *nervorum tremor* (S. 200).

177 Vgl. z. B. Plin. *nat.* 26,144 *eadem* (sc. *cyclamini radix*) *et contra steatomata efficax. sic et ad ulcera manantia hysopum, item peucedanum* (‚Saubrotwurzel wirkt auch gegen Fettgeschwulste und so wirkt auch der Ysop bei Geschwüren mit Ausfluss und in derselben Weise Saufenchel.') und siehe *ulcus* (S. 180).

178 Vgl. z. B. Plin. *nat.* 30,144 *iumentorum urinae tormina vespertilione adalligato finiuntur, verminatio ter circumlat<o> med<i>is palumbe* (‚Haben Zugtiere Schmerzen beim Urinieren, werden diese gestillt, indem man eine Fledermaus anbindet; leiden sie an Würmern, hilft eine Ringeltaube, die dreimal um deren Körpermitte herum getragen wird.') und siehe *verminatio* (S. 172).

179 Vgl. dazu z. B. Courtil (2018b), 126, 127 (siehe Anm. 148, S. 454), 133 (siehe Anm. 147, S. 454) sowie Courtil (2015), 305–10.

haltlichen Rahmen und den Gang der Argumentation zu zeigen versucht wurde, adressiert Seneca auch mit der sprachlichen Gestaltung der Passage seine Leserinnen und Leser auf emotionaler Ebene. So vermittelt Seneca eine *opinio,* eine Meinung (dazu im Folgenden), über die thematisierten Sachverhalte, die – anders als die Wahrheit (*veritas* bzw. *res* im Folgenden) – Beeinflussung ermöglicht, d. h. Beeinflussung des Denkens und Handelns (vgl. *admonere*).[180]

Wie dies aus philosophisch-moralischer Perspektive einzuordnen und zu bewerten ist, wird anhand einer Gegenüberstellung von Meinung (*opinio*) und Wahrheit (*res*) erkennbar, die sich an anderer Stelle in den *epistulae ad Lucilium* finden lässt. Abschließend soll dies in Kürze skizziert werden.

II. *saepius opinione quam re laboramus*

Die folgenden Ausführungen schließen nicht an Senecas d. J. Gebrauch der medizinischen Sprache an, sondern an den dadurch sichtbar gewordenen psychologischen Aspekt, der im Zusammenwirken von Emotionen wie der Angst mit Meinungen (*opiniones*) sowie auf deren Einfluss auf das Denken und Handeln (*admonitio* bzw. *admonere*) liegt. Diesbezüglich lässt sich an eine Passage in *epistula* 13 denken; hinsichtlich der Intentionen, die Seneca darin offenbart, unterscheidet sich diese allerdings gänzlich von *epist.* 95,15–8. Darin erteilt Seneca seinem Briefpartner Lucilius Ratschläge darüber, wie er Mut und Selbstvertrauen erlangen könne, und schreibt u. a.:

> Sen. *epist.* 13,3–5 *tamen, si tibi videtur, accipe a me auxilia quibus munire te possis.* (4) *plura sunt, Lucili, quae nos terrent quam quae premunt, et saepius opinione quam re laboramus. non loquor tecum Stoica lingua, sed hac summissiore; nos enim dicimus omnia ista quae gemitus mugitusque exprimunt levia esse et contemnenda. omittamus haec magna verba, sed, di boni, vera: illud tibi praecipio, ne sis miser ante tempus, cum illa quae velut inminentia expavisti fortasse nunquam ventura sint, certe non venerint.* (5) *quaedam ergo nos magis torquent quam debent, quaedam ante torquent quam debent, quaedam torquent cum omnino non debeant; aut augemus dolorem aut praecipimus aut fingimus.*
>
> ‚Wenn es dir dennoch gut scheint, so nimm' dir meine Ratschläge darüber an, wie du dich festigen kannst. Mehr Dinge sind es, Lucilius, die uns in Schrecken versetzen, als die uns (tatsächlich) belasten – und ziemlich oft leiden wir eher unter einem Glauben (über eine Sache) als unter der Sache selbst (mit ihren tatsächlichen Merkmalen). Ich spreche zu dir nicht mit stoischer Zunge, sondern offen und ehrlich, wie ich denke, denn wir (Stoiker) sagen, dass alles, was Klagen und Schreien hervorbringt, eher unbedeutend und zu verachten ist. Aber lassen wir diese großen Worte beiseite und sprechen, ihr guten Götter, Wahres: Jenes, rate ich dir, dass du nicht schon unglücklich seist, bevor das, was du als Drohendes fürchtetest, vielleicht niemals sich einstellen wird, ja gewiss noch nicht eingetreten ist. Gewisse Dinge quälen uns mehr als sie sollten, sie quälen schon bevor sie es sollten und sie quälen, obwohl sie es überhaupt nicht sollten: Denn entweder überhöhen wir den Schmerz darüber, nehmen ihn vorweg oder gaukeln ihn uns vor.'

Wie schon in der im ersten Teil behandelten Passage (*epist.* 95,15–8) spielt auch hier der emotionale Beweggrund der Angst eine entscheidende Rolle. In beiden Passagen erscheint sie als Angst vor Schmerzen und Leiden: In *epist.* 95,15–8 geht sie von den an-

180 Zu *opinio* (gr. δόξα) bei Seneca siehe z. B. Courtil (2015), 365–7.

schaulichen Leidens- und Schmerzbeschreibungen von (vermeintlichen) körperlichen Krankheiten und Symptomen aus, lexikalisch repräsentiert durch Ausdrücke wie beispielsweise *tormentum, pestis, horror* und *saevire* in der Beschreibung der Fieberarten (*epist.* 95,17). In *epist.* 13,3–5 thematisiert Seneca Angst, die sich aus dem Antizipieren von Handlungen und Situation ergeben kann, die also mentaler Natur ist; sie wird assoziiert mit Wörtern wie *torquere, terrere, laborare, inminere, expavere* oder *dolor*. Bemerkenswert im Vergleich zu oben ist jedoch, dass Seneca hier auf diametral entgegengesetzte Weise agiert: Während er oben *opiniones* als Nährboden für Ängste und damit als Movens des Denkens und Handelns evoziert, zeigt er hier, dass und wie *res* an deren Stelle zu setzen sind. Denken und Handeln sollen also nicht von Emotionen, sondern von Vernunft geleitet werden. So weist er in zwei Anläufen auf die psychischen und psychologischen Mechanismen hin, die Angst hervorrufen bzw. konstituieren, vgl. *epist.* 13,4 *plura sunt, Lucili, quae nos terrent quam quae premunt, et saepius opinione quam re laboramus* und *epist.* 13,5 *quaedam ergo nos magis torquent quam debent, quaedam ante torquent quam debent, quaedam torquent cum omnino non debeant; aut augemus dolorem aut praecipimus aut fingimus*. Zugleich zeigt Seneca damit auf implizite Weise auf, wie der Mensch sich selbst hinterfragen und so seiner Angst Herr werden, sich also von angstbestimmten Verhaltensmustern emanzipieren kann; zusätzlich leitet er Lucilius ausdrücklich dazu an, vgl. *epist.* 13,4 *illud tibi praecipio, ne sis miser ante tempus, cum illa quae velut inminentia expavisti fortasse nunquam ventura sint, certe non venerint*. Damit verweist er zunächst auf eines der grundlegenden Merkmale von Angst – das Kommende als etwas rein Negatives sich vorzustellen (vgl. *imminentia expavere*) – und zeigt zugleich, indem er ebendieses bewusst macht, dass Selbstreflexion und Analyse der Situation einen Zugang zu Schwierigkeiten und Problemen des Lebens eröffnen, den Angst in den meisten Fällen verstellt.[181] In diesem Sinne stehen sich *res* und *opinio* also gegenüber. Dass Seneca mit dem Verweis auf die Sache (*res*) und der damit einhergehenden Abwendung von einer bloß emotionalen Einschätzung einer Situation eine aufklärerische Geisteshaltung annimmt, bestätigt sich auch in der eingeschobenen Bemerkung, mittels derer er seine Position von der stoischen „Ideologie“ abgrenzt (vgl. *epist.* 13,4 *non loquor tecum Stoica lingua, sed hac summissiore*) und mit dem Vorhaben fortfährt, Wahres sprechen zu wollen, vgl. ebd. *sed (…) vera* (sc. *dicamus*).[182] Darin kann *vera* ebenso wie *res* als Gegensatz zu *opinio* gesehen werden.

Für beide hier besprochenen Briefpassagen kann die Angst der Menschen als eigentliches Objekt von Senecas sprachlichem Agieren bezeichnet werden. Während sie einerseits jedoch verschleiert adressiert und als verstärkender psychischer Mechanismus benutzt wird, um Menschen zu beeinflussen, wird sie andererseits ausdrücklich zum Gegenstand der Ausführungen mit der Absicht, auf Selbsterkenntnis und damit auch auf

181 Zur Angst in Senecas Briefen (und zum (emanzipatorischen) Umgang damit) siehe Wildberger (2006), Bd. 2, Anm. 647, S. 664 und Anm. 1321, S. 870 (mit weiterer Literatur).

182 Zu Senecas Verhältnis zur Stoa sowie als Stoiker zum Epikureismus vgl. z. B. Wildberger (2014).

Selbstbestimmung hinzuwirken. Der von Seneca selbst zum Ausdruck gebrachte Gegensatz von *opinio* und *res* beschreibt zugleich auch den Widerspruch zwischen beiden Briefpassagen, der also in den gegensätzlichen Intentionen und, davon ausgehend, in den von Seneca jeweils gewählten Formen und Mitteln besteht. Wie dieser Widerspruch einerseits für das Werk der *epistulae ad Lucilium* und andererseits für den Philosophen und den (politischen) Menschen Seneca zu verstehen (nicht: aufzulösen) ist, soll an dieser Stelle offen bleiben.

IV. Schlussbetrachtungen und Ausblick

Mit der Frage nach den Merkmalen fachlicher Kommunikation wurden im vorangehenden Kapitel die grammatischen und pragmatischen Charakteristika im Sprachgebrauch der Briefautoren einerseits und der medizinischen Fachautoren andererseits herausgestellt; diese Erkenntnisse sollen nun dazu verhelfen, die Ausgangsfragen der vorliegenden Untersuchung zu beantworten. Diese sind in den einleitenden Abschnitten (vgl. Kap. I. B. (b), S. 22) so formuliert worden: Wie äußern sich Cicero, Seneca d. J. und Plinius d. J. in ihren Briefen, wenn sie über Gesundheit und Krankheit sprechen? Wie äußern sich Celsus in *de medicina*, Plinius d. Ä. in den „medizinischen" Büchern (20–32) seiner *naturalis historia* und Scribonius Largus in seinen *compositiones* über die von den Briefautoren angesprochenen Themen?

Die Briefautoren benutzen verschiedene Wörter und Ausdrücke sowohl allgemeiner Natur – vgl. z. B. *firmus, imbecillitas, laborare, cura, mederi* oder *sanare* –, als auch spezifisch medizinischer, terminologischer Natur, vgl. z. B. *clavus, curatio, deiectio,* παράλυσις, *podagra, stomachicus, puxis*. Wie der Vergleich mit der medizinischen Fachliteratur gezeigt hat, verwenden sie sowohl die allgemeinen Ausdrücke als auch die spezifischen Begriffe und Termini in den meisten Fällen in übereinstimmenden Bedeutungen mit den Fachautoren. Während dies für die allgemeinen Ausdrücke zeigt, dass die medizinische Fachkommunikation sich innerhalb des Wortschatzes der allgemeinen Sprache abspielt, ist anhand der medizinischen Termini im Briefcorpus der entgegengesetzte Fall erkennbar, dass die nicht dezidiert fachliche Kommunikation auch Mittel der fachlichen Kommunikation verwendet. Für die Briefautoren, insbesondere für Cicero und Seneca d. J., geht dies mit einem besonderen Interesse für die Medizin und daher einem tiefergehenden medizinischen Wissen einher. Aus sprachlicher Sicht weisen darauf auch weitere Beobachtungen hin. So verwenden die Briefautoren mehrere medizinische Wörter – ungefähr ein Drittel der untersuchten Ausdrücke – in denselben Wortverbindungen wie die Fachautoren; sie machen also nicht nur Gebrauch von einzelnen medizinischen Ausdrücken und Begriffen, sondern gebrauchen bisweilen auch ganze Formulierungen in Übereinstimmung mit den Medizinern. Außerdem sind ihre Äußerungen nicht nur geprägt von ihrer Kenntnis im Umgang mit medizinischen Begriffen und Ausdrücken, sondern auch von dem Wissen, wie diese gebildet und zusammengesetzt werden; besonders deutlich zeigt sich das in den Briefen Senecas d. J., denn hier imitiert Seneca bisweilen die Sprache der Mediziner sogar. In der Syntax schlägt sich die medizinische Thematik in den Briefen den Untersuchungsergebnissen zufolge dagegen kaum nieder. Zwar wurden in den Briefen und der Fachliteratur einige gemeinsame syntaktische Merkmale beobachtet wie der substantivische Gebrauch von Adjektiven und Partizipien, mit denen oft die von einer Krankheit betroffene Person bezeichnet wird, jedoch können diese nicht als ausschließlich „medizinische" Merkmale bezeichnet werden. Dass vergleichsweise wenige syntaktische Merkmale unter den Ergebnissen der Untersuchung erscheinen, liegt jedoch an der Konzeption der vorliegenden Arbeit, die zu stark an der Lexik ausgerichtet ist, um die Syntax auf angemessene Weise in den Blick zu nehmen. Wie vielversprechend eine intensivere Untersuchung der Syntax wäre, wurde für den Gebrauch von Gerundiva anhand einer Passage in Senecas Briefen (*epist.* 75,7) deutlich; dort wendet sich der Briefschreiber in einer erdachten illustrierenden Situation mit den Worten *urendus, secandus, abstinendus sum* an einen *medicus* (vgl. dazu Kap. III. C., S. 441). Das für die medizinische Kommunikation spezifische Moment liegt hier im Anweisungscharakter der Gerundiva.

Wie die Briefautoren sich über Gesundheit und Krankheit äußern, wird naturgemäß von den Charakteristika der jeweiligen Kommunikationssituation bestimmt. So benutzt Cicero beispielsweise gegenüber den Mitgliedern seines engeren Freundes- und Bekanntenkreises nicht selten griechische medizinische Begriffe. Möglich ist dies nur, weil diese Menschen vermutlich eine vergleichbare Bildung genossen haben wie Cicero und er davon ausgehen konnte, dass diese Begriffe verstanden werden. Zudem eröffnet Ciceros Austausch mit den engen Freunden auch eine emotionale Mitteilungsebene, auf der er u. a. Betroffenheit über die Erkrankung eines Freundes oder einer Freundin äußern kann. Zwar teilt auch Plinius d. J. Emotionen mit, jedoch finden sich in seinen Briefen in der Regel keine alltags- und umgangssprachlichen Äußerungen, die Gesundheit und Krankheit betreffen. Sie sind in dieser Hinsicht distanzierter, was u. a. daran liegen dürfte, dass sie uns in einer für die Veröffentlichung umgearbeiteten Fassung vorliegen. Plinius' Briefe sind zudem an einem gehobenen Stilideal ausgerichtet, das vermutlich wesentlich für den Austausch in seinem Freundeskreis war. Allzu spezielle medizinische Termini der Pathologie vermeidet er daher sogar und verwendet stattdessen Umschreibungen wie z. B. *sanguinem reicere/reddere* als Symptome der Tuberkulose oder *dolor pedum* als Symptom der Fußgicht. Anders verhält es sich jedoch bei den Fragen nach einer gesunden Lebensweise, denn wie man sich mithilfe von Bewegung, Schwitzkuren, Massagen und Weiterem fit halten kann und gesund bleibt, bringt Plinius explizit zur Sprache. Dies zu thematisieren geht mit der praktischen Frage nach der richtigen Lebensführung einher, der sich Plinius' Briefe – u. a. anhand von als Vorbildern eingesetzten kurzen Portraits bestimmter Personen – immer wieder zuwenden. Die Briefe Senecas d. J. sind literarische Form und waren daher von Anfang an für eine Veröffentlichung vorgesehen; wie Plinius' Briefe entbehren auch sie alltags- oder umgangssprachliche Ausdrucksweisen. Anders als Plinius macht Seneca ausgiebig Gebrauch von medizinischen Termini. Je nach Kontext und der Wirkung entsprechend, die er bei seiner Leserschaft offensichtlich erzielen will, passt er seinen Gebrauch spezieller sprachlicher Mittel der medizinischen Fachkommunikation jedoch an. Gerade dabei zeigt sich seine oben bereits angesprochene genaue Kenntnis der Medizinersprache, die beispielsweise auch morphologische Charakteristika einschließt. Indem sich Seneca der Mittel der Medizinersprache bedient, wirken seine Beschreibungen medizinischer Sachverhalte profund. Dabei scheint er genau auf die notwendige Balance von (Pseudo-)Fachlichkeit und Anschaulichkeit in der Wahl der sprachlichen Mittel zu achten, um auf diese Weise die in seinen Briefen geäußerten ethisch-moralischen Ansichten zu begründen und seine Leserschaft davon zu überzeugen.

Die medizinischen Fachautoren thematisieren die meisten der von den Briefautoren aufgeworfenen Phänomene und Sachverhalte ebenfalls, wie sich an grundlegenden lexikalischen und semantischen Übereinstimmungen bzw. Überschneidungen zwischen beiden Autorengruppen zeigt. Dabei sprechen sie in der Regel sachlich, ausführlich, prägnant und spezifisch über diese Themen. Das zeigt sich nicht nur an ihrem Wortschatz, der viele Wörter beinhaltet, die beispielsweise konkrete medizinische Phänomene oder fachliche Handlungen bezeichnen; so finden sich in der Fachliteratur beispielsweise viele Verben, die die „Handlungen" von Krankheiten, d. h. deren Bewegungen, Entwicklungen und Wirkungen, beschreiben, vgl. z. B. für Fieber: *febris abest, accedit, adfligit, conquiescit, continuat, habet accessionem, haeret, incipit, increscit, manet, nascitur, occupat, oritur, quiescit, repetit, subit, subsequitur, terret* oder *urget*. Ebenso differenziert ist das Vokabular der Behandlung, wie beispielsweise die Verben zeigen, mit denen die Fachautoren die Behandlung der Fußgicht beschreiben: *podagram emendare, emollire, fovere, fricare, lenire, mederi, mitigare, mollire, refrigerare, sanare, sedare* sowie *adhibere purgationem podagrae, auxiliare podagrae, inlinere podagrae, inponere podagrae, prodesse podagrae* oder *utile est podagrae*. Außerdem verwenden die Fachautoren den grundlegenden Wortschatz auf spezifischere Weise als die Briefautoren und sagen z. B. ‚schwach, krank' (*imbecillus*) nicht nur vom Menschen im Ganzen, sondern auch vom menschlichen Körper sowie von einzelnen Organen und Körperteilen, oder sie beziehen *fovere* (‚pflegen, behandeln') nicht nur wie die Briefautoren auf den Körper, auf Krankheiten und Schmerzen, sondern außerdem auf einzelne Körperteile und Organe, Krankheitssymptome und auf Verletzungen. Bisweilen gebrauchen sie die medizinischen Begriffe zudem in weiteren Bedeutungen, die in den Briefen nicht belegt sind. Erwartungsgemäß sprechen die Fachautoren ausführlicher über die von den Briefautoren zur Sprache gebrachten Sachverhalte, indem sie beispielsweise auch auf einzelne Aspekte der Behandlung wie diätetische Fragen, klimatische Bedingungen oder die Medikation eingehen.

Die Ausführungen der Fachautoren sind jedoch nicht ausschließlich konkret und spezifisch. So beinhalten die Fachtexte – da es sich dabei um an Laien gerichtete Kompendien handelt – notwendigerweise auch Passagen, die der Einführung in und dem Überblick über den zu behandelnden Stoff dienen und das Wissen dadurch strukturieren sowie Anknüpfungspunkte für Weiteres und Konkreteres schaffen; beispielsweise spricht Celsus in Buch 2 von *de medicina* von Krankheiten im Allgemeinen. Neben den grundsätzlichen Überlegungen zur sprachlichen Ausgestaltung fachlicher Texte liegen auch den medizinischen Schriften der drei untersuchten Fachautoren je individuelle und mit konkreten Aussage- und Darstellungsabsichten verbundene sowie verschiedenen Adressatenkreisen entsprechende Prämissen zugrunde, die Form und Charakter der jeweiligen Texte bestimmen.

Wenn mit dieser Arbeit ein kleiner Beitrag zur Erforschung der Antike im Allgemeinen und zur Erhellung einzelner sprachlicher und literarischer Aspekte im Speziellen – wie dem des Sprachgebrauchs einzelner Autoren in Texten unterschiedlicher Gattungen –

geleistet werden konnte, so hat sie einen Zweck erfüllt. Mögliche Anknüpfungspunkte an das hier dargelegte sind beispielsweise die Erforschung syntaktischer Merkmale der fachlichen medizinischen Kommunikation, wie sie oben (S. 441) bereits etwas ausführlicher begründet wurde; diesen Aspekt konnte diese Arbeit nicht in angemessener Weise beleuchten. Ebenso dürfte eine systematische und umfassende Gegenüberstellung der Junkturen von nicht-fachlichen wie fachlichen Autoren wünschens- und lohnenswert sein, die von den darin vorkommenden Verben und Adjektiven ausgeht. Beispielsweise könnte ausgehend von Ciceros Formulierung *incipit febricula* (*Att.* 7,8,2) untersucht werden, was die Fachautoren mit *incipere* verbinden. Auf diese Weise könnten auch die in Kap. III. A. (c), S. 423ff., näher betrachteten zusammengesetzten Ausdrücke der Briefautoren gezielt daraufhin in den Blick genommen werden, wie medizinisch lexikalisiert diese waren. Zwar wurde diese Perspektive anfangs in die vorliegende Untersuchung einbezogen, musste jedoch bald nach hinten gestellt und schließlich ausgenommen werden, da dies weit über den Rahmen dieser Untersuchung gegangen wäre.

Verzeichnisse

Literaturverzeichnis

A. Textausgaben

Celsus	Marx, F. (1915): A. Cornelii Celsi quae supersunt, Leipzig, Berlin. Scheller, E. (1967): Aulus Cornelius Celsus über die Arzneiwissenschaft, Hildesheim.
Cicero	Shackleton Bailey, D. R. (1987): M. Tulli Ciceronis Epistulae ad Atticum, 2 Bände, Stuttgart. Shackleton Bailey, D. R. (1988): M. Tulli Ciceronis Epistulae ad Familiares, Stuttgart. Shackleton Bailey, D. R. (1988): M. Tulli Ciceronis Epistulae ad Quintum Fratrem, Epistulae ad M. Brutum, Stuttgart.
Plinius d. Ä.	Mayhoff, C. (1967–86): C. Plini Secundi Naturalis Historiae Libri XXXVII, 5 Bände, Stuttgart. König, R. (1973–2007): Plinius: Naturkunde, 28 Bände, Düsseldorf, Zürich.
Plinius d. J.	Mynors, R. A. B. (1966): C. Plini Caecili Secundi Epistularum Libri Decem, Oxford. Radice, B. (1989–92): Pliny, Letters and Panegyricus, 2 Bände, London.
Scribonius Largus	Sconocchia, S. (1983): Scribonii Largi Compositiones, Leipzig.
Seneca d. J.	Reynolds, L. D. (1965): L. Annaei Senecae ad Lucilium Epistulae Morales, 2 Bände, Oxford. Rosenbach, M. (1999): Lucius Annaeus Seneca, Philosophische Schriften, 5 Bände, Darmstadt.

B. Lexika, Handbücher, Kommentare

Berno	Berno, F. R. (2006): L. Anneo Seneca. Lettere a Lucilio Libro VI: Le Lettere 53–57, Bologna.
Costa	Costa, C. D. N. (^{2}1992): Seneca. 17 Letters, Warminster, Wiltshire.
DGE	Diccionario Griego-Español en línea: http://dge.cchs.csic.es/xdge/.
DNP	Cancik, H.; Schneider, H. (Hg.) (1996–2003): Der neue Pauly, Lexikon der Antike, 16 Bände, Stuttgart, Weimar.
Duden	Drosdorowski, G. (^{2}1994): Duden. Das große Wörterbuch der deutschen Sprache, 8 Bände, Mannheim.
Georges	Georges, K. E. (^{8}1998): Ausführliches Lateinisch-deutsches Hand-

	wörterbuch, 2 Bände, Darmstadt.
HLL	Herzog, R.; Schmidt, P. L. (Hg.) (1989ff.): Handbuch der lateinischen Literatur der Antike, München.
Hofmann, LU	Hofmann, J. B. (1926): Lateinische Umgangssprache, Heidelberg.
H.-S.	Hofmann, J. B.; Szantyr, A. (1972): Lateinische Syntax und Stilistik, 2 Bände, München.
K.-G.	Kühner, R.; Gerth, B. (^{4}1955): Ausführliche Grammatik der griechischen Sprache, 2 Bände, Hannover.
Lausberg	Lausberg, H. (^{3}1990): Handbuch der literarischen Rhetorik. Eine Grundlegung der Literaturwissenschaft, Stuttgart.
Leumann	Leumann, M. (^{5}1977): Lateinische Laut- und Formenlehre, München.
LSJ	Liddell, H. G.; Scott, R.; Jones, H. S. (^{9}1996): A Greek-English Lexicon, Oxford.
OLD	Glare, P. G. W. (Hg.) (^{2}2012): Oxford Latin Dictionary, 2 Bände, Oxford.
Pschyrembel	Pschyrembel, W. et al. (^{258}1994): Pschyrembel Klinisches Wörterbuch, Berlin.
RE	Wissowa, G. et al. (1894–1975): Paulys Real-Encyclopädie der classischen Altertumswissenschaft, Neue Bearbeitung, Stuttgart.
Schwyzer	Schwyzer, E. (^{6}1990): Griechische Grammatik, Bd. 1. Allgemeiner Teil, Lautlehre, Wortbildung, Flexion, München.
Sh. B.	Shackleton Bailey, D. R. (1965–70): Cicero's Letters to Atticus, 7 Bände, Cambridge; ders. (1977): Cicero: Epistulae ad Familiares, 2 Bände, Cambridge; ders. (1980): Cicero: Epistulae ad Quintum Fratrem et M. Brutum, Cambridge.
Sh.-W.	Sherwin-White, A. N. (1966): The Letters of Pliny. A historical and social commentary, Oxford.
Stolz-Schmalz	Stolz, F.; Schmalz, J. H. (^{5}1928): Lateinische Grammatik. Laut- und Formenlehre, Syntax und Stilistik (Neubearbeitung von M. Leumann und J. B. Hofmann), München.
TLG	Pantelia, M. C. (Hg.), Thesaurus Linguae Graecae Digital Library, University of California, Irvine: http://www.tlg.uci.edu.
TLL	Woelfflin, E. et al. (1900 ff.): Thesaurus Linguae Latinae, Leipzig.
Tyrrell-Purser	Tyrrell, R. Y.; Purser, L. C. (1969): The Correspondence of M. Tullius Cicero. Arranged according to its chronological order; with a revision of the text, a commentary and introductory essays, 5 Bände, Heidelberg.

Walde-Hofmann	Walde, A.; Hofmann, J. B. (1938): Lateinisches etymologisches Wörterbuch. 2 Bände, Heidelberg.
de Vaan	*de* Vaan, M. (2008): Etymological Dictionary of Latin and the other Italic Languages, Leiden, Boston.

C. Weitere Literatur

Adams, J. N. (1995): Pelagonius and Latin veterinary terminology in the Roman Empire, Leiden.

Adams, J. N. (2016): Social Variation and the Latin Language, Cambridge, UK.

Albrecht, M. von (2003): Cicero's Style: A Synopsis, Leiden, Boston.

André, J. (1963): Remarques sur la traduction des mots grecs dans les textes médicaux du Ve siècle (Cassius Félix et Caelius Aurélianus), in: Revue *de* philologie 37, 47–67.

André, J. (1986): Sur la constitution des langues techniques en latin, in: Études *de* lettres. Revue *de* la Faculté des lettres *de* l'Université *de* Lausanne, 5–18.

André, J. (1987): Être médecin à Rome, Paris.

André, J. (1991): Le vocabulaire latin *de* l'anatomie, Paris.

Anke, N. (1873a): Lexicographische Bemerkungen medicinisch-philologischen Inhalts, in: Philologus 32, 385–405.

Anke, N. (1873b): Lexicographische Bemerkungen medicinisch-philologischen Inhalts (Forts.), in: Philologus 32, 577–99.

Asper, M. (2007): Griechische Wissenschaftstexte: Formen, Funktionen, Differenzierungsgeschichten, Stuttgart.

Asper, M. (2016): On Systematicity. How to Write (Ancient Greek) Science, in: Trends in Classics 8 (1), 103–23.

Baier, T. (2005): Seneca als Erzieher, in: Baier, T.; Manuwald, G.; Zimmermann, B. (Hg.): Seneca: philosophus et magister, Freiburg i. Br., Berlin, 49–62.

Baldin, M. (2010): Valenze della terminologia medica in autori non medici. Plauto, Sallustio, Giovenale, in: Langslow, D. R.; Maire, B. (Hg.): Body, Disease and Treatment in a Changing World: Latin Texts and Contexts in ancient and medieval Medicine: Proceedings of the ninth International Conference „Ancient Latin medical Texts“ (Hulme Hall, University of Manchester, 5th–8th September 2007), Lausanne, 73–87.

Baumann, E. D. (1930): Über den rätselhaften morbus cardiacus der Antiken, in: Janus 33, 371–99.

Beardsley, M. C. (1996): Die metaphorische Verdrehung, in: Haverkamp, A. (Hg.): Theorie der Metapher, Darmstadt, 2, 120–41.

Benveniste, É. (1965): Termes gréco-latins d'anatomie, in: Revue *de* philologie, *de* littérature et d'histoire anciennes 39, 7–13.

Bertau, M.-C. (1996): Sprachspiel Metapher: Denkweisen und kommunikative Funktion einer rhetorischen Figur, Opladen.

Bingen, J.; Bülow-Jacobsen, A.; Cockle, W. E. H.; Cuvigny, H.; Kayser, F.; Rengen, W. van (Hg.) (1997): Mons Claudianus. Ostraca graeca et latina II (O.Claud. II), Cairo.

Black, M. (1996): Mehr über die Metapher, in: Haverkamp, A. (Hg.): Theorie der Metapher, Darmstadt, 2, 379–413.

Boeft, J. den; Drijvers, J. W.; Hengst, D. den; Teitler, H. C. (2002): Philological and Historical Commentary on Ammianus Marcellinus XXIV, Leiden, Boston, Köln.

Boscherini, S. (1991): La metafora nei testi medici latini, in: Sabbah, G. (Hg.): Le latin médical. La constitution d'un langage scientifique. Réalités et langage *de* la médecine dans le monde romain. Actes du IIIe Colloque International „Textes Medicaux Latins Antiques“ (Saint-Etienne, 11–13 septembre 1989), Saint-Étienne, 187–93.

Boscherini, S. (1993): La medicina in Catone e Varrone, in: Haase, W.; Temporini, H. (Hg.): Aufstieg und Niedergang der römischen Welt (ANRW): Geschichte und Kultur Roms im Spiegel der neueren Forschung, Berlin, New York, 729–55.

Bülow-Jacobsen, A. (Hg.) (2009): Mons Claudianus. Ostraca graeca et latina IV (O.Claud. IV), Cairo.

Bütler, H.-P. (1970): Die geistige Welt des jüngeren Plinius: Studien zur Thematik seiner Briefe, Heidelberg.

Capitani, U. (1972): Celso, Scribonio Largo, Plinio il Vecchio e il loro attegiamento nei confronti della medicina popolare, in: Maia 24, 120–40.

Capponi, F. (1998): Appunti di patologia medica e chirurgia nell'XI libro della Naturalis Historia di Plinio, in: Deroux, C. (Hg.): Maladie et maladies dans les textes latins antiques et médiévaux. Actes du Ve colloque International „Textes médicaux latins“ (Bruxelles, 4–6 septembre 1995), Bruxelles, Bd. 242, 199–214.

Courtil, J.-C. (2012): Valetudinarius Seneca. Sénèque le Philosophe état-il un malade imaginaire?, in: Pallas 88, 83–102.

Courtil, J.-C. (2014): Torture in Seneca's Philosophical Works: Between Jusitfication and Condemnation, in: Wildberger, J.; Colish, M. L. (Hg.): Seneca Philosophus, Berlin, Boston, 189–208.

Courtil, J.-C. (2015): Sapientia contemptrix doloris. Le corps souffrant dans l'œuvre philosophique *de* Sénèque, Bruxelles.

Courtil, J.-C. (2017): Secare et urere : le thème *de* la chirurgie dans l'œuvre philosophique *de* Sénèque, in: Gaia 20, 143–67, DOI: https://doi.org/10.3406/gaia.2017.1728.

Courtil, J.-C. (2018a): Le fonctionnement *de* la douleur chez Sénèque: entre physiologie médicale et éthique stoïcienne, in: Petey-Girard, B.; Sévérac, P. (Hg.): Représentations *de* la souffrance, Paris, 151–64.

Courtil, J.-C. (2018b): Le goût *de* la sagesse. Sénèque et les assaissonnements, in: Pallas 106.

Deichgräber, K. (1950): Professio medici. Zum Vorwort des Scribonius Largus, Mainz.

Deuse, W. (1993): Celsus im Prooemium von „*De* medicina“: Römische Aneignung griechischer Wissenschaft, in: Haase, W.; Temporini, H. (Hg.): Aufstieg und Niedergang der römischen Welt (ANRW): Geschichte und Kultur Roms im Spiegel der neueren Forschung, Berlin, New York, 819–41.

Effe, B. (1977): Dichtung und Lehre: Untersuchungen zur Typologie des antiken Lehrgedichts, München.

Eijk, P. J. van der (1997): Towards a rhetoric of ancient scientific discourse: Some Formal Characteristics of Greek Medical and Philosophical Texts (Hippocratic Corpus, Aristotle), in: Bakker, Egbert. J. (Hg.): Grammar as Interpretation: Greek Literature in Its Linguistic Context, Leiden, New York, Köln.

Englund, J. (1935): Kasussyntaxen Hos A. Cornelius Celsus, Göteborg.

Esser, A. A. M. (1930): Die Augenkrankheit Ciceros, in: Klinische Monatsblätter für Augenheilkunde und ärztliche Fortbildung 85, 68–70.

Faller, S. (2007): Der Schiffbruch in Petrons Satyrica, in: Lefèvre, E.; Castagna, L. (Hg.): Studien zu Petron und seiner Rezeption = Studi su Petronio e sulla sua fortuna, Berlin, New York, 61–80.

Fitzgerald, W. (2007): The Letter's the Thing, in: Morello, R.; Morrison, A. D. (Hg.): Ancient Letters. Classical and Late Antique Epistolography, Oxford, 191–210.

Flammini, G. (1993): Le neoformazioni a suffissazione „-tion-" nei libri medici della ‚Naturalis Historia', in: Sconocchia, S.; Toneatto, L. (Hg.): Lingue tecniche del greco e del latino: Atti del I° Seminario internazionale sulla letteratura scientifica e tecnica greca e latina., Trieste, 208–18.

Fluck, H.-R. (1996): Fachsprachen: Einführung und Bibliographie, Tübingen, Basel.

Fögen, T. (2001): Fachsprachen in der Antike: Zur Analyse metasprachlicher Dokumente am Beispiel der philosophischen Schriften Senecas, in: Kovtyk, B.; Wendt, G. (Hg.): Aktuelle Probleme der angewandten Übersetzungswissenschaft: Sprachliche und außersprachliche Faktoren der Fachübersetzung, Frankfurt am Main, 10–35.

Fögen, T. (2002): Der Umgang mit griechischen Termini in lateinischen Fachtexten: Versuch einer Systematisierung, in: Kovtyk, B.; Meiser, G.; Solms, H.-J. (Hg.): Geschichte der Übersetzung: Beiträge zur neuzeitlichen, mittelalterlichen und antiken Übersetzungsgeschichte, Berlin, 259–76.

Fögen, T. (2003): Metasprachliche Reflexionen antiker Autoren zu den Charakteristika von Fachtexten und Fachsprachen, in: Horster, M.; Reitz, C. (Hg.): Antike Fachschriftsteller, Stuttgart, 31–60.

Fögen, T. (2004): Zur Transformation griechischer Wissensbestände durch römische Fachschriftsteller: Aspekte des Fachübersetzens in der Antike, in: Haßler, G.; Volkmann, G. (Hg.): History of Linguistics in Texts and Concepts, Münster, Bd. 2, 433–54.

Fögen, T. (2005a): Antike Fachtexte als Forschungsgegenstand, in: Fögen, T. (Hg.): Antike Fachtexte = Ancient technical texts, Berlin [u.a.], 1–20.

Fögen, T. (2005b): The transformation of Greek scientific knowledge by Roman technical writers: On the translating of technical texts in antiquity, in: Antike Naturwissenschaft und ihre Rezeption 15, 91–114.

Fögen, T. (2009): Wissen, Kommunikation und Selbstdarstellung: Zur Struktur und Charakteristik römischer Fachtexte der frühen Kaiserzeit, München.

Fuhrmann, M. (1960): Das systematische Lehrbuch: Ein Beitrag zur Geschichte der Wissenschaften in der Antike, Göttingen.

Fuhrmann, M. (2011): Cicero und die römische Republik. Eine Biographie, Mannheim.

Gaertner, J. F. (2005): Ovid, Epistulae ex Ponto, book I, Oxford.

García González, H. (2002): Algunas calas en la denominación del concepto „enfermedad", in: Faventia 24 (1), 99–113.

Gazzarri, T. (2014): Gender-Ba*sed* Differential Morbidity and Moral Teaching in Seneca's Epistulae Morales, in: Wildberger, J.; Colish, M. L. (Hg.): Seneca Philosophus, Berlin, Boston, 209–27.

Gibson, R. K. (2004): Ovid, Ars amatoria book 3, Cambridge.

Gibson, R. K.; Morello, R. (2012): Reading the Letters of Pliny the Younger: An Introduction, Cambridge.

Gibson, R. K.; Morrison, A. D. (2007): What is a Letter?, in: Morello, R.; Morrison, A. D. (Hg.): Ancient Letters. Classical and Late Antique Epistolography, Oxford, 1–16.

Gourevitch, D. (1974): Le menu *de* l'homme libre: Recherches sur la alimentation et la digestion dans le œuvres en prose *de* Sénèque le philosophe, in: Boucher, J.-P.; Gros, P. (Hg.): Mélanges *de* philosophie, *de* littérature et d'histoire ancienne offerts à Pierre Boyancé, Rom, 311–44.

Gourevitch, D. (1976): Les noms latins *de* l'estomac, in: Revue *de* philologie 50, 85–110.

Gourevitch, D. (1984): Le triangle hippocraticque dans le monde gréco-romain: Le malade, sa maladie et son médecin, Rom.

Griffin, M. T. (1976): Seneca: A Philosopher in Politics, New York.

Grmek, M. D. (1991a): Diseases in the Ancient Greek World, Baltimore, London.

Grmek, M. D. (1991b): La dénomination latine des maladies considérées comme nouvelles par les auteurs antiques, in: Sabbah, G. (Hg.): Le latin médical. La constitution d'un langage scientifique. Réalités et langage *de* la médecine dans le monde romain. Actes du IIIe Colloque International „Textes Medicaux Latins Antiques" (Saint-Etienne, 11–13 septembre 1989), Saint-Étienne, 195–214.

Gunderson, E. (2007): S.V.B.; E.V., in: Classical Antiquity 26 (1), 1–48.

Hachmann, E. (1995): Die Führung des Lesers in Senecas Epistulae morales, Münster.

Haverling, G. (2000): On Sco-Verbs, Prefixes and Semantic Functions: A Study in the Development of Prefixed and Unprefixed Verbs from Early to Late Latin, Göteborg.

Healy, J. F. (1987): The Language and Style of Pliny the Elder, in: Boldrini, S. (Hg.): Filologia e Forme Letterarie: Studi offerti a Francesco della Corte, Urbino, Bd. 4, 3–24.

Healy, J. F. (1999): Pliny the Elder on Science and Technology, Oxford.

Helzle, E. (1988): Meditatio mortis - Lucius Annaeus Seneca, Brief 54 an Lucilius, in: Kiefner, G. (Hg.): Charisteria. Dankesgabe an Professor D. Dr. Hildebrecht Hommel zum 85. Geburtstag, dargebracht von seinen Doktoranten aus 50 Jahren, Hildesheim, Zürich, New York, 26–37.

Hoffer, S. E. (2007): Cicero's „Stomach“: Political Indignation and the Use of Repeated Allusive Expressions in Cicero's Correspondence, in: Morello, R.; Morrison, A. D. (Hg.): Ancient Letters. Classical and Late Antique Epistolography, Oxford, 87–106.

Hoffmann, L. (1976): Kommunikationsmittel Fachsprache. Eine Einführung, Berlin.

Hoffmann, L. (1998a): Syntaktische und morphologische Eigenschaften von Fachsprachen, in: Hoffmann, L.; Kalverkämper, H.; Wiegand, H. E. (Hg.): Fachsprachen: Ein internationales Handbuch zur Fachsprachenforschung und Terminologiewissenschaft (HSK 14.1), Berlin, New York, Bd. 1, 416–27.

Hoffmann, L. (1998b): Fachsprachen und Gemeinsprache, in: Hoffmann, L.; Kalverkämper, H.; Wiegand, H. E. (Hg.): Fachsprachen: Ein internationales Handbuch zur Fachsprachenforschung und Terminologiewissenschaft (HSK 14.1), Berlin, New York, Bd. 1, 157–68.

Horster, D. (1988): Habermas zur Einführung, Hamburg.

Ilberg, J. (1971): A. Cornelius Celsus und die Medizin in Rom (1907), in: Flashar, H. (Hg.): Antike Medizin, Darmstadt, 308–60.

Inwood, B. (2007): The importance of form in Seneca, in: Morello, R.; Morrison, A. D. (Hg.): Ancient Letters. Classical and Late Antique Epistolography, Oxford, 133–48.

Jackson, R. P. J. (1993): Roman Medicine: the Practitioners and their Practises, in: Haase, W.; Temporini, H. (Hg.): Aufstieg und Niedergang der römischen Welt (ANRW): Geschichte und Kultur Roms im Spiegel der neueren Forschung, Berlin, New York, 80–101.

Jocelyn, H. D. (1985): The new chapters of the Ninth Book of Celsus' artes, in: Papers of the Liverpool Latin Seminar 5, 299–336.

Kalverkämper, H. (1998): Fach und Fachwissen, in: Hoffmann, L.; Kalverkämper, H.; Wiegand, H. E. (Hg.): Fachsprachen: Ein internationales Handbuch zur Fachsprachenforschung und Terminologiewissenschaft (HSK 14.1), Berlin, New York, Bd. 1, 2–24.

Koch, B. (2006): Philosophie als Medizin für die Seele: Untersuchungen zu Ciceros Tusculanae Disputationes, Stuttgart.

Kollesch, J. (1998): Medizin und ihre Fachsprache im Altertum: Eine Übersicht, in: Hoffmann, L.; Kalverkämper, H.; Wiegand, H. E. (Hg.): Fachsprachen: Ein internationales Handbuch zur Fachsprachenforschung und Terminologiewissenschaft (HSK 14.1), Berlin, New York, Bd. 2, 2270–7.

Kronfeld, C. (1980): Novel and conventional metaphors. A matter of methodology., in: Poetics today 2 (1b), 13–24.

Kudlien, F. (1986): Die Stellung des Arztes in der römischen Gesellschaft: Freigeborene Römer, Eingebürgerte, Peregrine, Sklaven, Freigelassene als Ärzte, Stuttgart.

Kühtz, S. (2007): Phraseologie und Formulierungsmuster in medizinischen Texten, Tübingen.

Kullmann, W.; Althoff, J.; Asper, M. (Hg.) (1998): Gattungen wissenschaftlicher Literatur in der Antike, Tübingen.

Laidlaw, W. A. (1939): S.V.B.E., in: Classical Philology 34 (3), 251–2.

Lampe, K. (2008): Seneca's Nausea: "Existential" Experiences and Julio-Claudian Literature, in: Helios 35 (1), 67–87.

Langslow, D. R. (1989): Latin technical language: Synonyms and Greek words in Latin medical terminology, in: Transactions of the Philological Society 87 (1), 33–53, DOI: https://doi.org/10.1111/j.1467-968X.1989.tb00618.x.

Langslow, D. R. (1992): The Development of Latin Medical Terminology: Some Working Hypotheses, in: Proceedings of the Cambridge Philogical society 37, 106–30.

Langslow, D. R. (1999): The language of poetry and the language of science: The Latin poets and „medical Latin", in: Adams, J. N.; Mayer, R. G. (Hg.): Aspects of the Language of Latin Poetry, Oxford, 183–225.

Langslow, D. R. (2000a): Medical Latin in the Roman Empire, Oxford.

Langslow, D. R. (2000b): Latin Discourse Particles, „Medical Latin" And „Classical Latin", in: Mnemosyne 53, 537–60.

Langslow, D. R. (2005): „Langues réduits au lexique"? The Languages of Latin Technical Prose, in: Reinhardt, T.; Lapidge, M.; Adams, J. N. (Hg.): Aspects of the Language of Latin Prose, Oxford, 287–302.

Langslow, D. R. (2007): The epistula in ancient scientific and technical literature, with special reference to medicine, in: Morello, R.; Morrison, A. D. (Hg.): Ancient Letters. Classical and Late Antique Epistolography, Oxford, 211–34.

Leumann, M. (1959): Kleine Schriften: Herausgegeben zum siebzigsten Geburtstag am 6. Oktober 1959, Zürich, Stuttgart.

Lippert, H. (1998): Die Fachlexikographie der Medizin: eine Übersicht, in: Hoffmann, L.; Kalverkämper, H.; Wiegand, H. E. (Hg.): Fachsprachen: Ein internationales Handbuch zur Fachsprachenforschung und Terminologiewissenschaft (HSK 14.1), Berlin, New York, Bd. 1, 1966–75.

Marx, K. F. H. (1872): Ueber die Anfälle mit dem Gefühle des Verscheidens, den intermittierenden chronischen Herzschmerz, das Leiden des Philosophen Lucius Aennaeus Seneca, in: Abhandlungen der Königlichen Gesellschaft der Wissenschaften in Göttingen 17, 3–44.

Mazzini, I. (1978): Il greco nella lingua tecnica medica latina, in: Annali della facoltà di lettere e filosofia dell' Università di Macerata 11, 543–56.

Mazzini, I. (1988): La medicina nella letteratura latina I: Osservazioni e proposte interpretative su passi di Lucilio, Lucrezio, Catullo e Orazio, in: Aufidus 4, 45–73.

Mazzini, I. (1991): Il lessico medico latino antico: caratteri e strumenti della sua differenziazone, in: Sabbah, G. (Hg.): Le latin médical. La constitution d'un langage scientifique. Réalités et langage *de* la médecine dans le monde romain. Actes du IIIe Colloque International „Textes Medicaux Latins Antiques" (Saint-Etienne, 11–13 septembre 1989), Saint-Étienne, 175–85.

Mazzini, I. (1997): La Medicina dei Greci e dei Romani: Letteratura, lingua, scienza, Rom.

Mazzini, I. (1998): La descrizione delle malattie nei poeti e nei medici, in: Deroux, C. (Hg.): Maladie et maladies dans les textes latins antiques et médiévaux. Actes du Ve colloque International „Textes médicaux latins“ (Bruxelles, 4–6 septembre 1995), Bruxelles, Bd. 242, 14–28.

Mazzini, I. (2014): References to Medical Authors in Non-Medical Latin Literature, in: Maire, B. (Hg.): „Greek“ and „Roman“ in Latin medical texts: Studies in cultural change and exchange in ancient medicine, Leiden, 77–91.

Meibauer, J. (2008): Pragmatik: Eine Einführung, Tübingen.

Menière, P. (1862): Cicéron médecin: Étude médico-littéraire, Paris.

Meo, C. *de* (2005): Lingue tecniche del latino, Bologna.

Migliorini, P. (1988): Osservazioni sulla lingua della medicina in Seneca, in: Ronconi, A. (Hg.): Munus amicitiae: Scritti in memoria di Alessandro Ronconi, Firenze, Bd. 2, 22–56.

Migliorini, P. (1992): Lingua e conoscenze tecniche in Plinio il Giovane, in: Mazzini, I. (Hg.): Civiltà materiale e letteratura nel mondo antico: Atti del seminario di studio (Macerata, 28–29 giugno 1991), Macerata, 115–33.

Migliorini, P. (1997): Scienza e terminologia medica nella letteratura latina di età neroniana: Seneca, Lucano, Persio, Petronio, Frankfurt am Main, Berlin.

Morello, R. (2011): Pliny and the Encyclopaedic Adressee, in: Gibson, R. K.; Morello, R. (Hg.): Pliny the elder: Themes and Contexts, Leiden, Boston, 147–65.

Mudry, P. (1985): Médecins et spécialistes: Le problème *de* l'unité *de* la médecine à Rome au 1er siècle ap. J.C., in: Gesnerus 42, 329–36.

Mudry, P. (1993): Le „*De* medicina“ *de* Celse.: Rapport bibliographique, in: Haase, W.; Temporini, H. (Hg.): Aufstieg und Niedergang der römischen Welt (ANRW): Geschichte und Kultur Roms im Spiegel der neueren Forschung, Berlin, New York, 787–99.

Mudry, P. (2006a): Éthique et médecine à Rome: la préface *de* Scribonius Largus ou l'affirmation d'une singularité., in: Mudry, P.; Maire, B. (Hg.): Medicina, soror philosophiae: Regards sur la littérature et les textes médiceaux antiques (1975–2005). Réunis et édités par Brigitte Maire., Lausanne, 207–30.

Mudry, P. (2006b): Celso e la medicina nel mondo greco-romano, in: Mudry, P.; Maire, B. (Hg.): Medicina, soror philosophiae: Regards sur la littérature et les textes médiceaux antiques (1975–2005). Réunis et édités par Brigitte Maire., Lausanne, 139–50.

Mudry, P. (2006c): La retorica della salute e della malattia: osservazioni sul lessico latino della medicina, in: Mudry, P.; Maire, B. (Hg.): Medicina, soror philosophiae: Regards sur la littérature et les textes médiceaux antiques (1975–2005). Réunis et édités par Brigitte Maire., Lausanne, 193–202.

Nikitinski, O. (1998): Plinius der Ältere: Seine Enzyklopädie und ihre Leser, in: Kullmann, W.; Althoff, J.; Asper, M. (Hg.): Gattungen wissenschaftlicher Literatur in der Antike, Tübingen, 341–59.

Nutton, V. (1993): Roman Medicine: Tradition, Confrontation, Assimilation, in: Haase, W.; Temporini, H. (Hg.): Aufstieg und Niedergang der römischen Welt (ANRW): Geschichte und Kultur Roms im Spiegel der neueren Forschung, Berlin, New York, 49–78.

Nutton, V. (2004): Ancient Medicine, London, New York.

Oksala, P. (1953): Die griechischen Lehnwörter in den Prosaschriften Ciceros, Helsinki.

Önnerfors, A. (1956): Pliniana: In Plinii Maioris Naturalem Historiam studia grammatica semantica critica, Uppsala, Wiesbaden.

Önnerfors, A. (1993): Das medizinische Latein von Celsus bis Cassius Felix, in: Haase, W.; Temporini, H. (Hg.): Aufstieg und Niedergang der römischen Welt (ANRW): Geschichte und Kultur Roms im Spiegel der neueren Forschung, Berlin, New York, 227–392.

Orth, E. (1925): Cicero und die Medizin, Borna.

Pariente, Á. (1979): Sobre los compuestos nominales latinos con prefjio *de* valor intensivo, in: Emerita 47 (1), 113–48.

Pausch, D. (2004): Biographie und Bildungskultur: Personendarstellungen bei Plinius dem Jüngeren, Gellius und Sueton, Berlin, New York.

Peyer, B. (1928): Medizinisches aus Martial: mit Ergänzungen aus Juvenal und einem naturgeschichtlichen Anhang, Zürich, Leipzig.

Pianezzola, E. (1965): Gli aggettivi verbali in -bundus, Firenze.

Pinkster, H. (1992): Notes on the Syntax of Celsus, in: Mnemosyne 45 (4), 513–24.

Pinkster, H. (2005): The Language of Pliny the Elder, in: Reinhardt, T.; Lapidge, M.; Adams, J. N. (Hg.): Aspects of the Language of Latin Prose, Oxford, 239–56.

Pinkster, H. (2015): The Oxford Latin syntax: Volume 1, The simple clause, Oxford.

Pisi, G. (1981): L'asma quale meditatio mortis nell'ep. 54 di Seneca, in: Allegri, G.; Belliniconi, M.; Pisi, G.; Scarpat, G. (Hg.): Quattro studi latini a Vittore Pisani per il suo 82° compleanno, Parma, 117–38.

Rafiyenko, D. (2016): Gicht im Altgriechischen. Eine korpus-basierte Studie, in: Digital Classics Online 2 (2,1), 6–31, DOI: http://dx.doi.org/10.11588/dco.2016.1.24187.

Roelcke, T. (2010): Fachsprachen, Berlin.

Roelcke, T. (2014): Zur Gliederung von Fachsprache und Fachkommunikation, in: Fachsprache 3–4, 154–78.

Rollinger, C. (2015): Bilingualität, Codewechsel und Zitate im Briefverkehr Ciceros und der spätrepublikanischen Oberschicht, in: Gymnasium 122 (2), 133–54.

Sabbah, G. (Hg.) (1991): Le latin médical. La constitution d'un langage scientifique. Réalités et langage *de* la médecine dans le monde romain. Actes du IIIe Colloque International „Textes Medicaux Latins Antiques“ (Saint-Etienne, 11–13 septembre 1989), Saint-Étienne.

Sabbah, G.; Mudry, P. (Hg.) (1994): La médecine *de* Celse: aspects historiques, scientifiques et littéraires, Saint-Étienne.

Scarborough, J. (1993): Roman Medicine to Galen, in: Haase, W.; Temporini, H. (Hg.): Aufstieg und Niedergang der römischen Welt (ANRW): Geschichte und Kultur Roms im Spiegel der neueren Forschung, Berlin, New York, 3–48.

Schönegg, B. (1999): Senecas „epistulae morales“ als philosophisches Kunstwerk, Bern.

Schulze, C. (1999): Aulus Cornelius Celsus – Arzt oder Laie?: Autor, Konzept und Adressaten der *De* medicina libri octo, Trier.

Sconocchia, S. (Hg.) (1988): Studi di letteratura medica, Ancona.

Sconocchia, S. (1991): Su alcuni aspetti della lingua di Scribonio Largo, in: Sabbah, G. (Hg.): Le latin médical. La constitution d'un langage scientifique. Réalités et langage *de* la médecine dans le monde romain. Actes du IIIe Colloque International „Textes Medicaux Latins Antiques“ (Saint-Etienne, 11–13 septembre 1989), Saint-Étienne, 317–36.

Sconocchia, S. (1993a): La lingua della medicina a Roma nel I sec. d.C. e Cornelio Celso, in: Sconocchia, S.; Toneatto, L. (Hg.): Lingue tecniche del greco e del latino: Atti del I° Seminario internazionale sulla letteratura scientifica e tecnica greca e latina., Trieste, 189–97.

Sconocchia, S. (1993b): L'opera di Scribonio Largo e la letteratura medica latina del 1 sec. d. C., in: Haase, W.; Temporini, H. (Hg.): Aufstieg und Niedergang der römischen Welt (ANRW): Geschichte und Kultur Roms im Spiegel der neueren Forschung, Berlin, New York, 843–922.

Sconocchia, S. (1994): Osservazioni sull'lessico e sulla sintassi del *De* medicina di Celso, in: Sabbah, G.; Mudry, P. (Hg.): La médecine *de* Celse: aspects historiques, scientifiques et littéraires, Saint-Étienne, 319–42.

Sconocchia, S. (1998): La dottrina medica di Scribonio Largo e la sua rielaborazione nella tradizione tardo-antica e medioevale, in: Deroux, C. (Hg.): Maladie et maladies dans les textes latins antiques et médiévaux. Actes du Ve colloque International „Textes médicaux latins“ (Bruxelles, 4–6 septembre 1995), Bruxelles, 168–83.

Sconocchia, S. (Hg.) (2000): Lingue tecniche del greco e del latino, Trieste.

Sconocchia, S. (2006): Commento ad alcuni passi dell'Epistula dedicatoria di Scribonio Largo a Callisto, in: Müller, C. W.; Brockmann, C.; Brunschön, C. W. (Hg.): Ärzte und ihre Interpreten: Medizinische Fachtexte der Antike als Forschungsgegenstand der klassischen Philologie, München, Leipzig, 101–16.

Shackleton Bailey, D. R. (1963): L.S.J. and Cicero's Letters, in: The Classical Quarterly 13 (1), 88.

Skirl, H.; Schwarz-Friesel, M. (2013): Metapher, Heidelberg.

Solimano, G. (1991): La Prepotenza Dell'Occhio: Riflessioni Sull'Opera Di Seneca, Genova.

Staden, H. von (1999): Celsus as historian?, in: Eijk, P. J. van der (Hg.): Ancient Histories of Medicine: Essays in Medical Doxography and Historiography in Classical Antiquity, Leiden, Boston, Köln, 251–94.

Stégen, G. (1970): Note *de* lecture, in: Ludus Magistralis 6 (27), 11.

Steger, F. (2004): Asklepiosmedizin. Medizinischer Alltag in der römischen Kaiserzeit, Stuttgart.

Szemerényi, O. (1993): Etyma Latina VI (32-37), in: Lambert, I. (Hg.): Miscellanea linguistica Graeco-Latina, Namur, 195–208.

Thraede, K. (1970): Grundzüge griechisch-römischer Brieftopik, München.

Toninato, P. (1993): Metafore della medicina in Celso, in: Sconocchia, S.; Toneatto, L. (Hg.): Lingue tecniche del greco e del latino: Atti del I° Seminario internazionale sulla letteratura scientifica e tecnica greca e latina., Trieste, 202–7.

Vine, B. (2002): Att. ἐρωτάω Ion. εἰρωτάω „ask“, in: Glotta 78, 203–21.

Weische, A. (1993): Plinius d. J. und Cicero: Untersuchungen zur römischen Epistolographie in Republik und Kaiserzeit, in: Haase, W.; Temporini, H. (Hg.): Aufstieg und Niedergang der römischen Welt (ANRW): Geschichte und Kultur Roms im Spiegel der neueren Forschung, Berlin, New York, 375–86.

Wellmann, M. (1913): A. Cornelius Celsus. Eine Quellenuntersuchung, Berlin.

Wenskus, O. (1998): Reflexionen zu fachsprachlichen Phönomenen in der Antike und Spätantike, in: Hoffmann, L.; Kalverkämper, H.; Wiegand, H. E. (Hg.): Fachsprachen: Ein internationales Handbuch zur Fachsprachenforschung und Terminologiewissenschaft (HSK 14.1), Berlin, New York, Bd. 1, 295–301.

Wessels, A. (2012): Gescheit(ert)e Strategien zur Vermittlung von Wissen? Zur Arztszene in Plautus' Menaechmi (876-965), in: Fuhrer, T.; Renger, A.-B. (Hg.): Performanz von Wissen: Strategien der Wissensvermittlung in der Vormoderne, Heidelberg, 55–70.

Wildberger, J. (2006): Seneca und die Stoa: Der Platz des Menschen in der Welt, Berlin, New York.

Wildberger, J. (2014): The Epicurus Trope and the Construction of a „Letter Writer“ in Seneca's Epistulae Morales, in: Wildberger, J.; Colish, M. L. (Hg.): Seneca Philosophus, Berlin, Boston, 431–65.

Withington, E. (1920): The Meaning of ΚΡΙΣΙΣ as a Medical Term, in: The Classical Review 34 (3/4), 64–5.

Wöhrle, G. (1991): Zur metaphorischen Verwendung von ἕλκος und ulcus in der antiken Literatur, in: Mnemosyne 44 (1), 1–16.

Wöhrle, G. (1992): Cato und die griechischen Ärzte, in: Eranos 90 (2), 112–25.

Wöhrle, G. (2010): Cicero über Gesundheit, Krankheit, Ärzte, in: Göttinger Forum für Altertumswissenschaft 13, 159–88.

Wölfflin, E. (1933a): Über die Latinität des Afrikaners Cassius Felix: Ein Beitrag zur Geschichte der lateinischen Sprache, in: Meyer, G. (Hg.): Eduard Wölfflin. Ausgewählte Schriften, Leipzig, 193–224.

Wölfflin, E. (1933b): Lateinische und romanische Komparation, in: Meyer, G. (Hg.): Eduard Wölfflin. Ausgewählte Schriften, Leipzig, 126–92.

Zelzer, K. (1964): Zur Frage des Charakters der Briefsammlung des jüngeren Plinius, in: Wiener Studien 77, 144–61.

Behandelte medizinische Ausdrücke und Formulierungen

Griechisch

Lateinisch

Sachverzeichnis

Ausgewählte Stellen

Die hier aufgeführten Stellen sind an den je angegebenen Stellen der vorliegenden Untersuchung vor allem mit Blick auf textkritische und interpretatorische Fragen und Probleme besprochen worden.